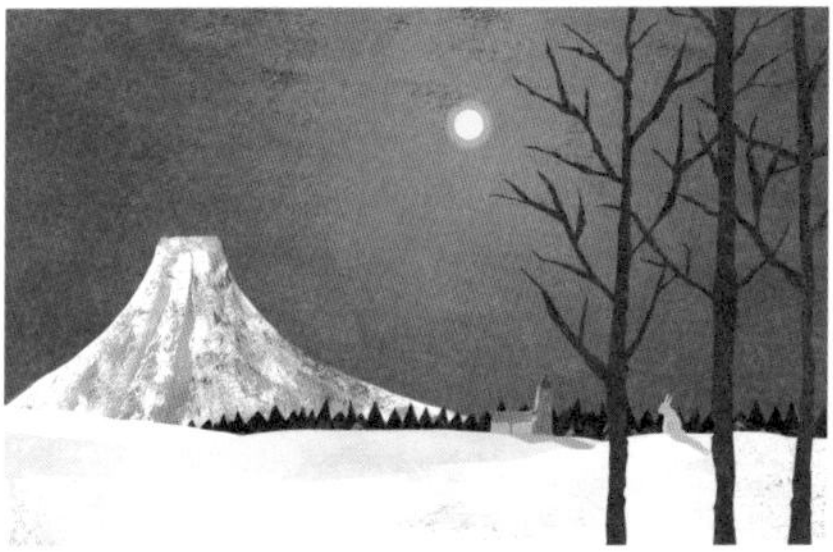
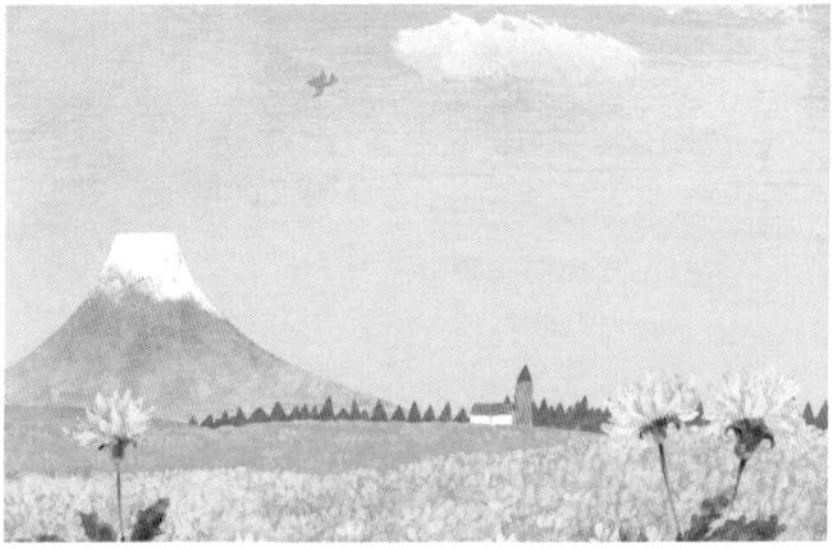

心も体もととのう漢方の暮らし365日

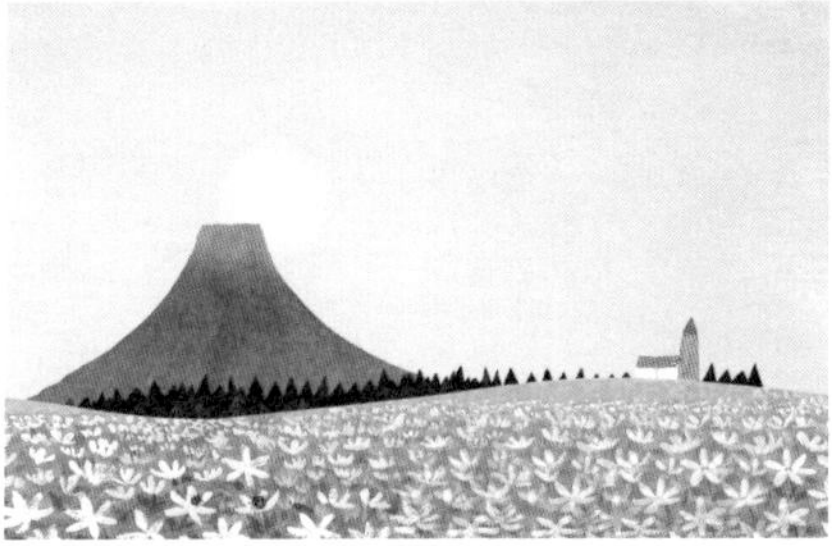
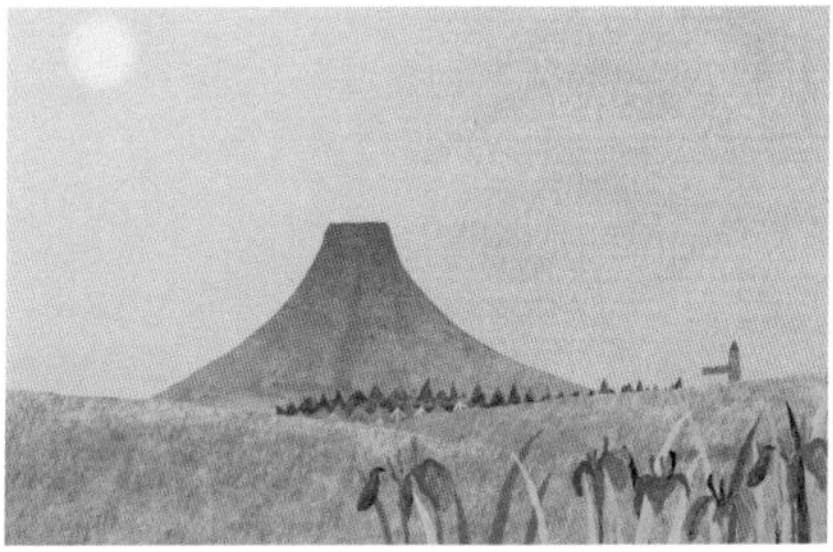
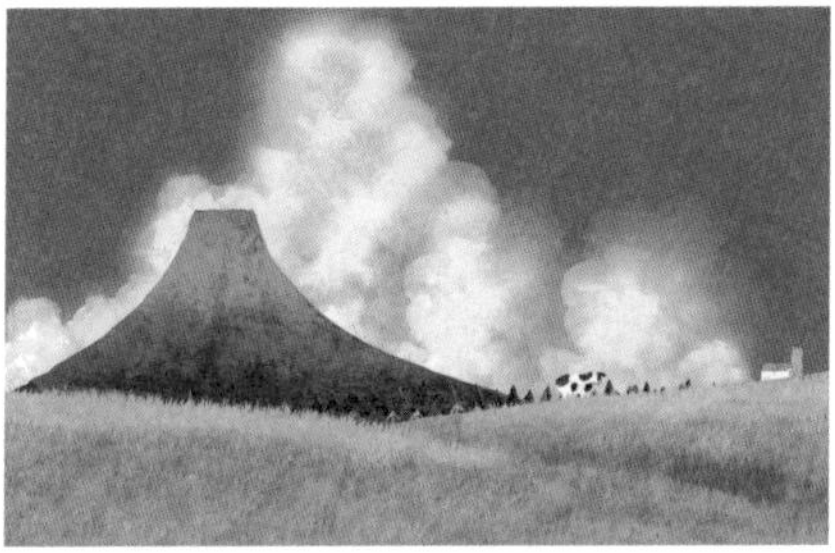
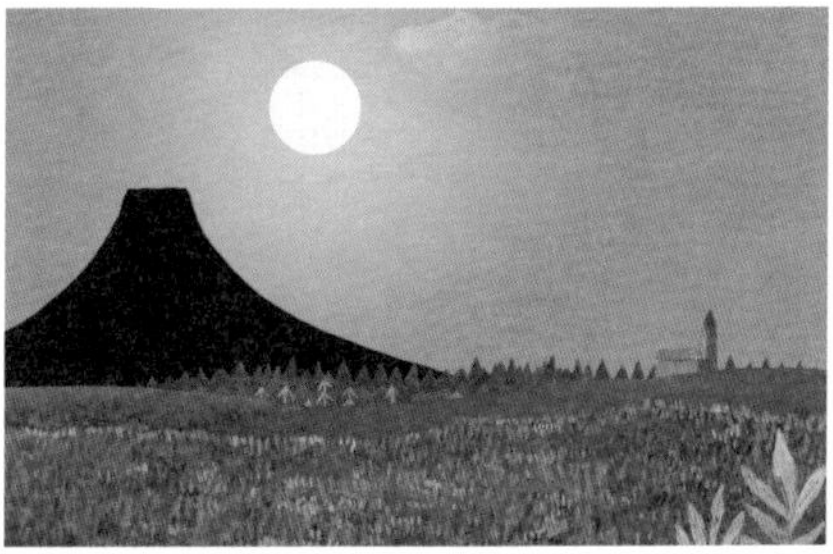

川手鮎子

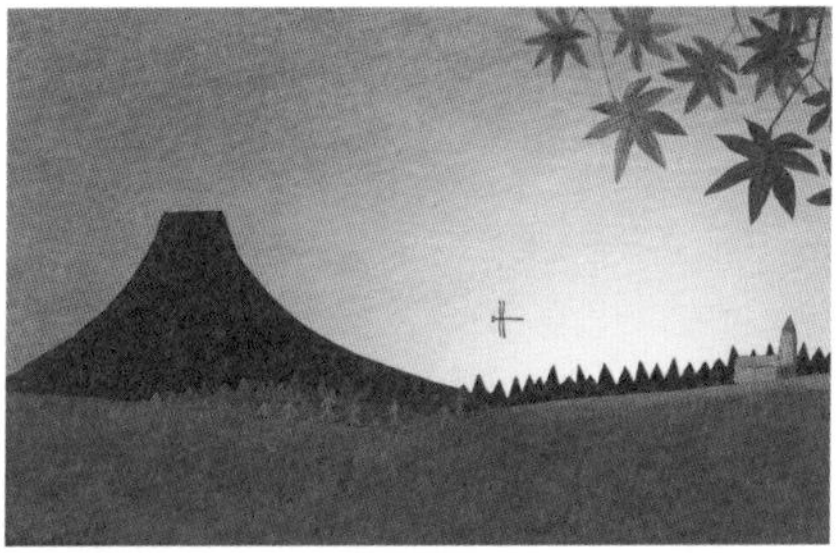
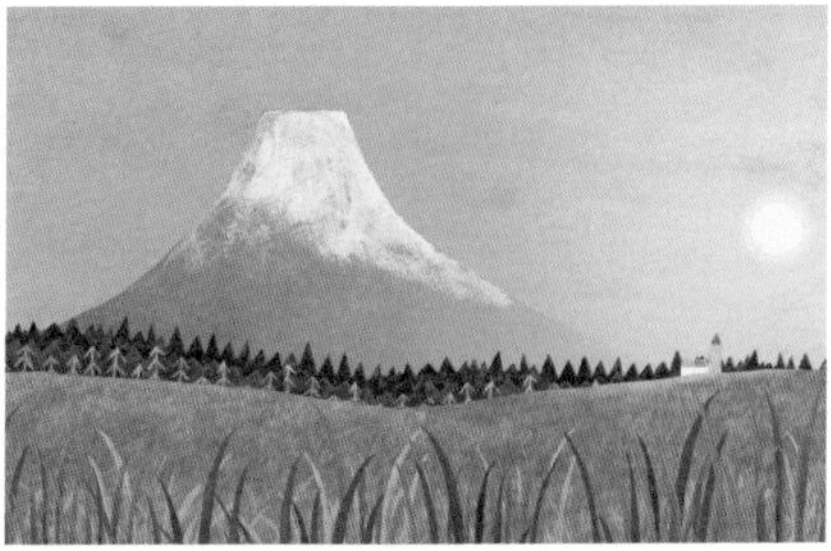

自由国民社

はじめに

新型コロナウイルスが発生し、終息のめどが立たないまま、ウィズコロナの時代が続いている今、「**免疫**」という言葉がクローズアップされるようになってきました。

新型コロナウイルスだけでなく、今後も新しいウイルスや細菌との闘いは私達の永遠の課題になっていくはずです。

皆さん、免疫力は季節によってそれぞれ影響されるという事実をご存じですか?

２０００年前の中国で書かれた『**黄帝内経**《こうていだいけい》』という漢方のバイブルのような本があります。

その本には、季節の法則に背くことなく、養生すれば１００歳まで生きることが可能であると書かれています。季節にはそれぞれ、飲食や睡眠など良いとされる過ごし方があり、それに従って養生すれば、１００歳まで生きられますよというのです。

例えば春には春の過ごし方、冬には冬の過ごし方があり、春に調子が悪くなる人は冬の過ごし方に問題があるというように、それぞれの季節の変化に合わせて生活する方法が書かれています。

昔は病気になるということは死に至るものだったので、病気をしないことが長生きの基本だったのでしょう。つまり『黄帝内経』は、免疫力アップのためのバイブルと言えます。

私は今回、この古典を参考に、中薬学、薬膳の知識から、季節に必要な過ごし方、食べ物を紹介し、私の考えをまとめてみました。

日本には四季があり、寒い冬、強い風の吹く春、暑さと湿気が強くなる夏、肌荒れなどの原因になる秋というように、各季節にはそれぞれ悩ましい環境があります。

それぞれの環境は、五臓六腑《ごぞうろっぷ》の働きに影響を与えます。例えば冬は腎に、春は肝に、夏は脾と心に、秋は肺の調子を悪くします。

本書では各季節の原因と、不調を楽にする過ごし方、家庭でできる食生活などを紹介します。

食生活の改善には、漢方の材料になっているものや昔から日本で民間薬として使われているものを取り上げ〝ちょい足し漢方〟として紹介しました。ご自分で免疫アップに利用できるものをチョイスしてレシピを考えてみてください。また自分に合う生活法をいくつか実行し、１００歳まで生きるヒントにしていただければと思います。

現在、新型コロナを終息させるために各国でワクチンと特効薬が開発されています。

しかし、それもつかの間、ウイルスも勢力を増大して新しく変異しているのが現状です。

そしてワクチンの効果がどのくらいの期間有効であるのかもまだ解明されていません。

このように次々にやってくる強力なウイルスや細菌に対する戦いについては、自然免疫の強化が一番です。

つまり、免疫力アップの手立てしかないということではないでしょうか。

本書で、あなたに必要と考えられる養生法を見つけて参考にしていただければ幸いです。

薬剤師・国際中医師　川手鮎子

目次

12月

1月

2月

3月

4月

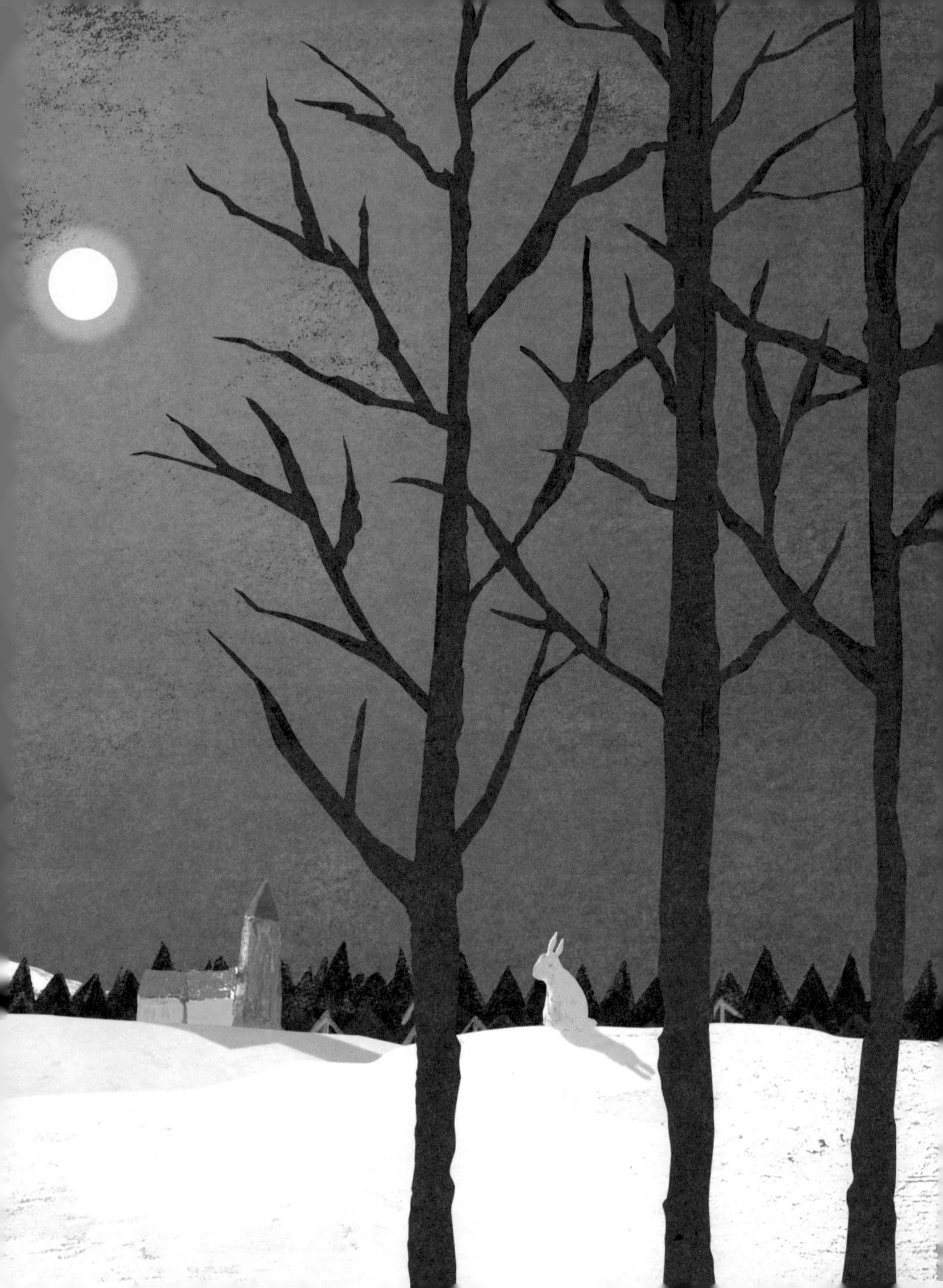

冬至

12月21日〜22日頃

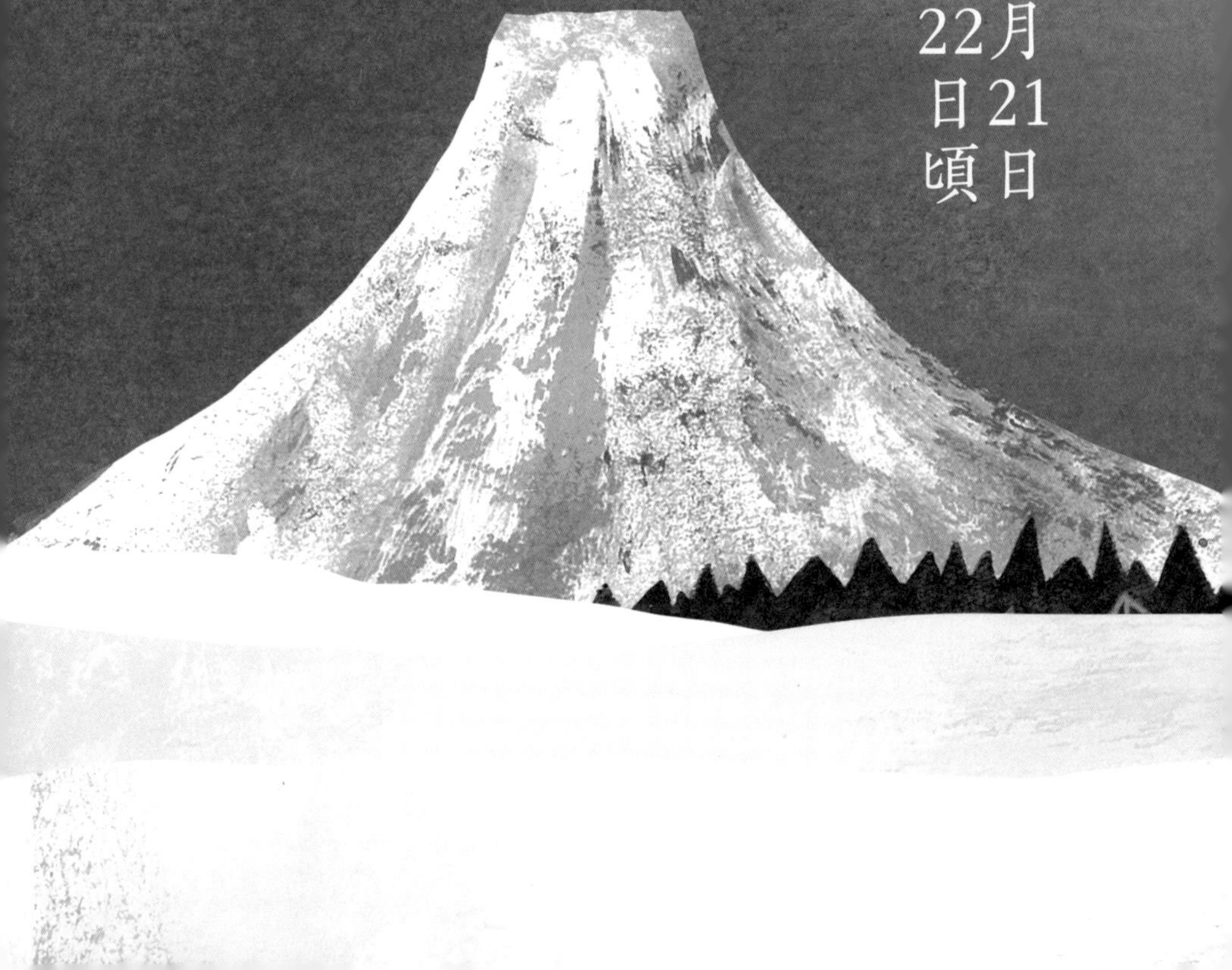

冬至の日には

冬至は一年を４つの季節に分けると、陰が最も深くなる日、一年で最も夜が長くなる日です。

時計でいえば「夜の24時」にあたります。

寒さもだんだん深まって、師走《しわす》は先生も走るという忙しい月、また大晦日も近く、何かと気ぜわしい時期です。

冬の季節は、寒さと乾燥が私たちの生活を苦しめますが、反対にウイルスは、寒さと乾燥で勢力が強くなります。

寒さで一番影響を受けるのは、五臓六腑のうちの腎《じん》になります。

そこで、この季節の養生は寒さに対する生活の工夫や食べ物の選び方が中心になります。

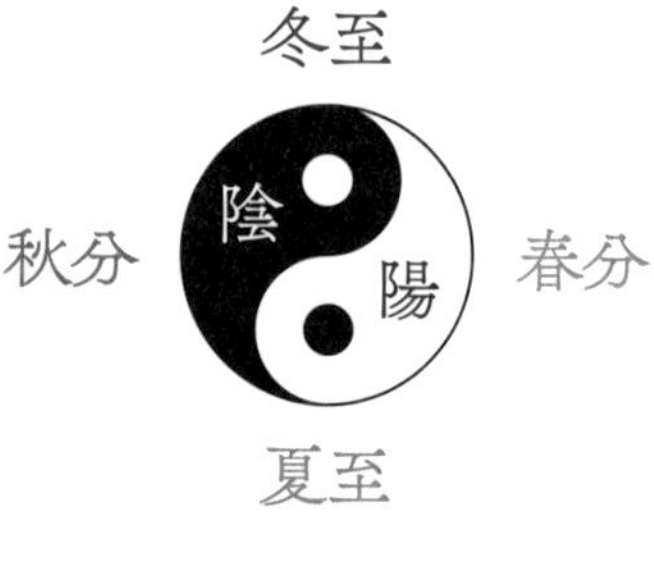

12月22日

冬至は素晴らしい運が開ける日

冬至は「とっても素晴らしい日」だということをご存じですか？

冬至は一年の中で太陽の位置が最も低くなる日、夜が長くなる日です。つまり、それ以後は太陽が高くなるので、だんだん明るい時間が長くなるのです。

陰と陽でいえば、冬至は陰が最も深くなる日。その日から陽が始まるのです。おそらく、昔は太陽の力が強くなる＝生きる力も強くなる、希望に満ちた日だったのでしょう。冬至はそんな素晴らしい陽の、始まりの日なのです。

冬至は陰が極まり、再び陽に帰るので、「**一陽来復**《いちようらいふく》」といいます。その日から運が上昇に転じるわけです。もし今までいやなことがあった人も、冬至の次の日からはきっといいことがあるはずです。

冬至はそんな、素晴らしいチャンスの日なのです。

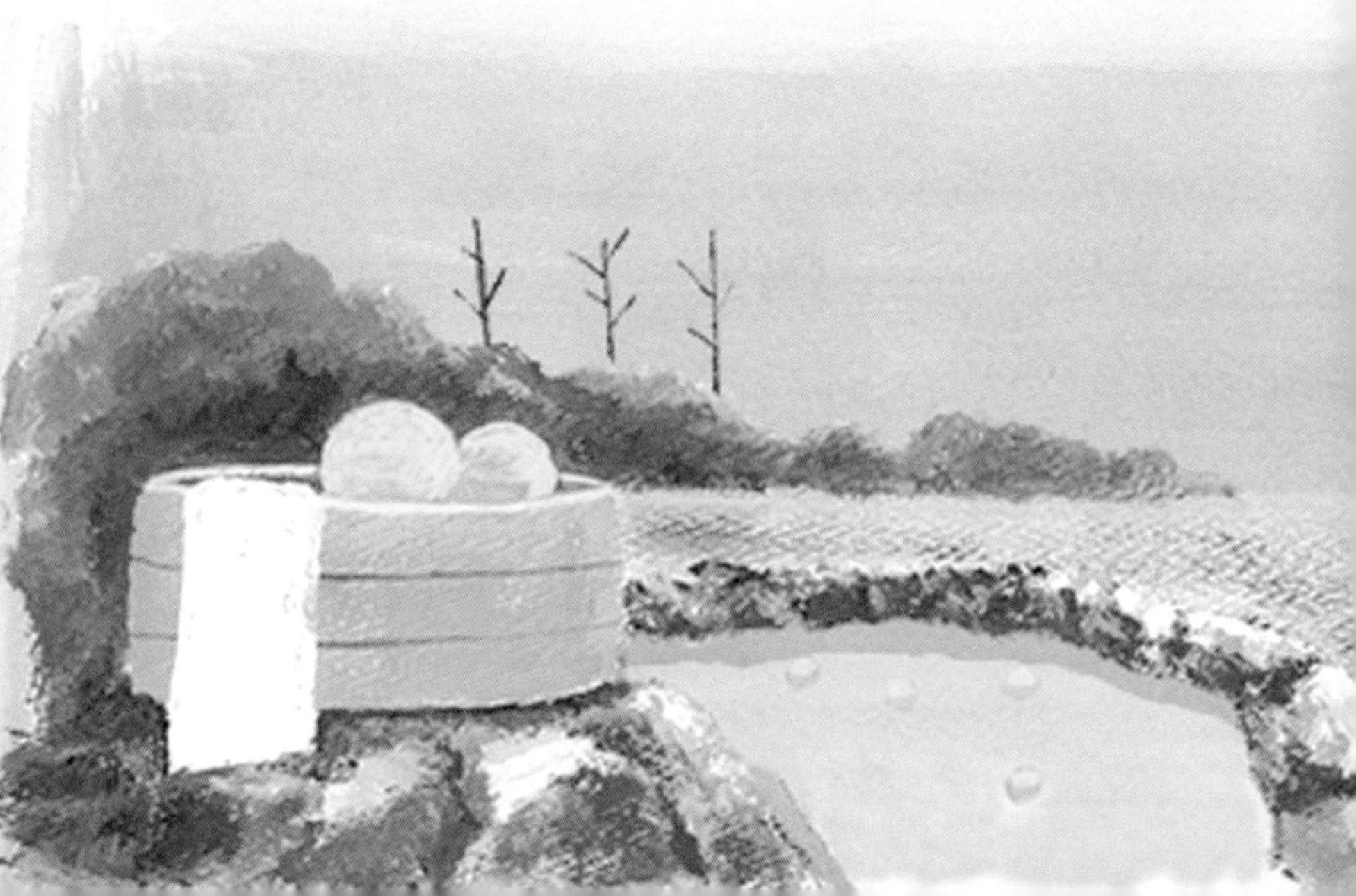

カボチャと小豆とこんにゃくと

12月23日

冬至に**カボチャ**を食べるのは冬を元気に過ごすための習わしです。

その他、**小豆粥**《がゆ》、**こんにゃく**も冬至の食べ物だそうです。

カボチャやニンジン、玉ねぎなど土の中でそだった野菜は体を温めて元気をつけてくれます。

小豆は**赤小豆**《せきしょうず》という生薬で、体の中の余分な水分を出してくれる働きがあり、お正月に食べすぎてしまった胃腸を元通りにするために正月過ぎに小豆粥を食べる習慣もあるようです。

カボチャと小豆の煮物をいとこ煮といいます。

硬いものを〝おいおい（甥、甥）〟入れて、〝めいめい（姪、姪）〟煮込んでいくからとか。

面白いですね。

こんにゃくは「冬至こんにゃく」といって、この季節に食べて体の砂払い（体内の有害なものの排泄）をするとされてきました。今でこそこの働きをするものは食物繊維と呼ばれ、珍重されていますが、昔は〝栄養のないもの〟と考えられていたのです。

「胃の箒」とか「腸の砂おろし」とか呼んで、冬至に限らず、大掃除の後とか大晦日に食べていたのだそうです。

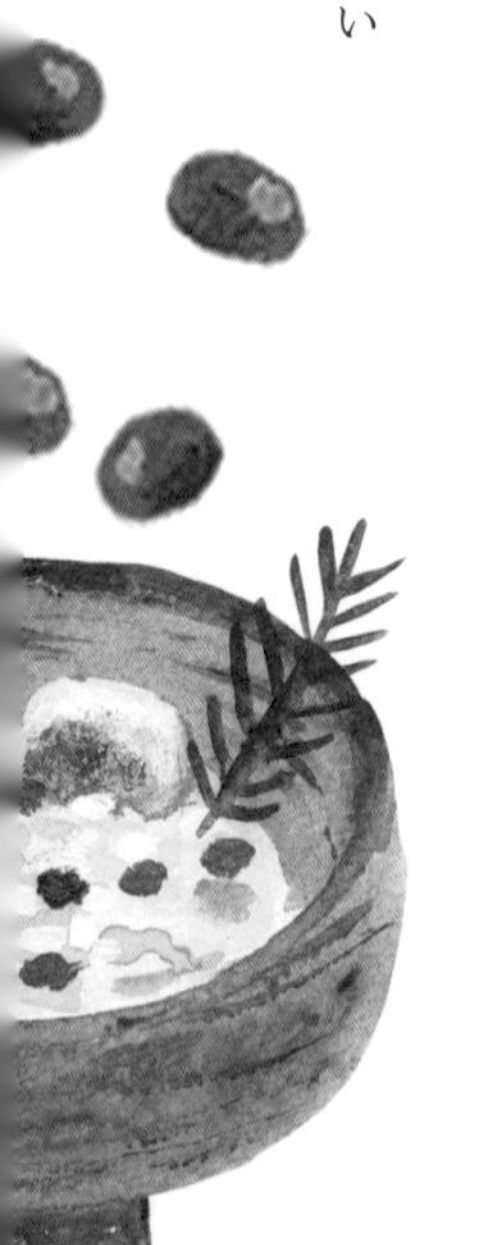

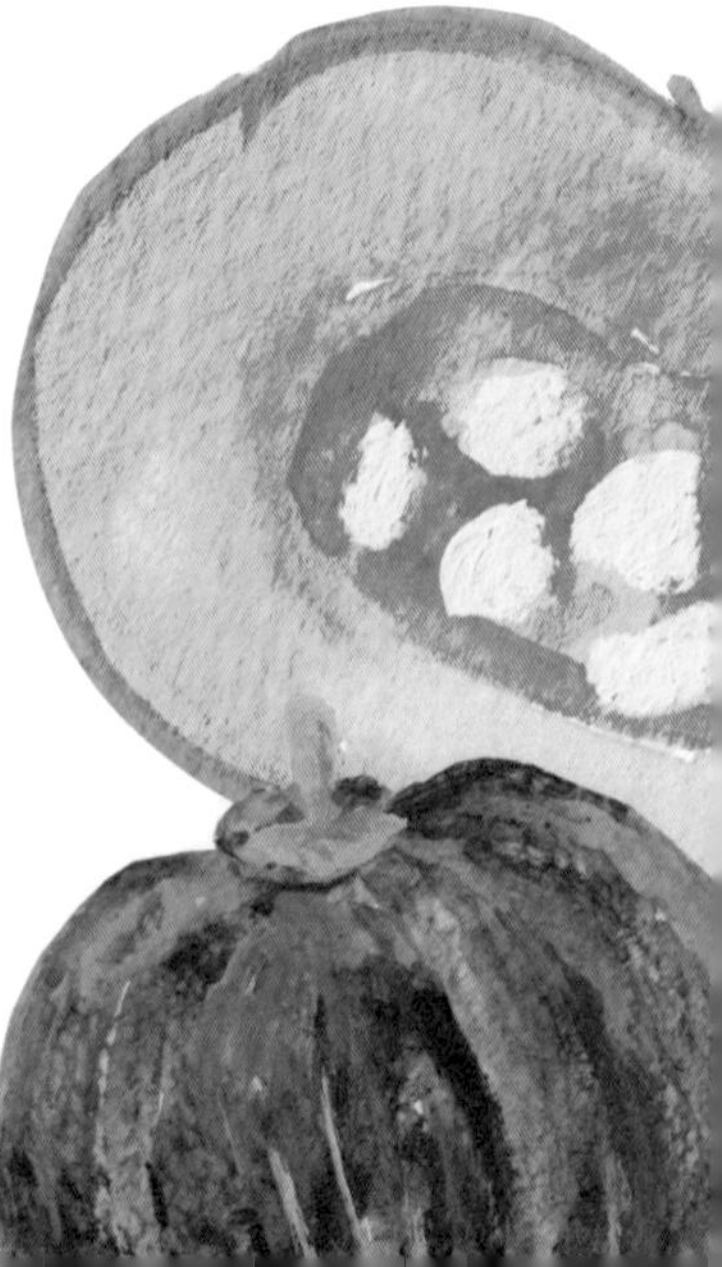

12月24日

柚《ゆ》子《ず》湯に入りましょう

冬至に**柚子**《ゆず》を入れたお風呂に入ると、カゼをひかずに元気に冬を乗り越えられるといいます。

柚子に少し切れ目を入れたり、楊枝で所々に穴をあけると香りが引き立ちます。

我が家ではガーゼの袋をつくり、5個くらい入れてバスタイムを楽しんでいます。袋は毎年取っておくので黄色に変色していますが、繰り返し使っています。

袋をつくるのが面倒であれば、ガーゼに包んで輪ゴムで止めれば簡単です。

柚子湯に入りながら「一陽来復」と唱えるとさらに良いとか。

柚子をはじめ、柑橘類の香りはストレスをとる働きがあります。

ミカンの皮は**陳皮**《ちんぴ》といって、気滞《きたい》（「気」がスムーズに流れない状態）を解消する漢方薬に使われています。

ミカンの皮をむいた後、手に残る香りを私はしばらく楽しんでいます。

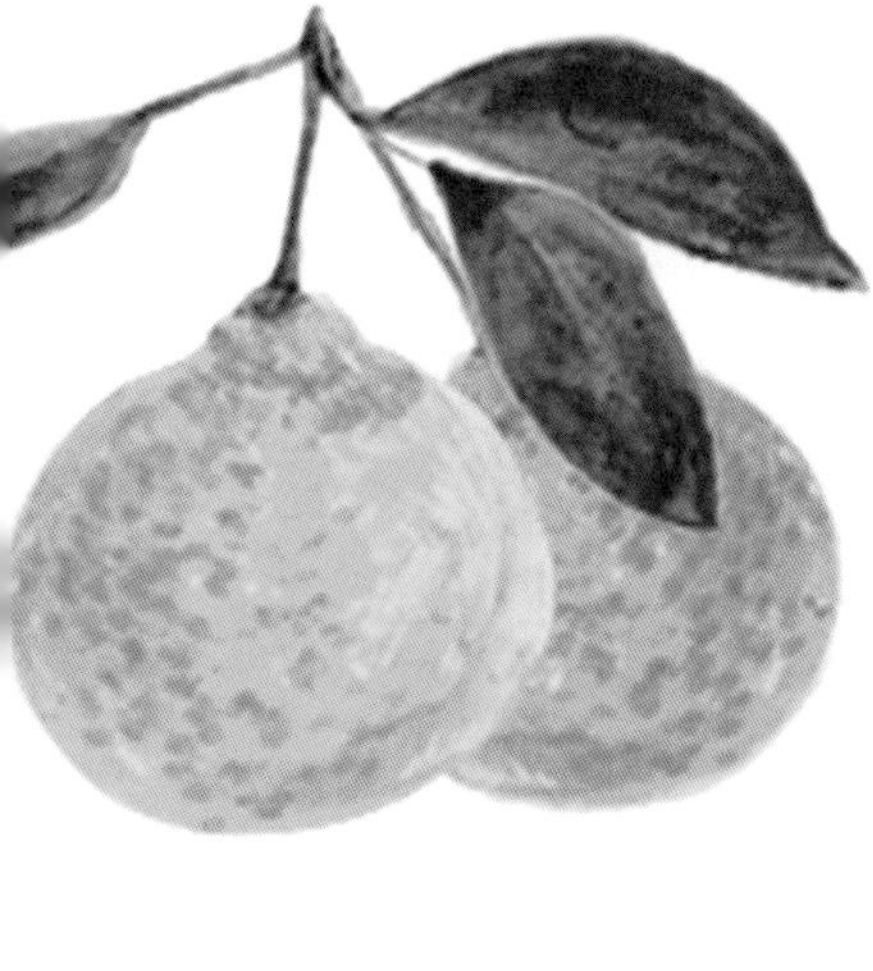

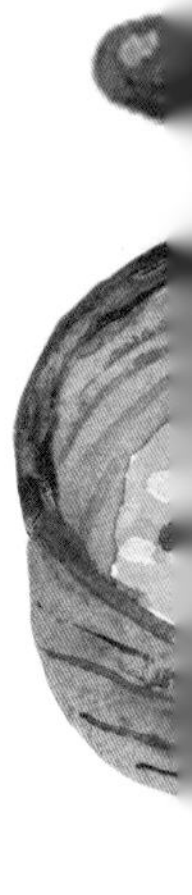

12月25日

冬は免疫力が下がる季節

日本は四季があり、木や草花の移り変わりや自然がかもしだす風情の変化を楽しんできました。

しかし良いことばかりでもありません。雨や風、寒さ、暑さなどに苦しめられてもきたのです。

自然界には四季折々に暑さ、寒さ、湿気など人の生活を苦しめる気候の変化が訪れます。

四季折々に訪れる「邪」（病気のもとになる有害なもの）には寒さだけではなく、春には風の邪、梅雨の時期は湿度の邪、冬には寒さの邪、夏には暑さの邪、秋には乾燥の邪など、いろいろあります。それぞれ、**風邪**《ふうじゃ》、**湿邪**、**暑邪**、**燥邪**、**寒邪**、**火邪**などといいます。

自然界の変化を変えることはできません。

人間はいろいろな邪と戦うのではなく、自然と協調して生きていくというのが東洋医学の基本的な理念になっています。

12月26日

冬の寒さは老化も早める

冬に訪れる寒邪《かんじゃ》は、免疫力を低下させる原因になるだけではありません。

もう一つ、冬の寒さは五臓六腑の「腎《じん》」の働きを阻害するのです。

「腎」は解剖学的な腎臓《じんぞう》とは違います。漢方でいう「腎」には、生命力の源を貯蔵するという働きがあります。成長や発育、生殖能力、免疫能力をコントロールする司令塔の役割をしているのです。

ざっくり言えば、腎はアンチエイジングの要です。

寒さは、そんな腎の働きを低下させて老化を加速させます。老化に伴う不調は、多くの場合は腎の機能低下に原因があるのです。

腎の弱りは老化を早め、加齢による体力や生殖機能の低下につながります。

寒さから身を守ることは、「一生の健康を左右する」と言っても過言ではありません。

12月27日

体温が下がると免疫力も下がる

冬の寒さは体温を下げたり、血流を悪くして免疫力を低下させます。

反対にウイルスは、寒さが大好きです。

冷えは万病のもとといいますが、体温が1℃上がれば免疫力は5～6倍に増えるとか、内臓の温度が1℃下がると免疫力は30％減少するとか言われる先生もいらっしゃいます。

また、免疫細胞は血液やリンパ液に乗って体中をパトロールしています。

冬の寒さは免疫細胞の力を弱くするだけでなく、血流やリンパの流れを悪くして、パトロールの運行にも支障をきたすのです。

私たち人間は毎年ワクチンや治療薬を開発してウイルスや細菌と戦っていますが、敵の方でも年々手を変え、品を変え、新しく強力な武器をもって私たちを襲ってきます。

そしてとうとう、新型コロナというとてつもないウイルスが出現しました。

イタチごっこと呼ばれ、ウイルスや菌は永遠に逃れられない人類の敵になるのです。

一年で一番寒い＝免疫が下がりやすい冬をいかに過ごすかということは、とても大切になってきています。

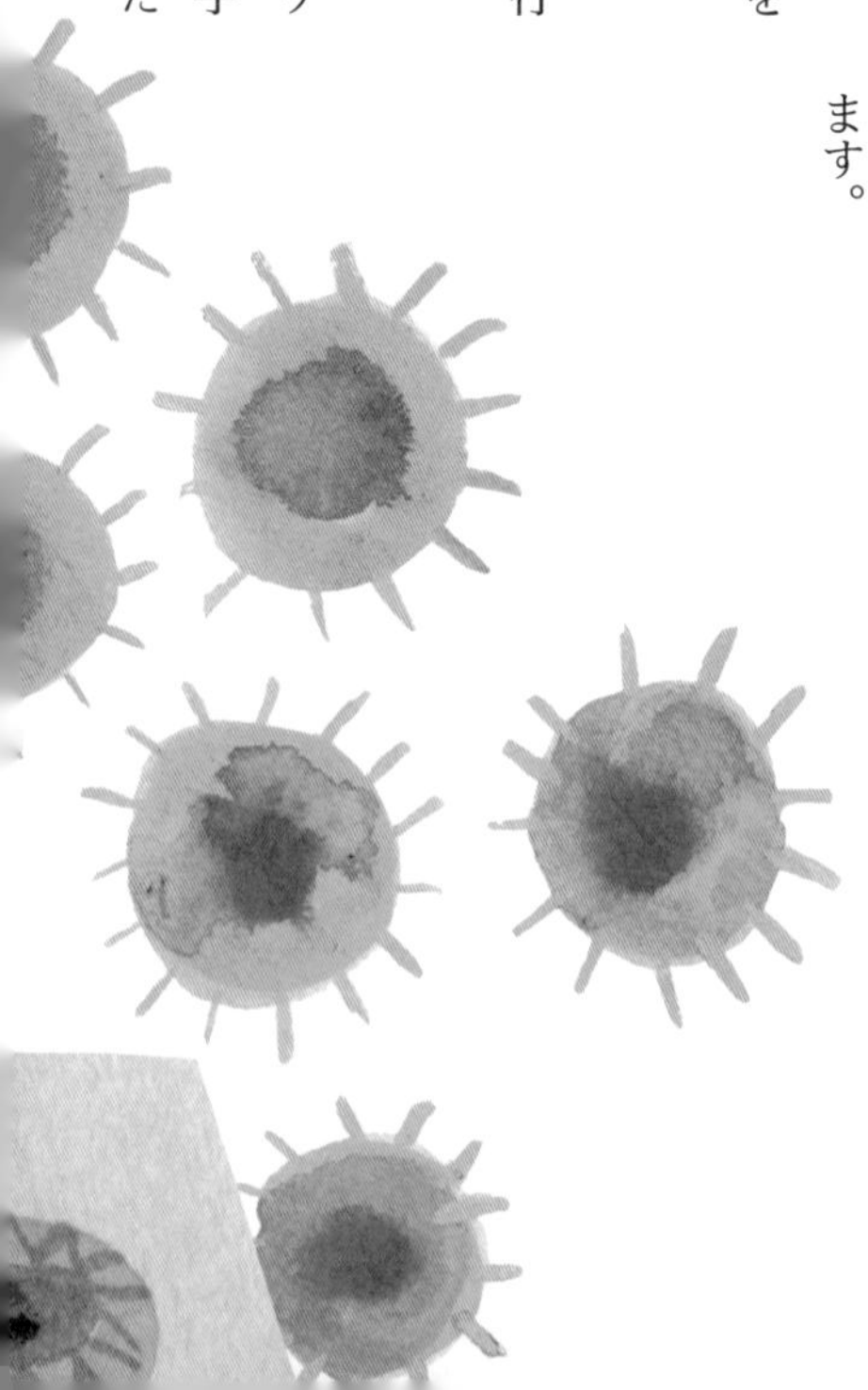

昔は食医というお医者様がいた

「**医食同源**」「**食は命なり**」という言葉があるように、中国では、古くから食材を用いて病気を予防する食養や、病気になったら回復を早めたり、症状を緩和する食事が重要視されてきました。

前漢時代、すでに「**食医**」という医者が、皇帝や妃が病気にならないように治療や予防効果のある食事を施していたという記録が残っています。約2000年も前のことです。

漢方には「**未病**」という言葉があるように、昔は病気になる前の日々の健康に気をつけていたのですね。王様の日々の生活の中で、疲れていないか、ストレスがないか、気分がおちこんでいないか、この頃少し太り気味ではないか…など状態に合わせて料理の食材を配合していたのです。

そこには栄養素やカロリーのような考え方はありません。しかし、一つ一つの食品の持ついろいろな特性が研究されていたのです。体を温める食材、冷やす食材、血液を増やす食材、体を潤す食材、血行を良くする食材、ストレスをとる食材…など。

免疫を低下させる要因は冷えだけでなく、ストレス、老化、血流の悪化などいろいろあります。

それぞれの季節に起こりやすい不調と改善のための食材を知りましょう。

漢方は、2000年の歴史の中で、臨床的に実地に用いられ、研究されてきた中国の知恵です。

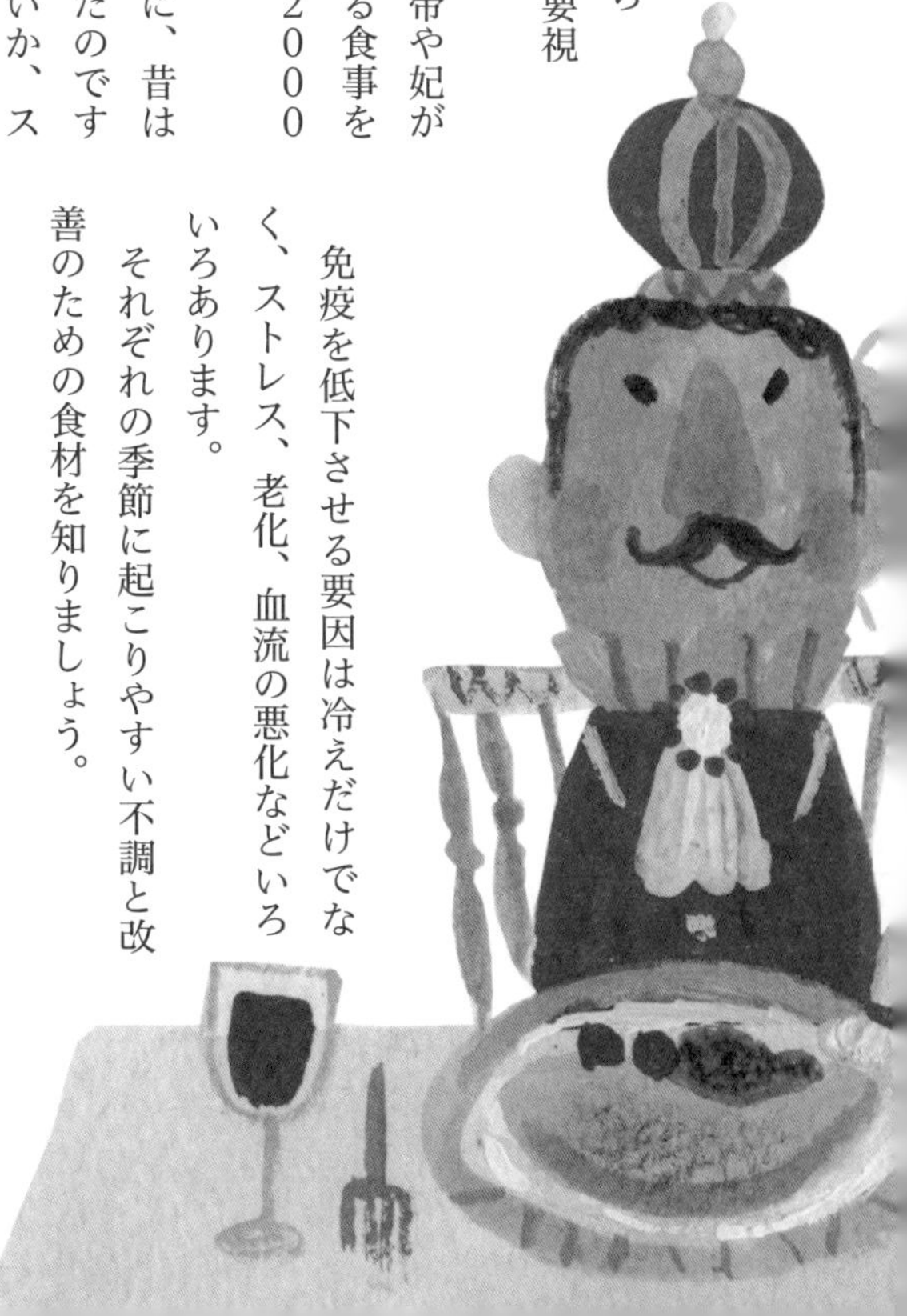

食べ物と薬の垣根はありません

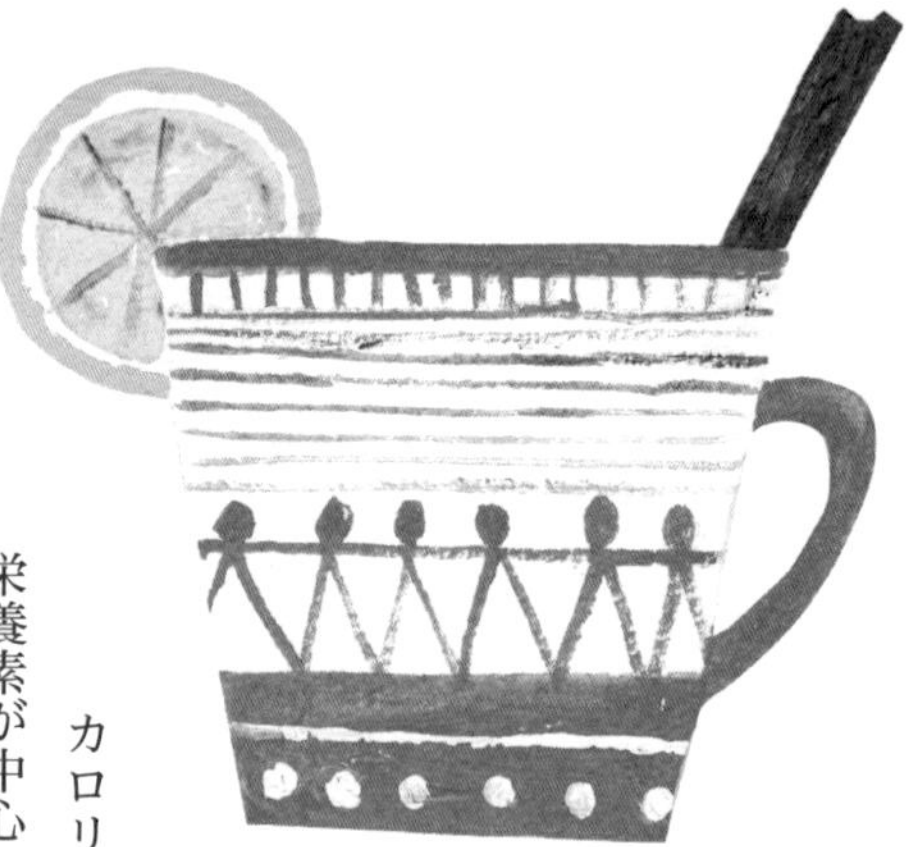

免疫に効果があるとされる食品がいろいろ紹介されています。

西洋医学的には主にカロリーやビタミンなどの栄養素が中心になりますが、漢方では、温めたり、冷やしたり、気を発散させたり、血液を増やしたり、血流を良くしたりなど、それぞれの食べ物の特性が中心に紹介されています。西洋医学の薬には温めたり、冷やしたりするというジャンルの薬はありませんが、漢方薬には体を温めて元気をつける薬や体の熱を冷ましてイライラやのぼせをとる薬がたくさんあります。

大建中湯《だいけんちゅうとう》というお腹を温めてイレウスの手術の後に使う漢方薬には「ショクショウ」という生薬が配合されています。また**八味丸**《はちみがん》という夜間尿などに使われる漢方薬には「桂皮」という生薬が配合されています。更年期障害などでカーっと暑くなったりイライラをとる**加味逍遥散**《かみしょうようさん》という薬には山梔子《さんしし》という生薬が配合されています。シュクショウは山椒、桂皮はシナモン、山梔子はお正月の栗きんとんを作るときに使われるクチナシです。これらは食卓で使われるおなじみの食材ですね。

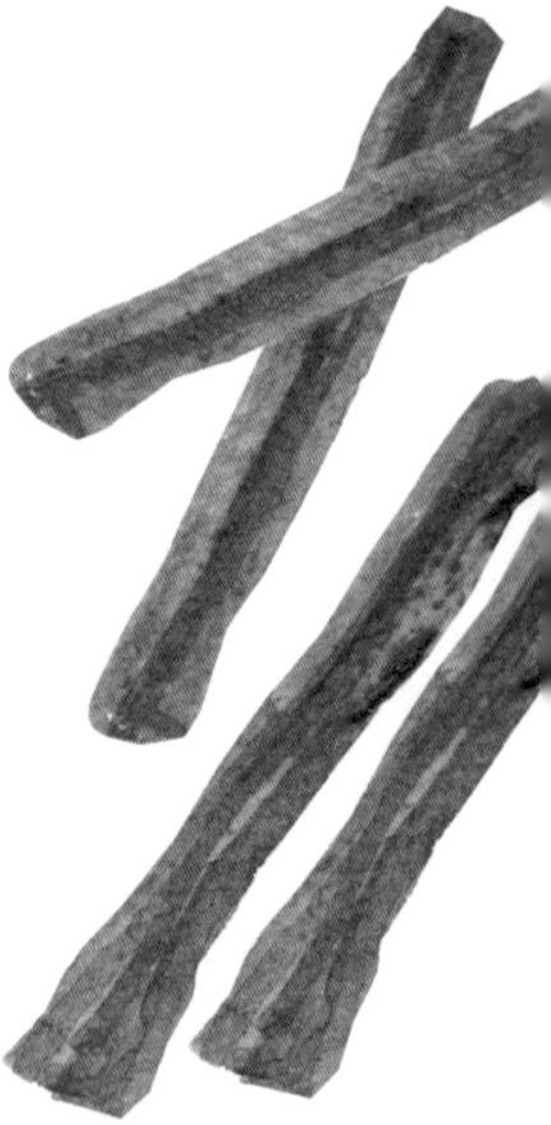

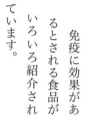

医食同源、薬食同源といわれるように、漢方薬と食事の境はありません。食医たちの研究は、2000年という年を経て、食べ物の研究は薬膳に、薬としての研究は漢方薬に発展してきたわけです。

12月30日

ちょい足し漢方で免疫力アップ

薬膳は若い女性や健康に関心のある方達にチョットしたブームになっていますよね。自分でも作っているよとおっしゃる方もいるかもしれません。しかし多くの方は、薬膳というと材料が一つ足りないとか、面倒とか、何かと敬遠しがちになりませんか？私自身も毎日忙しく過ごしているので、料理のレシピをゆっくり見ながら作るのは苦手です。

　私の紹介する簡単食事療法は、いつもの料理やお茶に**ちょっとだけ**手を加えればいいのです。

　病院の検査には現れない体の不調、例えば冷え性、イライラ、疲れやすい、不安感、むくみ、などなど…そんなときに毎日の食事やお茶で改善できたら素晴らしいと思いませんか。

　不調を楽にして免疫力をアップする方法を紹介させていただきます。春夏秋冬のお役立ち食材を紹介していきますので参考になさってください。

　まず一週間続けてみてください。急性の不調なら2、3日から一週間で効果が出てきます。

　体質改善には年単位での食事の改善が必要になりますが、今は人生100年時代、間に合います。

　私はこれ以上の老化を防ぐため、100歳まで元気に旅行するためにちょい足し漢方を楽しんでいます。

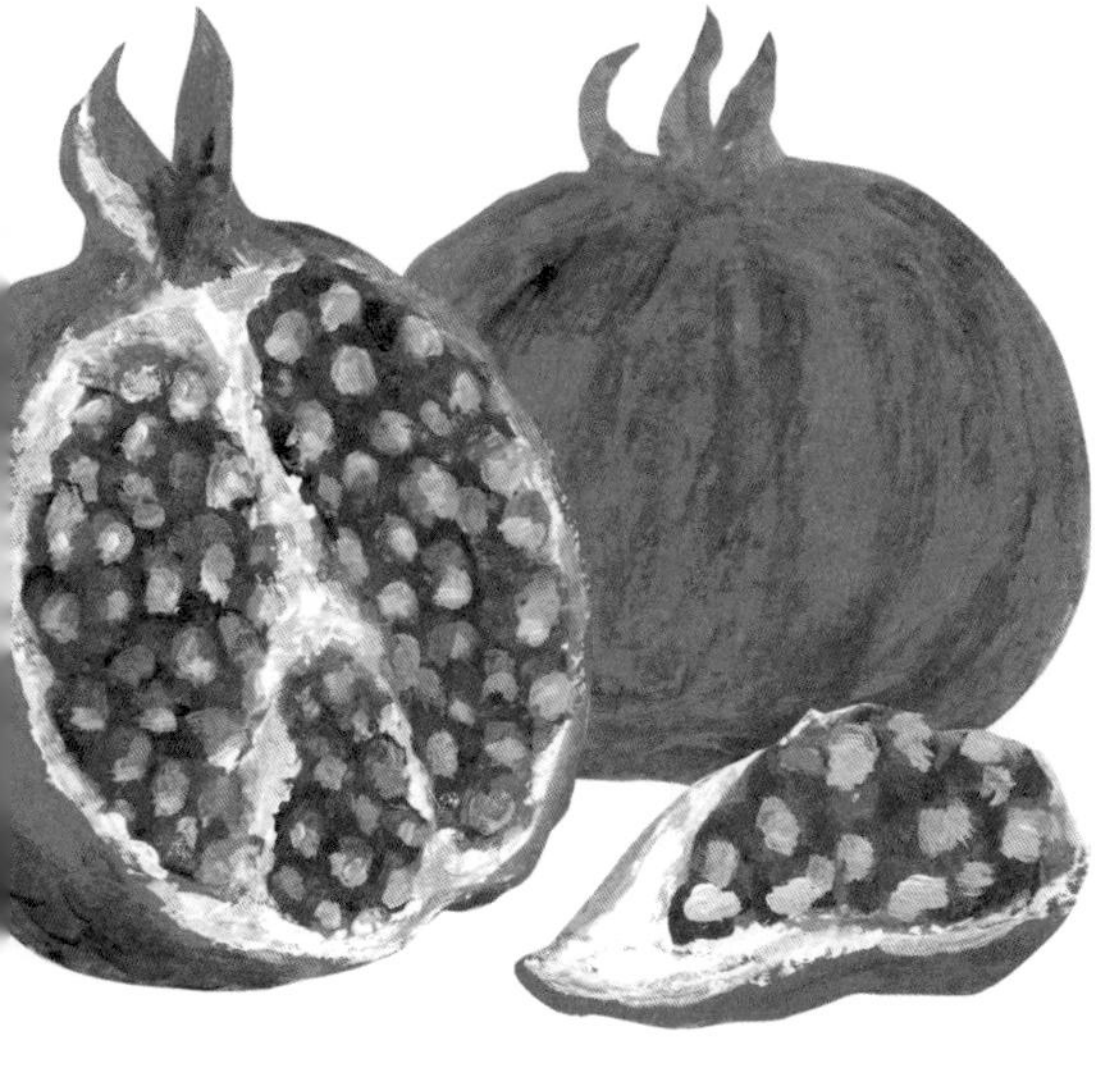

12月31日

漢方はスーパーフード

最近は、食品に関する関心が高くなり、それぞれの食品に含まれる栄養素やカロリーなどの研究が盛んになっています。

どうも私たちは、栄養素やカロリーの数値がないと納得できない傾向があるようです。

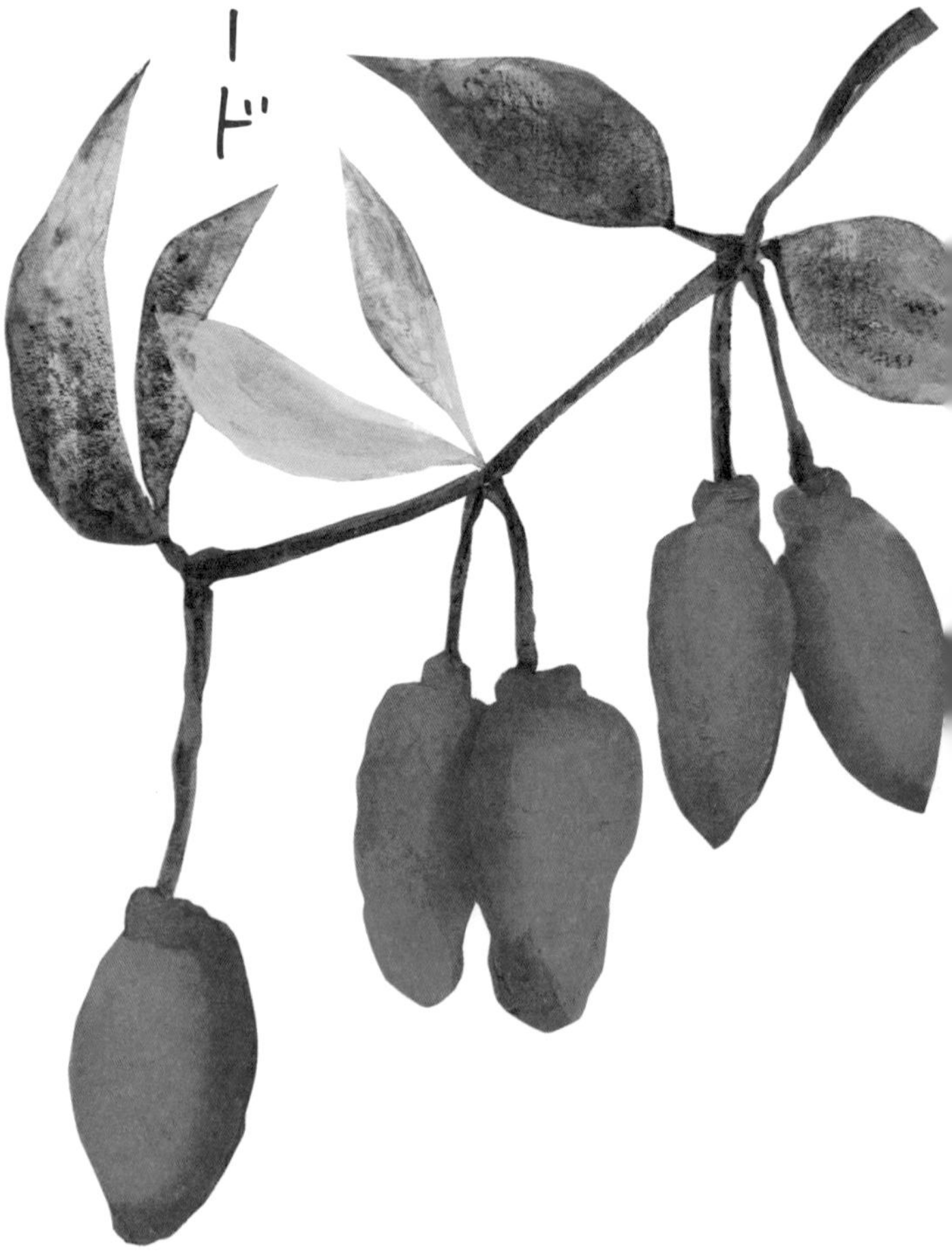

アメリカで発生した、スーパーフードと呼ばれる食品がブームになり、カロリーや栄養素が分析されています。漢方薬に使われている**クコ**（**枸杞**）の実は、このスーパーフードの仲間入りをしています。**ゴジベリー**という名前で、栄養素やカロリーが研究されています。

最近は日本でも、漢方の材料に使われる生薬がいくつもスーパーフードの仲間入りをしています。

例えば、**桑**の実は**マルベリー**という名前で、**タンポポ**は**ダンディライオン**という名前で。

その他、漢方薬の材料になっている**生姜**《しょうが》、**ザクロ**、**ハトムギ**なども、スーパーフードとして紹介されています。

漢方には、それぞれの生薬のカロリーや栄養素といった考えはありません。

しかし生薬は2000年近くの実地の症例から効果のあるものとないものが選別され、効果のないものは淘汰されて、現在まで使われてきたものです。

その事実こそ、スーパーフードとしてエビデンスとなるものではないでしょうか。

ちょい足し漢方とは「ちょい足しスーパーフード」であるとも言えるのです。

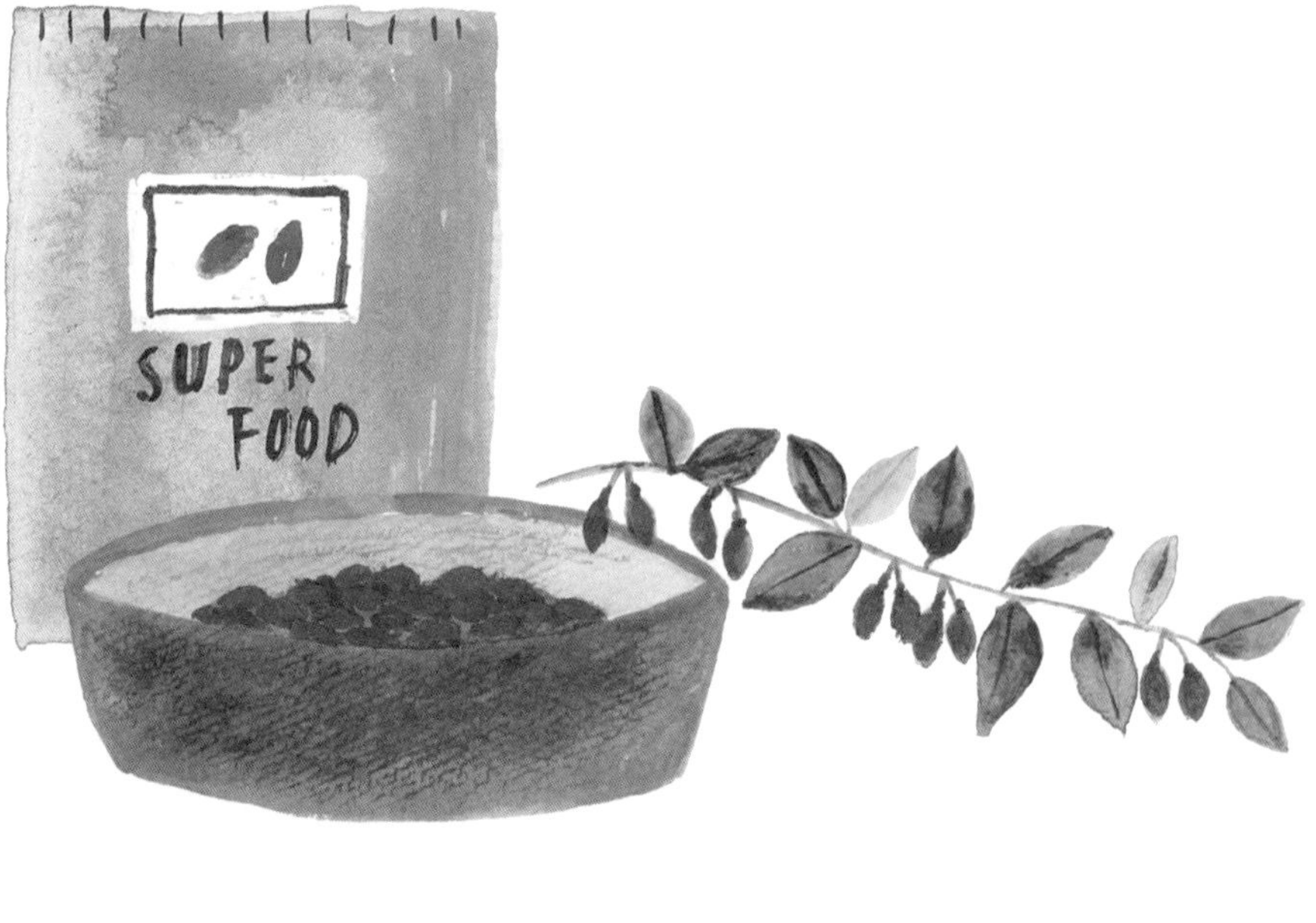

1月1日

正月はおせちの定番黒豆で免疫力アップ

黒豆は、**黒豆**《こくず》という名前の生薬です。

肝や腎の潤い不足で起こる頭痛やめまいにクコや菊花と一緒に漢方薬に配合されています。

・滋陰養血…腎や肝に働いて、体に必要な潤いや血を与える働き
・活血利水…血行を良くして水はけを良くしてむくみをとる働き
・健脾利水…胃腸の働きを良くして元気を作り出し、水はけを良くする働き

ざっくり言えば、胃腸の働きを良くして、血を増やす働き、血行を良くする働き、水はけを良くする働きがあるのです。

まさに免疫力アップの代表という食材です。

黒豆は別に紹介する「黒い食べ物」の代表です。

特に寒い季節には、腎に働き、むくみ、尿漏れや健忘、耳鳴りなど老化に伴う不調の改善が期待できます。

お正月に食卓に出る黒豆は少し甘すぎませんか？

私は甘さを控えめにして、老化を防ぐために毎日スプーン3杯くらいずついただいています。

腎を強くして、アンチエイジングに、免疫力アップに、貧血の予防に、ドロドロ血の予防に、むくみを防ぎ、ボケ防止に、コツコツ続けています。

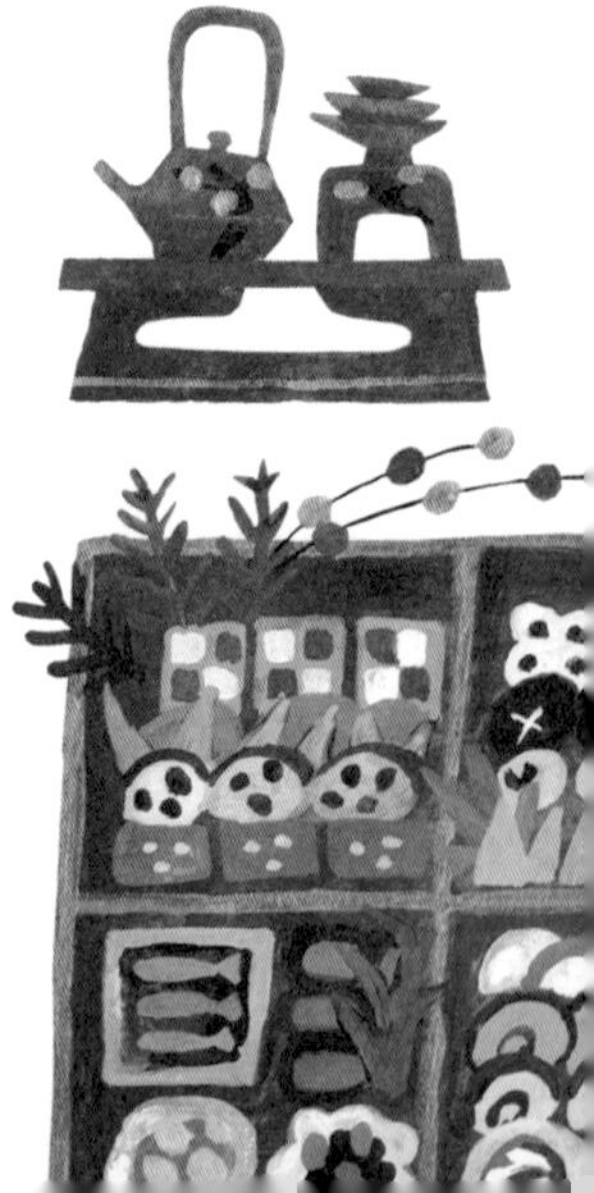

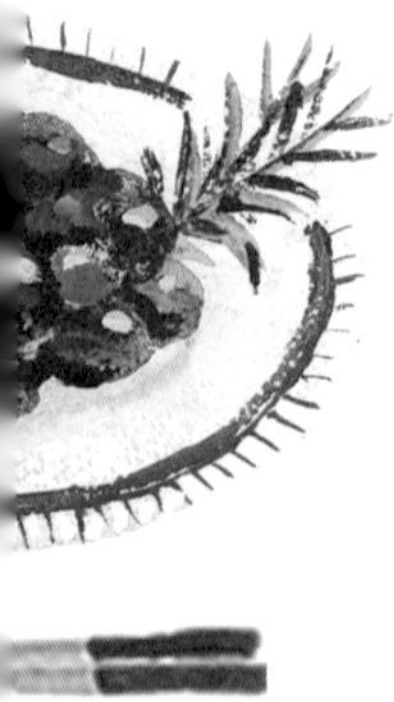

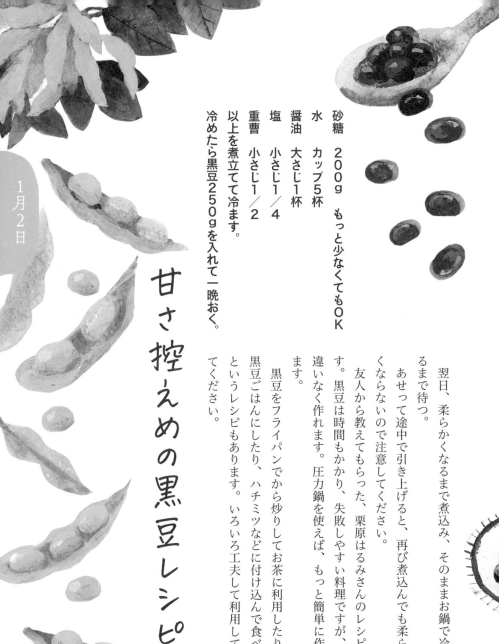

1月2日

甘さ控えめの黒豆レシピ

砂糖　200g　もっと少なくてもOK
水　カップ5杯
醤油　大さじ1杯
塩　小さじ1／4
重曹　小さじ1／2
以上を煮立てて冷ます。
冷めたら黒豆250gを入れて一晩おく。

翌日、柔らかくなるまで煮込み、そのままお鍋で冷えるまで待つ。

あせって途中で引き上げると、再び煮込んでも柔らかくならないので注意してください。

友人から教えてもらった、栗原はるみさんのレシピです。黒豆は時間もかかり、失敗しやすい料理ですが、間違いなく作れます。圧力鍋を使えば、もっと簡単に作れます。

黒豆をフライパンでから炒りしてお茶に利用したり、黒豆ごはんにしたり、ハチミツなどに付け込んで食べるというレシピもあります。いろいろ工夫して利用してみてください。

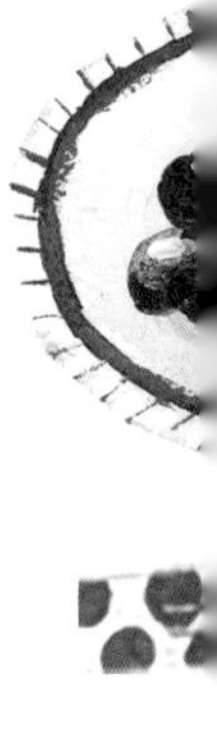

昆布巻きはおせちに欠かせません

おせちはそれぞれ意味があります。

エビはゆでると体が丸くなるので、長寿でいられるようにという意味があるそうです。エビは体を温める魚として薬膳にもよく使われています。

黒豆は一年間、豆に働くように、**数の子**は子孫繁栄を願って、**きんとん**は金運を願って、**昆布巻き**は喜ぶという意味があるそうです。

昆布は漢方薬の材料にもなるんです。

体にたまったむくみを取る効果がありますが、体を冷やすので冷え性の人は食べすぎないように気をつけてください。

日本は四方を海に囲まれているので、昔から昆布や海藻を利用してきました。

縄文時代から海藻を食べていたことがわかっています。

日本料理にも昆布はダシの素材としても重要で、かつお節とともに和食には欠かせない食材です。

民間療法としても昔から、動脈硬化の予防、高血圧、痰、利水、便秘解消などにつかわれています。

海には多くのミネラルや他の微量元素が川から流れ込み、昆布はそれを吸収しているので理想的な栄養源であることは間違いありません。

黒豆と昆布は「**黒い食材**」として、腎を補う代表的な食材になります。

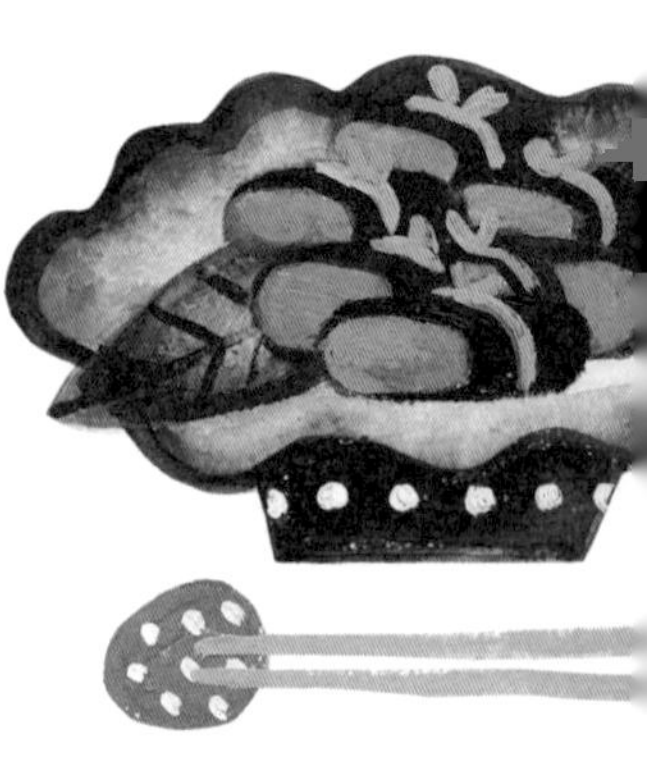

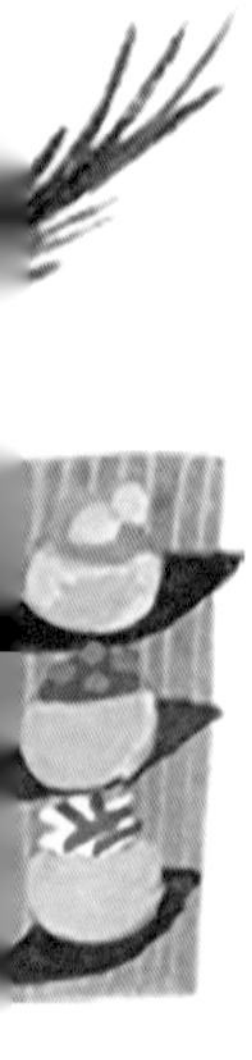

1月4日

お雑煮の食べすぎに注意

お雑煮はいただきましたか？

毎年この時期はお餅を喉に詰まらせてしまう人がいるので、いただくときは十分気をつけて。

お餅は漢方的には体を温めて胃腸の働きを良くして元気にする代表的な食べ物とされていますが、粘り気が強く、消化吸収に時間がかかるので食べすぎに注意してください。胃腸の働きが悪い方はそのための影響が出やすくなります。私はお雑煮を続けていると皮膚に吹き出物が出てきます。

餅と一緒に大根をいただくと、消化を助けてくれます。餅をお湯に入れてつきたてのように柔らかくして、大根おろしにポン酢を入れたたれをつけて食べるのがおすすめです。お餅はどうも胃にもたれて苦手という方、ぜひお試しください。

餅は、カビが生えてしまったら捨ててください。表面を削ってもカビは中まではびこっています。

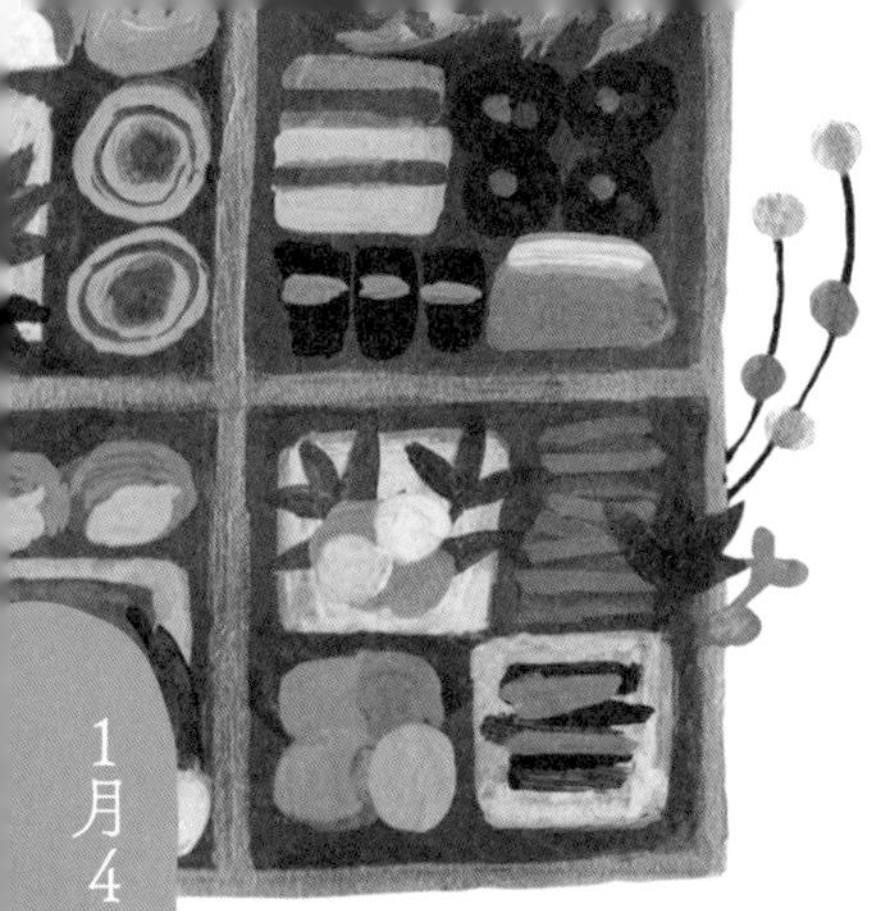

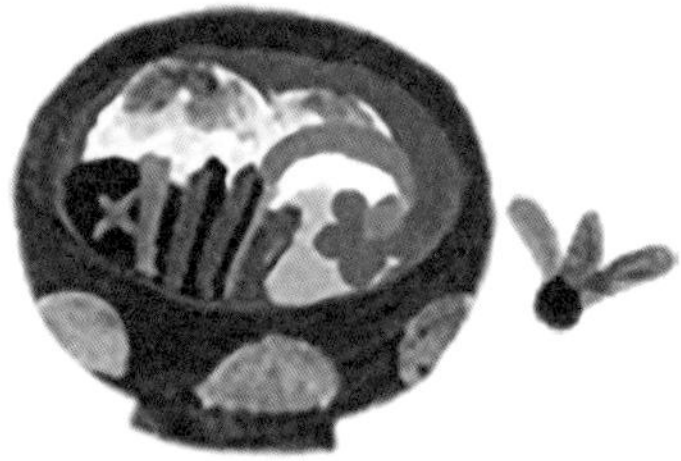

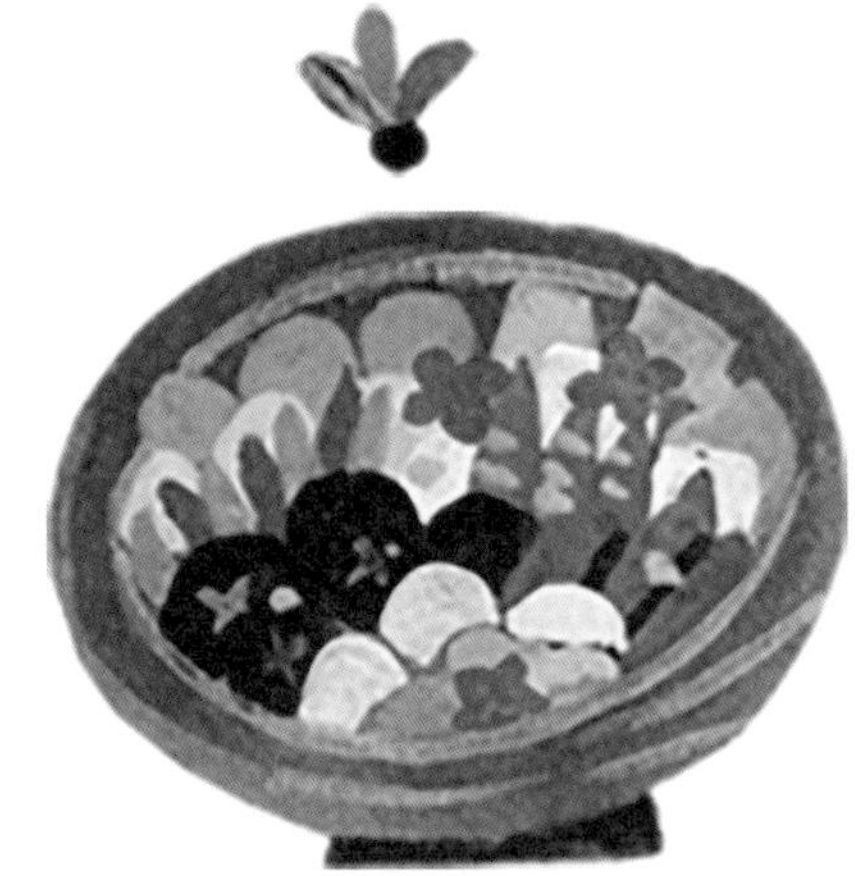

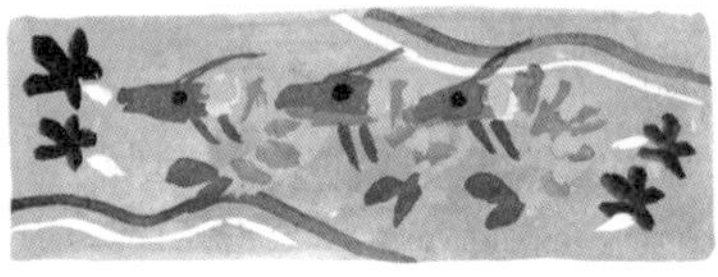

小正月には小豆《あずき》粥《がゆ》

1月5日

小正月とは1月15日頃、別名「女正月」ともいいます。何かと忙しいお正月が一段落して、女だけでゆっくりお正月を楽しむ、そんな意味だったのでしょうか。

小豆粥は、お正月で疲れた胃腸を休めて解毒するのに効果的です。

小豆の生薬名は**赤小豆**《せきしょうず》といいます。水はけを良くして腫物などを治療したり、黄疸や腫瘍を治療する漢方薬に使われています。日本の民間療法では母乳の出を良くしたり、脚気に使われてきました。脚気はビタミンB1不足によって心不全が起こり、下肢がむくむ病気です。

栄養学的にも小豆には女性に不足しがちな鉄分や食物繊維が豊富なので、貧血予防や便秘にもおすすめです。湿度の高い日本ではむくみに悩む女性が多く、もっと利用すると良いでしょう。

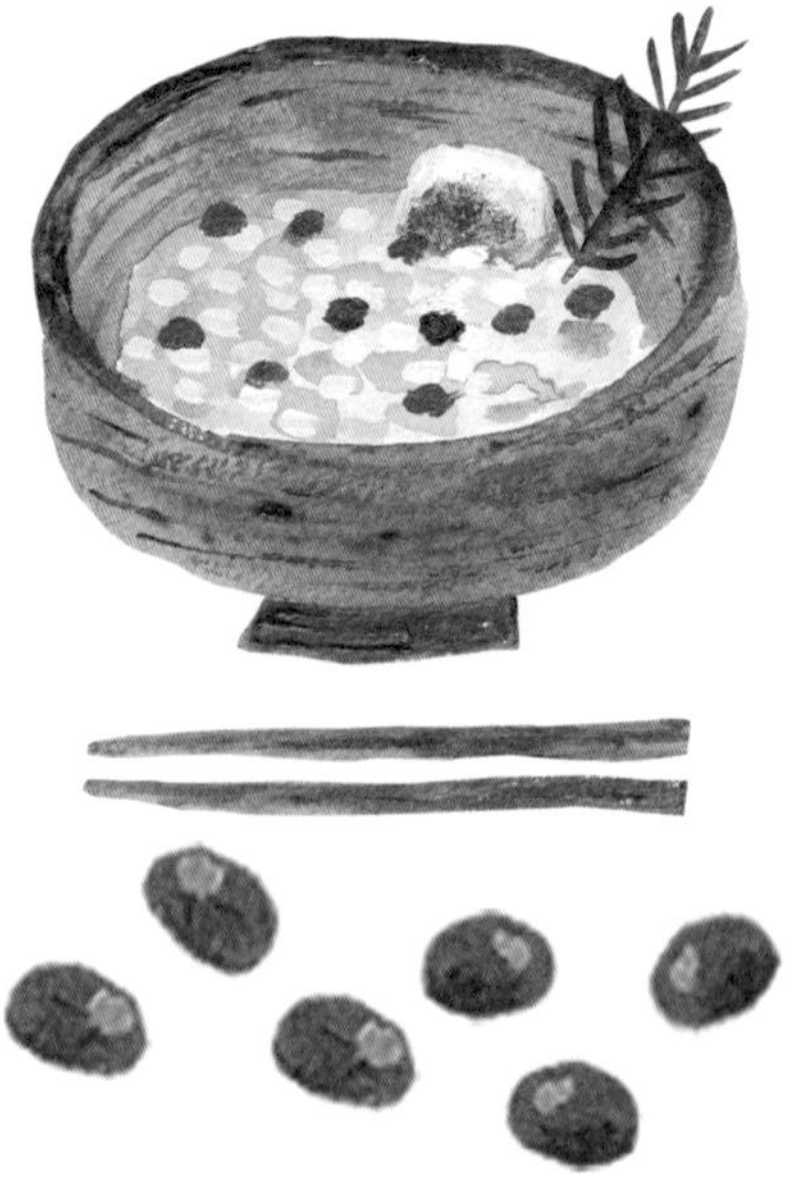

小豆は黒豆より簡単に柔らかく煮えます。

面倒な方は煮小豆が市販されているので、それを利用してごはんと一緒に煮込めば簡単に小豆粥が出来上がります。

飲み会が続いて、体が重くなったり、顔がむくんできたら、小豆粥を続けてみてください。

面倒なら小豆を毎日スプーン3杯くらいずつ食べてみてください。

急性のむくみなら2、3日で取れてきます。私はむくみやすいので、小豆も小分けして冷凍しています。

また、暑がりの方の飲み会の後には、冬瓜や緑豆、ニガウリなど体を冷やすものが合います。

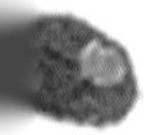

1月6日

おばあちゃんの知恵袋

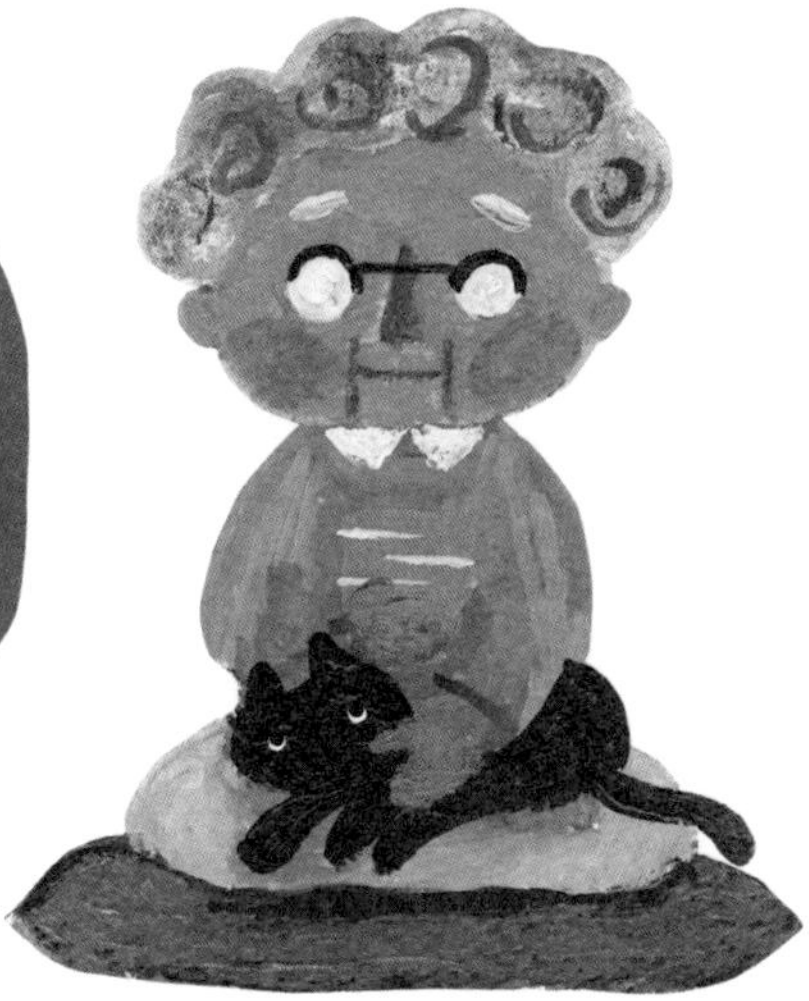

小さい頃、お祖母さんから「カゼをひくから温かくしなさい」とか「お腹を冷やさないように腹巻をしなさい」とかうるさく言われた経験、ありませんか。

冬でも暖房のきいた部屋でキンキンに冷えたビールを飲んだり、アイスクリームを食べたりできる環境もあり、お腹を冷やす機会も増えています。

そういった生活習慣や食事は、私たちの体の抵抗力を低下させる原因になっているのです。

今時は寒い時期でも短いスカートから素足を出して通学している若い人たちをよく見かけます。冷えは不妊の原因にもなります。

私も若い頃は、ファッションを第一に考えた薄着の服装、生野菜のサラダを中心にした食事など、体の冷えなどまったく気にしない生活をしていました。

そのツケは、結婚してから流産を繰り返すという結果に結びつきました。

この年になると、祖母の言っていたことの重要性がわかります。

体を守り、冷やさないようにする衣服や食事の知恵を、おばあちゃんは先人の知恵として私たちに教えてくれているのです。

五《ご》臓《ぞう》六《ろっ》腑《ぷ》を知る

五臓六腑の考え方は、西洋医学とは異なり、私も最初は戸惑ったのですが、理解してしまえば納得できるものです。

２０００年以上も前に考えられた**陰陽五行説**が基本理論になっています。この理論は漢方、鍼灸、薬膳、風水、方位、八卦、陰陽道などなど…すべての考え方や治療法の基礎になっているのです。

始まりは自然界に絶対に必要な基本物質を**木**、**火**、**土**、**金**、**水**の五つと定めました。

もく、**か**、**ど**、**きん**（**ごん**）、**すい**と読みます。

この五行説は医学にも用いられ、五つの物質の特性に合わせてそれぞれ「**肝**《かん》」「**心**《しん》」「**脾**《ひ》」「**肺**《はい》」「**腎**《じん》」という五つの臓に当てはめられました。

五臓は、西洋医学でいう肝臓、心臓、脾臓、肺、腎臓とは異なり、それぞれ役割分担を持った組織と考えてください。

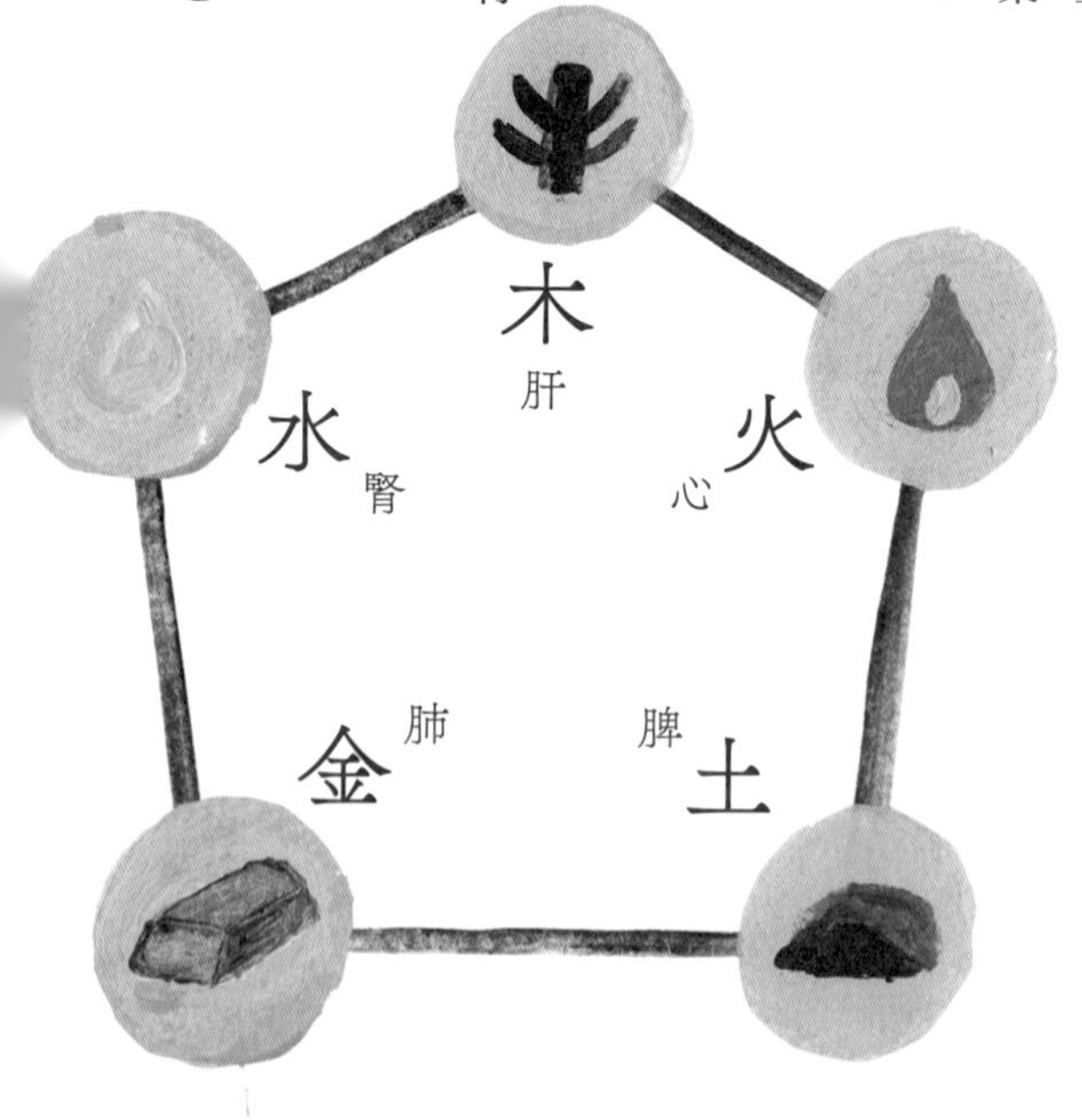

自然界に起こるいろいろなストレスの中で五臓はお互いに助け合ったり、けん制しあったりして、それぞれの役割分担をもって働いています。

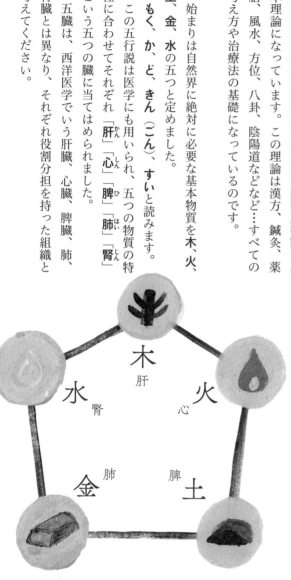

五臓六腑は「ワンチーム」

２０１９年ラグビーワールドカップの日本代表の活躍は、記憶に残る偉業でした。当時私も〝にわかラグビーファン〟になり、複雑なルールやポジション、ジャッカルとかノックオンとかいろいろな用語を覚えましたが、中でも一番感激したのは「ワンチーム」という言葉でした。

実は人間の体、つまり五臓六腑も、まさに「ワンチーム」つまり一体感のある組織で働いているのです。

このチームには「**相生**」「**相克**」というルールがあります。

肝と心のように隣り合った臓器は「相生」つまりお互いに助け合っている関係。

肝と脾のように一つおきの臓器は「相克」つまりお互いにけん制し合っている関係になります。

五臓六腑はそれぞれラグビーでいえばフォワードやバックスなどポジションがあり、相生、相克というルールの中で「ワンチーム」で働いていると考えてください。少々難しい理論になりますが、覚えてしまうととても簡単でしかも理論的で納得ができる考え方です。

今の世の中は寒さや暑さなどの「外邪」のほかに、温暖化による、紫外線、光化学スモッグ、どんどん進化していく細菌やウイルスなどいろいろな敵から身を守る必要があります。

最近は新型コロナウイルスという敵が加わってきました。

五臓六腑チームは、それぞれの分担する仕事をこなしてこれら多くの敵と戦っているのです。

コロナウイルスとの戦いも、まず五臓六腑を健康にして、敵と戦うパワーを保持することが第一です。

五臓六腑は完全無欠

五臓六腑チームには、それぞれ分担している働きがあります。

肝《かん》は、イライラや怒りの感情をコントロールする働きのほかに、血液を貯蔵して必要なときにいろいろな器官に届ける働きを担当しています。

心《しん》は、血を全身に巡らせる働きと精神を安定させる働きを担当しています。

脾《ひ》は、食べ物を消化吸収して気血水を作りだして運搬しています。

気や血や水は、すべて脾で消化吸収された栄養物と呼吸から作りだされます。

肺《はい》は、呼吸を受け持ち、一番上にあって、雨風や寒さ、コロナウイルスなどの病原体から体を守ります。

腎《じん》は、親からもらった元気と精を蓄えています。

精は成長、発育、生殖などに関係して性機能、生殖機能などを担当しています。

あなたの体の中には、これだけ各々の働きを頑張って戦っているチームがいるのです。

このワンチームに元気に戦ってもらえれば、あなたの健康は完全無欠になるというわけです。

それぞれの担当部署が悪くなる季節的な要因というものがありますので、各季節のところで詳しく説明します。

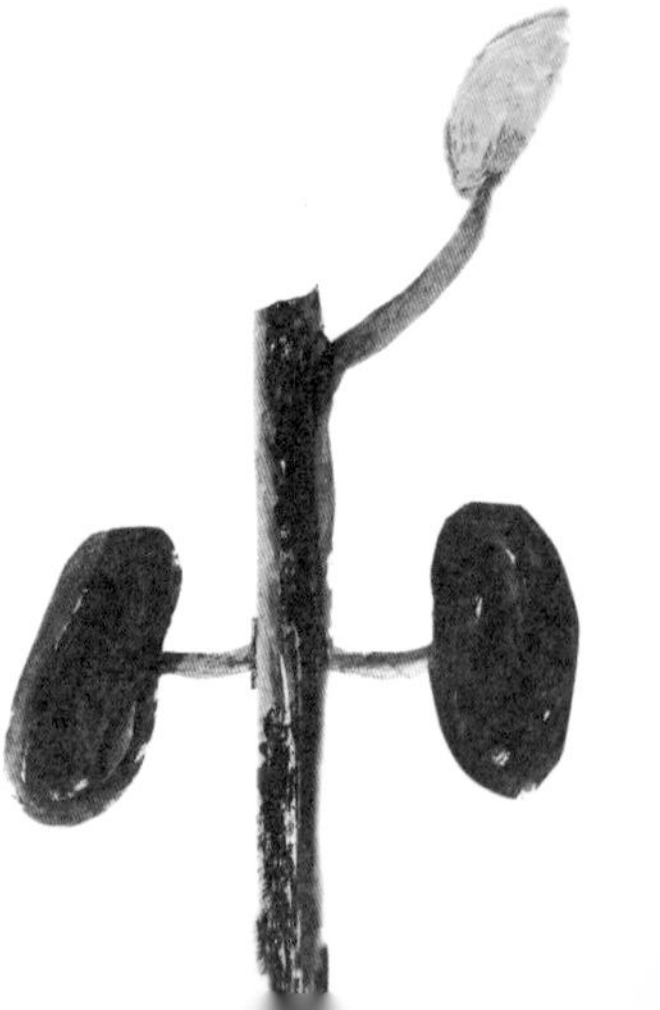

1月10日

脳はどこにあるの?

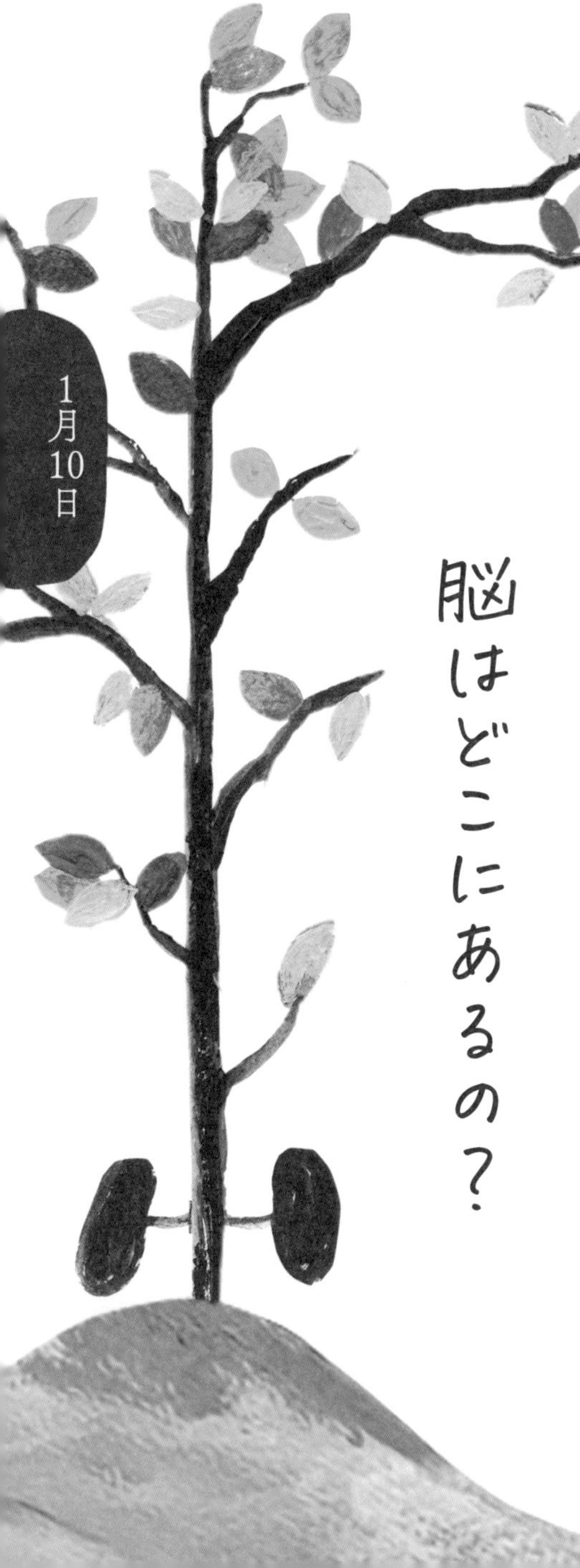

「**脳**」は五臓の中には含まれず、六腑の中にも含まれていません。では「脳」はどこにあるのでしょう?

漢方の考え方では、脳は脈や骨など一緒に「**奇恒の腑**」という分類に入っています(奇恒の腑というのは、常と異なる腑という意味です)。

地図に例えていうと、「五臓」が人体という国における主要な「地方」、六腑が「都道府県」に当たるとすれば、脳は一つの「市町村」みたいな存在にすぎないのです。「脳」を中心にした西洋医学と、「五臓」を中心にした漢方との違いがここにあります。

西洋医学では、イライラや悲しみは、視床下部、自律神経、ホルモン系など複雑なネットワークを総括している大脳の働きに関連付けています。

しかし漢方では、脳の働きだけに責任を負わせていません。

漢方では、イライラや悲しみは五臓六腑が分担して担当していると考えられているのです。

向精神薬などを使わないでイライラや不安感を解消できるのは、漢方の長所の一つだと思います。

1月11日

経《けい》絡《らく》でつながる五臓六腑

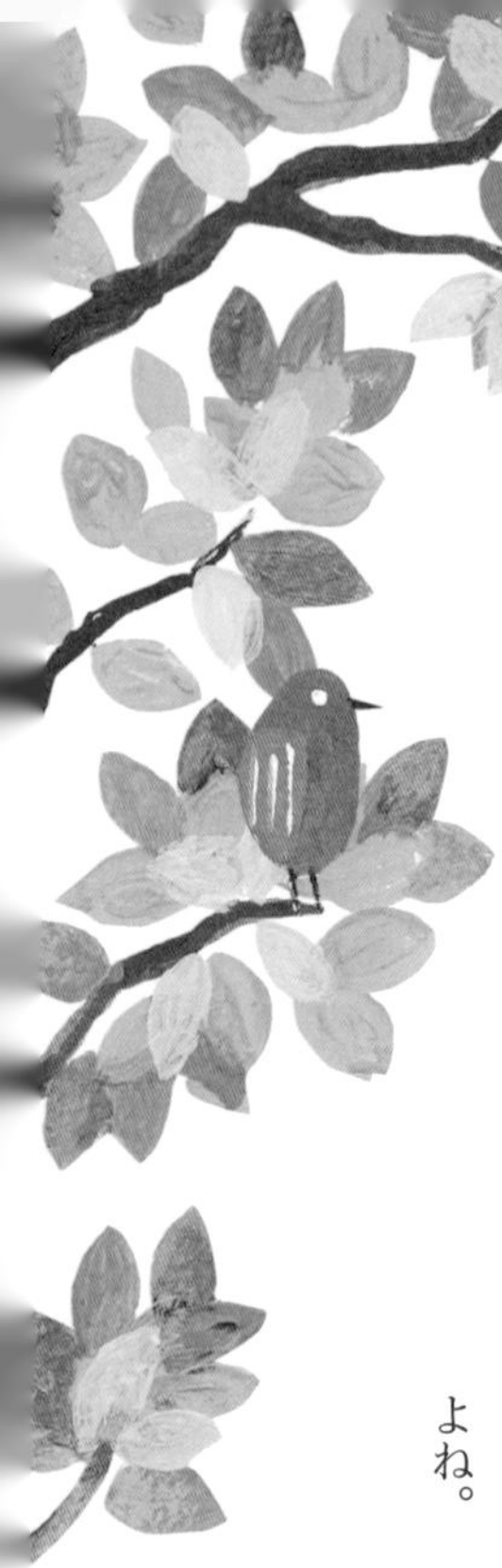

気のエネルギーの通り道を経絡《けいらく》といいます。

私たち人間の体にはこの経絡が電線のように張り巡らされています。五臓六腑をくまなく巡っているのは12の経脈。体の上半身には任脈と督脈という2つの経脈が加わり、その経脈をフォローする経脈が全身に張り巡らされ、お互いに連絡を取り合っているのです。

気が通る場所に**経穴**《けいけつ》という、気が集まりやすい場所があります。一般的に「ツボ」といわれるものです。

気の通り道である経絡が「線路」だとすれば、ツボは体中にある「駅」だといえます。体の端から端まで、この「気」の列車は数秒もかからずに走ることができる超特急です。

こんな例があります。内痔核が炎症を起こして腫れると肛門の外に腸の粘膜が裏返しに出てしまうことがあります。内痔核の嵌頓といってものすごく痛みます。そんなときに頭のてっぺんにある**百会**《ひゃくえ》というツボにお灸をすえると、内痔核がポコンと音を立てて引っ込んでしまうそうです。

頭のてっぺんの百会というツボが、遠く離れたお尻の肛門の不調を管理できるなんて、不思議ですよね。

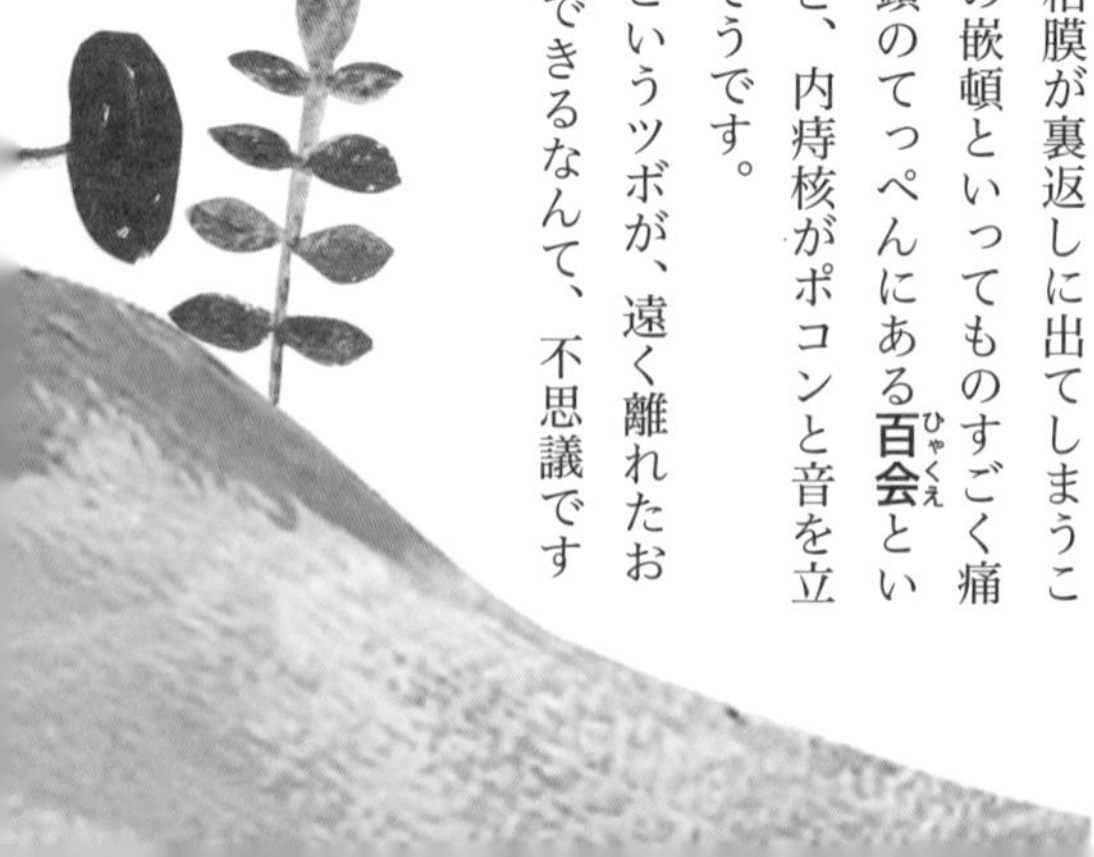

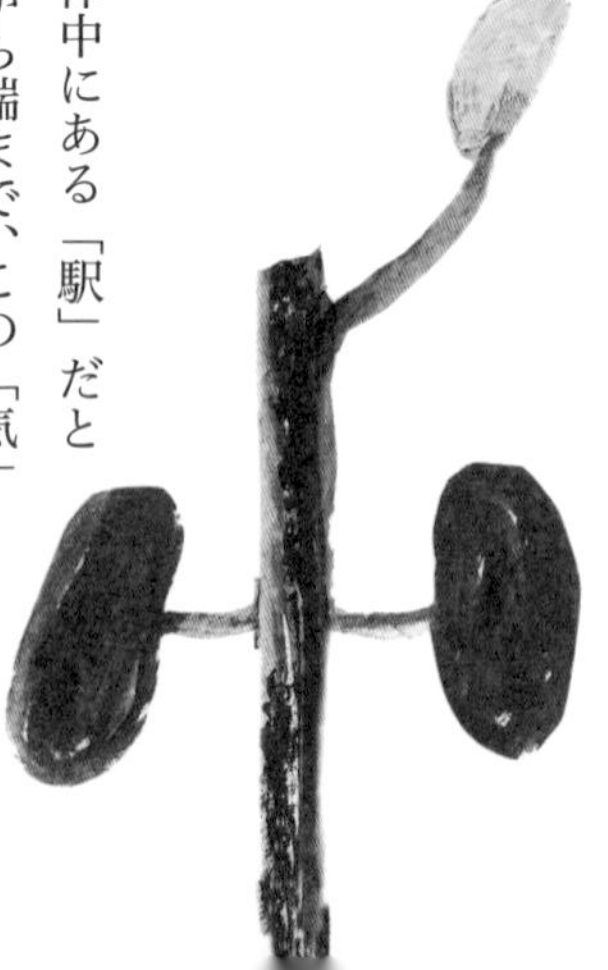

1月12日

腎《じん》はチームの司令塔

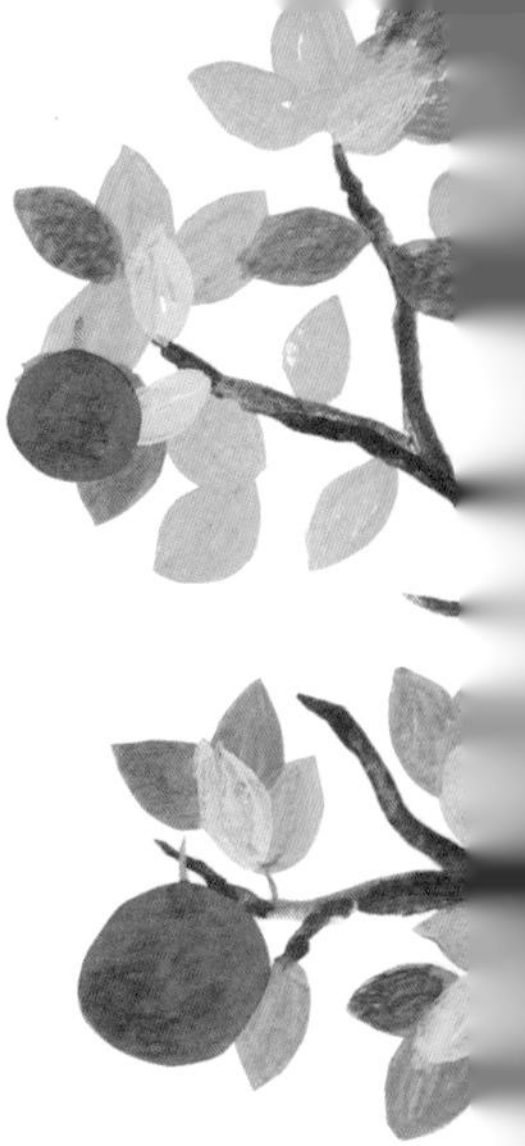

チームで行うスポーツにはいわゆる「司令塔」的なポジションがあります。

ラグビーでいえば「スタンドオフ」、アメリカンフットボールなら「クォーターバック」、サッカーでいえば「ミッドフィールダー」、バスケットボールでいえば「ポイントガード」等々。

五臓六腑チームにおける司令塔は、「**腎**」です。

「腎」には、**人体の生命力の源を貯蔵する**という働きがあります。

免疫系、ホルモン系、自律神経系を管理するというような働きであると考えればわかりやすいです。

解剖学的に言えば、生殖器や副腎に相当する働きだと私は考えています。

成長や発育、生殖能力、免疫能力をコントロールしている司令塔の役割をしているのです。

腎は「アンチエイジングの要」としてとても重要です。

老化に伴って様々な不調が起こりますが、それらの原因は腎の機能低下にあることが多いです。

冬の寒さは腎の働きを低下させ、老化を加速させます。カゼの原因になったり、腰痛、腹痛、下痢、頭痛、生理痛の原因になるだけではなく、生命エネルギーの司令塔である「腎」の働きと免疫力を弱めてしまうのです。

1月13日

腎を寒さから守らないと老化が進む

漢方では、「腎」の働きが弱ってくる症状を「腎《じん》虚《きょ》」といいます。

腎には精気を貯える貯蔵庫の役割があり、だんだん不足すると加齢の症状が始まるのです。

記憶力の低下、筋力の低下、足の無力、頻尿、精力減退などは、精気が不足したサインです。

つまり、腎の機能が衰えると、物忘れや尿漏れ、精力減退、不妊、骨の弱り…など多くの不調が起こるのです。

そして寒さは腎の働きを低下させ、これらの不調を起こす原因になるのです。

このことをご存じでしたか？　たかが寒さと侮っていると、大変なことになるかもしれません。

中高年になれば多かれ少なかれ、そのような不調が現れてくるのは当たり前ですが、まだ若いのにこうした不調が出てきたら、それは「腎虚」です。

冬に限らず、免疫力アップ、アンチエイジングの鍵はとにかく腎を寒さから守ることです。

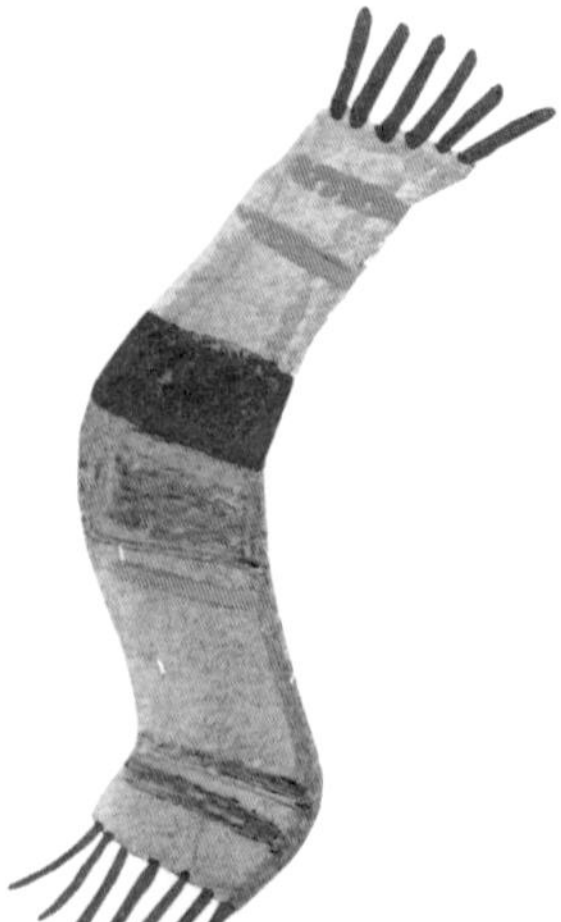

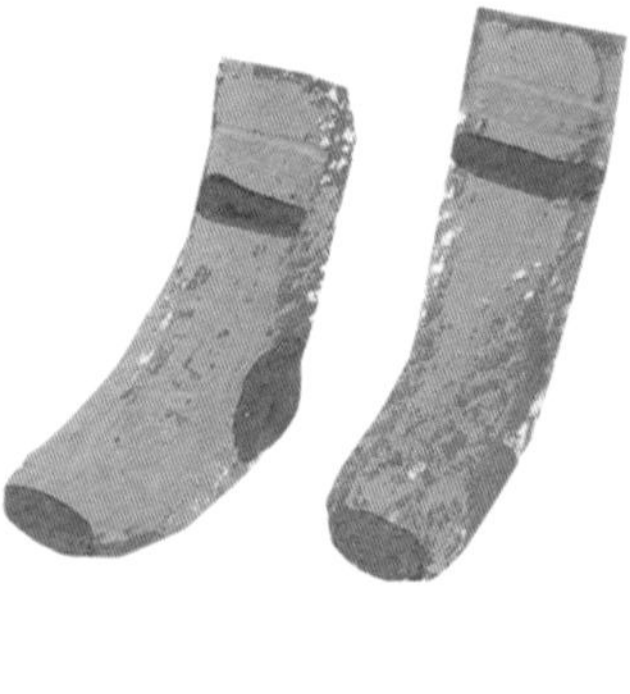

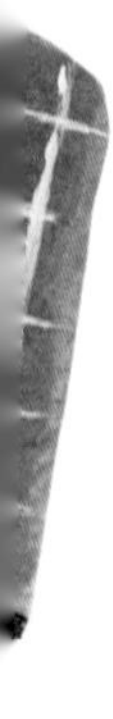

寒邪《かんじゃ》というお客様が来たら

寒い日に外出するとカゼをひいてしまいます。寒さという邪、つまり**寒邪**《かんじゃ》が体に侵入してきたのです。

これを「**寒邪客肺**」といいます。面白いですね。中医学では四文字熟語で表現することが多く、実にわかりやすくポイントをついています。

寒邪が「お邪魔します」といって肺に入ってくるというのです。

そうするとぞくぞくしたり、くしゃみが出てきます。

体の調子が良く、免疫力が強ければすぐお客様に帰っていただくことができます。免疫力が寒邪を追い出すわけです。

有名な**葛根湯**《かっこんとう》という漢方薬は、カゼの初期、寒邪がまだ体の表面に侵入してきたときに有効です。

寒邪がもっと体の奥の方まで入り込んだときは、倦怠感や胃腸などの不調が起こるので、**小柴**《しょうさい》**胡湯**《ことう》などで応戦します。

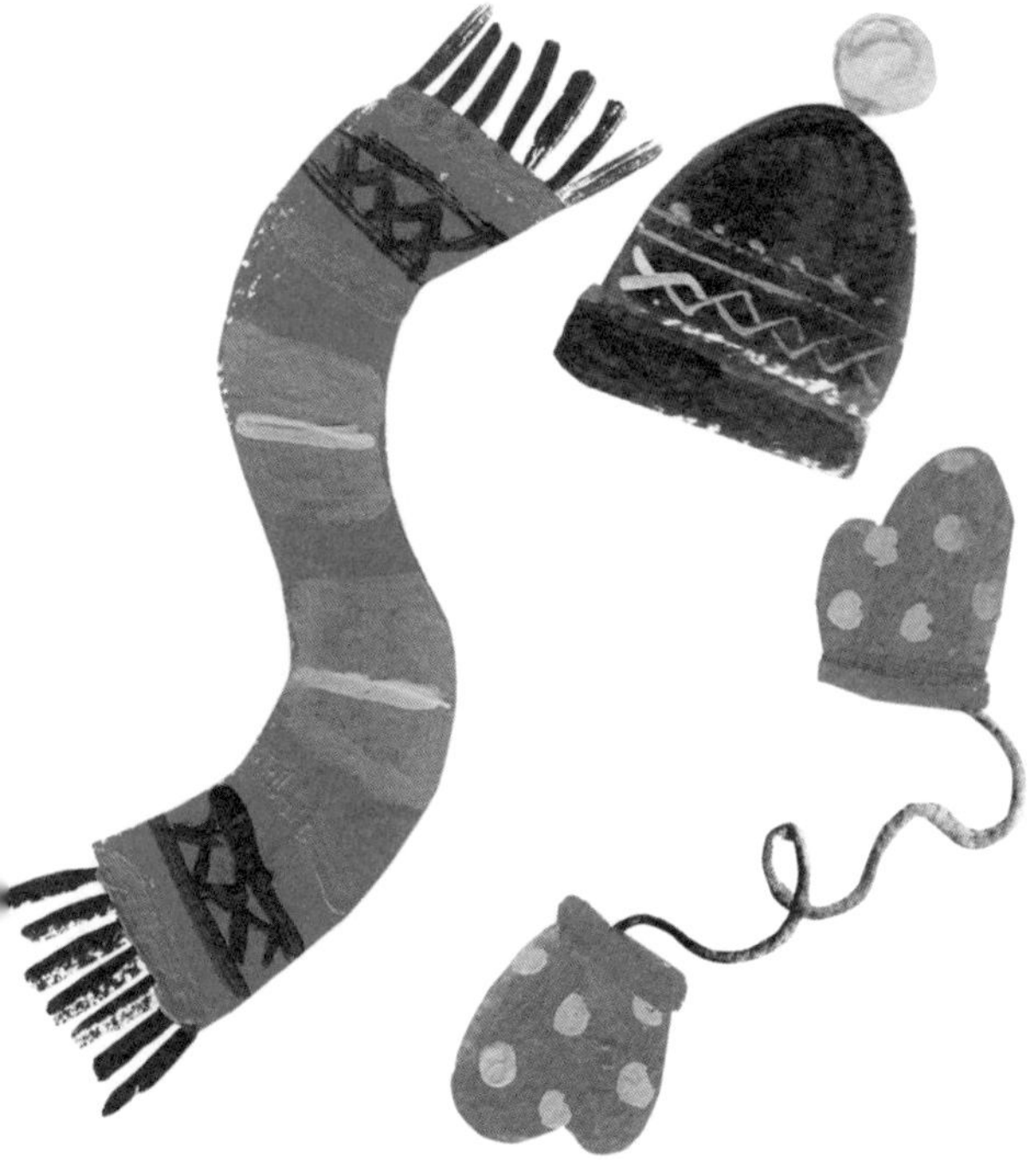

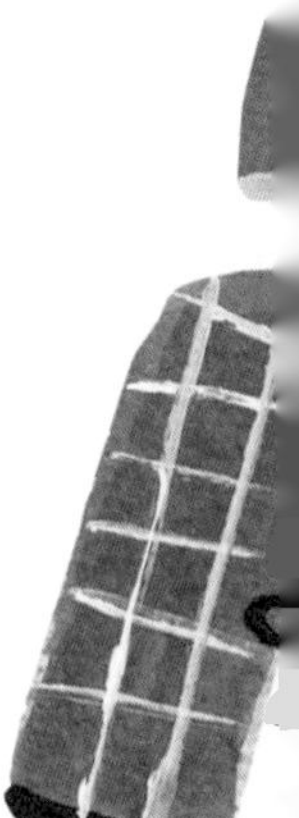

風の門から寒邪を追い出す

1月15日

カゼを撃退する方法はいろいろあります。

春に起こりやすい花粉症や夏に起こりやすい下痢を伴うカゼ、乾燥する秋に起こりやすい咳や喉のカゼはそれぞれの季節の対処法があります。

それぞれの季節で撃退法を説明いたします。

皆さん、「カゼかな?」と感じるサインは、背中がゾクゾクすることではありませんか。

寒邪は、まず背中の**風門**《ふうもん》というツボから侵入してくるのです。

そこで寒邪が侵入しないように風門を守る方法があります。

風門を温めて寒邪を撃退するのです。

風門は、首を曲げて出っ張ったところから指二本くらい下がったところの両側にあります。(大体位置が把握できれば大丈夫です)

そのあたりにまずカイロを貼ったり、ドライヤーで温めてください。

寒邪はびっくりして、コソコソ風門から逃げて行ってしまうはずです。

カゼをひきやすい方は、タンクトップの重ね着(11月21日参照)やマフラーでこの風門をいつも守ってください。

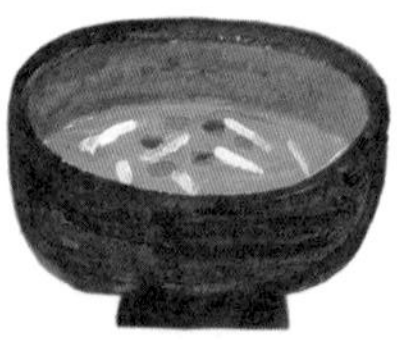

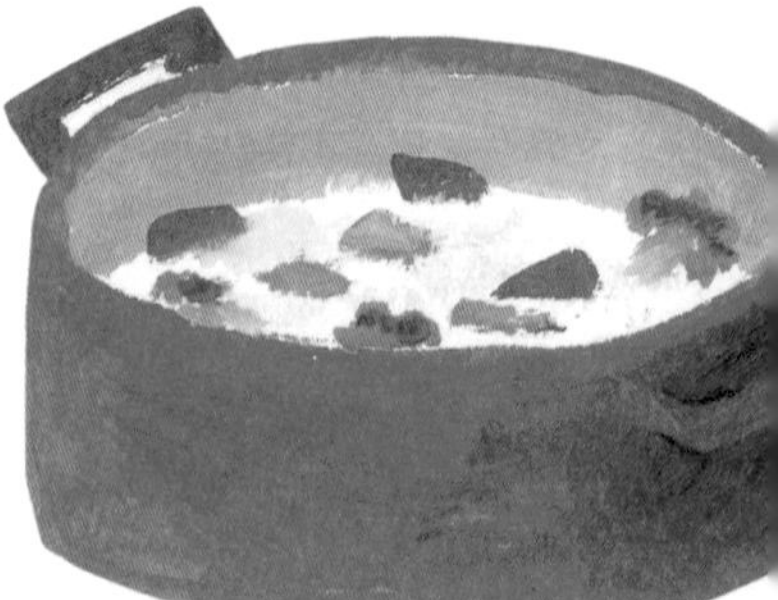

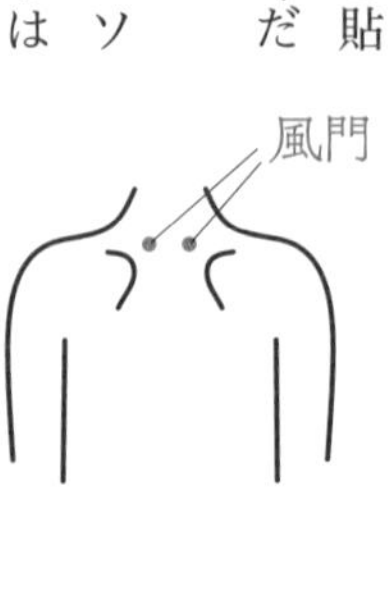

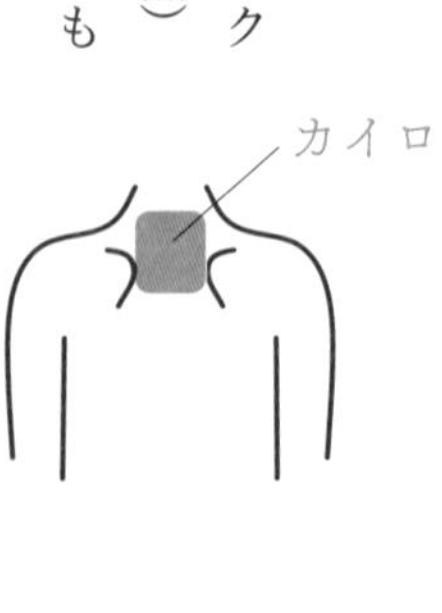

1月16日

温かい食べ物で免疫力をアップ

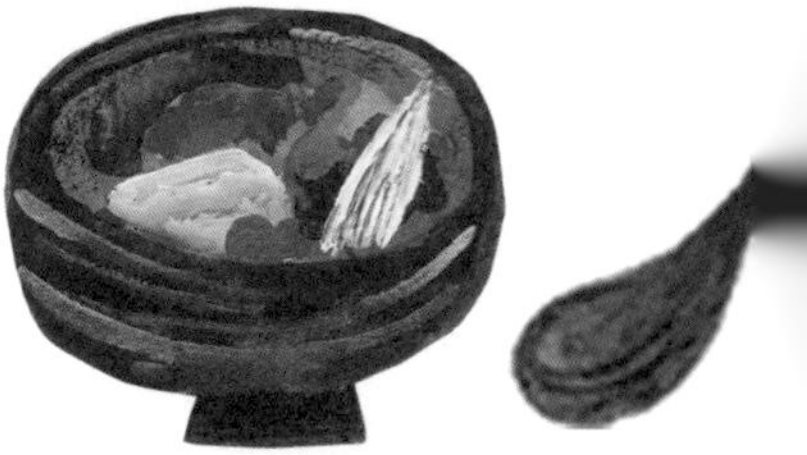

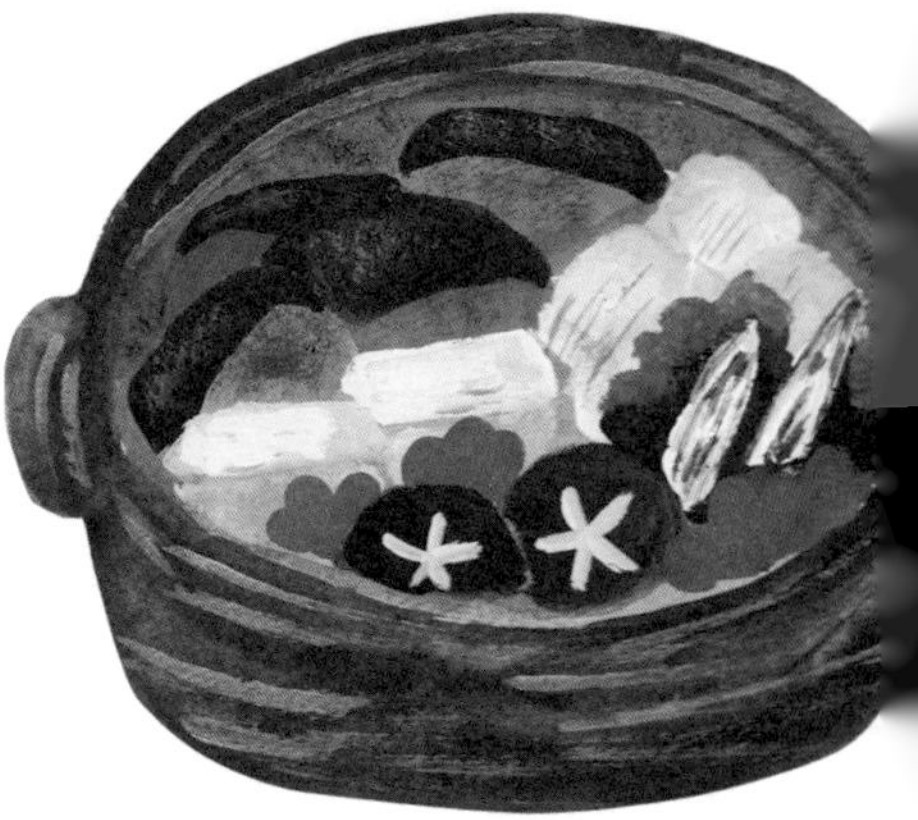

腎の働きを弱めるのは寒さです。

漢方には、食べ物で体を温めて腎の働きを良くしたり、寒邪やウイルスを撃退する方法があります。

東洋医学では2000年も前から、食べ物には体を温めるもの、冷やすもの、どちらでもないもの、などの区別があることが研究されているのです。

体を温める主な食べ物を挙げると――

野菜類…ネギ、紫蘇《しそ》、ニンニク、ニラ、玉ねぎ、カボチャ、ラッキョウ、生姜《しょうが》など

タンパク質源…羊肉、鶏肉、牛肉、豚肉など免疫細胞の原料となるタンパク質の豊富なもの（羊肉はイチオシです）

魚…エビ、鯵、サバ、サンマ、アワビ、マグロ、ナマコなど（エビはイチオシです）

香辛料…ターメリック、シナモン、フェンネル、コショウ、山椒、八角、クローブ（丁子《ちょうじ》）などの香辛料はお腹の中から体を温めます

こうして挙げたものを見ると、温野菜を入れた味噌汁やスープ、羊の肉のジンギスカン、エビフライ、カレーライスなどは特に体を温める料理であることがわかります。

ただし暑がりの人、アトピーなどで顔が真っ赤になっている人、足の裏が火照っている人などは症状が悪化するので食べないようにしてください。

1月17日

イチオシは生姜《しょうが》

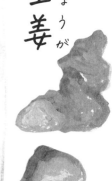

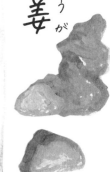

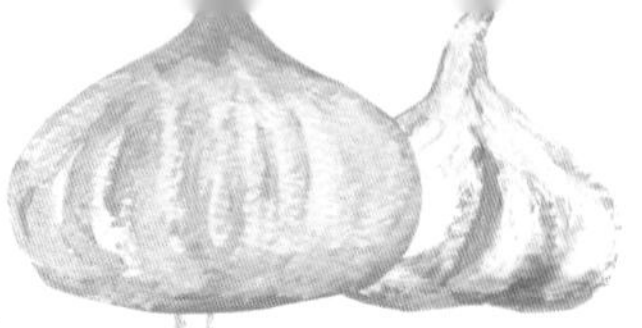

生姜《しょうが》は台所に常駐されることの多いあのヒネショウガです。**ショウキョウ**という生薬で、カゼなどの初期に汗を出して熱を下げる漢方薬として有名な**葛《かっ》根湯《こんとう》**に使われています。胃を温めて吐き気を止めたり、肺を温めて咳を止めたりする働きがあります。また鮮魚やカニなどを解毒する働きもあります。お寿司の横には必ず甘酢に漬けた生姜（ガリ）が付いてきますね。

　生姜をすりおろして、肉を漬け込んで焼く、生姜焼きは、ご家庭の定番です。また生姜を一かけら薄くスライスして、マグカップに入れて、砂糖か、またはもしあったら黒砂糖やハチミツを入れ、お湯を入れて1分くらいチンしてフーフーしていただくと体が温まり、カゼの予防になります。

　寒い夜に、生姜の薄切りにシナモンスティックを添えたホットウイスキー、紅茶におろし生姜を加えた「しょうが紅茶」、ジンジャーエールはもうお馴染みの飲み物です。

　新生姜が出回ってきたときに安く購入して冷凍保存できます。すり下ろしてある物や刻んである物が瓶詰やチューブになっているものもあります。

　料理の下ごしらえにはもちろん、出来上がった料理や、お茶やスープに加えて使えます。

　寒い冬には生姜を積極的に使うことをおすすめします。一年中常備しておくと便利に使用できますよ。ただし、体が暑がりの人や、ボーっとしたいやな熱のある人（陰虚）の人は注意して食べてください。ますます熱くなって汗が噴き出て困ることがあるはずです。

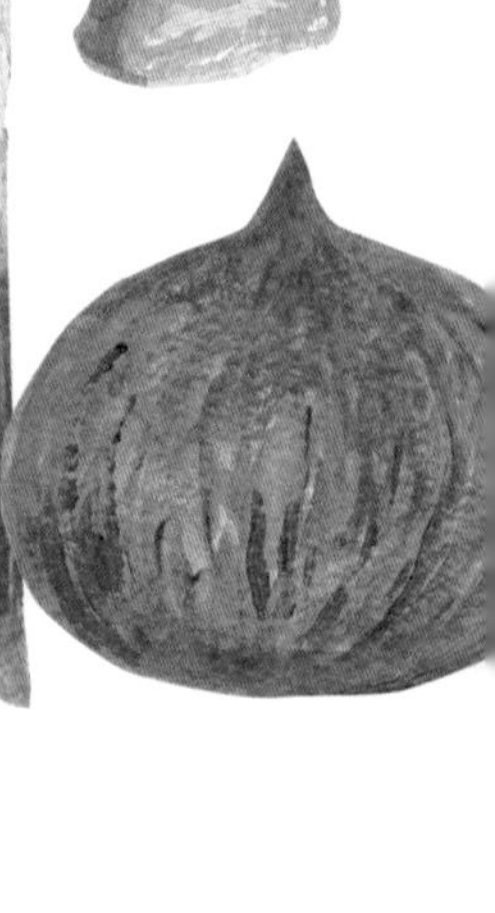

ニンニクはがん予防に最強の食材

ニンニクも、漢方薬の材料になっています。漢方薬の分類では駆虫薬という分類に入ります。名前は**大蒜**《たいさん》といいます。

体を温める作用があり、殺虫、下痢止め、咳止め、腫瘍を治すなどの効能があります。

1990年にアメリカ国立のがん研究所で、がん予防の高い食品を調べたデータがありますが、トップにニンニクを挙げています。

ネギ、タマネギ、ニラ、ニンニク、エシャレットなど、ネギ属の仲間は昔からいろいろ体に良いといわれてきました。

においの素である硫化アリルには、その刺激で胃液の分泌を良くしたり、食欲を増進する働きがあります。

更に硫化アリルにはビタミンB1の吸収を高める作用があります。ビタミンB1は水溶性ビタミンなので、すぐ排泄されてしまいやすいのですが、硫化アリルと結合するとアリサイアミンという形になって、体の中に長く留まってくれるのです。

古くはピラミッドを作る奴隷に与えていたという記述や、紫式部もカゼのときに使っていたという記述もあります。

私事ですが、もう50年近く、毎日ニンニクの熟成エキスの服用を続けています。

ニンニクも、便利な刻んだ物やすり下ろしてある物が市販されています。

免疫力アップに、ニンニクと生姜《しょうが》はストックして毎日利用してください。

茴香《ウイキョウ》はフェンネルというハーブ

1月19日

フェンネルというハーブをご存じでしょうか。
フェンネルの生薬名は茴香《ウイキョウ》です。漢方の材料はウイキョウの実、フェンネルシードと呼ばれているものです。お米のもみ殻のような、可愛い粒です。

体を温めて、手足の冷えや痛みをとったり、胃腸を温めて、胃腸の働きを活発にしたり、胃を温めて痛みや、吐き気、食欲不振に効果が期待されます。

魚を煮るときにウイキョウの果実を入れると生臭い臭いが消え、本来の香りが回復するというので茴香の名前がついたとか、味噌に加えると香ばしくなるので茴香という名前が付いたとかの説があるそうです。

ウイキョウはまた、カレー粉やソースの原料として使用されています。
粒をそのまま噛むと口臭を消す効果もあります。
煎じて飲む場合は5～10gをカップ3杯くらいの水で煎じて服用します。

ハーブとしてのフェンネルはハーブティーやポプリなどに利用されたり、精油はアロマテラピーにも利用されています。

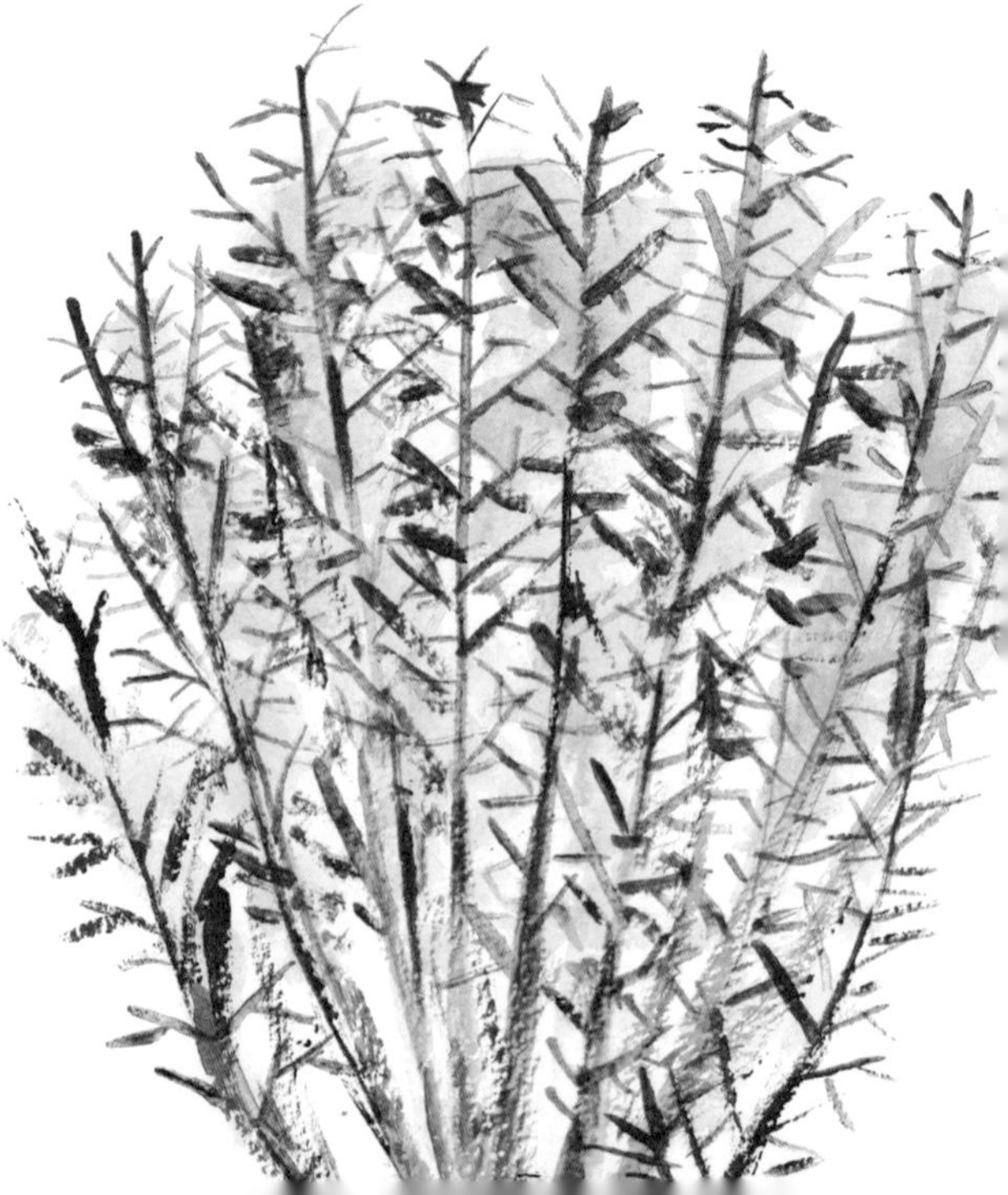

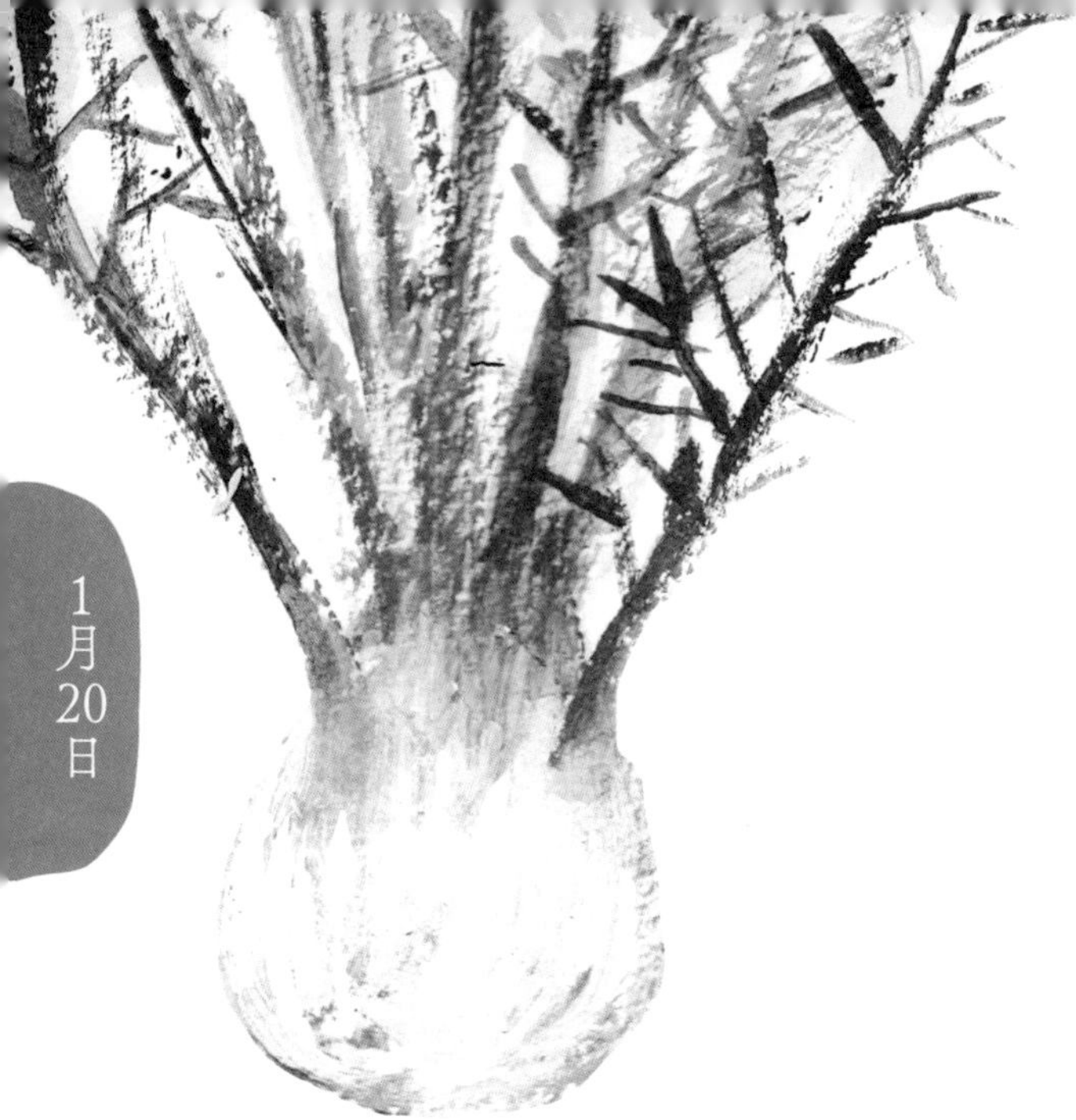

1月20日

大寒の日には

大寒は1月20日頃、1年間で最も寒い時期といわれています。

「小寒」は1月5日頃、「寒の入り」ともいいます。小寒から大寒の間をいわゆる「**寒の内**」といいます。

大寒の日には、柔道など武道家の方は寒げいこなどを行うことも多いようです。

また山口県にある春日神社では毎年、「大寒みそぎ」が行われます。境内を走って体を温めた後、井戸水をためた水槽に入り、約1分間手を合わせて、健康を祈り、みそぎの後はたき火に当たって、温かいお粥を食べるそうです。かなり高齢の方も参加されるそうですが、血圧の管理などしないと、事故につながらないかちょっと心配です。

私の友人も、寒の内に裸で五十鈴川に入り、身を清めるという行事に参加したことがあるそうです。あまりに寒かったので、腰までしか入れず、闇に紛れてごまかしたと笑っていました。

精神の修行にはなると思いますが、寒い季節に、くれぐれも無理は禁物ですよ。

1月21日

フェンネルのお茶はいかがですか

私は緑茶が大好きで、一日の朝はお茶で始まります。

お茶の効能は頭をスッキリさせたり、水はけを良くしたりする働きがあるのですが、性質は「涼」といって、どちらかというと体を冷やす働きがあります。

お茶は毎日飲むもので、冷え性の私には合わないと考え、ウーロン茶に変えてみました。

しかし、朝のお茶の魅力には勝てません。

考えた結果、お茶に**フェンネル**を加えてみることにしました。その結果は大成功、とても飲みやすくおいしいのです。

緑茶は少し控えめにして、ウイキョウをスプーン1杯急須に入れ、1～2分待って飲むだけ。

お茶の香りと、ウイキョウの香りがマッチしてまろやかでおいしいお茶になります。

体を温めて頭をスッキリさせる目的で毎日の健康に役立てています。

冷え性の方に私のおすすめの一品です。

ウイキョウのお茶というより、フェンネルのハーブティーといったほうがスマートですね。

生姜《しょうが》のしぼり汁を一滴入れたり、紫蘇《しそ》を刻んで入れればさらに免疫力アップになります。

ウイキョウは、漢方薬局などで購入できます。

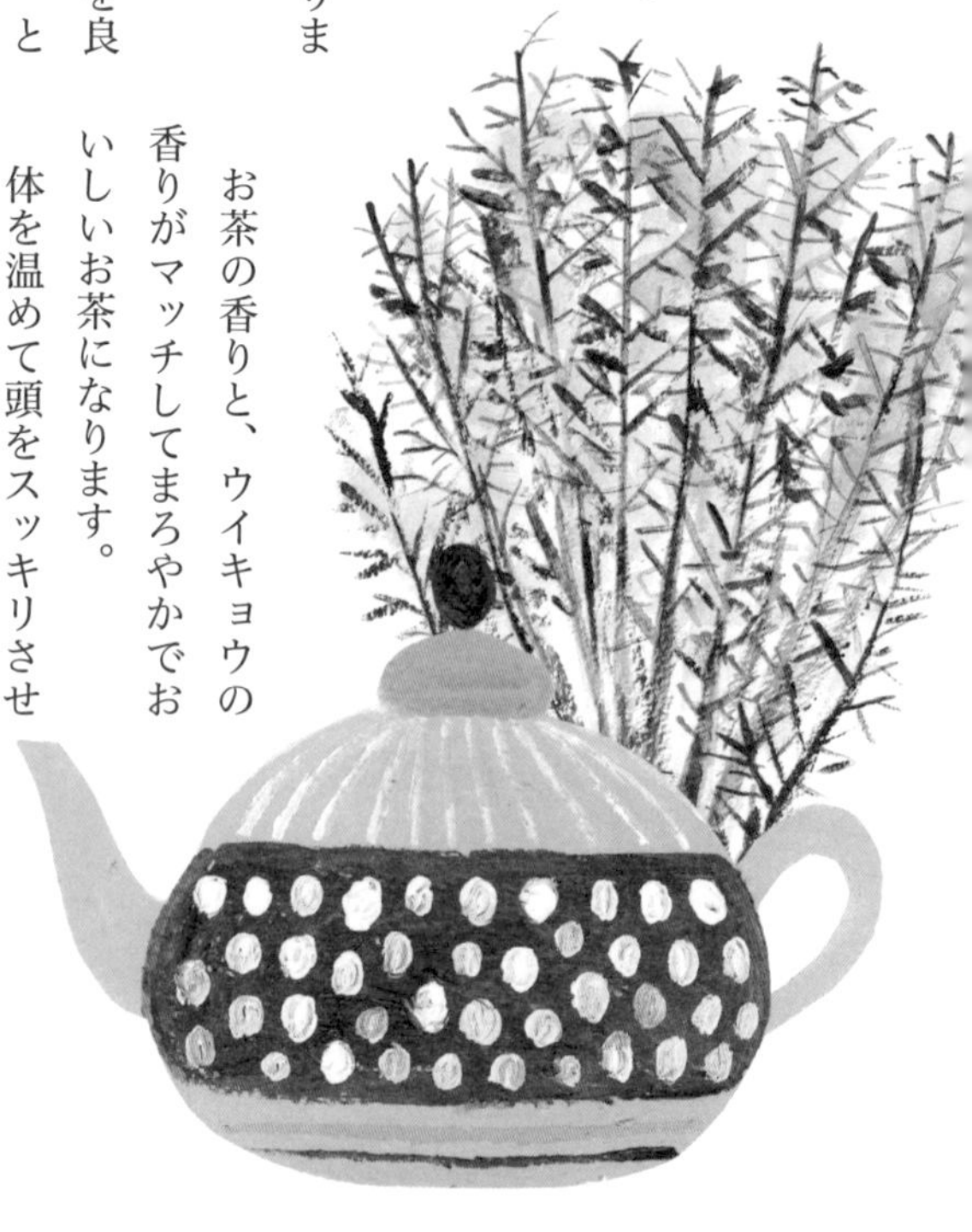

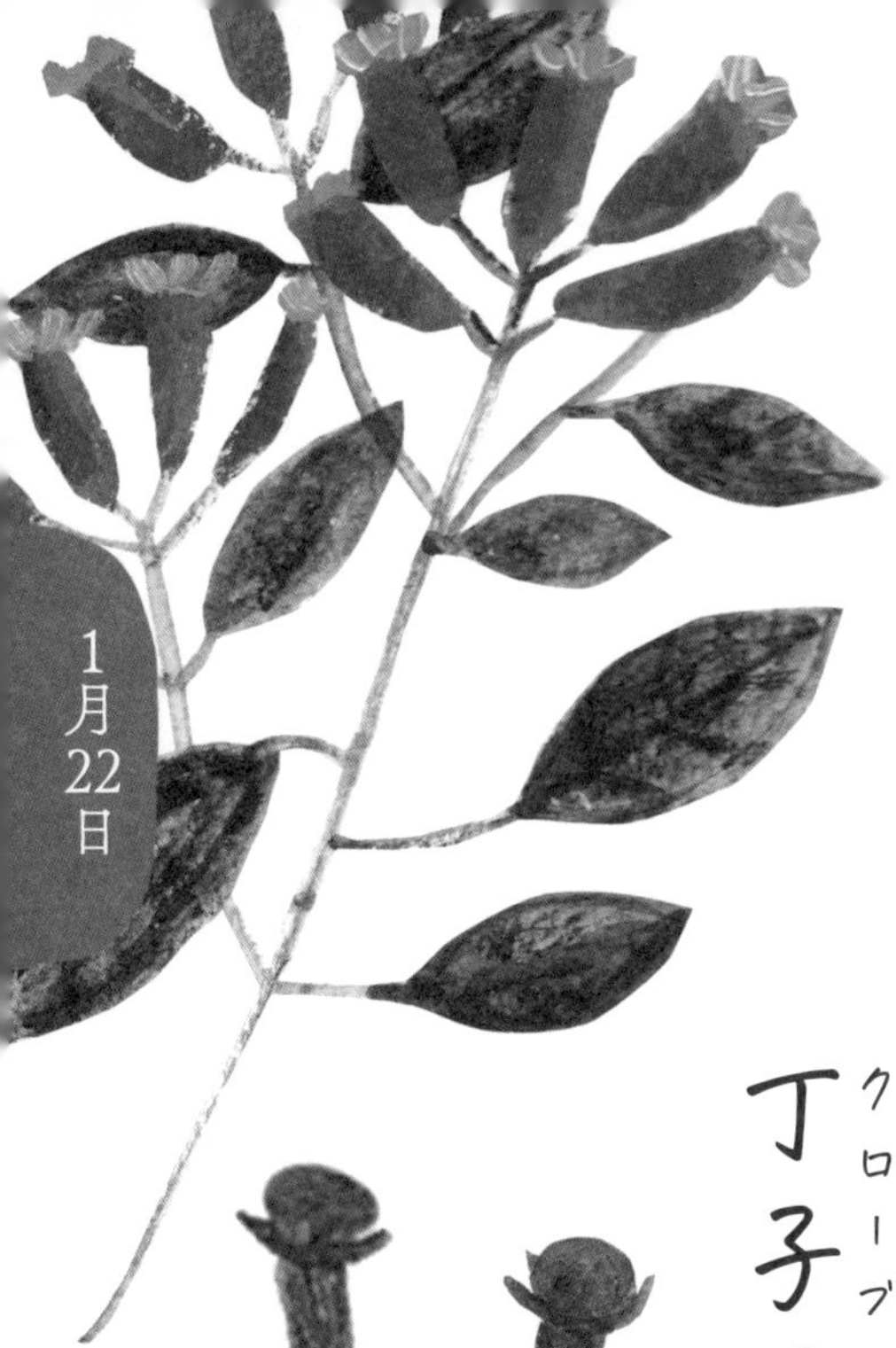

1月22日

丁子《クローブ》の思い出

新米主婦だった頃、肉の塊にクローブを刺してオーブンで焼くというレシピを見ました。肉に刺す？　想像もつかなかったので作りませんでしたが、気になっていました。やがて漢方薬局を開設してからその疑問は解けました。クローブは**丁子**《ちょうじ》のことで、**丁香**《チョウコウ》という生薬になります。漢方では丁子の蕾《つぼみ》を使います。テトラポッドのような小さな三角形の蕾です。

お腹を温めるので、しゃっくりを止めたり、胃が冷えて痛むときや、吐き気、下痢があるとき、また陰部を温めるので、冷えによるおりものなどに対して使われる漢方薬に配合されています。

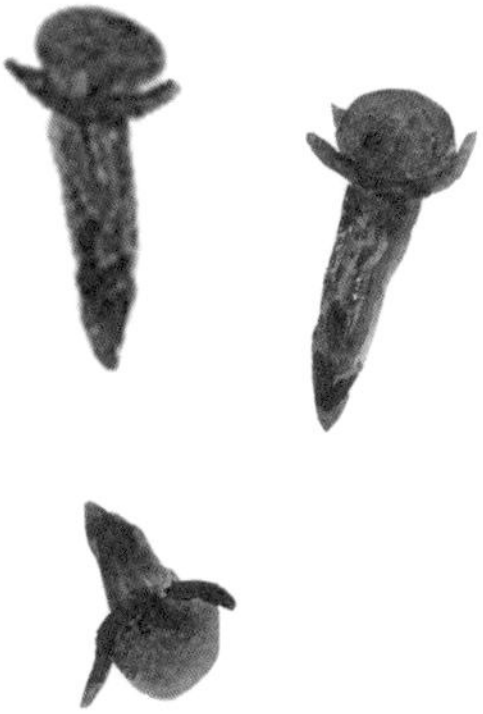

ウイキョウと同様、香辛料以外にもクローブとしてハーブやアロマなどにも使われている万能選手です。歯医者さんの詰め物に使われるような独特のにおいがあるので好き嫌いはあるかもしれません。

クローブはソースやカレールーなどいろいろなものに使われています。冷え性の方や寒い季節には、ちょい足し漢方としていろいろ利用してみてください。

肉に刺してオーブンで焼くというレシピはもう失くしてしまったので、今となっては幻のメニューです。

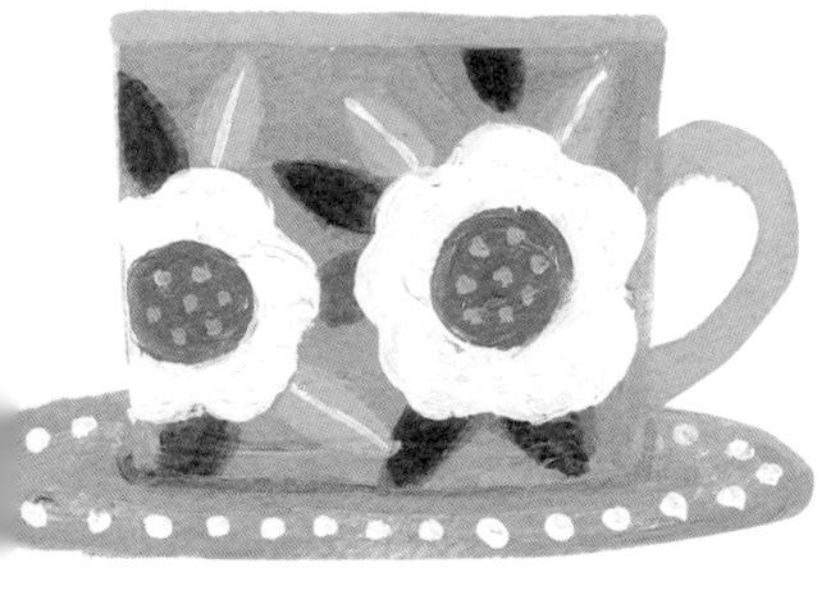

薬膳火鍋で免疫力アップ

1月23日

以前、悪友たちと集まって薬膳火鍋のパーティーを開きました。作り方は自己流。

まず鍋でニンニク、生姜《しょうが》をゴマ油で炒める。

鍋に鶏がらスープと水を入れて、煮立たせ、シナモン、八角、コショウ、フェンネル、山椒、クローブなど家にあるスパイスを入れて味を調える。

スープの中に、肉類やエビやイカなどの海鮮を入れて味を調え、次々に白菜やキノコなどの野菜を煮ていただく。最後はごはんを入れて雑炊にする。

長ネギの白いところは**薤白**《ソウハク》、クローブは**丁子**《チョウジ》、シナモンは**桂皮**《ケイヒ》、フェンネルはウイキョウ、山椒、コショウと、すべて漢方の材料になります。

レストランで薬膳火鍋を注文したときは店員さんに香辛料を尋ねてみてください。胃腸を温めて冷えを改善する生薬がたくさん入っています。冷え性の方は、これらの香辛料を常備しておけば、いろいろな料理のアクセントに使えるので一挙両得です。

料理の得意な方は、どの香辛料がどの食材を引き立てるのか、研究してみるのも楽しい作業になります。

薬膳火鍋は冷え性を改善して、免疫力アップにおすすめしたい料理ですが、暑がりの方には向きませんので食べすぎには注意してください。

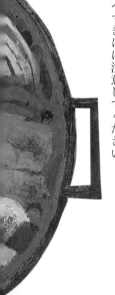

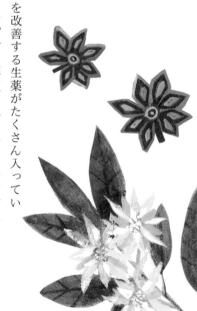

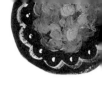

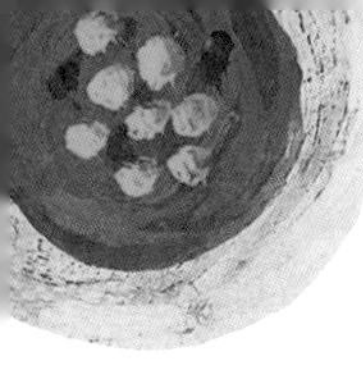

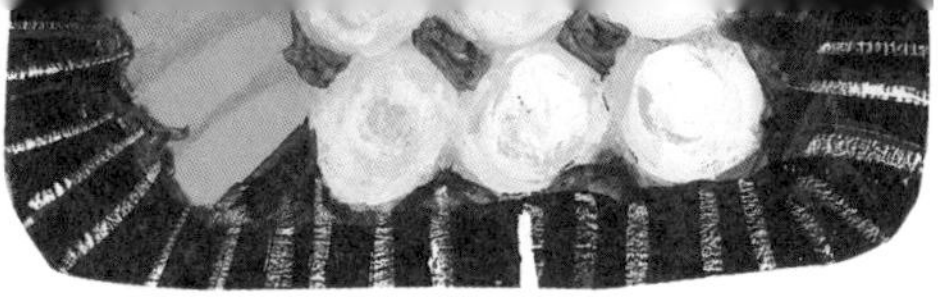

1月24日

八角《ハッカク》のウワサ

八角は四川料理に多く使われている香辛料です。ウイキョウの香りに似ているので大茴香と呼ばれています。温める力は茴香よりも弱く多くは食品として使われています。

インフルエンザの薬・タミフルの原材料に八角から抽出されたシキミ酸が使われています。一時は八角はインフルエンザに効くのではと話題になりました。しかし、八角そのものがインフルエンザに効くわけではありません。現在では八角は使われず、遺伝子組み換えによる方法で生産されています。

肉や魚の生臭さを消してくれることでも有名で、豚の角煮などに使われています。

中国では日本の唐辛子のように常用されているそうです。

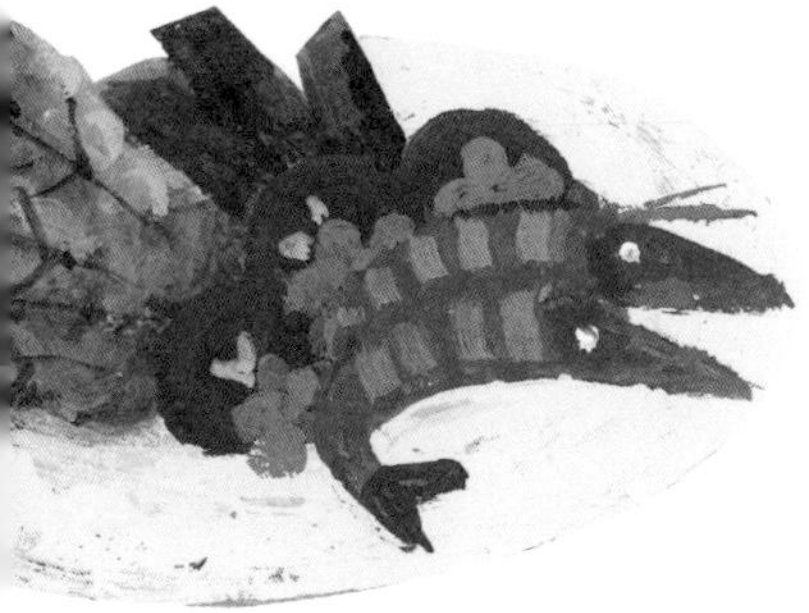

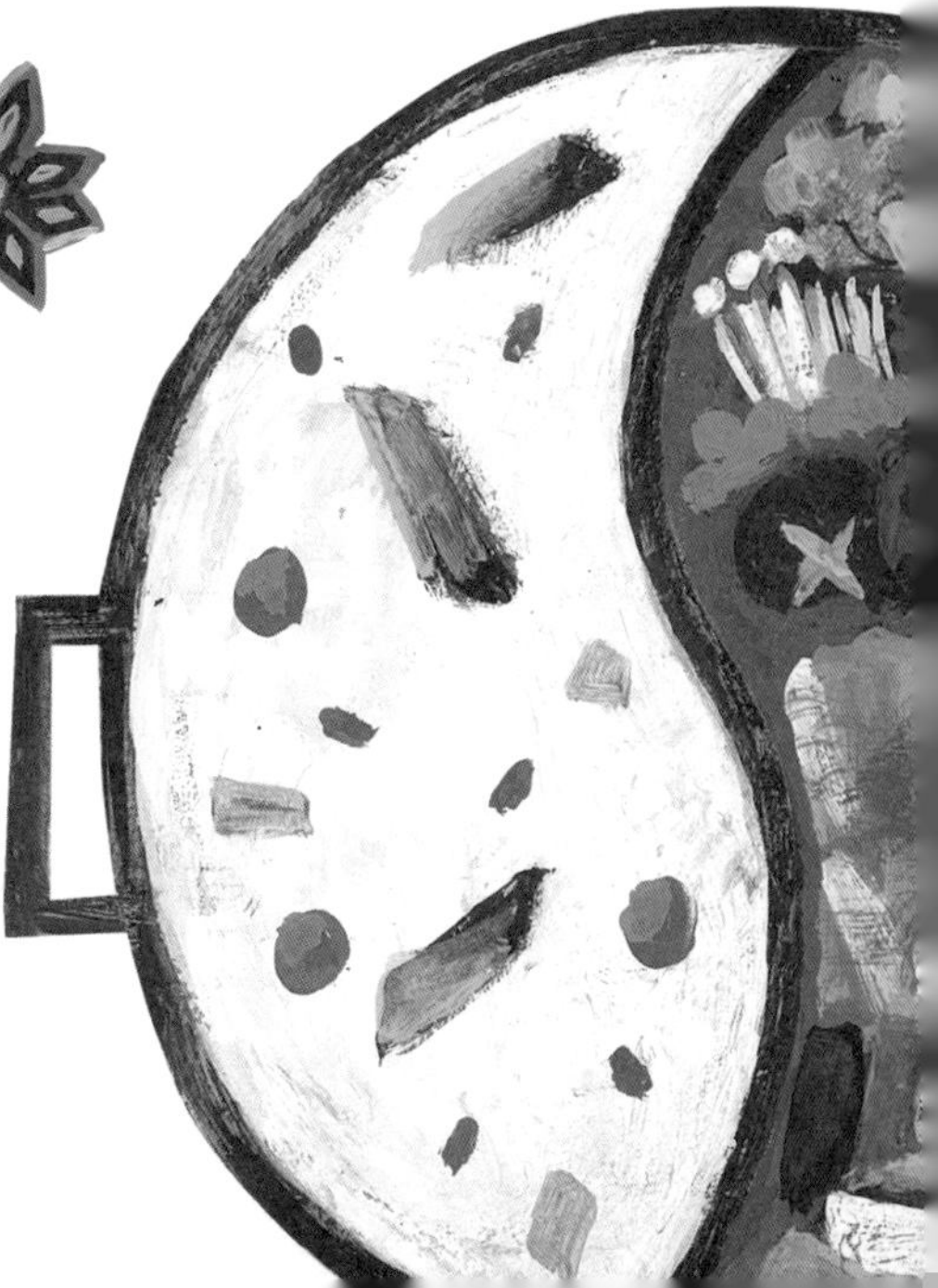

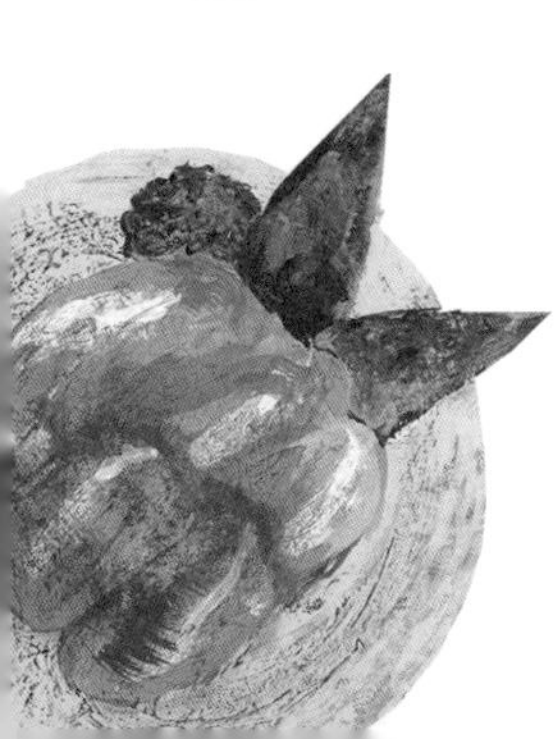

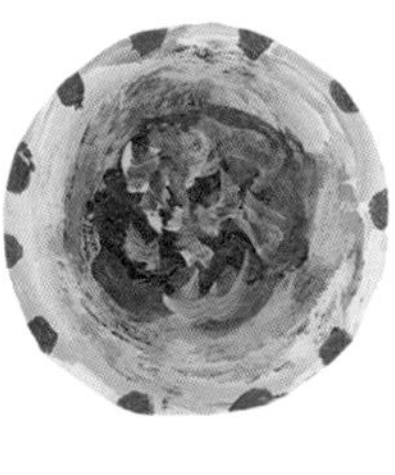

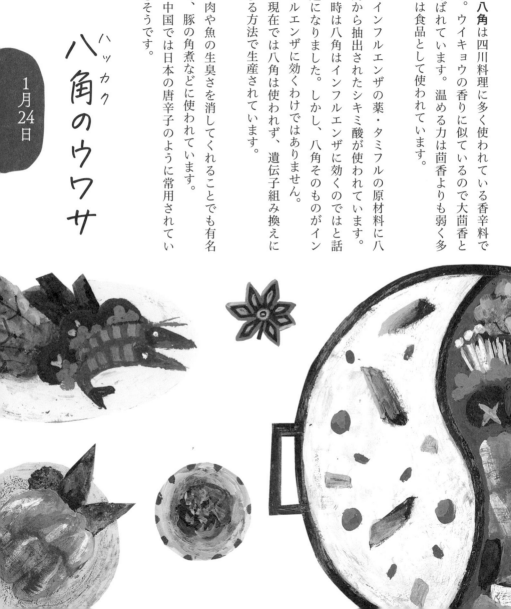

カレーライスで暖まりましょう

定番の料理といえば**カレー**というご家庭は多いでしょう。

ご存じのように、カレー粉の中身は**コリアンダー**、**クローブ**、**フェンネル**、**ターメリック**、**シナモン**、**ジンジャー**などです。

薬膳火鍋で紹介したように、これらは実は胃腸を温める効能を持つ生薬なのです。

例えばクローブは丁子《ちょうじ》、フェンネルはウイキョウ、シナモンは桂皮、コリアンダーは芫荽《ゲンスイ》、ターメリックはウコン、ジンジャーは生姜《しょうが》と呼ばれる生薬です。

フェンネル、ジンジャー、クローブは他の日でご紹介しました。コリアンダーは、パクチーのことです。パクチーはブームにもなりましたね。薬膳にも多く利用されています。別名香菜という野菜です。

カレーはこれだけで立派な薬膳料理になります。

カレールーを使ったカレーの下ごしらえのときに、生姜とニンニクで具材を炒めて、中味の肉を羊の肉に変えて、エビを加えれば、胃腸を温めて冷え性を改善する薬膳カレーの出来上がりです。

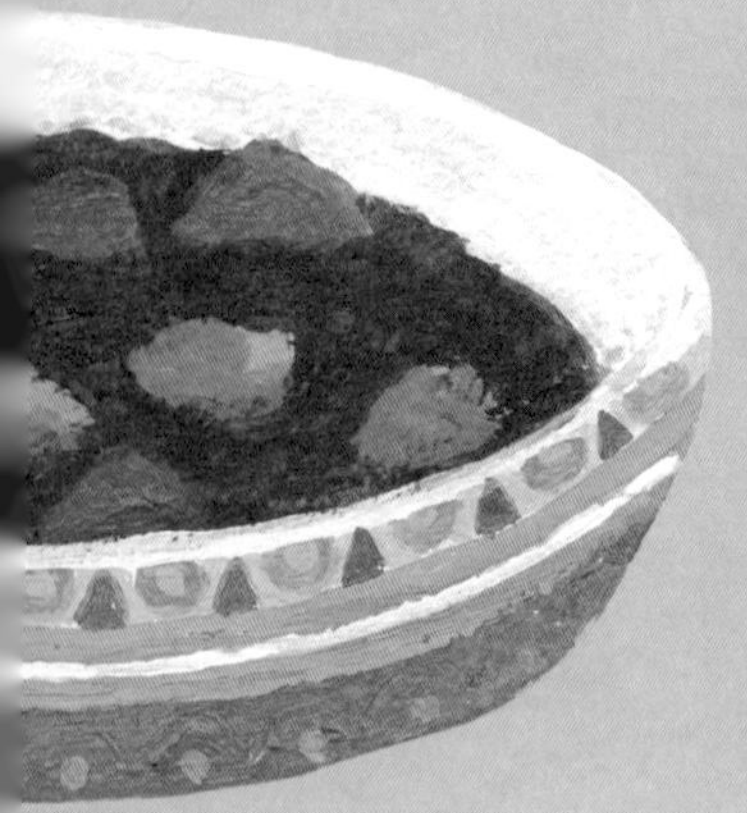

1月26日

食べ物には季節と色があります

陰陽五行説では、それぞれの臓器には季節と色と味があるとされています。

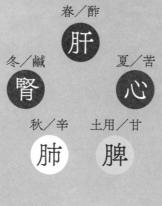

春／酢
肝

夏／苦
心

土用／甘
脾

秋／辛
肺

冬／鹹
腎

食べ物にはそれぞれ季節ごとに、健康に良いといわれる**五色**と**五味**があります。

例えば、肝の高ぶりが起こりやすい春には**青い食べ物**、**酸っぱいもの**を。

夏の暑さで気を消耗して精神が不安定になったときは**赤い食べ物**、**苦い味のもの**を。

梅雨の季節に胃腸の働きが悪くなっているときは**黄色い食べ物**、**甘いもの**を。

秋に乾燥で肌あれが起こる季節には**白い食べ物**、**辛いもの**を。

冬の寒さに耐えてエネルギーを蓄える季節には**黒い食べ物**、**塩辛いもの**を。

確かに、春はほうれん草など青いものが、夏にはスイカやトマトなど赤いものが、秋は木の実など白いものが出回り、冬は秋に収穫した食べ物を塩で保存しています。

しかしこれはあくまで参考です。それぞれの季節と食べ物の関係やちょい足し漢方を紹介します。

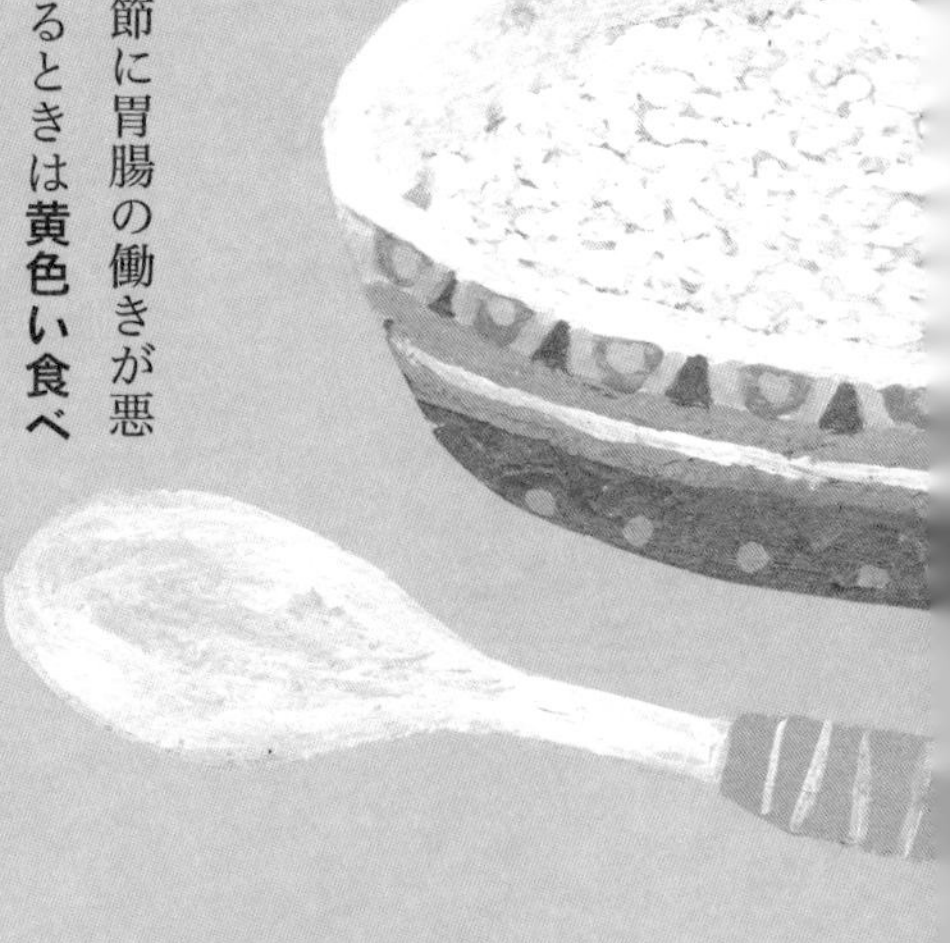

1月27日

冬は鹹《かん》味《み》の食品でアンチエイジング

五臓の関係でいうと冬は**黒い食べ物**と、**鹹味**《かんみ》がおすすめです。

鹹味とは、塩味のことです。いわゆる精製した塩ではなく、海からとれる塩の味です。

鹹味は、固くなったしこりを柔らかくする働きがあります。体を潤して気持ちや熱を静めたり、解熱作用や便秘にも良いとされています。

鹹味は、五臓の腎の働きを良くするとされているのです。

漢方では、腎は成長と発育、ホルモンの分泌などの役割があり、不足するとだんだん加齢の症状が始まります。

つまり、鹹味は、物忘れや、精力減退、足腰の弱り、尿漏れ、冷え性などを防止する効果があるといえます。

鹹味を持つ食べ物としては、昆布、ノリ、ワカメ、海藻、イカ、カニ、ナマコ、クラゲ、シジミ、牡蠣などがあります。

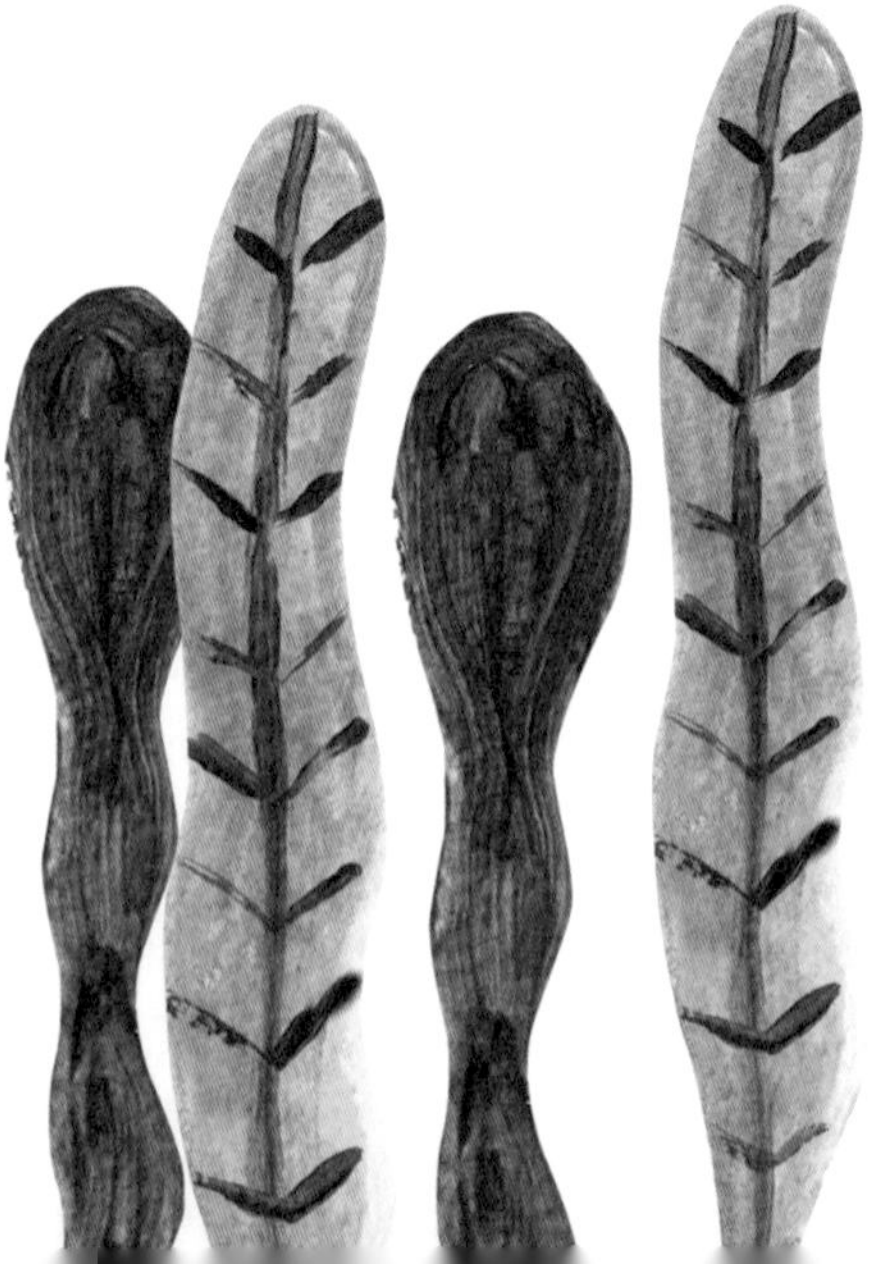

1月28日

冬は黒い食べ物でアンチエイジング

もう一つ、冬の季節におすすめは**黒いもの**です。

黒い食べ物は、腎を元気にします。黒豆、黒コメ、黒砂糖、黒キクラゲ、黒酢、昆布、ノリ、ヒジキ、ワカメ、プルーン、などです。

残念ながら老化は誰でもゆっくりと進んでいきますが、スピードを落とすことは可能です。60歳では、前後15歳の差が出てくるという新聞の記事を以前見たことがあります。つまり、同じ60歳の人でも、53歳の若さを保っている人と、67歳になってしまっている人がいるというのです。その差は年齢が上がるほど大きくなるというのです。

なお、２０００年以上も前に書かれた書物には、甘いものの過食は腎を弱らせ、髪を弱らせると、書かれています。いつまでも若々しく、美しい髪を保つためには鹹味と黒い食べ物を常食し、甘いものを避けるというのが漢方からのおすすめになります。

髪は見た目の若さを左右する一番の要因と私は考えています。美しい髪を保ち、元気でボケないように、毎日ご飯に黒ゴマをかけて、味噌汁にワカメを入れたり、黒豆を常食していますが…果たして…？

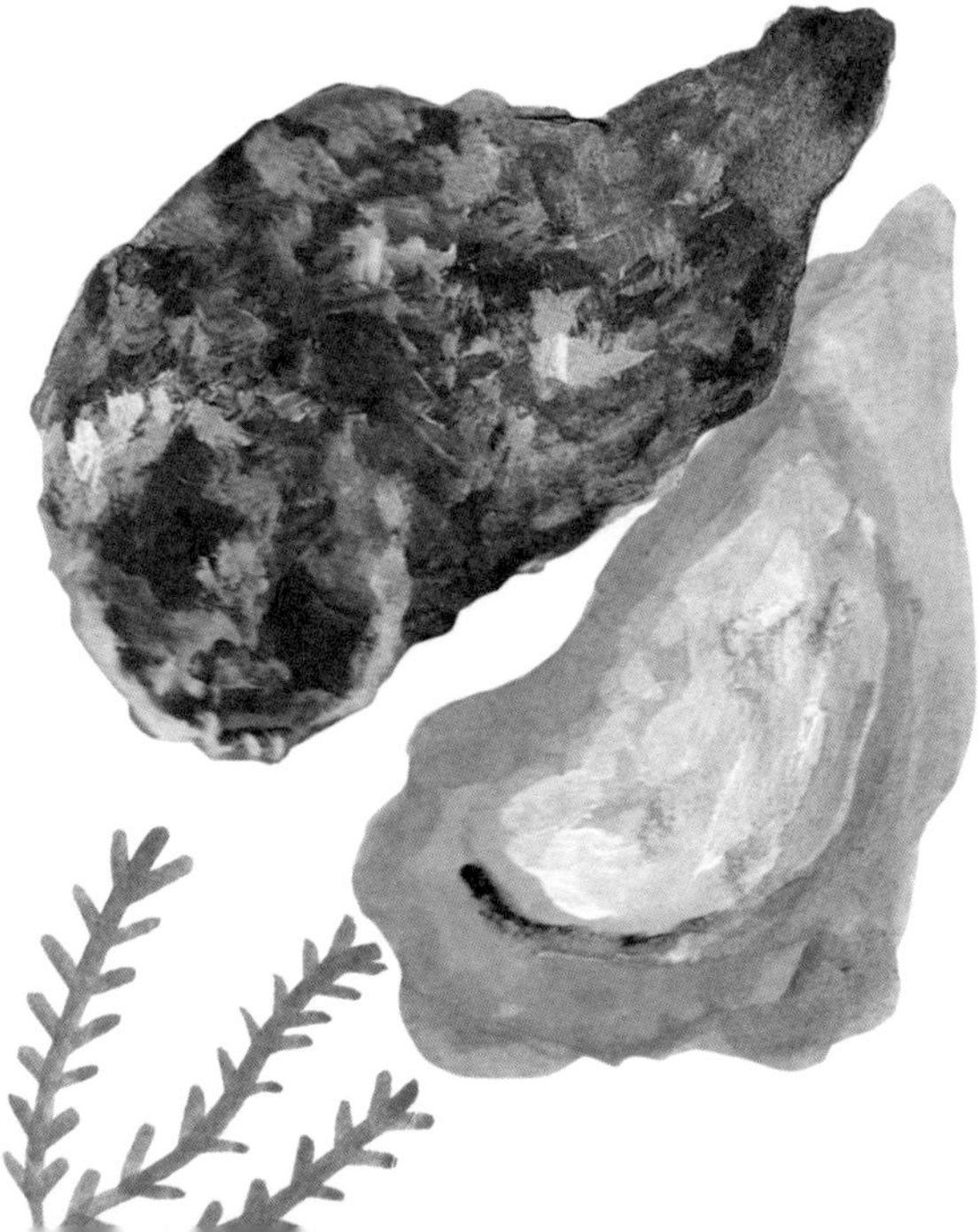

1月29日

寒熱のルール

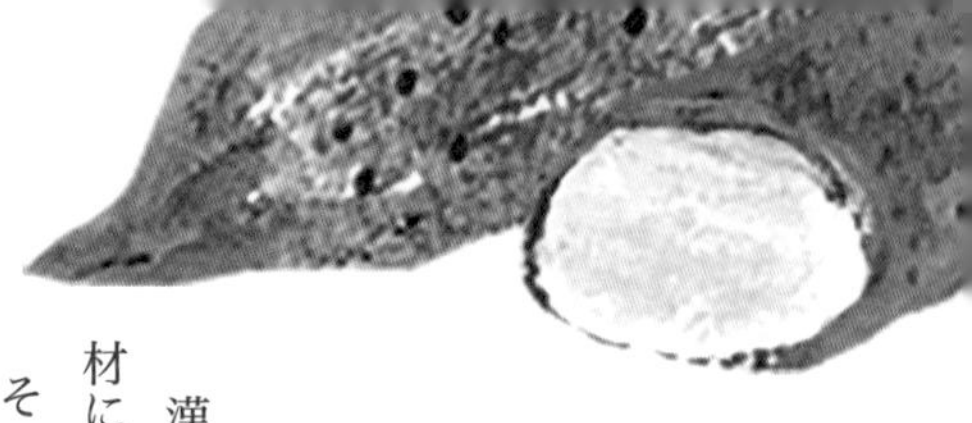

漢方では、普段家庭で使われているような食材についても、いくつかのルールがあります。

その一つが**寒**と**熱**です。漢方で治療するときには、この「寒熱」のルールが大変重要です。

具体的には、体の不調が起こったときに、その原因が冷えからきているのか、熱からきているのかを判断する必要があるということです。

西洋医学でも腰痛や膝の痛みの場合に、温める湿布か冷やす湿布かを使い分けます。しかし生理痛や腹痛の場合は主に痛み止めの薬が処方され、寒熱の区別を確認されることはありません。

漢方では生理痛、頭痛、腹痛などをはじめほとんどの不調の治療で、必ず原因が寒さなのか熱なのかを区別して薬を選びます。

食材にも寒熱の区別があります。体を冷やす傾向のあるもの、温める傾向のあるもの、どちらでもないものに分かれ、**冷**、**涼**、**平**、**温**、**大熱**の区別があります。

普段いろいろなものを食べているのであれば特に心配はないのですが、現在体に不調がある場合は寒熱のいずれかに偏っていないかどうかチェックしてみてください。

食べ物の多くは「平」つまり温めも冷やしもしないものであり、普段特に気を付けなくても寒熱に偏ることはありません。しかし長い人生の間には、少しずつ偏りができてしまうことがあります。

姿勢などでも知らず知らず、右寄りに重心を置く人と左側に置く人では長い間には異なる不調が出てくるそうですが、それと同じことです。

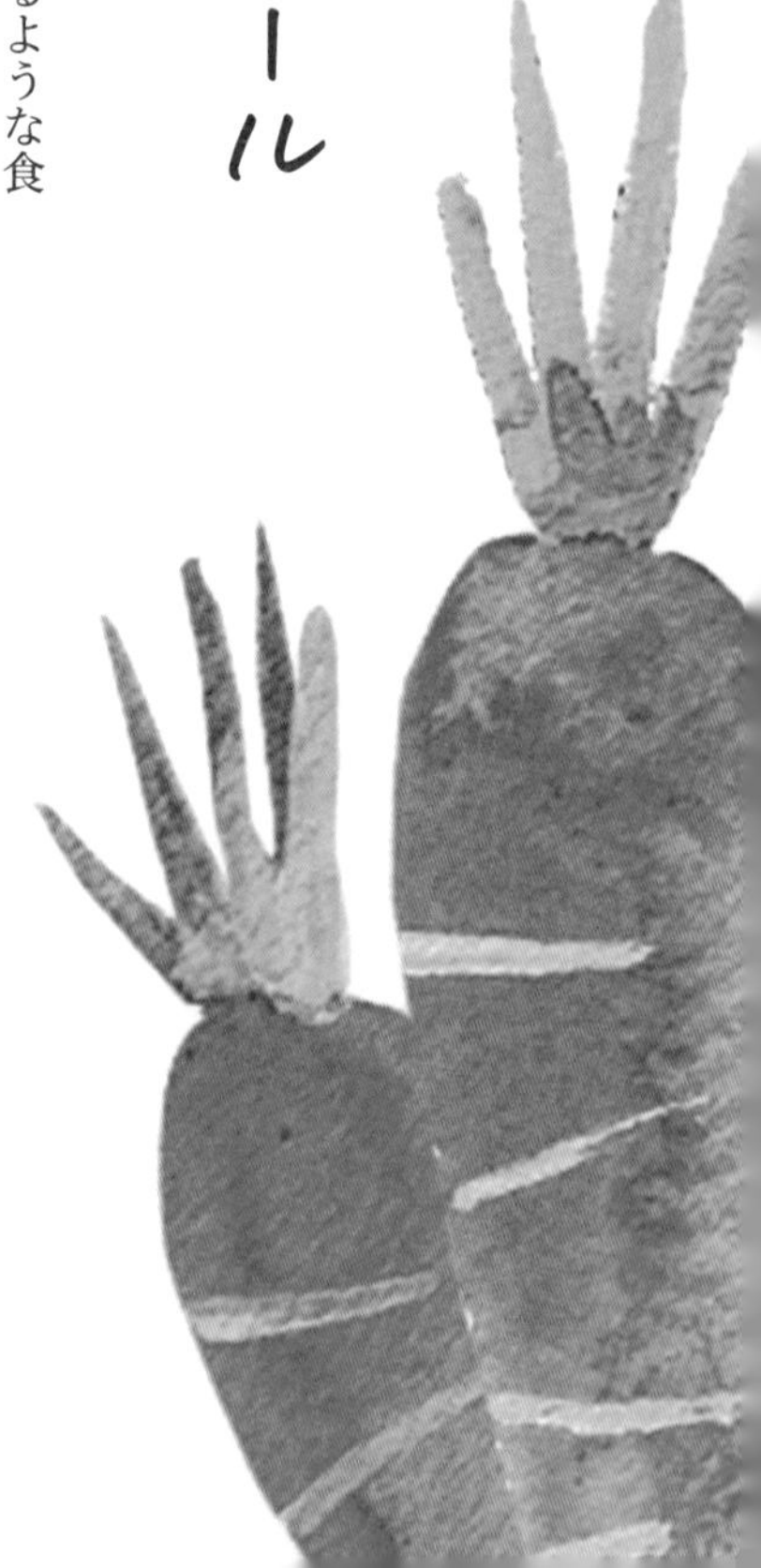

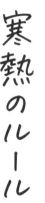

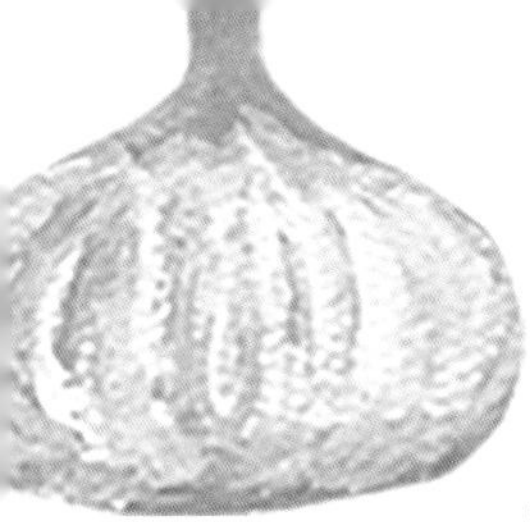

温める食べ物、冷やす食べ物

文献によって多少の違いがありますが、おおよそ次のようにまとめられます。

・土の中で育つものは体を温めるものが多い

人参、山芋、生姜《しょうが》、ニンニク、玉ねぎ、ラッキョウなど。ただし大根とゴボウは冷やす食べ物なので鍋物など調理で工夫してください。

・香辛料は体を温める

唐辛子、コショウ、山椒、丁子《ちょうじ》、ターメリック、シナモン、カレー粉やキムチに入っている香辛料。

・牛肉、鶏肉、豚肉は体を温める

特に羊の肉は温める力が強いです。

・アジ、サンマ、マグロ、ウナギなど脂ののった魚、アワビ、ナマコ、エビなどは体を温める

エビは温める食材、カニは冷やす食材です。

・暑い季節にとれるものや南国でとれるものは体を冷やす

キュウリ、ナス、トマト、スイカ、ニガウリ、パイナップル、バナナ、マンゴー、キウイフルーツなど。

・青、緑、紫、白など寒色のものは体を冷やす

ナス、ニガウリ、緑豆、白砂糖など。

特に生野菜のサラダばかり食べている方、激辛ラーメンや焼き肉食べ放題を選びがちな方は、お気をつけください。

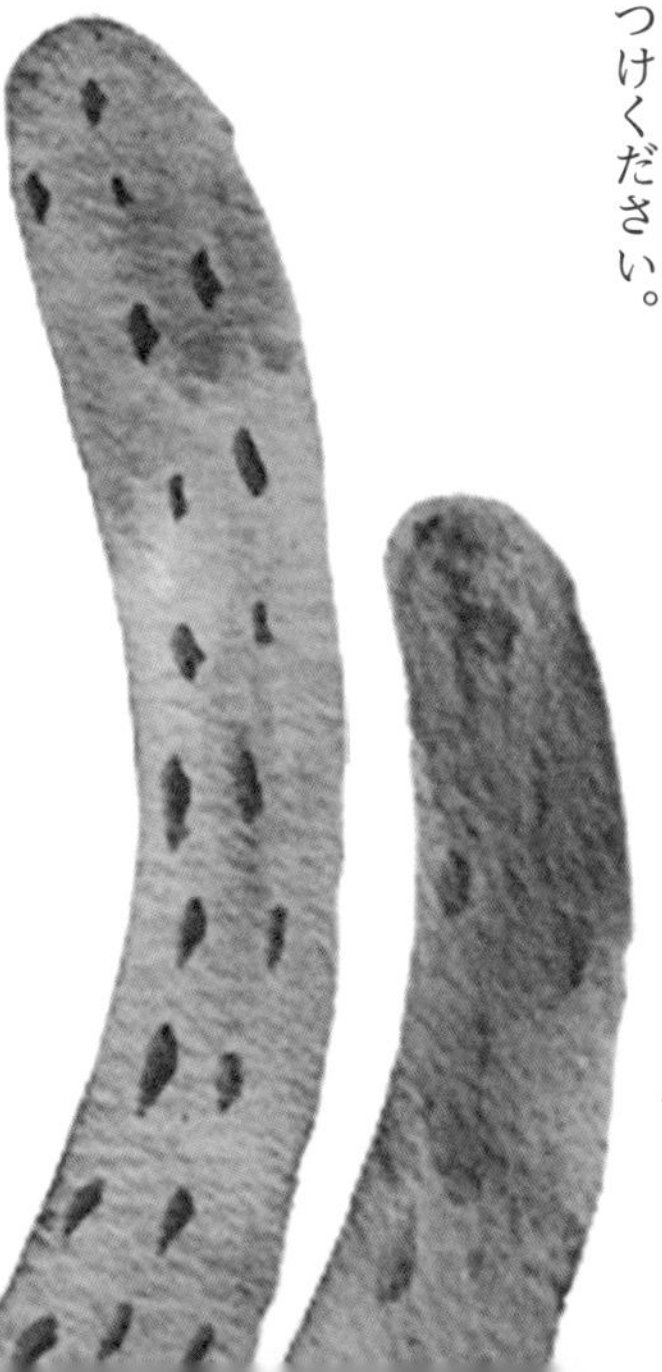

食べ物の基本ルール三つ

まず「**地**《ち》**産**《さん》**地**《ち》**消**《しょう》」です。

〝その土地でとれたものを食べましょう〟というルールです。

日本の四季に合わせた農産物なら、夏にはスイカやトマト、キュウリを、冬には根菜類を食べるのが寒熱のルールです。

しかし、グローバル社会になった現在は日本人のニーズも多様化されて、現在は食料のほとんどを輸入に頼っているのが現状です。

また近頃は魚離れといわれていますが、日本は四方を海に囲まれ、海産物が豊富なので、ＥＰＡやＤＨＡが豊富な魚をもっと食べたいものです。

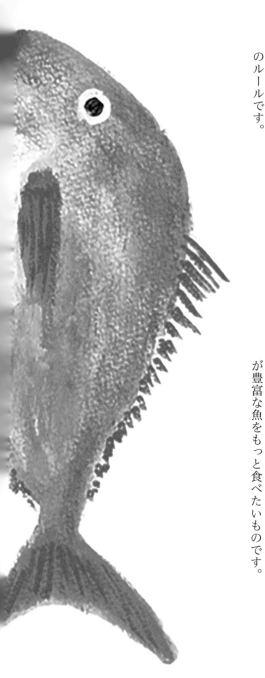

次に「一物全体《いちぶつぜんたい》」です。

食べ物の中には皮や根の方に栄養や薬効があるものがあります。〝できるだけ丸ごと、食べられる部分を利用しましょう〟というルールです。

三つ目に「身土不二《しんどふじ》」です。

〝身と土は切り離せない〟という意味です。地元の旬の食品や伝統食を食べなさいという教えです。

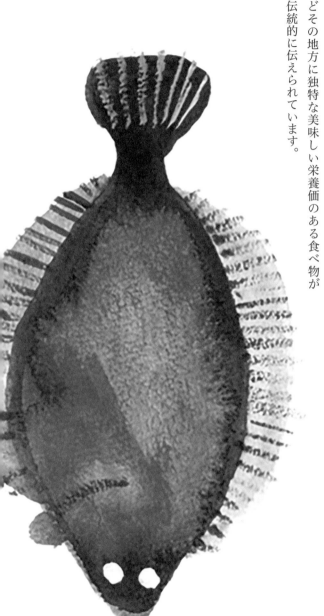

地産地消と重なる部分もありますが、味噌や漬物などその地方に独特な美味しい栄養価のある食べ物が伝統的に伝えられています。

いわゆる郷土料理といわれる美味しいものが地方にはたくさんありますね。

寒か熱か、栄養価やカロリーなどはいちいち調べるのが大変ですし、出典によって異なるものもあるので、私はこの大雑把な法則を頭に入れながら、適当に緩く考えて献立を考えています。あまり厳格に考えずに、ゆるキャラならぬ「ゆる食」がおすすめです。

すべてのものに「陰」と「陽」がある

2月1日

「あなたは陰気な方ですね」といわれたら、どう思いますか？　あまりいい気がしないという方も多いかもしれませんね。人間の場合は、暗い人より明るい人の方が好印象です。

しかし**陰**は、無くてはならない必要なものなのです。

陰と陽の考え方は2000年以上も前に生まれた「**陰陽説**」という東洋の思想です。

すべてのものは、「陽」と「陰」に分けられるというものです。

山の日が当たる方は陽、日が当たらない方が陰。

明るいと暗い、上と下、

太陽と月、男と女―

―すべてに陰陽があり、バランスを保っているということです。

例えば健康の面でいえば、活動は陽、休息は陰です。生活の面でいえば、昼は活動する陽、夜はゆっくり休息する陰です。

昼間に活動をした後は、夜の間の休息が必要です。陰は、昼間の陽の活動をメンテナンスするための大事な役割をしているのです。

自律神経でいえば、陽が交感神経なら、陰は副交感神経。

陰気は、とても大事なものなのです。

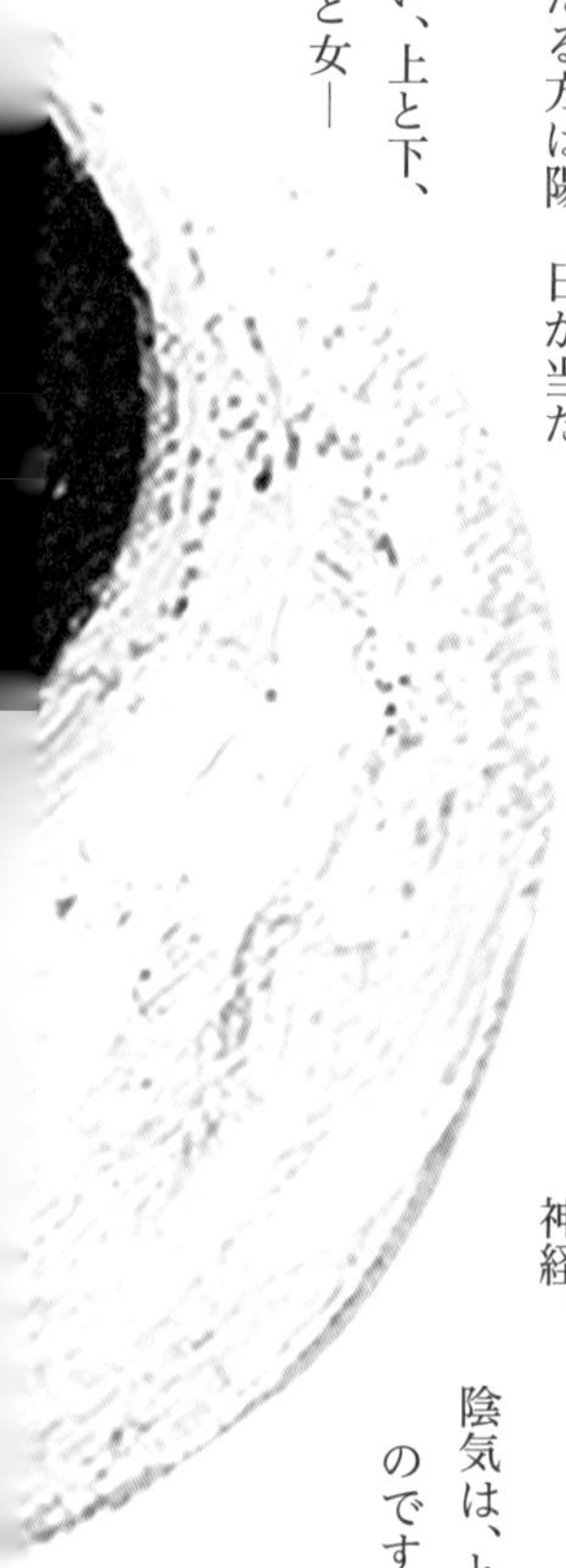

2月2日

冬の陰の養生が、春の元気の元になる

「陰」という字からは感覚的に暗いとか、根暗などの陰気なマイナスなイメージが湧きますね。

しかし「陰」は活動に対する休養、つまりメンテナンスの意味があり、活動するためには欠かせないものです。

そして、冬は「陰」が最も盛んになる季節です。自然界では冬の間、動物は冬眠したり、草花は地上部を枯らして、根に栄養を蓄える季節です。来たるべき春や夏に活動するエネルギーを回復するためには、休息のための陰が充実していなくてはいけません。

「良い陰」がなければ、「良い陽」は生まれません。

陰の季節にしっかり体をメンテナンスして陽の季節に備えましょう。

「**冬至養生**」といって、冬は養生の季節なのです。

冬の間にしっかり陰を補充しておけば、春や夏に元気に過ごせますよ。

立春

2月3日〜4日頃

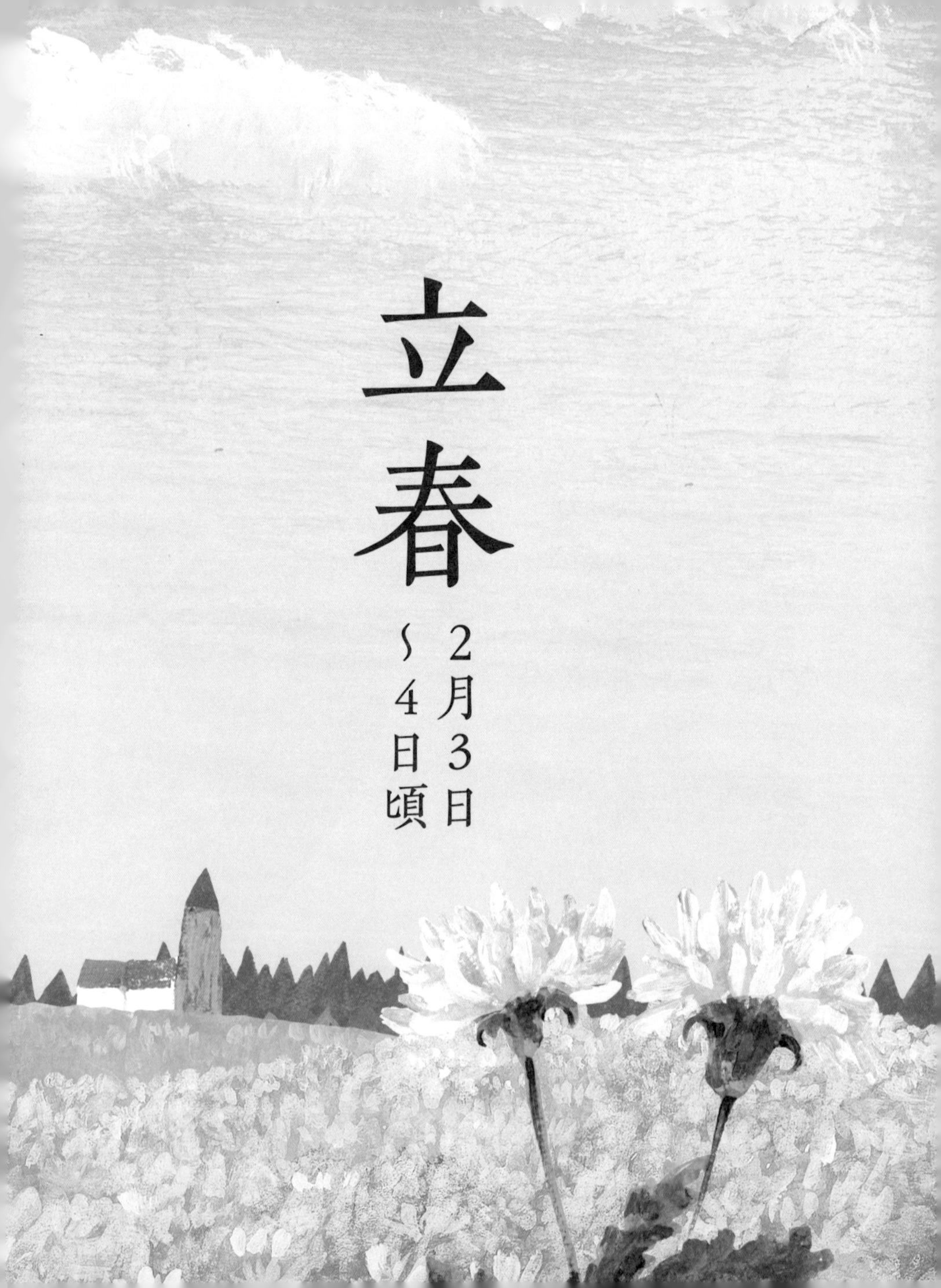

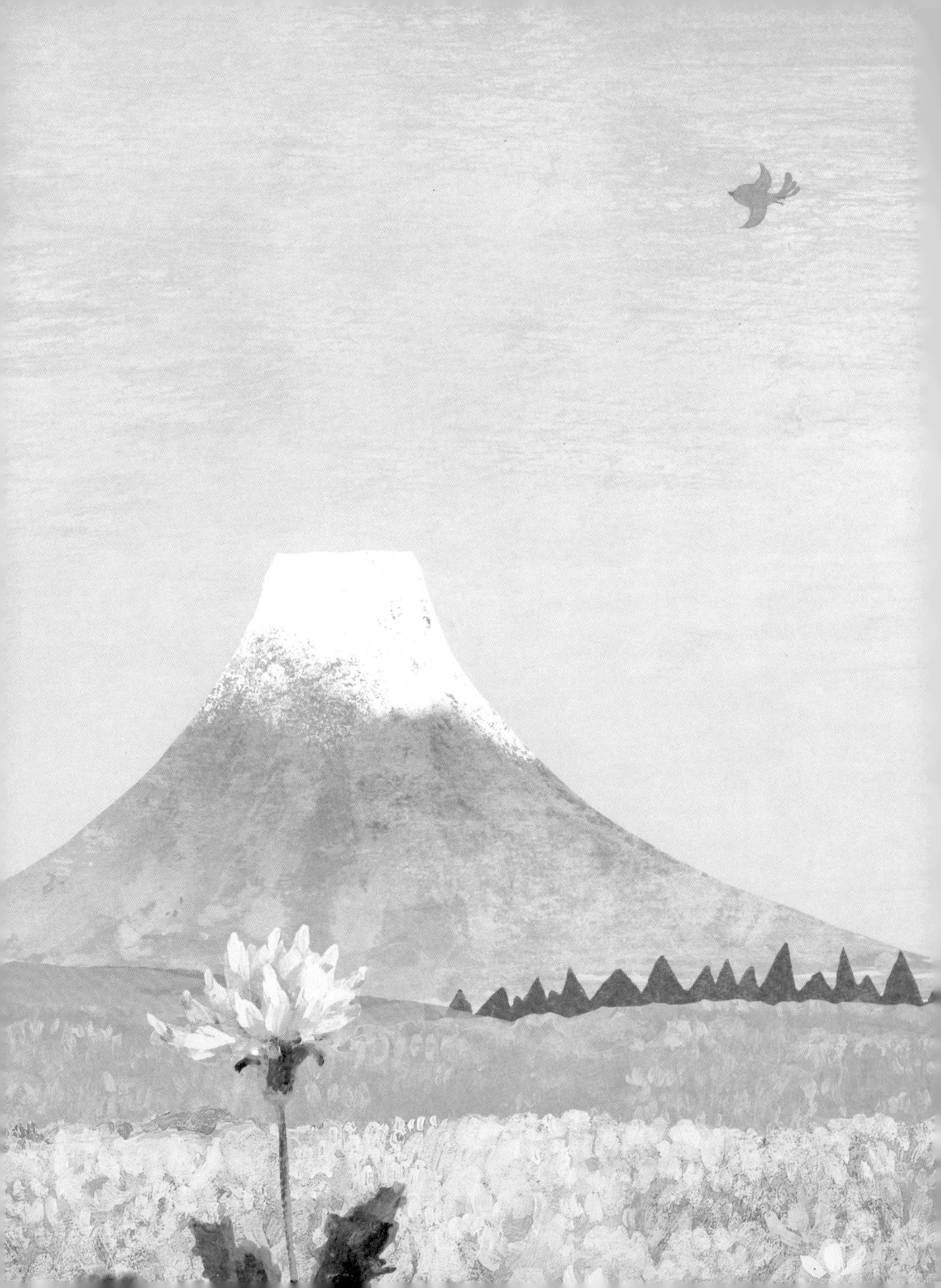

立春の日には

2月3日

立春は冬から春に変わる喜ばしい日といわれています。冬に眠っていた動物は冬眠から覚めて、草花は地面から顔を出し始める頃です。

旧暦の頃は立春の日が一年の始まりと考えられていたといいます。つまり、立春はお正月に当たり、前日の節分は大晦日になります。

中国では春節といって、日本の正月に当たり、連休になり、爆竹を鳴らしてお祝いします。

節分には、新しい年に鬼が来ないように豆まきをしますが、この豆を年の数だけつかんで食べると一年中健康に過ごせるという言い伝えがあります。

節分の日にはイワシの頭を柊で刺して、玄関に飾るという風習もあります。最近はほとんど見かけませんが、イワシの臭いにおいと柊のとげで鬼が退散するそうです。

禅寺では、新しい年が大吉であるように「立春大吉」と書いて門前や家の玄関にお札を貼るそうです。

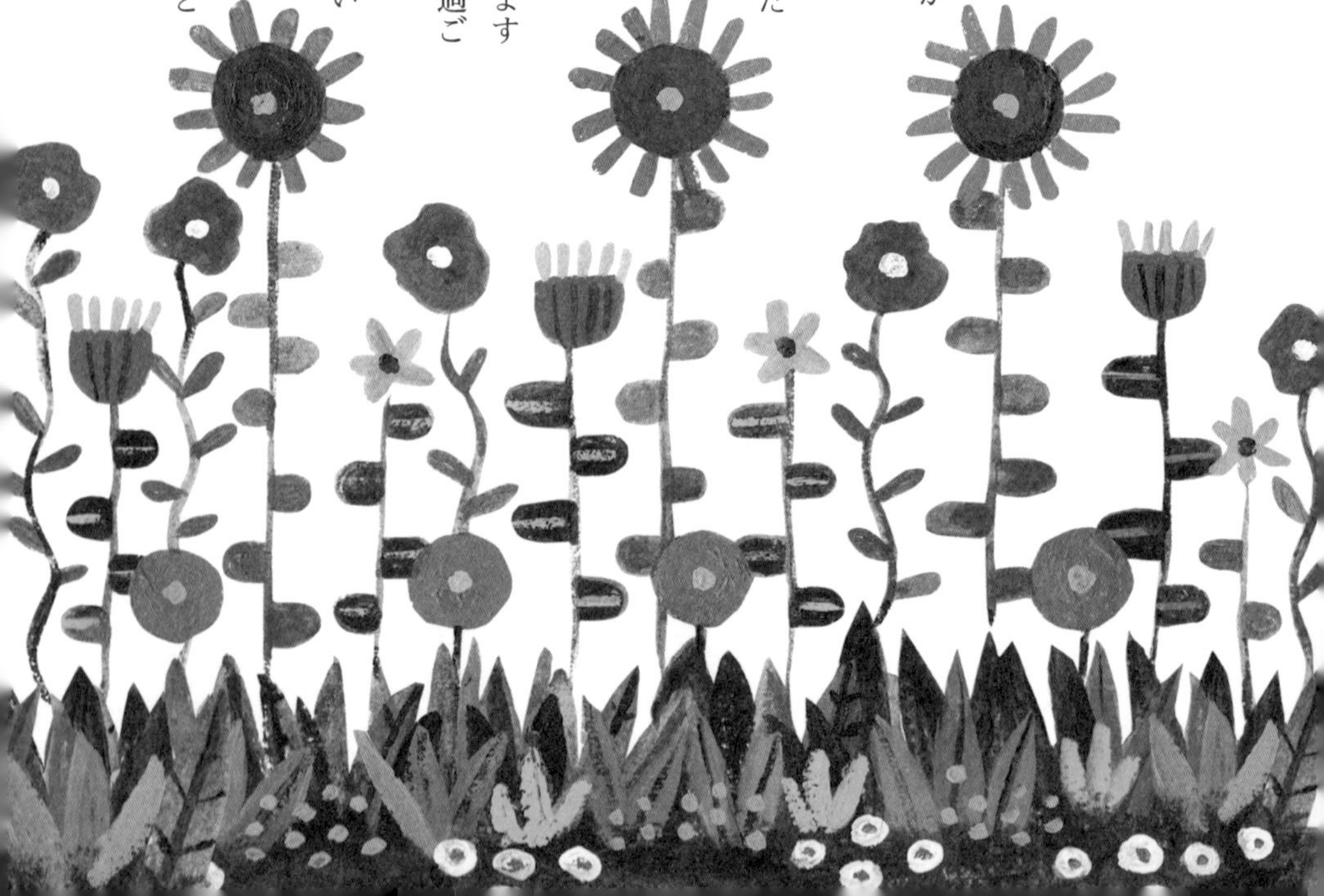

自律神経にも陰と陽がある

2月4日

陰と陽は、現代的に言えば**自律神経**のような関係にあります。

交感神経は昼間、活動するときに働きます。

そして夜は**副交感神経**が働いて、疲れた体をメンテナンスしています。

この二つの神経は、シーソーのようにバランスを取り合っています。

昼間は交感神経が優位に働いて、シャキッと目が開き、バリバリ仕事をこなします。

夜は副交感神経が優位になって、疲れた体をメンテナンスしてくれています。

自分でスイッチを切り替えなくても、勝手に働いてくれているわけです。

副交感神経がしっかり働いて体が回復すれば、昼間の活動が活発になるのです。

冬は交感神経を休めて、休養を多くとり、副交感神経に働いてもらう季節だと言えます。

仕事で残業や徹夜が続いた後は、体が回復するまで休みましょう。

スポーツなどもほどほどにして、余裕をもって過ごしましょう。

休養をおろそかにして頑張りすぎると、やがて自律神経のバランスが崩れて、神経性○○という不調が起こる原因になってしまいます。

くれぐれも無理をしないよう、お気をつけください。

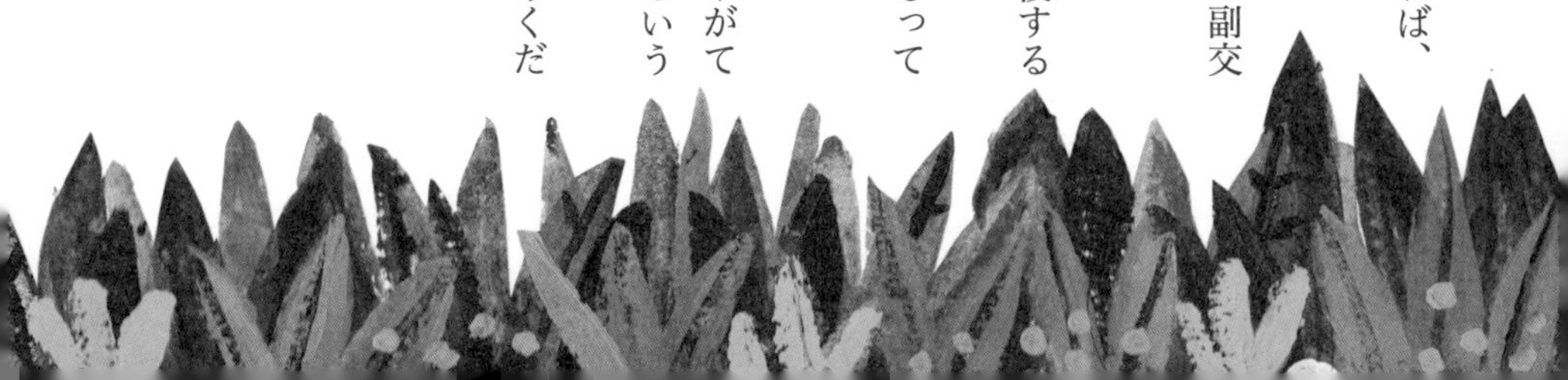

自律神経はバランスが大事

2月5日

自律神経は心臓の拍動や呼吸、胃腸の消化などを担当している神経です。

自律というように、昼も夜も規則正しく、私たちの意志と無関係に働いています。そうでないと、そそっかしい人がうっかり呼吸を忘れてしまったり、心臓を止めてしまったりしたら大変なことになりますからね。

昼間は明るい日光の陽の世界で交感神経が働き、夜は暗い陰の世界に入って昼間の活動をメンテナンスするために、副交感神経が勝手に働いているのです。

しかし最近では陽と陰、つまり昼間と夜の境が曖昧になりがちです。

夜遅くまで残業で働いていたり、深夜営業の飲食業の人、病院の看護婦さんなど昼夜が逆転している人もいます。

なるべく陰陽の法則を守らなければなりませんが、そうはいってもいられない現状もあります。

そのような方々は、照明や暗さをご自分のペースに合わせて意識的に陽と陰を作って、バランスをとることも一つの方法かもしれません。

逆に交感神経が働かず、休んでばかりいる人もそれはそれで健康を害することがわかっています。

活動と休息、つまり陽と陰、交感神経と副交感神経、どちらも**バランス**が大事なのです。

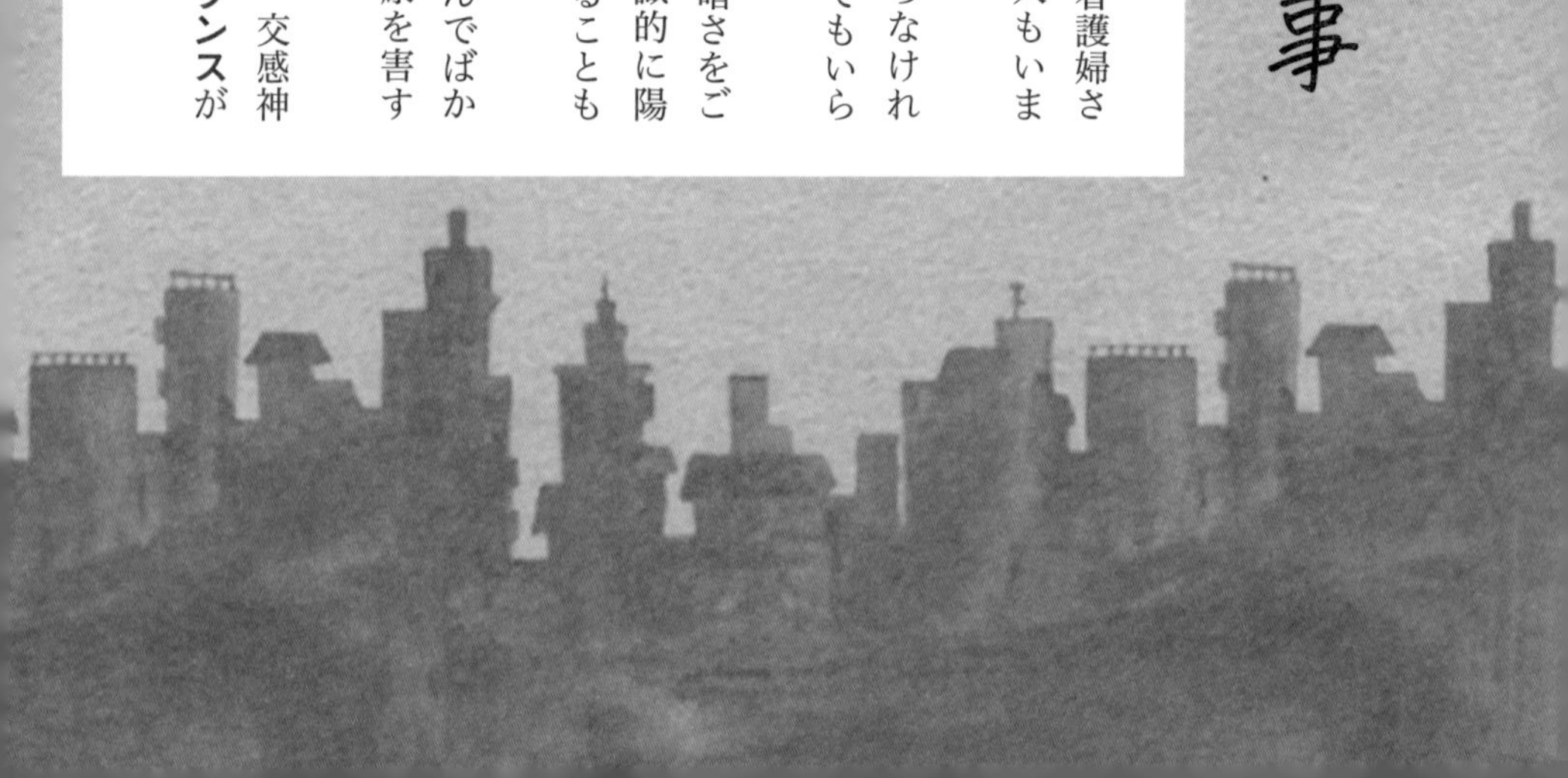

2月6日

冬のおすすめは早寝と朝寝坊

『黄帝内経』（「はじめに」参照）には春夏秋冬の生活の過ごし方が書かれています。そこには冬の過ごし方として、**冬は早寝して寝坊するくらいのほうが良い**、とあります。朝が苦手な方にはピッタリですね。

一年には陰陽の移り変わりがあります。3月の春分の日は朝と夜の時間が同じになって、そこから本格的に陽の出番です。冬に蓄えたエネルギーを少しずつ外に出していく季節です。

6月の夏至は陽気が最も盛んになって木々は生い茂り、「万物が成長する季節」です。エネルギーが一番高まる季節、長くなった一日を有効に過ごすために、夜は遅くまで起きて仕事をして朝は早く起きるのが良いのです。

9月の秋分の日からまた陰陽が入れ替わり、陰が生まれ、万物が成熟して収穫される季節です。少しずつ冬の陰に備えてエネルギーを蓄え始める時です。

12月の冬至は陰が最も深くなり、万物の生気が閉じこもり、陽の季節に備えて休養する季節です。冬は春や夏の成長を促し、秋に収穫を迎えるためのエネルギーを蓄える季節なのです。

無理な活動を控えて、遠慮しないで、のんびり過ごしたい方に都合の良い季節です。電気も暖房もなかった時代に、太陽の出ている時間に応じて生まれた知恵だったのでしょう。

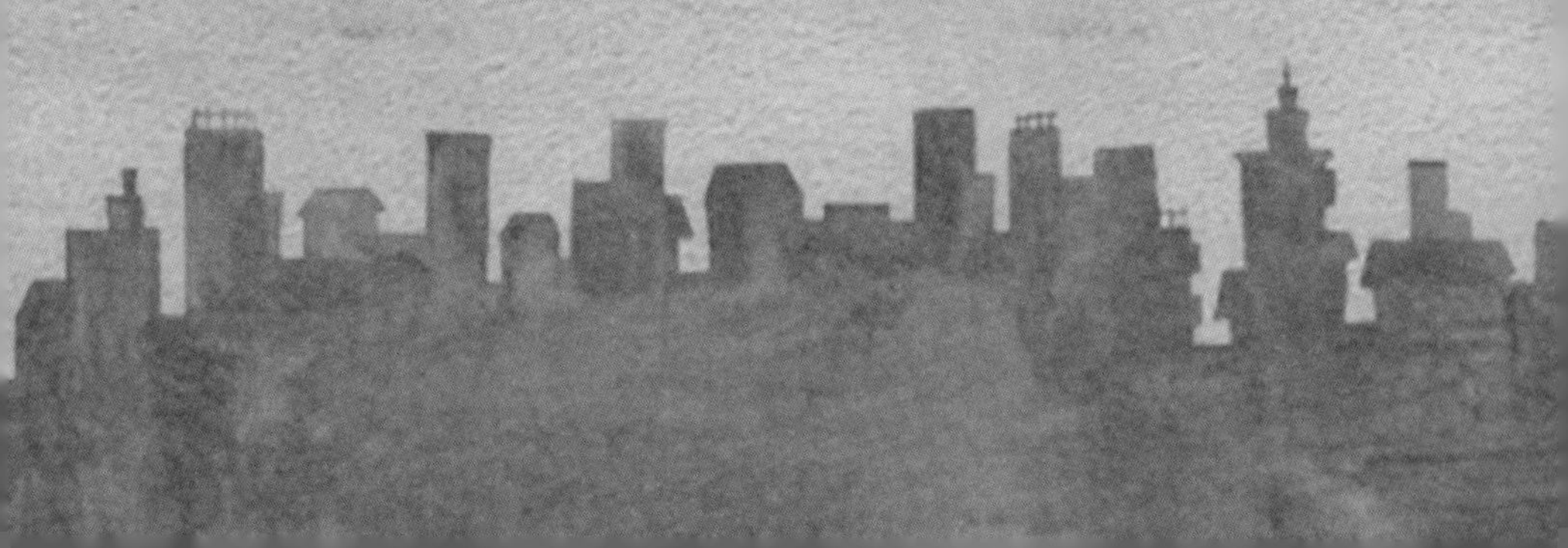

2月7日

免疫力アップには睡眠が必要

季節にも陰と陽があるように、一日にも陰と陽の変化があります。

陽気は昼間の12時頃が最も盛んになって、エネルギーが出ていき、夕方になると陽気はだんだん衰えてきて陰と陽が入れ替わります。

子の刻という23時～1時頃は、陰が最も深い時間帯。この時間帯に眠りにつかないと、昼に活動したエネルギーが回復されません。

草木も眠る丑三つ時は泥棒のゴールデンタイムですが、健康のための睡眠時間は23時から3時です。午前1時から3時までの時間帯は五臓六腑の肝の働きが盛んになって血液をため込む時間帯です。この時間帯にぐっすり眠っていると、血液が肝に貯蔵されるのです。

血液の不足によって起こる月経不順や目の疲れ、足つり、爪がもろくなるなどが解消されます。

この時間帯の睡眠は、お肌につやが出て髪が増えるので美容界では丑の刻を「お肌のゴールデンタイム」と呼んでいるそうです。

つまり、**23時までには床に入り、3時頃までぐっすり、充分な睡眠をとって肝の血を補い、昼間の陽の活動の時間に備える**ことが大切なのです。

23時から3時までの深い睡眠は、冬に限らず、春夏秋冬いつの季節にも必要です。

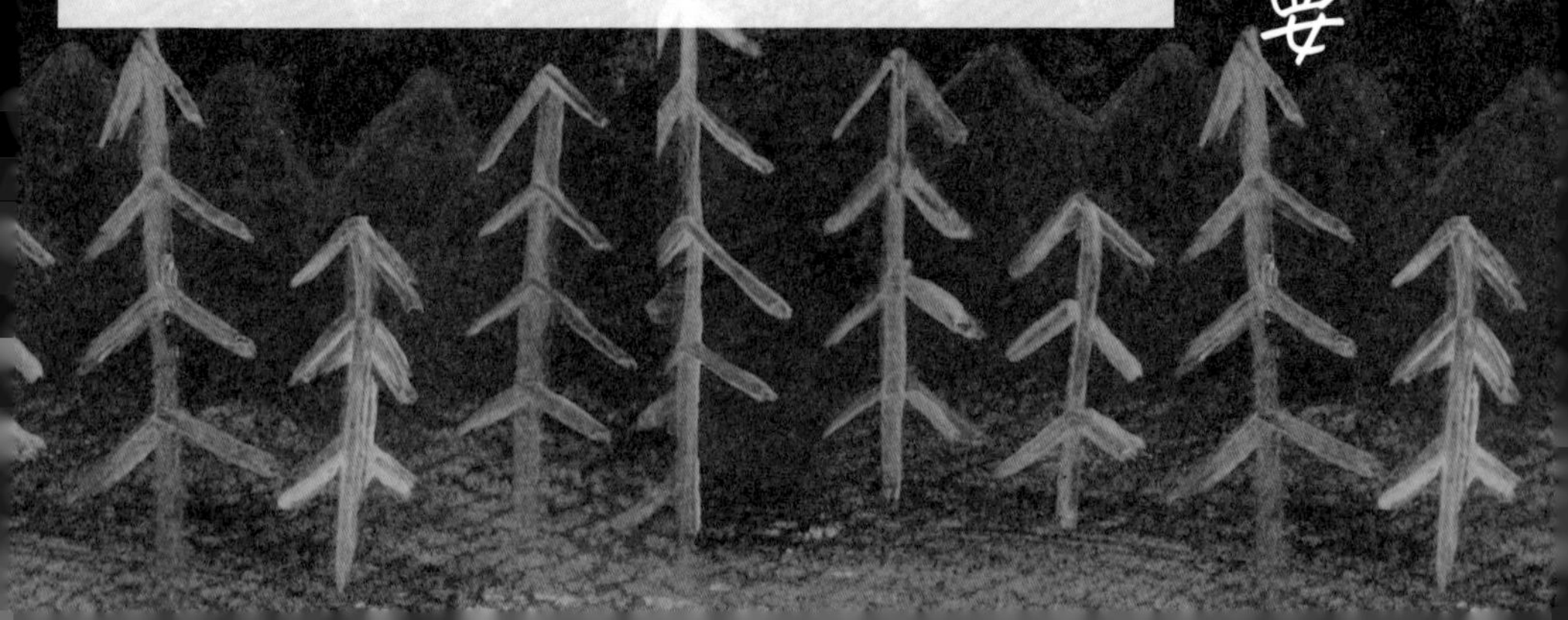

ゴールデンタイムに眠れない人は

2月8日

といっても、仕事の関係で無理という方もいらっしゃるでしょう。

メラトニンというホルモンは暗くなると分泌され眠りを誘ってくれるので、欧米のドラッグストアなどで販売され「睡眠ホルモン」と呼ばれています。

日中はセロトニンが働き、メラトニンは分泌が少なくなります。

セロトニンは13時間くらい働いています。そしてセロトニンが引っ込むと今度はメラトニンの出番になります。

メラトニンは明るい光が入る日中はひっそり引っ込んでいて、夜暗くなると分泌が始まり眠くなるのです。

コンビニや夜の勤務の多い看護婦さんなど明るい光の中では夜でもメラトニンの分泌が低下することがわかっています。

セロトニンに引っ込んでもらわないと、メラトニンは働かないのです。

海外に出張していた社員のために、太陽の光線を使った時差ボケを治す部屋があるそうです。

夜勤で家に帰ったら、アイマスクを利用して、暗い状態を作って、自分専用のゴールデンタイムを作り出してみるのもいいかもしれません。

電車で空いた席を探すようになったら

病気がなかなか治らないときに、病院の先生から
「加齢ですね」
と言われることがありませんか？
まだ若いと思っていたのに…ショックですよね。
電車で空いた席を探していませんか？
漢方では、加齢はまず足腰からくるといわれていま
す。
若い頃は宴会の後は必ずはしごをして帰ったよう
な人も、加齢が来ると足腰が弱くなって、帰り道がつ
らくなるのに気づきます。
また、出勤するときに後ろから来る若い人に追い越
されるようになります。
「**何か変だな**」と思った時が、加齢の始まりです。

その頃から白髪が増え、耳鳴りがしたり、新聞の文
字が見えにくくなったりします。
そしてその頃から、インフルエンザやがんなどに対
する免疫力が衰えてくるのです。
体力や能力が衰えるように、免疫細胞も年とともに
機能の低下が起こります。
獲得免疫の能力は20代がピークで、40代では半分に
低下するといわれています。
運動や食事など生活習慣で老化を遅らせるアンチ
エイジングがいろいろ研究されていますが、漢方では
その原因を腎に貯蔵された「精」が減少してくるため
であると考えています。

老化度をチェック

老化は頭、耳、そして下半身に現れやすいです。

□忘れっぽくなり、アレコレという言葉が多くなる。
□髪が抜けたり白髪が増える。
□聴力の低下、耳鳴り、めまいが起こるようになる。
□足腰が弱くなる、歩幅が狭くなり若い人に追い越される、転びやすくなる。
□夜中に何度もトイレに行く。
□眠りが浅くなる。
□昼間横になりたい。
□疲れが取れるのに時間がかかる。
□尿が漏れる、トイレが近い。
□男性は遺精、早漏、インポテンツ、睾丸が柔らかくなる、朝立ちしなくなる。
□女性は妊娠しにくくなる、早く閉経する。

まだ若いのにいくつか当てはまる症状があったら、対策を考えましょう。鍵はタンパク質（12月3日参照）。おすすめは、必須アミノ酸が多く含まれるタンパク質、ネバネバ食品、黒い食材です。

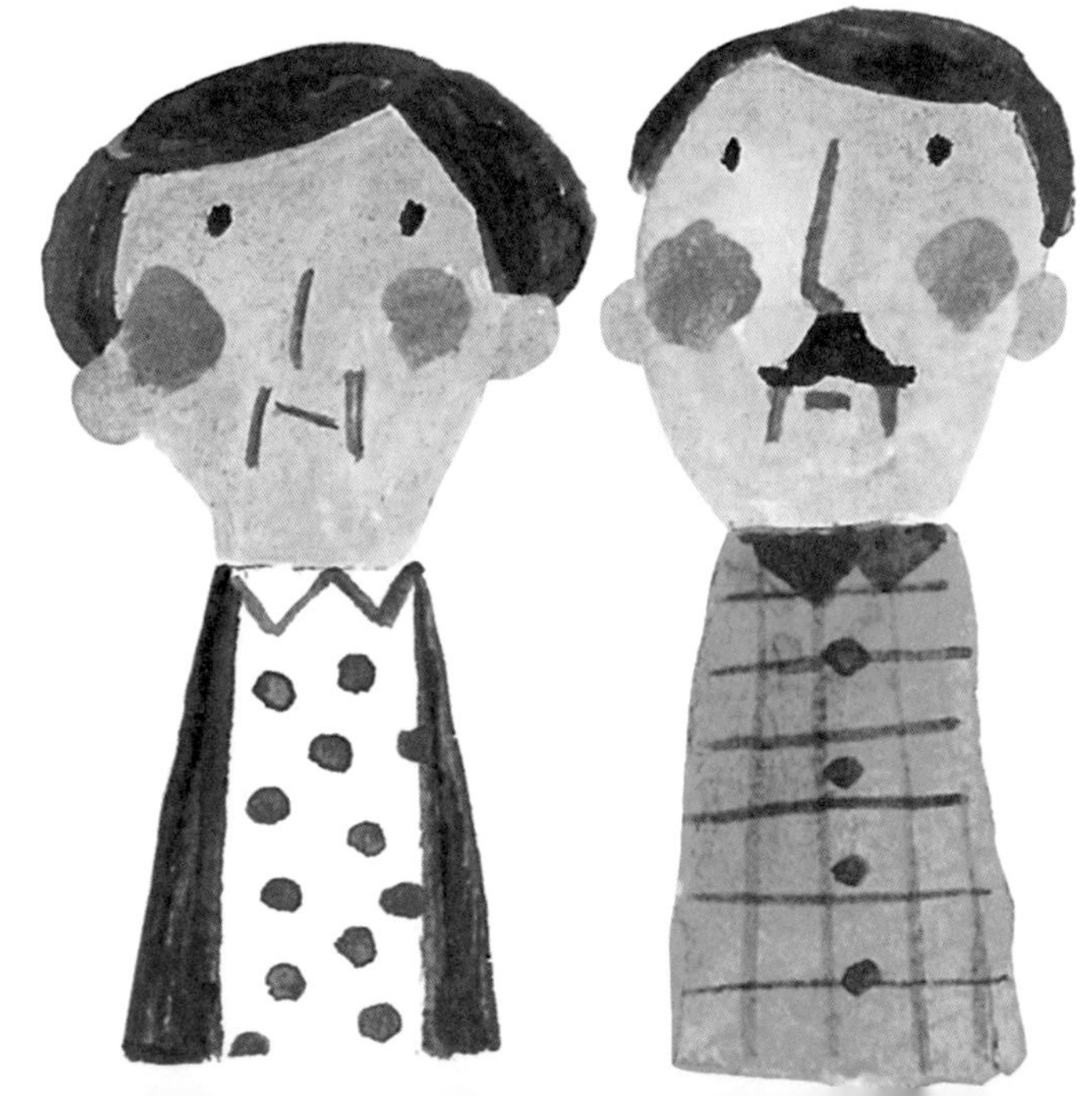

アンチエイジングの鍵を握るのは「精」

2月11日

腎は「精」を貯蔵しています。

チョットわかりにくいですね。精ってなんでしょうか。

「気」とか「精」とか、西洋科学では実体を証明できないものですが、「気力」とか「精力」とか言えばわかりやすいでしょうか。

ざっくり言えば、腎は「精力」を蓄えているのです。

中医学の腎に宿るという精とは「生長・発育などの生命エネルギーの源となる栄養物質」だと説明されています。

現代的に言えば、精は「成長ホルモン」「生殖ホルモン」のような物質だと私は考えています。

具体的に言うと、子どもの成長や、男子では精子を作ったり、女子は月経や卵子の生成などに関係しています。

そこで、精の不足は、子供では成長の遅れ、男性は精力減退、女性は不妊などに関係するのです。

また解剖学的な副腎に相当する働き、つまり免疫力などの働きもあります。

以上の点から、一番重要な問題である「老化」にも深く関係しているのです。

そう考えると、すごく大事な働きじゃないですか。

腎の働きは、若さを保つのに一番関係があるのです。

2月12日

男性は8の倍数で精気が変化する

人間の一生は大きく分けると「成長、強壮、老衰」の三段階に分けられます。

つまり精気も上昇、頂点、下降、つまり少ない→多い→少ない、と変化するのです。

『黄帝内経』（「はじめに」参照）の素問・上古天真論には、次のように書かれています。

8歳になると腎気が充実し始め、毛髪は元気で伸びて、歯が生え始める。

16歳になると腎気が旺盛になり、精気が充満して射精でき、男女合体で子どもが出来る。

24歳になると腎気は充実し、筋骨はしっかりして、体も伸びて最も盛んになる。

32歳になると筋肉が強壮になり、肌肉が豊かになる。

40歳になると腎気が衰え始め、髪が抜けはじめたり、歯が悪くなり始める。

48歳になると陽気が上部から衰え始め、顔面はやつれ、髪ともみあげはゴマ塩になる。

56歳になると肝気が衰え、筋脈の活動が自由でなくなり、精気も少なくなり、肉体的な疲れが極まる。

64歳になると歯は抜けて、髪も抜け落ちてしまう。

当時は16歳で大人の仲間入りをして32歳が精気のピークで、48歳以後は精気がどんどん少なくなってしまうといわれていたのですね。

現代と比べて、どうでしょうか？

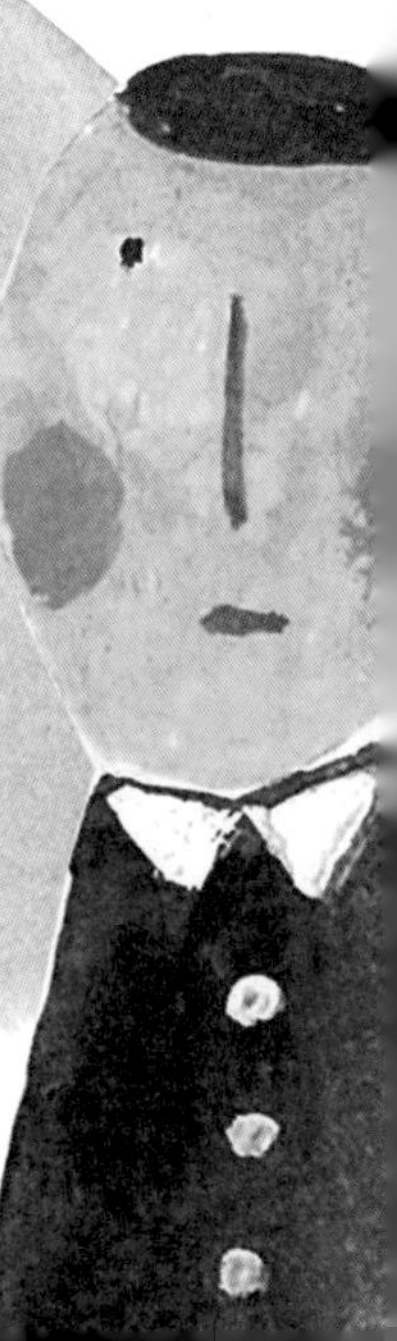

男性にもある更年期障害

2月13日

更年期障害、更年期症状といえば、多くは女性にみられるものというイメージがあります。

でも、ホルモンの減少が主な原因である以上、男性にも当然起こりえます。

症状は主に眠れない、イライラ、不安感、集中力の低下、意欲の低下などの精神的なものと、火照りや疲れ、頻尿、精力減退、筋肉痛など肉体的なものがあります。

男性の場合、まだ更年期障害や更年期症状はメジャーではなく、相談することに抵抗がある方も多いようです。

男性の更年期障害の原因は、男性ホルモン（主に**テストステロン**）の減少です。

漢方的にいえば、これこそが「精」の減少、**腎虚**です。

男性の精の減少は8の倍数、40歳くらいから更年期が始まると書かれていますので、8の倍数でいうと、更年期は48歳くらいになりますね。

精の減少に伴ういろいろな不調が起こることを認識していれば、自己管理ができます。

婦人科はあるのに、男性科というのは見かけませんね。

薬局で精力減退のご相談を受けると、同時にイライラや不安感などの精神的な症状がある方が多いです。

最近は社会情勢も不安定で、さらにコロナも加わり、精神的な問題が多くなりました。

男性も更年期障害という疾患に対する認識がますます必要になってくるでしょう。

2月14日

女性は7の倍数で精気が変化する

『黄帝内経』（「はじめに」参照）によれば、女性の場合は――

7歳になると、腎気が満たされ出し、歯が抜け代わり、毛髪もまた長くなってきます。つまり幼児期は精気が未熟なので、歯や髪が生えそろわなかったり、おねしょをしたりするわけです。

14歳になると発育が成熟して月経が始まります。さらに精は成長し、排卵が生じ生理が始まり妊娠が可能になります。

21歳になると腎気が充満して体の丈が伸びきります。

28歳になると筋骨がしっかりして毛髪が伸びきります。この時期が最も壮健になります。

35歳になると次第に腎の衰えが始まり、顔面の部分はやつれはじめ、髪も抜け始めます。生殖能力は次第に衰退し、歯、骨、髪にも衰えが見られるようになります。

42歳になると陽明経脈がすべて衰えてしまいます。顔面は全くやつれ、髪も白くなり始めます。

49歳になると任脈は空虚となり月経が停止します。体が老い衰え、子供を産むことができません。

14歳で大人になり、28歳が一番元気な時でその後は下り坂になるというのです。35歳になると女性ホルモンの分泌が少なくなって老化が始まります。

現代では、30代～50代の女性はまだまだ若々しいですね。閉経の時期は50歳前後と、あまり変わりはないようです。

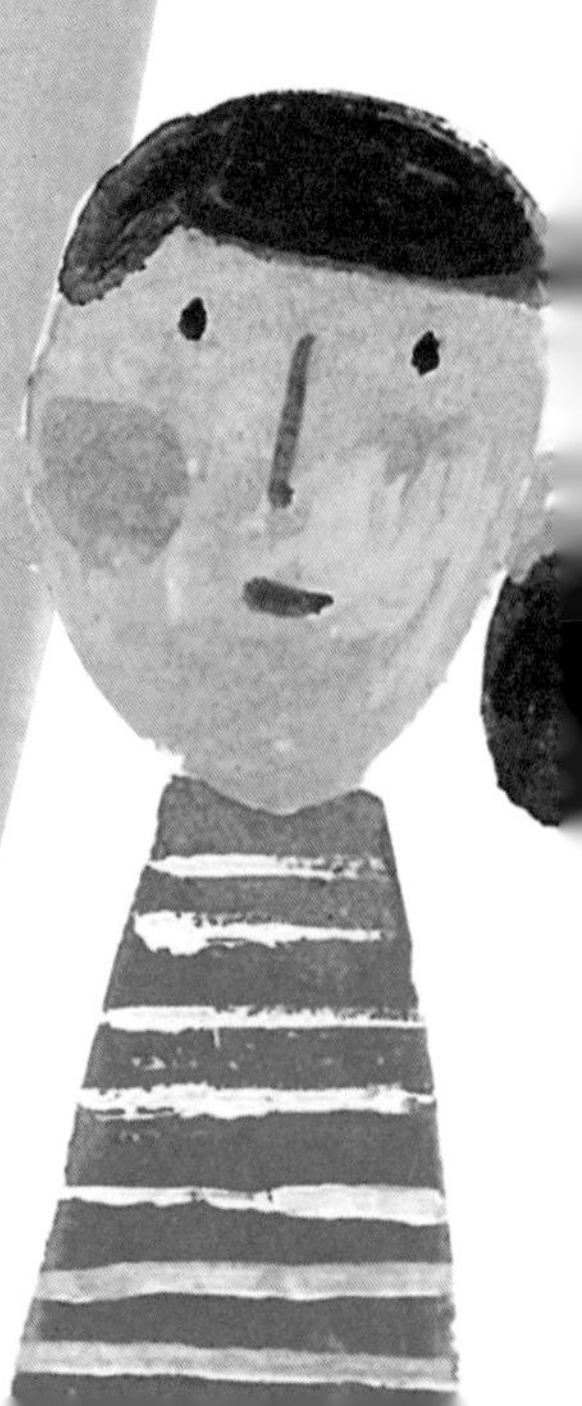

2月15日

女性の更年期障害

更年期障害は自律神経失調症と同じように、正式な病名ではありません。

女性の閉経期の頃にホルモンのバランスが崩れて起こるいろいろな疾患の総称をいいます。

人によって時期は違いますが、大体45歳くらいから55歳くらいの間に起こることが多いようです。早い人では45歳くらいから女性ホルモンの減少が起こり、自律神経に影響が起こるのが原因です。

更年期障害は閉経期に起こる自律神経のバランスの乱れと考えていいでしょう。

頭痛、肩こり、のぼせ、冷え、突然熱くなって汗が噴き出るなどの肉体的な不調、それと同時に不安感、イライラ、焦燥感、無気力など、単独または複数で現れます。

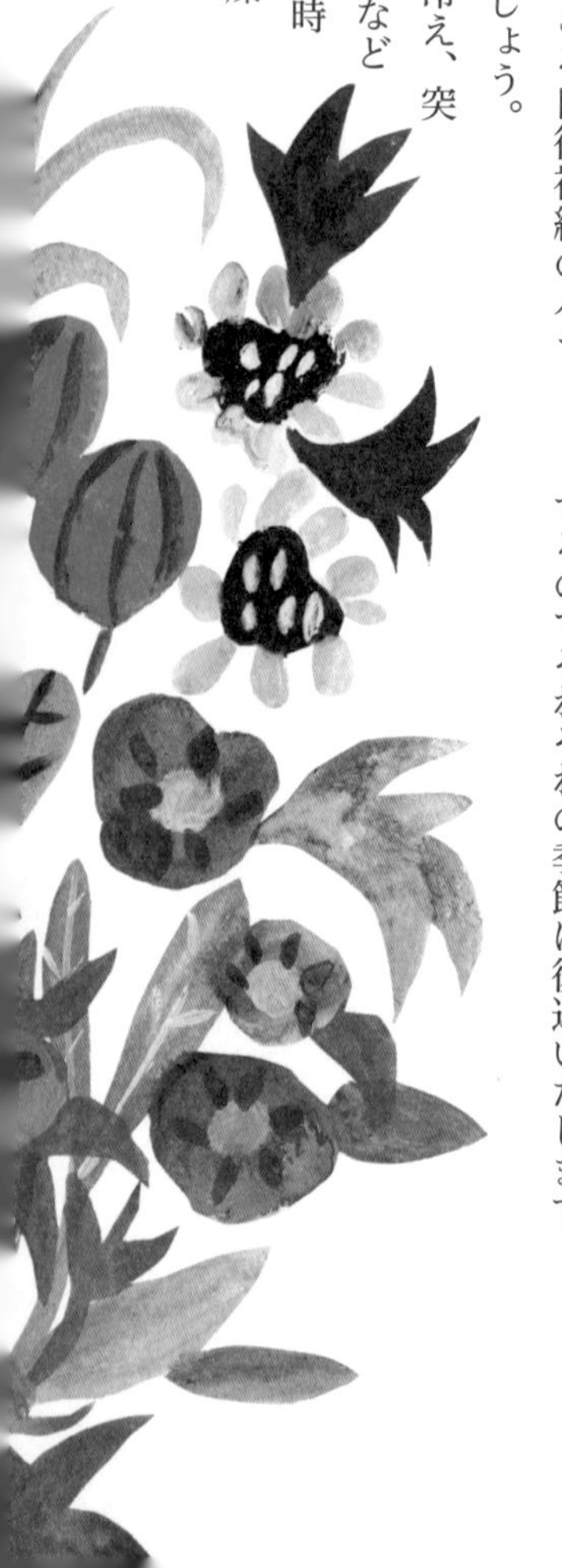

精の変遷でいえば、『黄帝内経』（「はじめに」参照）では7×7＝49歳になると陽明経脈はすべて衰え閉経するといわれています。

今の時代は生活様式の変化などで閉経は遅くなっているように感じます。

発症の原因はホルモンバランスの乱れもありますが、体力や容貌の衰え、将来への不安など精神的な問題も複雑に関係していると考えられます。

その原因に関しては「肝」や「心」の不調も関連するのでそれぞれの季節に後述いたします。

アンチエイジングで免疫力アップ

2月16日

『黄帝内経』（「はじめに」参照）に書かれた法則のように、早かれ遅かれ人生は老いに向かって進んでいきます。

私たちの生活も、精気の変化に合わせて自然に生活する必要があります。

しかしがっかりしないでください。

これはあくまでも一般論で「精」の推移を示したものです。

今の時代は、お年を召しても大変若々しい女性、とてもエネルギッシュな男性が多くなりました。

体のケアがとても大事なのです。

また、現代では１００歳でも元気に仕事をしている方が増えています。

今の元気を保ちたい、１００歳まで自分の力で生きていたい…誰もが願うことではないでしょうか。

運動やカロリーの計算、抗糖化、抗酸化など、もう皆さんはたくさんの知識をお持ちのことと思います。まだ若いのに、物忘れや尿漏れ、精力減退、足腰の弱りなど気になる方は今から**腎**をチェックしてください。

アンチエイジングには、**腎の働きを良くする温める食べ物、体を冷やさない生活習慣**が大切です。

腎機能を不調にする冬の寒さは、免疫力を低下させる一番の原因になります。

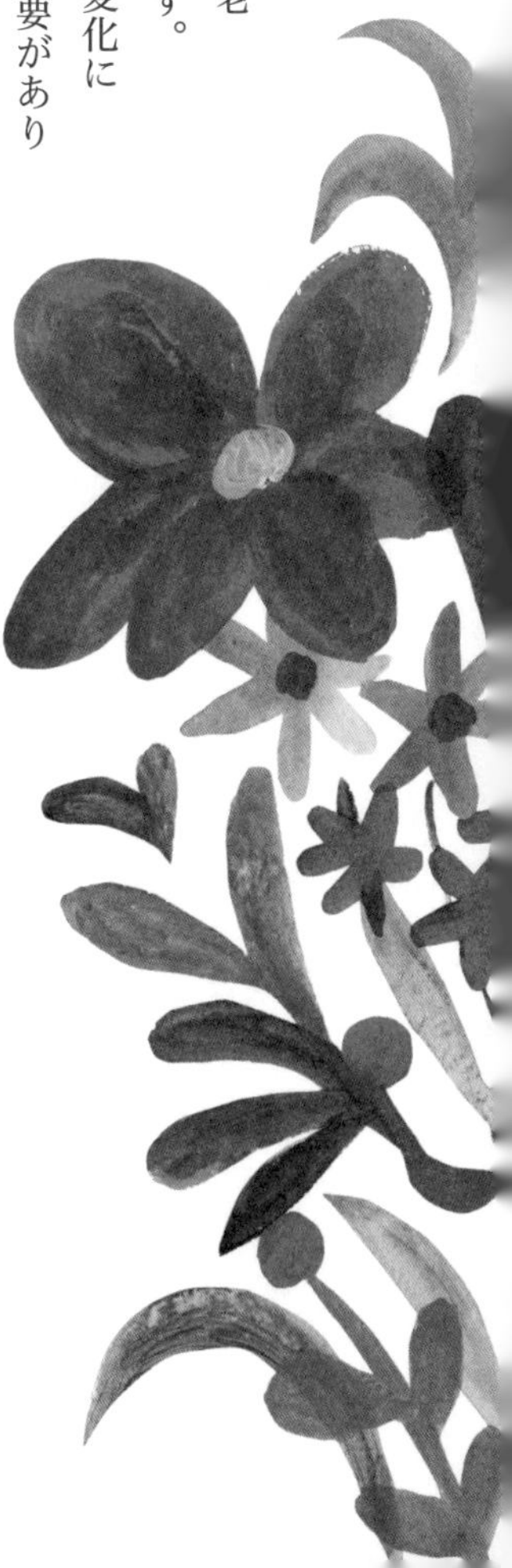

精気は親から受け継がれる

元気と精気は、親から遺伝的に受け継ぎ「**腎**」に保存されます。

そして、その子の生涯のベースになります。

元々親からプレゼントされた精気、元気をそれぞれ「**先天の精**」「**先天の気**」といいます。

つまり、「先天の精」「先天の気」は、生まれてから獲得するものではなく、母親のお腹の中の胎児の時期から存在しているのです。

「妊婦が一口多く食べることは、生まれた子が鍋一杯食べることより効果がある」という言葉もあるそうです。

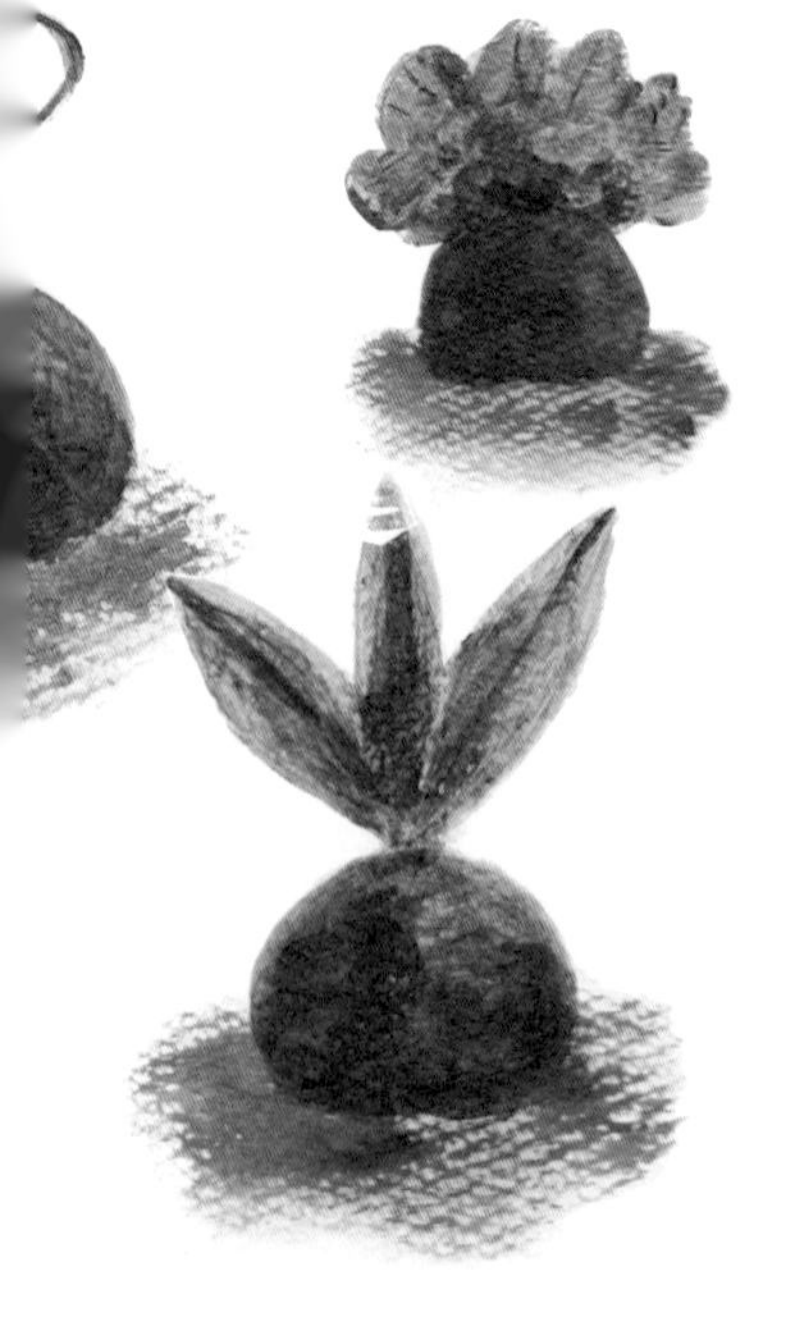

誰しも生まれてくるお子さんを健康な子に育てたいと願っているはずです。

そのためには、まずご両親が、ご自分の精気の健康を意識するようにしてください。

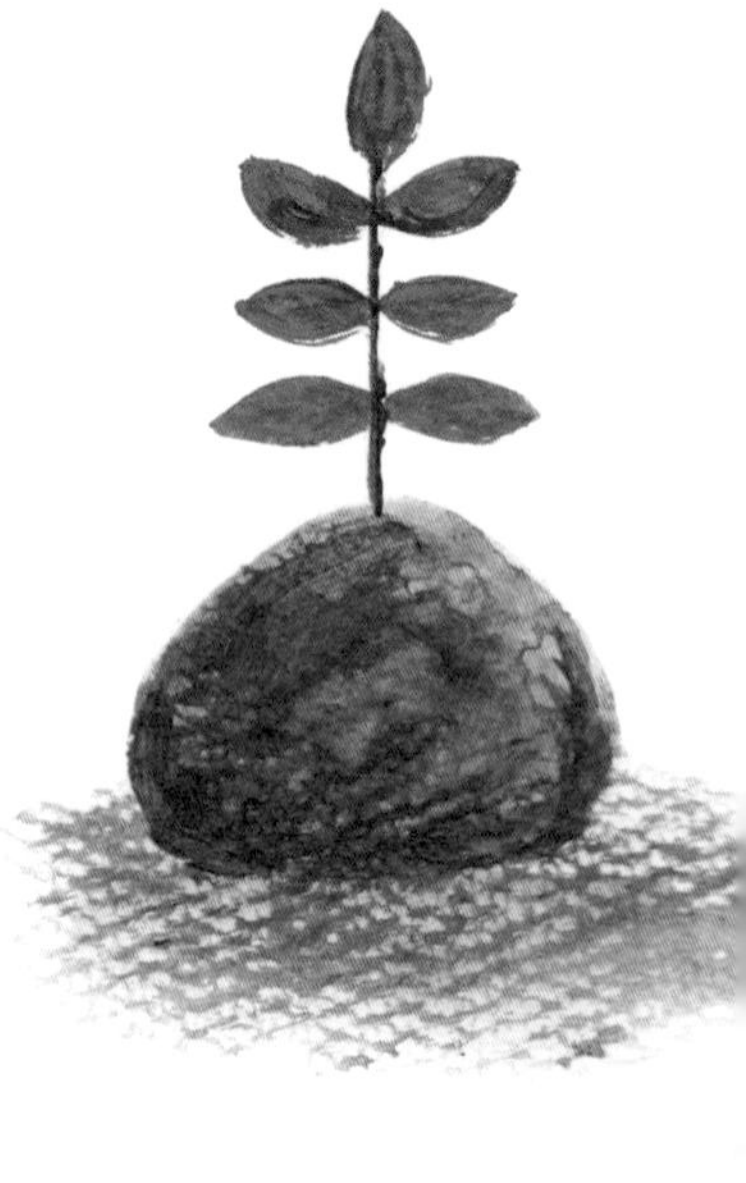

精気を補って免疫力を高める

2月18日

「先天の精」と「先天の気」は、一生安泰とはいかないものです。

精気も元気も、携帯電話のバッテリーがだんだん減っていくように、少なくなってしまうのです。

ということは、せっかく親からもらった元気と精気は、そのまま補充しないでいると、どんどん減っていきます。

でも大丈夫。「**脾**」（消化器系）の働きで、飲食物から生成される精力と気力を補うことができます。

この、後から生み出される精と気を「**後天の精**」「**後天の気**」といいます。

せっかく両親から立派な「先天の精」や「先天の気」をもらっても、働きすぎ、セックス過多、ストレスなどで年齢より早く精を失ってしまう方がいます。

一方、弱い精しか受け継がなかった人でも、食べ物や生活習慣で多くの精を生み出すこともできるのです。

食べ物で元気を出すことを「精をつける」といいます。

先天の精が弱い方や、老化で精が衰えてきた方は精のつく食品で補うといいでしょう。

昔からスッポンやマムシなどが有名ですが、精を補う漢方薬はたくさんあるのです。

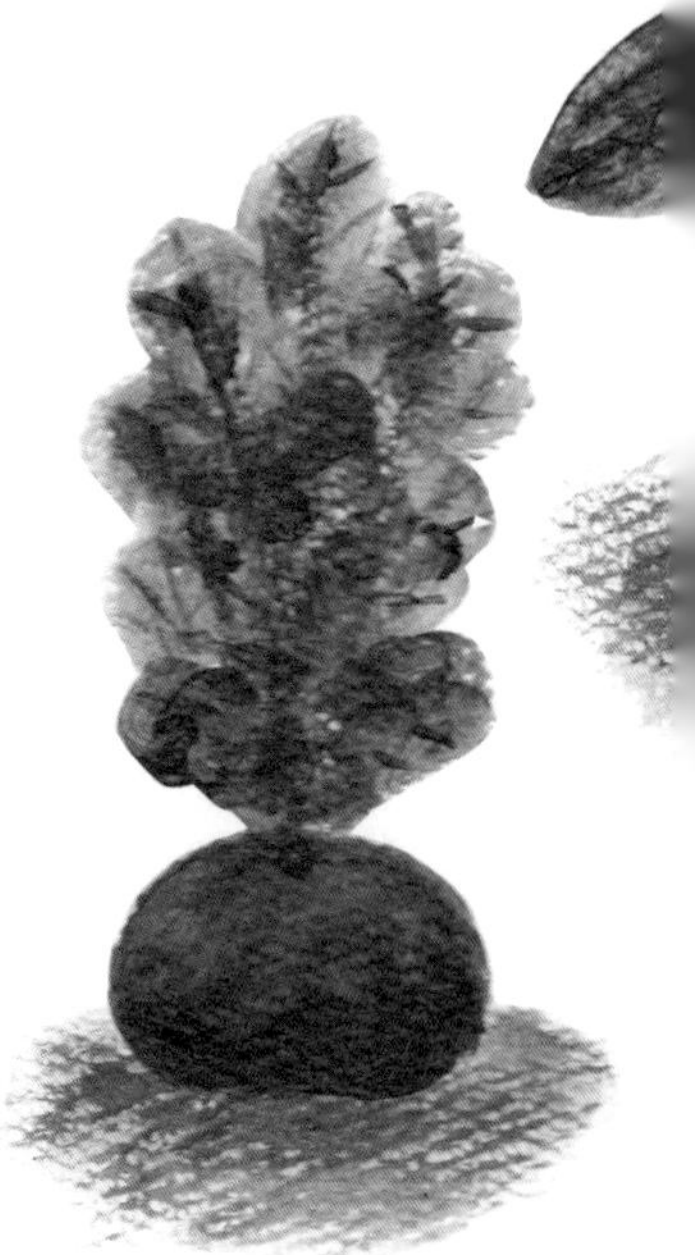

過度なセックスは免疫力を下げる

2月19日

精力減退でご相談に来られる方は、実は元気もりもりタイプ、健康そうに見える方が多いです。そのような方から夜の生活の悩みをお伺いすることが少なくありません。

セックス過多で腎の働きが衰えるのは、なぜでしょうか。

それは、腎の働きで重要な「精」が減ってしまうからです。後天の精を補えばいいことですが、それでも短期間に精をたくさん消耗してはいけないのです。

中医学では「**房事過多**」といって、房事（セックス）が腎の衰えを招くといわれています。

日常生活の中で一番精を消費するのは、セックスです。セックスだけではなくオナニーも腎の衰えの原因になるので、若い方は注意してください。

昔から優秀な後継者を作るために中国の皇帝や日本でも大奥のようにたくさんの女性と交わる義務があったわけです。

そのために中国では「房中術」という指南書があるくらい、房事の研究がされているのです。

この書物は体位などのノウハウではなく、いかに精を消耗せずにたくさんの子孫を残すかのハウツウ本です。

スローセックスという言葉があるように、精力にまかせたセックスは慎むべきというのが基本になります。何事もほどほどがいいようです。

みだりに精を浪費せず、食事と呼吸で精の補充を心がけて、エネルギッシュで若々しい素敵な大人でいたいものです。

食生活も、もしジャンクフード中心に偏っていたら改善して、後天の精を補うようにしましょう。

タンパク質は大切

2月20日

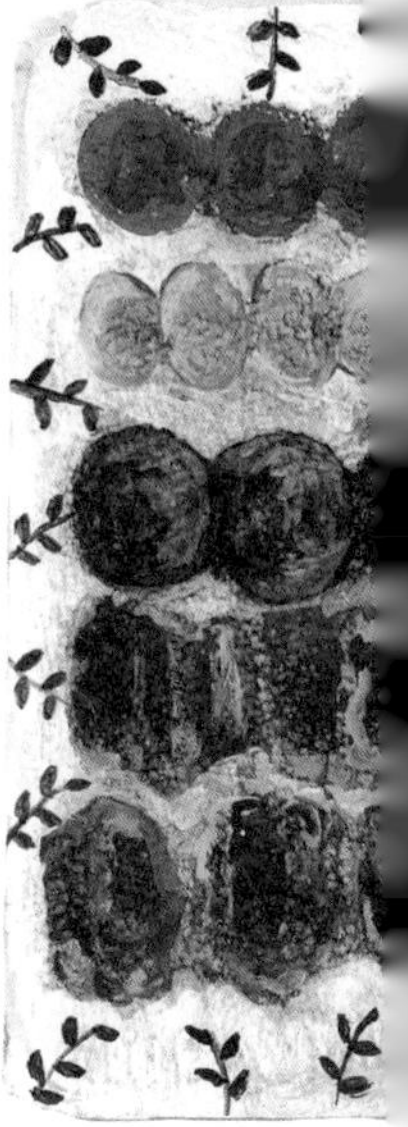

人間の体は37兆個の細胞から成り立っているといわれていますが、頭からつま先まですべて**タンパク質**で作られています。血液はもちろん、胃腸を含む内臓や筋肉、組織、爪や髪、など目に見える所はもちろんです。子宮や卵胞や卵子、精子などもタンパク質です。タンパク質の不足は腎の弱りに直結します。

　タンパク質を構成するのがアミノ酸です。アミノ酸はタンパク質を作るときの、パズルを組み立てるのに必要なコマです。

　そしてアミノ酸の中には、食べ物からしか得られない9種類の「**必須アミノ酸**」があります。「必須アミノ酸」というコマが欠けているタンパク質をいくらたくさん摂取しても、ある種のタンパク質は組み立てることができません。

　昔からスッポンやマムシ、卵などが精をつける食べ物になっていましたが、これらはすべて必須アミノ酸を含むタンパク質です。

　タンパク質の必要量や必須アミノ酸の働きについて知っておきましょう。

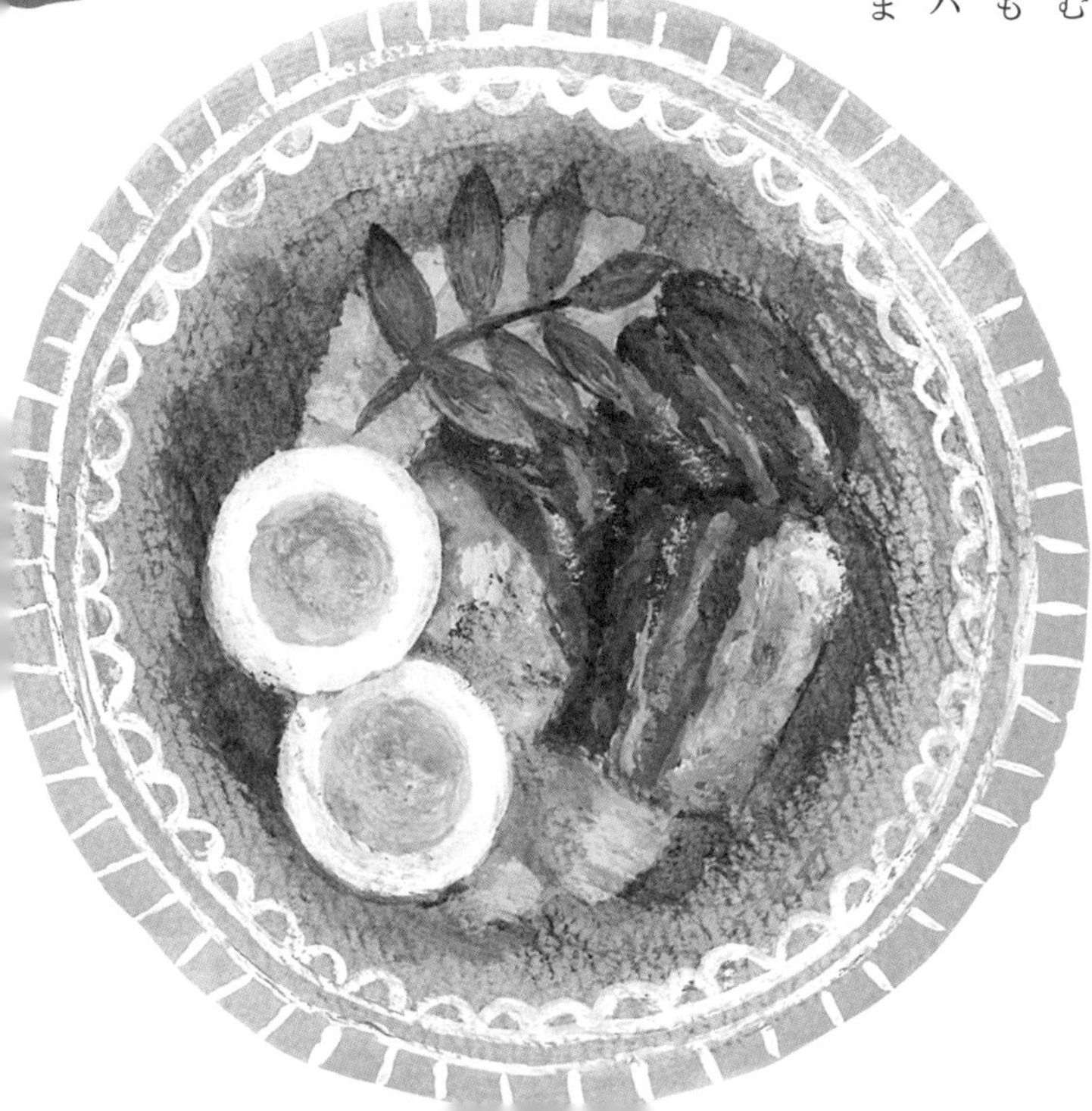

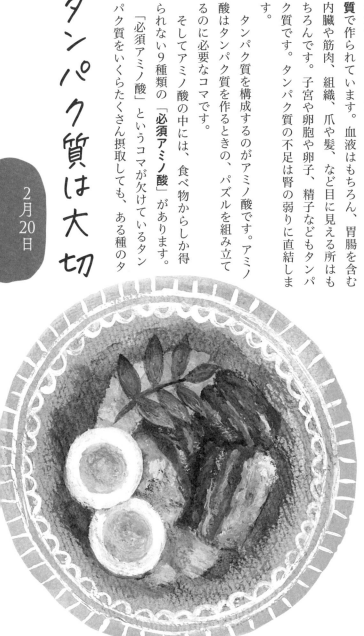

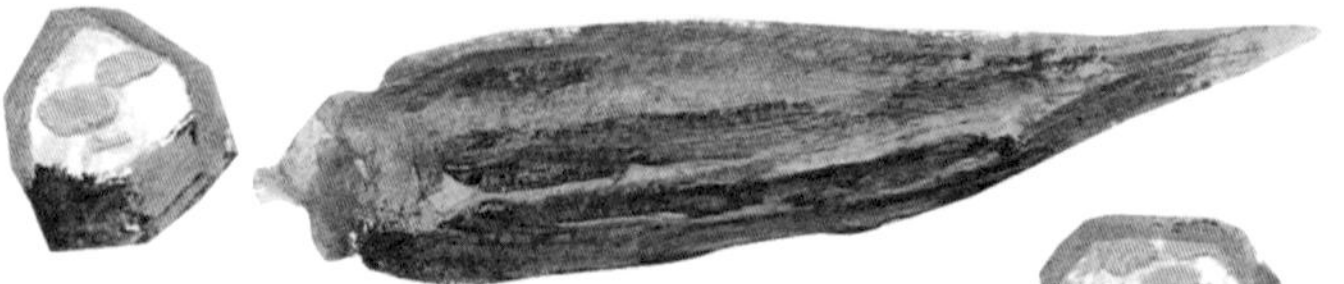

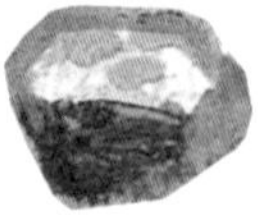

腎《じん》によい食べ物

2月21日

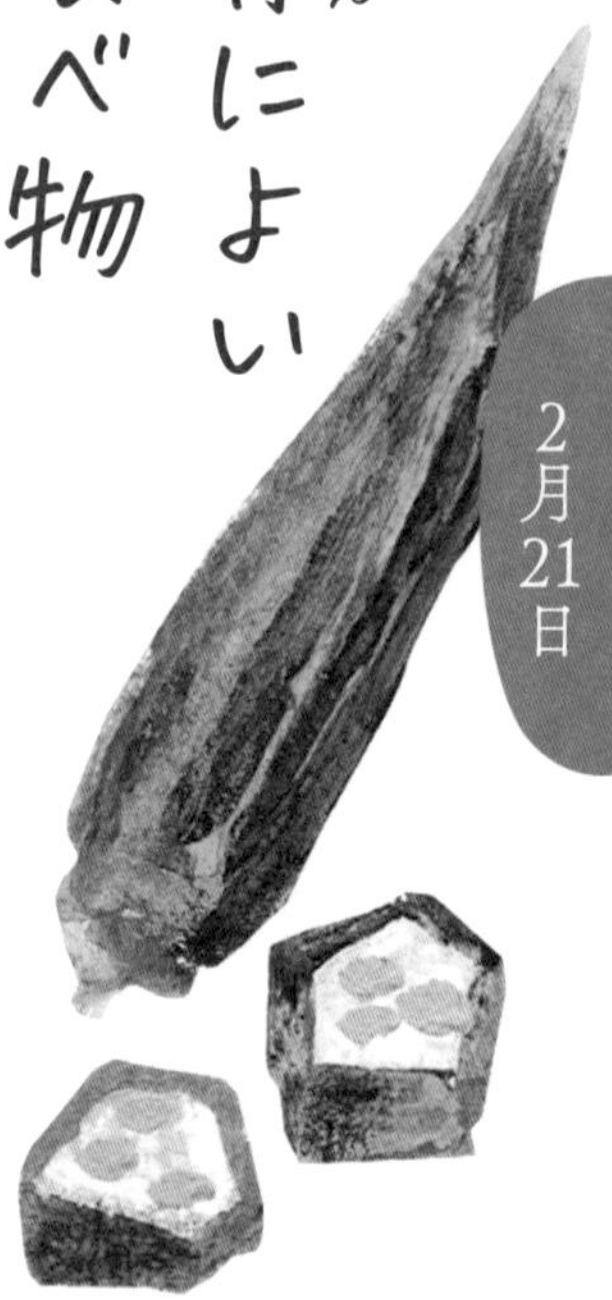

腎を元気にする食べ物は、ズバリ「精をつける食べ物」です。

私はまず第一に、**必須アミノ酸**が豊富に含まれている食品をおすすめします。

昔から精をつけるといわれている食品、**卵**や**スッポン**、**ウナギ**、**牡蠣**などは、必須アミノ酸が豊富に、バランスよく配合されている食品です。

次に、**山芋**、**オクラ**、**モロヘイヤ**、**もずく**、**昆布**、**わかめ**、**納豆**などのネバネバ食品。ネバネバ食品の粘り気の元は、「アルギン酸」「ペクチン」などです。これらの成分は生活習慣病の予防に役立ちます。また亜鉛、カリウム、鉄などミネラルも豊富という分析もあり、健康に役立つこと請け合いです。

腎を元気にする味と色は**鹹味**（塩辛い物）と**黒い食べ物**です。**黒豆**、**黒砂糖**、**黒ゴマ**、**のり**、**ワカメ**、**昆布**、**海藻**、**プルーン**などです。

まとめると、腎を元気にする食材は、必須アミノ酸が多く含まれるタンパク質、ネバネバ食品、黒い食材です。

老化度チェックに〇がついた人は毎日実行できる食品を2、3種類、続けてみてください。

そうでない方も若さを保つために続けていただきたい食品群です。

とりあえずホルモン剤が入った強壮剤をお求めになる方が多いのですが、原因を改善することが大事です。

仕事の悩みやストレスなど原因は様々ですが、まず食生活の改善が基本です。

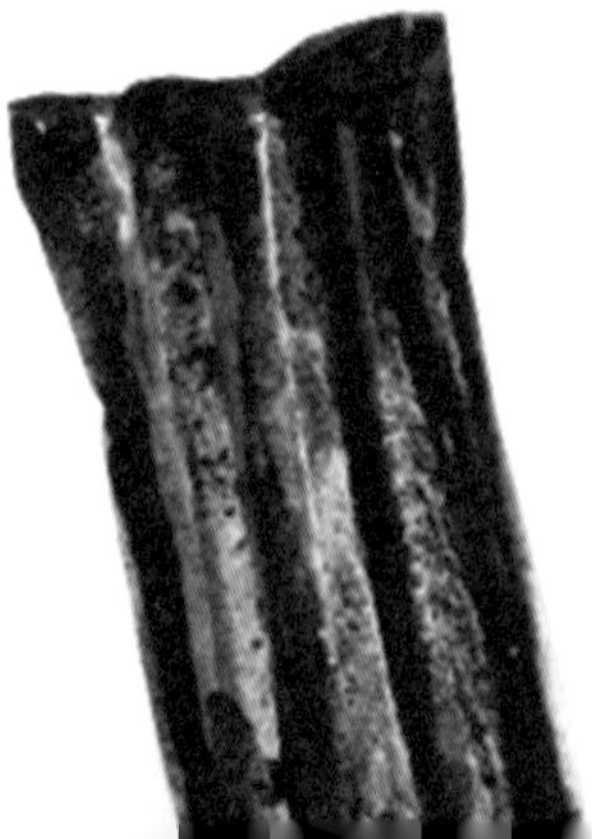

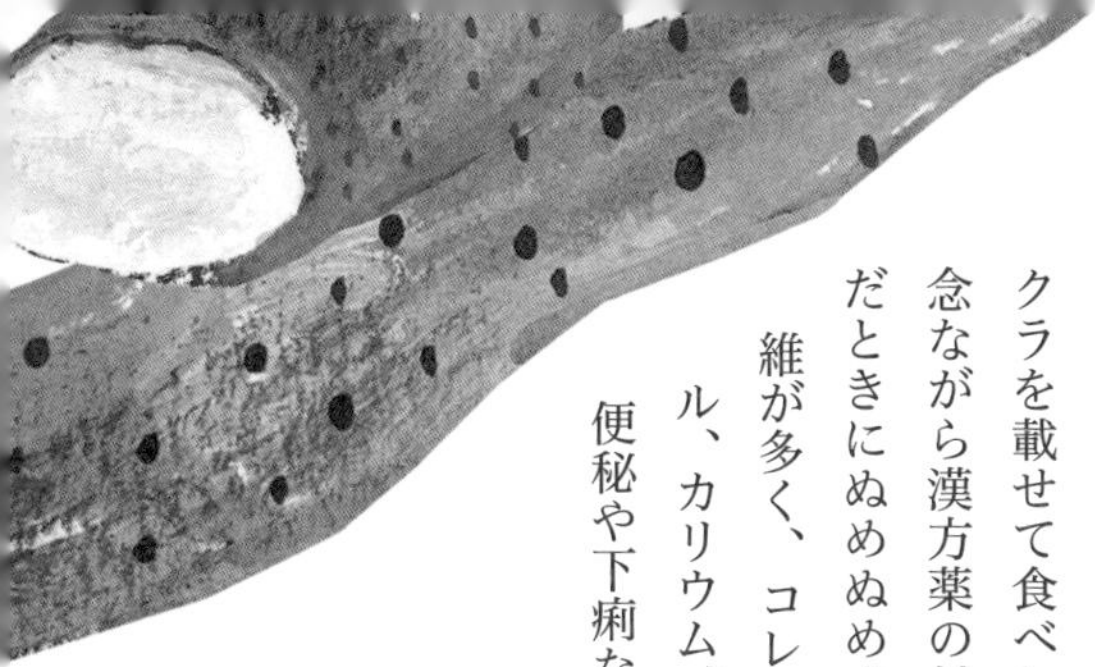

山芋とオクラ

2月22日

山芋は漢方薬では**山薬**《さんやく》といい、元気を出す「補気」という分類の生薬になります。一般に長芋という種類のものです。

胃腸を丈夫にして体力をつける生薬の代表になります。腎の機能を高め、生殖機能を強くして精液の漏れを防ぐ働き、肺の機能を高める働きがあります。

胃腸の弱い人の下痢や食欲不振、肺を元気にして長引く咳を楽にしたり、腎を元気にして老化に伴う遺精、頻尿、尿漏れ、婦人のおりものなどに使われる漢方薬に配合されています。

朝の食卓で、必須アミノ酸を含む納豆に山芋、オクラを載せて食べればより効果的です。オクラは残念ながら漢方薬の材料にはありませんが、あの刻んだときにぬめぬめする粘り気が効果的です。食物繊維が多く、コレステロールを減らしたり、ミネラル、カリウム、ビタミンが豊富なので、夏バテ、便秘や下痢などの整腸作用が期待できます。

オクラはさっと湯がいてみじん切りにして納豆にかけたり、山芋はトロロ汁にしたり、マグロのぶつ切りの上に載せて「山掛け」にしたり、お蕎麦にかけて「トロロそば」にしたり、千本切りにして刻みのりを振りかけて酢醤油でいただいたり、輪切りにしてステーキにしたり、すりおろしてスプーンですくって油で揚げたり、お好み焼きやうどんのつなぎに使ったり、利用法は無限です。

すりおろしてチャック付のポリ袋に一回分ずつ入れて冷凍保存し、食べる前に流水をかければすぐ溶けるので、いろいろ便利に使えます。

世界中の方におすすめしたい食材ですが、トロロをすり下ろして生で食べる食文化は日本だけだそうです。外国ではトロロは納豆と同じく、気味が悪いショッキングな食べ物だとか。

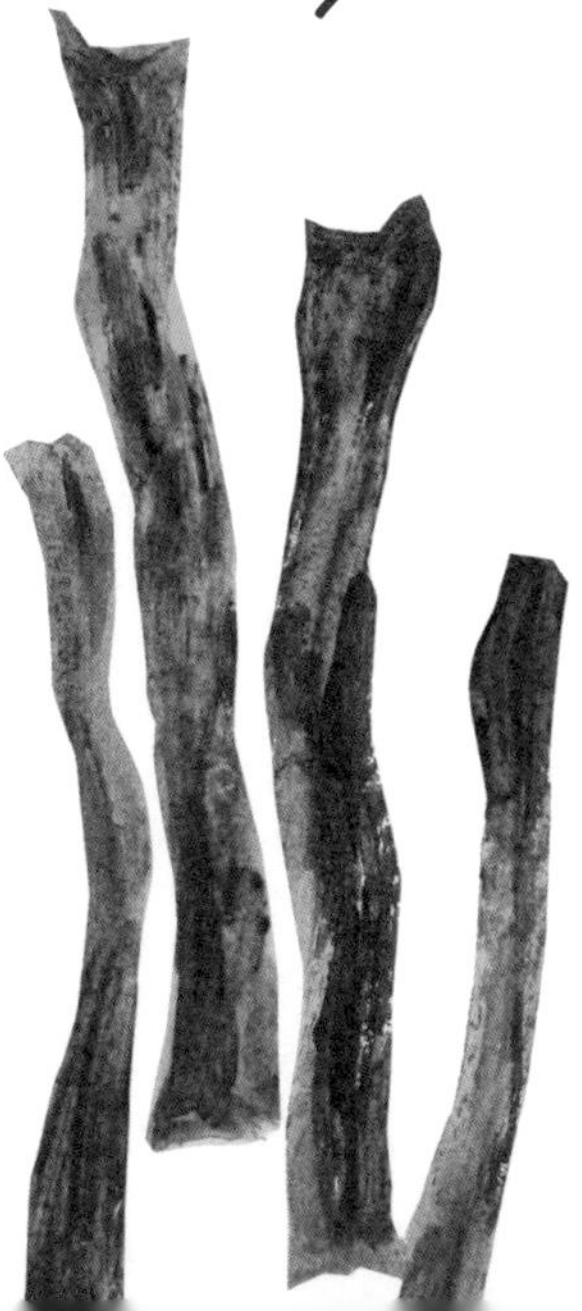

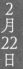

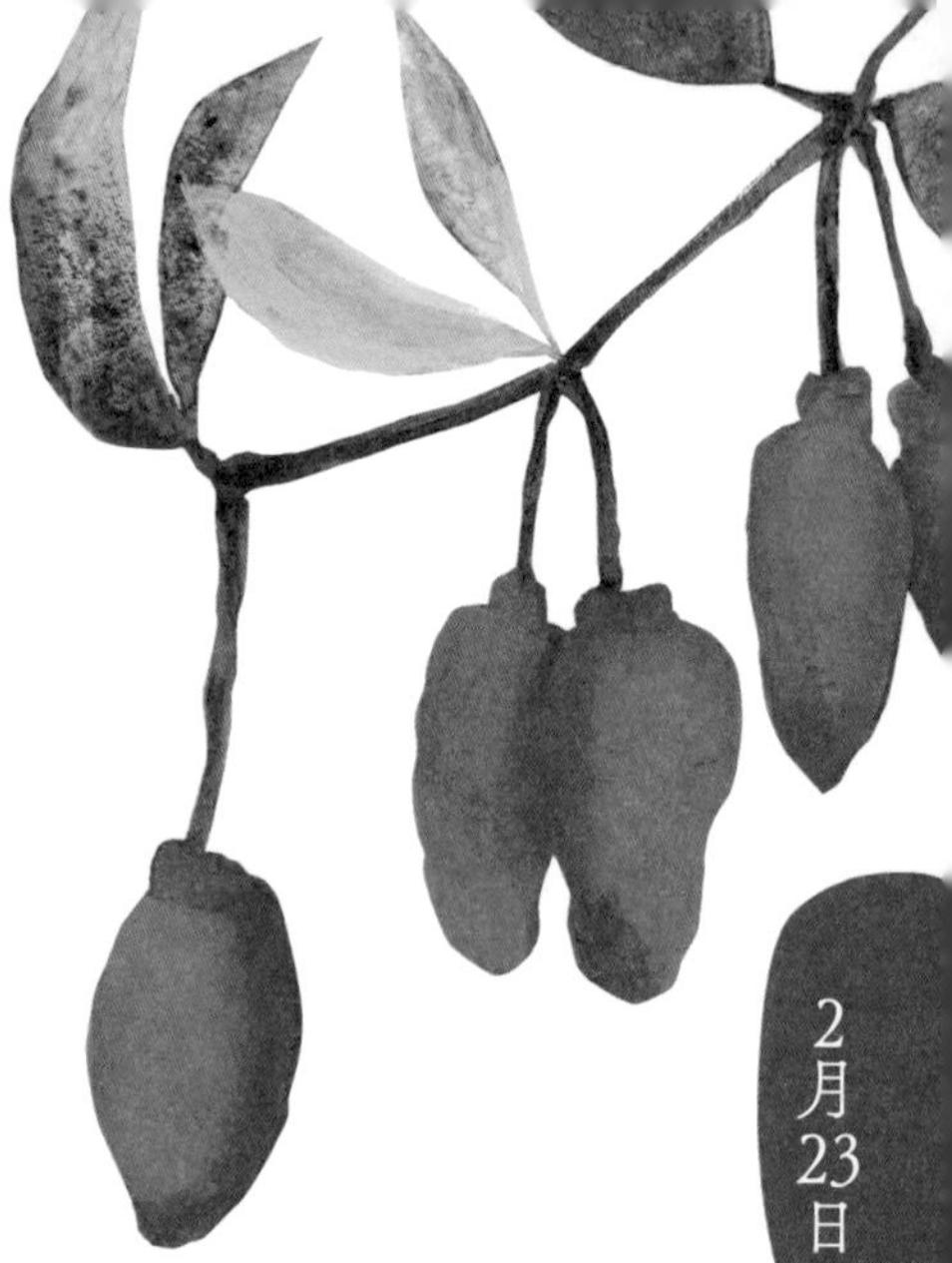

2月23日

クコをちょい足しして腎《じん》を元気に

腎を元気にする食べ物を毎日とって老化を防ぐ食べ物はいろいろあります。

まず、山芋は腎を元気にする代表的な食材として前日に紹介しました。

もう一つのチョイスは、**クコ**の実です。杏仁豆腐の上にチョコンと乗っている、赤い小さな実。あれがクコの実です。

クコの実は、漢方では**クコシ**という名前の生薬です。働きは滋補肝腎、明目、滋肺。

わかりやすくいうと、肝臓と腎臓を元気にして老化防止やイライラを解消したり、目の疲労を取り除いて視力を回復したり、肺を潤して空咳を解消するという働きがあります。

特に私は、パソコンの目の疲れをとる目的で毎日利用しています。

クコの実は、乾燥品が漢方薬局で手に入ります。水やアルコールで戻すとすぐ柔らかくなるので、そのまま食べても良いし、いろいろな料理に加えたり、菊の花と一緒にお茶としていただいたり。

とても使いやすい食材ですので、ぜひ常備してみてください。

2月24日

クコの実はスーパーフード「ゴジベリー」

クコの実は最近は**ゴジベリー**という名前で、スーパーフードとして紹介されています。

最近では、クコの実の研究が盛んに行われ、カロテンやビタミン、アミノ酸、鉄分、カルシウム、各種のミネラル、食物繊維などが含有されていることがわかりました。

栄養補給、ストレス改善、生活習慣予防、アンチエイジング、貧血予防、視力低下、美肌などなど実にいろいろな効果が期待されています。

クコの実を配合したサプリメントや化粧品などもあるように、利用法は薬膳だけにとどまりません。

薬膳やお茶に利用するときはそのまま使って、食べても良いので便利に使えます。

ゴジベリーとして一躍有名になりましたが、日本でも昔からアンチエイジングに使われていたようです。健康オタクとして有名な徳川家康も、クコの実をご愛用だったとか。

クコ酒にしたり、お茶にしたり、薬膳にはいろいろな方法が紹介されていますが私のイチオシは毎日、手軽につまむことです。

パソコンで目が疲れたり、目がかすむなどのときに利用しています（5月31日参照）。

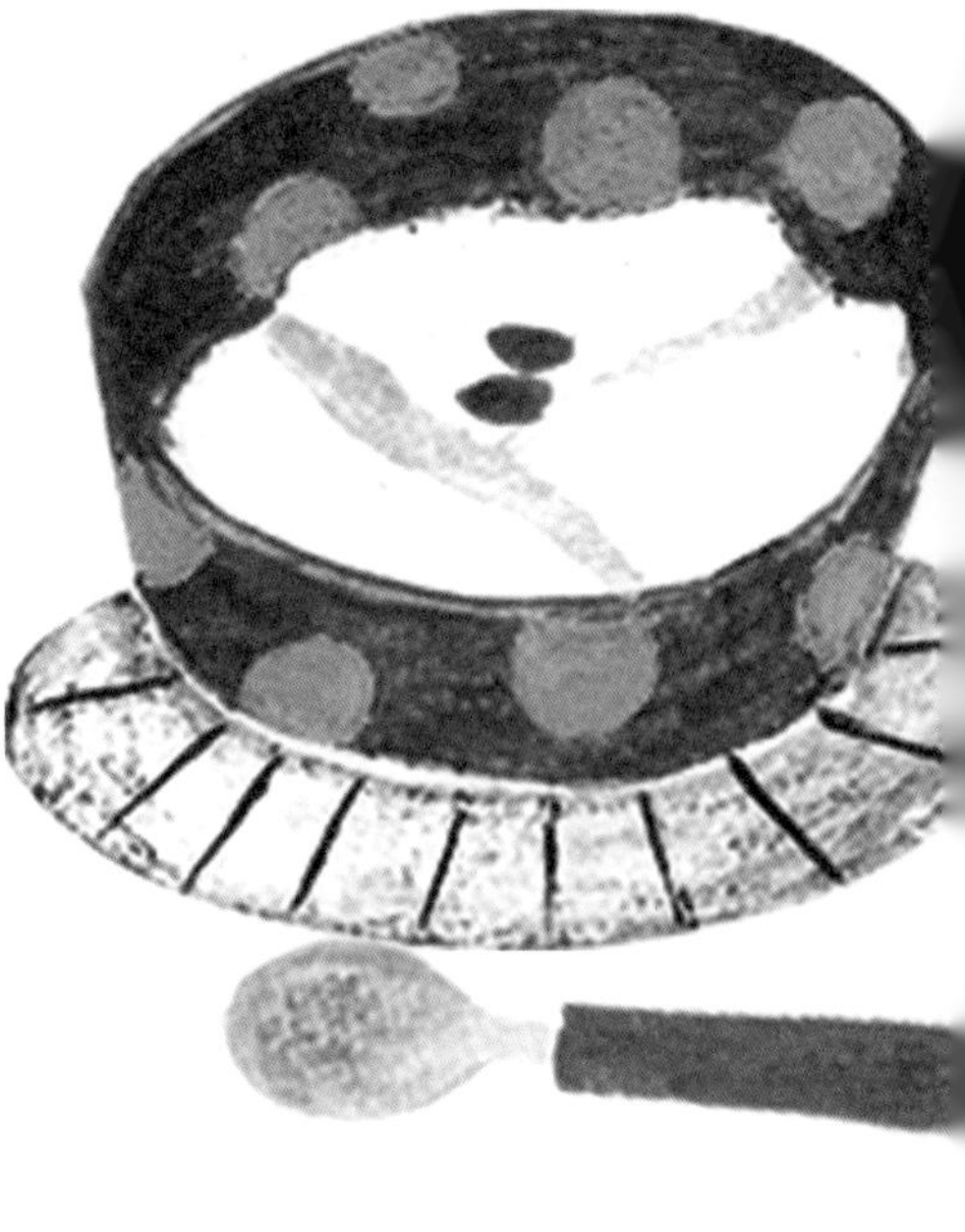

黒ゴマをちょい足しして免疫力アップ

次におすすめなのは、**黒ゴマ**です。

ゴマは**セサミン**という名前で健康食品として市販されていますね。

黒ゴマは「**黒脂麻**《こくしま》」という生薬になっています。

・肝と腎の働きを高める作用
・血を増やして精力をつける作用
・腸を潤して便通をつける働き
があります。

例えば、肝腎の衰えによるめまい、耳鳴り、足腰のだるさ、若白髪、目のカスミ、脱毛、便秘、肌荒れ…効果がいっぱいの食材です。

とくに、肝腎の陰血を補い、精血不足による若年性の白髭・白髪の治療に優れています。

ゴマは消化されにくいので、切りゴマか、すりゴマをおすすめします。

毎日、ティースプーン2杯程度を毎日のご飯に振りかけるだけ。続けやすく、便利です。

老化防止に手軽に利用でき、しかも、おいしくいただけます。

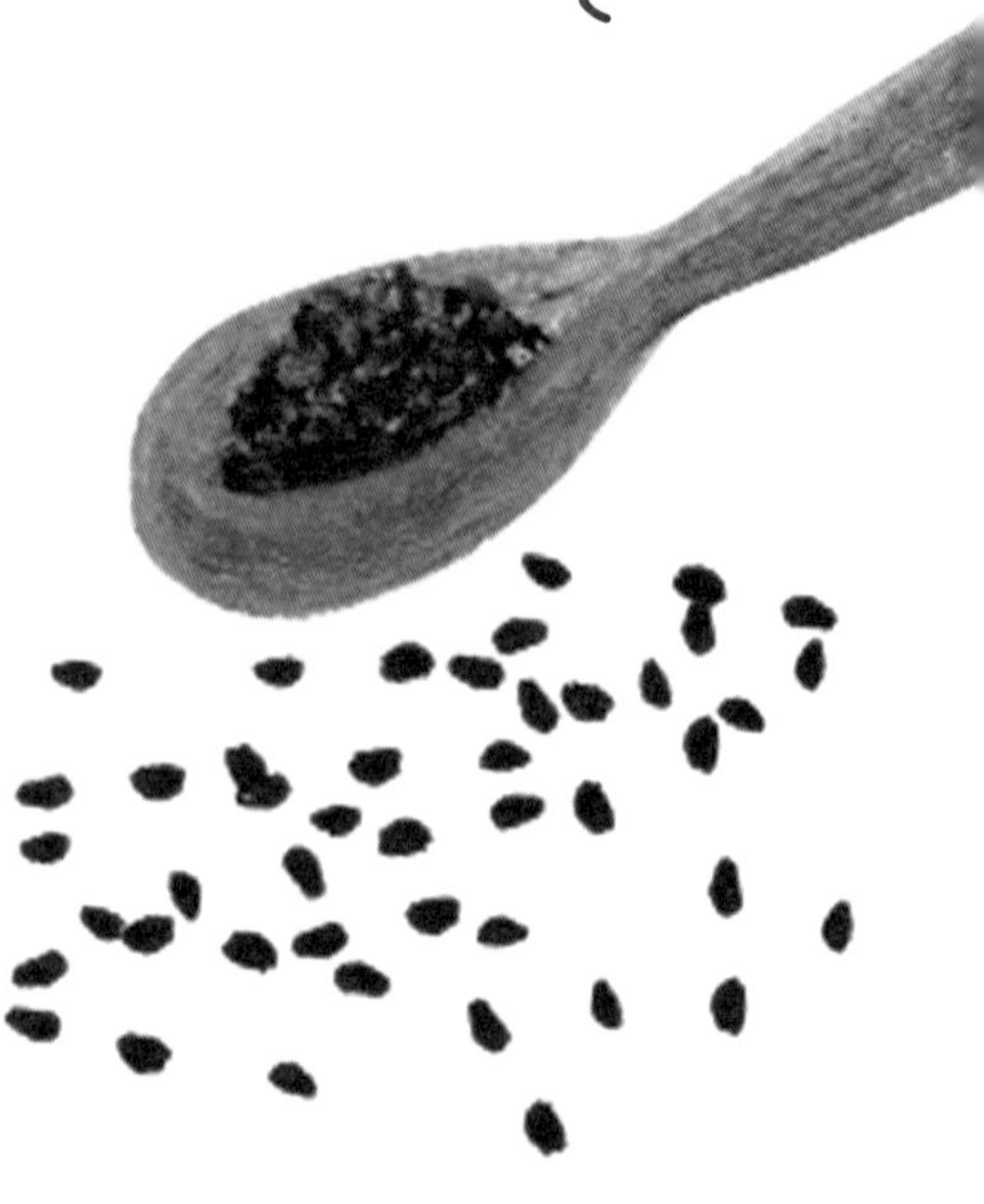

若白髪には黒ゴマを

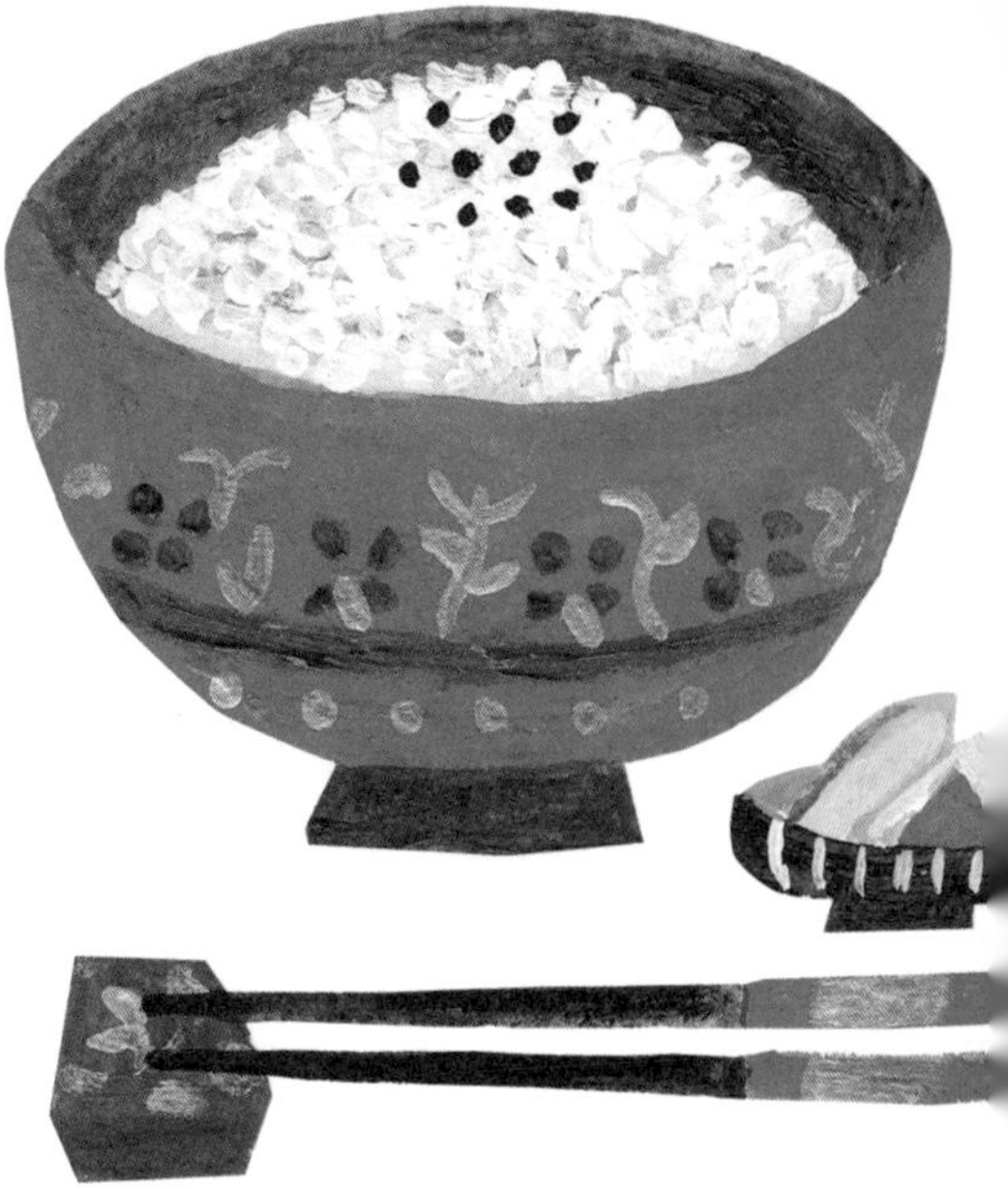

白髪は早い人は20代から生え始め、30代になるとどんどん増えてきます。

若白髪の原因は生まれつきもありますが、老化や栄養不足などが原因になるとされています。

髪の成長や発育には、タンパク質、ミネラル、ビタミンなどが必要で、その栄養を頭皮の細い血管まで届けることが大事です。

漢方では髪は**血余**《けつよ》（血のあまり）といいます。

精血同源といって、血は精に変換され、精は血に変換されます。髪の毛を見ればその人の腎の働きがわかるというわけです。

現在の医療でも髪の毛を一本取って調べればその人の栄養状態がすべてわかるそうです。

まだ若いのに白髪が増えてきたという方は、まず腎の弱りが一つの原因として考えられます。

私のイチオシは黒ゴマです。肝と腎を元気にして、精力つけて血を補う黒ゴマを、毎日ふりかけなどにして利用してください。

漢方薬や薬膳に使われているのは黒ゴマですが、白ゴマは麻油、香油として油に使われていたようです。成分的には黒ゴマはアントシアニンが多く抗酸化作用に優れ、白ごまはセサミンが多いとされます。

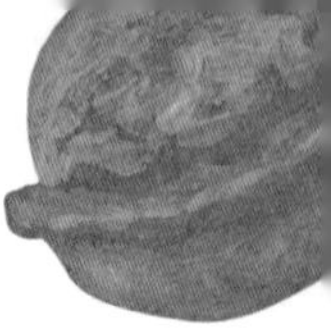

2月27日

クルミは脳と耳にいいらしい

昔は、ある臓器を強くするためには同じような形をしたものを食べると良いといわれてきました。

「**クルミ**は脳の形をしているので脳にいいらしい。耳にも似ているので耳にいいらしい」

本当なんですよ。

「腎は骨をつかさどり、髄を生じ、脳に通じる」とされています。

また、「腎は耳と二陰に開竅《かいきゅう》し、その華は髪にある」といいます。

つまり腎は生殖能力だけでなく、骨や脳、耳、髪も腎がつかさどる部位なのです。

クルミは補腎剤の分類で、ずばり、脳や骨、耳に関係するのです。

成分も何もわからなかった時代、昔の知恵の正しさに感服します。

クルミと同様に、**松の実**も腎を元気にするちょい足し漢方になります。**海松子**《かいしょうし》という生薬です。

中国では「仙人の食」と呼ばれて滋養強壮や老化防止に良いとされています。

さっと炒って、ごはんに振りかけたり、サラダやその他の料理に利用できます。

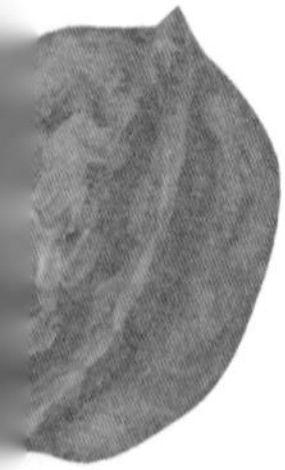

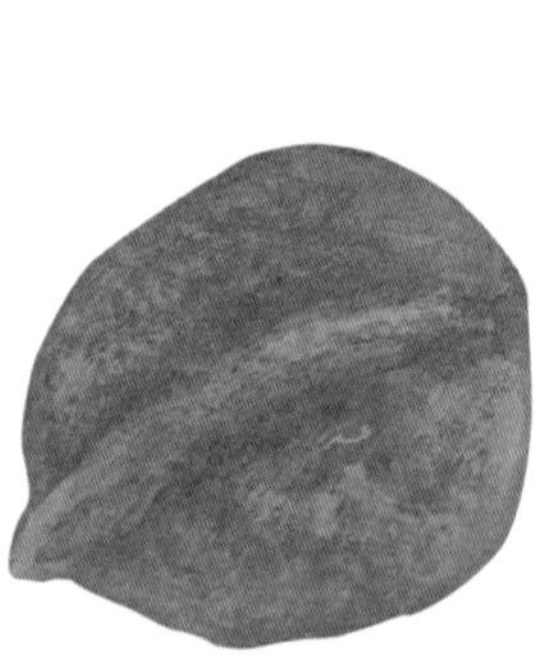

クルミで老化を防止して免疫力をアップ

クルミは最近、「**オメガ3**」というオイルを含んでいることで注目されていますね。

オメガ3は青魚に含まれるDHAやEPA、亜麻仁油、エゴマ油、クルミなどに含まれるといわれ、悪玉コレステロールや中性脂肪を下げ、メタボの予防や認知症の予防などに効果があるといわれています。

漢方ではクルミは**胡桃肉**《コトウニク》という生薬です。

腎を温めて、体を元気にする生薬に分類されています。

補腎益精、潤腸、補肺定喘という薬効があります。

ざっくり言うと、腎を補って、生殖機能を高める、腸を潤して便秘を改善する、肺の機能を良くして喘息を改善するという働きです。

具体的には腎虚による腰痛や足腰の弱り、耳鳴り、勃起不全、遺精、尿失禁、頻尿などの改善。

また、お年寄りや虚弱体質の人の潤い不足の便秘の改善、肺の気虚による慢性の咳の改善に使われています。

クルミを簡単に手軽に利用するには、私は刻んでごはんに振りかける方法をおすすめします。

もちろんパンやお菓子に使うのもOK。

お年寄りの便秘には、胡桃をすってお粥に混ぜるくるみ粥をイチオシします。

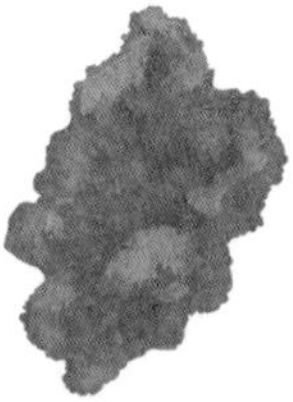

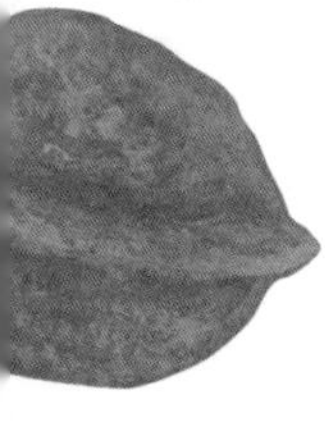

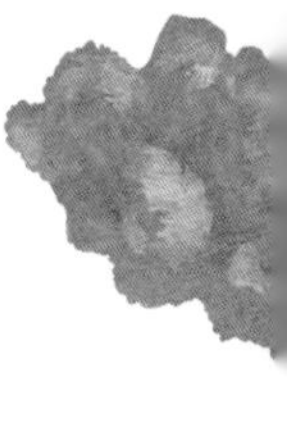

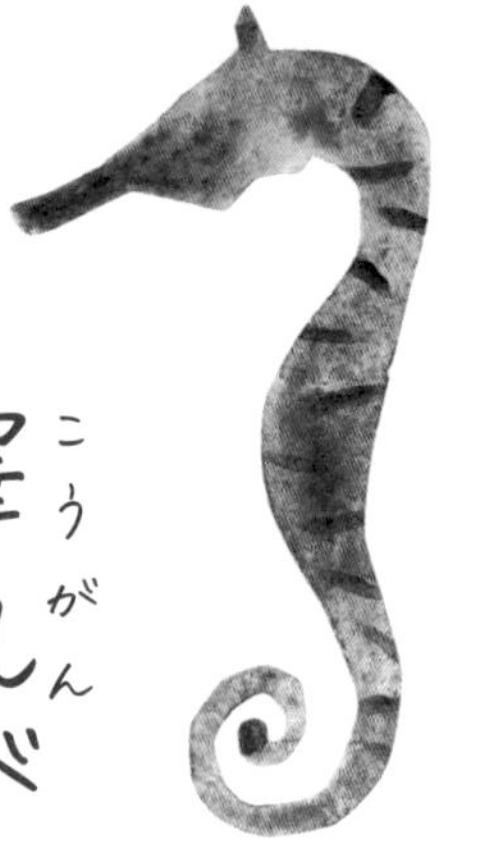

睾《こう》丸《がん》が薬に？

3月1日

腎を元気にする薬は**補腎薬**といいます。

日本のものはほとんどが植物由来のものですが、中国の薬の中には動物由来のものがたくさんあります。

「**海馬補腎丸**」という漢方薬には、オットセイの性器、タツノオトシゴ、鹿茸、ヤモリなどが入っています。また「**至宝三鞭丸**」という薬には、動物の睾丸やカマキリの巣など30種類の生薬が入っています。

動物やその性器を薬に使うという発想は、次のような根拠によるものでしょう。

肉や魚は「**血肉友情**」といって元気を補う食品とされています。また「**以臓補臓**」といって、ある臓器の働きが悪くなったときは同じ部位の臓器を食べると効果的という考えがあるのです。

一方、植物由来の補腎薬としては、山芋、杜仲、クルミ、イカリソウも腎を元気にする漢方薬の原料になっています。イカリソウは**淫《イン》羊《ヨウ》霍《カク》**といって強壮成分があるといわれ、ドリンク剤などに利用されています。

特にクルミはテレビや雑誌でも多く紹介されています。精力に自信のない方、ボケを心配している方、冷え性の方、老人性の便秘や慢性の咳に悩んでいる方におすすめします。毎日の食卓に加えてみるといいでしょう。

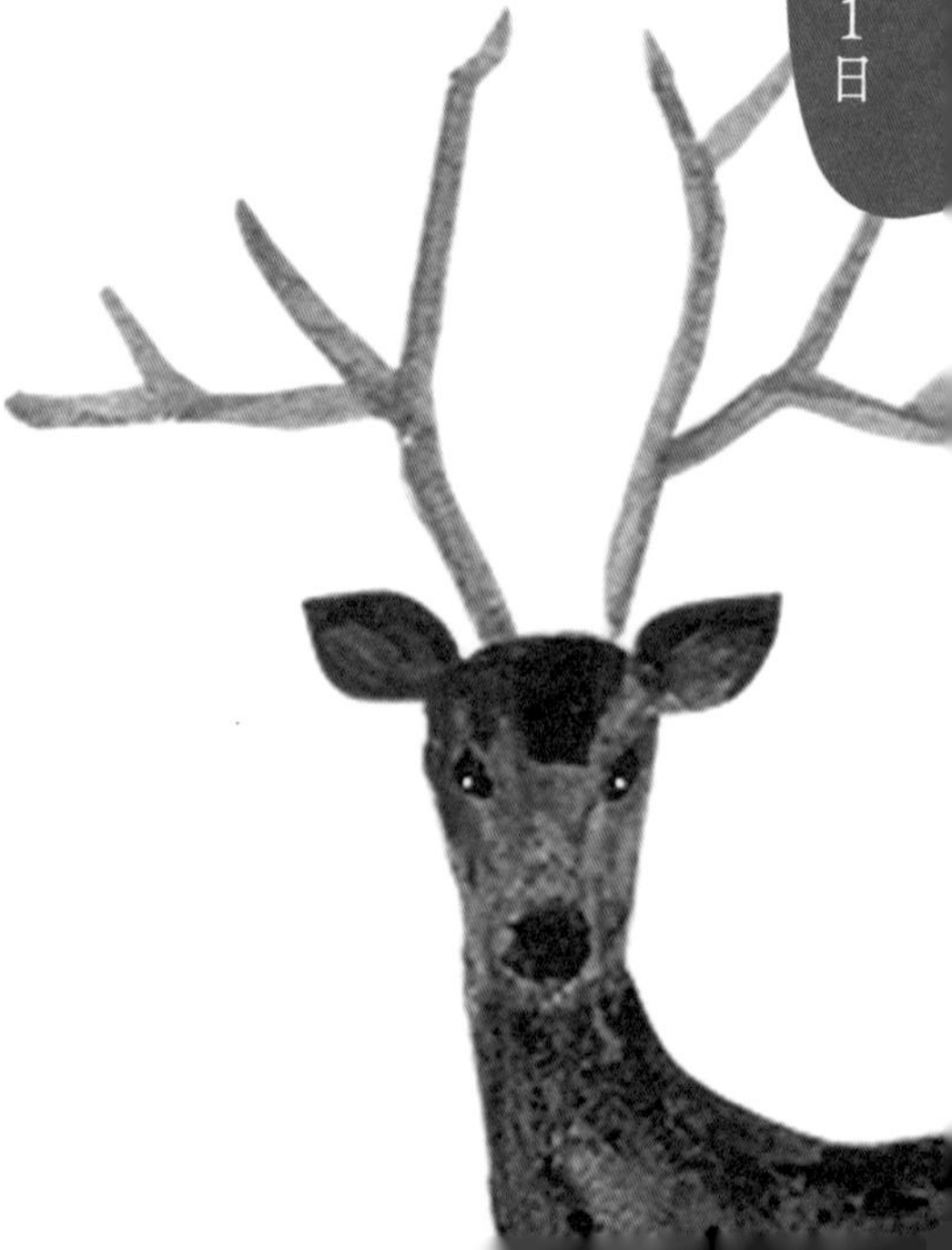

3月2日

腎《じん》の二つの働き

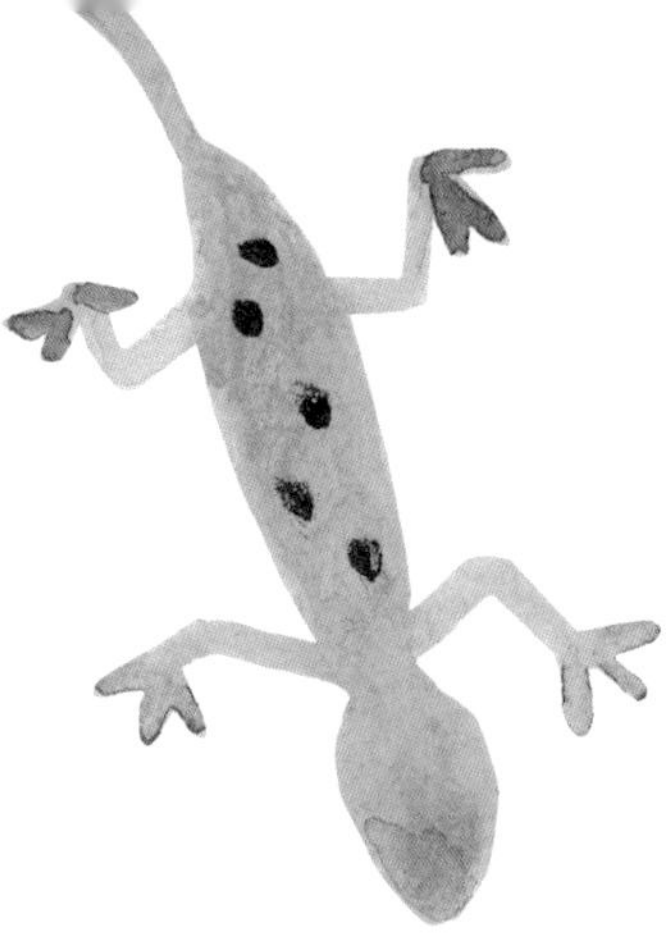

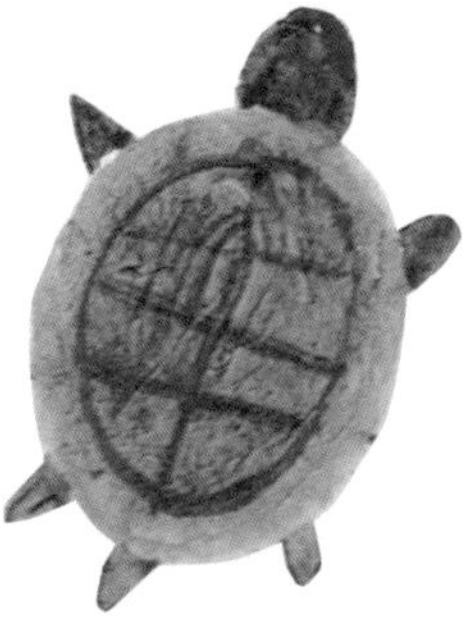

体には、体温を一定に保つような働きが備わっています。**腎陽**と**腎陰**という、相反する二つの働きが体が熱くなりすぎないように、体が冷えすぎないように、バランスを取り合っているのです。

腎陽は体を温める働き、腎陰は冷やしたり、体を潤したりして体が熱くなりすぎないようにコントロールしています。腎陰は冷却水や潤滑油をため込んだラジエーターのような働きをしています。

冬の寒い時期は腎陽が働いて体を温めてくれています。しかし腎陽の働きは年と共に減少してしまうので、年をとるとだんだん冷え性になる傾向が生じます。

一方、腎陰は体を冷やしたり、潤したりする働きがあります。

年齢を重ねるとともに潤いがなくなることは、肌荒れや手荒れで誰でも気付きますよね。

腎陽の働きも、腎陰の働きも、年と共にだんだん弱くなっていくのです。

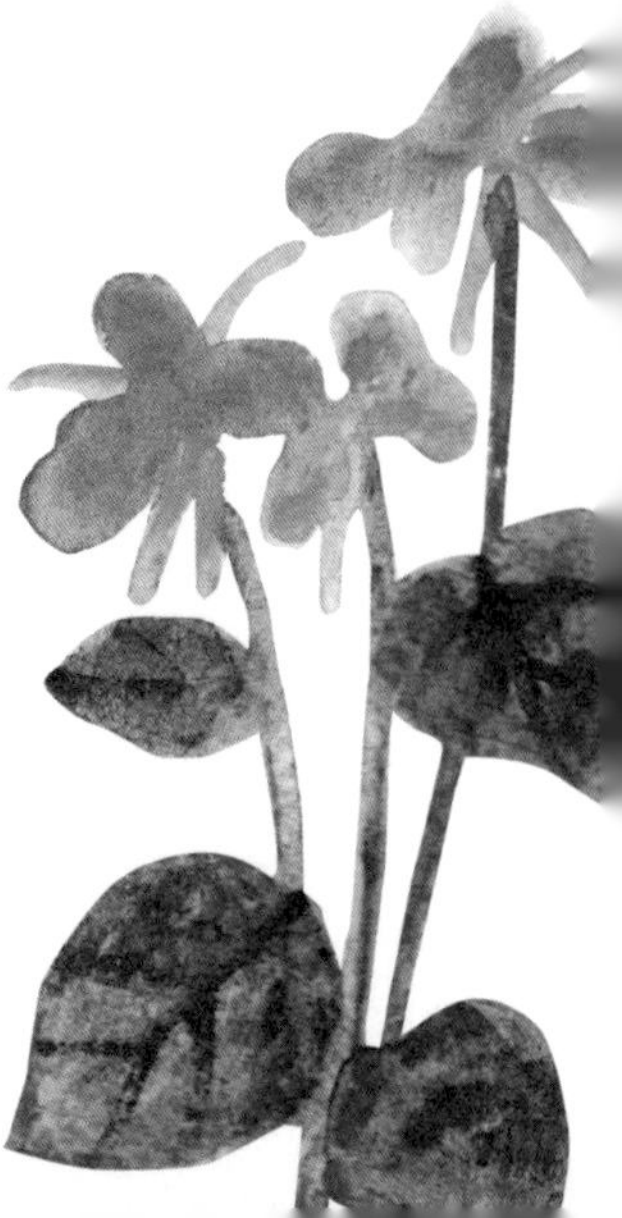

尿漏れや頻尿は大丈夫ですか

3月3日

まだまだ寒いこの頃、夜間尿や尿漏れするようになったという方、いませんか。それは**腎**が弱っている証拠です。寒い季節は、腎の働きに影響しやすいのです。

ちなみに「**腰は腎の器**」といって、腰が痛くなったり、すぐ座りたくなったり、つまづきやすくなったらそれも腎が衰えた証拠です。

腎には精を貯蔵する働きのほかに、尿を体内に貯めたり、排泄したりする機能もあります。

なので、腎気が衰えると、まず尿に異常が起こります。

腎陰が衰えると、小便の出渋りが起こったり、尿が赤くなります。

腎陽が衰えると、頻尿、尿が薄くて量が多い、夜間尿、遺尿、失禁などの症状が起こります。

また腎の陽気が衰えると、水の循環や排泄が悪くなるのでむくみを生じます。

すぐ座りたくなったり、腰痛があったり、足腰の弱りに加えて、むくみがあったら腎の弱りが原因かもしれません。

精力をつける薬として江戸時代から使用されていた**八味丸**は、高齢者の夜間尿、頻尿、むくみをとる漢方薬でもあります。

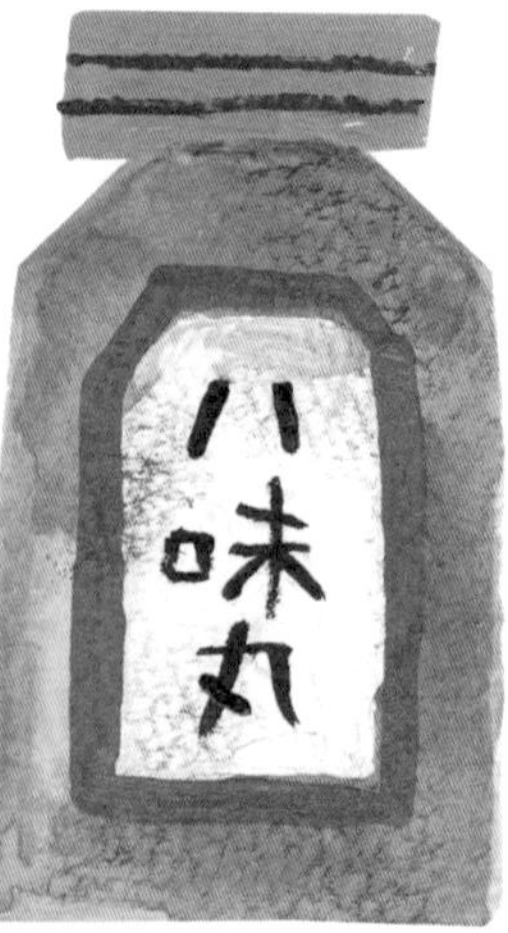

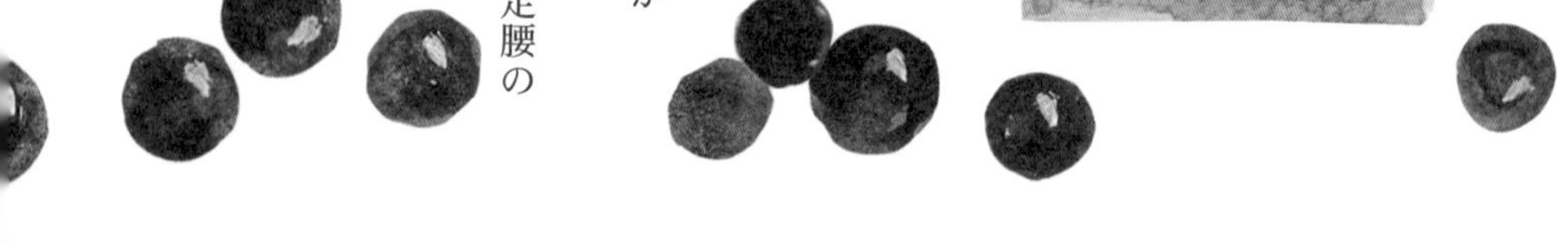

3月4日

西洋医学には「冷え性」という病名はありません

漢方では「**冷え症**」という病名があります。これは「**未病**」です。

未病とは、医学でいう健康と病気の間のグレーゾーンの状態をいいます。漢方ではこの「未病」を治す方法がいろいろある点が西洋医学とくらべての長所です。

冬になるとやる気が起きない、寒くて布団から出られない、寒い日は一日中寝ていたい、寒い日は元気が出ない…など、冷え症の方は特に冬になるといろいろな不調が起こりやすくなります。

またカゼをひきやすく、治りにくいといった免疫力低下の原因になります。

未病は、冷え症だけではありません。

なんだかいつもイライラする、些細なことで不安になる、ストレスに弱い、集中力がない、食べないのに太る、雨の日になると体がだるくなる、下半身が太りやすい、シミやしわが出やすい…そういった不調はありませんか。

こういった不調は、体質だから仕方がないとあきらめていませんか。

漢方では冷え症をはじめ、こういった体質的な不調は未病と考えるのです。

体質という未病は、毎日のちょっとした生活習慣、食事を見直すことで改善することができます。

季節ごとに起こりやすい未病を改善する工夫や食べ物を紹介していきます。

3月5日

タイプ別・冷えの改善法

漢方では冷えて困るという方に、いろいろな対処法があります。過去や現在の生活や症状を伺って、冷える原因を探るのです。

例えば、貧血の傾向のある血虚の方は手足や体を温める栄養が不足しているので冷えが起こります。血を運ぶエネルギーが不足している気虚の方は手足まで温かい血が運ばれないので冷えが起こります。それぞれ顔色や舌の色が白っぽく、元気がないというような傾向があります。

ストレスが原因で気が滞っている気滞の体質の方は、血液も渋滞して末端まで血液が運ばれないのが原因です。いつも緊張している方や、ストレスが多い生活環境の方が多いです。

食生活の乱れから血の滞りが起きている瘀血《おけつ》の方も同じように血流が悪くなっているのが原因です。足腰は冷えているのに顔がのぼせているような傾向があります。

食生活の乱れから水毒の体質の方も、体の中の水によって体が冷えます。冷たいもの、甘いものなどの過食によって水はけが悪くなっている水太りの方が多いです。

年と共に冷え性になる方は腎の陽気が衰えた方です。腎陽が衰えてしまったときの寒さは**腎陽虚**といって、いわゆる本当の冷え症で深刻な問題です。腎陽が衰えないように若い頃からの手当てが大事です。

冷蔵庫や冷凍庫から出して食べるものを減らして、腎を元気にする食べ物をとり、夏野菜のサラダなどを避け、朝食には必ず温かいものをよく噛んで食べましょう。また筋肉を鍛えて体脂肪率を落としましょう。

冷え症の体質改善には長い時間、コツコツ続けることが必須です。

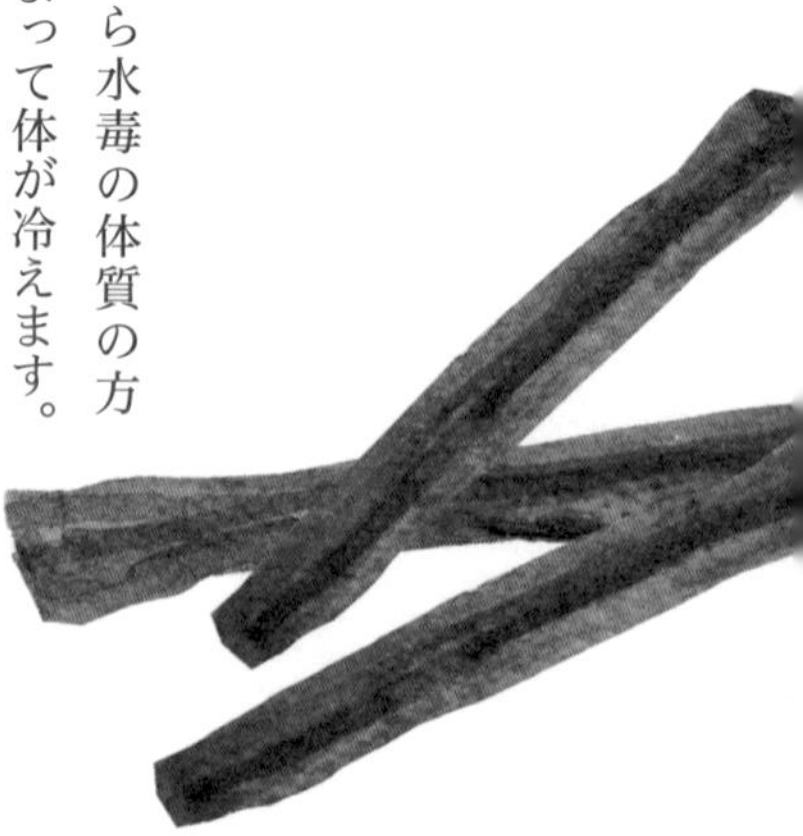

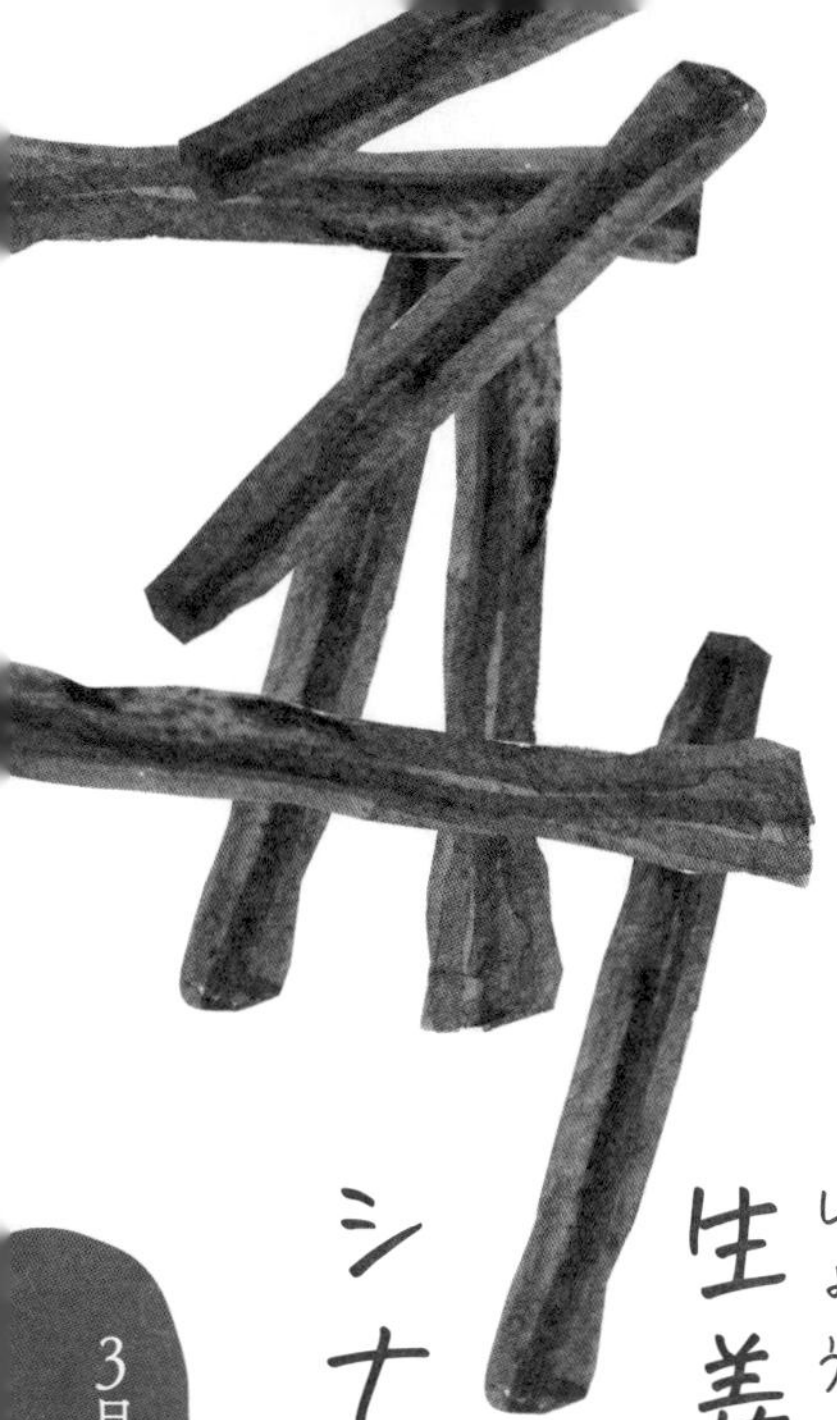

3月6日

生姜《しょうが》、乾姜《カンキョウ》、シナモン

冬の季節に起こる冷えについて考えます。

①寒い日に一日中外出した、冷房の中で会議をした、などの環境の理由で冷えたとき。

②冷たいものを食べた、冷えたビールを飲んだなどの原因で内臓から体が冷えているとき。

③腎の衰えによる本当の冷え性。

それぞれの場合について、体の表面の冷えをとる食材、胃腸など内部の冷えをとる食材、腎の衰えを防ぐ食材があります。

カゼなどのときに体の表面を温めて汗と一緒にカゼを追い出す目的のものは**辛温解表**という分類に。ちょい足し漢方の代表は生姜《しょうが》や紫蘇《しそ》です。

胃腸や内臓を温めて冷えによる下痢や胃痛、生理痛を治すものは**温裏**という分類に。ちょい足し漢方の代表は生姜を乾かした乾姜《カンキョウ》、山椒、丁子《ちょうじ》、ウイキョウなどの香辛料です。

生まれつきの冷え症や冷える環境で腎の働きが悪くなって起こった冷え症を治すものは**補陽**という分類に分けられます。ちょい足し漢方の代表はシナモン、クルミ、杜仲などです。

それぞれの食材の特徴を生かして、冷え性対策に役立ててください。

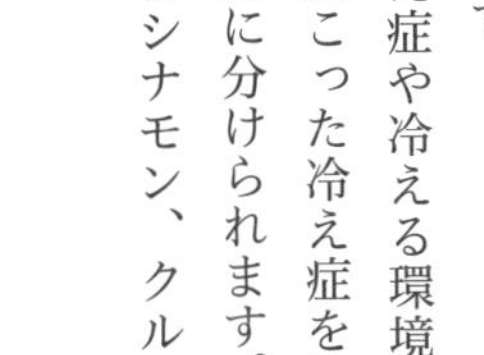

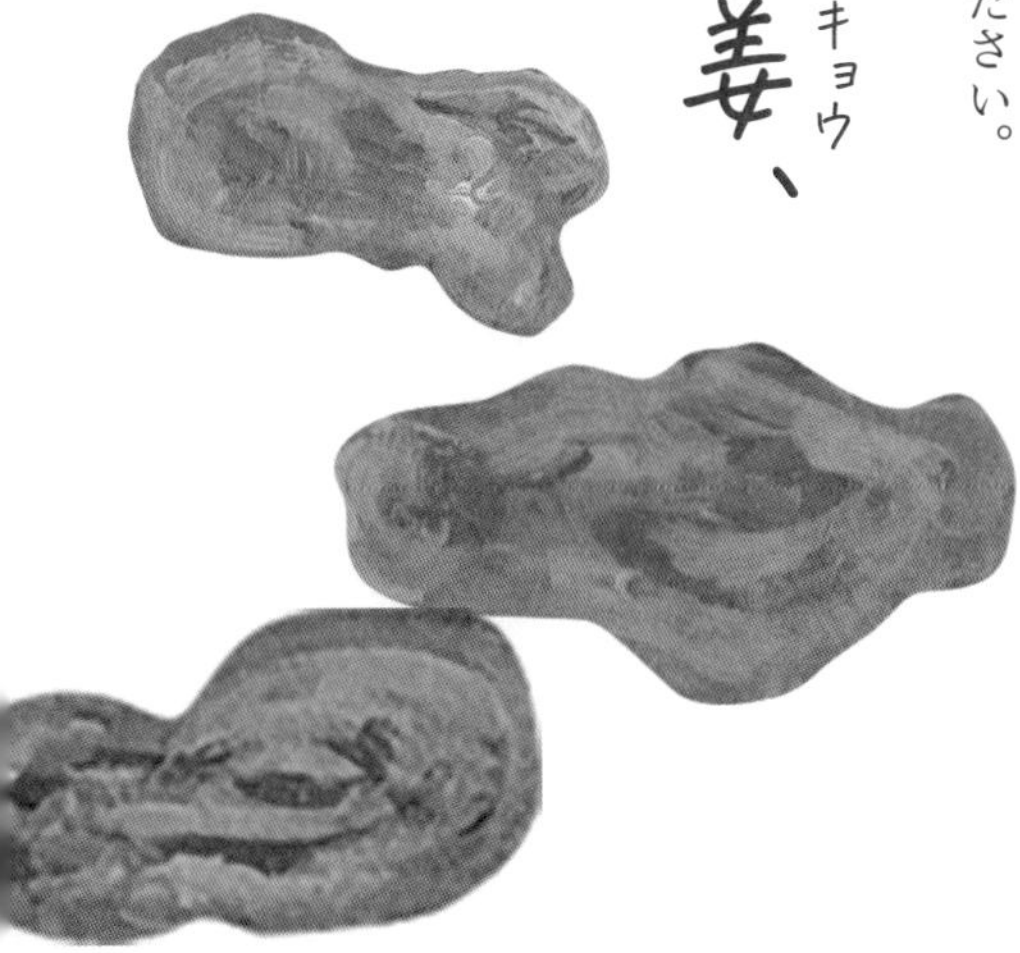

生姜《しょうが》は乾かすと乾姜《カンキョウ》に

3月7日

生姜《しょうが》はカゼの初期にゾクゾクする寒さをとるのに優れています。

しかし、生理痛やアイスクリームを食べすぎてお腹をこわしたようなときには、生姜を蒸して乾かした**乾姜《カンキョウ》**のほうが優れています。

生姜はカゼなどのときに体を温めて発汗させて熱を下げたり、胃腸を温めて、吐き気などを止める作用があります。

それに対し、乾姜はもっぱら体の内臓を温める目的で使われます。

お腹を温めていろいろな不調を治す働きがあるので、お腹が冷えて痛んだり、寒さで痛みが増す生理痛や冷たいものを食べて下痢をしたときに使えます。

また肺を温める働きもあるので、肺が冷えて咳が出たり、薄い痰が出るときに使います。

生姜を薄くスライスして、蒸し器で蒸して、少し茶色くなったものを天日干しすれば乾姜が出来上がります。

すって粉にすれば、ホットミルクやホットウイスキー、紅茶などに入れて利用できますね。

面倒なときは乾燥してある生薬が漢方薬局などで手に入ります。

私は30％のホワイトリカーに乾姜をつけて薬洋酒を作り、ハチミツを入れた紅茶に利用してみました。

生姜と同じようにピリピリした味が舌に残るので、好き嫌いがあると思いますが、とても温まります。

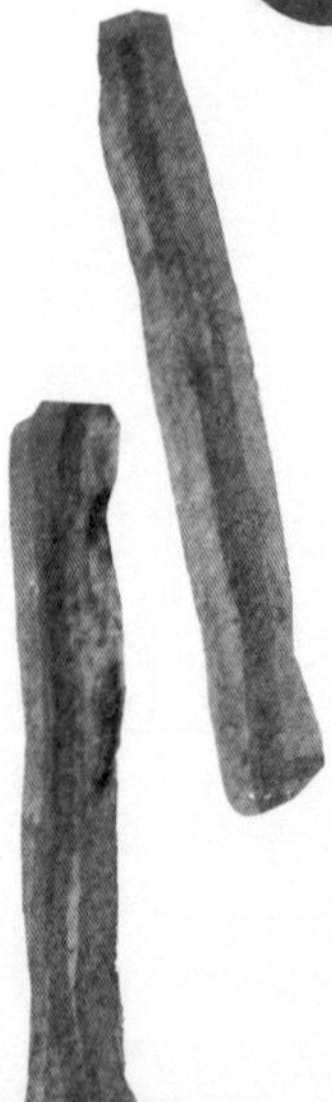

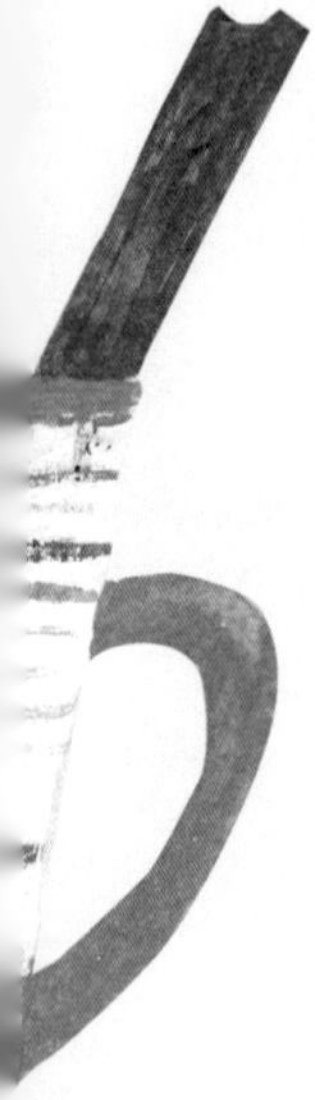

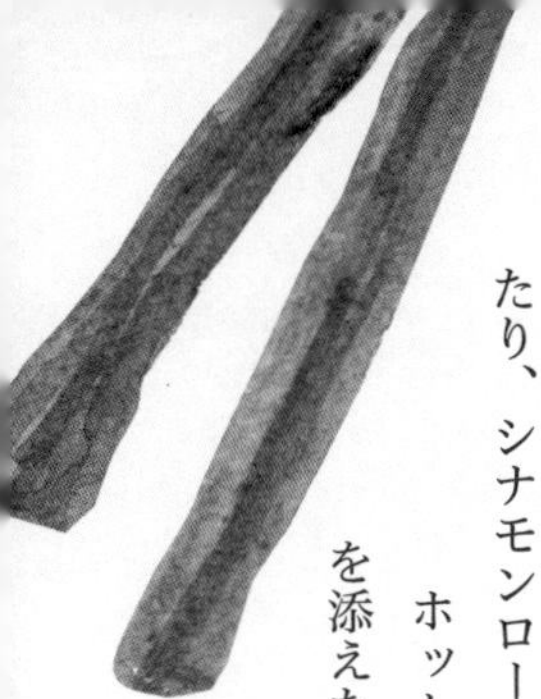

シナモンは冷えに最強

シナモンは桂皮《けいひ》という生薬です。桂の木の皮の部分です。

食べ物には冷、涼、平、温、大熱という分類がありますが、シナモンは一番温める力が強い大熱という分類になります。古くから香辛料として、またハーブとしても使われます。さわやかなシナモンの香りは京都の名菓「八つ橋」でもおなじみのものです。腎を温めて体全体を温めたり、足腰の冷え足腰のだるさ、夜間尿や頻尿などに使われます。また胃腸を温めて、腹痛や下痢を改善する効果もあります。

刻んであるものや、シナモンスティック、シナモンパウダーなどの形でも使われます。

薄切りにしたリンゴにシナモンパウダーをまぶしたり、シナモンロールというパンもあります。

ホットミルクにシナモンスティックを添えたり、ウイスキーのお湯割りにシナモンスティックを添えると香りも良く温める効果も倍増します。冬の夜に特におすすめします。

ただし、シナモンは長期間一日10g以上摂取を続けると、肝機能に障害が出るとされています。

漢方薬には寒さによる痛みに15〜30g使用する場合もありますが、平均の使用量は3〜10gです。健康に用いるには上限一日3gくらいに抑えてください。

煎じて使う場合は、薬局で刻んである生薬が入手できます。

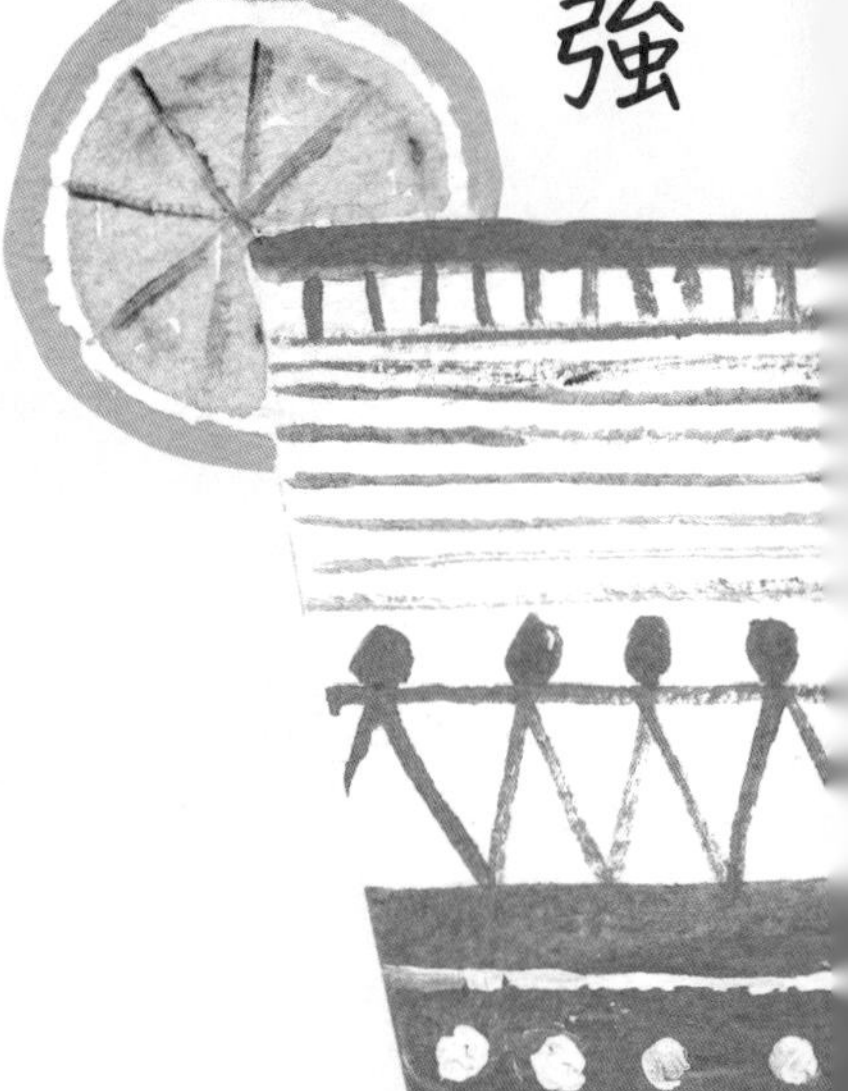

杜《と》仲《ちゅう》茶《ちゃ》も冷えにおすすめ

杜仲《とちゅう》は杜仲という木の樹皮です。肝と腎を温める効果があります。

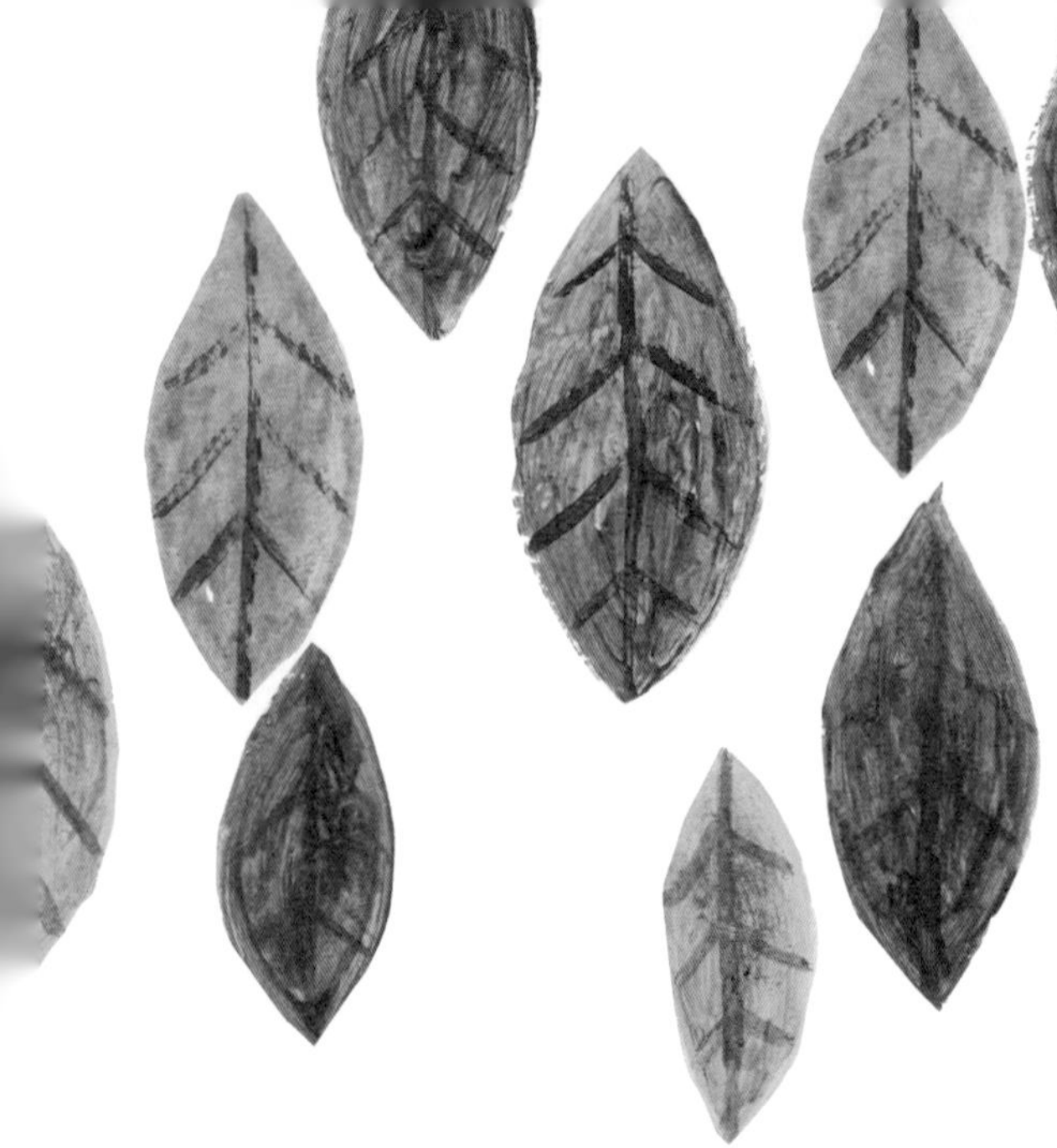

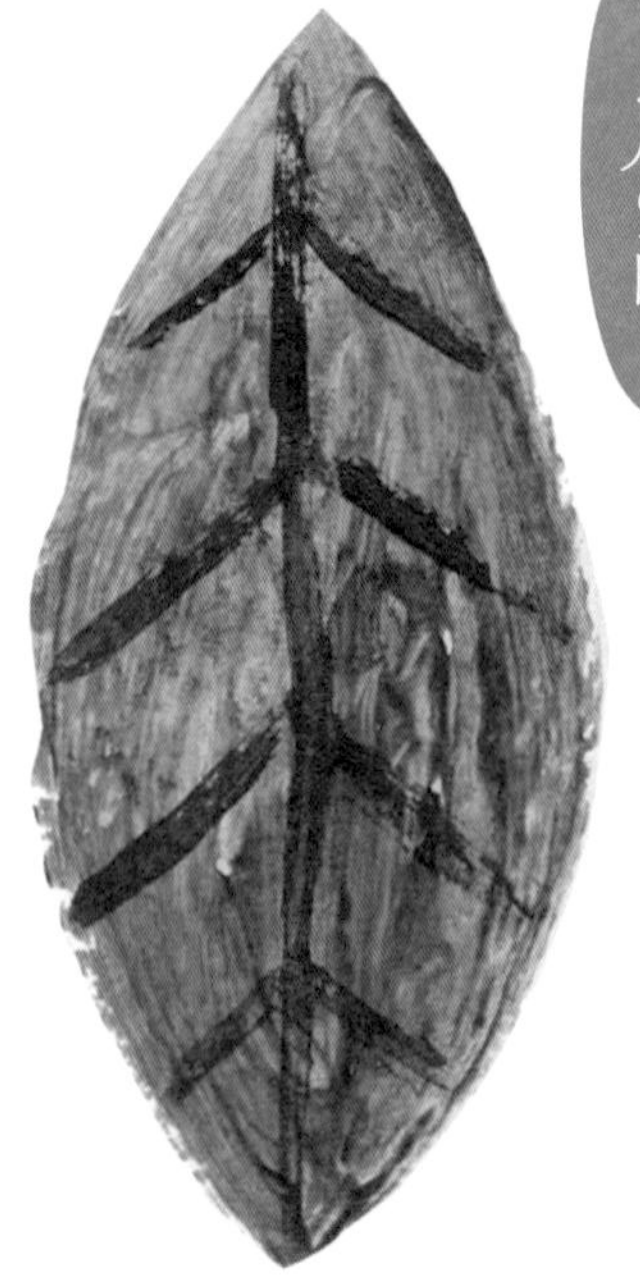

また腰痛や膝や腰のだるさを改善したり、筋骨を強くする効果があります。

『神農本草経』という昔の本には「腰や背の痛みを治したり、元気を出したり、背骨を強くしたり、長く服用すると老いない」という素晴らしい効果が書かれています。中国では「不老長寿の薬」として親しまれているそうです。

日本でも杜仲茶は老化防止、ダイエット、生活習慣病の予防などを期待して多くの方に愛用されています。内臓脂肪の減少効果、血管若返りの効果の実験データが示されています。

お茶は毎日いただくので体質改善には効果的です。ご自分の好きな香りや味で楽しむのがよいでしょう。

3月10日

生野菜の過食は免疫力を下げる

サラダバーのついたファミレスに行くと、目につくのは若い女性の食事の傾向です。

サラダを必要以上にたくさん取り分けているのが気になります。

夏場は生野菜をおすすめしますが、レタスやトマト、キュウリなどの**夏野菜は、体を冷やします。**

拝見すると大抵、野菜に見合うだけの主食が少なく、タンパク質が不足している傾向があります。そのような方は、一見スマートなのですが、よく見ると下半身が太く、おなかのあたりの筋肉がついていない傾向があります。

このまま同じ食生活を続けると、冷え性になって、血の巡りが悪くなり、いろいろな不調が起こることは想像がつきます。例えば下半身太り、ポッコリお腹、目の下がたるむ、バストが下がる…などなど。何より腎の働きを悪くして、老化や不妊、生理不順など多くの原因になるだけでなく、新型コロナなどのウイルスと戦う免疫力を低下させてしまいます。

逆に脂っこいもの、甘いもの、冷たいものを過食する方の多くは、体に熱を持った湿熱タイプである傾向があります。そのような方は、生野菜のサラダをたくさん召し上がってください。

夏の季節に、寒湿と湿熱のタイプの方のちょい足し漢方を紹介していますので参照してください（7月18日）。

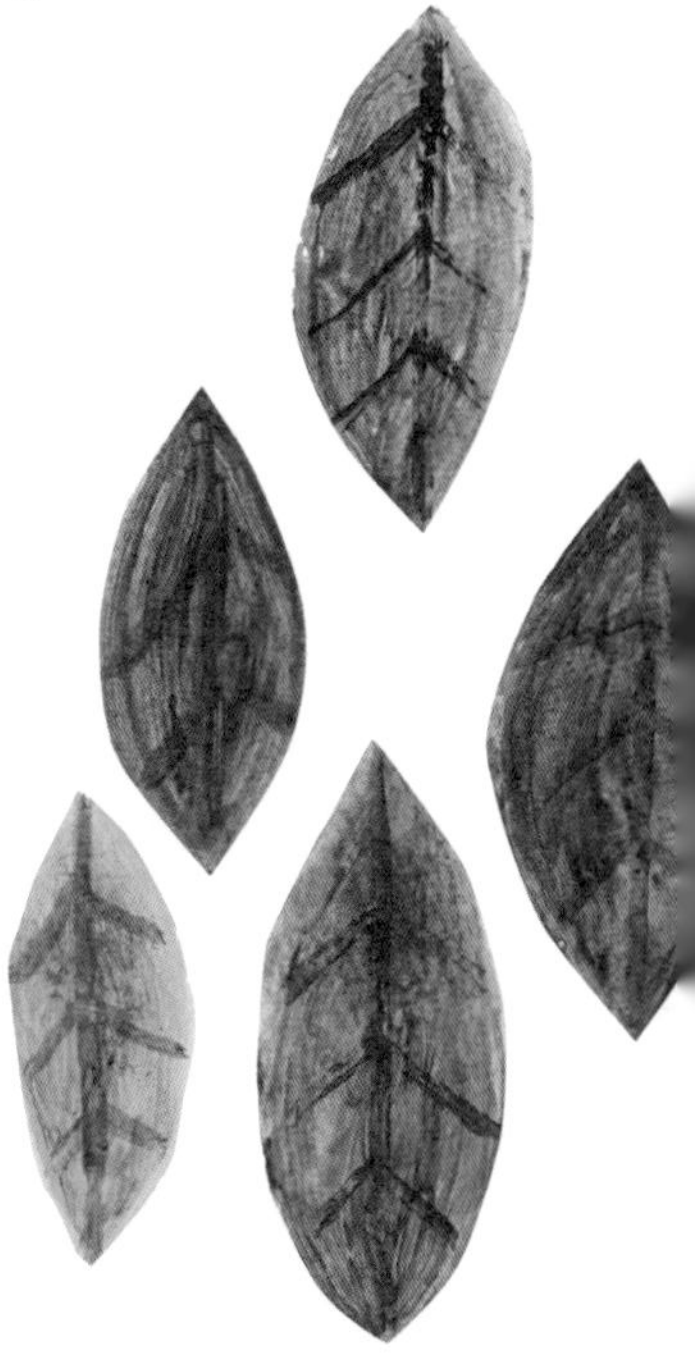

その「元気」は勘違い？

3月11日

この頃すごく元気。以前より元気になって、頑張れるようになった。足の裏が火照って冷えなくなった。…なんて喜んでいる方いませんか？

この変化は、「**陰虚**《いんきょ》」かもしれません。

ご隠居さんではありませんよ。つまり**腎陰**が衰えてきた証拠なのです。

陰虚の状態は陰陽のバランスが崩れて、腎のラジエーターの力（冷やす力）が不足した状態です。

こうなると、いやな熱症状が出てきます。

火の勢いも弱いのに、やかんの水はもっと少なくなってしまってプスプスしている状態です。

ボーっと暑い、足の裏が火照る、喉が渇く、興奮しやすい、顔面が紅潮して、話し声が大きくなる、などです。

注意しないといけないのは、この陰虚は、自分は元気なんだと勘違いしやすいところです。

いわゆる「空元気」なんですよ。

勘違いして頑張りすぎて突然倒れてしまうことがあるので注意してください。

特に**陰虚火旺**という状態は、元気な人が突然倒れてしまうことがあるので要注意です。

ゴルフ場などで突然倒れる方もいます。

興奮しやすくなって、一見元気になったら要注意です。

陰血は主に夜間の睡眠中に作られるので、睡眠不足の方は「陰虚」の傾向が強まります。

疲れていないと思っても、休養と、睡眠を充分とることが必要です。

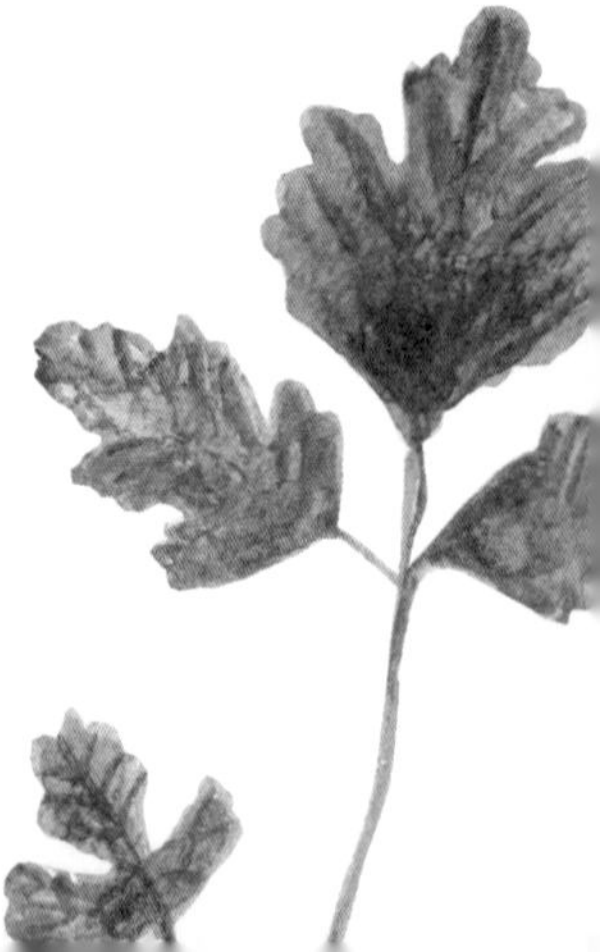

3月12日

潤い不足

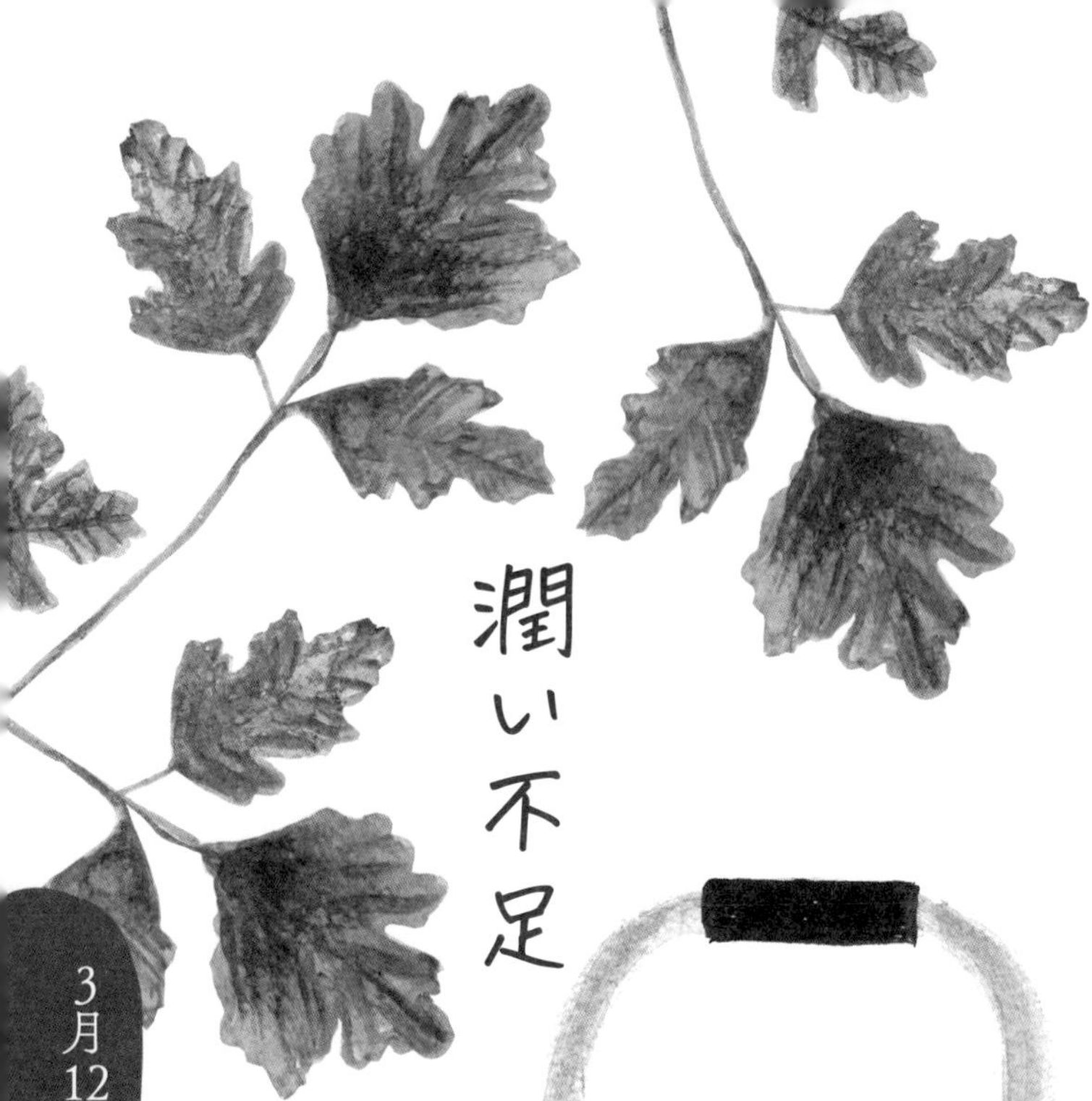

腎のラジエーターの働きが悪くなると、体のいろいろなところに潤い不足が起こります。**腎陰**は体の臓腑や器官を滋養して潤す働きがあるのです。

まず多くの方が手指の乾燥を感じます。スマートフォンを指で操作できないという経験、ありませんか？ また、スーパーでレジ袋を開けるのに苦労する人をウォッチするテレビ番組がありました。中年の女性はもれなく、四苦八苦していました。

そして、更年期の女性から多く相談されるのが、性交痛です。潤いを補充するゼリーをおすすめしますが、パートナーの思いやりが大切です。

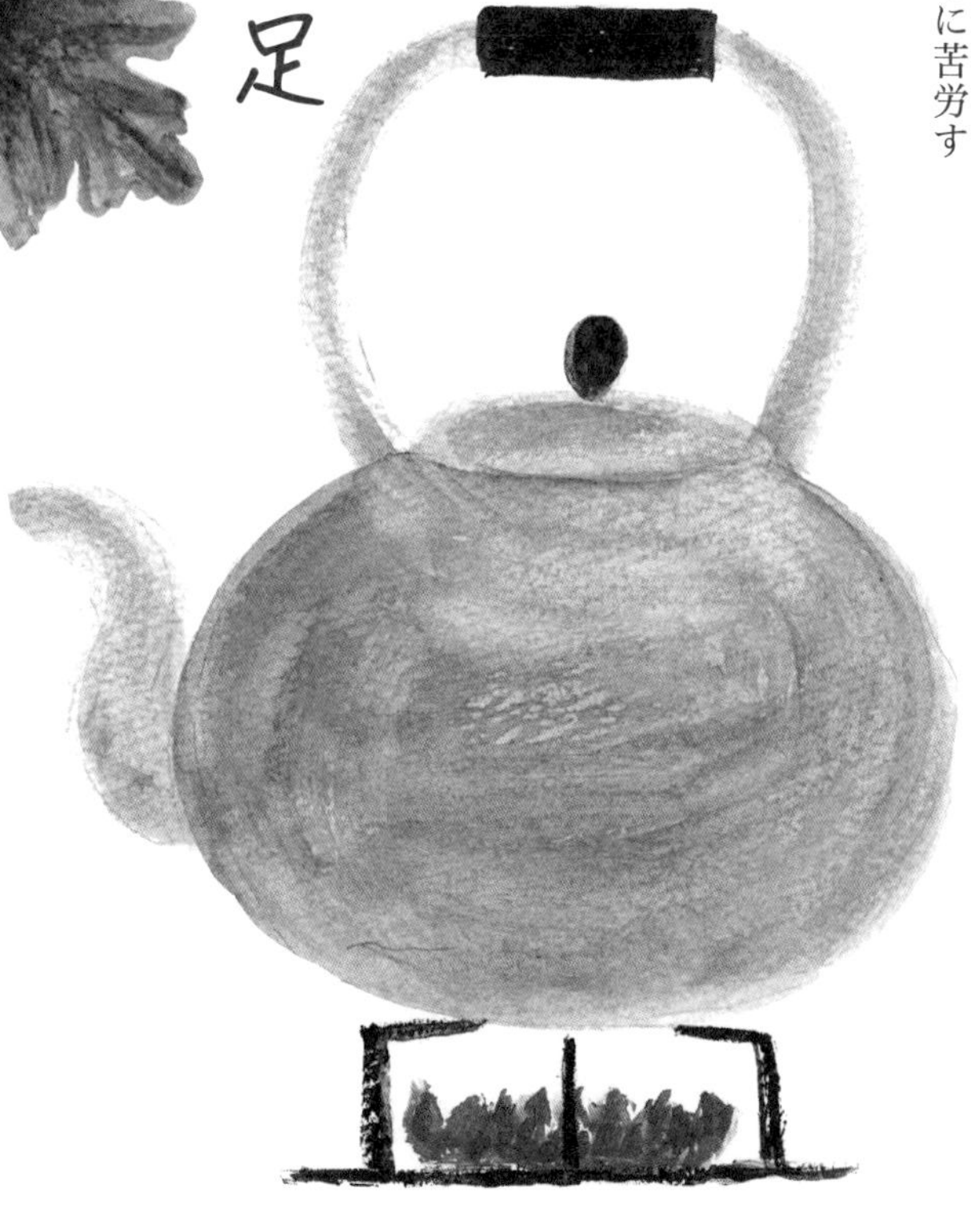

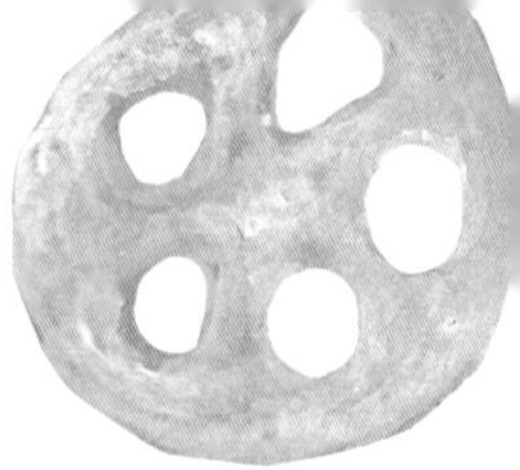

老化の潤い不足にこんな食べ物を

3月13日

腎陰が衰えるとさまざまな症状が出てきます。

五心煩熱《ごしんはんねつ》といって、胸や手のひら、足の裏が熱くなるだけでなく、のぼせ、足腰のだるさや痛み、歯のぐらつき、小便の出渋り、喉の渇き、耳鳴り、目のかすみ、頭のふらつき、不眠、寝汗、喀血《かっけつ》、勃起しやすい、夢精、踵の疼痛、声が出ない、空咳、などです。

そんなにはっきりした症状がなくても、誰でも感じることは、年齢に伴って肌の潤いが不足することです。特に寒さと乾燥の冬場には手荒れや肌荒れのご相談が多くなります。

腎陰が衰えて体の潤いが不足したときにおすすめの食べ物があります。

・ゆり根、白キクラゲ、松の実、レンコンなど白い食べ物
・スッポン、エビ、アワビ、ホタテ、牡蠣、豚肉、カモ肉など必須アミノ酸の豊富なタンパク質
・杏《あんず》、レモン、ブドウ、など酸っぱくて甘いもの

スイカ、キュウリなど夏にとれるものはぼーっとした暑さを静めます。

手荒れや肌荒れに特におすすめの食べ物は、ゆり根、白キクラゲ、レンコンなど白い食材です。

私のイチオシは**白キクラゲ**です。

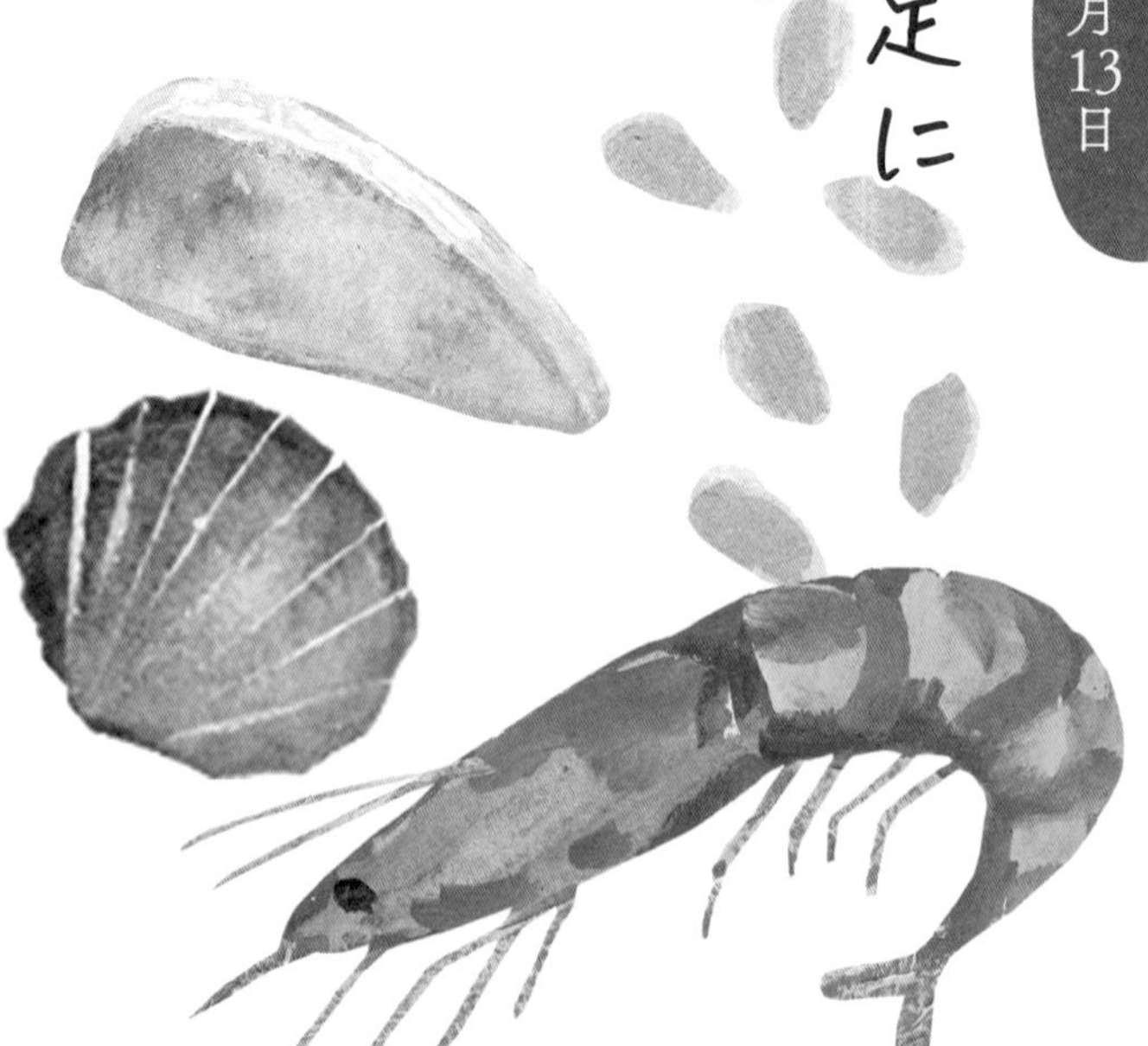

陰虚には若い方も注意

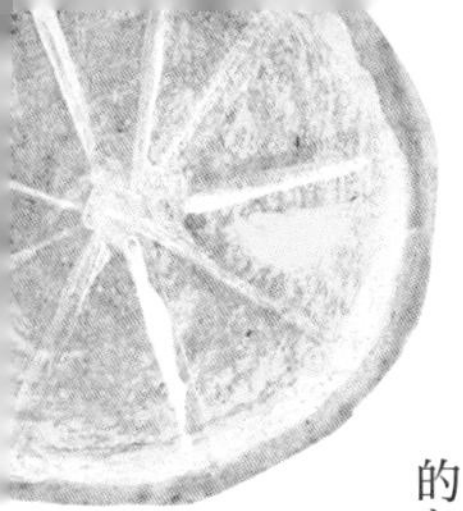

暑くても汗をかけない人、いませんか。

スポーツクラブで運動したり、サウナを利用しても、汗をかけなくて、かえって調子が悪くなるというご相談を受けることがあります。

熱いときは、熱を放出するために汗を出して体温を調節しています。

しかし、体に潤いを与える血や水が不足していると、熱が体の中に残ってしまって、ボーッとした暑さが残ってしまうのです。

若い方でも働きすぎ、スポーツなど活動しすぎ、睡眠不足、セックスのしすぎ、加齢などが原因で血や水、精が不足すると**陰虚**という体質が生まれます。

午後になるとボーっと頬骨のあたりが赤くなったり微熱が出る、喉が渇く（ガブガブ飲むほどではなく潤す程度で収まる）、寝汗が出る…など特徴的な症状が出てきます。

残業や試験勉強で徹夜が続いた後で、午後になるとボーっと頬が熱くなる経験ありませんか。

長風呂や激しいスポーツ、過労を避けて、23時〜午前3時までのゴールデンタイムの睡眠を心がけてください。

そして前述の食品を心がけ、まず陰虚を改善することが前提になります。

血や水の不足を補って、元気に汗をかける体質を目指しましょう。

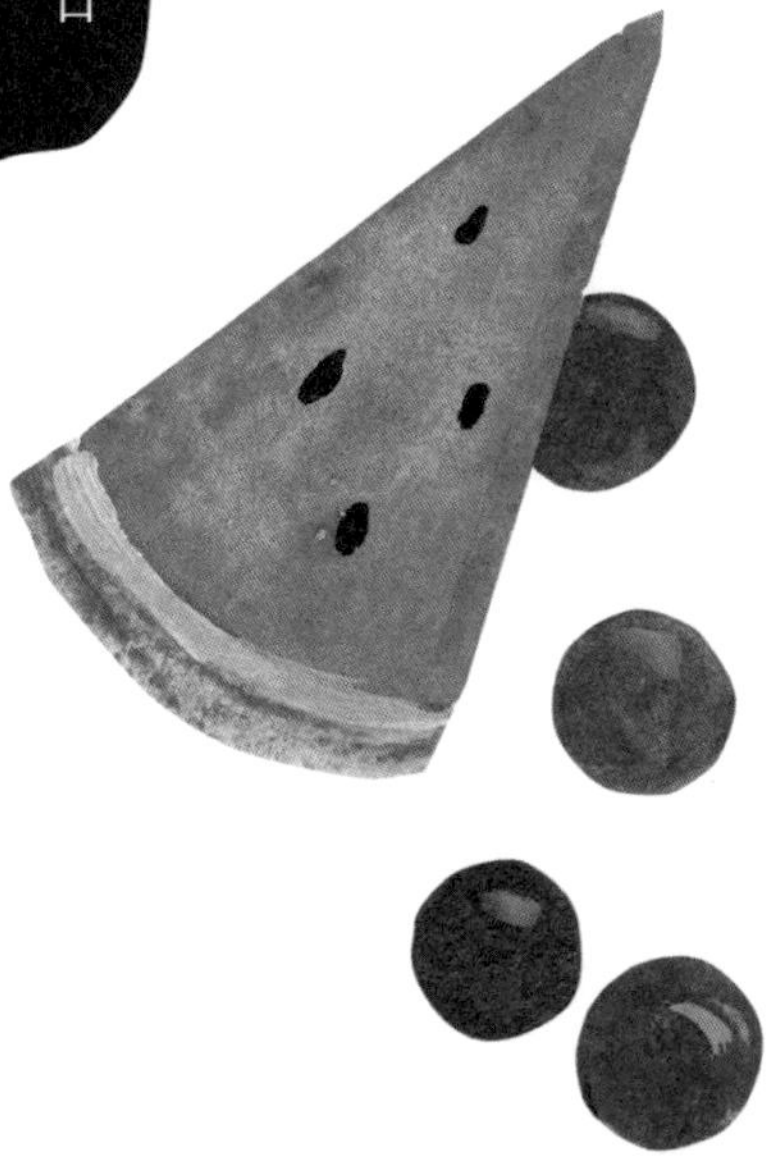

3月15日

白キクラゲは女性の味方

竜眼肉や白キクラゲ、真珠粉などの薬膳の説明を見ると、楊貴妃や皇太后、篤姫などが好んでいたとかの記述を見かけますが、真偽のほどはいかに。

白キクラゲを乾燥したものは**銀耳**《ぎんじ》という名前の食べ物です。

効能は、滋補生津、潤肺養胃。

わかりやすく言うと、腎陰の不足による喉の渇きを止めたり、肌の潤い不足を補ったり、肺を潤し胃腸を保護するという効果です。

白キクラゲは、水で戻して、軸の硬いところを除いていろいろな料理に使うことができます。すぐ柔らかくなるので使う分だけその都度戻してください。倍以上に増えるので注意してください。

味がなくコリコリした舌ざわりで酢の物、デザート、スープなど工夫次第で楽しめます。

白キクラゲは、中華街などで手に入ります。中国では不老不死の高価な食材として昔から人気があったようです。

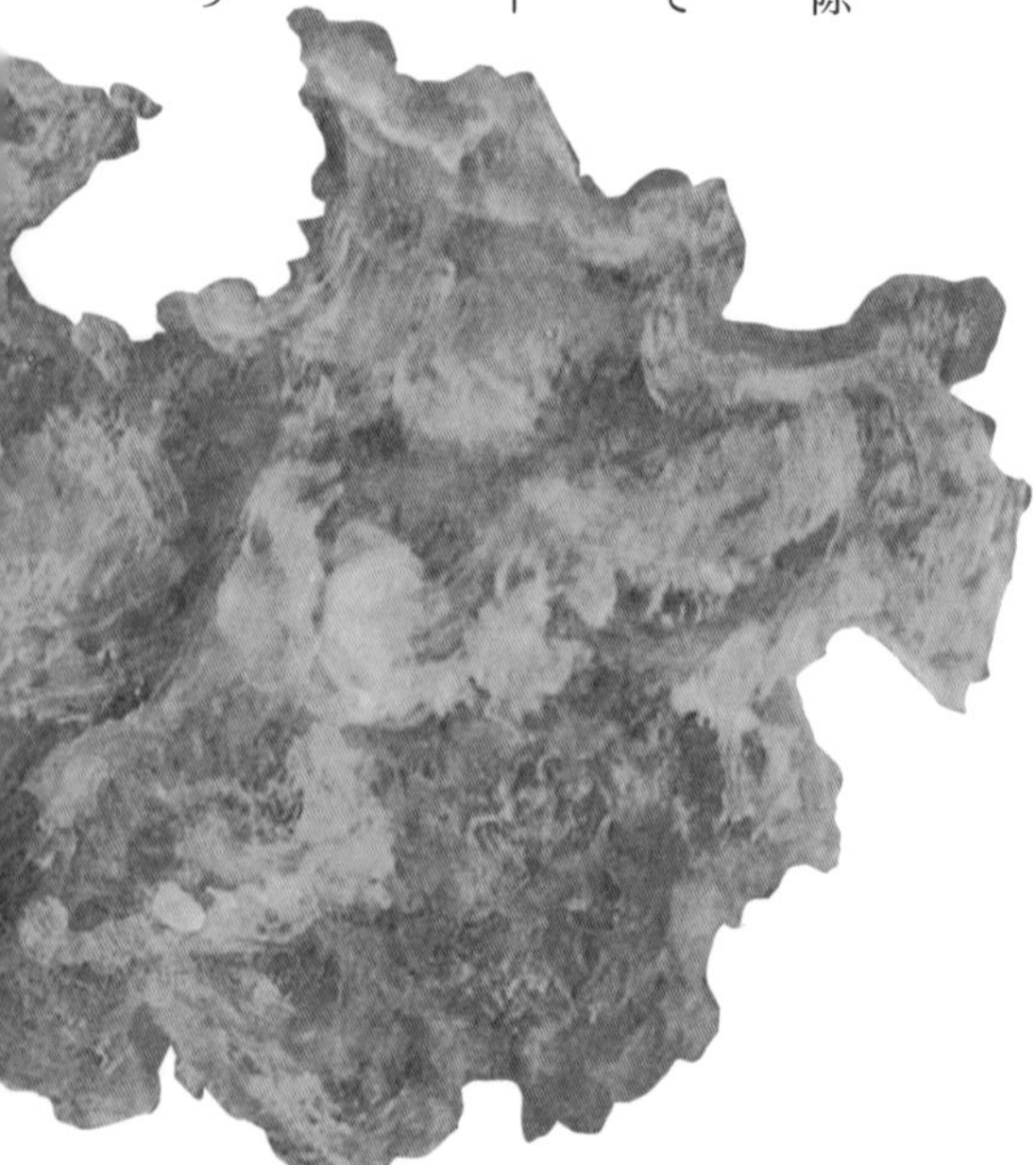

3月16日

香辛料の使いすぎに気をつけて

寒い冬は体を温めること、そのために香辛料の使用もおすすめしています。

しかし香辛料は体を温める働きは高いのですが、とりすぎると体に熱を生じます。特にもともと暑がり体質の方は注意してください。

体のラジエーターに影響して不具合を起こし、「**胃熱**」という状態になりやすいのです。激辛カレーなどを汗をビッショリかきながら召し上がっている男性を見ると、思わず注意をしたくなります。同じ年齢の人に比べると食べる量が多く、人付き合いも良く、飲み会や旅行なども積極的に参加するタイプの方が多いので、ますます食べすぎ飲みすぎる傾向があり、激辛自慢をする方もいます。

そして、そんな食生活が続くと、いずれ**湿熱**という症状に進みます（7月13日参照）。

吹き出物、化膿した湿疹、赤ら顔、アトピー性皮膚炎、目やに、鼻水、痰、耳だれ、口の中が粘ったり、苦しく感じる、胸やけ、吐き気、大便がネットリして臭う、女性ではおりもの、陰部の強いかゆみ、イライラ、口が粘る、尿が濃い、臭いのある帯下、陰部のびらんが出るなどの症状が起こります。

以上の症状があれば、まずしっかりよい睡眠をとり、辛い食べ物を控えめにして、体の熱と湿を取り除く食材を、毎日とることをおすすめします。

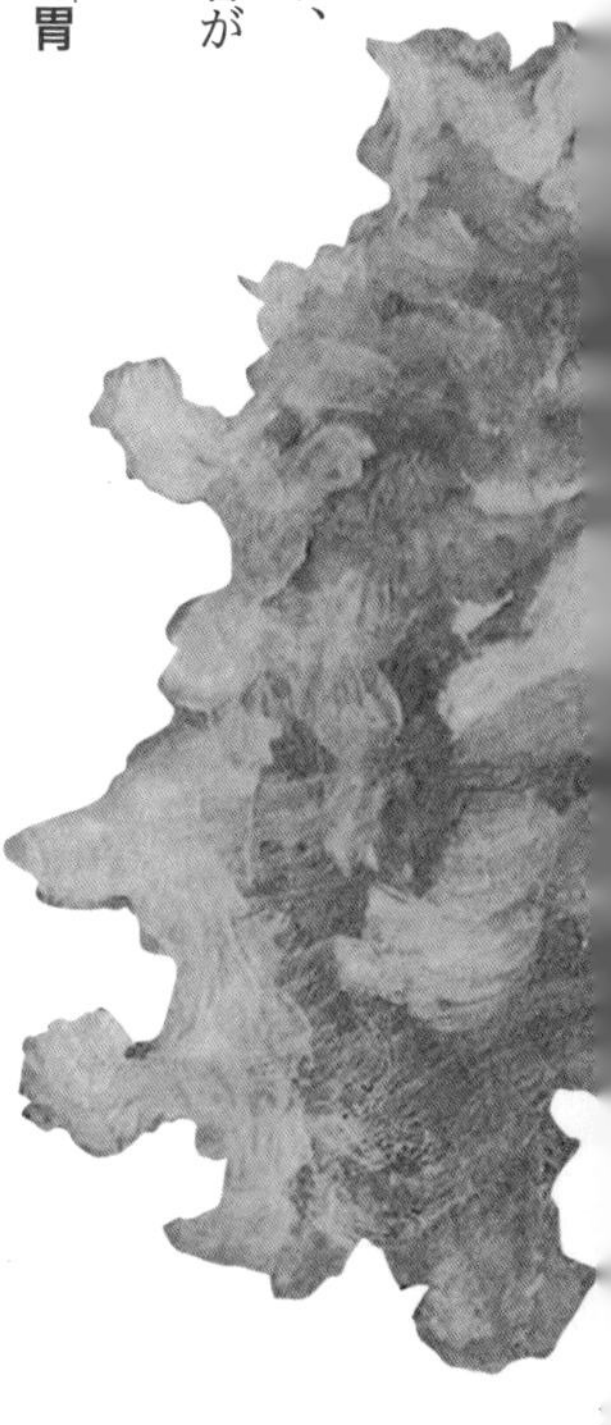

寒がりのタイプ

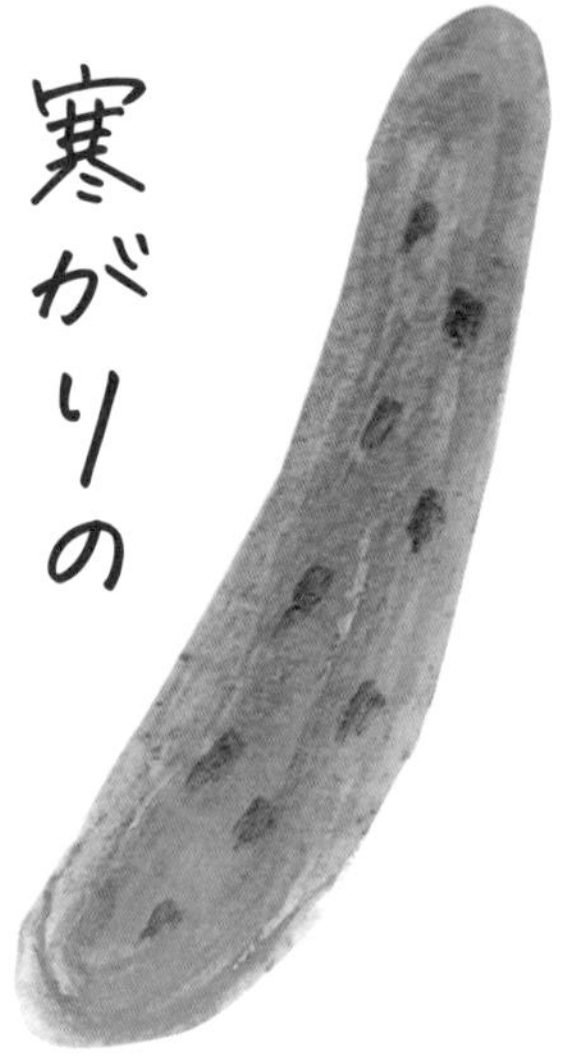

同じ寒がりでも、若い人と高齢の方とでは対処法が違ってきます。

若い人の寒がりは、寒いところで働いたり、冷房のかけすぎ、冷たいもののとりすぎなどの原因が多く、それらは主に「寒」という邪が体に入ってきたことによる疾患です。これを「**実寒**」といいます。

一方、高齢になったり、体質的に冷える方は慢性の冷えです。それは温める力、腎陽の力が衰えた証拠です。この冷えは前述のアイスクリームを食べた後や冷房の部屋に入ったときの冷えとは全く異なり、一時的な冷えではないのです。これを「**虚寒**」といいます。

「実寒」はマッサージをしたり、サウナやお風呂に入って寒邪を追い出す方法で治ります。食べ物では、ウイキョウ、丁子《ちょうじ》（クローブ）、山椒、八角などの胃腸を温める食べ物、つまり漢方では**散寒**という分類の生薬を使います。

「虚寒」はマッサージやサウナでは簡単に温まりません。体質改善には長くかかります。クルミ、シナモン、杜仲茶など、**補陽**という分類の生薬を使います。

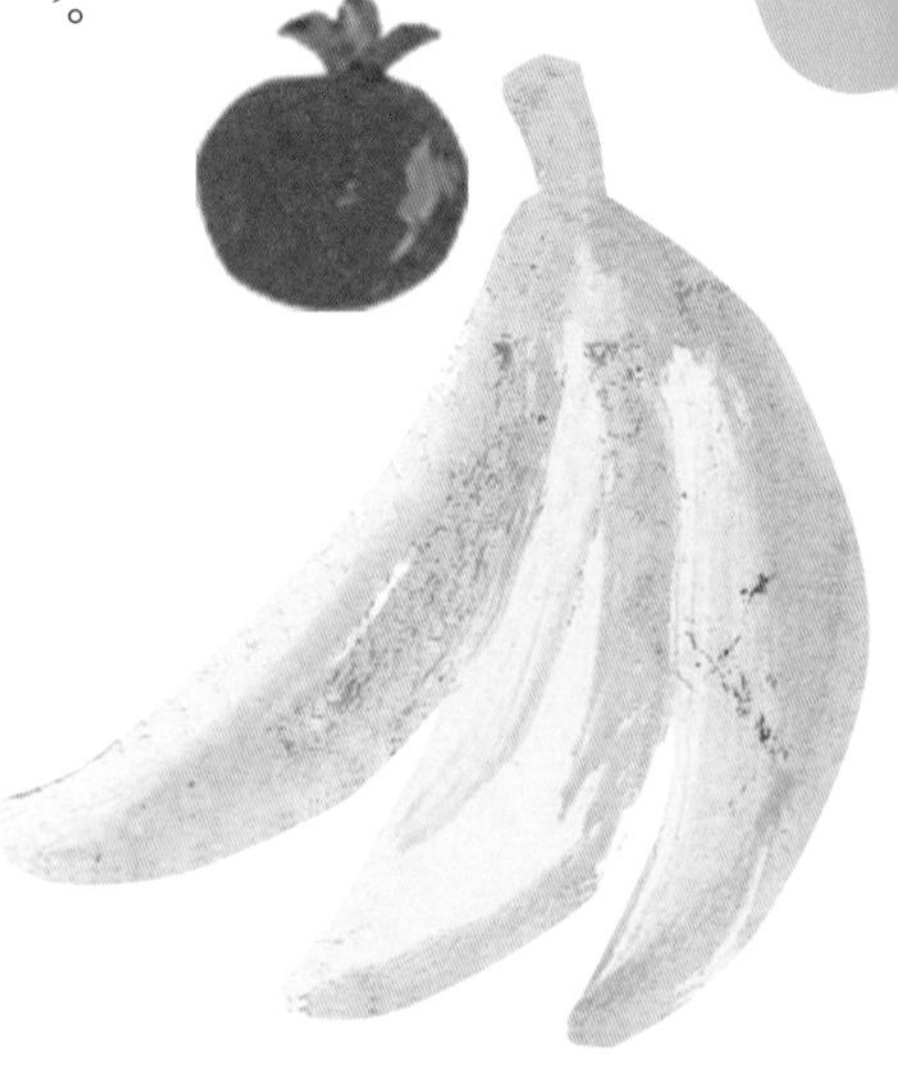

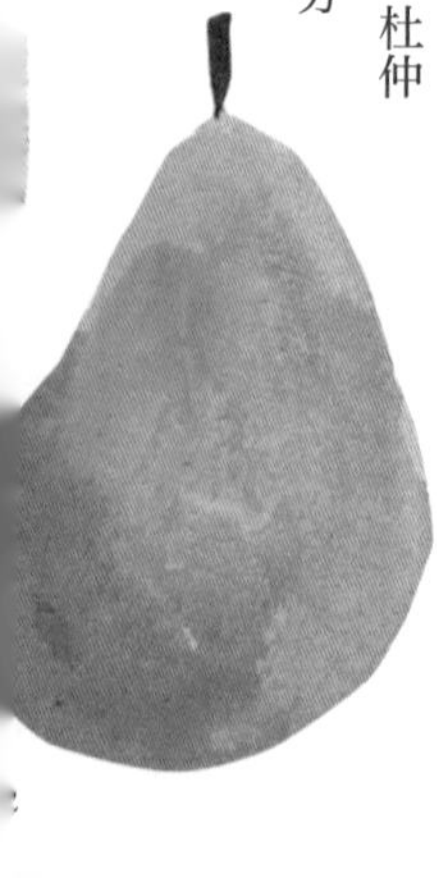

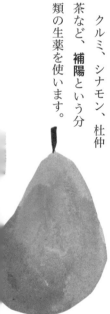

3月18日

暑がりのタイプ

若い人の暑がりは、体を温める力「**腎陽**」が大きすぎるからのことが多いです。

激辛カレーが好きな人、ストレスが多くてカッカとしやすい人、アトピー性皮膚炎や赤いニキビが出る人などに多い症状です。

喉が渇いて水をガブガブ飲みたくなります。こうした暑がりを「**実熱**」といいます。

一方高齢になると、腎陰の体を冷やす働きが悪くなり、ボーっとした暑さが出てきがちです。

慢性病や老化、ストレスや働きすぎが原因で腎陰が不足し、バランスがとれなくなった状態です。

夕方になると熱が出てくる、足の裏が火照る、靴下を脱いで冷やしたくなるという症状が出てきます。

喉が渇いても、ガブガブまでは飲みたくなく、口を潤す程度でよくなります。

こうした暑がりを「虚熱」といいます。

実熱は火の勢いが強すぎてヤカンの水がどんどん干上がってしまう状態。虚熱は火の勢いは小さいけれどもヤカンの水がもともと少なくなっていてプスプスしている状態です。

「実熱」には、スイカ、トマト、キュウリ、冬瓜など夏にとれる果物、南国でとれるパイナップル、バナナ、マンゴーなどをおすすめします。

「虚熱」には、ゆり根、クコの実、松の実、レンコン、タンパク源（スッポン、アワビ、ホタテ、豚肉、カモ肉、牡蛎）、酸っぱくて甘いもの（杏《あんず》、レモン、トマト、ブドウ）などをおすすめします。

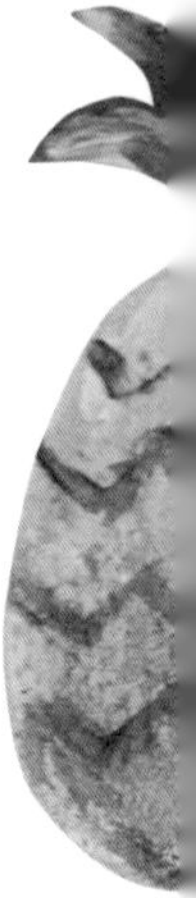

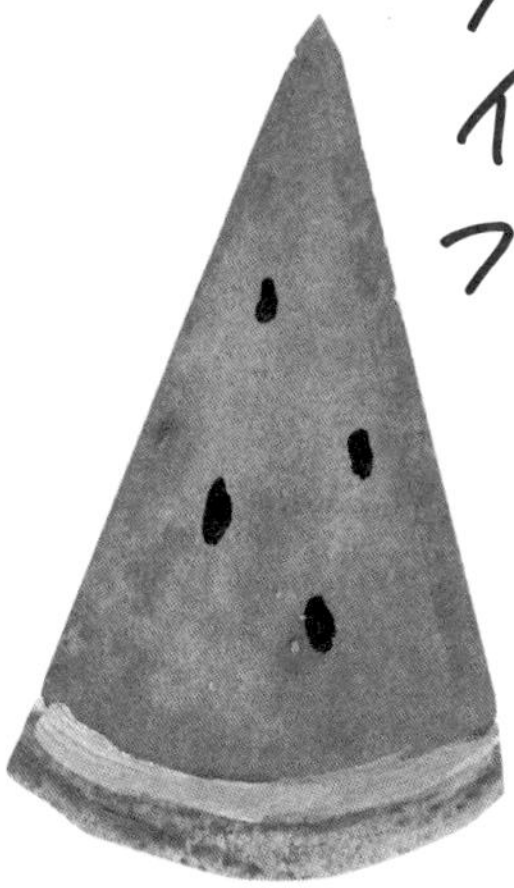

妊活のお悩みと漢方

3月19日

最近は男女とも結婚年齢が遅くなったせいでしょうか、不妊に関するご相談が多くなりました。特に40代の女性にとって、妊娠は切実な問題になります。

西洋医学では、体外受精をはじめ、いろいろな不妊治療が行われ多くの妊婦さんが救われています。婦人科ですでに不妊治療を受けている方であっても、並行して漢方でのご相談を受けることがよくあります。

妊娠しにくい女性や男性の場合、卵子や精子の生殖能力や運動能力の弱い方などがいらっしゃいます。「先天の精」が不足している方は、まず「後天の精」を補うことが先決です。

まず腎虚の体質を改善して、元気な精子と卵子を育てることを目指します。

そして同時に、10か月間赤ちゃんが快適に育つための子宮づくり＝ベッドメーキングが必要になります。子宮は血の海と呼ばれるように、栄養たっぷりのフカフカのベッドでないと赤ちゃんは着床できません。

またせっかく妊娠できても流産してしまう方の原因には、血虚や瘀血《おけつ》、気滞などがあります。

赤ちゃんがしっかり着床し、妊娠を維持するためには、**栄養豊かな食事**や**ストレスをためない生活**が不可欠です。

漢方の不妊治療は、主に妊娠しやすい体づくりと、排卵から受精、着床を補助して、流産を防いで出産するまでのお手伝いが中心になります。

私は三度の流産を経験して、かなり不妊に苦しんだ経験があることから、多くのご相談に身をもってお答えしてきました。

妊娠を望む方に、妊娠から出産までの過程を夏至のところで説明しています。

3月20日

春分の日には

冬至は昼の時間が一番短かい日ですが、**春分**の日は夜と昼の時間が同じになる日で、この日からだんだん昼の時間の方が長くなっていきます。

お彼岸のお中日ともいわれ、前後3日間を春のお彼岸といいます。

本来の意味は、生き物や自然の大切さを知る日なんだそうです。

この日には牡丹餅を仏壇にそなえたり、食べたりする風習がありますが、中味のあんこ、つまり**小豆**に魔除けの意味があるのだとか。

小正月に小豆粥を食べたり、秋のお彼岸にも使われたり、小豆はいろいろな行事に使われています。

動物たちは冬眠から目覚め、木々は黄緑の葉が一斉に芽吹き、自然の変化を感じる頃。

春分の日に、自然の大切さを知ることは、日本の素晴らしい行事の一つです。

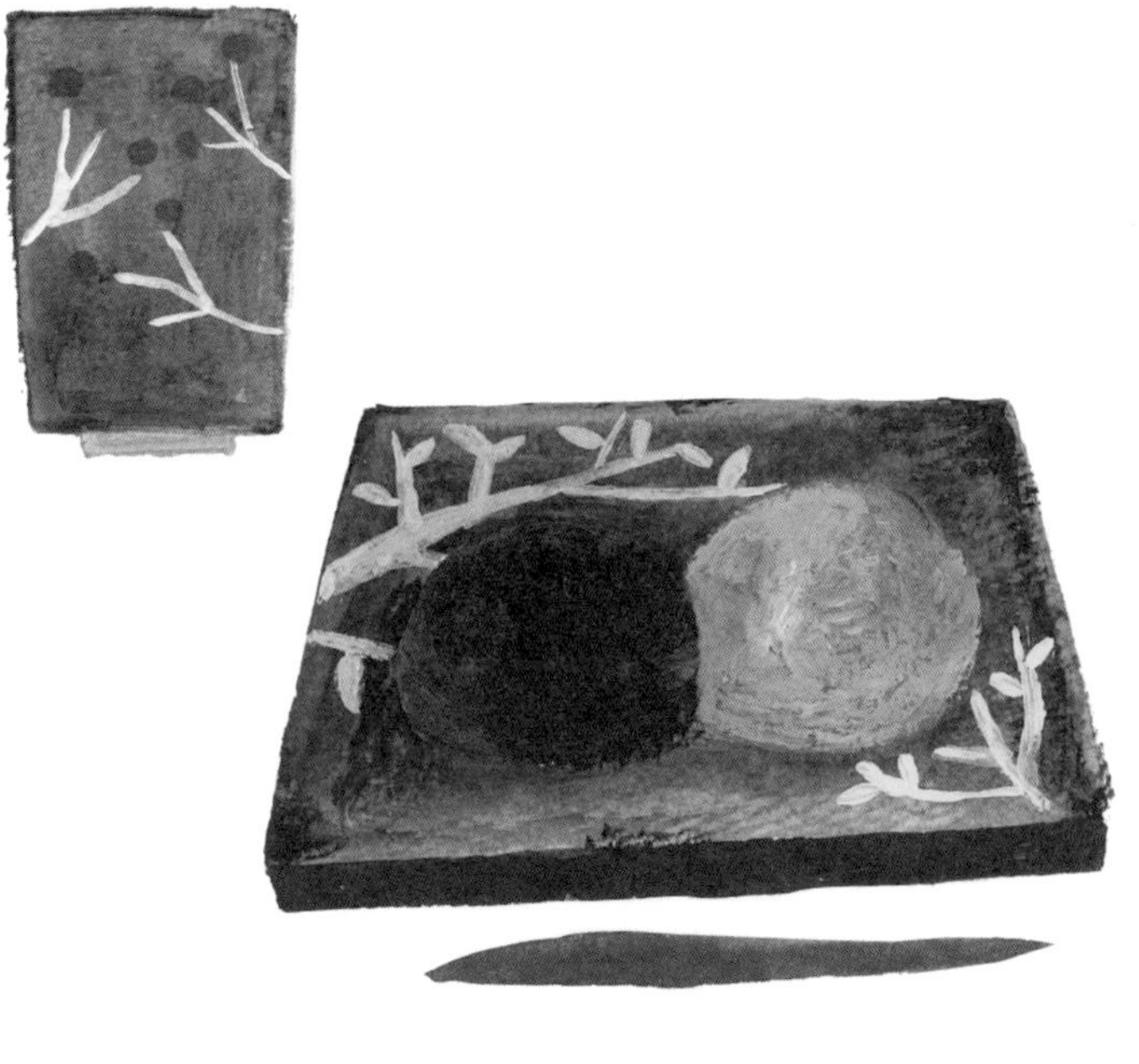

春分

3月20日〜21日頃

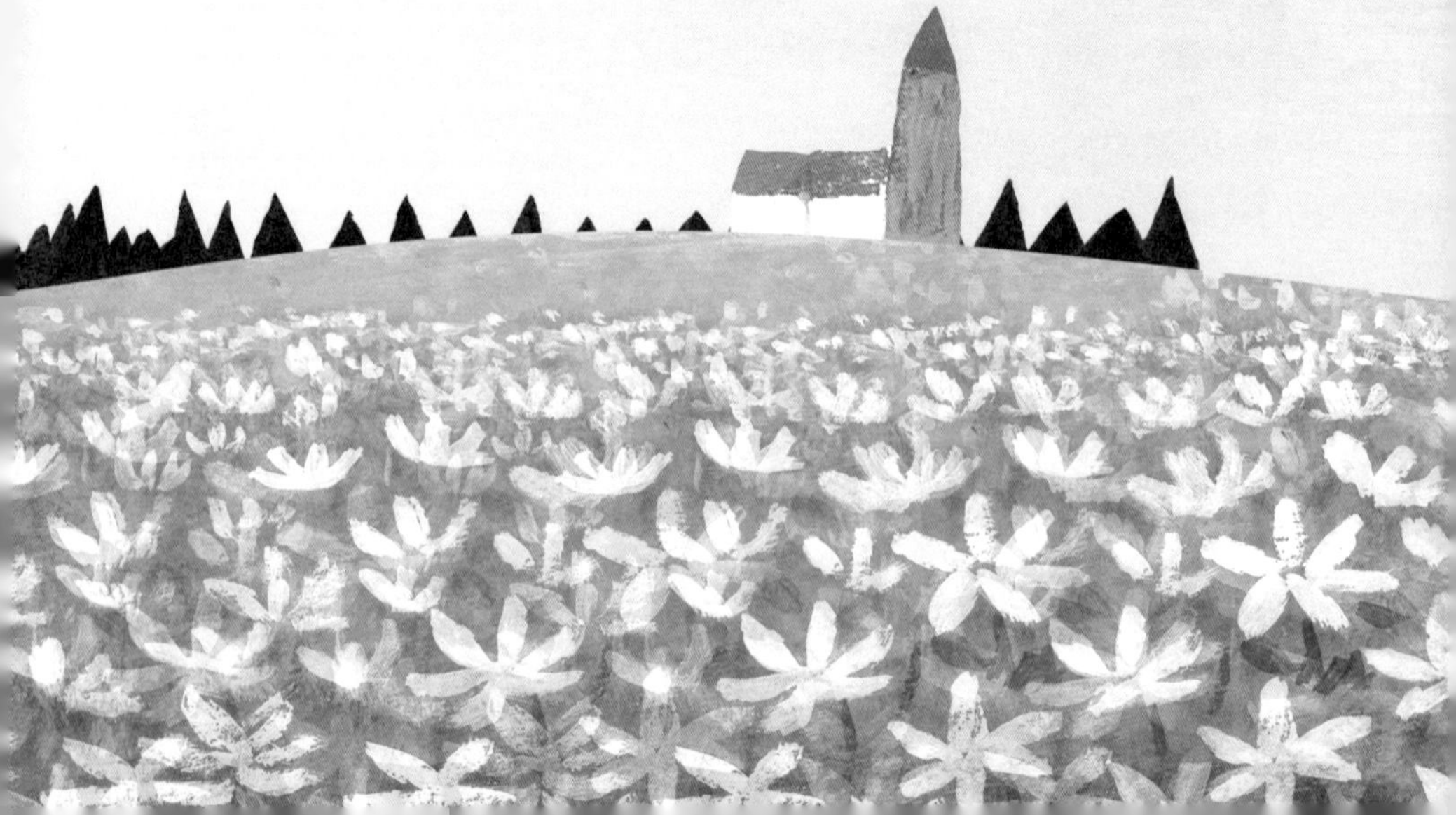

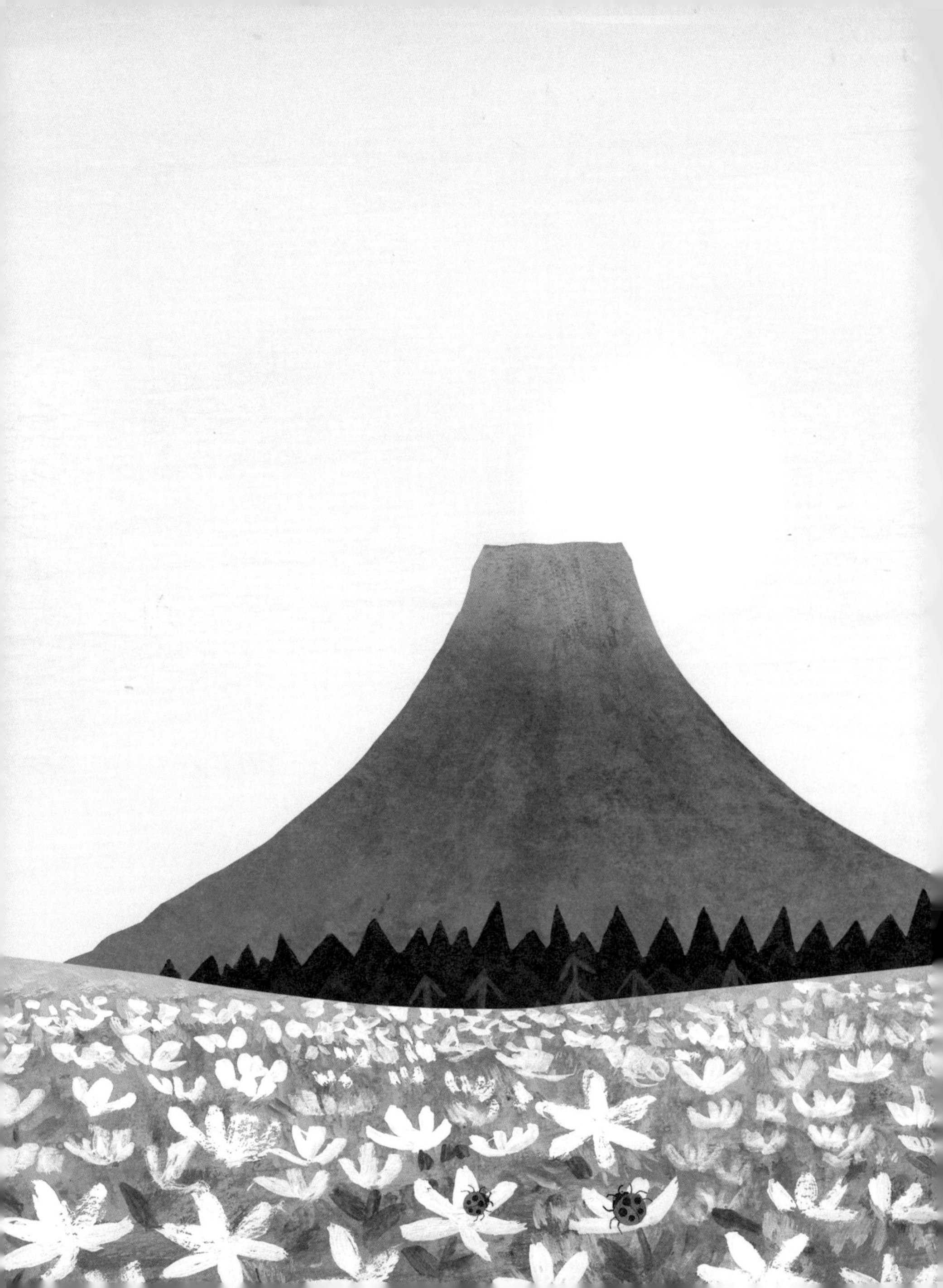

春分の日は陰から陽に変わる季節

3月21日

春分の日は時計でいえば、午前6時頃の時間帯になります。そろそろ、仕事の準備に入る頃ですね。陰から陽に変わる季節です。

冬の季節で紹介したように、繰り返しになりますが、陰と陽の考え方は2000年以上も前に生まれた「**陰陽説**」という東洋の思想です。

すべての物は陽と陰に分けられ、山の日が当たるほうは陽、日が当たらない方が陰。

明るいと暗い、上と下、太陽と月、男と女。

すべてのものは、陰陽のバランスで成り立っています。

そして冬は陰、夏は陽。

春は冬の陰から抜け出して、陰と陽が半々になる季節です。

うっすらと夜が明けて、鶏が鳴きだしたり、ポストに新聞配達の音が聞こえる時間帯です。

一年でいえば新学期が始まり、会社では人事異動など何かと新しい仕事の準備の季節になります。

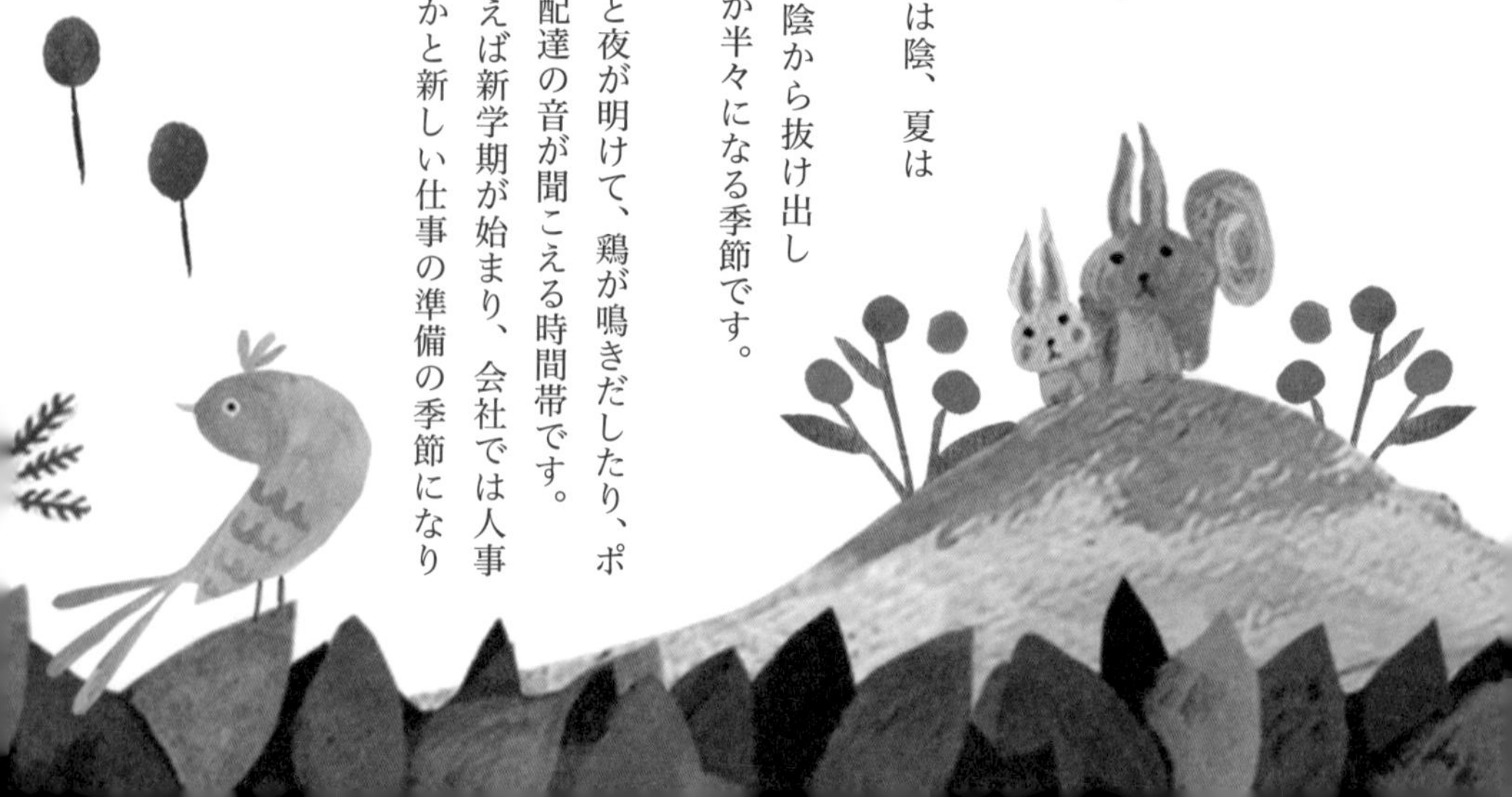

ストレスは免疫力を下げる

3月22日

春は何かと忙しい季節です。

子どもたちは卒業式や入学式、フレッシュマンは新しい職場の研修や引っ越しなど、母親は学費の振り込みや制服の準備に、父親は人事異動や昇給などで、他の季節よりもストレスの多い季節になることがあります。

それに加えて、三寒四温の温度の変化も自律神経の働きに影響します。

忙しい毎日や気温の変化が続くと、自然に交感神経のノルアドレナリンが働き続け、緊張状態が続きます。

血管は収縮して流れが悪くなったり、動悸がしたり、気分的にイライラしたりというような不調が起こります。

ストレスは免疫細胞を体の隅々まで運ぶ血液やリンパの流れを悪くして、パトロールの仕事を阻害します。

そのような春の季節の変化は、五臓六腑の「肝」に影響を与えます、
ストレスが肝臓に影響を与えるなんて、なかなかイメージできないですよね。

五臓六腑のところで説明しましたが、「肝」は西洋医学の肝臓とイコールではありません。

そして肝の季節は春、色は青、味は酸っぱいものです（1月26日参照）。

味に関してはこれから詳しく説明していきます。

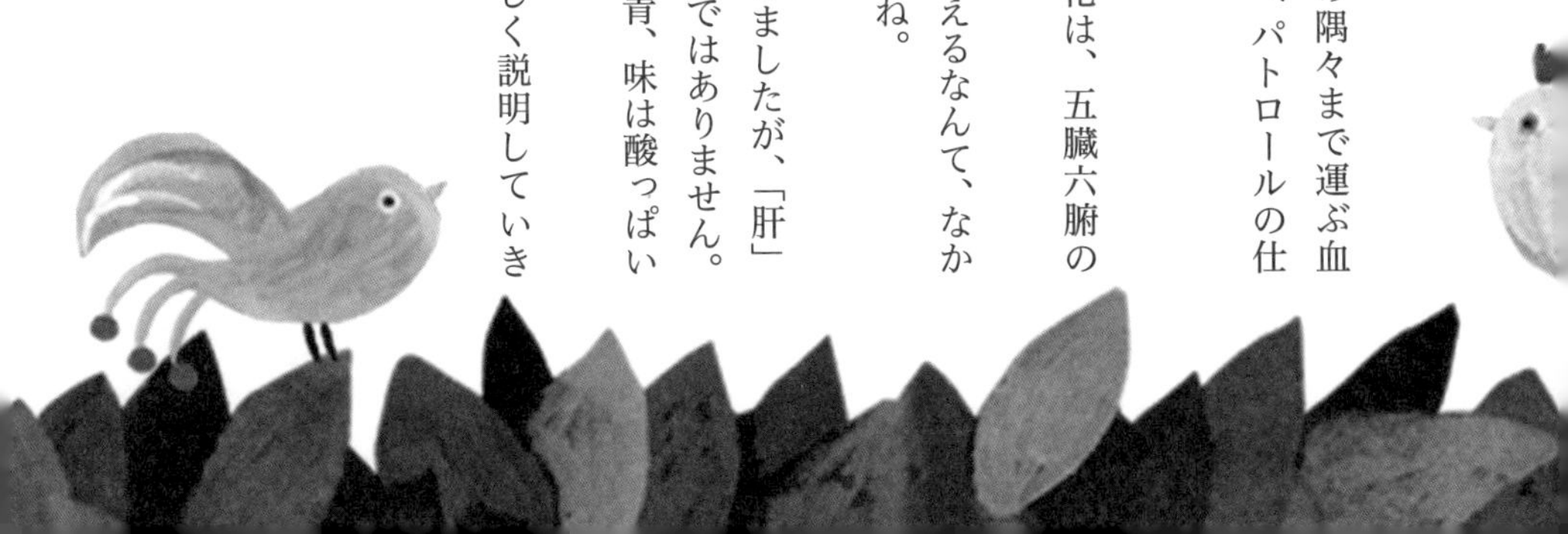

肝は感情をコントロールする

3月23日

「あなたは肝に問題がありますね」と言うと、「私はアルコールも飲まないし、肝臓には自信があります」とお答えになる方が多いです。中医学でいう「肝」は、肝臓のことではありません。

自律神経などという言葉がなかった時代、感情のコントロールの乱れが起こる理由を漢方では「肝」の働きに関連付けています。

気や血は正常なら全身をスムーズに巡っています。肝は、この流れをコントロールする働きを担っているのです。つまり、「肝」という臓器は体の中の気の流れをあちこちにスムーズに行きわたらせるという働きがあると考えられています。

春の陽気は気の巡りを活発にして、そのために気分がエスカレートしたり、逆に気が廻らなくなって、鬱々したという症状が出やすいのです。

気が渋滞を起こすと「**気滞**」という症状が出たり、気の流れが悪くなると「**肝鬱**」という症状が出てきます。

このような気の流れをコントロールする働きがあるので、「**肝は感情をコントロールする**」という表現で説明されます。

現代的に解釈すれば、交感神経が働きすぎたり、働きが悪くなったときの状態と言えますね。

物ごとに動じず、左右されない人を「肝が太い」とか「肝が座った人」「肝っ玉母さん」という言葉があります。肝と感情が結びつけられていることの表れだと言えます。

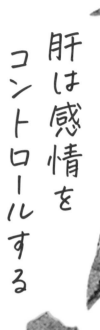

3月24日

肝は血液を貯めている

「肝」にはもう一つ、五臓六腑チームの中で担っている仕事があります。それは**血液を貯蔵する**ことです。

肝は何らかの事情で血液が不足したときに、必要な部分に血を届けているのです。

例えば栄養不足で血液が足りなくなったり、出産や生理の後、運動したとき、過剰な出血などで、肝に十分な血液のストックがなくなるといろいろな不調が起こります。

肝の血液不足は、免疫力低下の原因になります。免疫細胞は血液に乗って体中の隅々までパトロールしているので、血液のストックが不足すると、ウイルスと戦う機能が低下してしまうのです。

また肝は目、爪、筋肉などと関係しているので、目の疲れ、目の渇き、筋肉の引きつり、痺れ、爪が割れる、生理が遅れる、無月経、夢を多く見るなど様々な不具合が起こります。

肝の血液は眠っている時、つまり副交感神経が働いている時に補充されます。睡眠不足や過労などが続くと、自律神経のバランスが乱れて、臓器に血の不足が起こると考えられます。

現代的に解釈すれば、肝の「感情をコントロールする働き」と「血液を貯蔵する働き」は、自律神経のような働きだとも言えます。

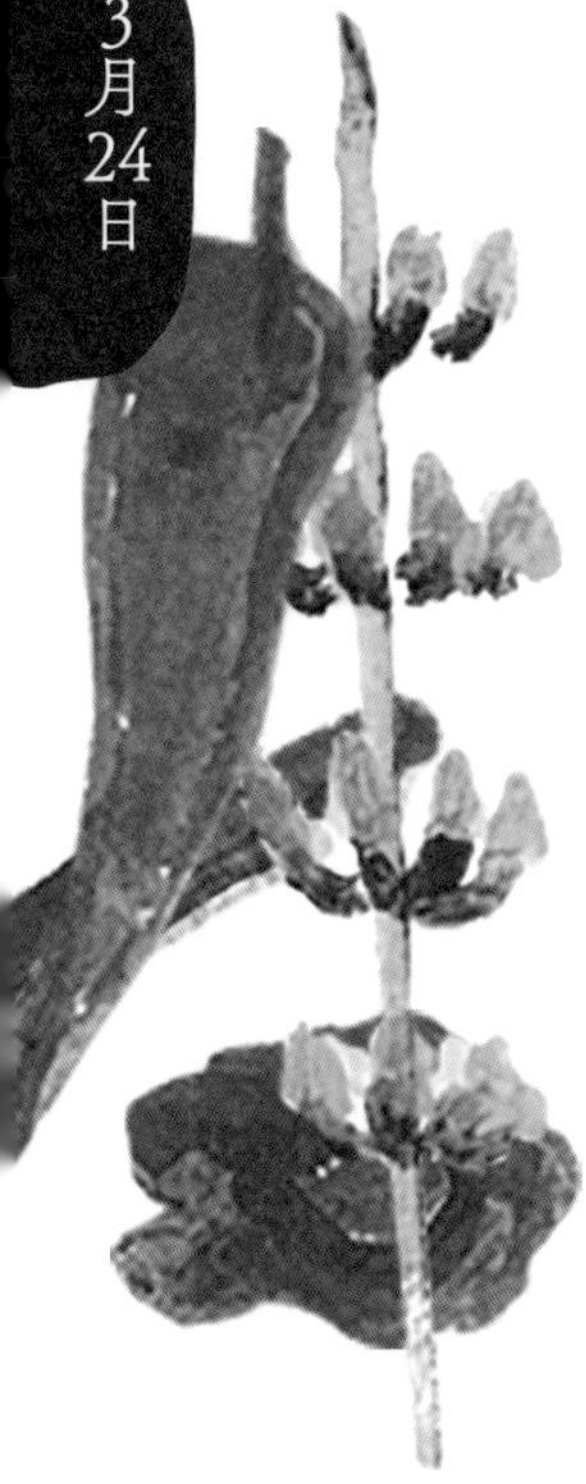

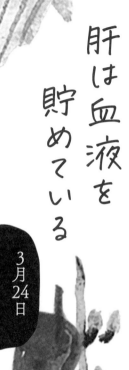

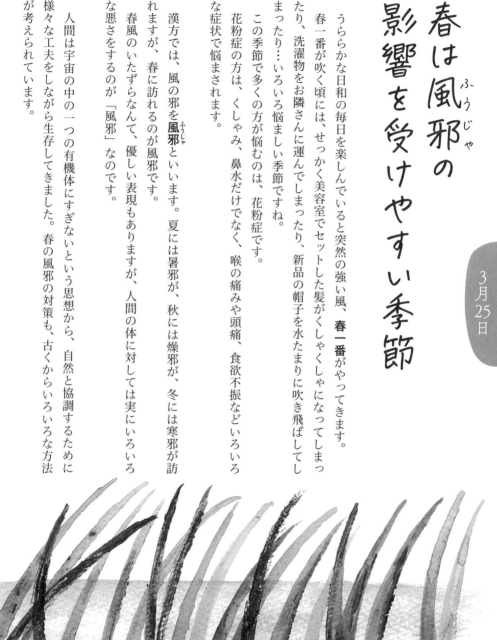

春は風邪《ふうじゃ》の影響を受けやすい季節

うららかな日和の毎日を楽しんでいると突然の強い風、**春一番**がやってきます。

春一番が吹く頃には、せっかく美容室でセットした髪がくしゃくしゃになってしまったり、洗濯物をお隣さんに運んでしまったり、新品の帽子を水たまりに吹き飛ばしてしまったり…いろいろ悩ましい季節ですね。

この季節で多くの方が悩むのは、花粉症です。

花粉症の方は、くしゃみ、鼻水だけでなく、喉の痛みや頭痛、食欲不振などいろいろな症状で悩まされます。

漢方では、風の邪を**風邪**《ふうじゃ》といいます。夏には暑邪が、秋には燥邪が、冬には寒邪が訪れますが、春に訪れるのが風邪です。

春風のいたずらなんて、優しい表現もありますが、人間の体に対しては実にいろいろな悪さをするのが「風邪」なのです。

人間は宇宙の中の一つの有機体にすぎないという思想から、自然と協調するために様々な工夫をしながら生存してきました。春の風邪の対策も、古くからいろいろな方法が考えられています。

風《ふう》邪《じゃ》は百病の長

3月26日

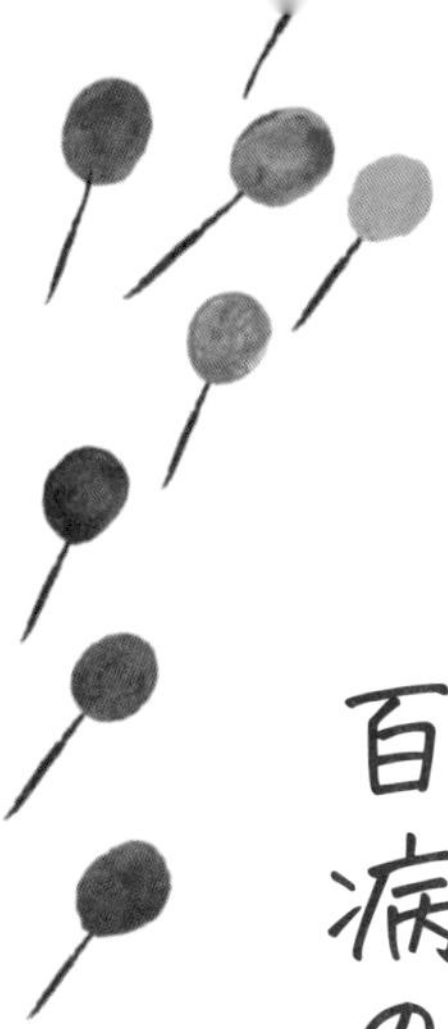

風邪、湿邪、寒邪、暑邪、熱邪、燥邪、火邪。六つの邪の中で、**風邪**《ふうじゃ》は春に限らず一年中悪さをするので、「百病の長」といわれ、他の邪を連れて体に侵入しやすい性格を持っています。

冬には寒さを伴ってカゼの原因になったり、夏には暑邪や湿邪を伴って下痢や軟便を伴ったカゼ、秋には乾燥を伴う喉カゼの原因になります。

それぞれ風寒、風湿、風熱、風燥などと呼んでいます。

風邪は主に上半身や皮膚を襲ってくるという特徴があります。花粉症で肌がカサカサしてかゆみが強くなるのも、風燥が原因です。

このように風の邪は寒邪や湿邪などいろいろな邪を連れて、花粉症、カゼ、喉の痛み、頭痛、めまい、など様々な不調の原因になります。

しかし、大昔からこうした季節の変化に対応するため、生活様式を変えていった知恵や工夫がたくさんあります。

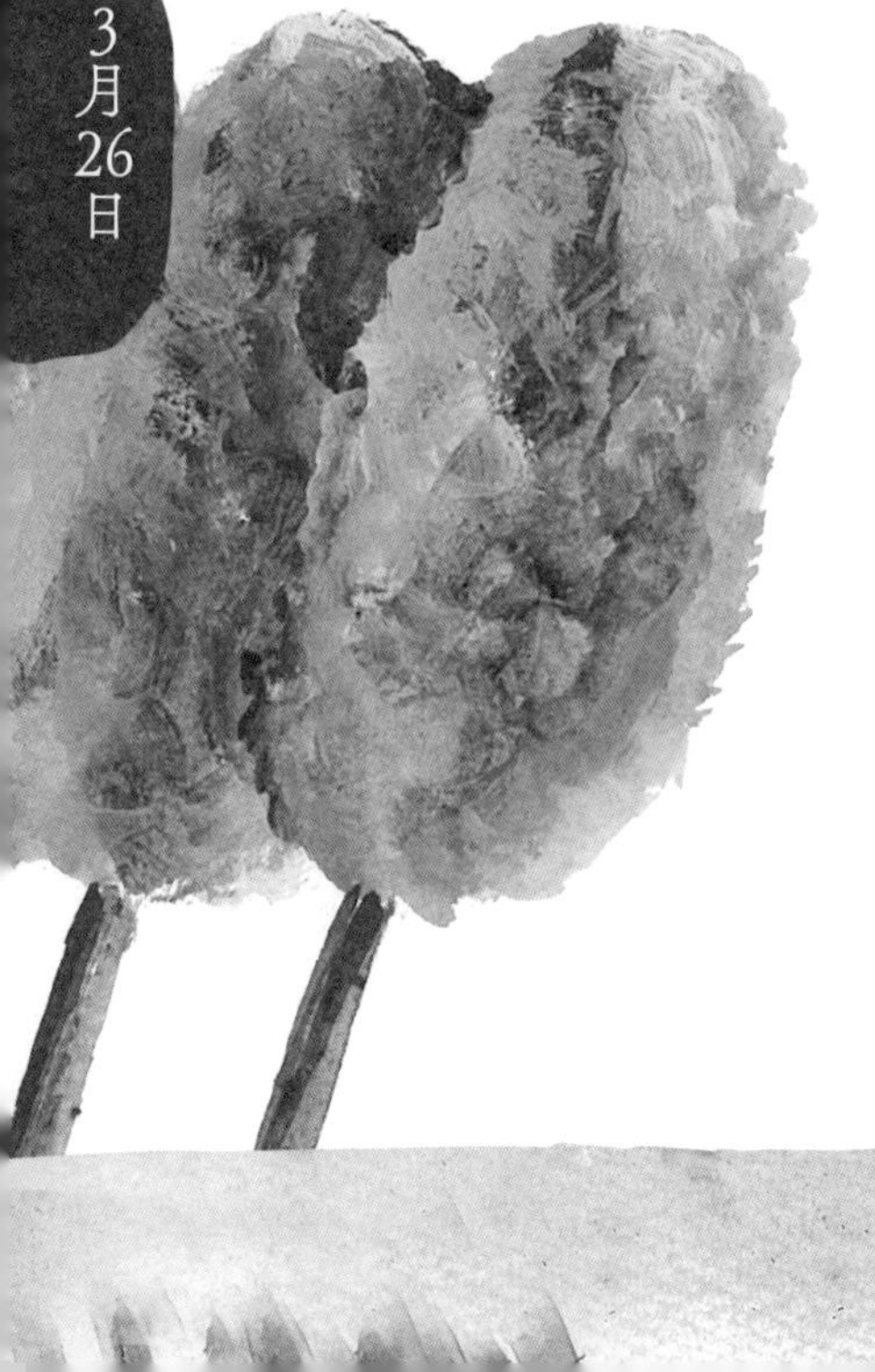

3月27日

花粉症は免疫の暴走

何と言っても、春に悩まされるのはスギやヒノキなどの花粉による不調でしょう。

そもそも花粉症はなぜ起こるのでしょうか？

アレルギー反応は、体に入ってくる怪しい異物（抗原）に対して体内でそれを防ごうとする自衛力（抗体）で起こります。**抗原抗体反応**です。

人間には、体の中に細菌などの有害なものが入ってくるとそれを排除する仕組みがあるのです。

抗体があるので、軽い病気にはかからないで済んでいるのです。

本来、花粉は人にとって有害なものではありません。

しかし、アレルギー体質の方は害のない小さな花粉を敵と勘違いして攻撃してしまい、アレルギー反応が起こるとされています。

花粉症の人はがんにかかりにくい、いや逆にがんになりやすいなどの説があるようですが、はっきりしたエビデンスはないようです。

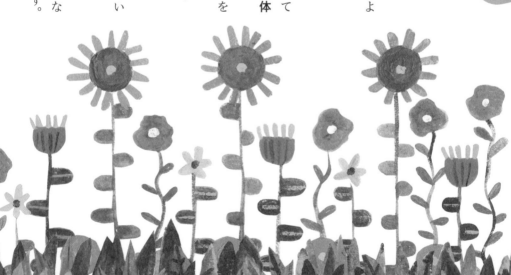

回虫と花粉症の関係

3月28日

回虫とアレルギーについて、こんな説があります。寄生虫がいると喘息や花粉症などアレルギーにならないのではないかとの仮説があるのです。

この仮説は新興国の人たちのＩｇＥという抗体が非常に高いことから導き出されました。

新興国では衛生環境がまだ整っていないこともあり、お腹の中に回虫や蟯虫などがたくさんいる人も多いです。

回虫は異物なので、回虫がいる人はまず回虫に対する抗体が体の中にたくさん出来ていて、スギ花粉などの小さな異物には見向きもしないというのです。

日本でも人糞などの肥料が多く使われていた頃は、お腹の中にたくさん回虫や蟯虫を飼っていました。私が小学校の時は回虫検査が行われ、その後私が学校薬剤師をしていた頃は蟯虫検査を行っていました。最近は両方とも検査は行われなくなりました。

確かに、私が小さい頃は花粉症なんて言葉は聞いたことがありませんでした。

しかしこの説にも、賛否両論があるようです。

新学期は春がよい

3月29日

立春から立夏までの3か月（2月3、4日頃～5月5、6日頃）は発陳《はっちん》といって、木々が芽生えるように気が活発に動き出す季節になります。

古典には、この季節は早寝早起きして、散歩したり、ゆっくり過ごすのがいいとされています。

冬の間にため込んでいたエネルギーを一気に開放して行動に移す時期です。

冬に我慢していた、あれもやろう、これもやろうという気分をここで解放してください。

逆にこれはいけない、やらないほうがいいという考えはしないほうが良いと書かれています。

新しいジョギングウェアを買ってスポーツを始めたり、今までやりたかった勉強を始めたり、希望に満ちた季節を楽しんでください。

新品のランドセルを背負って並んで登校する一年生の姿や、フレッシュマンのおろしたてのスーツ姿がまぶしい季節です。

近年、新学期を9月にしようと提唱する考え方が出ていますが、私は季節的には、新学期は春にしたほうがベターだと考えています。

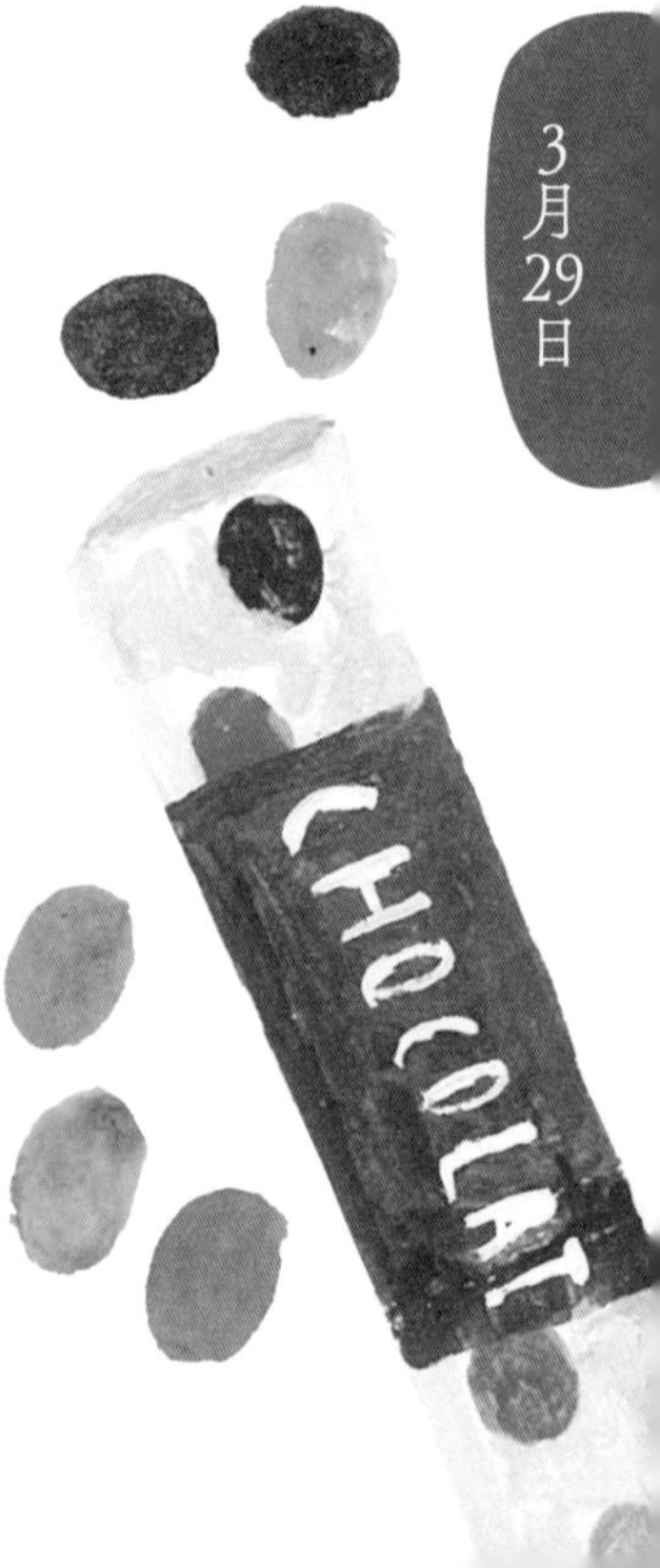

漢方で花粉症を治すには

漢方では、花粉症の原因は風邪《ふうじゃ》と防衛力の戦いと考えます。

春の季節の花粉症は主に風が運んでくる寒さや湿度、乾燥、暑さなどが原因になると考えます。風寒、風燥、風熱などです。しかし、人間の体にはそれらの邪に対する防衛力が備わっているのです。

主に働くのは、**衛気**と**営気**です。衛気は体の表面を流れて体を防衛し、営気は体の内側を流れて栄養を運んでお互いに協力して体を守っています。この二つの気が乱れると「**衛営不和**」といっていろいろな疾患が起こります（9月29日参照）。皮膚や喉の粘膜が弱い衛気が弱い人や、食事など生活習慣の乱れによって栄養バランスが崩れた営気が弱い人は花粉症にかかりやすいのです。

そこで風寒、風燥、風熱などの邪に対する症状の緩和と、根本的な治療としてこの衛気と営気の働きを良くすることを目指します。苦しんでいる症状をとりあえず楽にして、同時に原因も治していくのです。

漢方の花粉症治療の長所としては、眠くならないことがあげられます。

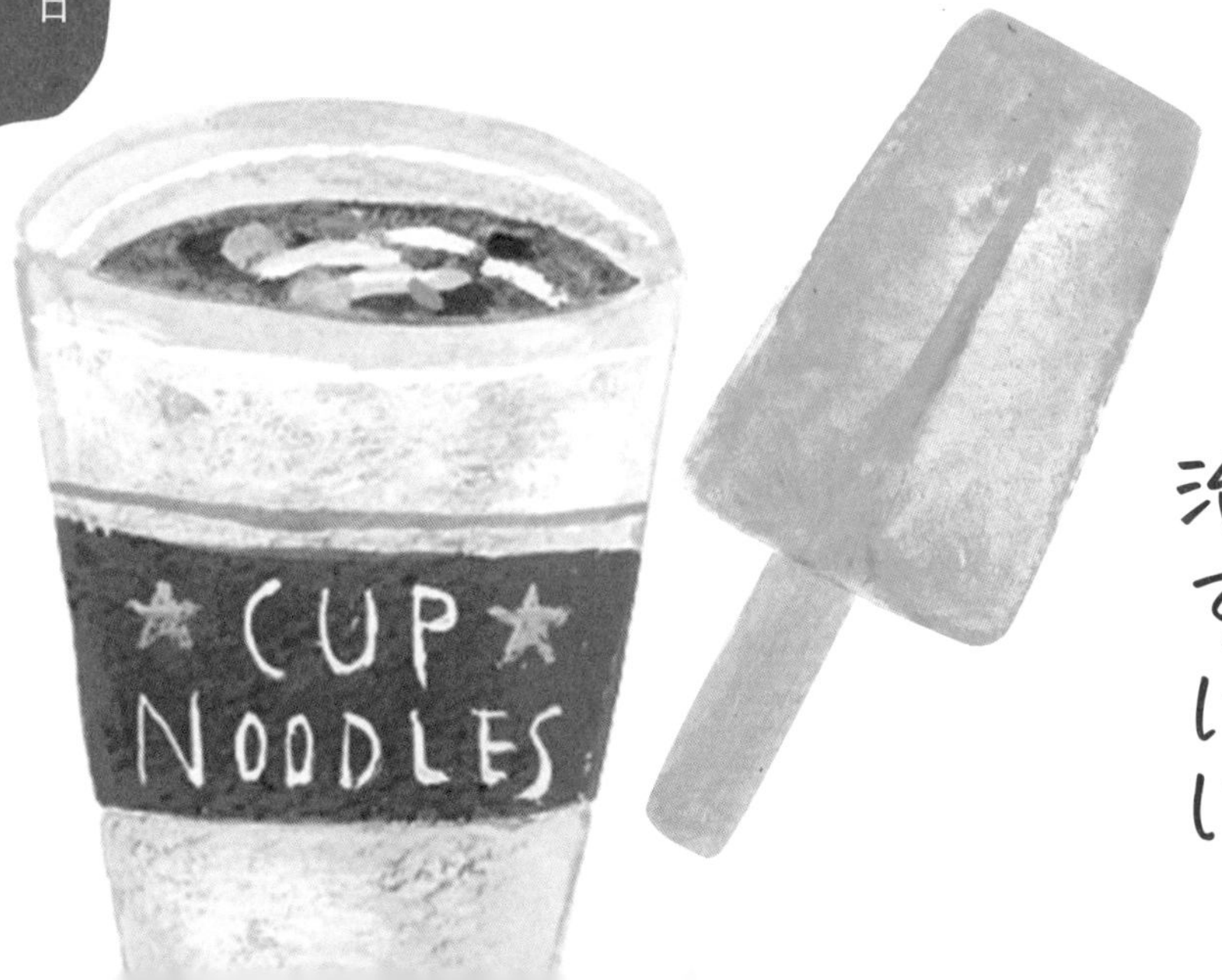

花粉症の症状はいろいろ

①主にサラサラした鼻水が出て、くしゃみを連発するような人
②鼻水が黄色くなって、鼻づまりに悩む人
③目の周りがゴワゴワして赤くなってかゆみに悩まされる人

体質や食生活によって症状が違ってくるので、対策法は人それぞれです。

漢方では、抗原抗体反応などの治療法はありません。そのような不調に悩む人に、漢方ではいろいろな漢方薬や食べ物、生活の工夫などが古くから研究されています。

①くしゃみを連発する人には、体を温める方法。
②鼻づまりに悩む人には、熱を静めて炎症を抑える方法。
③目の周りがカサカサになってしまっている人には、潤いを与える方法。

混合して症状が出ている人には、これらを組み合わせた対処法をとります。

病院の薬や市販の薬を飲みながら、生活の仕方、食生活を見直せば、季節を楽に過ごせるだけでなく、将来の体質改善にもなります。

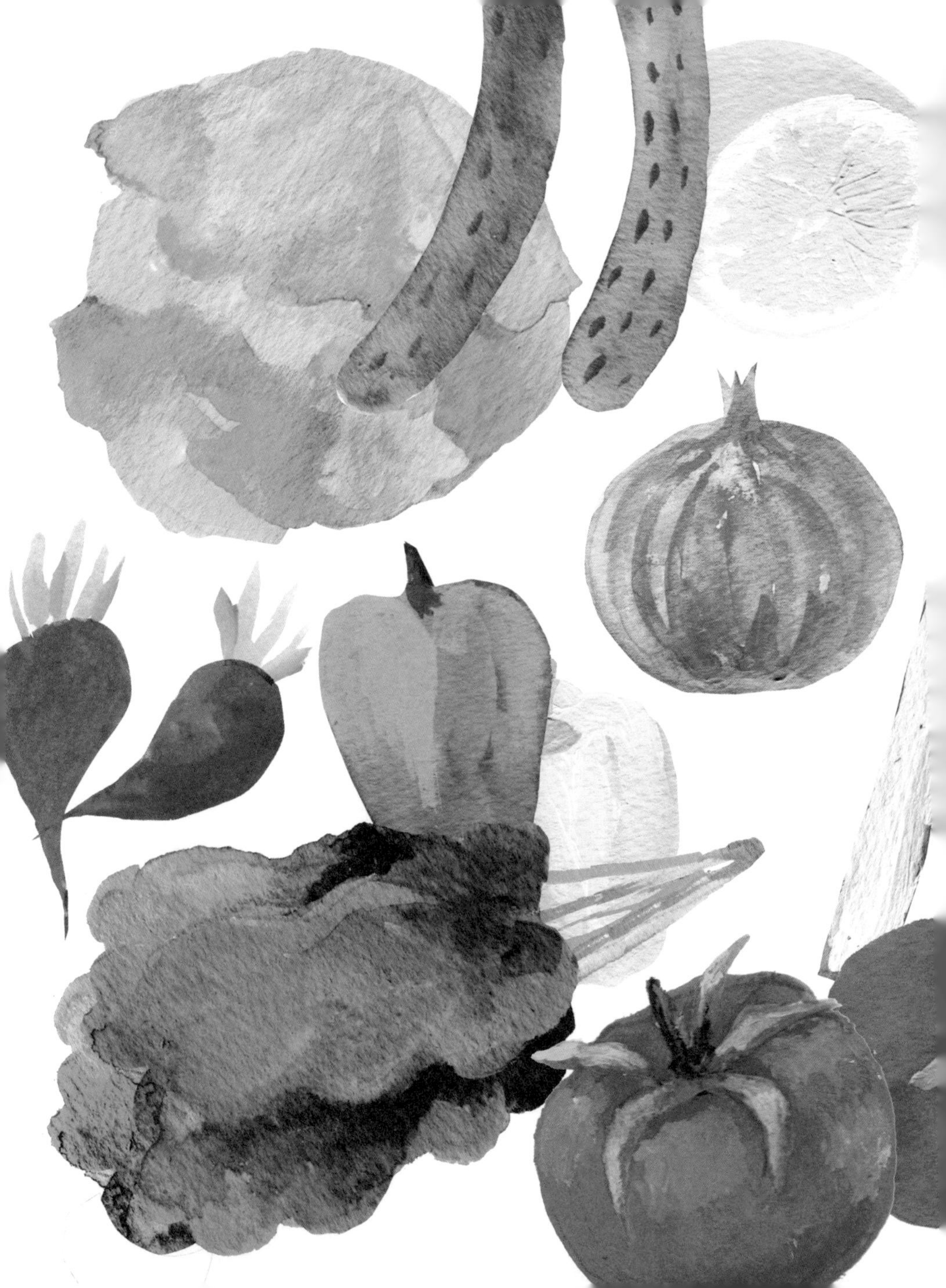

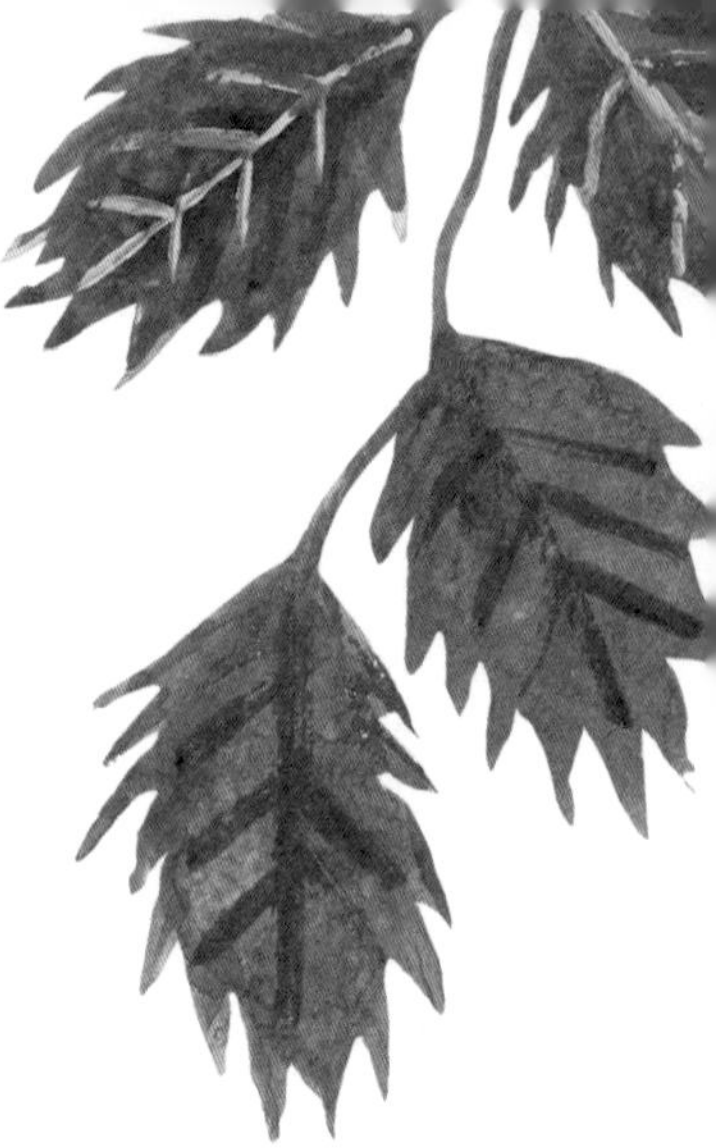

4月1日

鼻水とくしゃみが止まらなかったら

布団から出たとたんにくしゃみを連発して、鼻水が出てくるという人は風寒や風湿に襲われやすい体質の人です。体が冷えている人や、体の水はけが悪い人が出やすいのです。**寒湿**というタイプの方です（7月13日参照）。

このような方には、肺や胃を温めて、症状を抑え、冷え性や水はけを改善する漢方薬や食品があります。

朝など寒さでくしゃみを連発する人は、まず体を温める食材を続けてみてください。

・ネギ類や生姜《しょうが》、ニンニクなど体を温める食材
・肉類や魚などのタンパク質（肉では羊肉、魚はエビが一番温まります）
・山椒、クローブ（丁子《ちょうじ》）、コショウなどのスパイスを利用した料理など

鼻水や水っぽい咳が出たり、むくみや胃がポチャポチャするような人は、水はけが悪い人です。小豆、黒豆など豆類、ハトムギなどをおすすめします。

心当たりのある方は、このシーズンに限らず、普段からネギや生姜、ニンニクなど体を温める食材や、小豆やハトムギなど水はけを改善する食材を選んで、毎日の食事に役立ててください。

生姜、ネギ、紫蘇《しそ》、ニンニク、黒豆、小豆、ハトムギは漢方の材料、このタイプの方におすすめのちょい足し漢方です。

春が来る前に、思い立った時から準備が必要です。

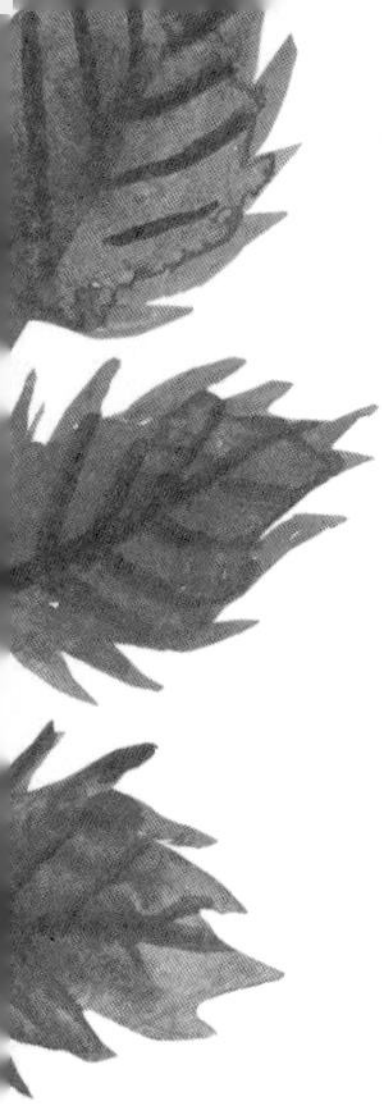

4月2日

紫蘇《しそ》のジュース

鼻水とくしゃみに悩まされる方に、ちょい足し漢方にイチオシで**紫蘇《しそ》**をおすすめします。

紫蘇は体を温め、花粉症によるストレスも緩和し一石二鳥です。

紫蘇は生姜《しょうが》と同じ、**辛温解表**という分類の生薬になります。生薬名は**ソヨウ**といいます。

カゼなどに体を温めて汗を出して熱を下げます。ストレスを発散する作用もあり、ストレス性胃炎などに使います。紫蘇やハッカなど良い香りがするものは、気を巡らせる作用があります。

よく使われる紫蘇が配合された漢方薬「**半夏厚朴湯**」は、ストレスによる胸苦しさや咳を緩和します。

また胃腸の弱い人がカゼをひいたときには「**香蘇散**」がおすすめです。その他、ストレスによる切迫流産などにも使われています。

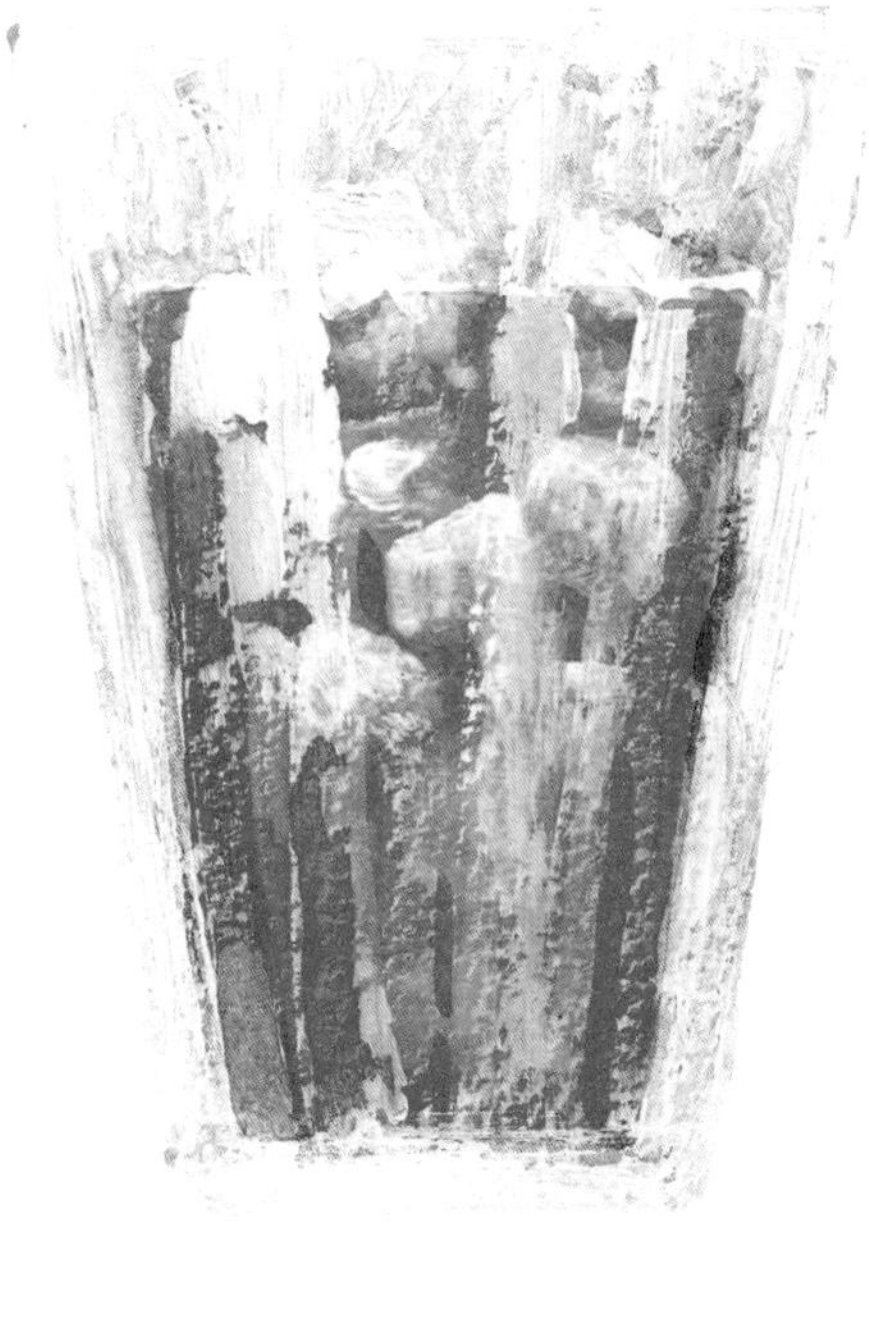

赤紫蘇と青紫蘇がありますが、ジュースを作るには赤紫蘇がおすすめです。梅干しを作る時期になるとスーパーなどで束で安く購入できます。

鍋に水と赤紫蘇を入れて煮立てて、紫蘇を取り出し、レモン汁かお酢、またはクエン酸などを入れるとその途端にピンク色の美しいジュースになります。砂糖かハチミツなどで味をつけて出来上がり。

紫蘇の乾燥した生薬も、漢方薬局で手に入りますのでご利用ください。

鼻水が黄色くなり 鼻づまりに悩んだら

鼻が詰まって眠れない、というご相談はよく受けます。

肥満気味で汗かきの方や、手足が熱く暑がりの方が多いです。

体に熱を持つ原因はたくさんありますが、その中でも**湿熱**という症状の方が多い傾向があります（7月13日参照）。

脂っこいもの、甘いもの、香辛料、アルコールなどをとりすぎると、体は血や水の循環が悪くなって、体に余分な水と熱がたまってきます。

熱のために鼻腔が腫れて、熱と湿のために鼻汁がどろどろになっている状態です。

肺や鼻の炎症を抑えて、鼻腔の腫れや炎症を抑える漢方薬や炎症を静める食品で改善します。

湿熱だけでなく、ストレスも体に熱を持つ原因になるので、この季節はイライラを解消することも大切です。

体の熱をとって、鼻づまりを楽にする食べ物があります（7月18日参照）。

ちょい足し漢方には、タンポポ、冬瓜、緑豆、ドクダミ、ハトムギなどをおすすめします。

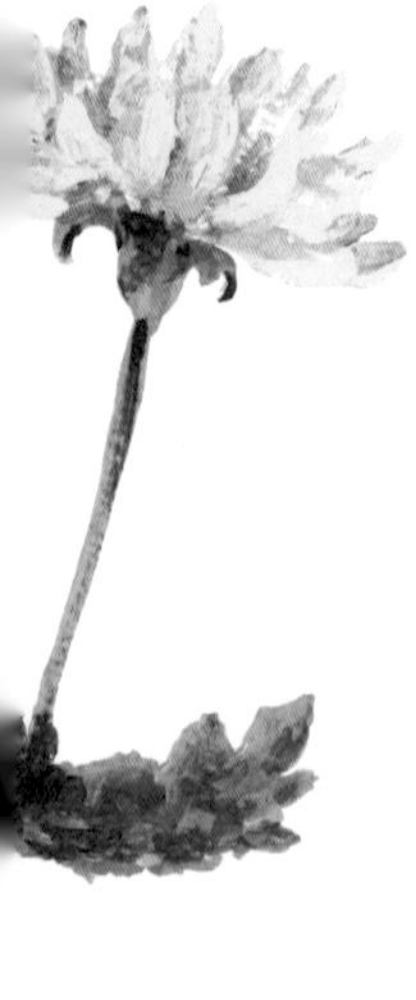

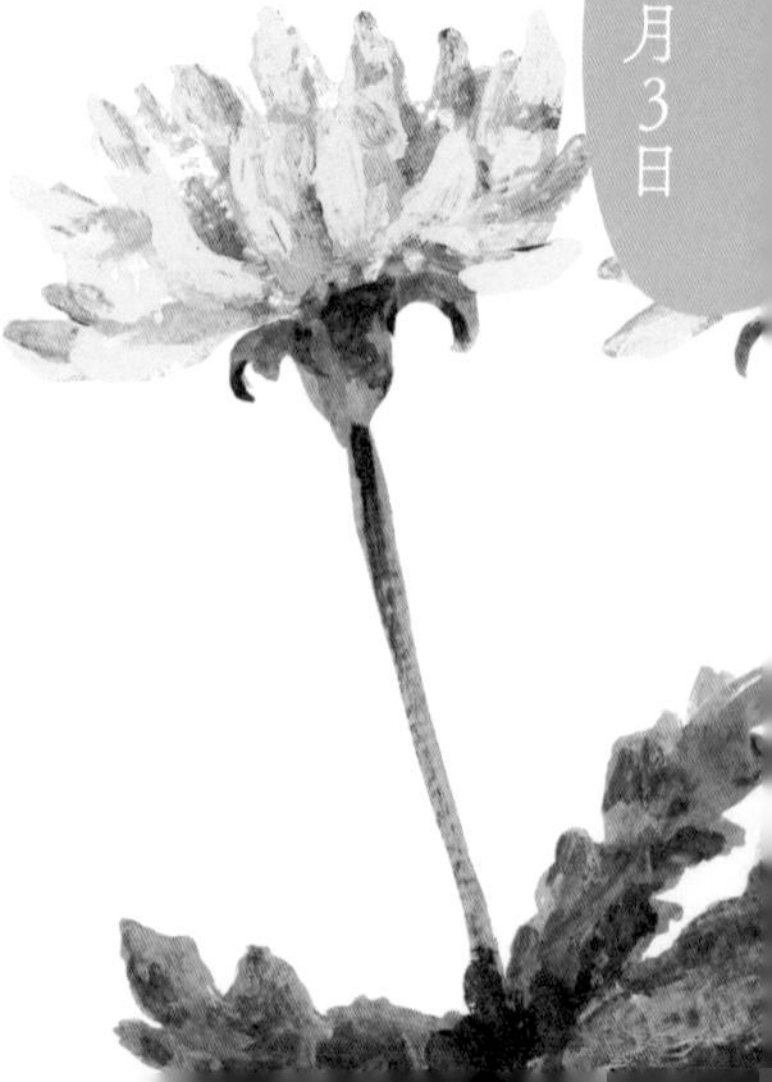

4月4日

タンポポは鼻づまりにおすすめ

鼻水がドロドロ黄色くなり、鼻づまりで悩む人は、症状が進んで炎症が起きている人です。

春になると、露地のあちこちに咲く**タンポポ**（英名ダンデライオン）。**蒲《ほ》公英《こうえい》**という名前で漢方薬の材料として活躍しています。

熱を取って、腫れ物などの化膿性疾患、膀胱炎や目の充血や痛みに使います。特に乳腺炎の治療には欠かせません。妊婦さんや産後に乳腺炎の予防や母乳の出を良くするためにタンポポのお茶などを飲んでいる方も多いようです。

この季節になると、タンポポの苦みを楽しむ友人がいます。動物や人が歩かないきれいな道の、花が咲く前の若いものを引き抜いて、水洗いして天ぷらにしたり、おひたしにして酢味噌で和えたり、バターで炒めたりするとよいと教えてくれました。

チョットほろ苦い大人の味を、鼻づまりに悩む方は食卓に利用するとよいですね。

ただし、鼻水がサラサラしているような冷え性の方には向いていないので注意してください。

最近はタンポポ茶などが販売されているので、手軽に利用するのもいいでしょう。

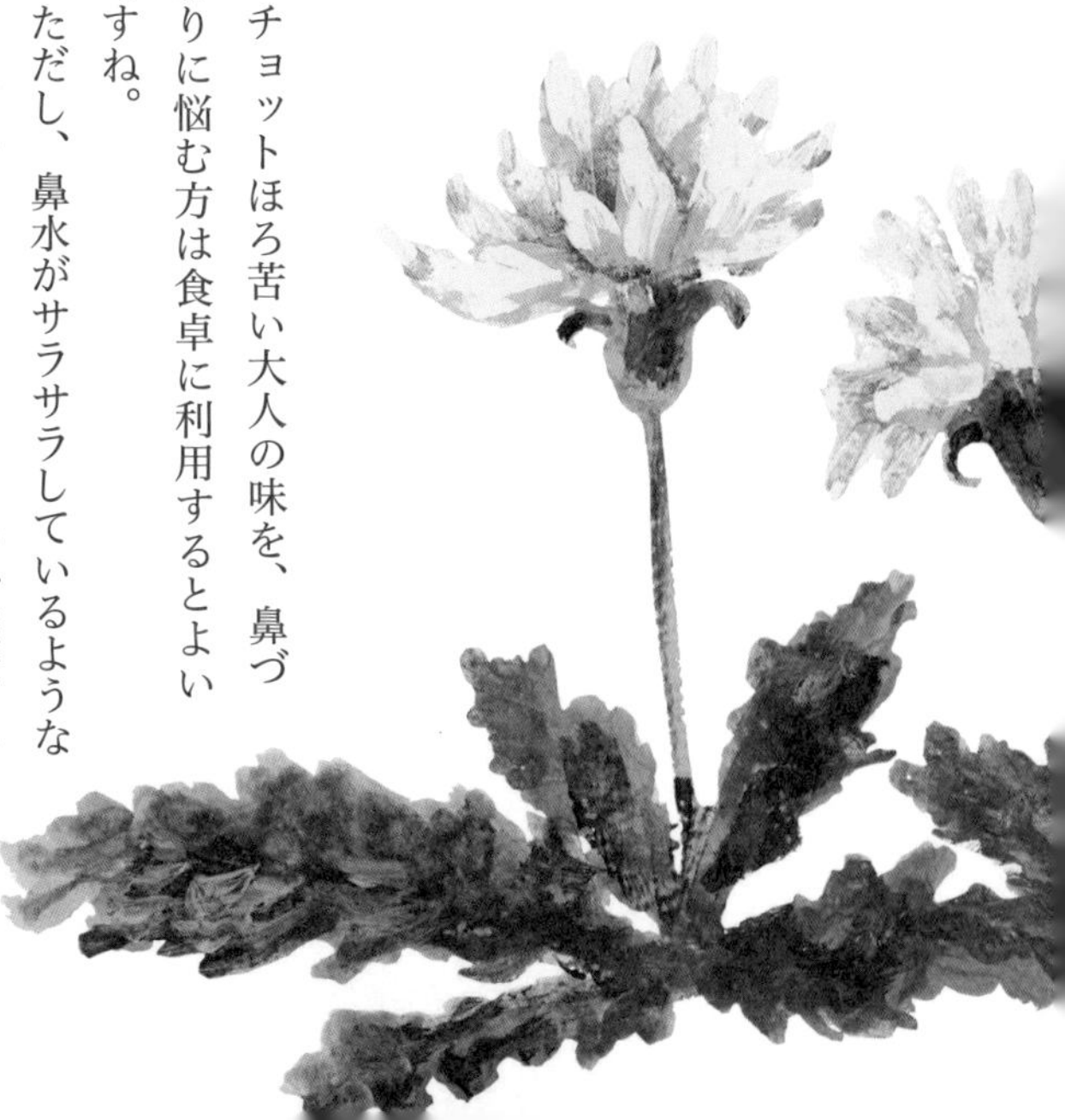

コブシも鼻づまりに効く

コブシは生薬の名前は**辛夷**《しんい》といい、花の蕾を使います。

カゼの頭痛を改善したり、発汗して解熱する作用があります。

「**葛根湯加辛夷川芎**《かっこんとうかしんいせんきゅう》」は、カゼや副鼻腔炎の鼻づまりに使う有名な漢方薬です。鼻の通りを良くして、鼻づまりを良くします。

コブシの名前の由来は、蕾や実が、子どもの握り拳に似ているからだそうです。

またコブシは、雪国の春に真っ先に咲くといわれています。別名「田打ち桜」といい、この花の開花が、春の農作業の目安となったそうです。

コブシは、千昌夫「北国の春」にも歌われています。長い冬が開けて、コブシが咲く春を恋しく想う北国の方々の歌です。

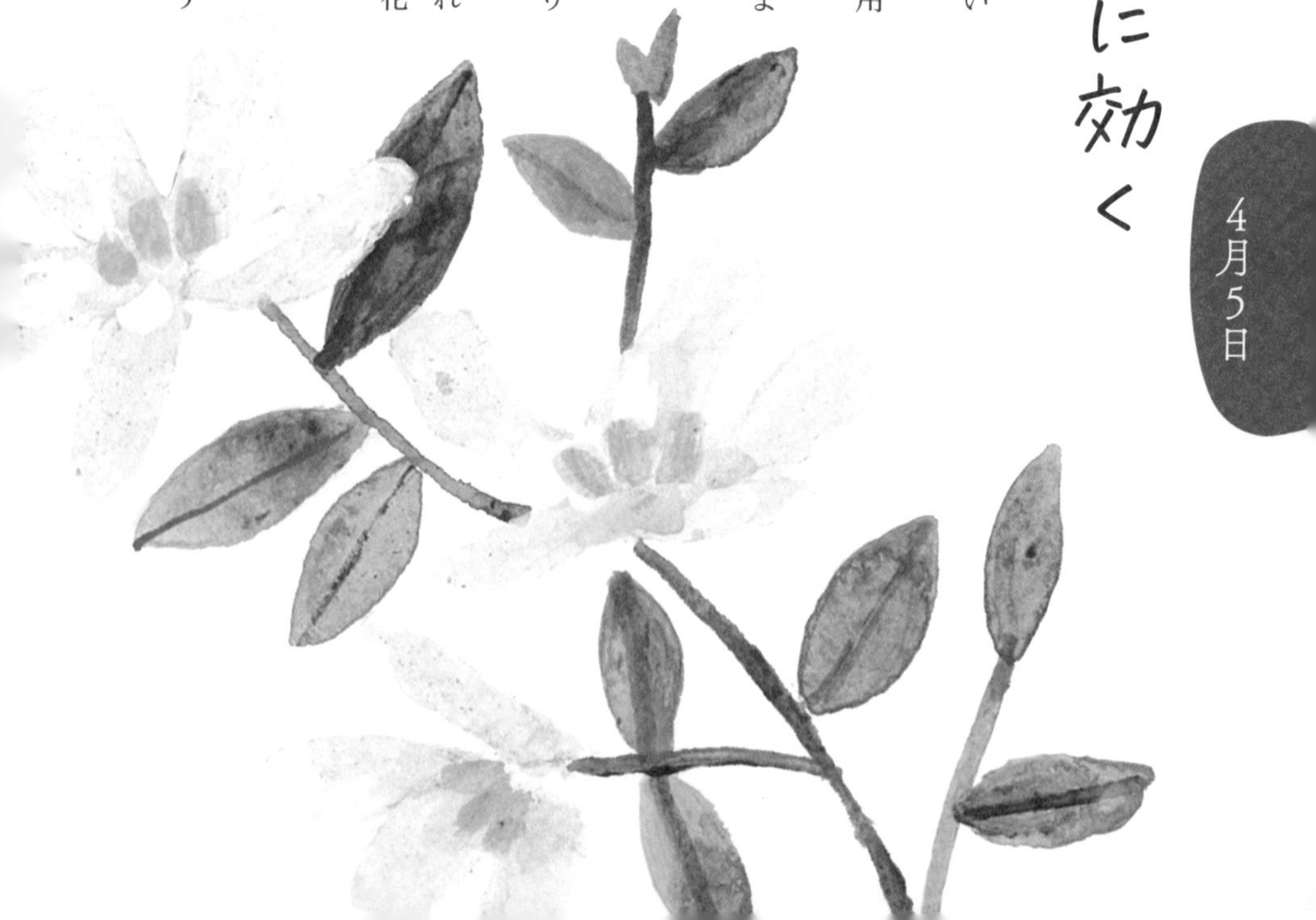

鳥の手羽先と一緒に煮込めば、コラーゲンもとれてしっとり肌に役立ちます。

目の周りがかゆくなったら

目の周りがカサカサしてかゆみが強い人は、普段から潤い不足の方が**燥邪**《そうじゃ》に襲われた人です。体の余分な熱を取り除き、体を潤す必要があります。

肌に潤いを与える食品（3月13日参照）と、体の余分な熱をとる食品（8月26日参照）を毎日の食事に利用してください。

肌に潤いを与えてくれるちょい足し漢方のイチオシは、白キクラゲとゆり根です。白キクラゲは銀耳《ギンジ》、ゆり根は百合《ビャクゴウ》という生薬です。

熱を取り除くちょい足し漢方は冬瓜、緑豆、菊花、ヘチマ、ハッカなどをおすすめします。

それぞれご自分に合いそうな食材をチョイスして、毎日の献立に加えてみたらどうでしょうか。

冬瓜、緑豆、ゆり根、白キクラゲなどを、煮込んだり、スープにしたり、サラダにしたり、煮物にしたり、ご自分のレシピを作ってみてください。

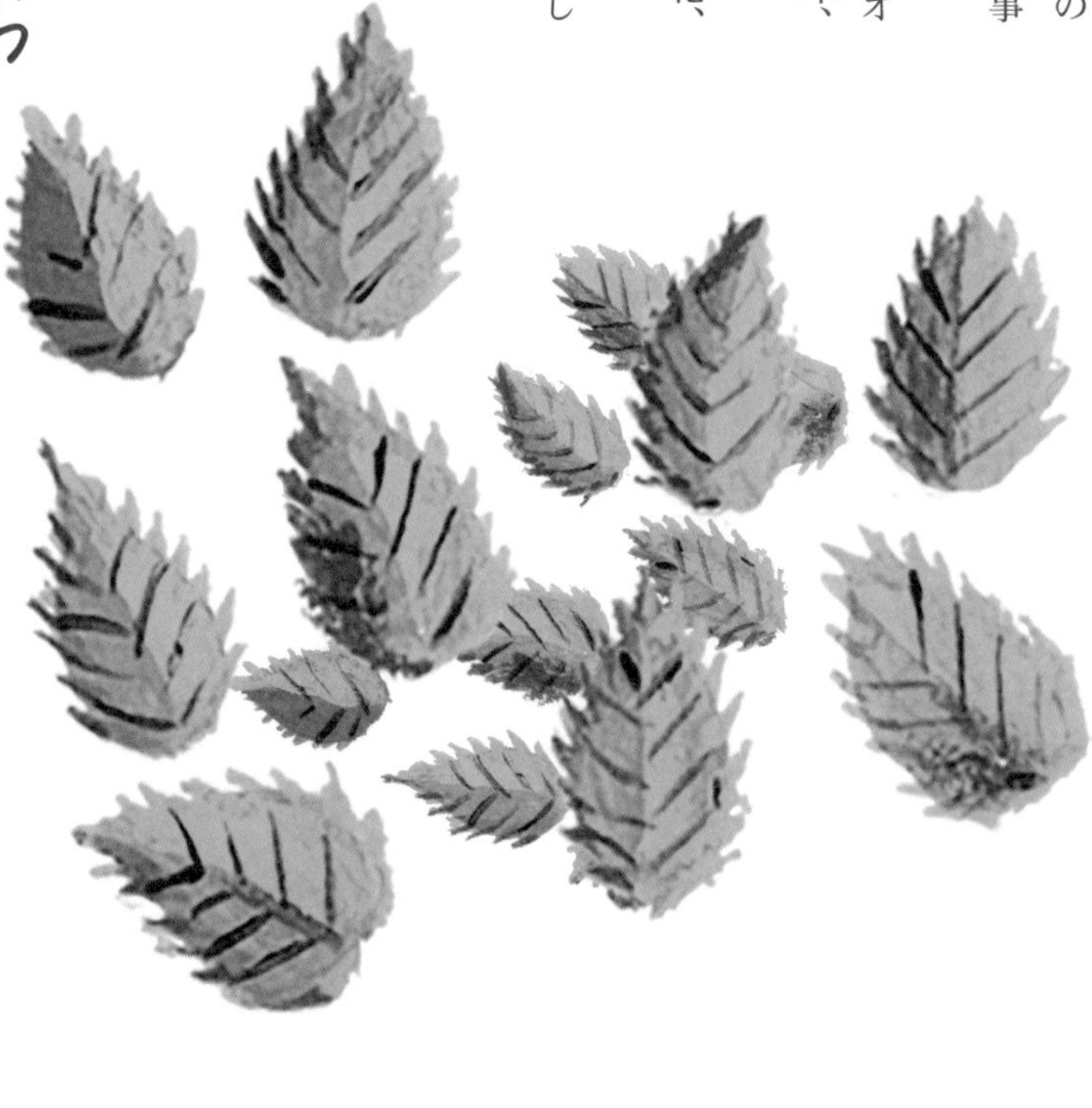

五月病はなぜ起こるのか

4月7日

春になるとなんとなくウキウキする人は、入学や入社など楽しい思い出がいっぱいある人です。しかし世間ではこの時期に、鬱になる方もいます。

「木の芽時」なんて言葉があるように、春は精神面に関係する病気が多いようです。

漢方では五臓の「肝」「心」「脾」「肺」「腎」はそれぞれの季節に分けられています。五臓の肝は春の季節、性質は「木」にあてはめられています。

木が上や横に伸び伸びと枝や葉をのばすように、肝の気ものびのびと巡ることが健康の条件です。

春の陽気といわれるように、この季節はすべての気が上昇する時期でもあり、中にはのびのび巡っていた肝の気がストップされて鬱の症状になる人もいます。

またある人は陽気が上昇しすぎて興奮状態になり、ピリピリした神経などに悩まされます。

また春は、新しい環境の変化が多く、周囲との人間関係などでトラブルやストレスも多い季節です。

神経性○○という病気や、鬱、不眠などの病気が多くなります。

いわゆる「**五月病**」も、春の病気といわれています。

4月8日

なぜかささいなことでイライラしたら

いつも穏やかな人でも、この季節だけは何となくイライラすること、ありませんか？

職場に気の合わない人がいる、先輩が何時も自分勝手なことばかりする、夫が育児や家事に協力してくれない…。

年度の変わり目には、入学、入社、人事異動など行事が多く、環境の変化、三寒四温など温度の変化が体の自律神経を乱します。

そのため、ストレスによる体の変化が多くなる季節です。

怒りを心の中に抑えて我慢する人、外にそのまま表す人、怒りの感情に負けて落ち込んでしまう人…いろいろな方がいます。

漢方では、そのようなイライラや鬱々は気の流れが滞っている「**気滞**」「**気鬱**」という状態ととらえ、いろいろな対処法が考えられています。

この「肝」の気滞や気鬱を改善してイライラや鬱々を楽にする薬を「**疎肝薬**」といいます。

気の流れをスムーズにする「**行気薬**」や「気」のつまりをとって痛みを改善する「**理気薬**」、逆上して頭部に滞ってしまった気を下す「**降気薬**」などの分類の薬がそろっています。

しかし、まだ症状が軽い場合には、食べ物やお茶によっても改善できるのです。

手軽にできるちょい足し漢方を紹介していきます。

生きるために必要な自律神経

4月9日

人間は誰でも精神的なストレスや気候の変化などから体を守る力、**ホメオスタシス**を持っています。ケガをすれば傷を治す免疫力が働き、暑いときは汗が出て体を冷やし、寒くなると毛穴が閉じて体を温める、お腹がすけば食べたくなる、など自分で考えなくても、体が勝手にバランスをとってくれるシステムがあります。これをホメオスタシスといいます。

ストレスを受けたときに働いてくれるのは**自律神経**です。自律神経は循環器、呼吸器、消化器などの活動を調整するために働いています。

「自律」というように、心臓や肺、胃腸は人間が意識しなくても勝手に働いています。

そうでないとウッカリ心臓の拍出を忘れたり、呼吸を忘れてしまったら大変なことになりますからね。

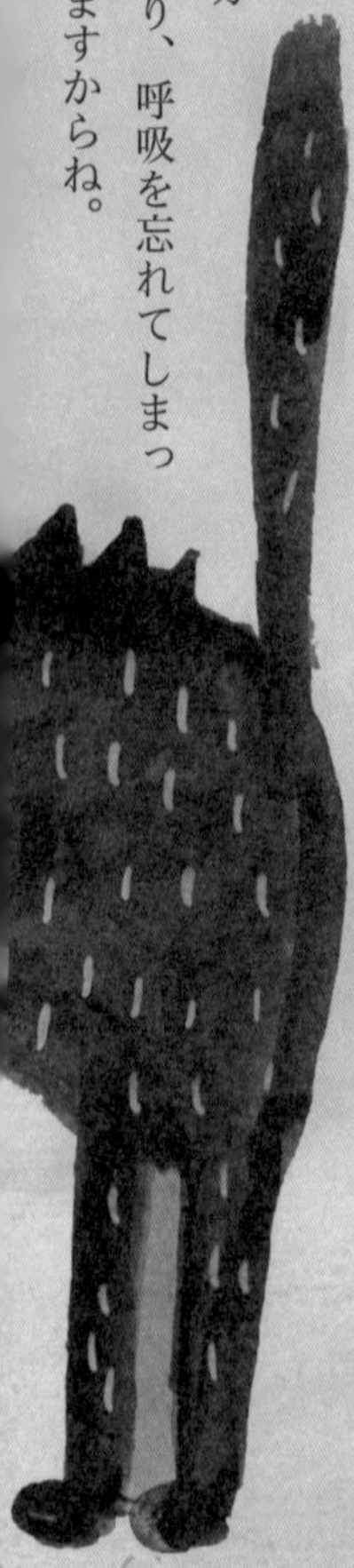

自分で考えてスイッチを入れたり切ったりしなくても、昼には活動するために主に交感神経が働き、夜にはメンテナンスの為に副交感神経が働きます。健康な人なら、意識しなくても勝手にバランスをとって働いてくれるのです。

ところが、春は季節的な変化や環境の変化がいつもより多くなります。

すると、デリケートな方だと自律神経がそのような変化についていけずに、バランスを崩しやすくなるのです。

戦うときは交感神経が必要

4月10日

結婚式のスピーチを頼まれたことはありませんか？　折角のご馳走もほとんど喉を通らず、いざスピーチとなると呼吸が浅くなり、心臓がバクバクして頭が真っ白になってしまうものです。

この状態はアドレナリンが分泌されて、**交感神経**が過剰に反応している結果です。

例えば猫が屋根の上で喧嘩をしたときを想像してください。目がランランと光って背中の毛が逆立って、今にも飛びかかろうとする姿勢をとりますよね。これは動物が生きていくために必要不可欠な一連の働きです。何か行動するときは交感神経が働く必要があるのです。

この交感神経の暴走をコントロールする働きをするのがギャバやセロトニンなどです。自分で命令しなくても、体がリラックスしているときにはこれらのホルモンが働いてくれているのです。

車でいえば、アセチルコリン、ノルアドレナリン、ドーパミンなどは脳の興奮を高めるアクセル役に、ギャバやセロトニンは神経の興奮を抑えるブレーキ役に相当します。

このネットワークが繋がることで、人間の考え方や行動、喜怒哀楽などの感情がコントロールされるわけです。

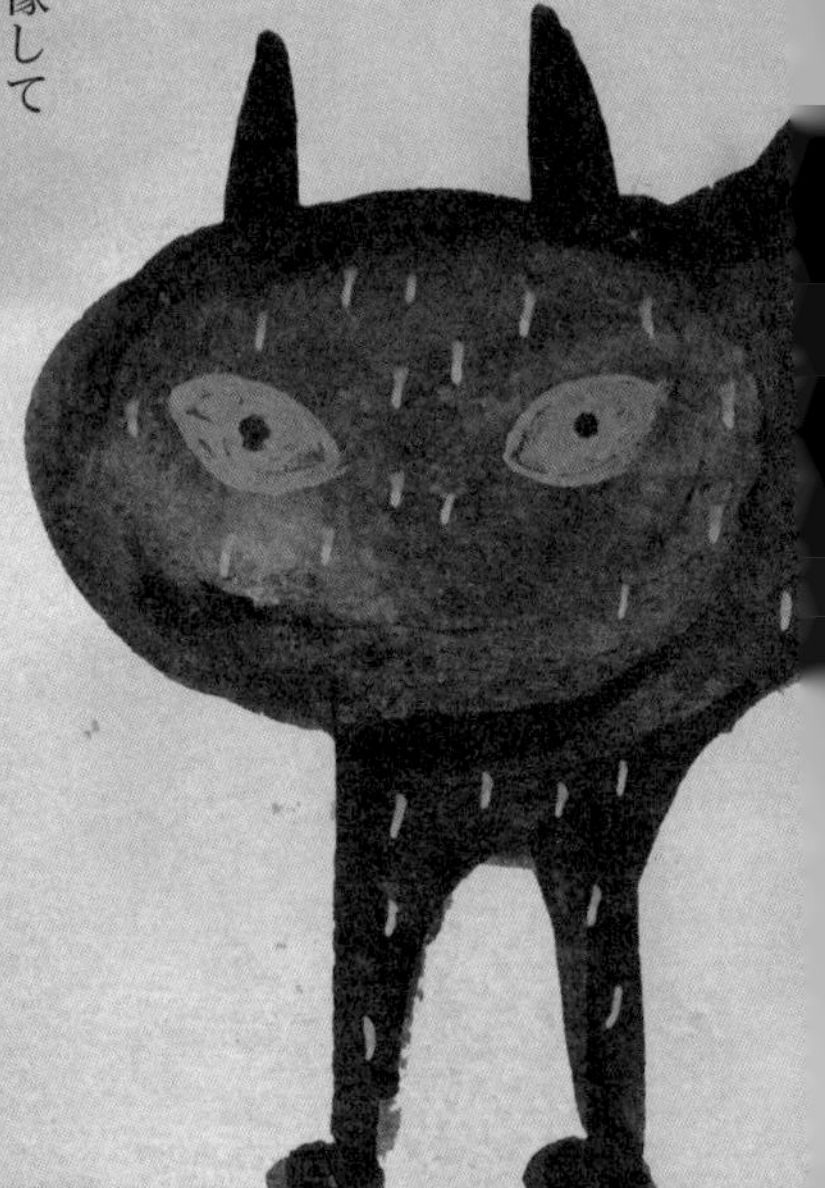

4月11日

自律神経のバランスが乱れると

年が年中アドレナリンを出している人が多くなっています。

現役でバリバリ働いている方やスポーツ選手は、アドレナリンは絶対必要な脳内伝達物質です。例えば、野球の選手がバッターに立つときは交感神経がフル活動します。ノルアドレナリンが脳内を満たします。血圧は上昇し、心臓はドキドキして、球をよく見るために瞳孔が開き、呼吸が早くなるといった一連の交感神経の緊張状態が起こります。そうでないとホームランを打つことはできませんから。

いつも仕事をバリバリこなし、休日はゴルフやテニスなど趣味にも手を広げてやる気満々な人、周りにいませんか。

逆に、趣味も持たず一日中のんびりと過ごしている人もいます。

交感神経、副交感神経の関係を分析している学者の先生は、どちらのタイプにも問題があると指摘されています。

ノルアドレナリンはやる気を出したり、仕事に対する意欲や集中力を高める働きがありますが、増えすぎると攻撃的になったり、怒りやすくなります。

今の世の中は競争社会といわれるように、強いことが求められ、大人になっても競争社会で働くことが宿命になり、ノルアドレナリンの出番が多くなりすぎています。そして春の陽気はアドレナリンに拍車をかけ、ストレスに関する不調が出やすいのです。

頑張りすぎず、**自律神経のバランス**をとってストレスを改善することが免疫力アップにつながります。

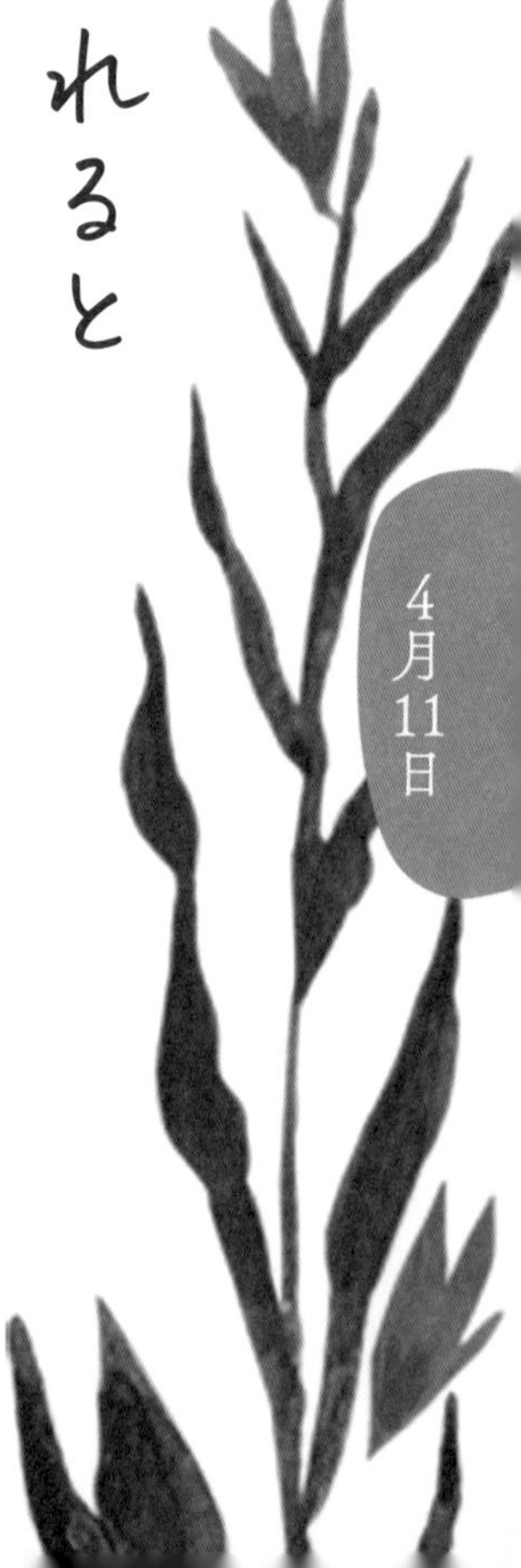

4月12日

怒りはエスカレートしやすい

この頃、キレやすい人が増えているような気がします。いつもなぜかイライラしている人、周りにいませんか。なぜこんなことで…と思っても、本人は気付いていないことが多いようです。

同僚の無神経なおしゃべりが気になる。

先輩の親切なお節介がうっとうしい。

奥さんの掃除が手抜きで、埃が気になる。

いつもなら受け流していたささいなことが、この季節にはなぜか気になる方がいます。

怒りの感情は、春の樹々がどんどん伸びていくように上昇しやすいものです。

アドレナリンは暴走しやすいのです。

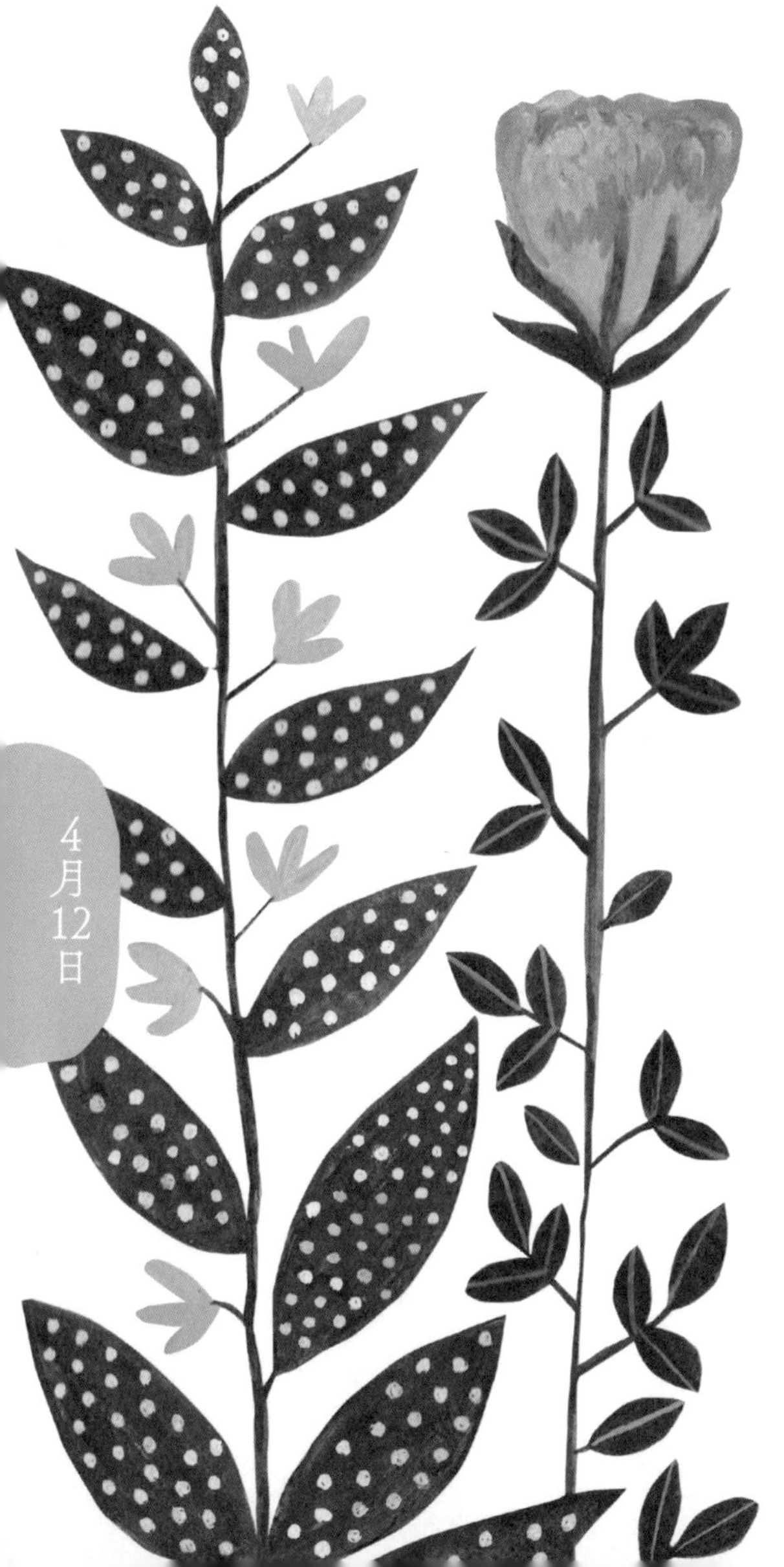

4月13日

怒りは上昇すると燃え上がる

気滞がさらに進むと、怒りの感情はいっそうエスカレートします。もっと怒りたくなってしまうのです。

漢方では、突然怒りがエスカレートする症状を「**肝**《かん》**火**《か》**上**《じょう》**炎**《えん》」といいます。すごいですよね。肝の火が燃え上がってしまうというのです。

「肝火上炎」は肝の気滞が激しくなり、イライラ、爆発的な怒り、激しい頭痛や偏頭痛、突然の耳鳴り、難聴、目が紅くなる、口が苦く乾く、不眠などが出てきます。

こんなご相談がありました。

普段から元気の良いご近所の若いお父さんです。娘さんのPTAに出席して先生に意見を言ったところ、モンスターペアレントのような扱いを受けて、口論になりました。

意見を言うたびにますますモンスター扱いをされてしまう結果になって、怒りが爆発しそうになりましたが、後々の娘さんのことを考えてかなり我慢したそうです。

意見を言えば言うほど周りから浮いた感じになってしまって、収拾がつかなくなってしまいました。

自分の意見がまとまらず、気分だけがエスカレートして動悸が起こってくるほど興奮してしまったのです。来店時は興奮状態で、顔も赤くますます声も大きくなっていました。

菊花とクコの実をブレンドしたお茶を飲んでいただき、お話しするうちに落ち着いてきました。

「肝火上炎」に効果のある漢方薬をしばらく飲んでいただき、常習だった頭痛や耳鳴りが楽になったと喜んでいただきました。

あおり運転が社会問題に

4月14日

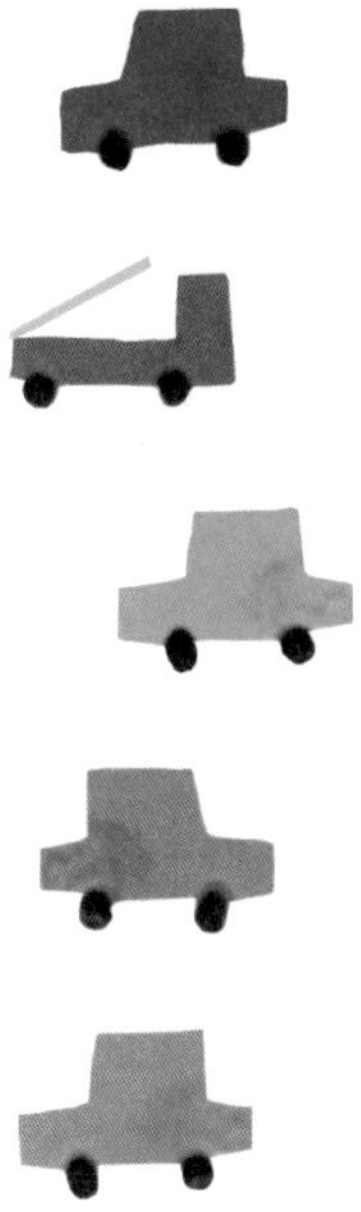

最近はすぐ切れてしまう「**肝火上炎**」タイプの人が多くなりました。

特に車の運転でのトラブルは最近問題になっています。

私も友人に車で家に送ってもらってびっくりした経験があります。

いつも穏やかで紳士的な人が車の運転のときに急に人格が変わってしまい、前の車にいろいろケチをつけるのです。車という安全なボックスの中にいると、心理的に気が大きくなってしまうという説明を聞いたことがあります。

あおり運転のきっかけは追い越されたとか、警笛を鳴らされたなどささいなことが多いのです。

私も、初心者マークを付けて運転していた頃にあおられた経験があります。

怒りは女性や子供など、相手が自分より弱いとわかるとますます攻撃性が強くなるようです。

最近は虐待のニュースもよく見ますが、自分が不満やストレスを抱えているときに、自分より弱いものを攻撃してしまう傾向があるのではないでしょうか？

私もまだ若い頃、子供をしかりつけて、それでもいうことを聞かないと、だんだんエスカレートしてますます腹が立ってしまった経験があります。

「肝火上炎」は誰でも起こりうることだとつくづく感じています。

あおり運転は、まさしく肝火上炎の症状ではないかと思います。

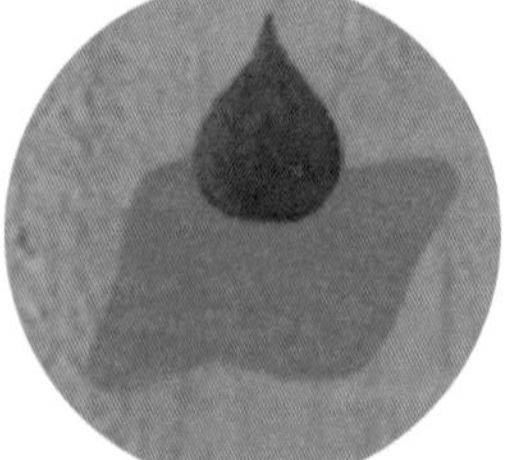

お年寄りが怒りっぽくなる理由

4月15日

何年か前にこんな事件がありました。

電車の優先席に若い男性が座って、席を譲らなかったことに前にいたお年寄りが腹を立てたのです。

そのお年寄りは若い男性を追いかけて、改札口で刃物で切りかかりケガを負わせてしまいました。

座席のことで殺傷事件を起こすなんて驚きです。

また、電車の中で若い人に文句を言ったり、テレビを見て、いちいち文句をつけているお年寄りもいますよね？

この症状は、**肝陽上亢《かんようじょうこう》**といいます。

老人になると足腰が弱ったり、精力が衰えたり、喉の渇き、手足の火照り、夢をよく見る、寝汗などの老化の症状が出てきます。


そんな人が、何かの原因で怒りの感情が加わると、押さえがきかなくなって急に怒りっぽくなったり、眼や顔が赤くなり、めまいや耳鳴り、頭痛などの症状が起こります。

肝火上炎の怒りは若い人に、肝陽上亢の怒りはお年寄りに起こりやすい症状です。

違いは、肝陽上亢は上半身は元気でも下半身は足腰の弱りなどの老化現象がみられることです。

あなたの周りにいるお年寄りがつまらないことで怒るようになったり、穏やかだった人が急に性格が変わったら要注意です。

気《き》滞《たい》はいろいろな不調を起こす

4月16日

肝に気滞が起こると――
イライラ、わき腹が苦しい、悶々とする、ため息が出る、胸やわき腹が張って痛む、パニック症状、ノイローゼ、のぼせ、お年寄りが急に怒りっぽくなる、月経の前に胸が張って痛む、激しい頭痛、偏頭痛、目が紅くなる。

心に気滞が起こると――
動悸、不眠、心臓神経症。

胃腸に気滞が起こると――
ゲップ、オナラ、口中の違和感、メニエール症候群、吐き気、めまい、ストレスで胃が痛くなる、ストレスで下痢や便秘が起こる。

腎に気滞が起こると――
性欲減退、頻尿、残尿感、難聴、突然の耳鳴り。

肺に気滞が起こると――
喘息、空咳、喉の詰まり、息切れ。

気滞の状態が続いて検査で原因が見つけられないと、いわゆる神経性○○という病名が付くことがあります。

そのような不調はもとより、ストレスは免疫細胞のパトロールを阻害して免疫力を低下させます。ストレスから胃がんや大腸がんが発生することはよくあります。

あなたの体の不調でこれらに思い当たることがもしありましたら、ストレス解消の食材を試してみてください。

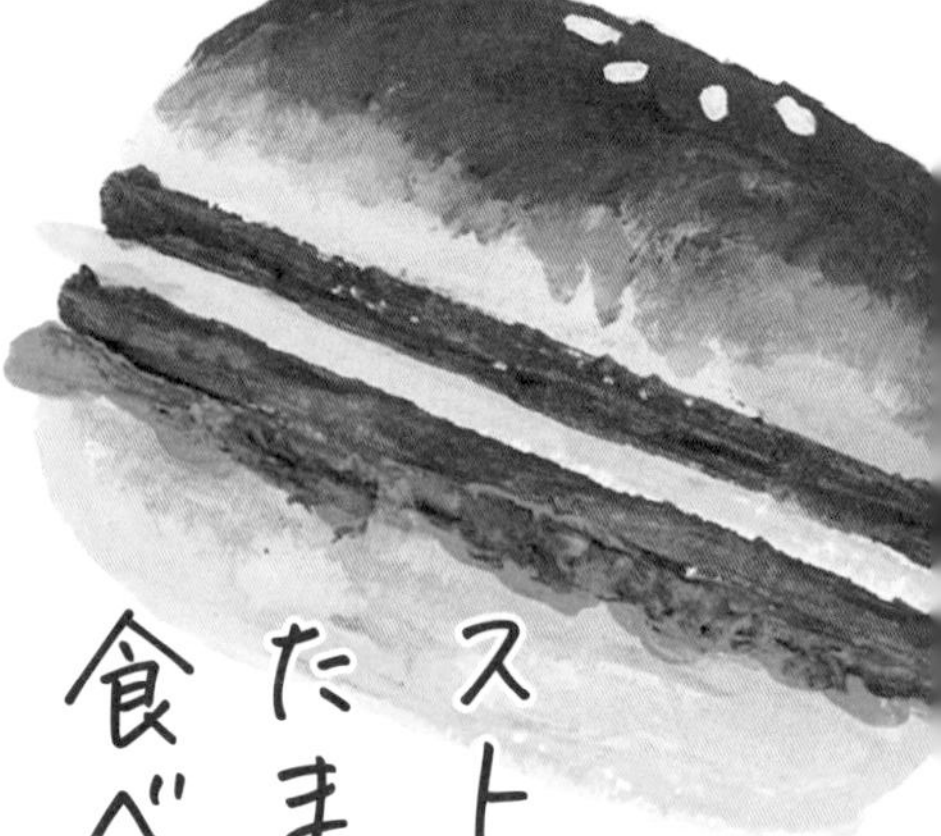

ストレスがたまると食べすぎる

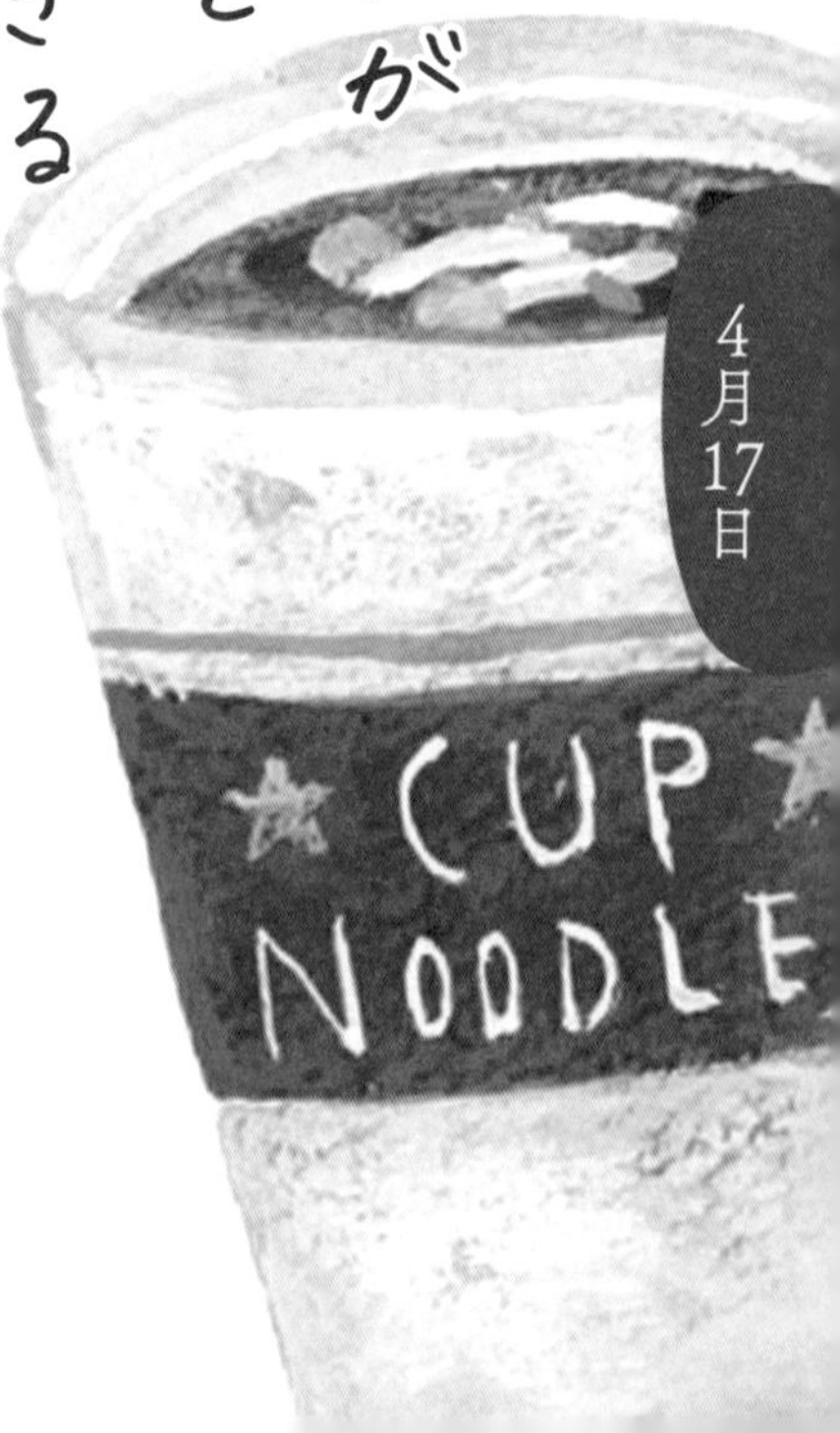

4月17日

この症状も自律神経が関係するといわれています。その理由は、食べることで満腹になるとリラックス感が得られるからです。胃腸の消化吸収作用は副交感神経の受け持ちなので、満腹感によって脳はリラックスホルモンが働くのです。

ストレスで交感神経が優位になると、イライラしてやけ食いをするようになり、一時的にリラックスできるので、また食べるという悪循環が生まれます。

やけ食いすればリラックスが得られますが、その先には必ず罪悪感が伴うことを忘れないでください。

ダイエットのご相談では、我慢できる方とできない方がいます。ストレスタイプの方はどちらかというと、プラス思考でプラスの努力はできるのですが、食べ物を減らすというマイナスの努力が苦手な方が多いのです。

我慢できないときはカロリーの少ない、満腹感の得られるお菓子や食品が市販されているので利用するとよいでしょう。

このタイプの方は運動でカロリーを消費するダイエット法がベストです。ジャスミンティーなどのハーブティーを利用するのも一つです。香りはストレス発散の効果があるからです。

4月18日

疳《かん》の虫

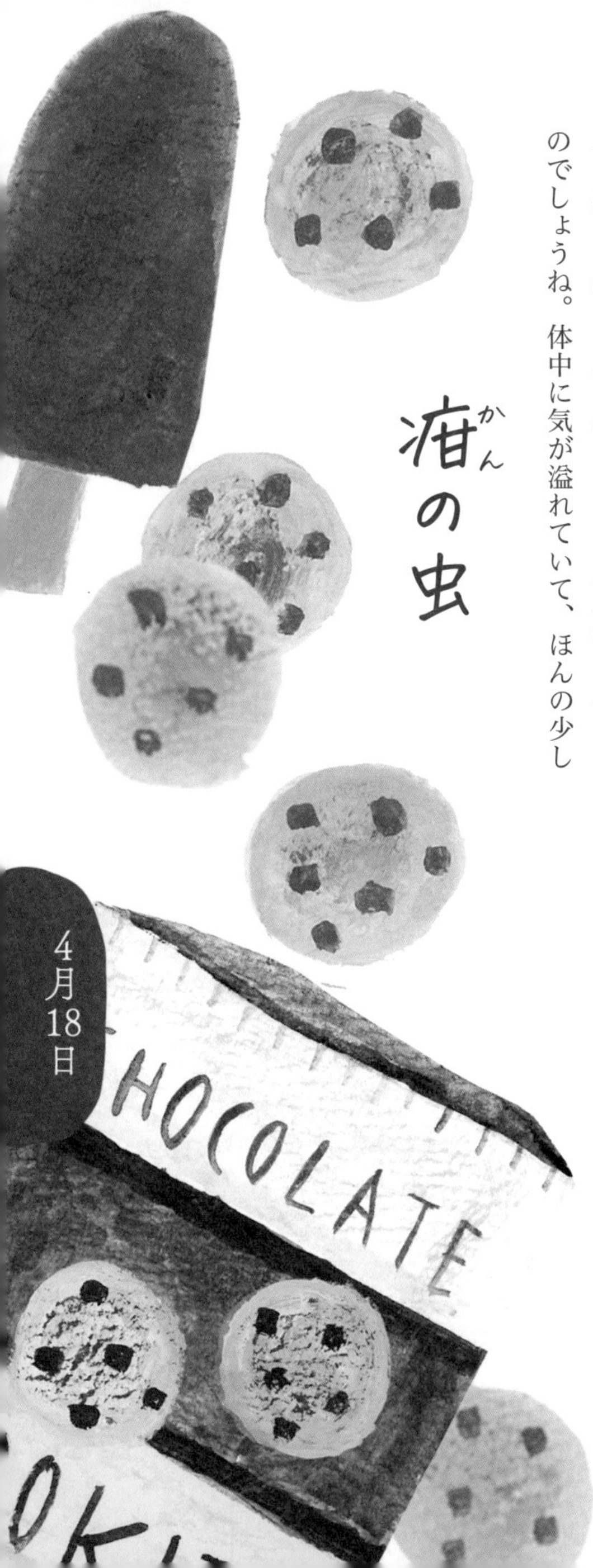

昔から、夜にむずかって夜泣きが止まなかったり、人一倍泣き虫な子をおばあちゃんたちが「疳《かん》の虫」がいると言ったものです。

何も原因がないのに夜泣きをしたりひきつけたりするお子さんに困っている方は大勢います。親はもとより兄弟も寝不足になったり、おんぶして外を歩いたり、困り果ててご相談にいらっしゃいます。

原因がないのではなく、少しおしめが濡れていたり、腕がムズムズしたり、赤ちゃんにもいろいろ不都合なことがあるのでしょう。それを敏感にストレスに感じる赤ちゃんは生まれつき「**気滞**」の体質なのでしょうね。体中に気が溢れていて、ほんの少しのストレスにも敏感に反応してしまうのではないかと考えられます。

大きくなっても何かにつけて親と衝突したり、家庭内でイザコザを起こしたりする場合もあります。余分な感情を発散させるはけ口を一番身近な家庭に持ち込むことが多いようです。

「**抑肝散**」という漢方薬は、そんなお子さんに効果的です。母子同服といって子供と一緒にお母さまにも飲んでいただきます。

そんなお子さんを育てている親もストレスの発散が必要なのです。

メニエール病と漢方

4月19日

私の友人は、朝起きたとたん、かなりひどいめまいに襲われました。

吐き気がして起き上がることができません。

ご主人に抱きかかえられて病院に連れて行ってもらいました。

検査の結果「**メニエール病**」と診断され、疲れとストレスが原因だと告げられました。ご主人に「何かストレスがあるのか?」と聞かれたので「あなたがストレスよ」と答えたそうです。

定年退職後の旦那様にストレスと感じていらっしゃる奥様はとても多くいらっしゃいます。

しかし、メニエール病はストレスだけではなく、下地に**水毒**の体質があると私は考えています。いろいろ伺うと、水毒の傾向がある方が多いのです。

気は水を載せて体に運んでいるので、気が滞ると当然水も体のアチコチに貯まるようになります。

「水毒」は気の滞りを「気滞」、血の滞りを「瘀血《おけつ》」というように、体内に滞っている余分な水のことをいいます。

頭部の水はけが悪くなると、めまいや吐き気が起こることがあります。

むくみやすい体質の方は、いつもいろいろな不調が出やすいので、快適な生活を送りたい方は対策が必要です(7月12日参照)。

胸の中に梅干しが詰まっている

4月20日

ネクタイやピッタリしたワイシャツを嫌う男性の方が多くいらっしゃいます。

折角スマートな体を持っていらっしゃるのに、いつもゆるゆるのシャツを着ています。

胸やわき腹がいつも苦しいと感じるそうです。

そんな方に伺うと**気滞**の症状にチェックがたくさんついてきます。

また、「胸の中に何か詰まって苦しい」と来店される方がいます。

この症状は、漢方では「**梅核気**」といいます。梅干しが胸に詰まったような症状のことです。

気滞が原因で、胸のあたりの水はけが悪くなるのが原因です。

いろいろな検査をしても原因がわからず、病院を回ってなかなか治らなかった方に、**半夏厚朴湯**という漢方薬をおすすめすると、「効きました！」と喜んでいただきます。

ちょっと得意になって原因を説明させていただいています。

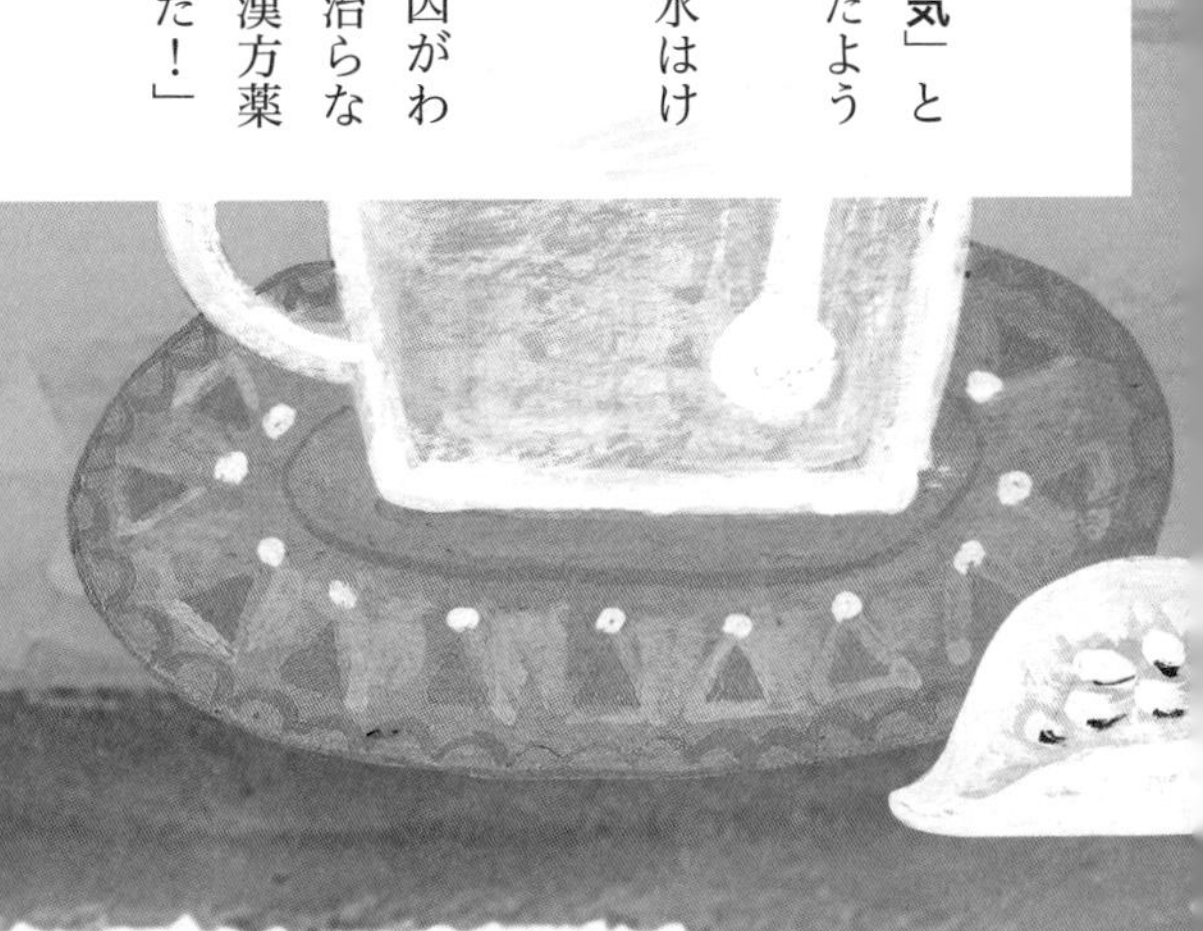

電話に出ると咳が出る

4月21日

春になると、軽い咳「エヘン虫」に悩まされる方がいます。電話に出たり、人前で話をしたりすると、エヘンと咳払いがしたくなる症状です。

精神安定剤などを飲んでもスッキリしない状態が続き、困っていらっしゃる方はとても多いのです。

この症状も**気滞**のいたずらです。

実は私も若い頃、この「エヘン虫」が続いたことがあります。

薬局を開局して間もない新米薬剤師だった頃、まだ子供が小さく、子育てや仕事が重なってしまったときに経験しました。

母親から結核ではないかと心配されて、病院で検査しましたが、何も異常はありませんでした。

原因がわからず、いろいろ薬を飲んでみましたが、結局、先輩にすすめられて漢方薬を服用しました。

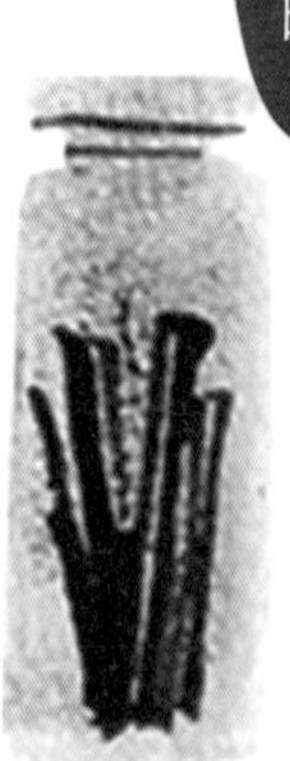

少し時間はかかりましたが、徐々に良くなってきました。

私は水毒の体質もあるので、前日の「**梅核気**」の症状も起こりやすかったのです。

それ以後「エヘン虫」は、私の得意分野の症例になりました。

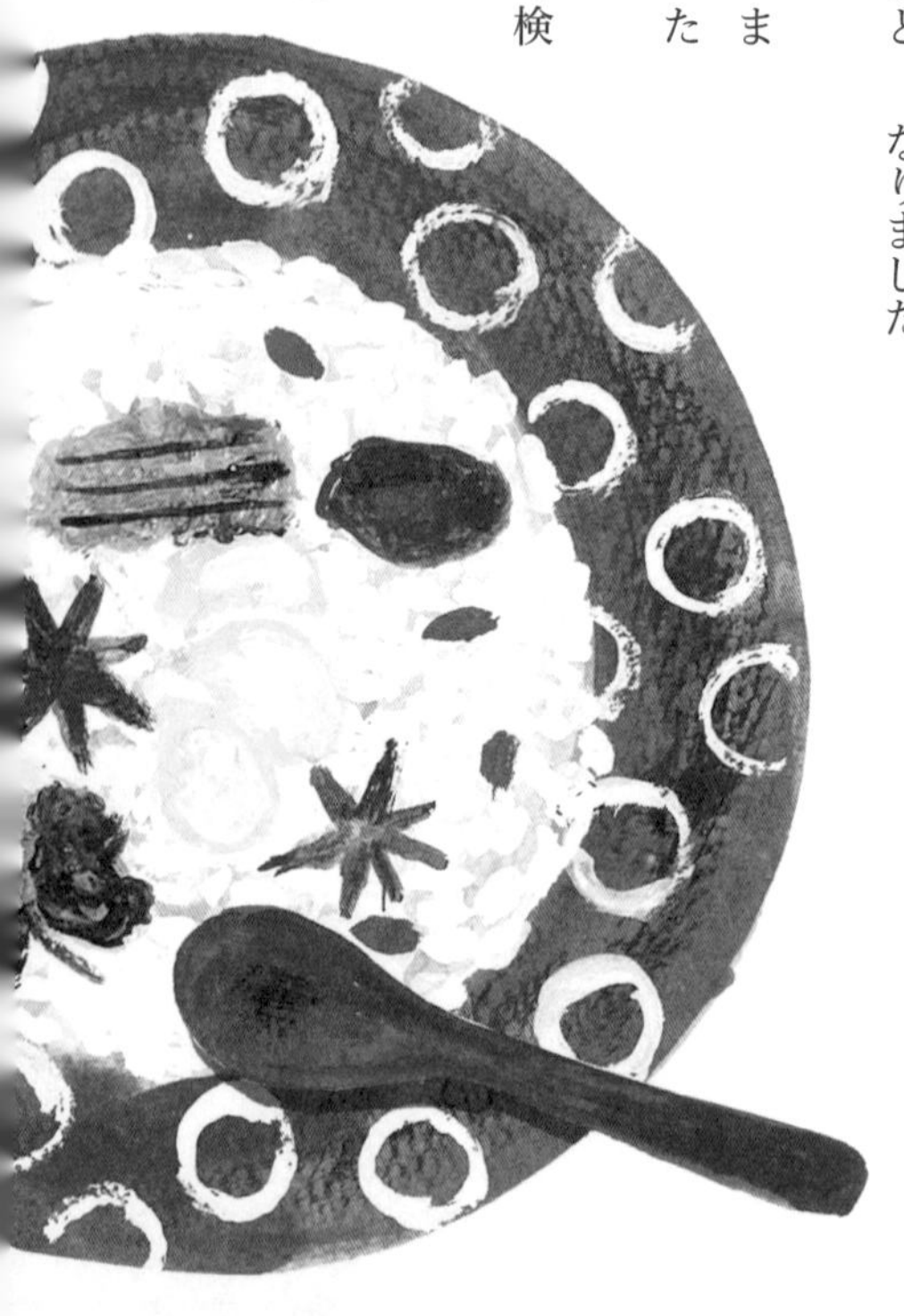

4月22日

気《き》滞《たい》は神経性の病気のもと

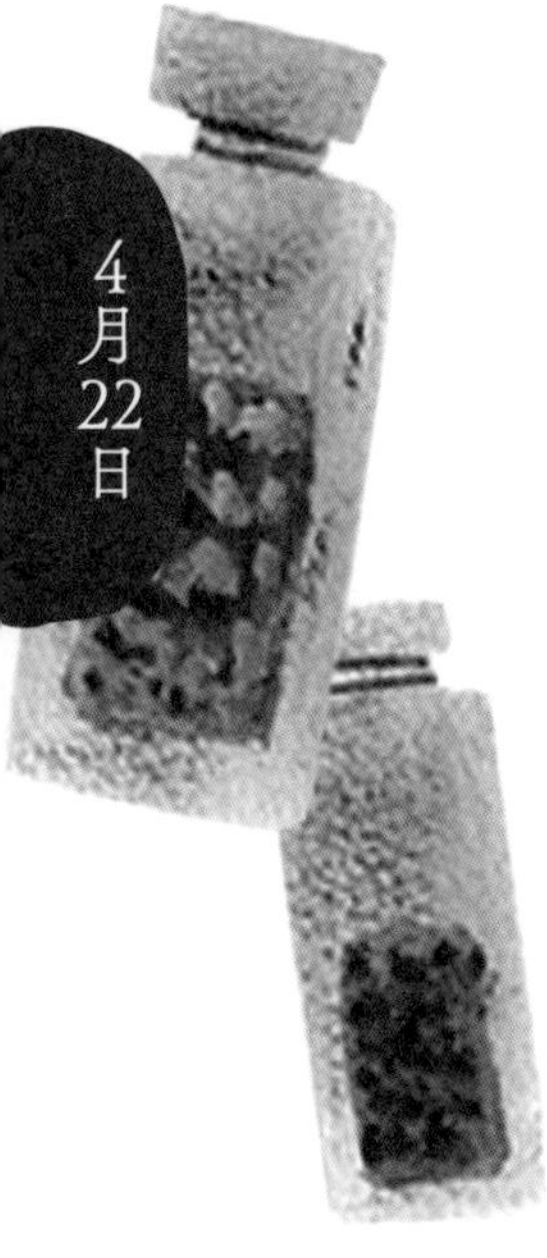

「気」は物質なので、体のアチコチにたまりやすいものです（秋の季節に私の考えをお伝えします）。

お腹のあたりで渋滞が起これば、お腹が張ったり、ガスがたまり、胃のあたりで起これば胃が痛んだり、ゲップが出たり、胸のあたりでは胸が張ってイライラしたり、ため息をつきたくなったり、女性では月経の前に胸やお腹が痛んで、生理が始まると楽になるような症状が起こります。

軽いイライラや鬱々といった状態のうちはいいのですが、ストレスが体調に影響して、胃が痛くなったり、下痢と便秘がひどくなったり、不眠が続いたり、頭痛や胸痛が出るようになると、病院で検査を受けることになります。

器質的な原因がない場合は、神経性○○といった病名がつけられます。

漢方では「**気滞**」という気の流れの不調と考えるので、疎肝薬という気の流れを改善する薬を使います。

神経性という名前が付くと、脳の責任にすることが多いのですが、漢方では気滞という症を考えるのです。

向精神薬を使わなくても、**疎肝薬**には、気の流れをスムーズにする「行気薬」や「気」の詰まりをとって痛みを改善する「理気薬」、逆上して頭部に滞ってしまった気を下す「降気薬」などの分類の薬があります。

気滞を改善して体に起こるいろいろな不調をなくすことは、免疫力アップにつながります。

4月23日

脳梗塞や心筋梗塞で倒れる若い人が増えています

最近は医療技術の発展が目覚ましく、血液検査やCTやMRIなどで多くの疾患が見つけられるようになりました。

おかげでいろいろな疾患の予防が可能になり、平均寿命を延ばしています。

しかし最近、血液検査で異常がない働き盛りの男性が突然、脳梗塞、脳出血、狭心症、心筋梗塞などで倒れるケースが増えています。

ご近所で、50代のご主人が突然脳梗塞で亡くなりました。スポーツクラブに通っていて、いかにも元気そうなスマートな方でした。奥様にいろいろ伺うと、仕事がとてもハードで毎日残業が多く、とても気配りのある、泣き言を言わない方だったそうです。

漢方では瘀血《おけつ》、いわゆるドロドロ血が起こる原因は**気滞**によるストレスでも起こると考えています。

血は気のエネルギーで体の隅々まで運ばれているので、気が滞ると、血の流れにも支障が起こり、気《き》滞血《たいけつ》瘀《お》という状態になります。

中国では毛沢東の時代に、要人が倒れるケースが多く、そのために国家を挙げて気滞による瘀血の薬を開発したそうです。漢方薬には気滞から起こる脳梗塞などの治療薬があります。

この例のように、血液検査で異常値を指摘されない方が突然脳梗塞などで倒れてしまう例があるので注意してください。

普段から気の流れを良くしてストレスをためない生活や食べ物を工夫してみてください（夏の季節に生活習慣病について記述しました）。

イライラしやすい人は酸っぱいものが好き？

4月24日

気滞の体質の方は、往々にして酸っぱいものがお好きなように感じます。

五臓の春は肝、色は青、五味は酸です。酸味のある生薬は、汗や鼻水、下痢などの排泄を抑える働きがある漢方薬や、緊張を抑えて不眠を改善する漢方薬、筋肉の引きつりを改善する漢方薬などに配合されています。つまり、酸っぱいものは汗や下痢、おりもの、精液などを止めたり、緊張を和らげてストレスを解消したり、不眠を解消する働きがあるのです。酸味のある食品には、レモン、梅、ミカン、スモモ、ダイダイ、ブドウ、黒酢、杏《あんず》、サンザシなどがあります。

友人でスポーツ万能、仕事をバリバリしている会社役員の方はミカンが大好きで、ミカンの季節になると手のひらが黄色くなるほど食べていました。多分交感神経が緊張してストレスがたまっていたのかなと勝手に想像していますが、酸っぱいものは食べすぎると胃腸の働きを悪くします。

肝と脾は一つ置き、つまり相克の関係になり、肝の働きが亢進しすぎると神経性胃炎などを起こすので注意してください。

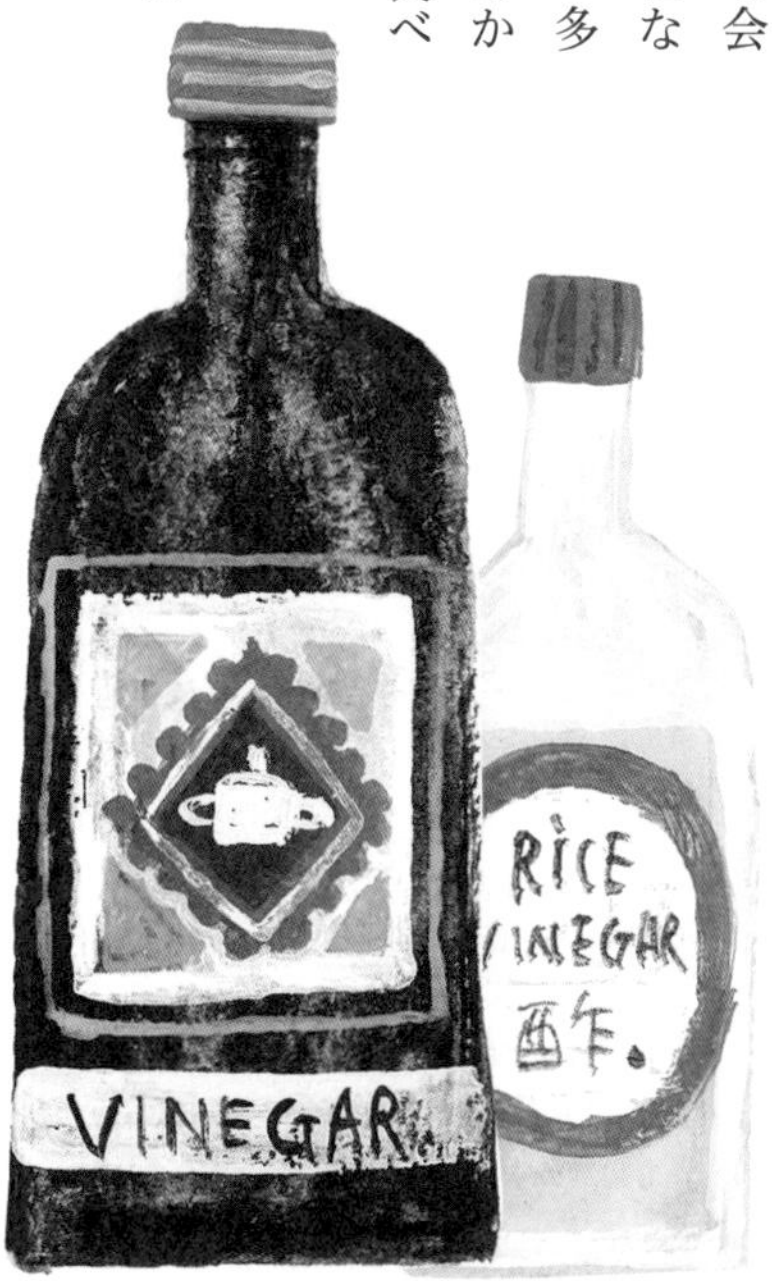

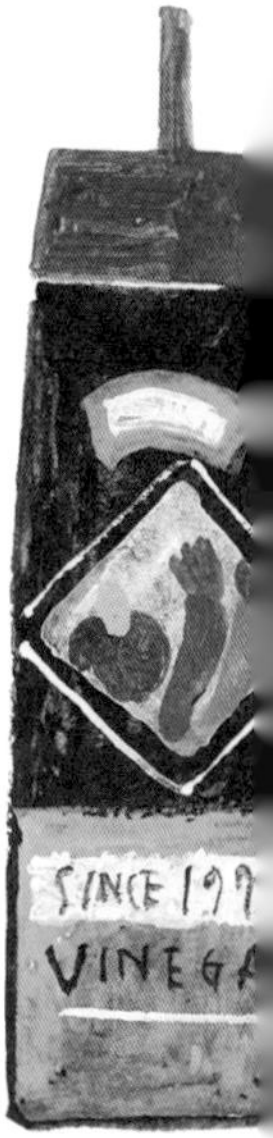

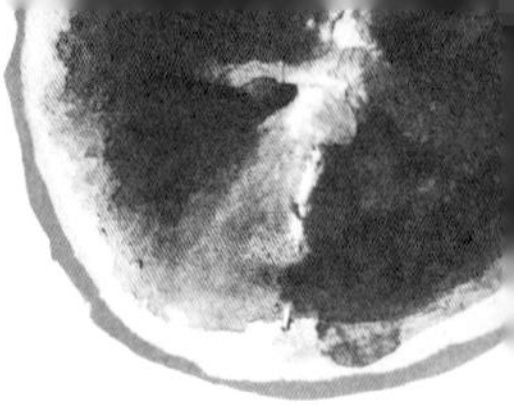

ストレスを解消する食べ物

酸っぱいもの　レモン、梅、ミカン、スモモ、ダイダイ、杏《あんず》、サンザシ、グレープフルーツなど。

香味野菜や香辛料　生姜《しょうが》、ネギ、ニラ、ニンニク、紫蘇《しそ》、セロリ、パクチー、春菊、セリ、コショウ、唐辛子など。

イライラした熱の症状をとる　ウド、ワラビ、フキノトウ、タンポポ、つくし、菊花など。

好きな香りの食べ物やハーブ　ハッカ、紫蘇、ネギ、オレンジ、シナモン、ジャスミン、フェンネル、エルダーフラワー、カモミール、ラベンダーなど。

ちょい足し漢方にはハッカ、紫蘇、ネギ、シナモン、フェンネル、パクチー、サンザシ、ウド、タンポポ、菊花、ミカンの皮などをおすすめします。

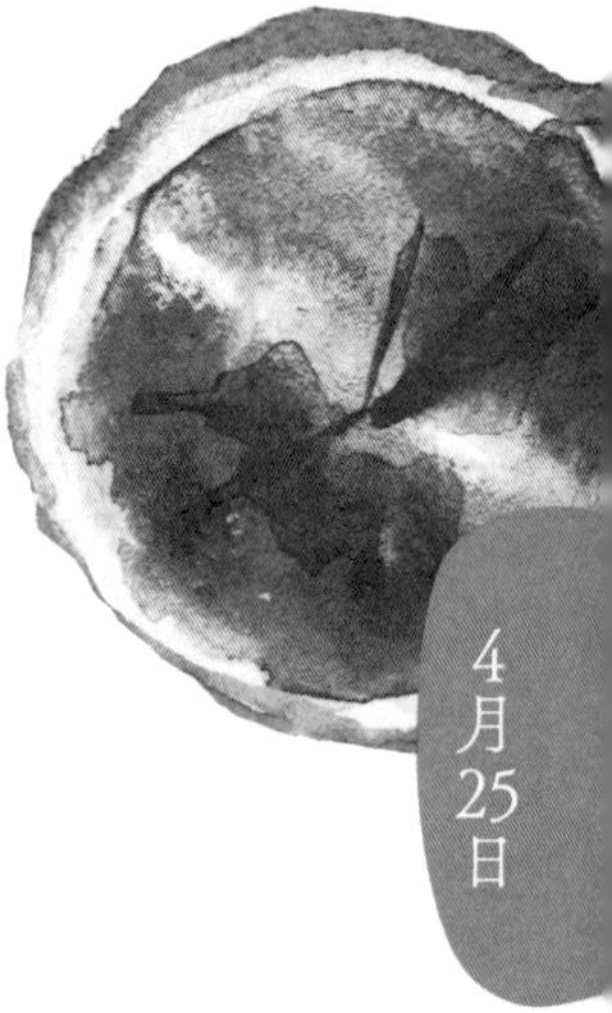

4月25日

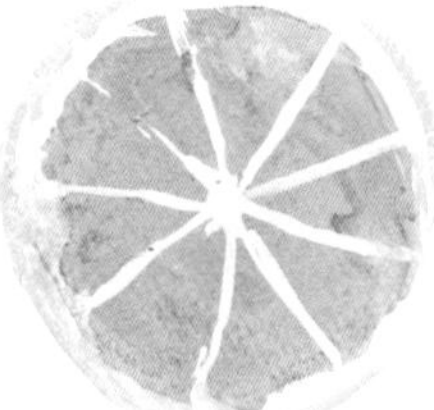

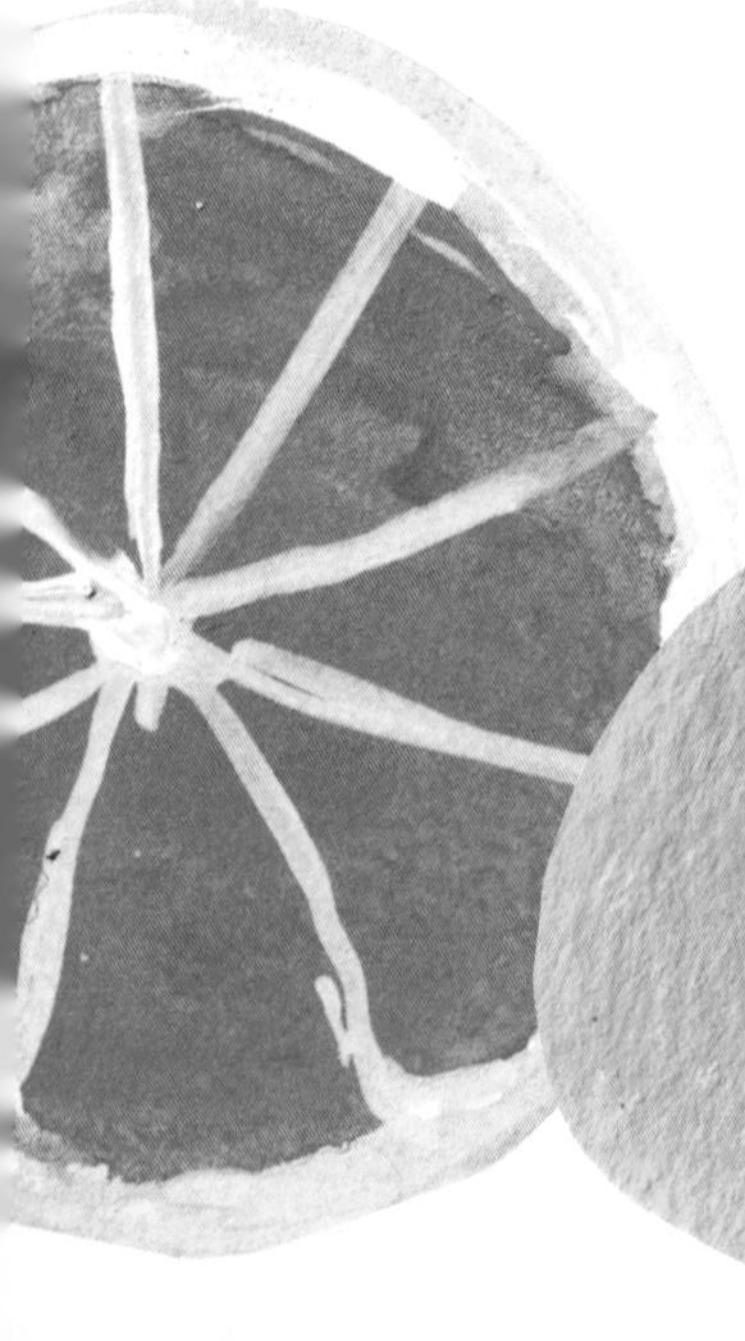

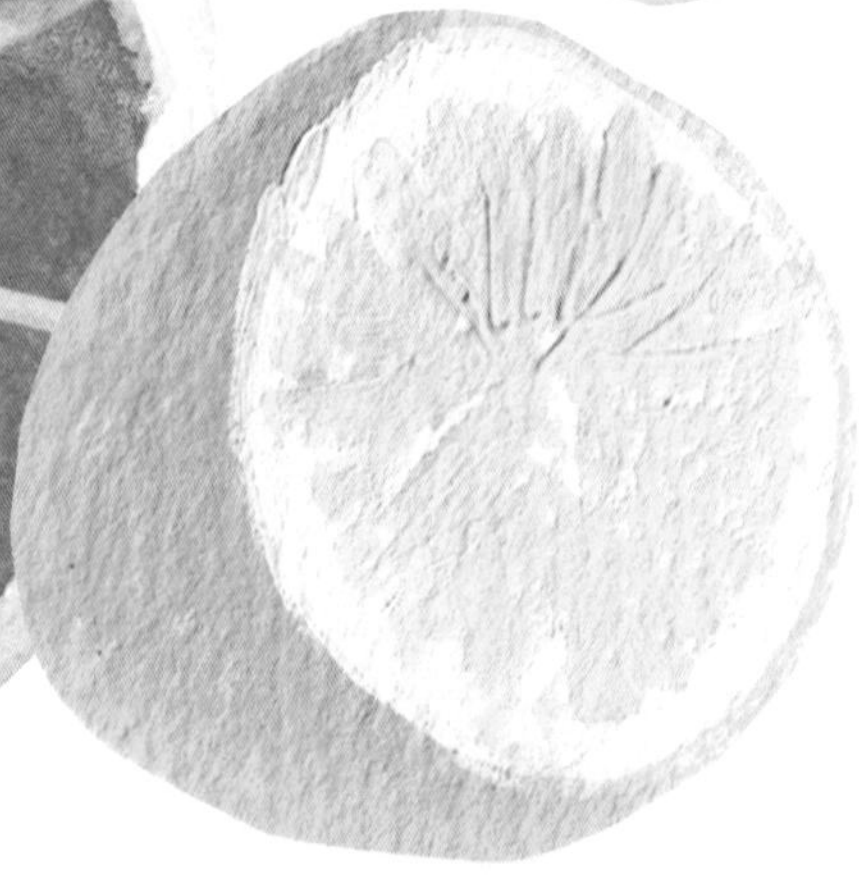

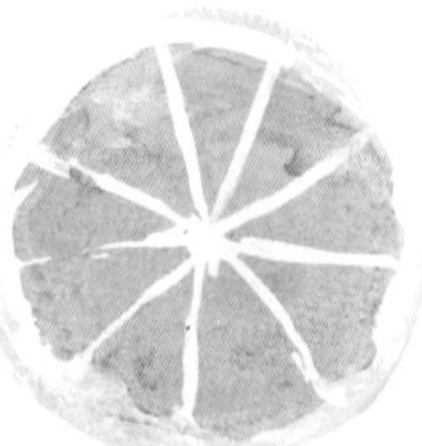

好きな香りでリラックス

よく来店するお客様に「**サシェ**」という袋をお持ちの素敵な方がいました。サシェ（サッシェ）とは、日本語でいえば「匂い袋」です。

中味はポプリなど自分の好きな香りを入れて作ります。職場で嫌なことがあったときなどにそっとハンドバックから取り出して香りを楽しむそうです。

私はミカン系の香りが好きなので、棚にあった**陳**《ちん》**皮**《び》という生薬を入れて、さっそく、匂い袋を作ってみました。

陳皮はミカンの皮を乾燥させたものです。理気剤といってストレスを解消する漢方薬に配合されている生薬です。

匂い袋は日本でも昔から、白檀や桂皮、丁子《ちょうじ》などを入れ、箪笥の中に入れて、防虫もかねて使っていたようです。

私も白檀の香りがするセンスを持っていますが、何とも言えない重厚な香りに癒されます。

残念ながら白檀はほとんど手に入らず、人工的に香りを作っているのが現状のようですが。

香りは好き嫌いがあるので、私は店頭では香水をつけません。

でも、匂い袋ならハンドバックにしのばせて、好きなときにそっと楽しむことができます。

ポプリやアロマやご自分の好きな香りで、匂い袋を作ってみませんか。

4月26日

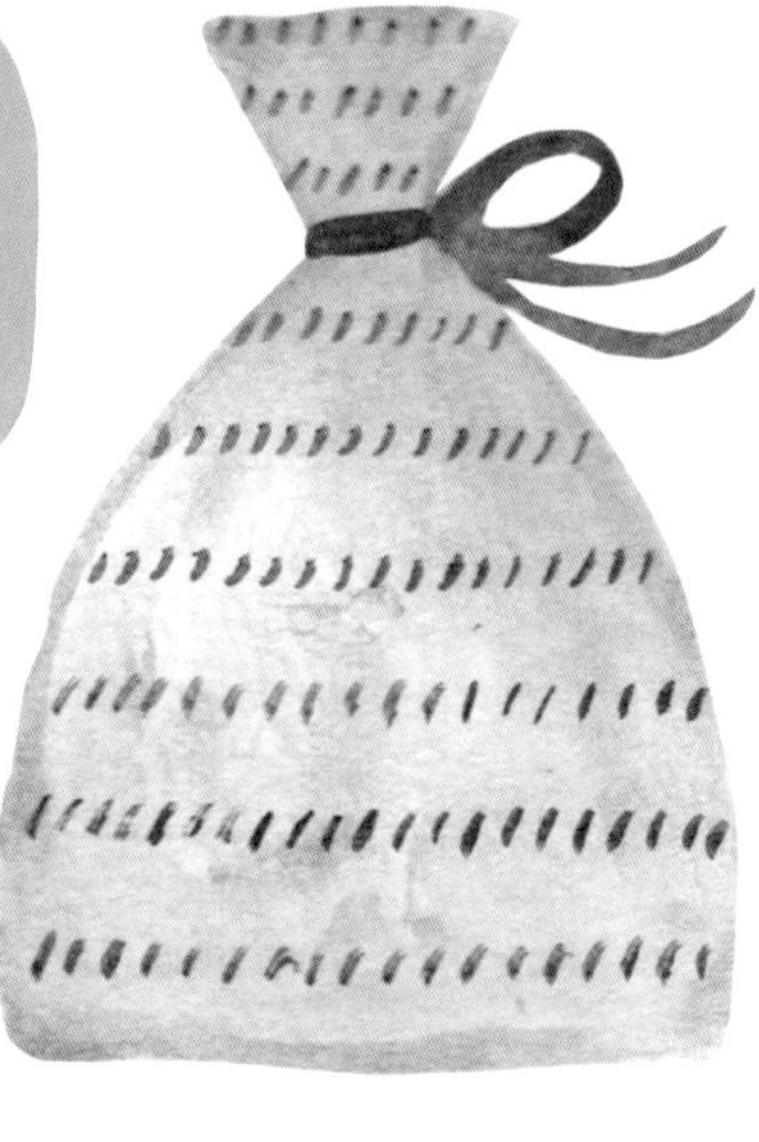

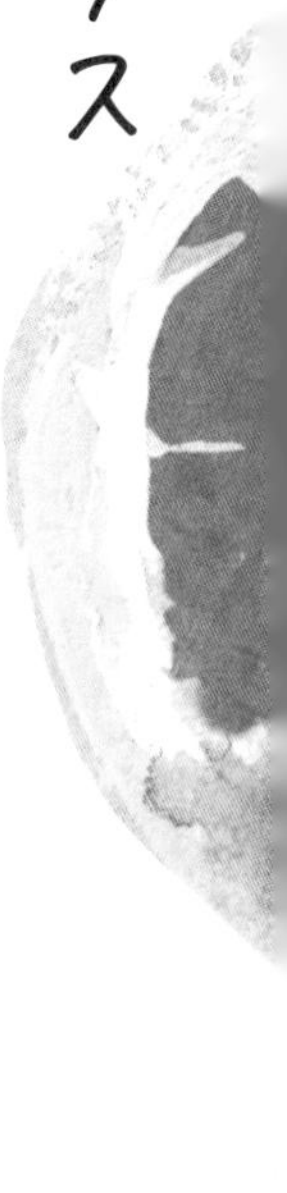

香りのお茶でリラックス

4月27日

ジャスミン、フェンネル、コリアンダーなどの**ハーブ**類は香りでホッとさせる効果があります。

ハーブというと何かおしゃれな感じがしますが、実は漢方の原料になっているものがたくさんあります。例えばフェンネルはウイキョウ、エルダーフラワーはニワトコ（生薬名は接骨木《セッコツボク》）、コリアンダーはパクチー（生薬名は芫荽《ゲンスイ》）という生薬名で体を温めるタイプの漢方薬に使われています。

ミカンの皮、菊の花もストレス解消の生薬です。

私のイチオシのストレス解消のブレンドティーは

フェンネル（茴香《ウイキョウ》）　1g

乾燥した菊花　5個

ハッカ（乾燥したもの）　1g

ガラスの急須に入れ熱湯を注ぎ3分で完成。ウイキョウ、菊花、ハッカは漢方薬局で手に入ります。

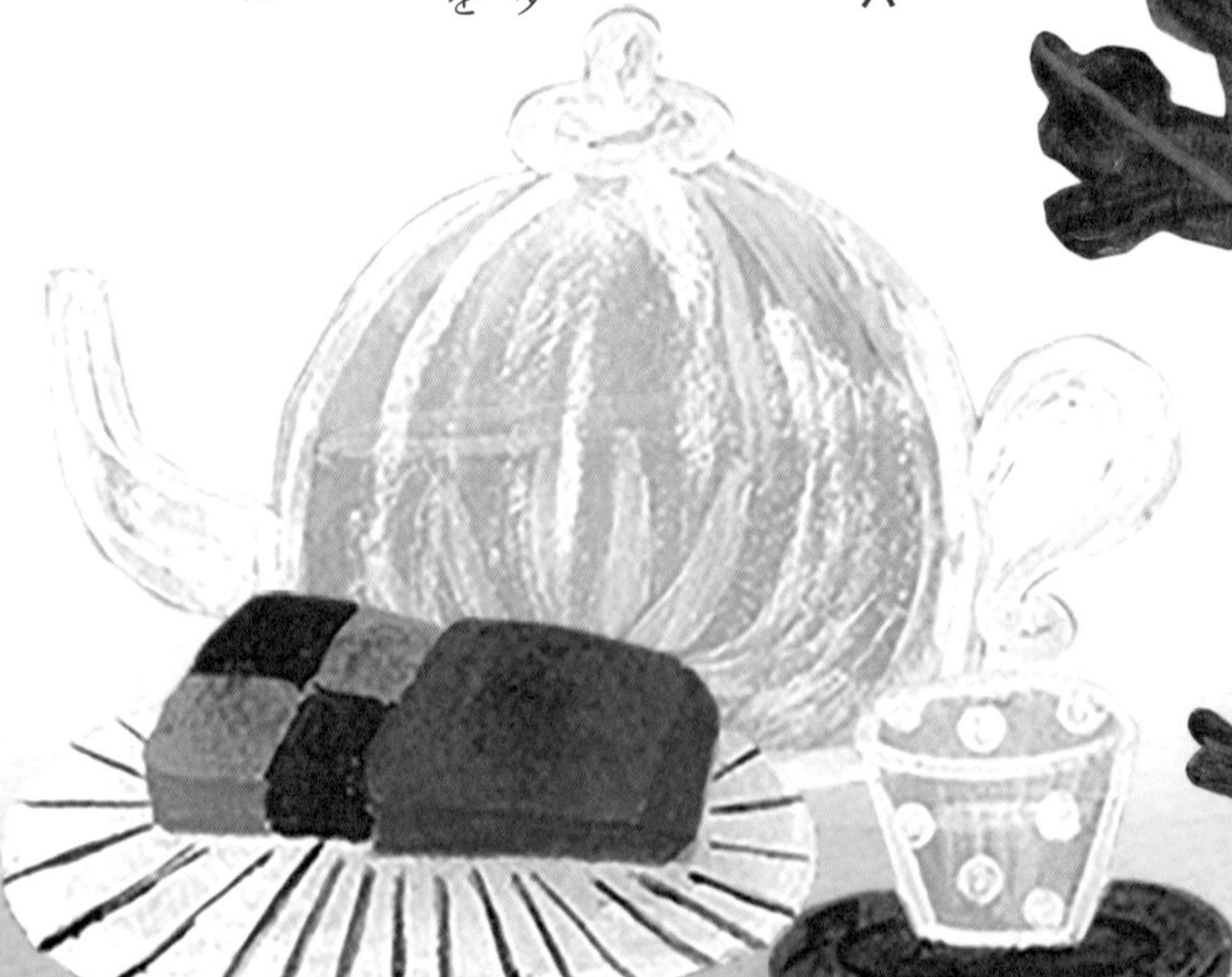

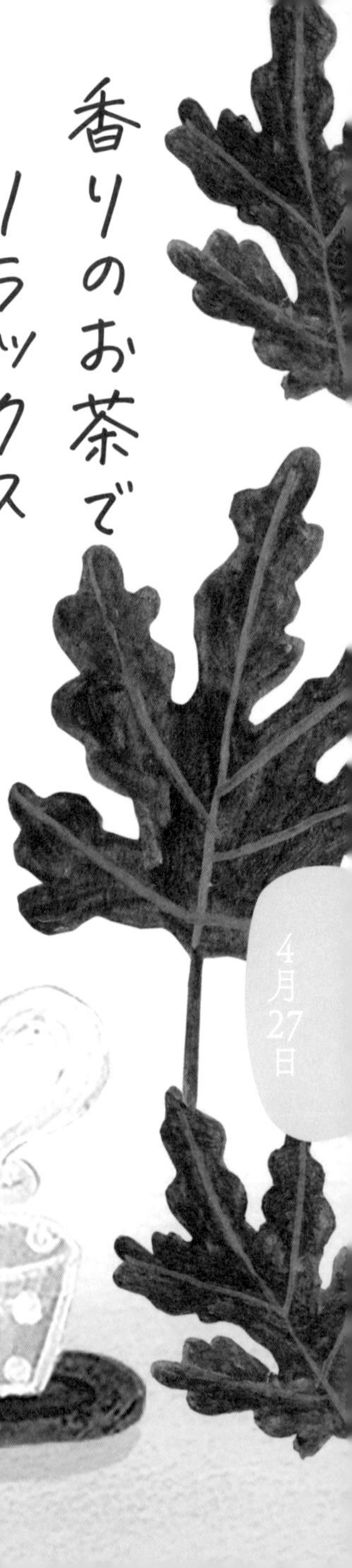

菊花はイライラや目の疲れに

菊花《きくか》は食用菊の花を乾燥させたものです。

肝にこもった余分な熱を静め、頬の火照りやめまい、ふらつき、頭痛、頭の張りをとる漢方薬に使われています。

また目の充血や腫れ、痛みをとる効果や視力低下にも効果があるとされています。

有効成分のルテインは目の黄斑変性症に効果があるとされ、健康食品にも配合されています。

菊の花を乾燥した「**杭菊花**」を漢方薬局などで求めると重宝に使えます。

めまいや頭痛を伴う高血圧に一日10gを煎じて飲むと効果的です。

菊花のお茶は眼精疲労（疲れ目）に良いとされ、多くの人に愛用されています。

お湯を入れたときに美しく花が開き、また菊の花の香りがリラックス効果をもたらします。

カフェインを含まないので子どもや妊婦の方でも安心して飲めます。

きれいに開いた菊の花と菊の香りの演出を見せたくて、友人たちにもよくご馳走しています。

目の疲れに良いとされるクコの実を一緒にブレンドすれば、さらに効果的です。

勉強やパソコンで目が疲れたら、

枸杞子　スプーン3杯くらい

乾燥した菊花　5個くらい

以上をガラスの急須に入れて熱湯を注ぎ3分くらいで、赤と黄色の美しいお茶が出来上がります。

疲れた頭と目を休めて、ほっとした気分になりますよ（クコの実は後で食べてください）。

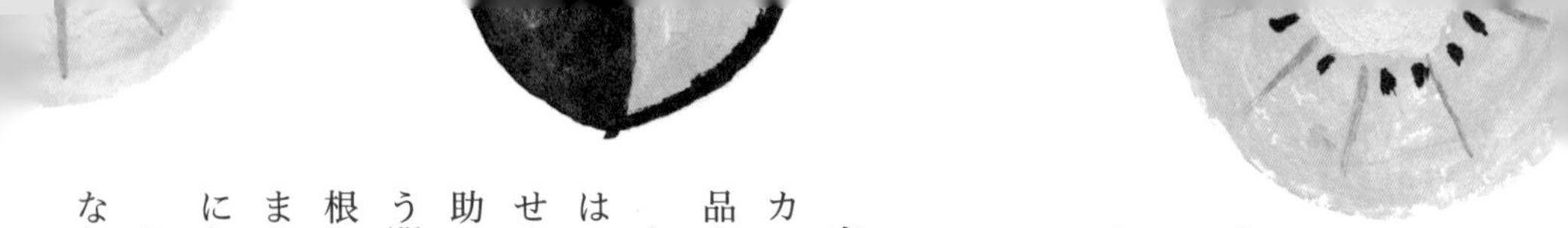

春は酸っぱいものをちょっぴり

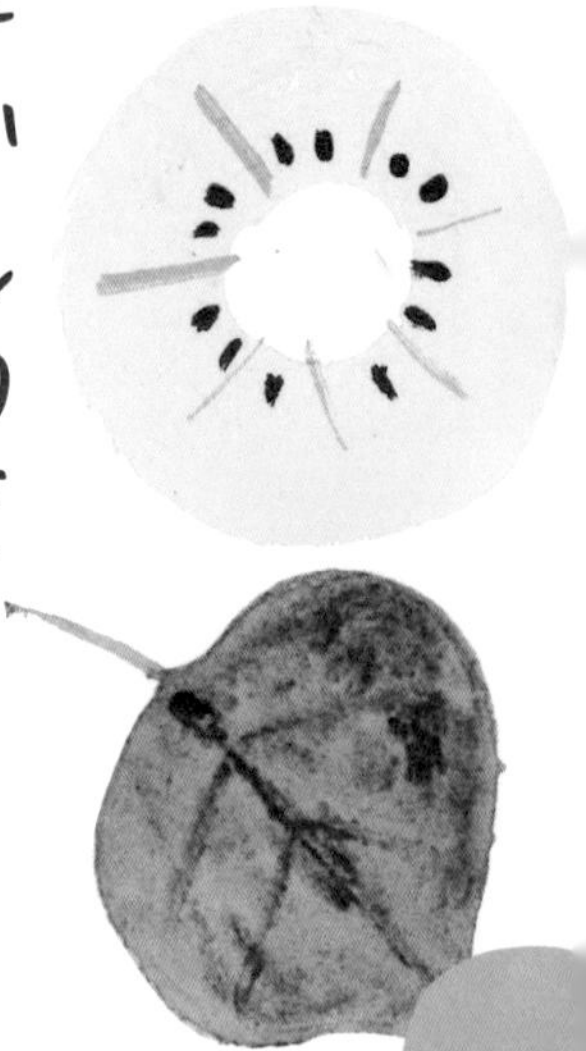

4月29日

春の五臓の色は青、味は酸です。きんかん、カボス、ミカン、キウイフルーツなど酸っぱいものは「肝」を補う食品として効果があります。

ただし酸っぱいものはとりすぎてはいけません。肝の気はエスカレートして興奮しすぎると、胃腸の働きを低下させるからです。五臓六腑のチームの中で、肝は心とは助け合う関係（相生）ですが、胃腸とはけん制しあう関係（相克）です。木克土といって、肝（木）が根を張りすぎると、胃腸（土）の養分が奪われてしまうのです。これはいわゆる神経性胃炎などの原因になるので注意してください。

そこで酸っぱいものは「ちょっぴり」とるのがコツになります。

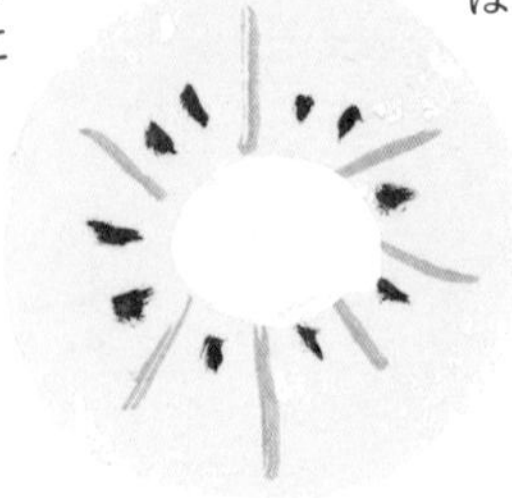

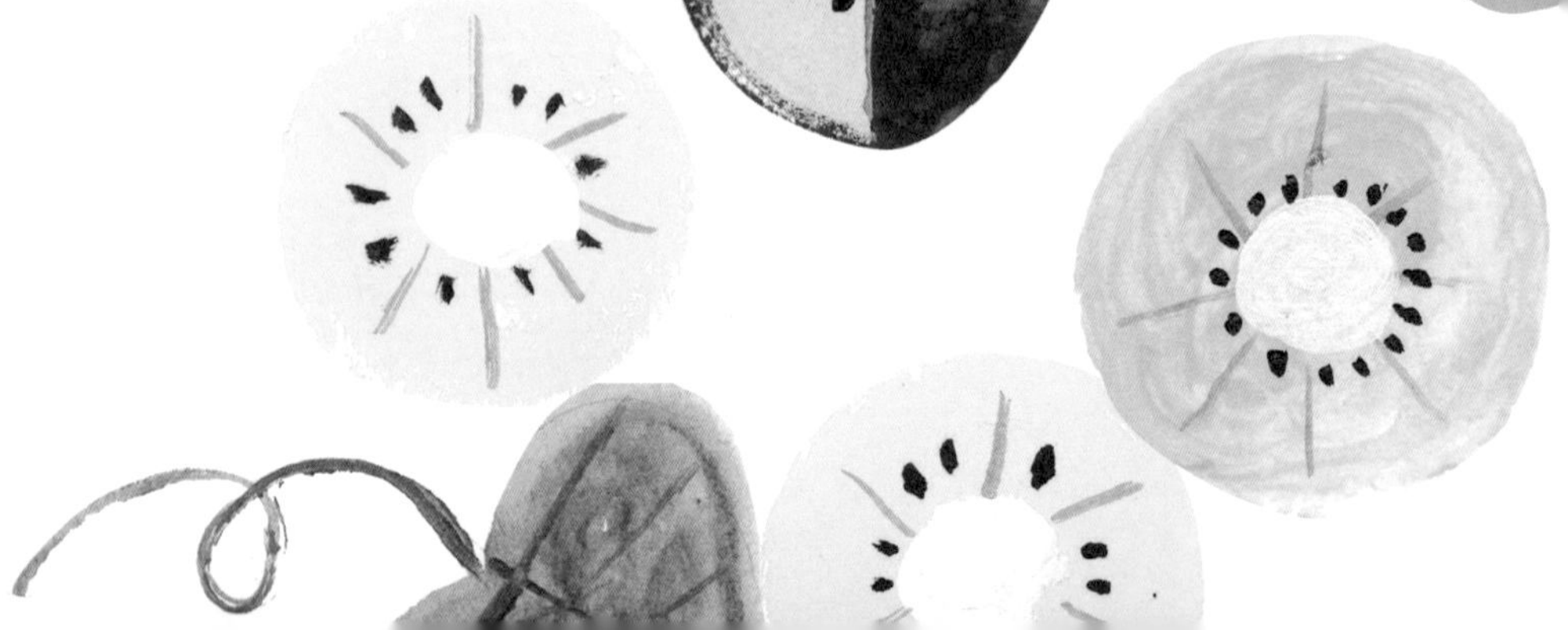

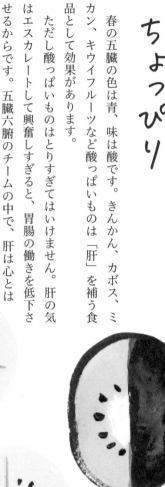

香味野菜やスパイスを上手に使いましょう

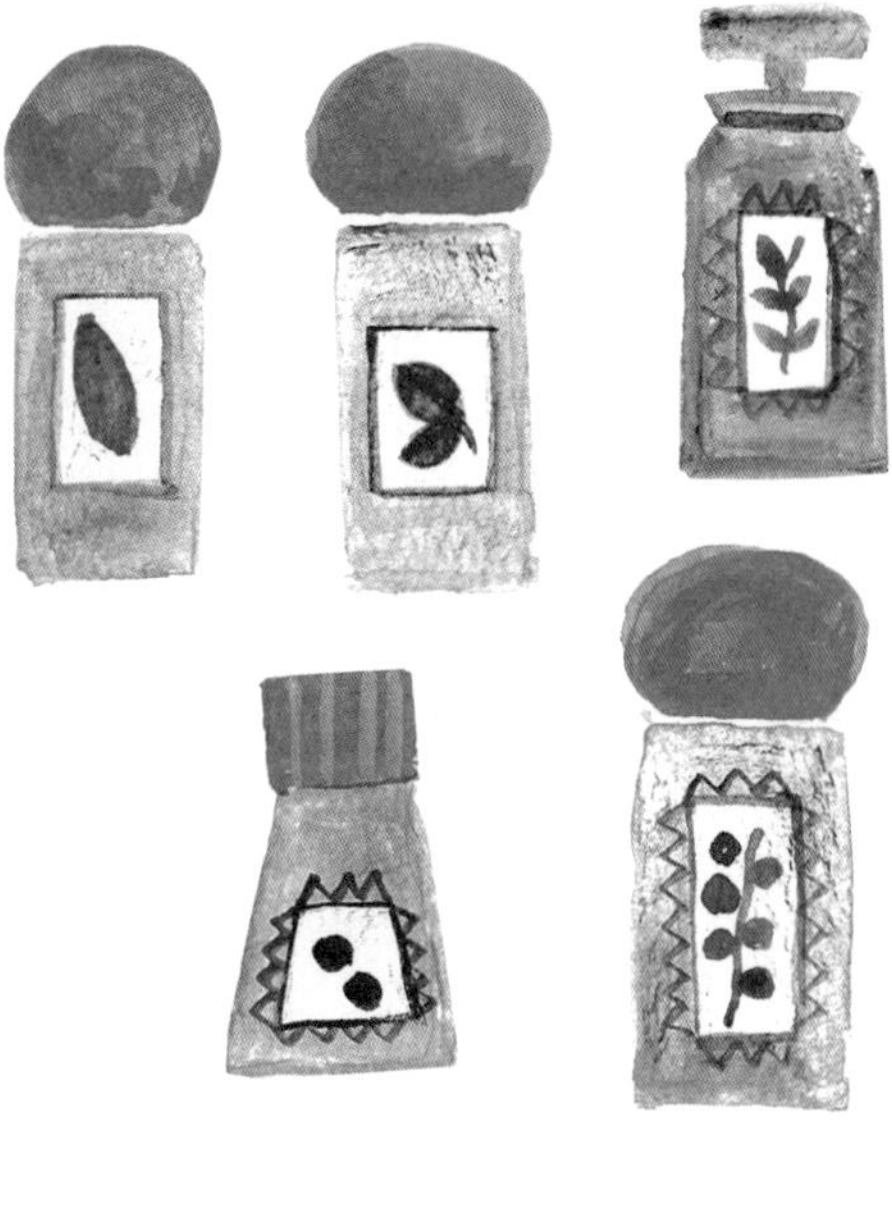

紫蘇《しそ》やハッカ、ミカンの皮（陳皮）はストレスを取り除く漢方の材料にも使われています。普段の料理にぜひご利用ください。

生姜《しょうが》、ネギ、ニラ、ニンニク、セロリ、春菊、セリなどの香味野菜は「気」の渋滞を取り除く働きがあるので、イライラの傾向がある人は普段の料理に加えるとよいです。

またコショウ、唐辛子などのスパイスも刺激作用で気の渋滞を解消する働きがあります。ただし、ニンニクやスパイスはとりすぎると、熱を取り除くラジエーターの働き（陰）を消耗しやすいです。

陰血の不足は陰虚となり、その特徴は、顔や手足が熱く感じる、喉が渇く、興奮しやすい、寝汗が出るなどの症状が出てきます。この症状は、熱感があることで、自分が元気であると勘違いしやすく「空元気」の場合が多々あります。特に男性の場合、誤解が生じやすい症状がありますのでご注意ください。

香味野菜やスパイスで上手に気を発散して、春を楽しみましょう。

八十八夜の日には

一年をまず春分、夏至、秋分、冬至という四季に分け、その間を更に立春、立夏、立秋、立冬に分けたものが八節、更にそれぞれの間を2つに分けて合計24節に分けたのが二十四節気です。立春、雨水、啓蟄、春分、立夏、夏至…などです。

しかし、この24の節気は中国で作られたものなので、日本の気候とは合わない部分もあります。そこで日本ではそれを補足するために、24節の中に雑節という季節の節目を独自に作りました。

「八十八夜」（5月1〜2日頃）はその雑節という分類に入ります。

雑節にはその他、二百十日、入梅、節分、彼岸、半夏生などがあります。その背景には農業との深い関係があるのです。例えば八十八夜ではお茶摘みなど。

今では、天気予報で天気や温度の情報が得られます。しかし昔の農家の人達は、雑節によって季節の情報を取り入れていたのでしょう。

昔の人達は楽しい季節でも、つらい季節でも、臨機応変に雑節を乗り越えてきたのでしょう。

きめ細かい季節の移ろいを雑節という言葉で表現してきた昔の人達の感性。

改めて日本人に生まれて良かったなと感じるこの頃です。

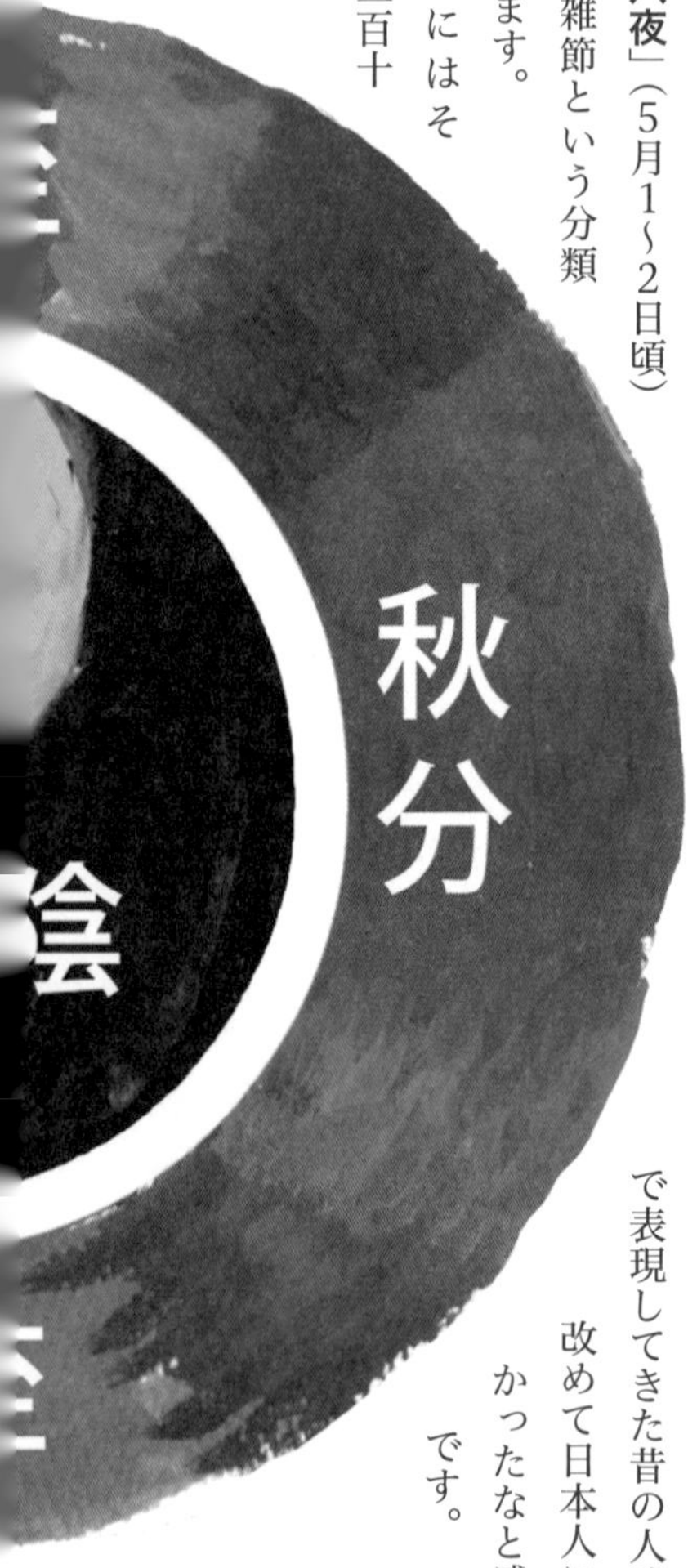

日本で生まれた「雑節《ざっせつ》」

5月2日

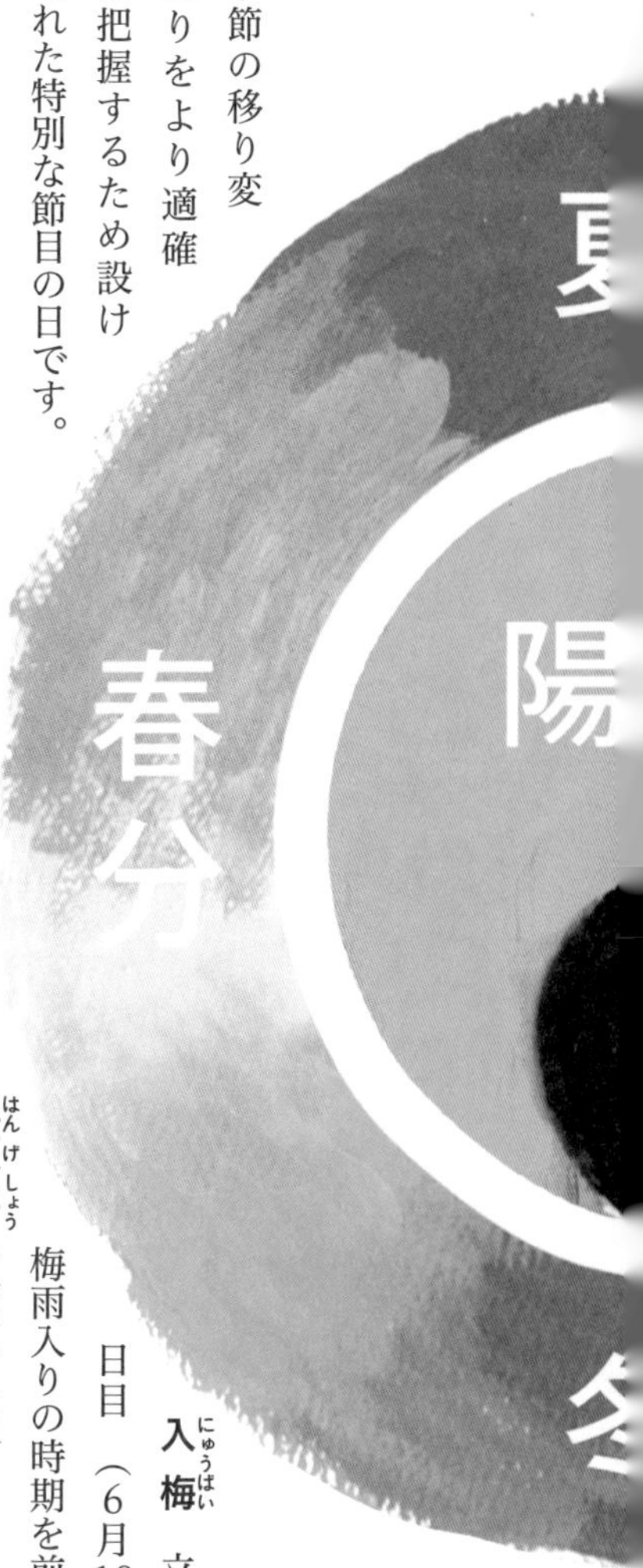

季節の移り変わりをより適確に把握するため設けられた特別な節目の日です。

節分《せつぶん》　立春の前日（2月2～4日頃）。季節の変わり目に生じる邪気をはらう。

彼岸《ひがん》　春分と秋分をそれぞれ中日《ちゅうにち》とする7日間。先祖に感謝するなど。

社日《しゃにち》　春分と秋分にそれぞれ最も近い戊《つちのえ》の日。土地の守護神に参拝・感謝する。

八十八夜《はちじゅうはちや》　立春から88日目（5月1～2日頃）。遅霜に関する注意を喚起する。

入梅《にゅうばい》　立春から135日目（6月10～11日頃）。梅雨入りの時期を前もって示す。

半夏生《はんげしょう》　夏至から11日目（7月1～2日頃）。農作業が一段落する。

土用《どよう》　立春、立夏、立秋、立冬それぞれの前各18日間。土の気が盛んになる。

二百十日《にひゃくとおか》　立春から210日目（9月1日頃）。天候が悪くなる農家の三大厄日の一つ。

二百二十日《にひゃくはつか》　立春から220日目（9月11日頃）。天候が悪くなる農家の三大厄日の一つ。

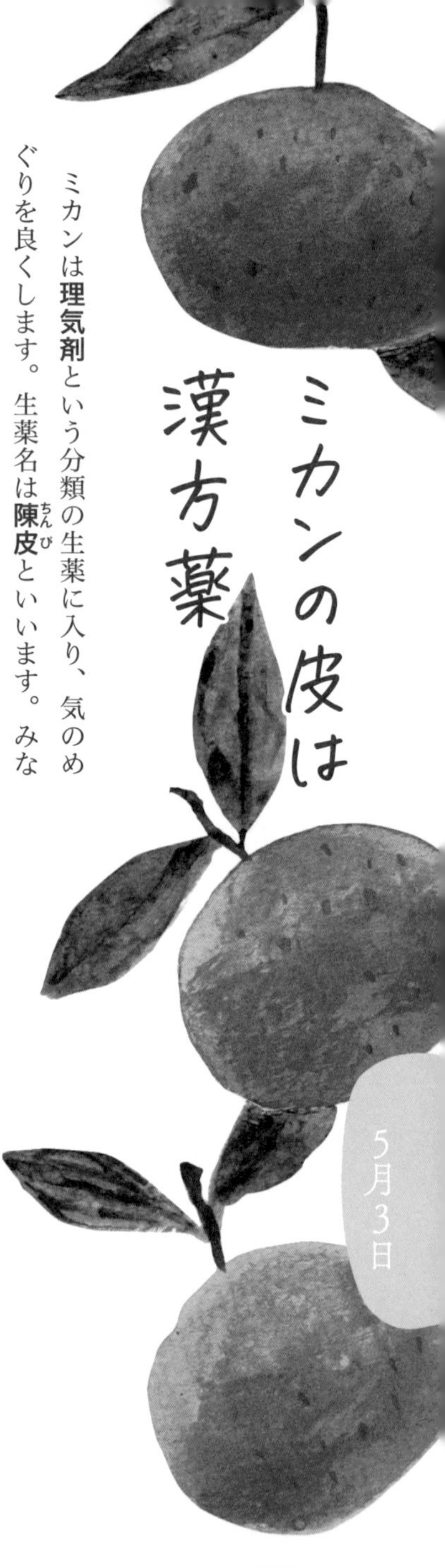

ミカンの皮は漢方薬

5月3日

ミカンは**理気剤**という分類の生薬に入り、気のめぐりを良くします。生薬名は**陳皮**《ちんぴ》といいます。みなさんよくご存じの「温州ミカン」の皮です。

主に気の流れを良くして、ストレスなどで胃や腸が張ったり、気分が悪くなったりする症状や、嘔吐、下痢などを鎮める作用があります。また体の中の水はけを良くして、胸の苦しさを取ったり、痰がからむ咳や喘息、カゼなどにも使われています。

ミカンをよく洗ってワックスを洗い流し、食べた後の皮をガーゼなどに入れお風呂に入れるととても良い香りがしてストレス解消になり、リウマチ、冷え症、痛風に効果があります。

乾燥しておけばお風呂だけでなく、お茶やお料理などに利用できます。乾燥させたミカンの皮をマグカップに入れてお湯を注げば香りの良い、ストレス解消効果のあるオリエンタルハーブティーがいただけます。

パウダーにして、炊き込みご飯に入れたり、スープや肉料理などに利用もできます。カロテンとビタミンCは果肉よりも皮のほうがずっと多いのです。こうなったら、もうミカンの皮を捨てるなんてできませんよ。

面倒な方は漢方相談の薬局で「陳皮」という名前で手に入ります。

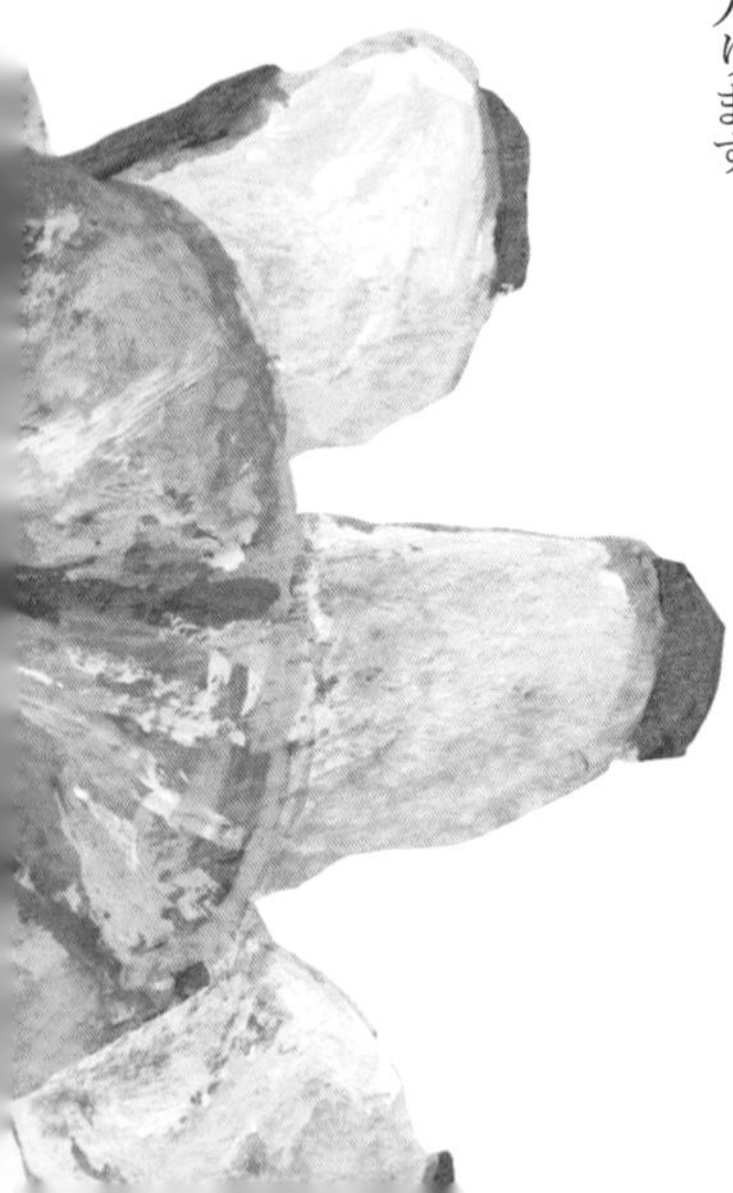

5月4日

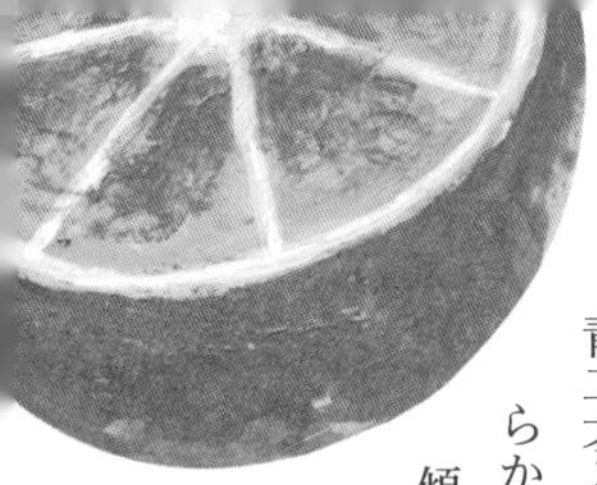

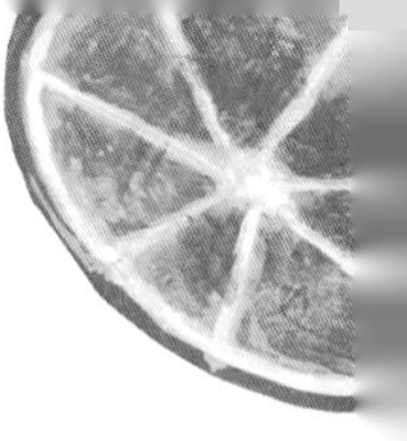

青いミカンと熟したミカン

陳皮は熟成したミカンの皮です。陳という字は古いという意味で、古ければ古いほど良いとされることからミカンの皮を陳皮と名付けたといわれています。分類は気の流れを良くする**理気剤**という分類になります。

それに対して、青いミカンは**青皮**《せいひ》という生薬です。5、6月ごろに出てくる、幼い青い酸っぱいミカンの皮です。

どちらも気滞を解消する漢方薬に使われますが、効き目が違います。青皮の方は**破気剤**という分類に入り、気を流す働きは陳皮より強くなります。

青二才という言葉がありますが、若いうちはどちらかといえば怖いもの知らずで言動が激しい傾向があります。それが熟年になるにつれて性格が丸く穏やかになっていくことが多いと思います。

樹木の世界でも、傾向は似ているのですね。

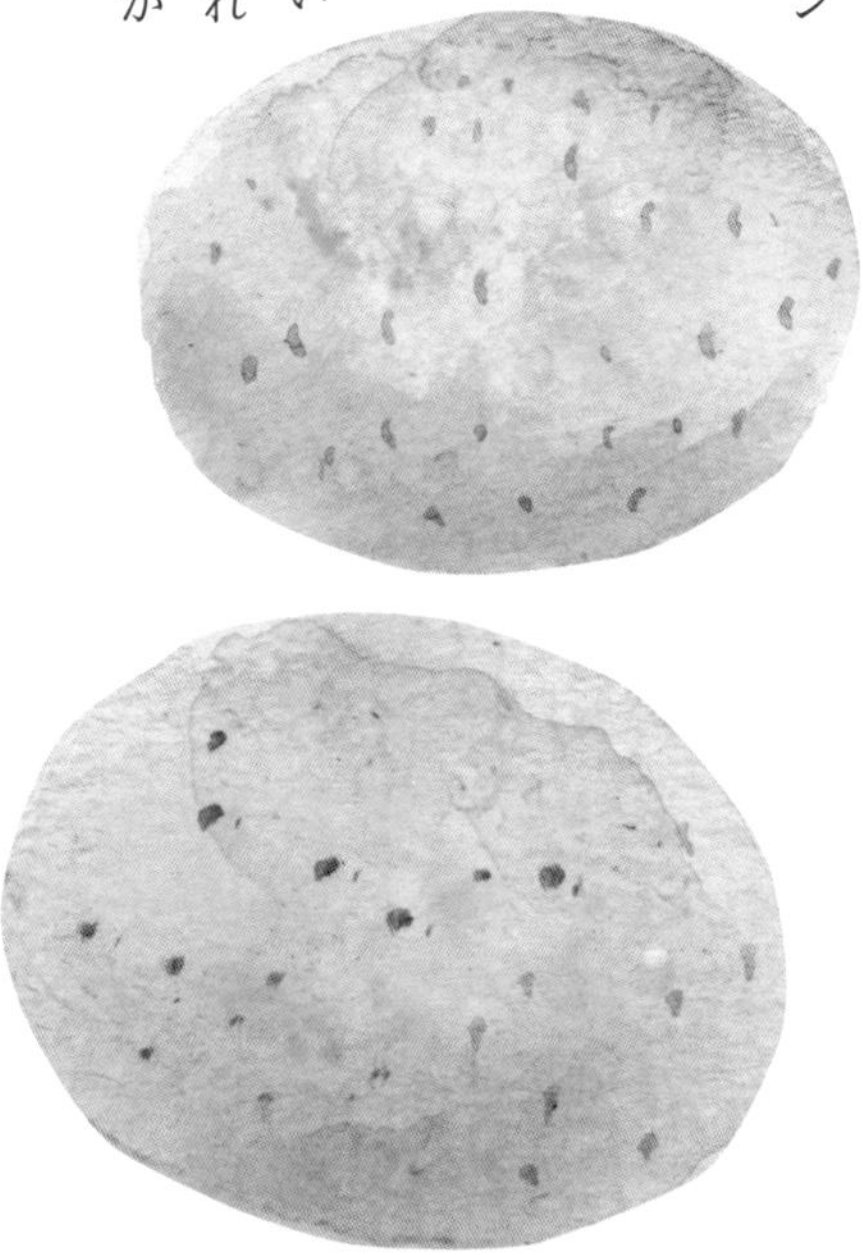

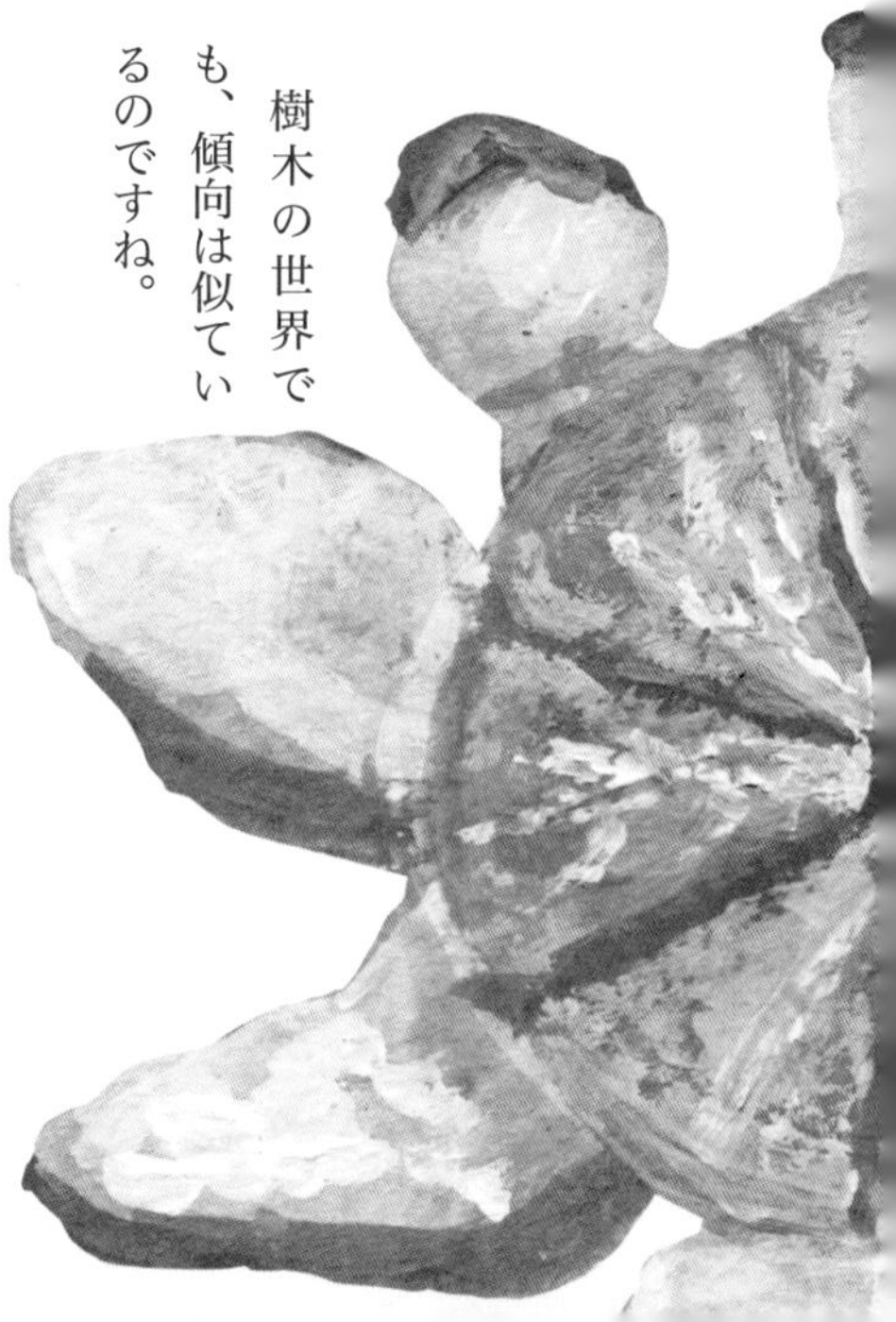

立夏

5月5日〜6日頃

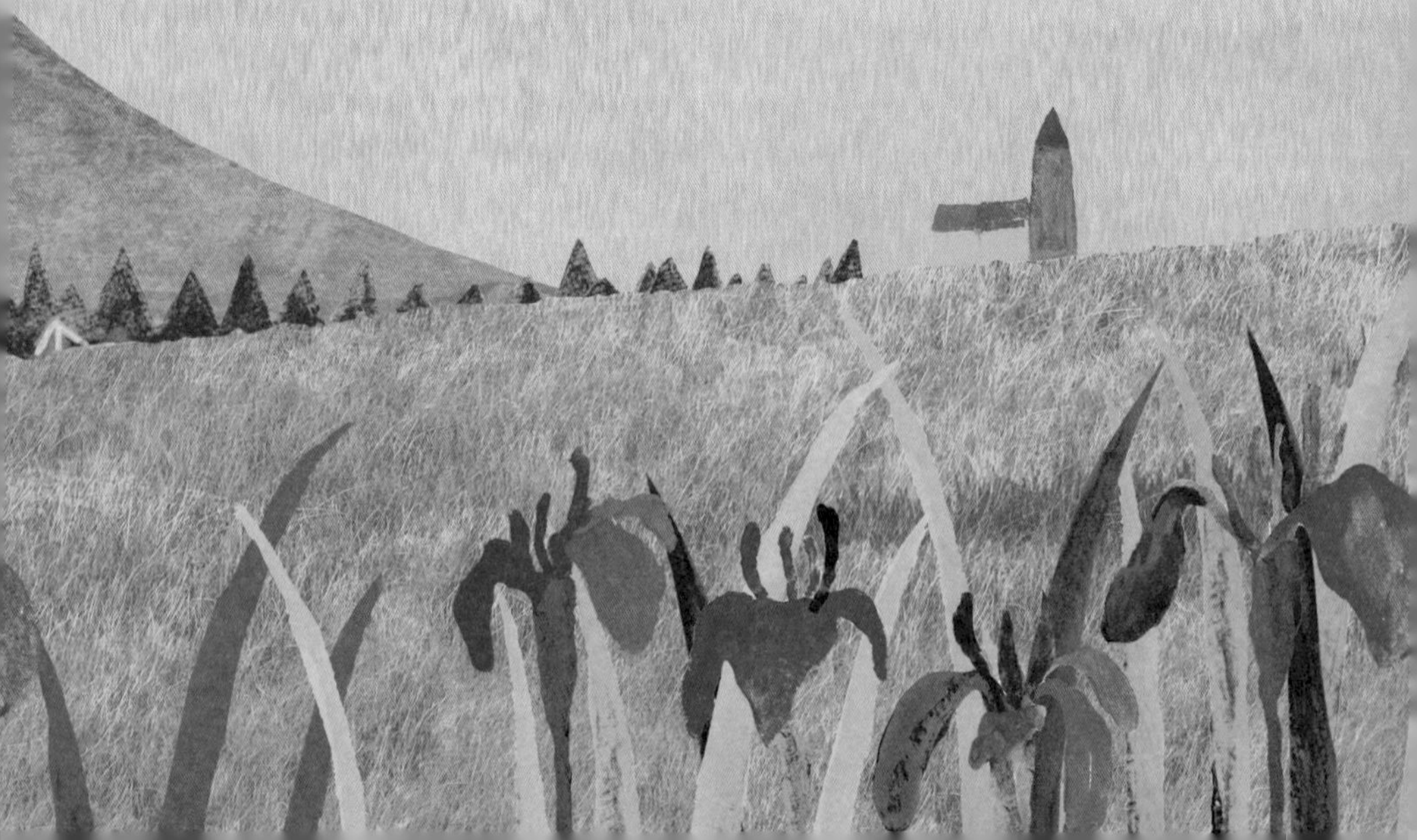

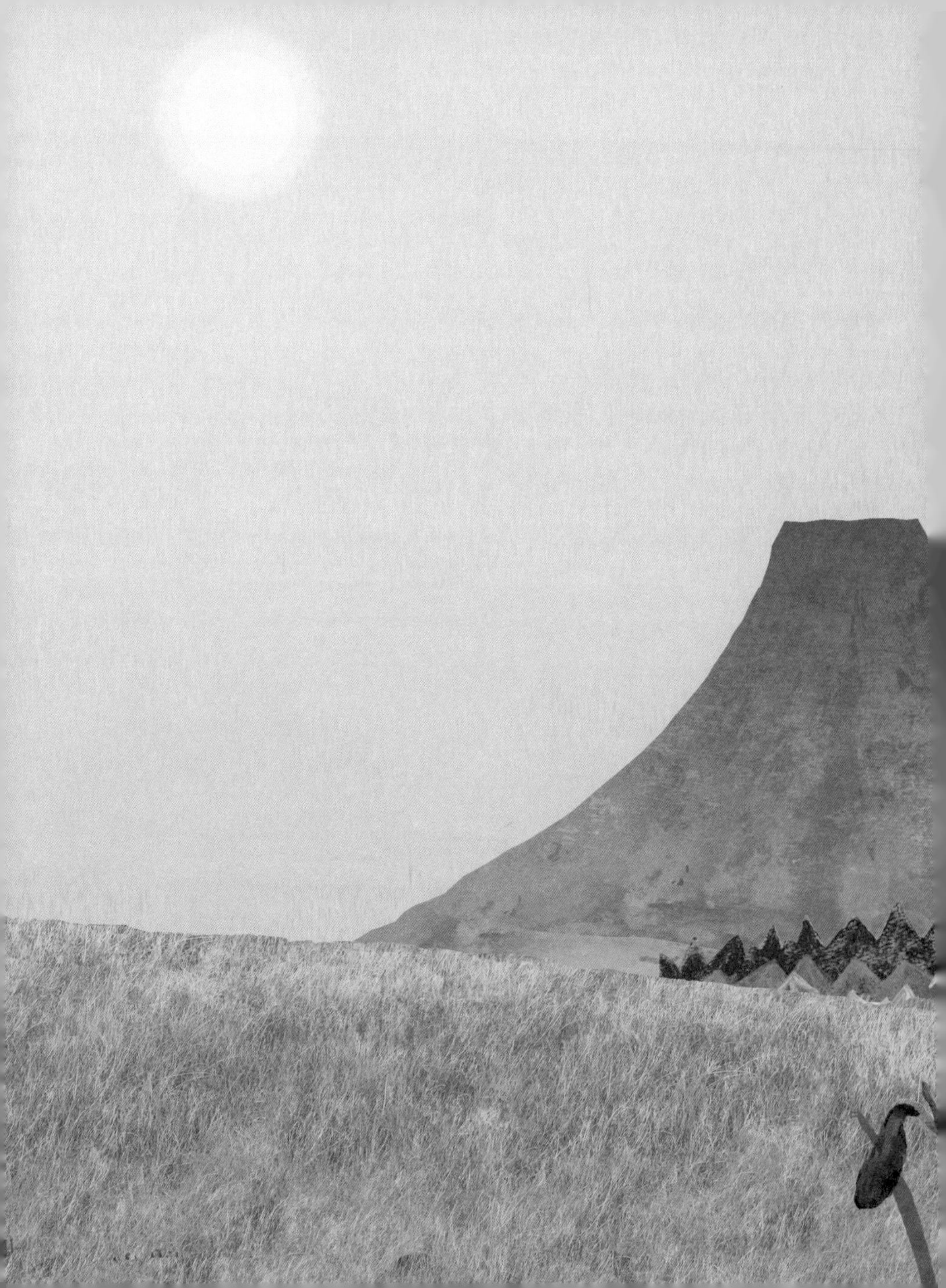

5月5日

立夏の日には

立夏は、昼と夜の長さが同じになる春分と最も昼の長い日である夏至の中間にあたる日です。
新緑の季節で、端午の節句やゴールデンウィークが立夏に重なります。

暦の上ではこの日から夏が始まるといわれますが、日本の気候では夏はもう少し先になります。
中国には梅雨がないので、暑さのピークは日本より少し早くなります。

夏といっても本格的な暑さはまだまだ先のことで、季節的には暑くもなく寒さもなく、湿度も低く、過ごしやすい季節です。
長い休みに重なるので、海外旅行や、スポーツ、レジャーに絶好な季節を楽しみましょう。

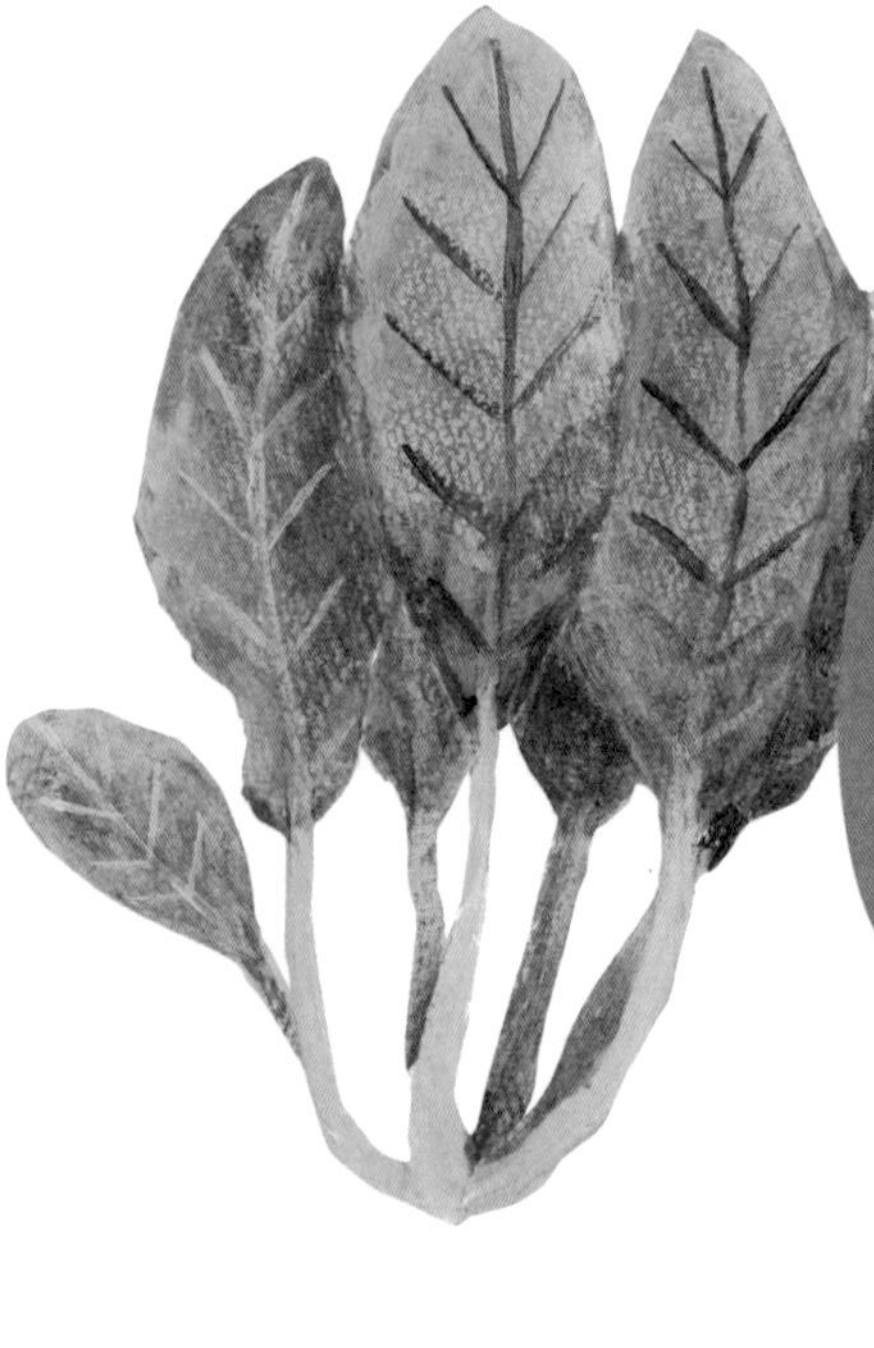

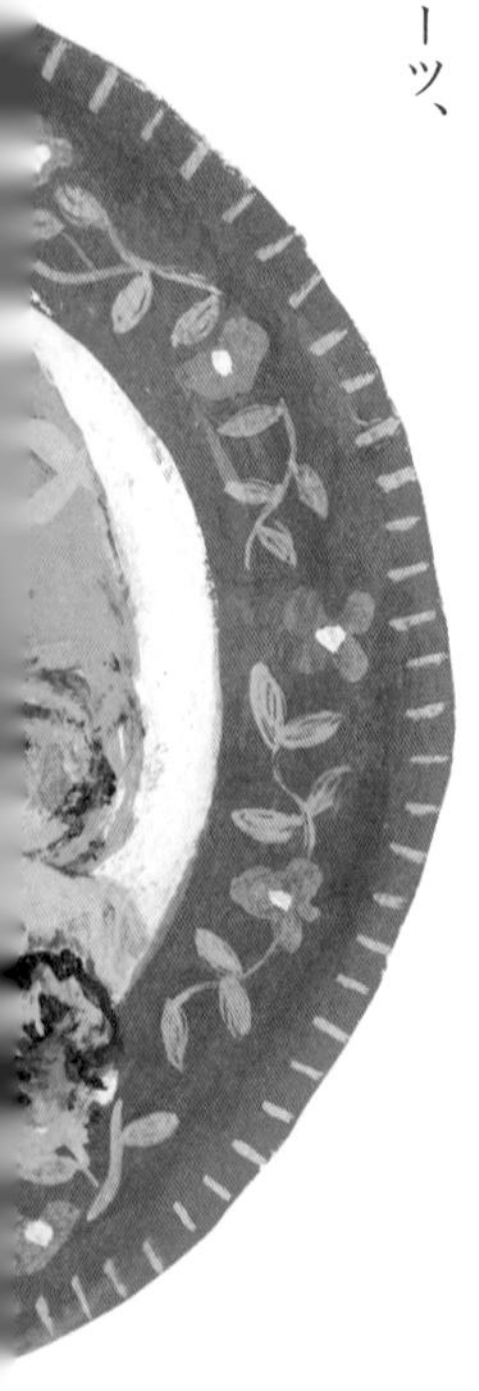

5月6日

春の野菜でデトックス

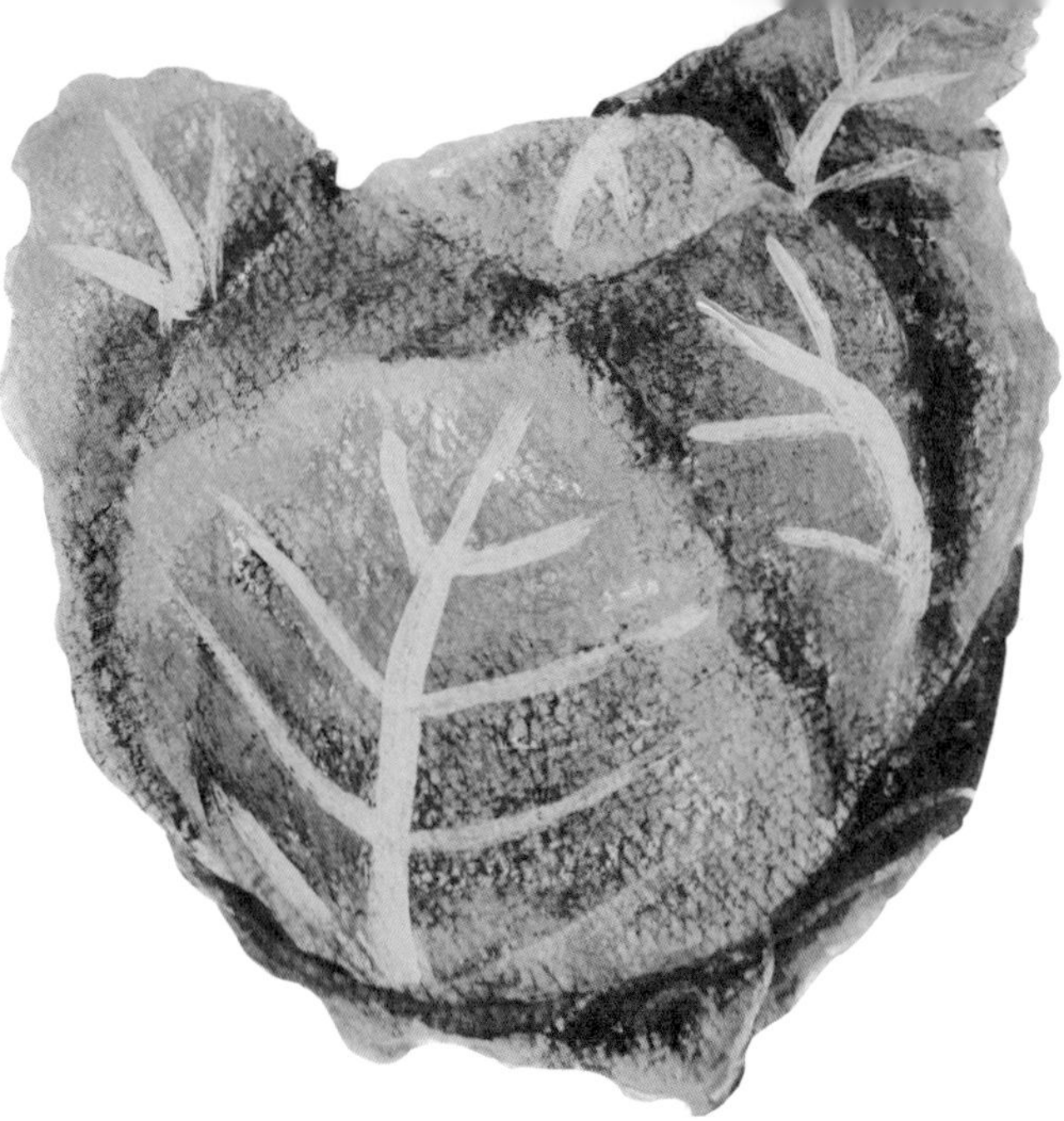

春の野菜は**マグネシウム**が多く含まれ、冬の間にため込んでいた宿便を出す効果があります。

ほうれん草、ニラ、春菊、新キャベツ…春にはおいしそうな野菜たちが店頭に一斉に出回ります。

この野菜たちは前の年に種がまかれたり苗を植えつけられたものです。

寒い間は土の中でじっと養分を蓄え、春になって暖かくなると一斉に芽吹いて大きくなったものです。

人間も同じですね。冬の間は活動を休めて、春の活動に備えてメンテナンスに励んでいました。

春の野菜は、そんな私たちの体の冬の間にため込んでいた宿便を出してくれる働きがあるのです。

旬の食べ物には何かしら意味があるということを、漢方は教えてくれます。

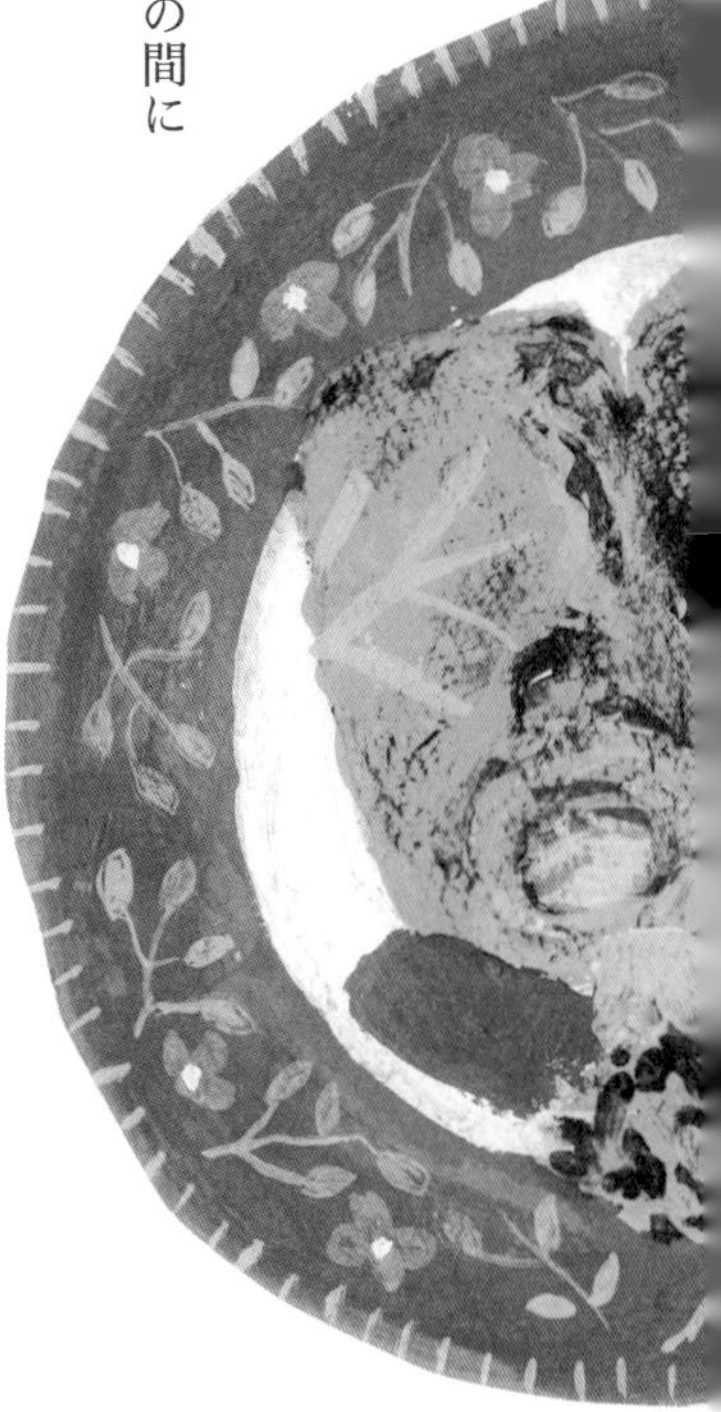

苦みは心《しん》を強くする

春の山菜には**苦み**のあるものが多いですね。ウド、フキ、ワラビ、つくし、セリ…小さい頃、土手でセリ摘みやフキを取りに行ったものですが、フキノトウやワラビ、つくし、タンポポ、ウドなどはちょっぴりほろ苦く、子どもの頃は苦手でした。大人になって酢味噌和えにしていただくと、ほろ苦さが逆においしく感じられるようになりました。

　春の苦みは清熱解毒という効果があるものが多いのです。余分な熱を冷まして体を解毒してくれます。タンポポやコブシ（4月5・6日参照）、つくしなどは鼻づまりにおすすめです。

　山菜もまたデトックスに効果があります。春野菜、山菜など旬の食べ物にはそれぞれ意味があるのですね。

　苦みは**心**《しん》の働きを良くします。相性、相克の分類でいうと、肝と心はお互いに助け合う関係で、苦みは肝の働きを応援してくれる関係になります。

ストレスを上手に追い払いましょう

　店頭でお客様からお話を伺うと、ストレスを感じる人とあまり感じない人がいます。

　現代はパワハラやセクハラ、学校でのいじめなど人間関係のトラブルが多くなっています。

　上司に無理難題を言われて頭に来る、先輩がいつも自分勝手なことばかりしている、同僚に気の合わない人がいる、夫が育児に協力してくれない、お姑や小姑の監修がうるさい…。

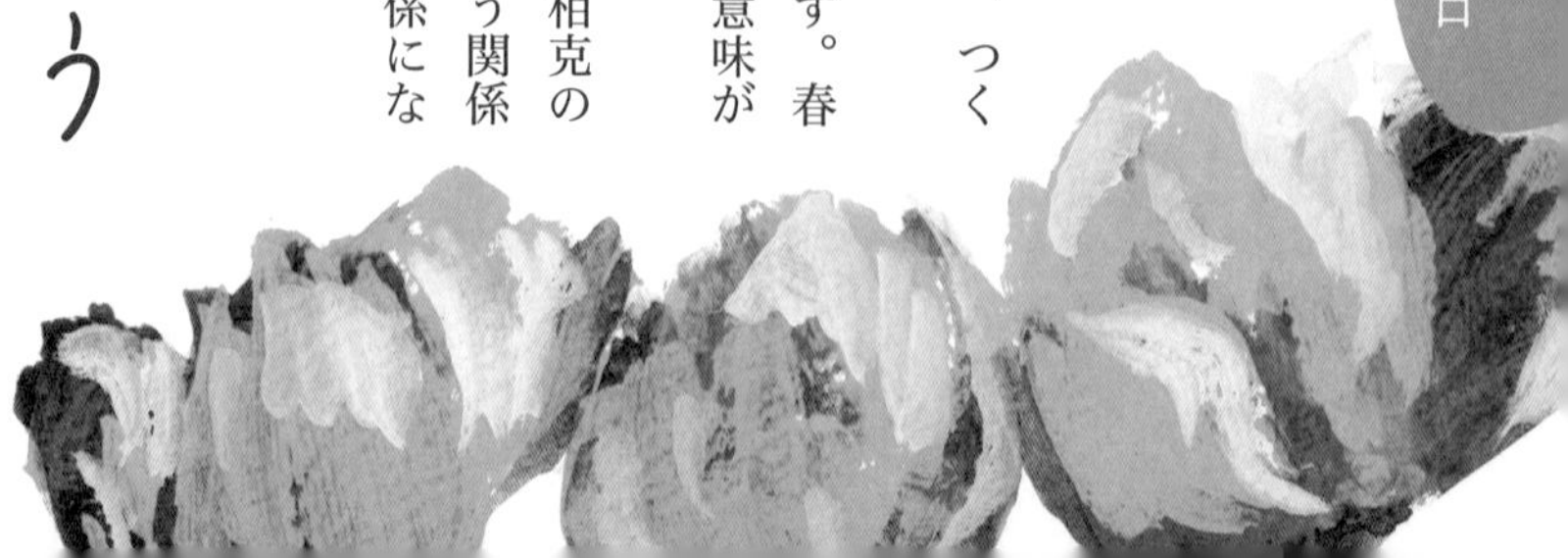

5月8日

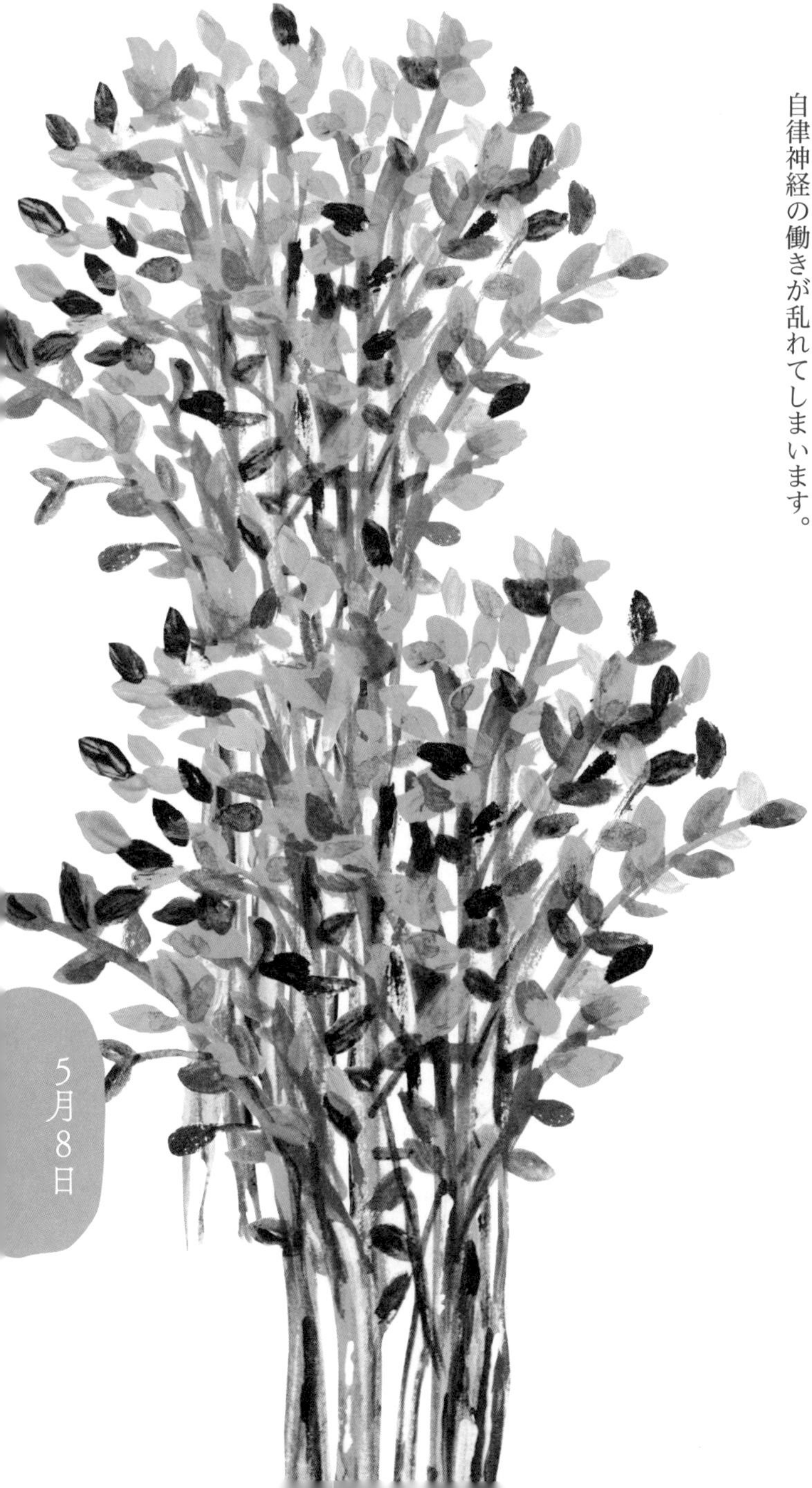

あなたはそのようなときに、怒ったり、泣いたり、わめいたり、言い返したりできますか？
怒るだけのパワーがない、結果のことを考えると怖くて怒れない、イライラしても今は我慢する。
そんな我慢ばかりの生活を送っていると、大脳と自律神経の働きが乱れてしまいます。

漢方ではストレスは**実証**といって、体に余分なものが入って邪魔をしている状態と考えます。
そこで**気滞**という余分なものを体から排出してしまえばよいわけです。
上手にストレスを追い払う方法が、いくつかあります。

カラオケはおすすめ

ストレスは避けられない以上、対処法を考えるしかありません。

ストレスでイライラする人は、元気な人が多いのです。


気滞のタイプの方は交感神経が働きすぎている人、元気のない人は交感神経も副交感神経も働きが悪くなっている人です。

元気のない人は仕方がないとあきらめてしまってアクションを起こせないのです。

しかし、元気な人はストレスが体にいろいろな影響を与えるので、発散するための方策が必要です。


気滞タイプの方にエネルギー発散の方法として、カラオケをおすすめします。

ちなみに、声もどんどん老化して出しにくくなります。

若い頃は歌えた曲も、高音が出にくくなるので、普段から歌うことをおすすめします。


この頃は一人カラオケを楽しむ人が多いそうです。

一人なら誰にも迷惑をかけないでストレスが発散できます。

5月9日

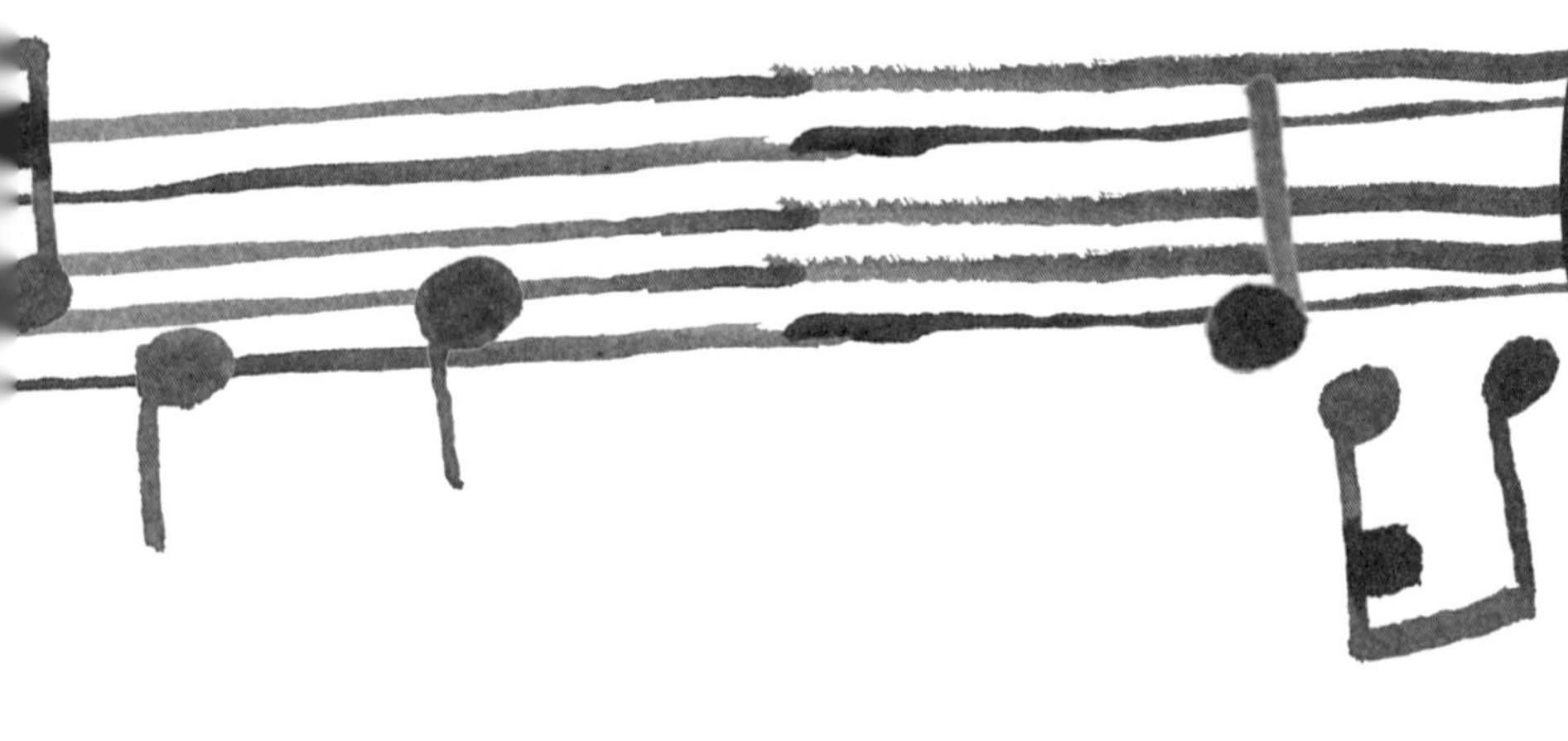

ゲップやおならは一人なら遠慮しないで

「あなたはストレスがありますか?」と質問すると、たいていの方はムッとした顔で「ありません」とお答えになります。

ストレスというと、何か家庭的な問題や経済的な問題があるようなイメージになるのでしょうね。

でも、人によっては天候や体のちょっとした変化、緊張などもストレスになります。

気は、体のあちこちで滞りやすいのです。

お腹のあたりで渋滞が起こると、お腹が張ったり、ガスがたまり、ゲップが出やすくなります。

そんなときは、まず張っている気を抜いてあげることが先決です。

人前で出すと周りの人に不快を与えてしまいますので、一人になったときに遠慮なくゲップやおならを出してください。

とにかく、たまっているストレスを出すことが、楽になる秘訣です。

お茶碗を思いきり割る、スポーツで汗を出す、などとにかく出すことがストレス解消の早道です。

5月10日

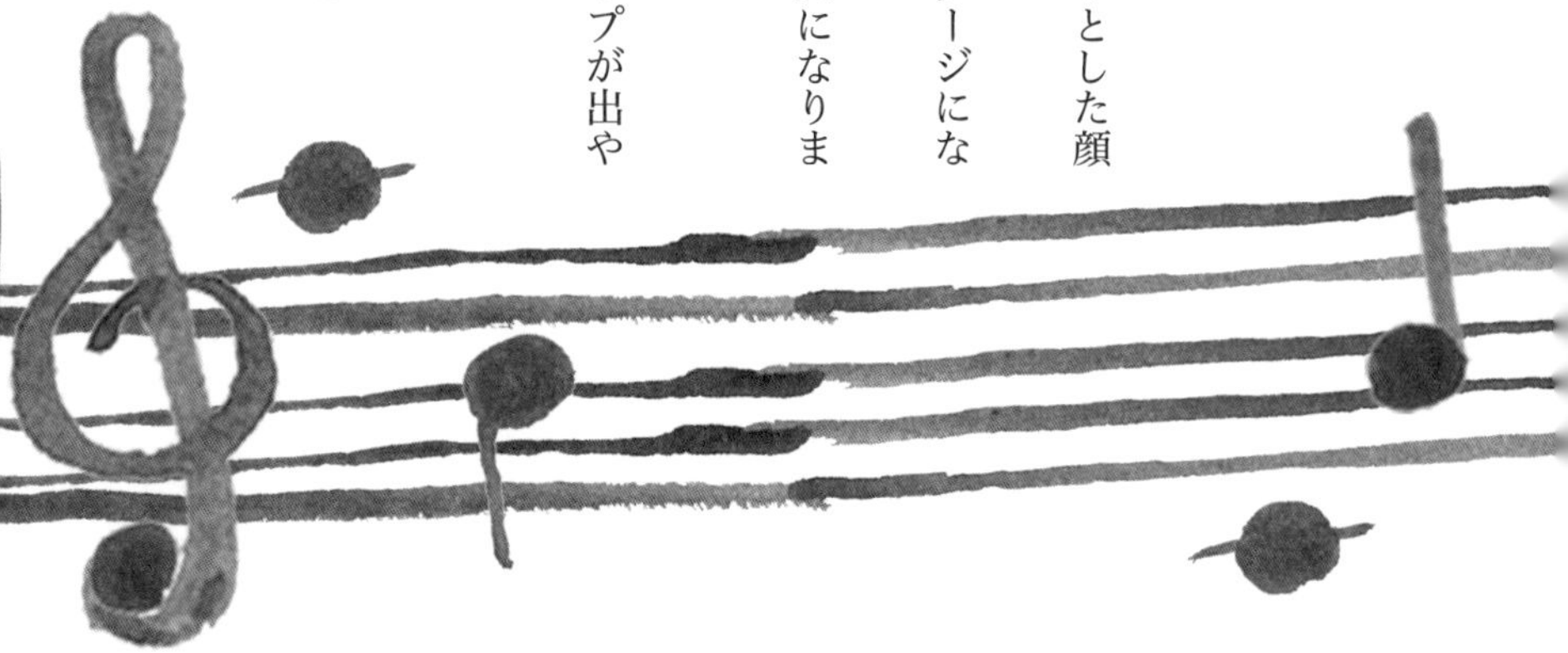

5月11日

悲しい映画で泣きましょう

頭痛やめまいのご相談で店に来られた女性がいました。

いろいろお話を伺うと、ご家庭のトラブルが原因で**気滞**の症状があることがわかりました。

一人で頑張っている様子が気の毒に思えたので、大変ですねと声をかけました。

すると、とつぜんワッと泣き出してしまわれたのです。

ひとしきり泣いた後で、顔がぱっと明るくなり、「スッキリしました」とおっしゃいました。

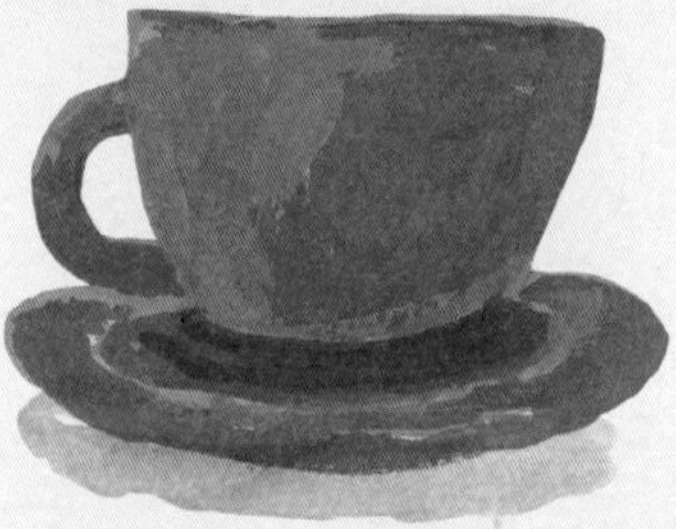

ストレス解消の方法は、発散することです。

涙を出すことも効果的なのです。

婚活や妊活などと同様に、涙活という言葉があるそうです。

意識的に泣くことでストレスを解消する方法です。

人とおしゃべりしたり、カラオケに行けない、交際の苦手な方もいます。

でも、映画館なら誰にも遠慮しないで泣くことができます。

友達とおしゃべりしましょう

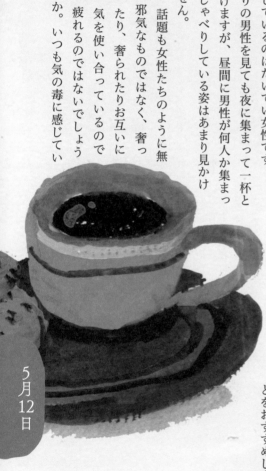

おしゃべりはストレス解消におすすめです。

女性は男性よりストレス解消が上手いといわれます。その理由はどこでも、誰とでも、すぐおしゃべりできる人が多いからです。

道端でたまたま出会ったご近所の方と長々おしゃべりしてしまうのもよくあることです。

喫茶店やファミリーレストランでグループになっておしゃべりしているのはたいてい女性です。

しかし、周りの男性を見ても夜に集まって一杯というのは見かけますが、昼間に男性が何人か集まって長い時間おしゃべりしている姿はあまり見かけません。

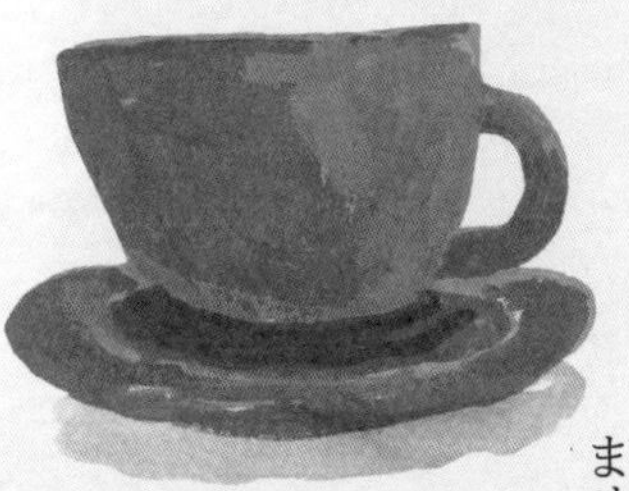

話題も女性たちのように無邪気なものではなく、奢ったり、奢られたりお互いに気を使い合っているので疲れるのではないでしょうか。いつも気の毒に感じています。

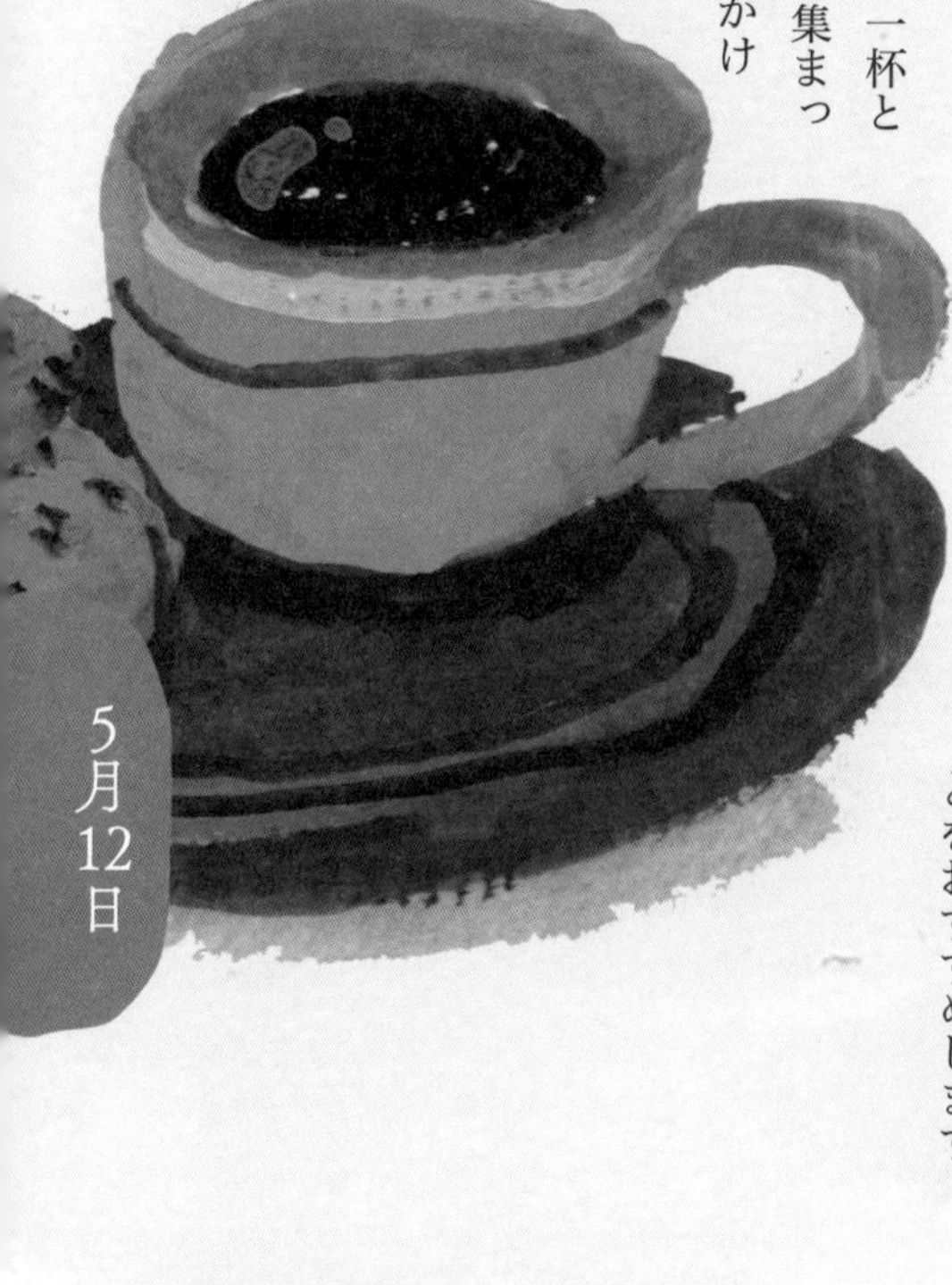

老人ホームなどでも、おばあさん達はすぐグループに溶け込んでおしゃべりできる人が多いのに、おじいさんたちはだいたい孤立して、新聞や本を読んでいるそうです。
ストレス解消のためには、ぜひ男性も肩ひじを張らず、気楽に職場やご近所の方とおしゃべりすることをおすすめします。

5月12日

5月13日

ストレスをエネルギーに変えましょう

明らかにストレスの原因がわかる場合もありますが、はっきりした問題がない人でも、何だかわからないけれどイライラしたり、不満感や、焦りを感じることがあります。

人の成功をうらやましく思う気持ち、嫉妬、妬み、敗北感…誰でも心の奥底には人に言えない感情があるものです。

そのような煩悩もまたストレスになります。

実力も努力も自分の方が勝っているのに同僚の方が先に役職についた。

あいつは要領がいいのでいつも得をしている。

私の方が美人なのに友人が先に結婚した。

自分より後に結婚した人にもう子供が産まれた。

ママ友の息子はもうオムツがとれた。

…そんな気持ちをもて余していませんか。

実は私もいくつか経験したことです。

あるアスリートは、オリンピックのメンバーに漏れてしまったとき、メンバーが失敗すればいいと心の中で願ったそうです。

しかし彼はその悔しさを後の生活に活かして、活躍を続けています。

過去の貧しかった生活の屈辱感をバネにして、どん底から這い上がり、功を成す人もいます。

元気のない人は、仕方がないとあきらめてアクションを起こせません。

ストレスでイライラする人は、そもそも元気な人が多いのです。

ぜひストレスを前向きなエネルギーに変えましょう。

5月14日

落ち込んでいる人をカラオケに誘わないで

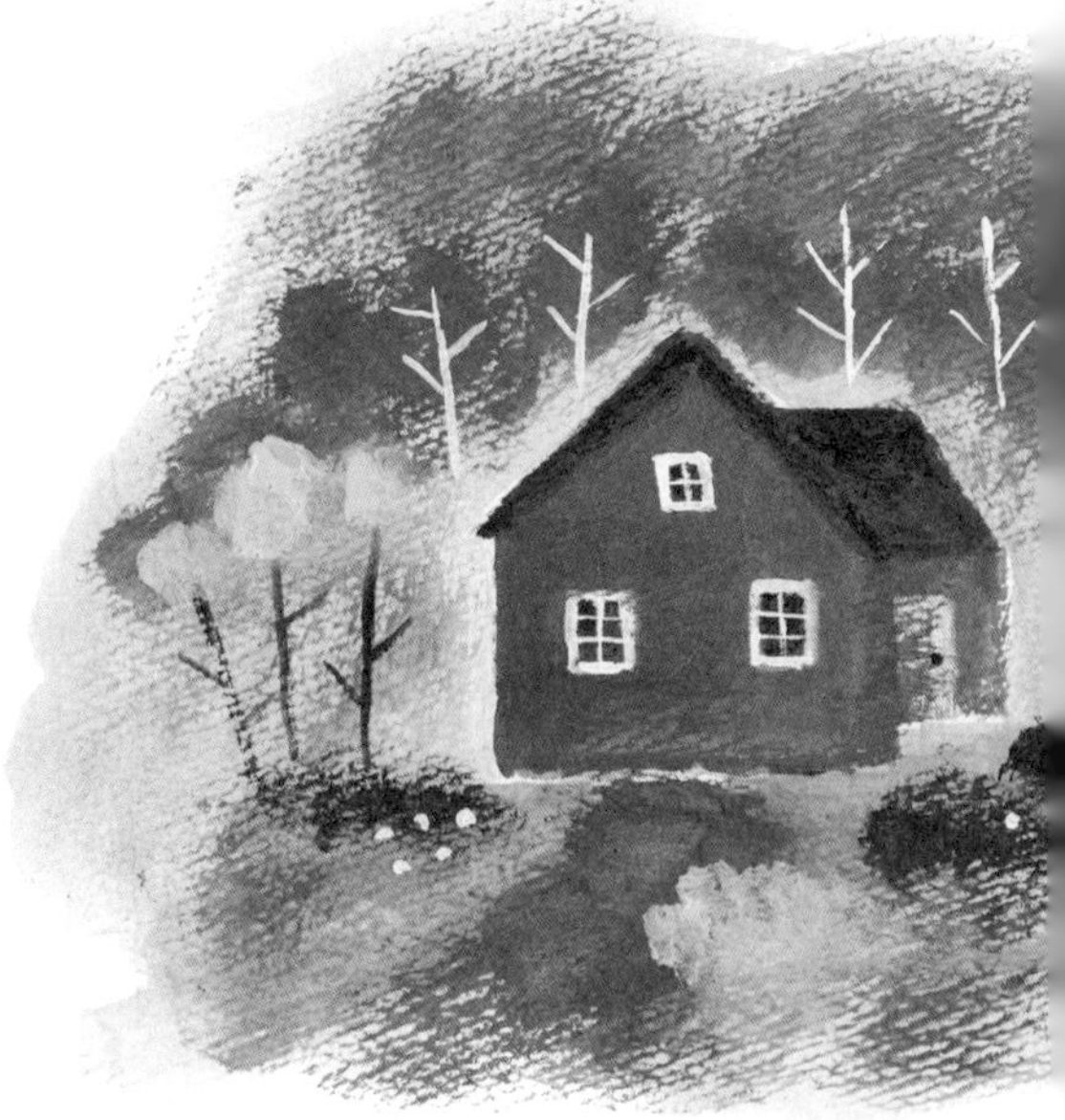

ストレスで落ち込んでしまう方はエネルギーが不足している方が多いです。

元気な方は発散して余分なものを出してしまう方法をとるのですが、体がマイナスになっている方に発散する方法を進めるとますます落ち込んでしまうのです。

落ち込んでいる方には一緒に落ち込んであげるとよいのです。

カウンセリングの先生からチューニングという方法を教えていただきました。

ダイヤルを回して、ラジオの基地局を選定するように、落ち込んでいる人のレベルまで気を合わせてあげる方法です。

カラオケで、みんながワイワイ盛り上がっている場所にいるだけで、自分とのギャップに心がなえてしまうのです。

カラオケに誘うより、静かな山荘や山奥の旅館に誘ってあげてください。

落ち込んでいる人には漢方薬は疎肝剤ではなく気を補充してあげる**補気剤**や心の血虚を治す**安神剤**を使います。

5月15日

思いきりため息をつきましょう

気持ちが塞ぐとき、憂鬱になるときには、**ため息**をつきましょう。

人間は不安や恐怖、怒りなどのネガティブな感情が支配しているときは、呼吸が浅くなり、安らぎや幸福、喜びなどのポジティブな感情が支配しているときは、深い呼吸をしています。

つまり、緊張したときは短く息を吸い、リラックスしたときはゆっくり息を吐いているのです。

呼吸法の元祖は農作業をしているときに、フーッと深い息をはくと体が楽になったという事実から出発したといわれています。

体からストレスを抜いてしまうイメージで、大きくため息をついてみてください。

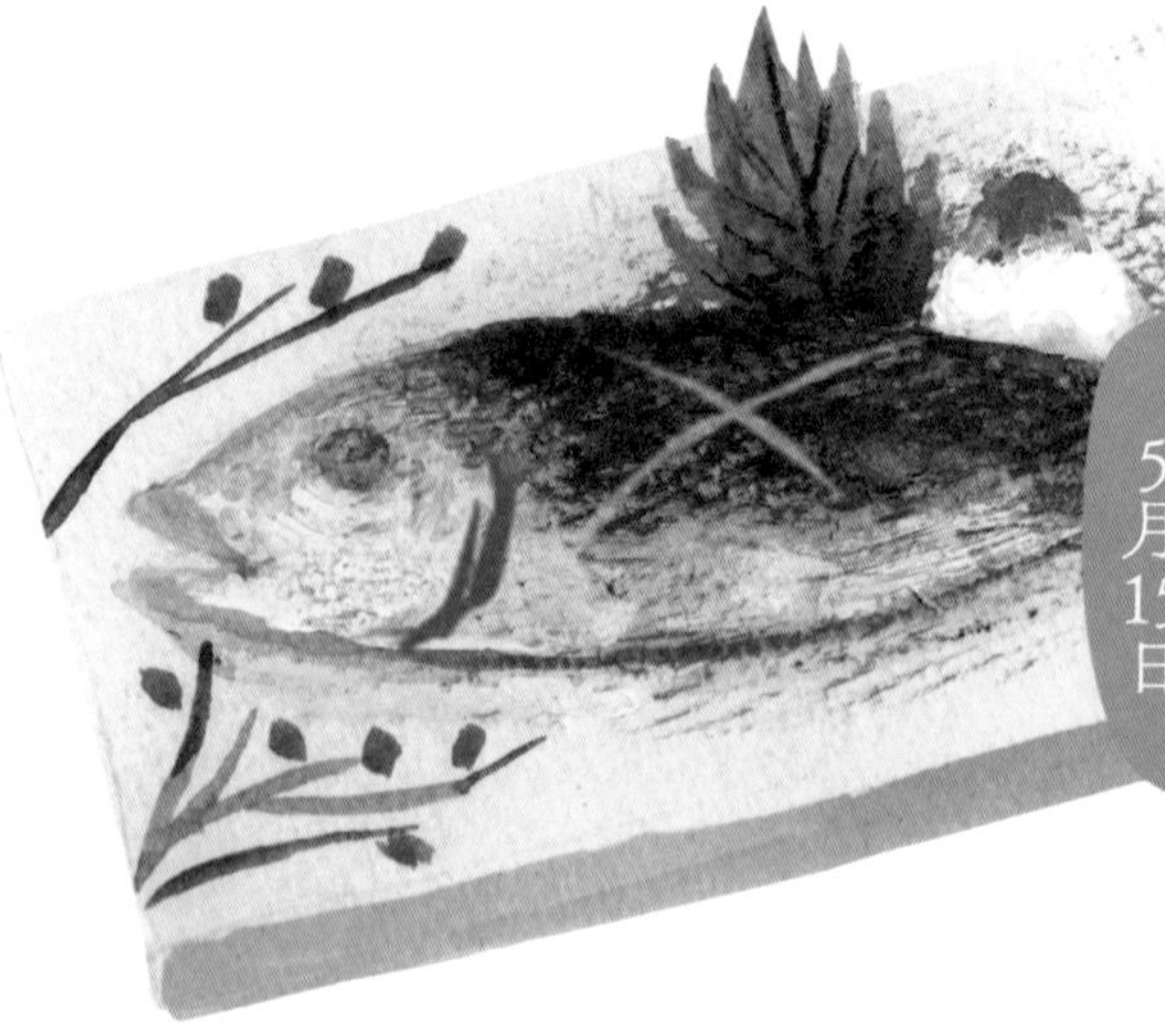

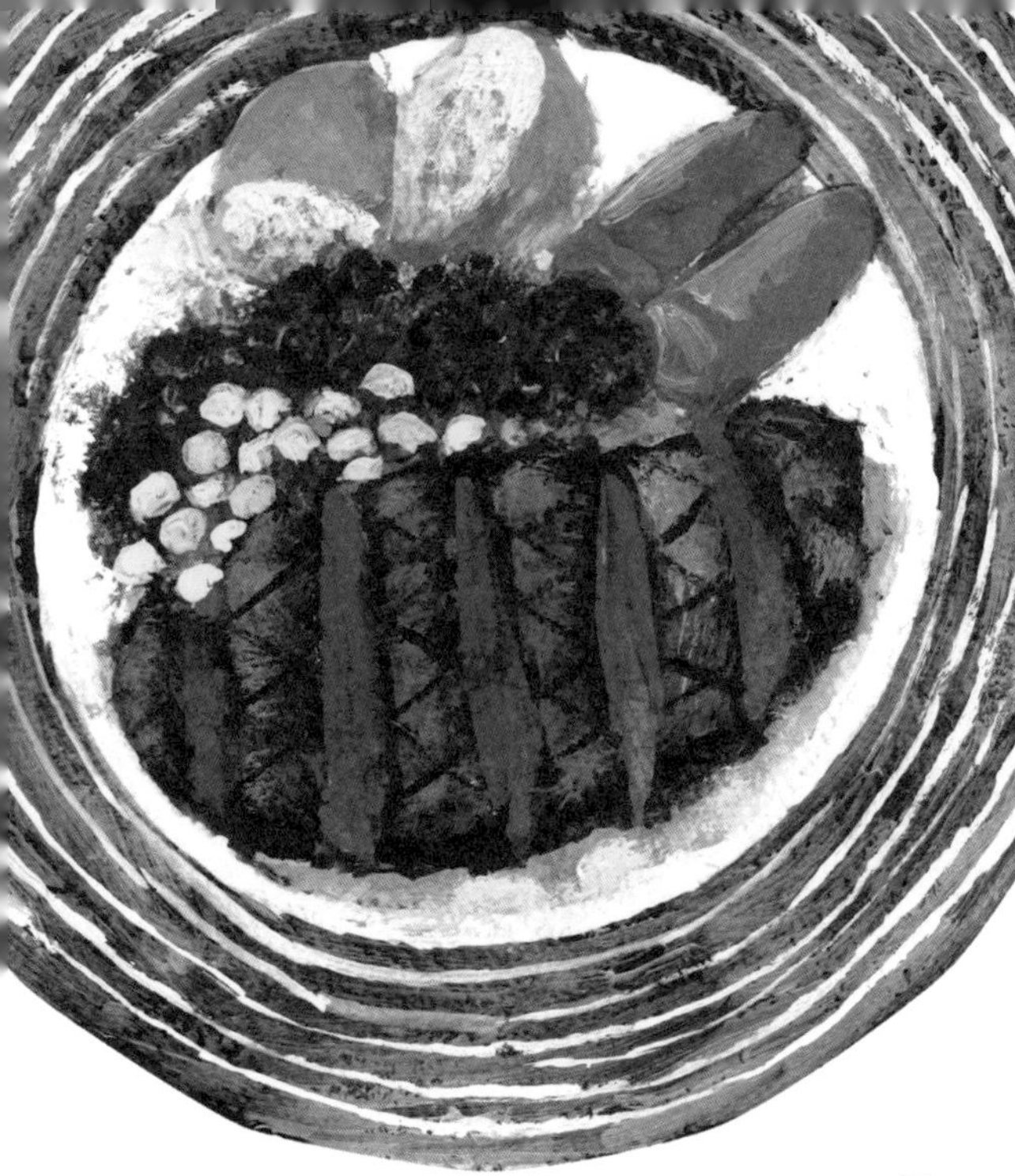

イライラにはタンパク質を

私達の体には、ストレスがかかるとその刺激から身を守ろうとする防御作用が備わっています。

その一つの働きを担っているのが**副腎**です。

例えば、ストレスがかかると副腎は体内の環境を一定にしようとして副腎皮質ホルモンや副腎髄質ホルモンの分泌が活発になります。その時、タンパク質の分泌も促進されるのです。ストレスを感じている人は、タンパク質を多く摂取して、消耗した分を補う必要があります。

また脳内では、脳細胞と脳細胞の間を脳内ホルモンという神経伝達物質が、いろいろな情報や命令を仲介しています。このノルアドレナリンやドーパミン、セロトニン、メラトニンなどの原料は必須アミノ酸から作られるタンパク質です。思考活動や精神活動などにも絶対必要な成分なのです。

必須アミノ酸は、主に肉類や魚介類、卵、乳製品に多く含まれています(タンパク質の必要性に関しては秋の季節に記述します)。

脳のせいにしない

最近はイライラ、鬱々、不安感などから起こる不調が増えています。

頭痛や便秘、下痢などごく一般的な不調はもとより、ストレス性○○といった精神的な不調から起こる病気も多くご相談を受けます。

西洋医学ではストレスや精神的な不調の対策はもっぱら「脳」に責任を持たせています。

一方、漢方ではストレスや精神的な不調は**五臓六腑**が責任を負うと考えます。

五臓は単独に働いているのではなく、助け合ったり、けん制し合ったりしながら、チームでバランスをとっているのです。

人間の体には、五臓全体で「脳」の存在をカバーする仕組みがあるといえます。

例えばストレスなど感情の問題は「肝」の受け持ちです。

不安感などの精神的な問題は「心」が担当します。

外からの雨風は「肺」が守ります。

老化や免疫や精力は「腎」の担当です。

そしてすべての気血を作り出すのは「脾」の働きです。

「脳」だけに頼らなくてもいいのです。

心と身体は切り離せない

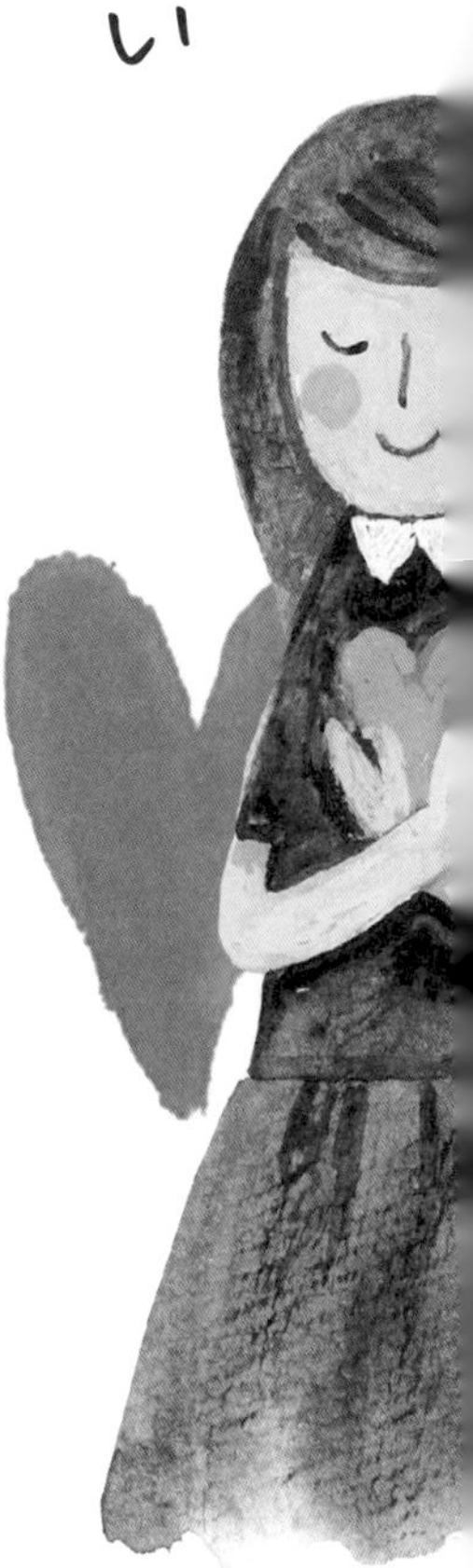

東洋医学では古くから「**心身一如**《しんしんいちにょ》」という教えが基本になっています。

心身一如とは、仏教の教えを鎌倉時代の禅僧の道元禅師がまとめた言葉です。

身体と精神は一体になっていて、体が変われば心が変わり、逆に心が体に影響を与えるという意味です。

現代のような複雑な社会では体と精神の間に脳が介在することで、心身を不調にしているケースが多くなっています。

「ヨガ」「気功」「座禅」「太極拳」「合気道」「瞑想」……すべて「心」と「体」を整える方法です。

そして、究極の目的は頭でいろいろ考えることではなく、脳を空っぽにして、精神的、身体的ともに一体となって穏やかな状態にするための方法だと私は考えています。

それぞれいくつかのポーズをとったり、じっと座って目をつぶったり、いくつかの型をとって動いたり、方法は異なりますが、基本は「**調息**」「**調心**」「**調身**」です。

このうち「**調息**」つまり呼吸は、どの方法でも基本的な調整法になっています。

私は教室や道場に通わなくても、誰でも簡単に、家庭でできる呼吸法「**イメージ逆腹式呼吸法**」をおすすめしています。

呼吸の理論とやり方は6月15日以降で説明いたします。

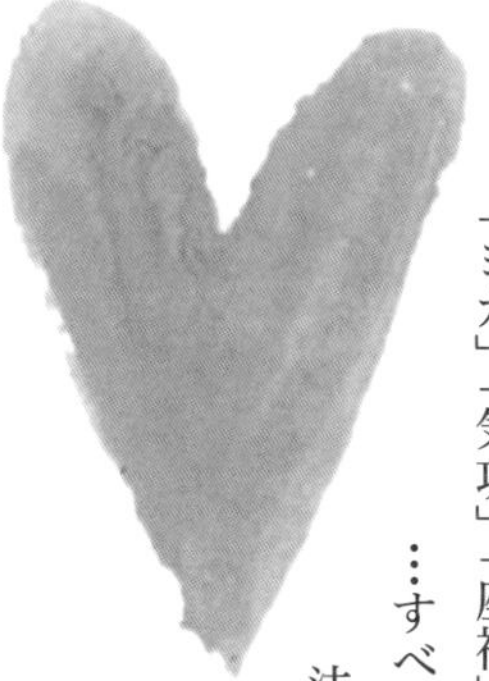

5月18日

5月19日

「肝」に血液を貯める

肝は、血液の貯蔵庫です。

肝のワンチームの働きはストレス対策だけではなく、血液を貯蔵して、体全体の血液の量を調節するという大事な働きがあるのです。

肝の血液貯蔵は寝ている時、丑の刻に一番盛んになるのです（2月7日参照）。この時刻の睡眠がおろそかになると、肝の蔵血が少なくなってしまうのです。

肝は経絡《けいらく》という電線のような連絡網で目や爪、筋肉と連絡をとり合っています。

そこで肝に貯蔵している血液が不足してしまうと五臓六腑や器官に血液が届かなくなってしまいます。

疲れ目、目の乾き、筋のひきつりや萎え、震え、しびれ、爪がもろくなる、などの影響が出ます。

真夜中までスマホのゲームをやった翌日に目がショボショボしたり、寝不足でゴルフ場に向かう車の運転中に足がつったという経験はありませんか。

女性では、生理の遅れ、生理期間が短くなる、血量が減る、無月経、などの症状が現れます。

良い睡眠をとって、肝の蔵血作用を回復することが大切です。

5月20日

血虚と貧血は別物

「あなたは**血虚**ですね」と言うと、たいていの方は「私は貧血ではありません」とお答えになります。

西洋医学でいう貧血と漢方でいう血虚は、微妙に違います。

貧血とは血液中の赤血球や、それに含まれるヘモグロビンが少なくなり、体中が酸素不足になって起こるものです。

つまり組織や臓器に酸素や栄養分を運ぶ成分が不足している状態です。つまり、貧血は血液の質の問題です。

これに対して血虚は成分が不足している場合もありますが、量の不足も含まれるのです。

例えばショックなどで脳貧血を起こしたり、低血圧で頭がふらふらするのも血虚です。

学生時代に血液型を調べる実験で耳から血液を採取する授業がありました。その時、隣の机でA君が突然倒れてしまいました。

彼は、筋骨隆々のたくましい、女性に人気の男性でした。検査で調べても貧血とは言われません。部分的な血虚が起こったのです。

ただ、いわゆる貧血タイプの方は、血虚になりやすいのも事実です。

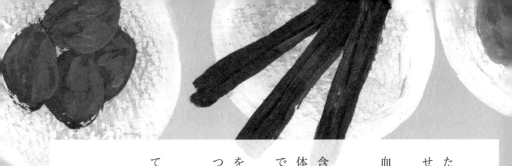

5月21日

3×5＝21？

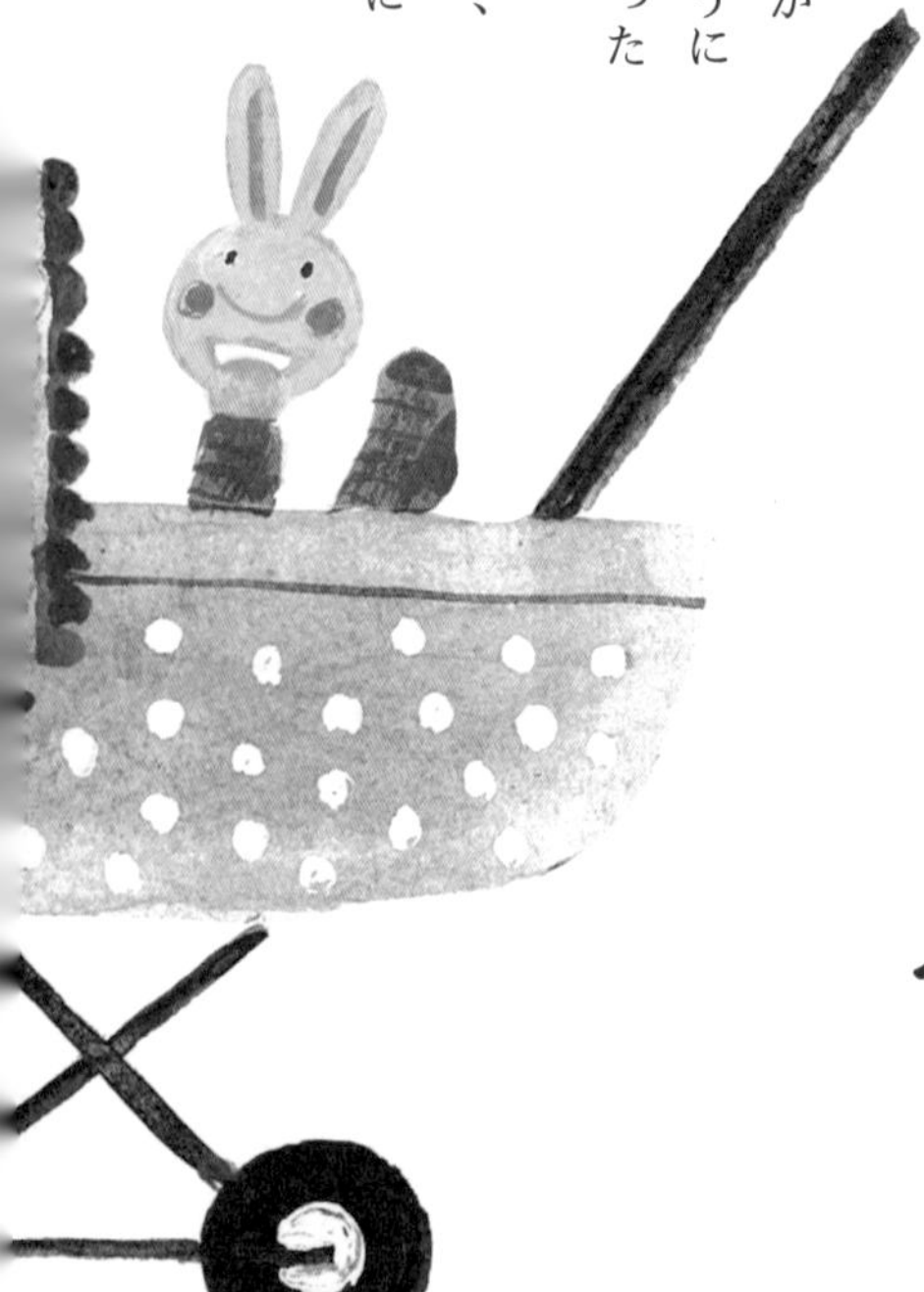

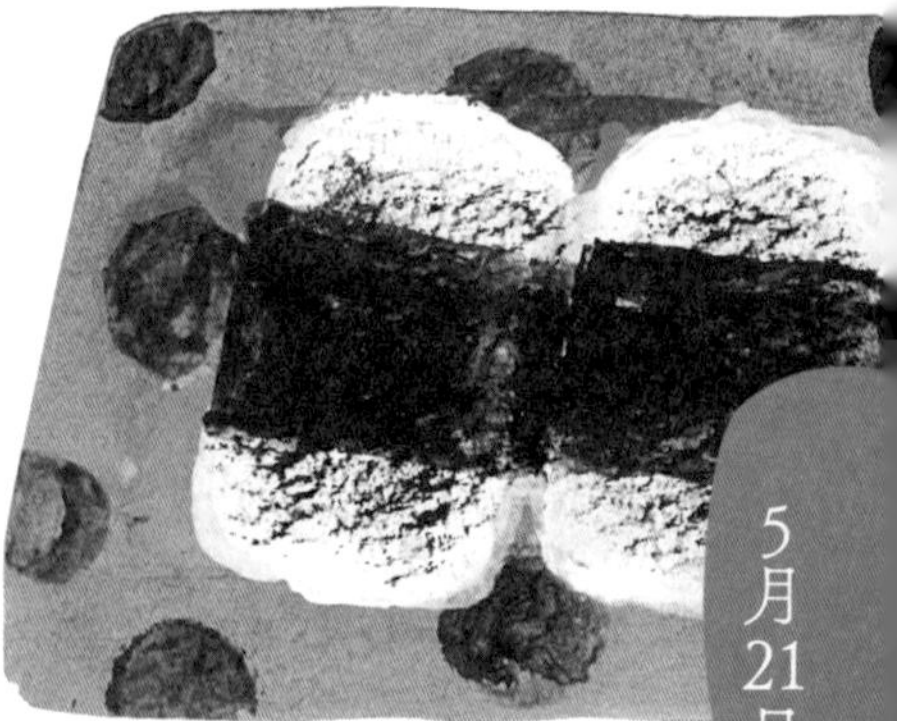

私が出産した頃の時代は、産後は21日間安静に過ごすようにといわれたものです。「産後二十一」といって、3週間くらいは床上げをしてはいけないといわれていました。

当時は、出産の翌日はベッドで寝たきりになり、1週間後まで退院できませんでした。

その後も堂々と実家で世話になったものです。

事実、腰痛や疲れが残り、すっかり回復するまでに時間がかかったのです。

イギリスのキャサリン妃が出産当日に赤ちゃんを抱っこして退院したニュースを見たときはびっくりしました。昔の日本の女性は栄養状態が悪かったのでしょうか。抗生物質が使われるようになる前には、産褥熱で亡くなる妊婦さんも多かったのです。

母親は、赤ちゃんをおなかの中で育てるために、かなりの血液を赤ちゃんに提供してしまい、肝に貯蔵していた血液が不足してしまうのです。

産後のトラブルは、**肝の血液不足**が原因です。

5月22日

産後に母乳が出ない

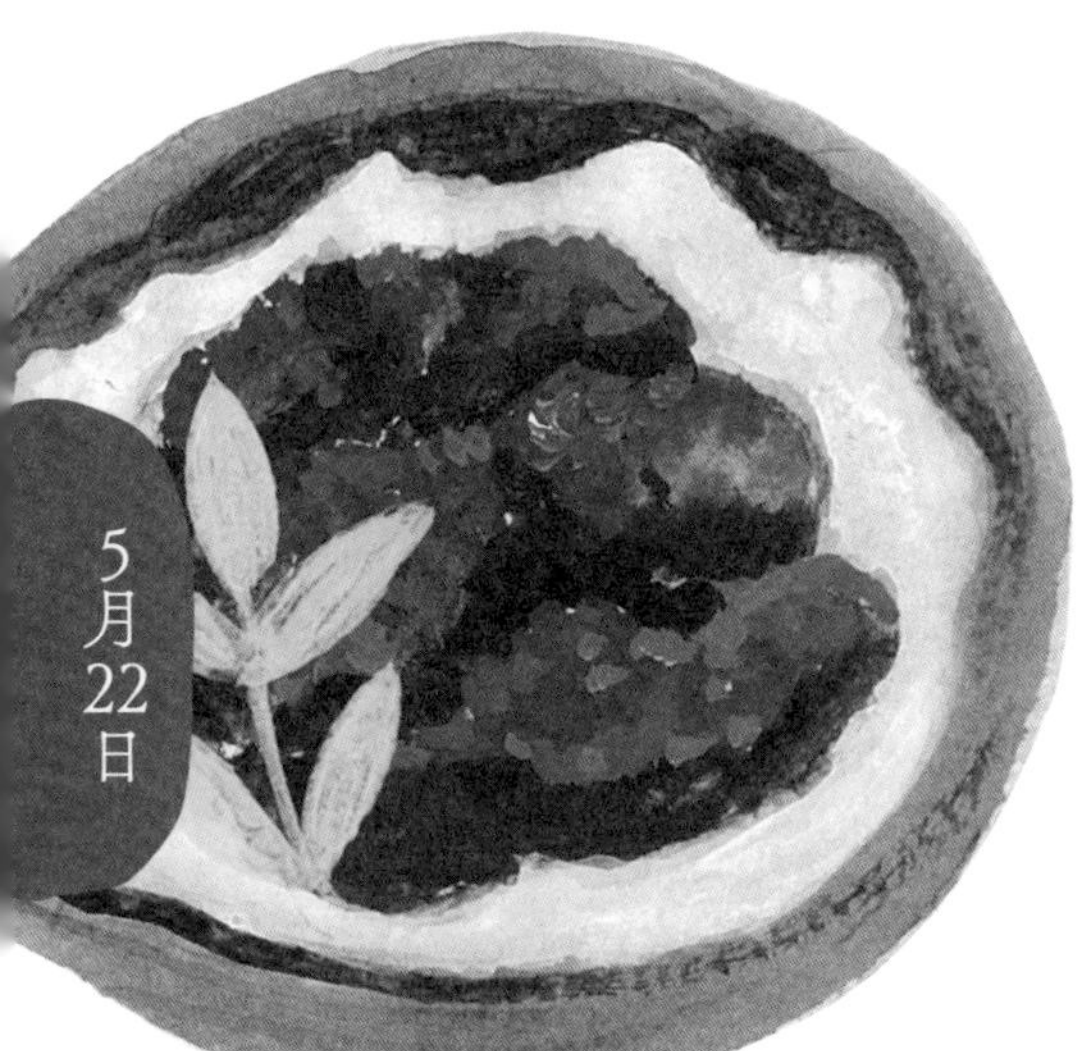

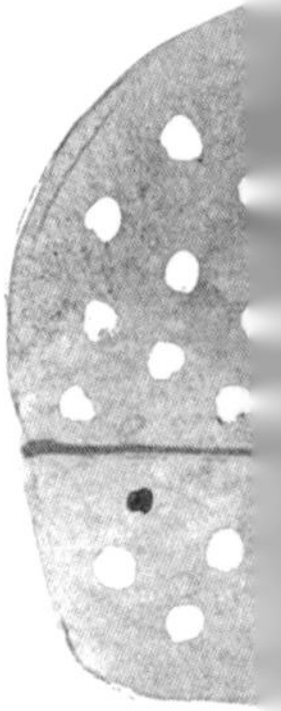

初めての出産後は慣れないおむつ替えや、授乳、沐浴などの仕事で、母親は疲れてしまいます。嬉しさと同時に、ストレスもたまります。

産後に痩せたり、めまいや腰痛、視力が衰える、産後の出血がだらだら続く…などのトラブルがある女性もいます。

特に、母乳が出ないという母親はショックです。育児書には母乳で育てる長所がたくさん書かれていて、赤ちゃんに申し訳ないという気持ちになり悩む女性もいます。

母乳は「白い血液」といわれるように、肝に十分な血液が貯蔵されていなければなりません。

血液の材料としては、**タンパク質**が不可欠です。私も母乳の出が悪く、母がお餅や鯉の煮物、小豆粥などを毎日作ってくれました。

産後は栄養をしっかりとり、血を補充する食材を使いましょう。

ナツメ、竜眼などのちょい足し漢方をおすすめします。

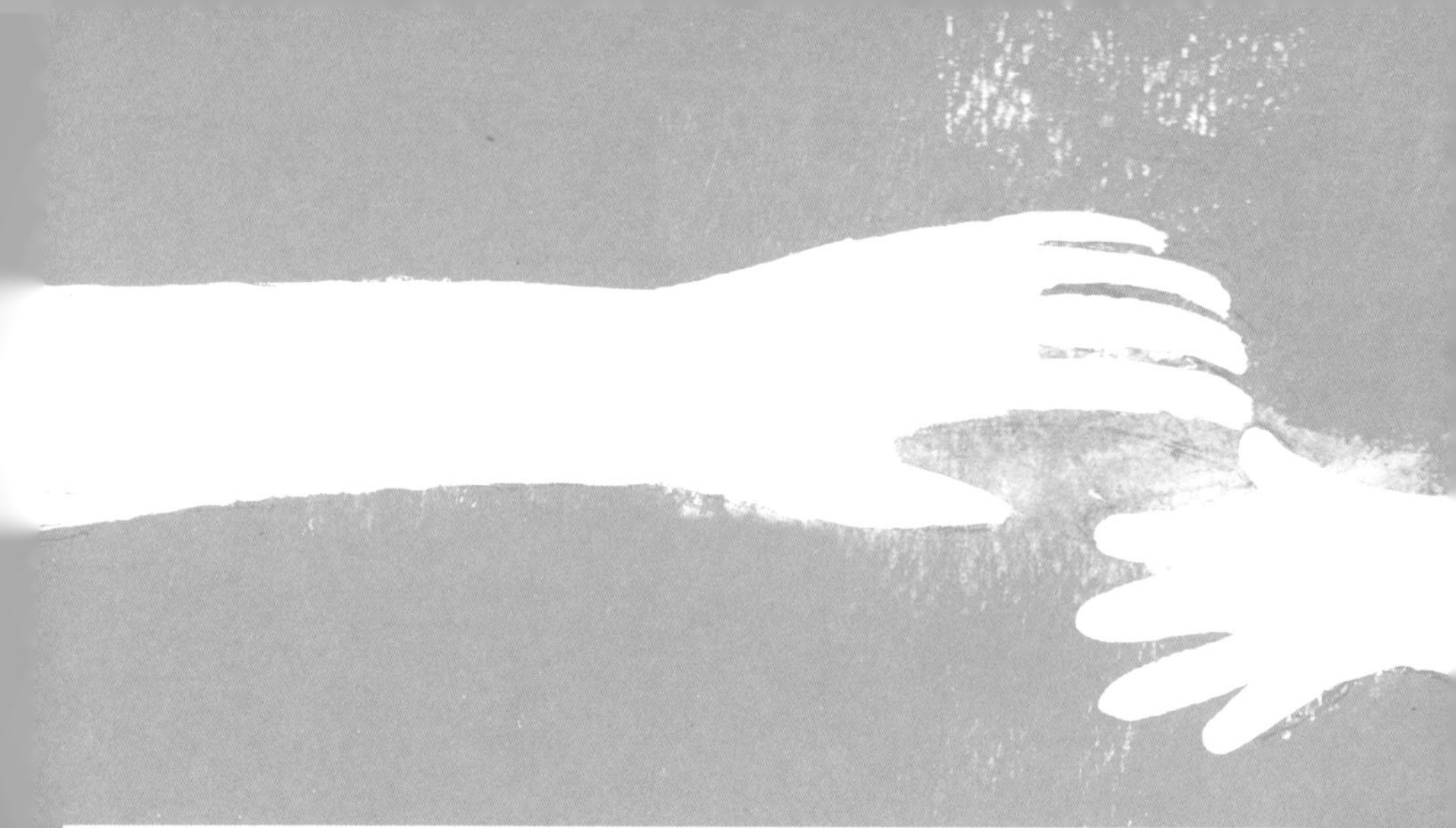

5月23日

産後に冷え性になった

「産後に冷え性になった」という女性は多いです。

「赤ちゃんは火の玉」といわれ、陽気の塊みたいな存在です。

そんな赤ちゃんが生まれ、母親の子宮は空っぽになってしまいます。

一時的に、腎の陽気は失われ、冷え性になってしまっているのです。

ですから、産後は冷えることがないように注意しましょう。

私の経験では寒い分娩室で、胎盤の処置や出血の処置にかなり時間をとられ、とても寒かった記憶があります。

産後はあれやこれや仕事が待っていて、元気なお母さんでも、一時的に血や気の不足は免れません。

産後はしっかり栄養をとって血液不足を補い、一時的な冷えが本当の冷え性に進まないように注意してください。

5月24日

マタニティーブルーの理由

私も経験したことですが、待ちわびた初めての出産なのに、産後はとても寂しく憂鬱でたまらなくなりました。今まで仕事を続けていた頃に感じられなかった孤独感に襲われたのです。

私の場合はもともとの血虚の体質と、さらに産後に悪露の排出が悪かったのが原因です。

お客様にいろいろお伺いするとお産の前に血虚があったり、出産のときに出血が多かったり、難産などのトラブルがあった方が多いようです。

原因は「肝と心」の血液不足です。

私も同じような経験があるので、このようなお話には共感し、慰めの言葉がたくさん出てきます。

マタニティーブルーは仕事を持っている方の方が多い傾向があると感じています。赤ちゃんへの接し方がわからない方が多いのです。

何もわからずにただ昼夜泣いている赤ちゃんに接することは、理屈では解決できません。血虚の女性は「心」に充分な血液の補充がないので心がブルーになってしまうのです。

やがて赤ちゃんが笑ったり、ハイハイするようになれば、公園に連れて行ってママ友も出来たり、自然にマタニティーブルーは卒業できますよ。とアドバイスしています。

性交のトラブル

動物と同じように、種の保存のため、自然の摂理として男性はいつまでも性欲があります。

しかし多くの場合、子育て中や子育てが終わった女性は、男性が対象とするような「性」に対しては淡泊になるものです。

それに対する理解の有無が原因で、人にはなかなか相談できないというお悩みも多いです。

特に産後や血虚の女性からは、そういったお悩みも多く相談を受けます。

パートナーの思いやりが必要であることを痛感しています。

また近頃は家計や住宅事情などから少子化の傾向があります。

女性の体を守るためには、コンドームの使用など男性の協力が不可欠です。

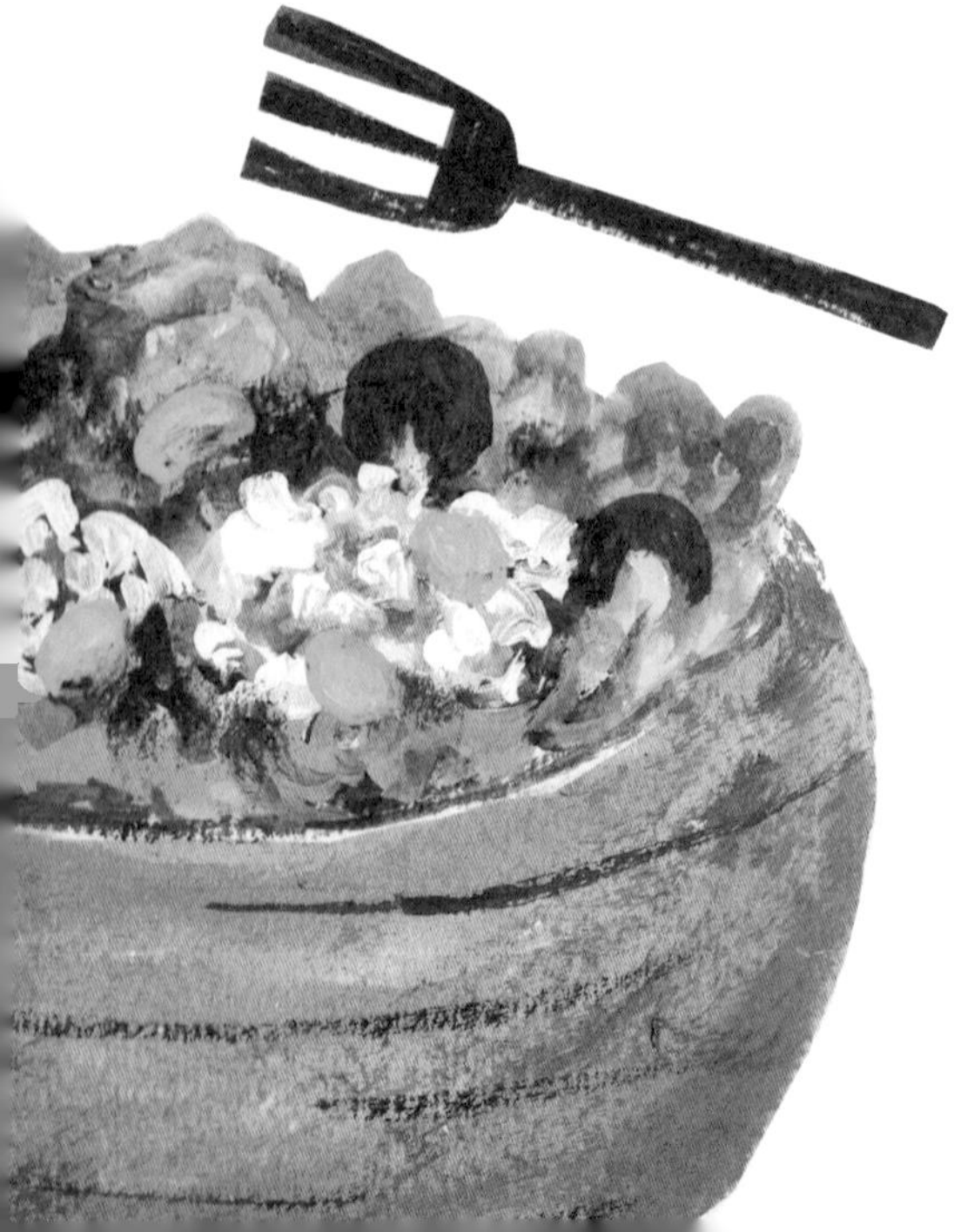

また50代近くになると閉経する方もいて、膣の潤いがなくなり、性交痛も起こります。

血虚の傾向の方は特に早くその傾向があるので、潤いを助けるゼリーの使用もおすすめしています。

肌荒れや目の周りのクマ、シワが気になったら

肝斑といって、目の下あたりにシミが出来る方がいます。

目の周りでは毛細血管が栄養を運んでいますが、その部分の血行が不足するとクマやシワが出来るのです。

皮膚は約一か月でターンオーバーといって古い新しい皮膚が表面に上がってきます。シミは紫外線が原因になりますが、血の巡りが悪くなるとシミを回復する代謝が悪くなるので、修復が間に合わないのです。

血液不足の傾向がある方は肌のトラブルが多いので、その後の長い人生を考えれば早めの手当が必要です。

また血流が悪いために血がドロドロになって起こる瘀血《おけつ》が原因になっている場合もあります。瘀血の原因は冷え、ストレス、食事、気の不足などいろいろな原因があるので、その対策も必要になります。

マッサージや栄養クリームの使用もおすすめですが、体の中から血液不足を補ったり、血行を良くしたりすることが根本的な改善になります。

まずは睡眠です。肝に十分な血液を補充するためには、「丑の刻」つまり午前1時から3時の間、良い状態で眠っていることが必要です。

また、血の不足を補うちょい足し漢方、血行を良くするちょい足し漢方を利用しましょう。

黒豆、ナツメ、クコの実、黒ゴマ、竜眼、などを料理に加えてみてください。

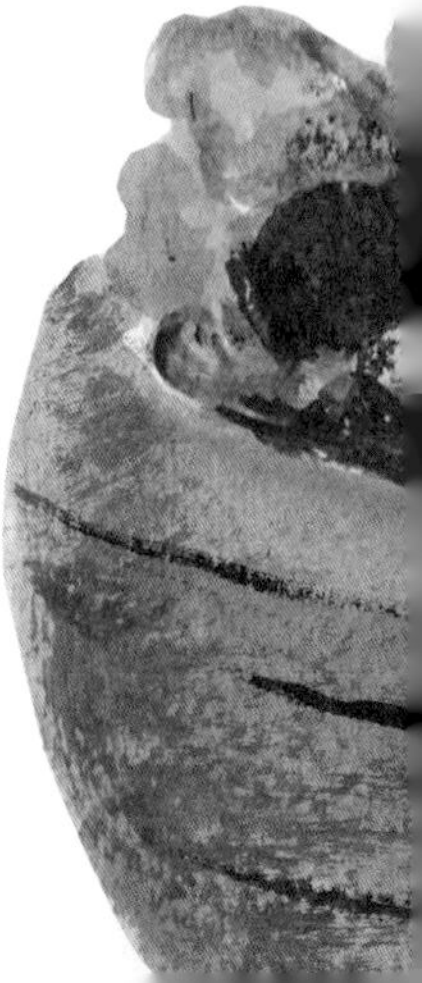

5月26日

ビクビクしたり、寝言が増えたら

5月27日

「肝」は「**魂を蔵す**」という機能を持ちます。肝の蔵血作用が正常なら魂は安定し、肝血不足になると魂が不安定になります。

夢を多く見たり、驚きやすくなったり、夢精、寝言、ひどくなると幻覚などが現れます。

ストレス、過労、慢性病、老化などによって決断力が弱くなったり、ビクビクしやすくなったりするのは「肝」の血液不足で起こるとされています。

「肝」に充分な血液が貯蔵されていれば「魂」は安定します。

あの人は「肝が座った」人だ、という言い方がありますね。

そういえば、回りを見ても顔色が悪く、いかにも血虚と感じる方に「肝が座った方」はいないようです。

肝は解毒や胆汁の分泌といった解剖学的な働き以外に、人の心や考え、感情などの部分に関係していることを、昔の人は感じとっていたのですね。

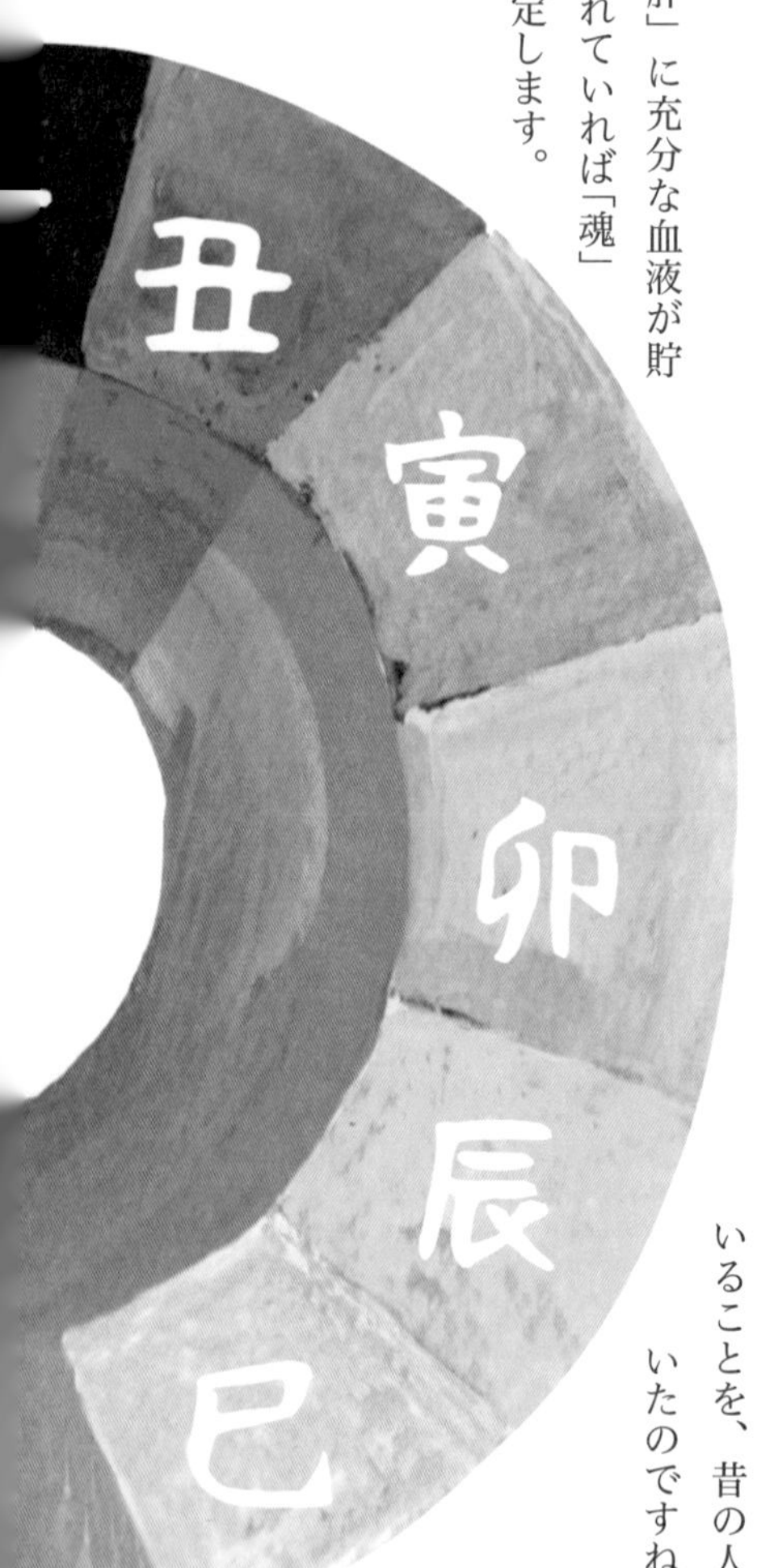

朝方、足がつるようになったら

5月28日

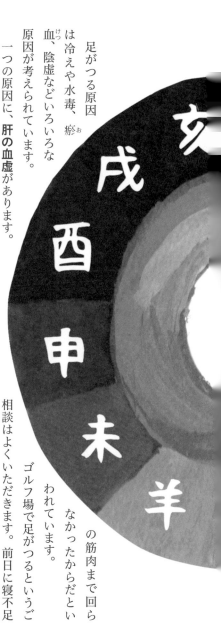

足がつる原因は冷えや水毒、瘀《お》血《けつ》、陰虚などいろいろな原因が考えられています。

一つの原因に、**肝の血虚**があります。

肝の血液の貯蔵不足は特に、目、爪のほかに、筋に現れるのです。

経絡という電線のようなもので「肝」が筋、目、爪に関係しているからです。

疲れ目や爪がもろくなったり、筋肉がひきつったりするのは肝に十分な血液が貯蔵されていないと考えられています。

起床時に足がつるのは肝の血液の蓄えが不足し足の筋肉まで回らなかったからだといわれています。

ゴルフ場で足がつるというご相談はよくいただきます。前日に寝不足がある場合が多いようです。

「肝」の血は午前1時から午前3時に補充されるといわれています。丑の刻です。

疲れ目、目の乾き、筋のひきつりや萎え、震え、しびれ、爪がもろくなる、などが起こるようになったらまず「肝」に貯蔵している血液が不足してしまっていると考えてください。

丑の刻の睡眠、血を補う食品をとることをおすすめします。

目の疲れにお悩みなら

この頃は、大人も子供も仕事やゲームなどで目を使うことが多くなっています。

目が疲れて字が二重に見えたり、目がショボショボしたりすることはありませんか？

漢方では目は**清目**とよび、肝は目に穴を開くといわれます。目は肝の影響を受けやすいのです。

そこで目の使いすぎだけではなく、寝不足や過労、病後、産後などで肝の働きが弱ってくると、目に影響が出てくるのです。

現代的に考えても、目は血液から栄養を受けているのですから、目を酷使すれば酸欠になってしまうわけです。

目が疲れたら、睡眠を十分とって肝の血液を補充すること、レバーなど貧血を予防する食品をとって肝の血液を補充することが先決です。

夜盲症の薬として、昔は**肝油**が使われていました。肝油は魚の肝臓の油で、河合製薬の「肝油ドロップ」が有名ですが、現在の処方は肝油は使われずビタミン剤になっているようです。

目の疲れを補うちょい足し漢方はクコの実、菊花、車前子《しゃぜんし》をおすすめします。

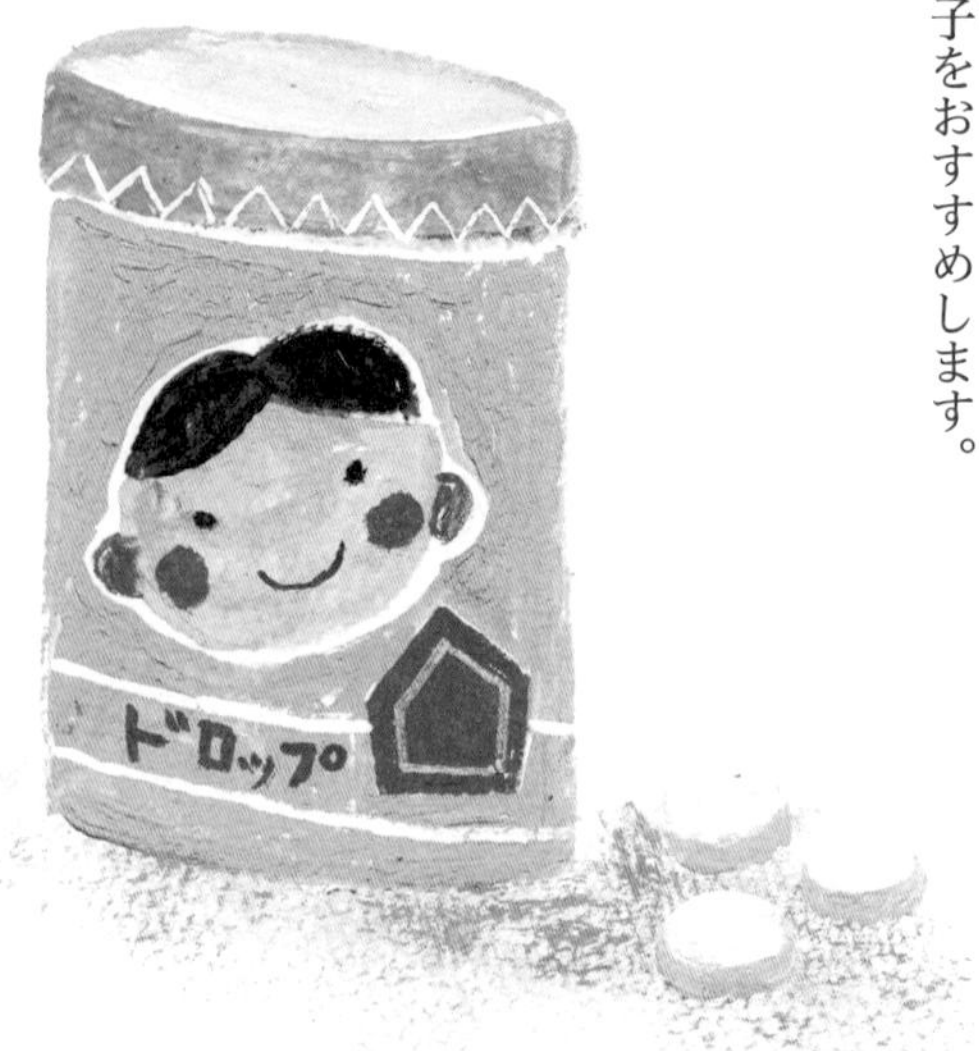

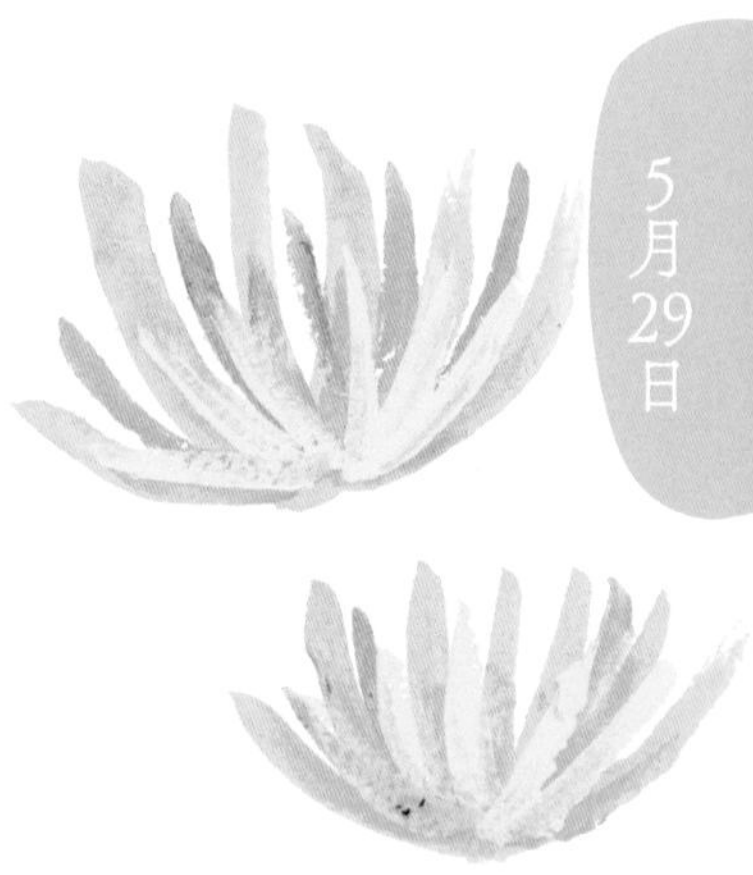

血の不足を補う食材

まず血を作る生産工場である**胃腸**を立て直すことが先決です。

良質なタンパク源として

牛肉、豚肉、鶏肉、レバー、赤身の魚

胃腸を元気にする食材

山芋、玉ねぎ、カボチャ、生姜《しょうが》、サツマイモなど根菜類

腎を元気にする黒い食材

プルーン、ナツメ、クコの実、黒豆、黒ゴマ、黒キクラゲ、ヒジキなど

肝を元気にする青い食材

ほうれん草、トマト、パプリカ、パセリ、などの緑黄色野菜

ちょい足し漢方としては黒豆、ナツメ、クコの実、黒ゴマ、竜眼をおすすめします。

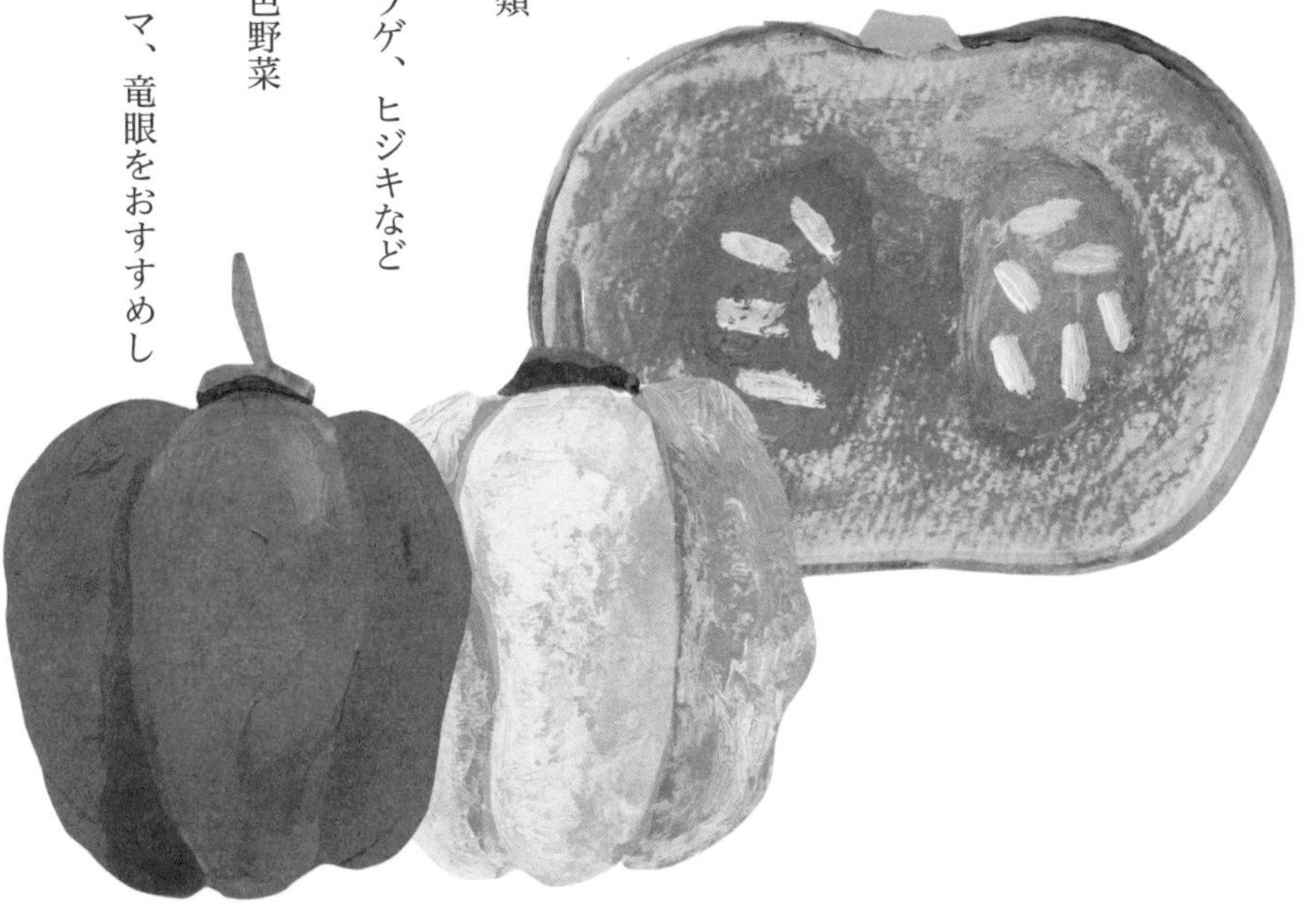

5月31日

クコの実は疲れ目の特効薬

クコの実はご存知、杏仁豆腐の上にチョコンと載っている赤いかわいい実です。ゴジベリーという名前でスーパーフードとして活躍しています（2月24日参照）。

私は老化防止と目の疲れのために、クコの実は常備薬のように利用しています。

かわいい空き瓶に乾燥したクコの実を入れ、上からワインとハチミツを注ぐだけ。

ワインがなければ日本酒でも他のアルコールでも、ハチミツがなければ入れなくても、砂糖でもOKです。

翌日には柔らかくおいしくなるので、毎日スプーン3杯くらいずつ食べてください。

コツは30gくらい、多めにとること。杏仁豆腐のクコの実はお飾りにすぎません。

パソコンで目が疲れたとき、2〜3日続けるとスッキリしますよ。お試しください。

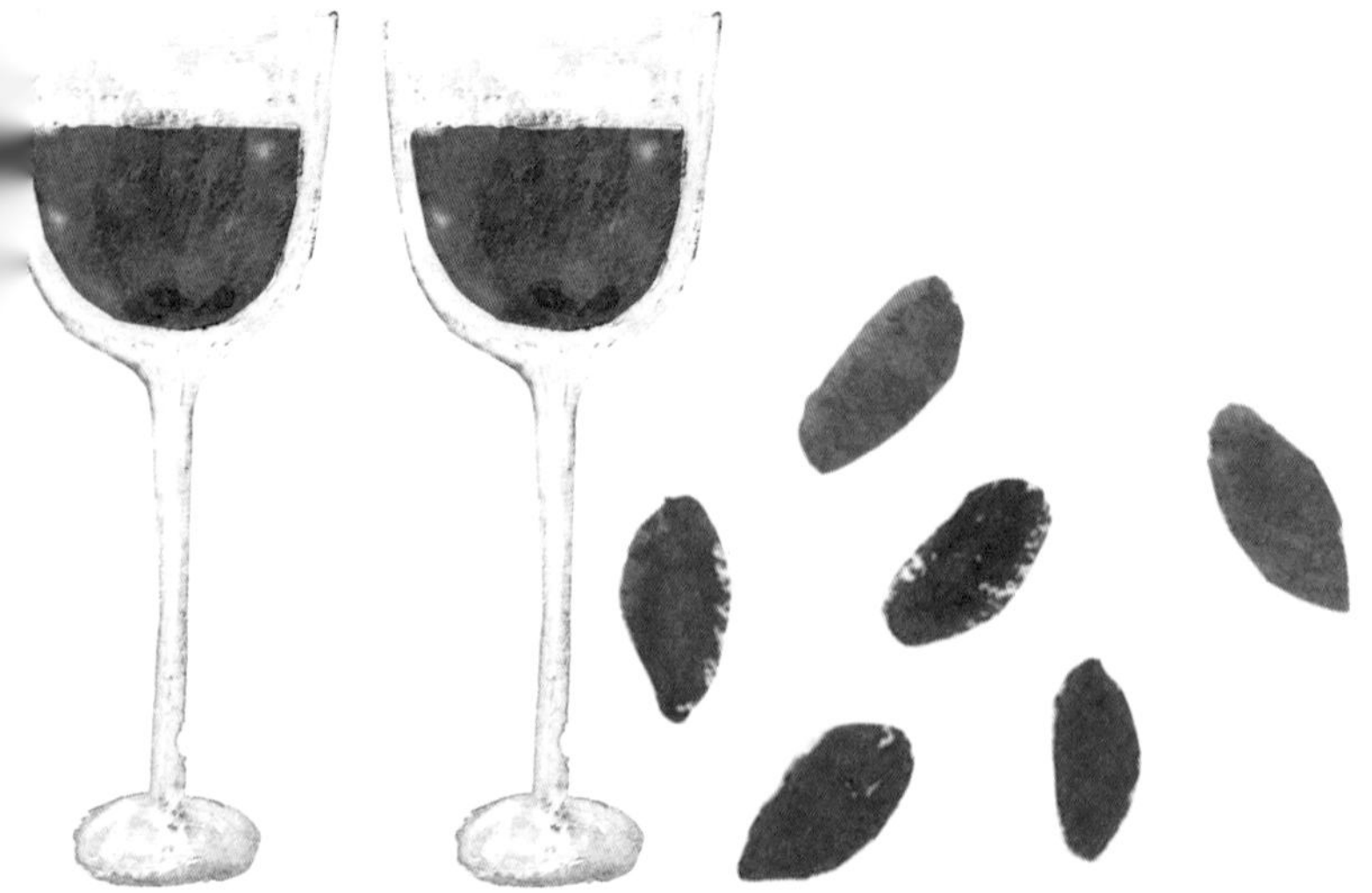

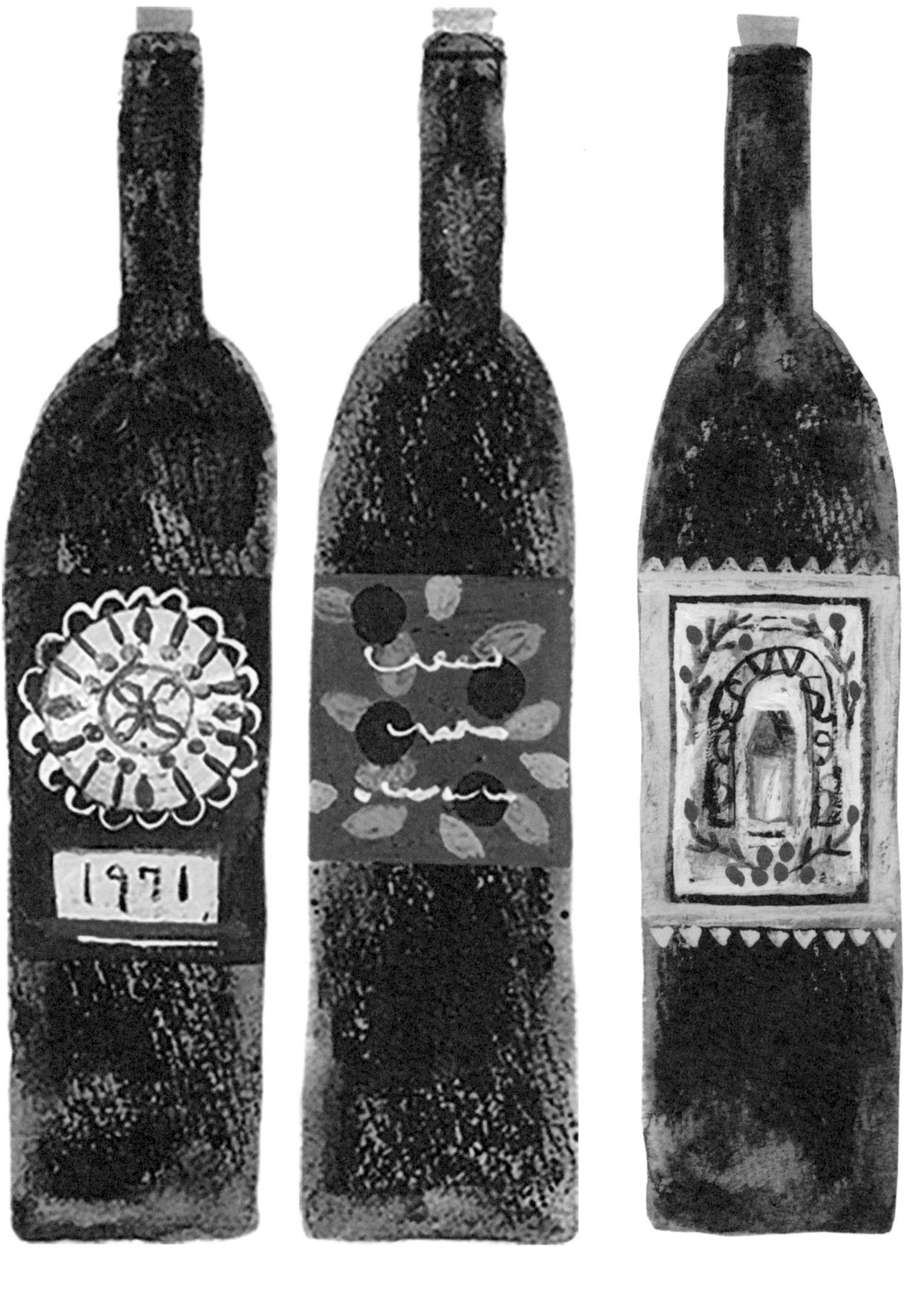
١٩٧١

6月1日

桑の実はスーパーフード「マルベリー」

桑は枝、皮、実など部位によっていろいろな効果があります（10月14日参照）。例えば葉は辛涼解表薬、枝は去風湿薬、皮は止咳平喘薬、実は補血薬という分類に分けられています。

桑の実を乾燥したものは**桑椹**《そうじん》という生薬です。桑椹は、陰血不足で起こる症状、耳鳴り、眩暈、目の霞、口や喉の渇き、糖尿病などに使われる漢方薬に配合されています。作用が緩和なので他の生薬と合わせて使われています。

しかし、最近、桑の実は「**マルベリー**」と呼ばれ、こちらのほうがメジャーになっています。

桑の実は、赤黒いキイチゴの様な粒の集まった実で細長い形の実です。欧米では、スーパーフードとして紹介され、栄養素などが分析されています。

マルベリーは果実酒やジャムに使われています。桑の実のジャムというよりマルベリーのジャムという方がお洒落に聞こえますね。

道端で割とよく見かける桑の木ですが、葉も枝も皮も実も、なんと蚕《カイコ》まで、実に多くの効用をもっているのです。

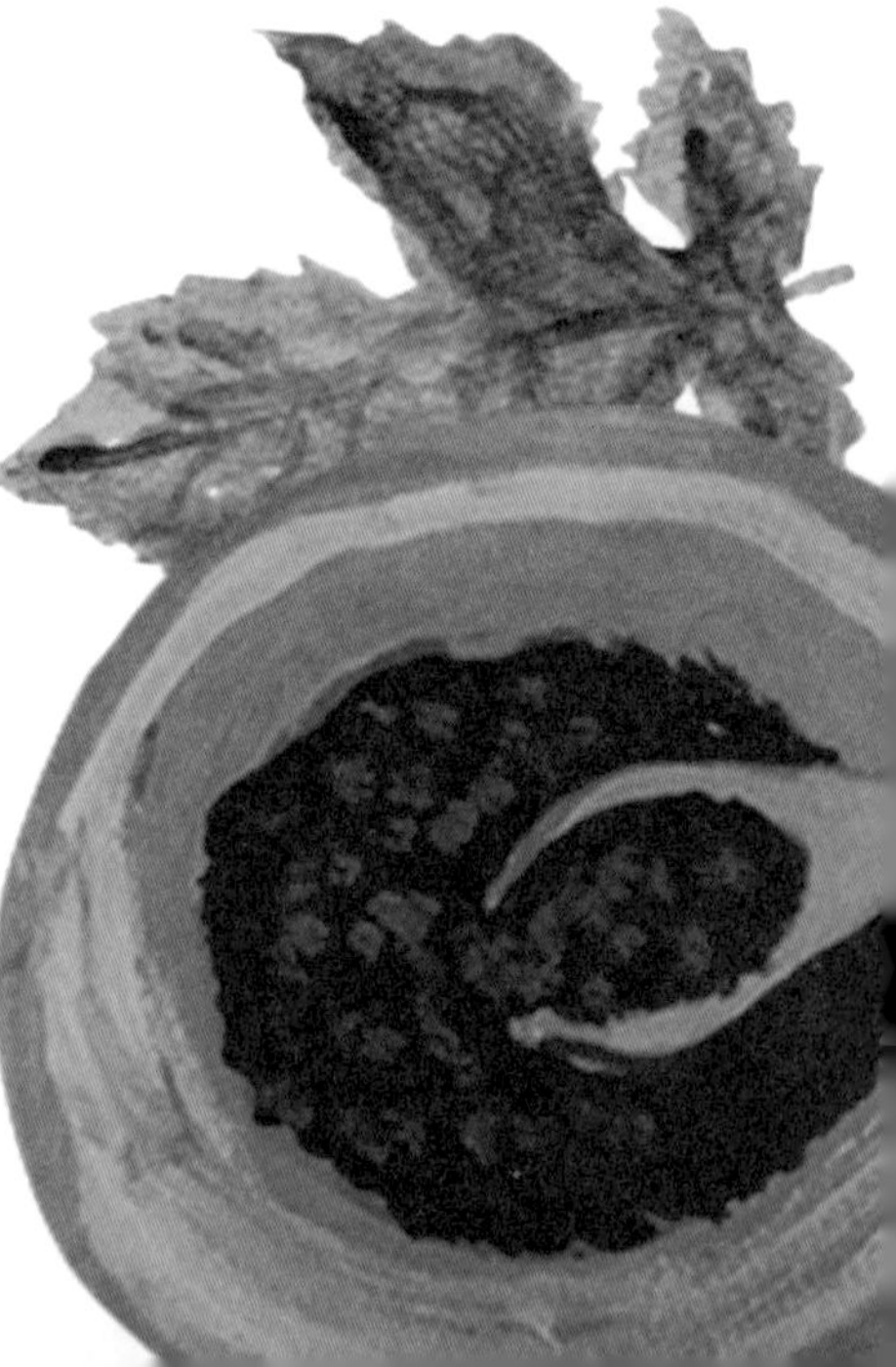

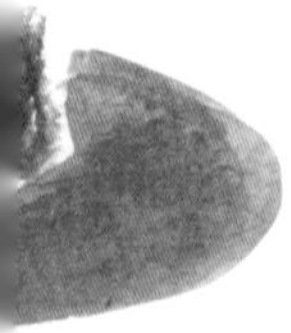

その不調、PMSかも

生理の前になると胸が張って苦しい、頭痛がする、イライラする、やる気や集中力がなくなる、仕事のミスが多くなる、憂鬱になって誰とも話したくない、など体やメンタルにいろいろな不調が起こる方がいます。

子供の頃、近所に万引きをして警察沙汰になっていた女性がいました。普段は物静かで温厚な人柄なのに、「生理の前になると万引きしたくなってしまうらしいよ」と母が言っていたのを思い出します。

現在は**PMS**という病名がついています。PMS（月経前症候群）はPremenstrual Syndromeの略で、生理3〜10日くらい前に始まる、さまざまな精神的・身体的な不調のことです。

しかしまだ認知度は十分とは言えず、人知れず悩んでいる方も多いのが現状です。

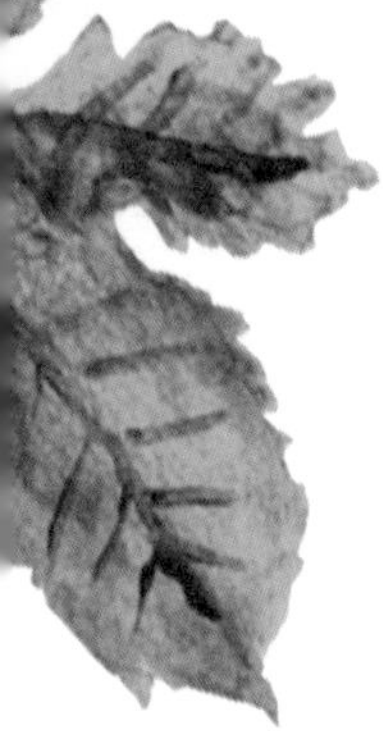

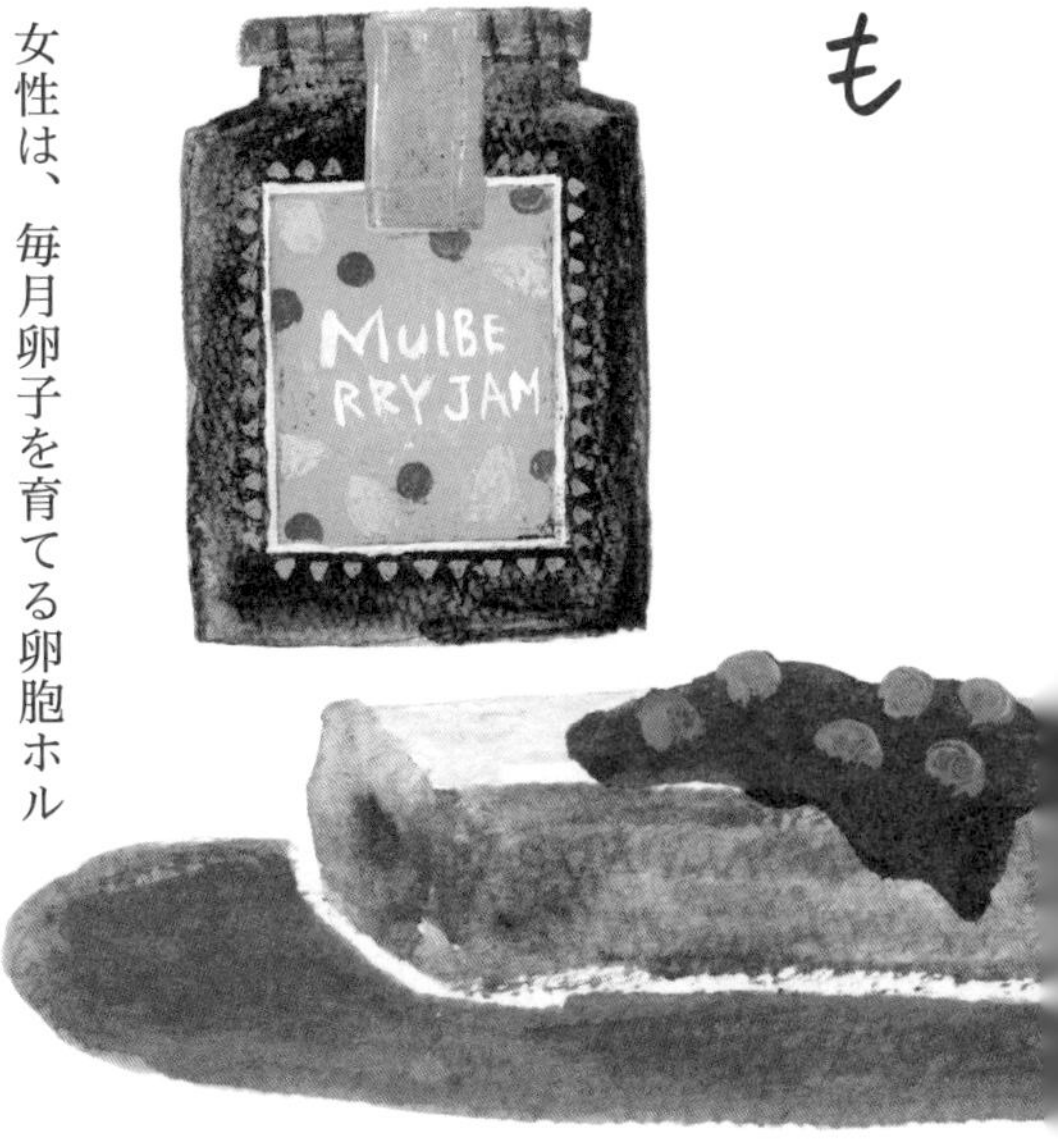

女性は、毎月卵子を育てる卵胞ホルモン（エストロゲン）と、妊娠を維持する黄体ホルモン（プロゲステロン）が交互に働き、妊娠を成立させるという子孫繁栄の宿命を背負っています。この二つのホルモンはとてもデリケートで脳や自律神経の影響を受けやすいのです。

PMSはこのうちの黄体ホルモンのバランスが原因とされています。

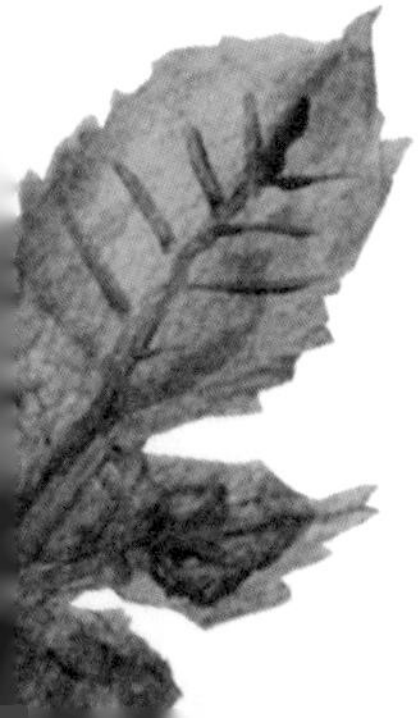

PMSを楽にする漢方

漢方ではPMSの原因は主に、五臓六腑の「肝」の働きにあると考えられています。肝の働きは気を巡らせて感情をコントロールすることと、血液を貯蔵する働きです。

気の巡りが悪くなると気滞が起こり、ささいなことが気になってイライラしたり、胸のあたりが張って苦しくなったり、周囲の人と衝突したり、子供を叱りつけたり、カーッと顔がのぼせるような症状が出てきます。また逆に気鬱が起こると、落ち込んで何もする元気がなくなったり、一日中ボンヤリ考え込むなど悲観的な気分になったりします。

香味野菜を使った料理や香りの良いお茶やハーブを利用しましょう。ちょい足し漢方は、紫蘇《しそ》、ハッカ、ミカンの皮、ウイキョウ、菊の花など。料理やお茶で楽しんでください。

また生理が始まる前は血液が子宮に回ってしまうので、いろいろな部分に血液の不足が起こります。

頭部に血液が不足すれば頭痛やめまいが起こったり、集中力が低下したり、心に血液が不足すると、不安感や不眠が起こったり、マイナス思考になってクヨクヨしたり、悲観的な気分でため息をついたりする症状が起こります。

ちょい足し漢方には血を補って不安感をとるもの、黒豆、黒ゴマなど黒いものやナツメ、クコの実、竜眼、真珠、牡蠣などをおすすめします。

痛み止めやホルモン剤などを服用されている方でも、漢方薬や食事で体質を改善する方法をおすすめします。

生理は嫌でも毎月毎月、40年近くも付き合っていかなければならないのですから。

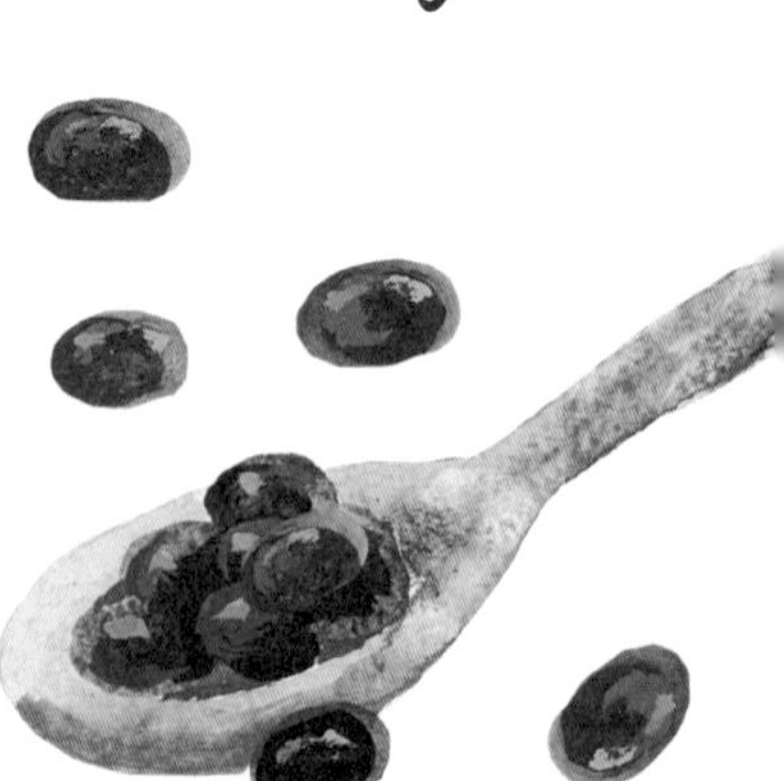

6月4日

生理の痛みが強い人は

生理の痛みが強く、生理の前から痛みが出る方は実症といって気や血が詰まって血流が悪くなっているのが原因です。瘀血《おけつ》や気滞のある方は痛みが強く、月経の色は暗く、血の塊が混じって、血の塊が出ると痛みが軽くなります。生理が終わるとすべての不調が楽になってスッキリする方が多いです。いろいろ伺うと、普段からイライラしやすかったり肩が張ったり、頭痛や下肢に静脈瘤があったりします。

気滞や瘀血の痛みは、**不通則痛**といって血液や気が滞っているために起こるのです。

まず気滞と血流を改善すれば痛みは楽になります。漢方では気や血の余分をカットする方法で治療します。

毎月生理痛で痛み止めを服用するだけでなく、食生活を改善して楽になる方もいらっしゃいます。

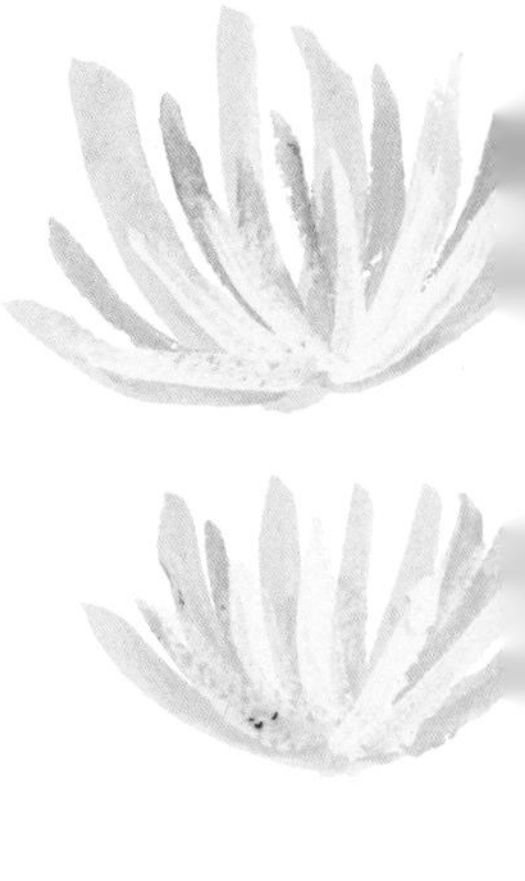

食材のおすすめは気の滞りを解消する食べ物（4月25日参照）、血の流れを良くする食べ物（8月20日参照）、水の流れを良くする食べ物（7月18日参照）やちょい足し漢方を利用してみてください。

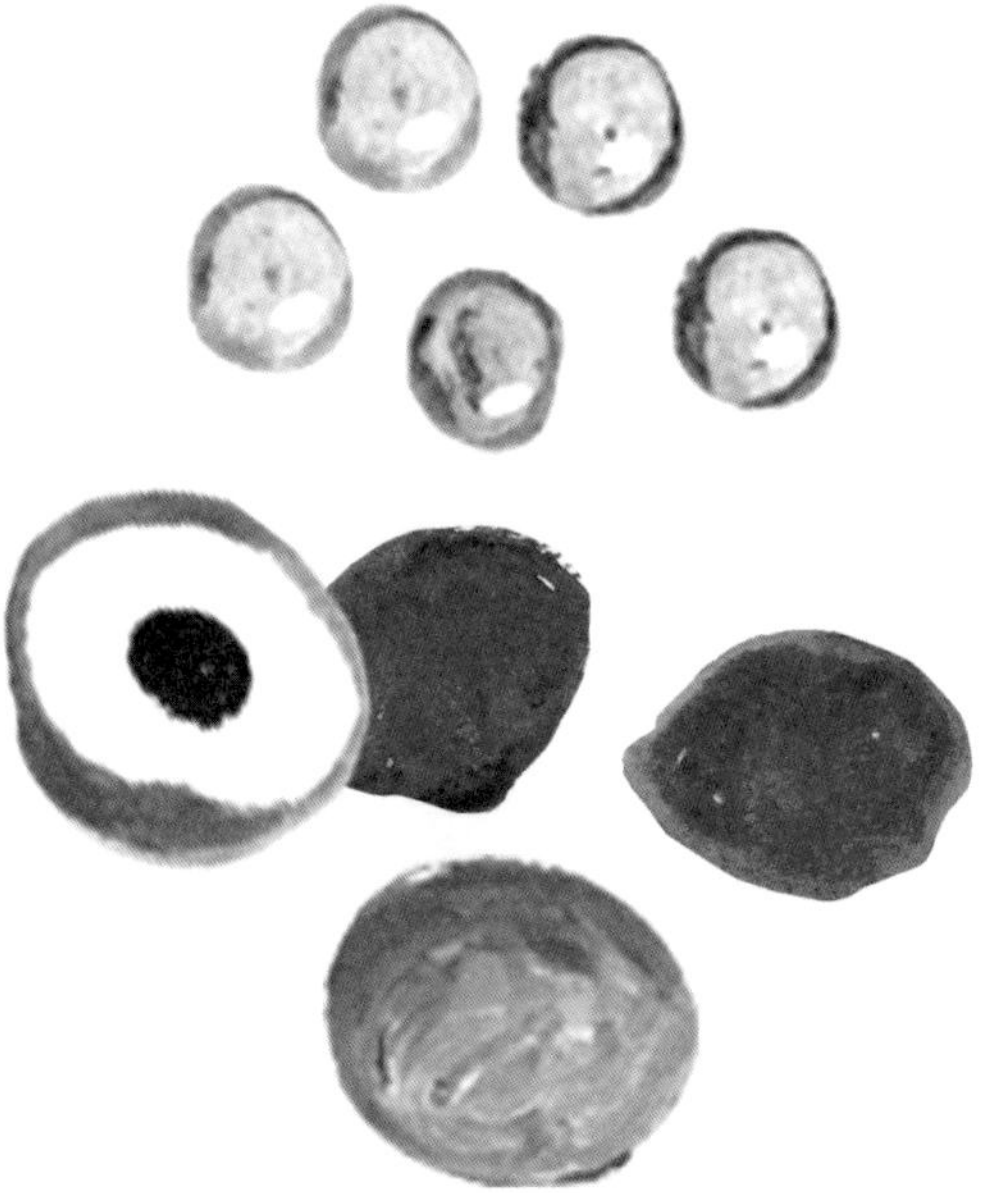

6月5日

生理が終わる頃に調子が悪くなる人は

肝の血の貯蔵が不足している方や元気のない方は、生理が終わりかけの頃に痛みやだるさが強くなります。血虚や気虚の方の経血の色は薄く、さらっとしてシクシクした痛みが続きます。

気滞や瘀血《おけつ》の方の痛みは比較的激しく、触ったりさするのを嫌がるのですが、血が不足している方は痛みは少なく、温めたり、押さえたりさすったりすると楽になるのが特徴です。**不栄則通**といいます。

普段から子宮や卵巣に必要な栄養が足りていないので、生理の出血でますます血の不足が加速してしまいます。そのために、生理の終わり頃や終わった後も、痛みや疲れや眠気などに悩まされます。

気滞や瘀血の月経不調には余分を取り去る方法、血や気の不足した方には、補う方法をとります。

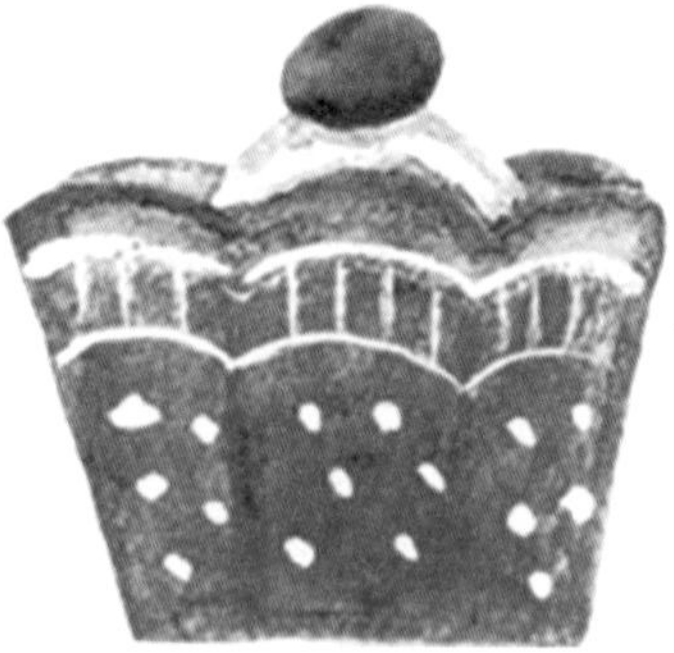

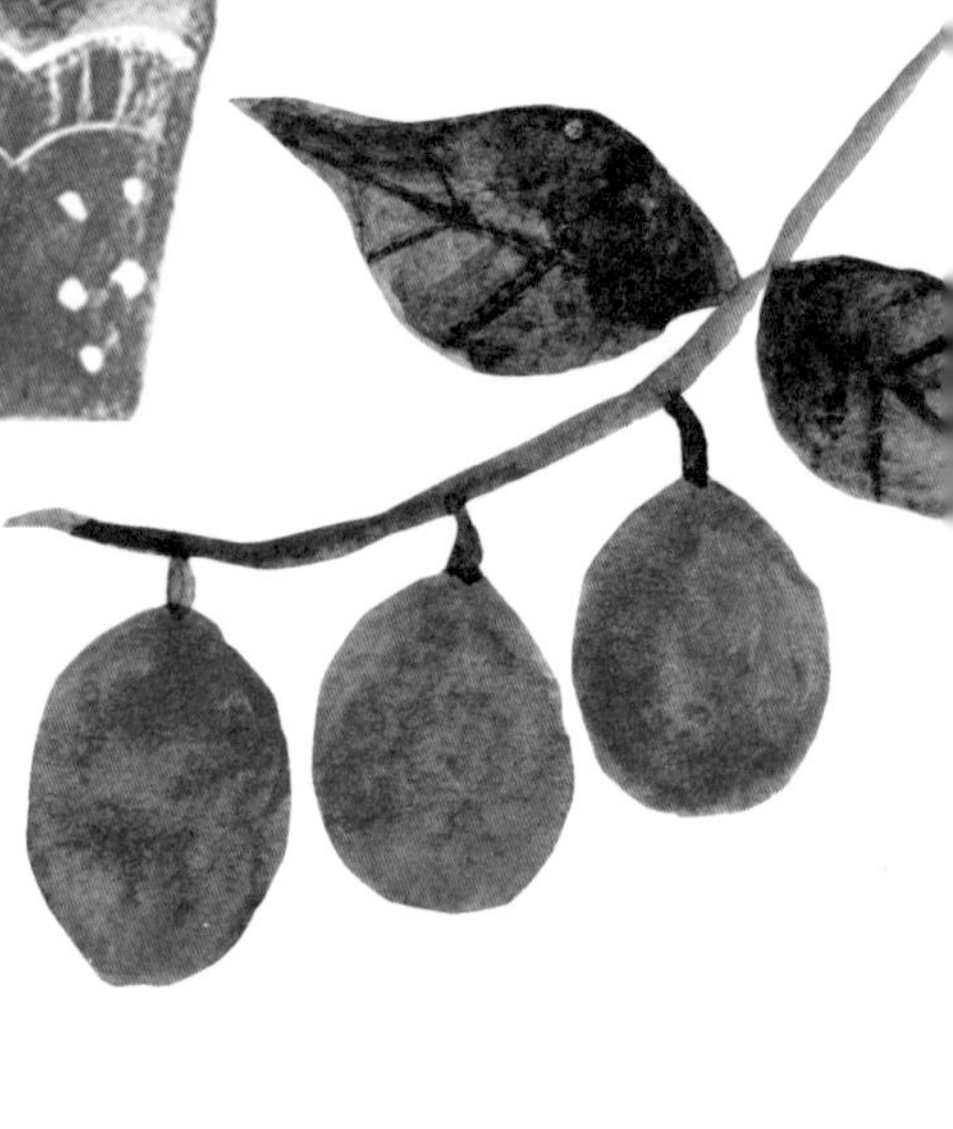

おすすめの食材は、黒豆、プルーン、黒砂糖など黒い食材、必須アミノ酸を含むタンパク質、肉類、特にレバー、卵、ウナギ、エビ、牡蠣などです。

気を補う食品（4月25日参照）、血を補う食品（5月30参照）やちょい足し漢方を試してみてください。

6月6日

冷えると生理痛や腹痛が起こる人は

ヨモギの茎葉を乾燥したものを**艾葉**《がいよう》といいます。下腹部の冷えをとって月経痛、月経過多や不正出血を止めるなどの漢方薬に配合されています。その他冷えによる腹痛や血尿、痔などに煎じた液を服用したり、また痒みを止める効果もあるので煎じた液を湿疹や皮膚病に外用することもあります。

春に野山や普通の道端でもよく見かけるギザギザの葉が特徴です。

私はヨモギの葉の香りが大好きです。見つけると、汚れていないきれいな若い葉を摘んで天ぷらにしています。おひたしにする場合は、灰汁《あく》が気になる方は重曹などで灰汁抜きすると良いです。

冷え性で生理痛に悩む方、冷えるとお腹が痛くなる方、生ものを食べると調子が悪くなる方などにおすすめです。

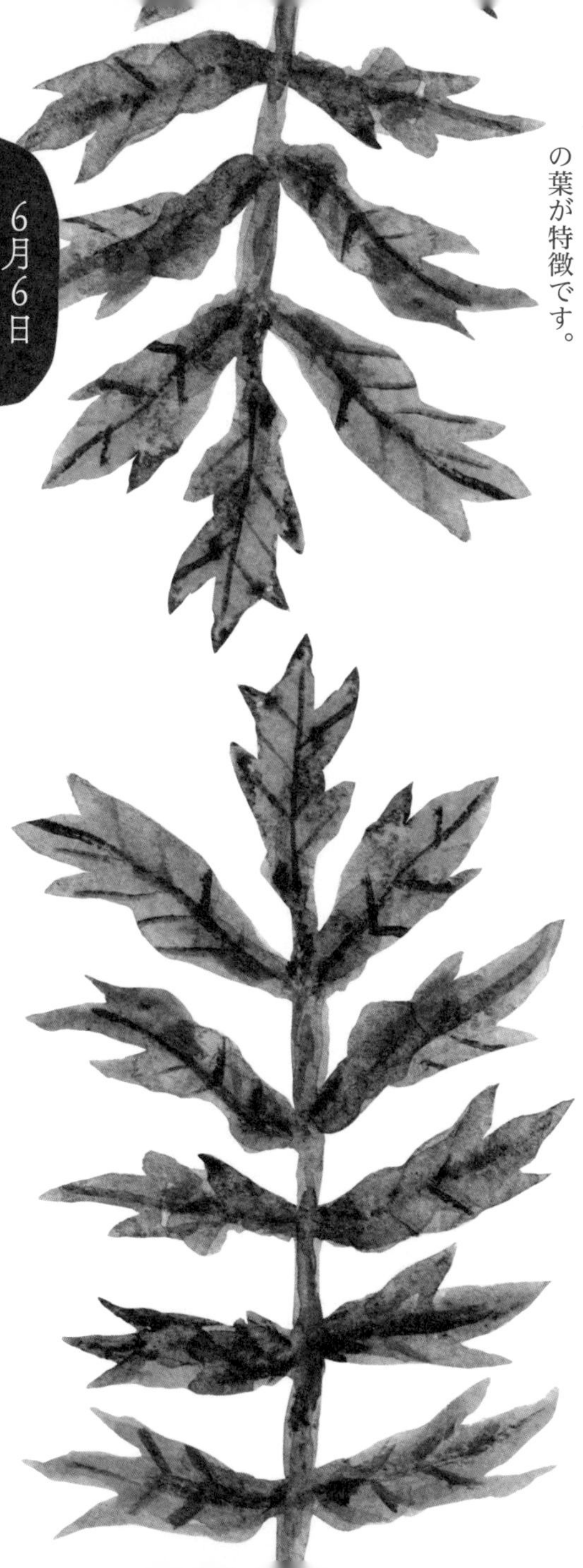

ヨモギはハーブの女王

ヨモギの葉の裏にある絨毛は、お灸の材料になります。

ヨモギはヨモギ茶として市販されていたり、パックとして化粧品に使われたり、ヨモギのアロマ、ヨモギ風呂、ヨモギ蒸し…など、実にいろいろな使われ方をしています。

ヨモギは飲んでも、つけても、嗅いでも、蒸しても、大活躍で使われているので、ハーブの女王と呼ばれています。

私は小さい頃、多摩川の土手まで出かけて、ヨモギを摘んだものです。

近所のおばさんが草餅やお団子を作ってくれて、子ども達にふるまってくれました。

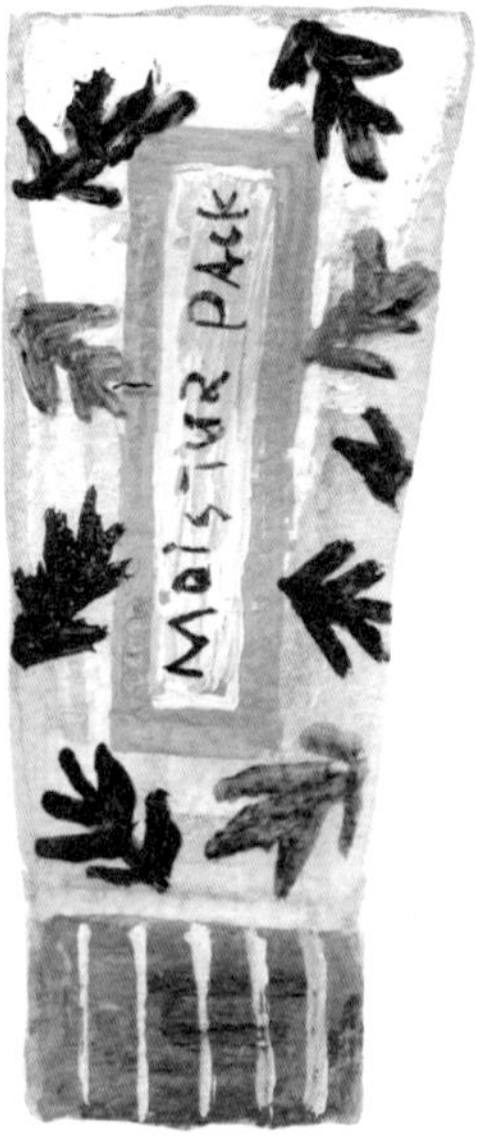

なので私達はヨモギを餅草と呼んでいました。

ヨモギの効用を知っていて健康を願う大人たちの知恵だったのでしょう。

ヨモギの香りは、桜餅や柏餅と一緒に私にとっては懐かしい春の香りです。

ヨモギの季節以外の時期には葉を乾燥した生薬が漢方薬局で取り扱っています。

一日10～15gを煎じて服用すれば、冷えで起こる生理痛や、冷えによる腹痛や血尿、痔などに効果があります。

激しい頭痛には

お酒を飲みすぎた日の翌日の頭痛や、狭い部屋で会議をしたとき、緊張したときなどに起こる急な頭痛は市販の頭痛薬が良く効きますが、お店でご相談をよくいただくのは、**慢性的な頭痛**のお悩みです。

これは、痛み方の違いで原因を見分けます。

例えば、**気滞**の方は張ったような激しい痛みを訴えることが多いです。「頭がガンガンする」など。普段から緊張する仕事をしている、気が張っている、緊張しやすい、イライラしやすい方に多いです。

血の流れが滞っている**瘀血**《おけつ》の方も痛みは比較的強く、針で刺されたようなチクチクした痛みが起こります。特に夜に痛みが強くなる傾向があります。

水の流れが滞っている**水滞**の方は重苦しい、どんよりとした痛みが起こります。雨の日や、曇りの日に比較的多く起こるのが特徴です。**不通則痛**といって気や血や水の流れが滞っているために起こります。

慢性的な頭痛は、気や血や水の滞りを解消する食材を普段から利用して、痛み止めを使いながら体質を改善することが根本療法になります（気の流れは4月25日、血の流れは8月20日、水の流れは7月18日を参照してください）。

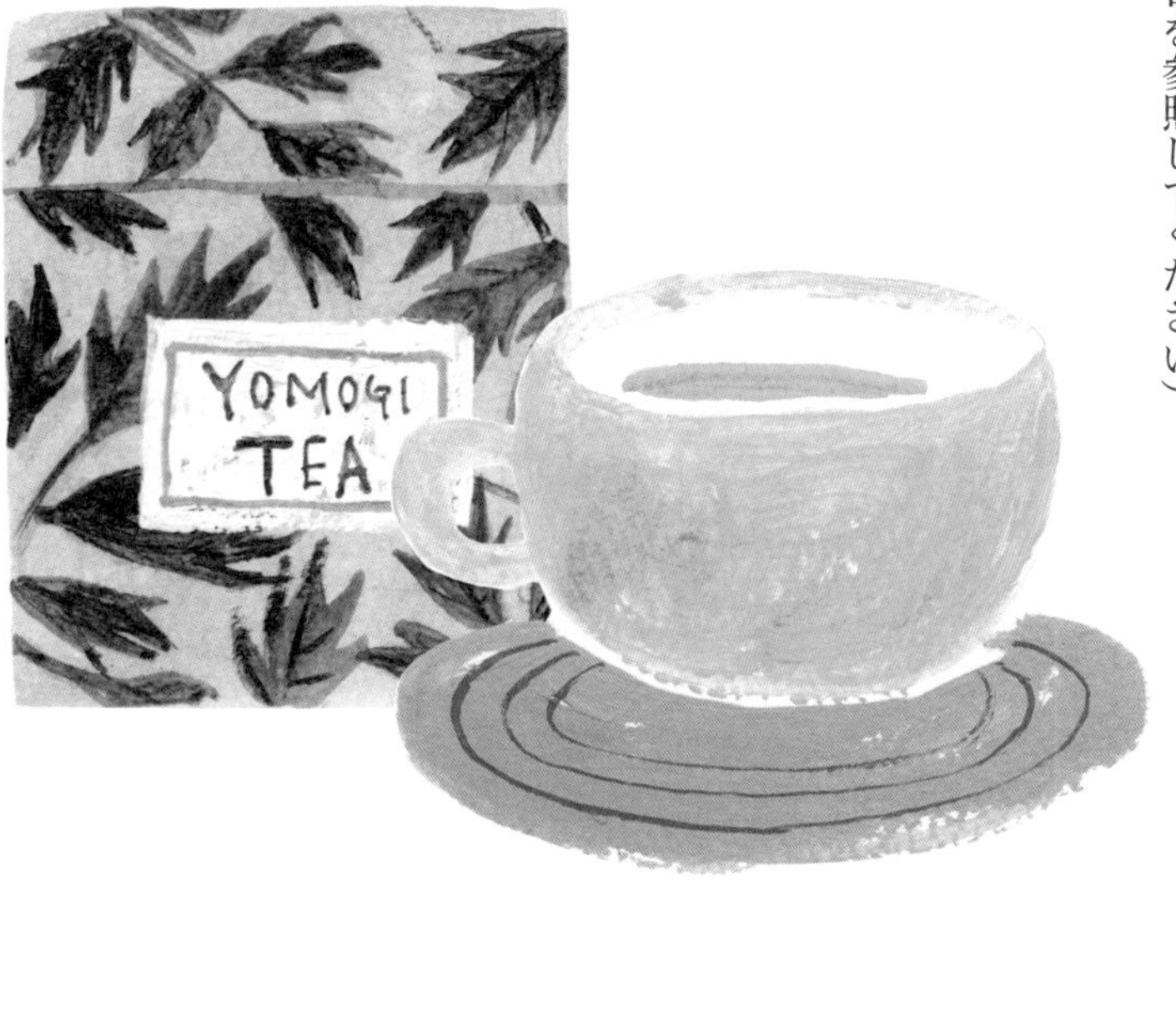

6月9日

比較的軽い頭痛には

私は学生の頃、生理の後や、試験勉強の後よく頭痛が起こりました。

今考えてみると、それは血液不足が原因です。

肝の仕事の一つは、肝に血液を貯蔵する働きです。徹夜で勉強して睡眠不足のときは肝の血液貯蔵のメンテナンスが間に合わなくなります。

また生理の後も一時的に血液不足になります。

もともと血液の栄養が足りない貧血傾向がある方も疲れたり、睡眠不足などでますます血液不足が起こります。**不栄則痛**といって必要な栄養が行き届いていないために起こるのです。

血の不足や気の不足、精気の不足した方はどちらかというとシクシクした比較的弱い痛みが続く方が多いです。特に若い女性はダイエットに励む傾向があり、タンパク質の不足傾向があると感じています。

普段から気の不足、血の不足を補う食べ物をしっかりとって体質を改善することが大前提になります。

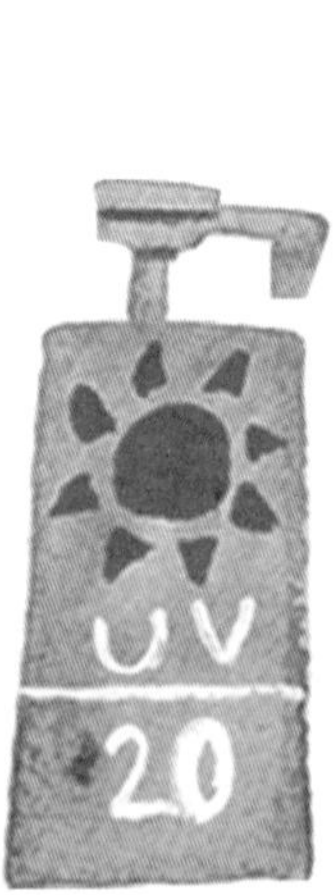

初夏の紫外線に注意

だんだん紫外線も強くなり、夏には日傘などをもって出かけますが、この頃はまだ油断しがちです。

日焼け止めの効能を見るとＵＶＡ、ＵＶＢという表示が書いてあります。ＵＶＡはお肌の色を黒くするサンタン（日焼け）を招き、ＵＶＢはサンバーン（赤い水ぶくれのような状態）を引き起こします。

6月10日

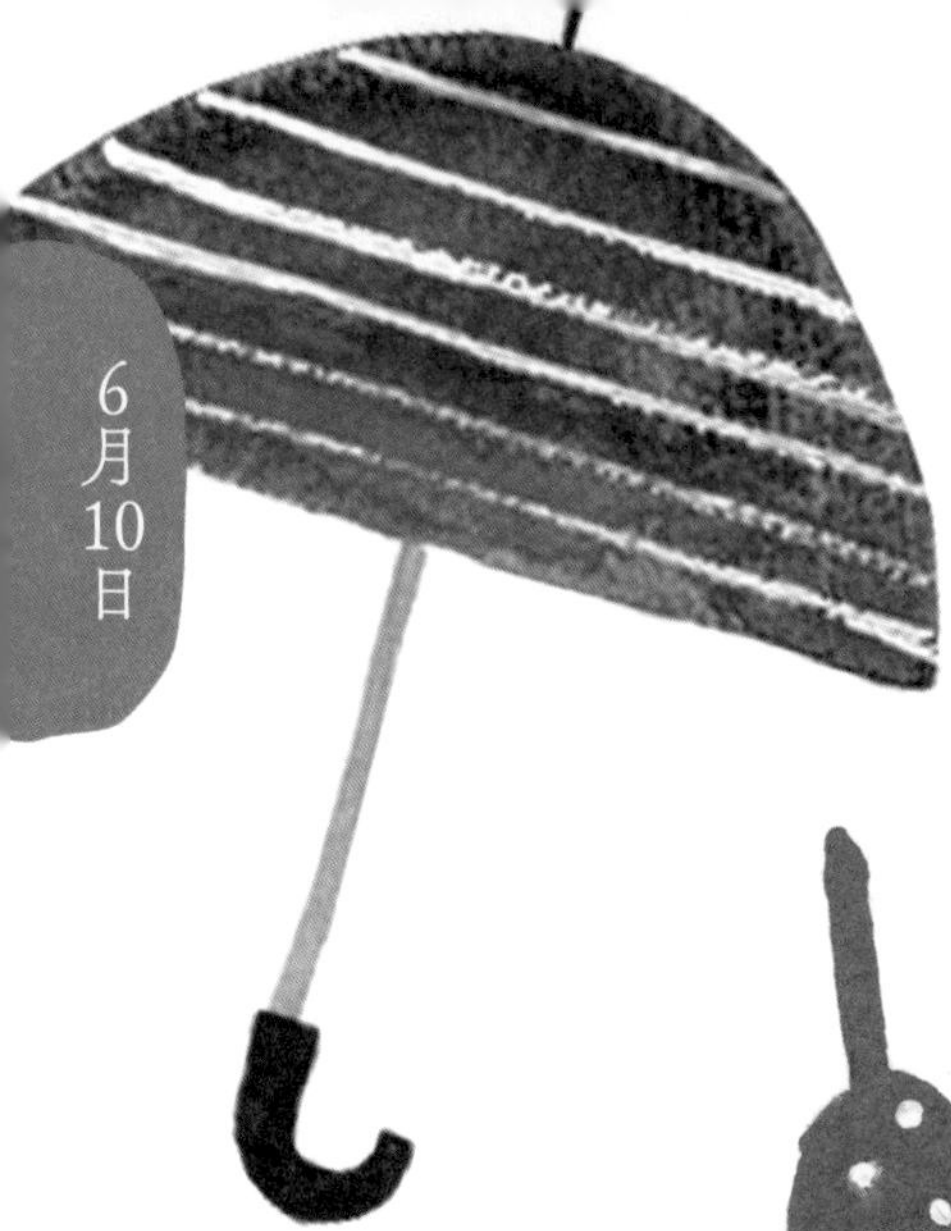

海やスキーに行くときは、数字の大きいものを選んでください。しかしその他の季節にも、数字の小さいものを常用することをおすすめします。

私が子育てをした時代には、赤ちゃんに日光浴をさせるよう指導されていました。縁側で足を少しだけ出して毎日5分くらい、日光に当ててやったものです。現在は、地球温暖化の影響で紫外線の害が増えているといわれ、育児書を見ても日光浴の記事は書かれていません。毎日5分程度の新鮮な空気に触れさせる「外気浴」がすすめられているようです。

紫外線の害は肌だけでなく、目に害を及ぼして白内障の原因になったり、髪をぱさぱさにして抜け毛の原因になったりします。女性も男性も、いつまでもシミやシワが少なく、髪がふさふさとして、視力が衰えないようにするためには、帽子やサングラスの使用はもちろん、UV化粧品の常用は必須です。

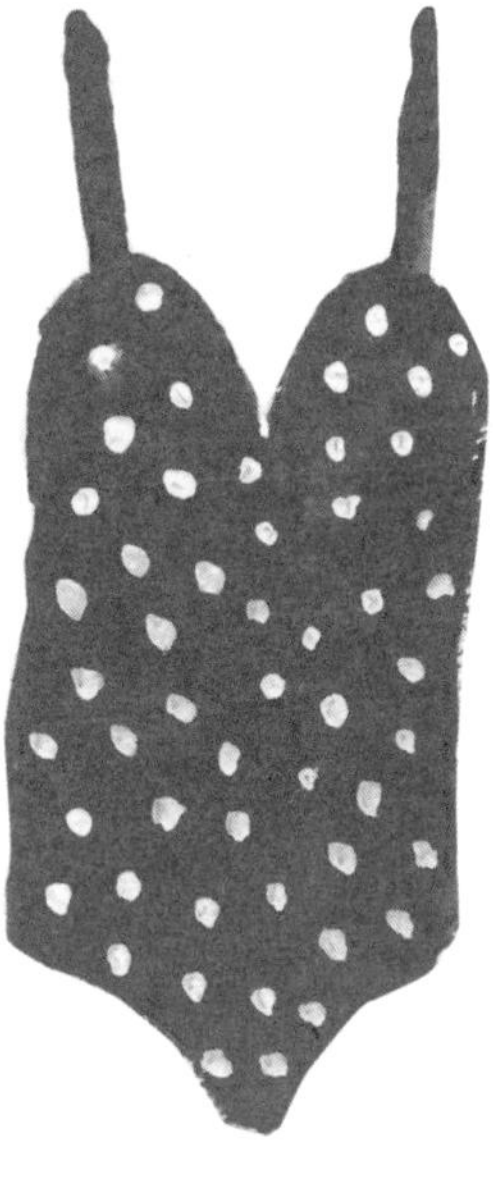

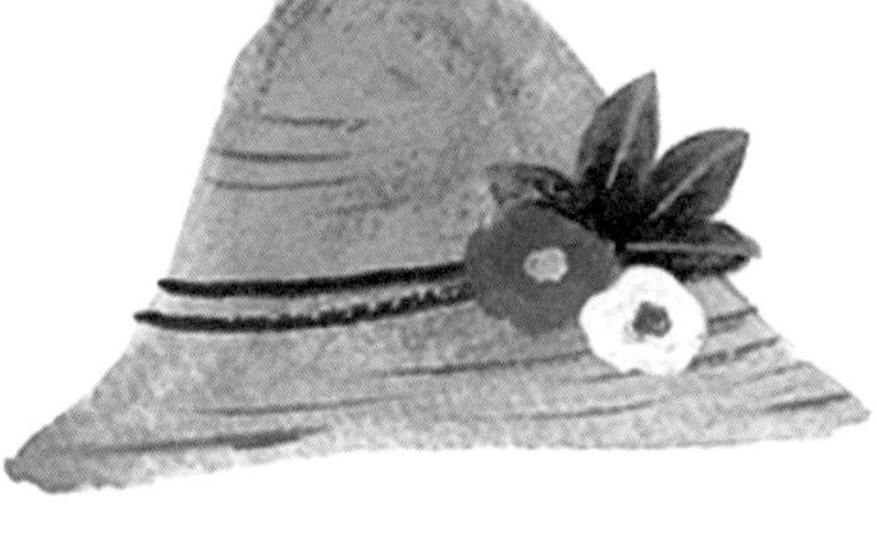

6月11日

胆と肝の関係

五臓にはそれぞれに付随する腑があります。

肝の腑は胆です。肝と胆は経脈によって繋がり、表裏の関係にあります。

胆は現代医学でいう胆嚢の働き、つまり胆汁を分泌する作用の他に特別な働きがあります。それは「決断をつかさどる」という働きです。物事の判断や決定は胆の働きにより行われます。胆が充実していれば物事に動じないのでビクビクしたり、おびえることはありません。

胆の働きがしっかりしている人は「胆が据わっている」人です。

ストレス、過労、慢性病、老化などによって決断力が弱くなったり、ビクビクしやすくなったりするのは胆が弱っている証拠です。

肝と胆の関係に、「謀慮《ぼうりょ》」と「決断」があります。

肝は物事を深く考え計略を練る知恵と勇気をもつ将軍。

胆は公正かつ正確な判断で決行する官だということです。

首相と官僚の関係みたいなものでしょうか。

肝も胆も解毒や胆汁の分泌といった解剖学的な働き以外に、人の心や考え、感情などの部分に関係することを昔の人は感じとっていたのですね。

肝胆がしっかり働いている人に政治家になってほしいものです。

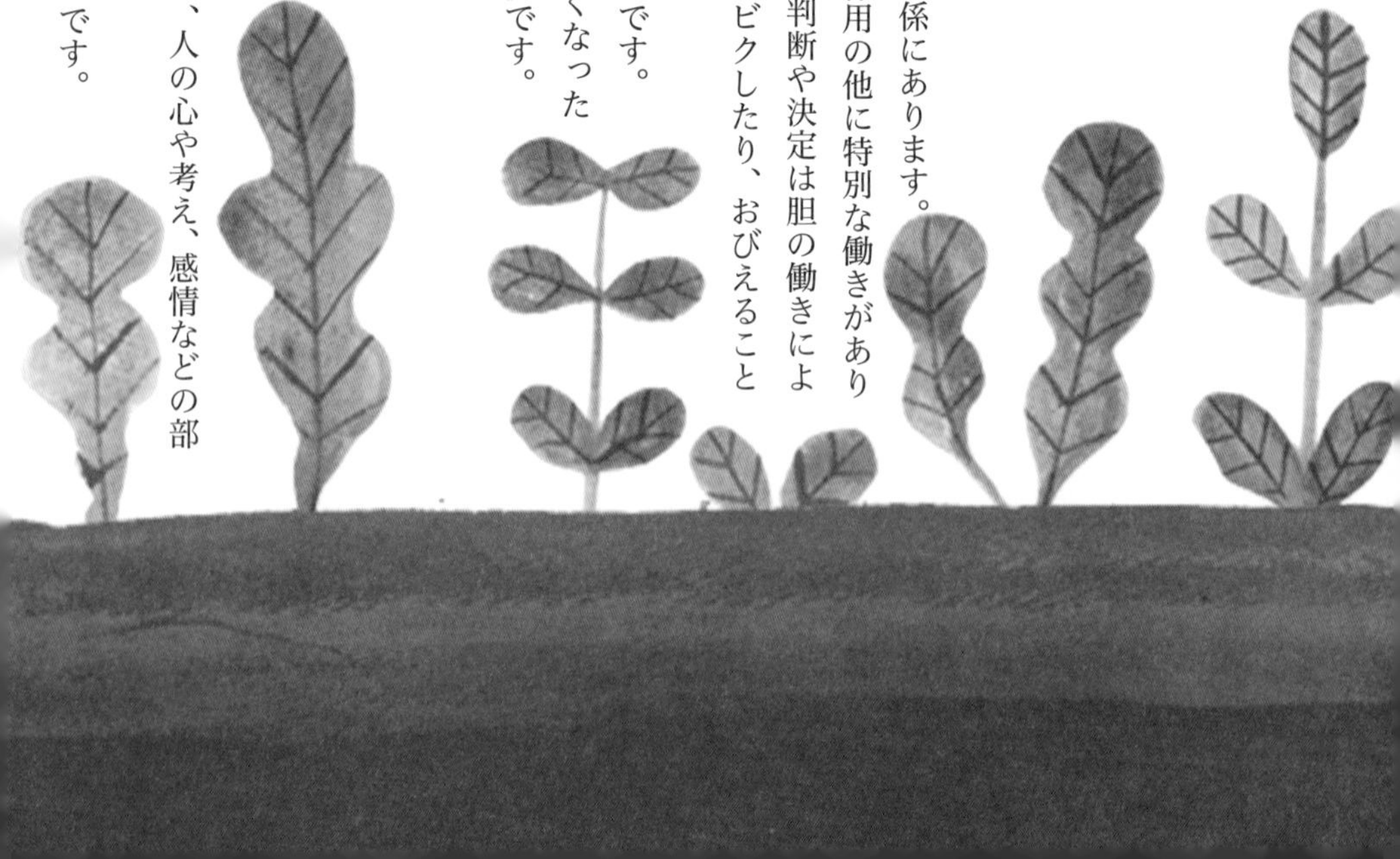

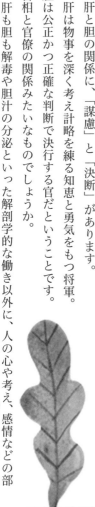

呼吸を変えましょう

ため息をつくだけでもリラックスできます（5月15日参照）。

しかし、実際に悩んでいるとき、ストレスで頭がいっぱいになっているときに、心身からリラックスするのはとても難しいですよね。

私はいろいろな代替療法を勉強して、どうしたら心身からリラックスできるか、ずっと考えてきました。

そして呼吸法の道場に通って、実際に呼吸によって心身がリラックスできるということを実感しました。

ざっくり言えば、呼吸に集中することで自分の体を空っぽにする方法です。

「体を空っぽにする」なんてなかなかできないことだと思いますよね。

しかし誰でも簡単にできる方法があるのです。

それは「**イメージ逆腹式呼吸法**」です。

イメージで体にたまっている気の渋滞を解消する方法です。

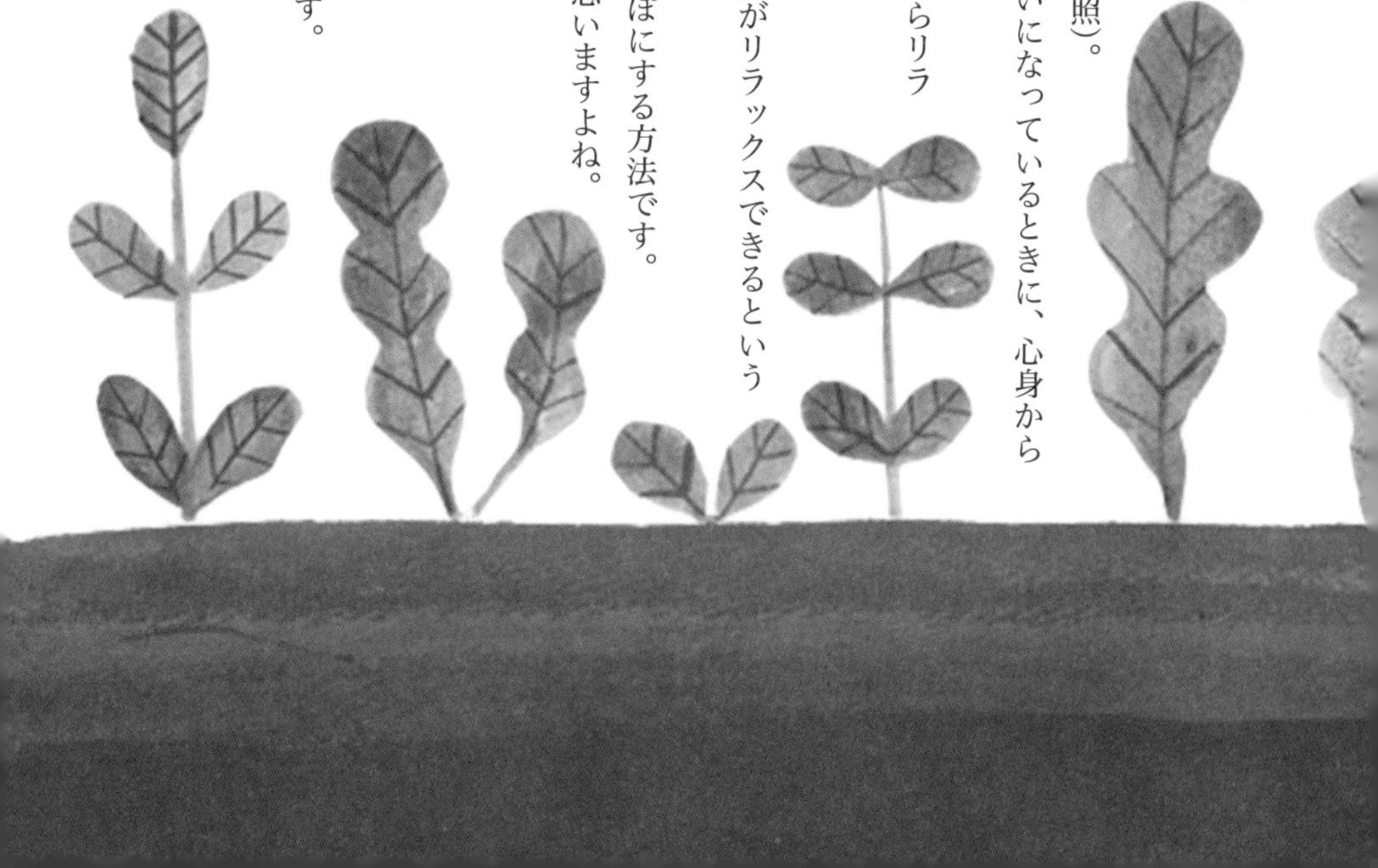

6月13日

リラックスの基本は調息

呼吸法のそもそも始まりは、ある人が農作業で疲れたときに「ふーっ」と深呼吸してみたら楽になった、ということから始まったようです。

東洋医学では古くから「**心身一如**《しんしんいちにょ》」といって、心と体は一体になっていて体が変われば心が変わり、逆に心が体に影響を与えるという考えがあります。

ヨガ、気功、座禅、太極拳、合気道、瞑想…すべて「心身一如」が基本になっています。

それらの究極の目的はすべて、呼吸によって自律神経を安定させ、精神的、身体的に穏やかな状態になることです。

つまり呼吸は、最も基本的な「リラックスするための方法」なのです。

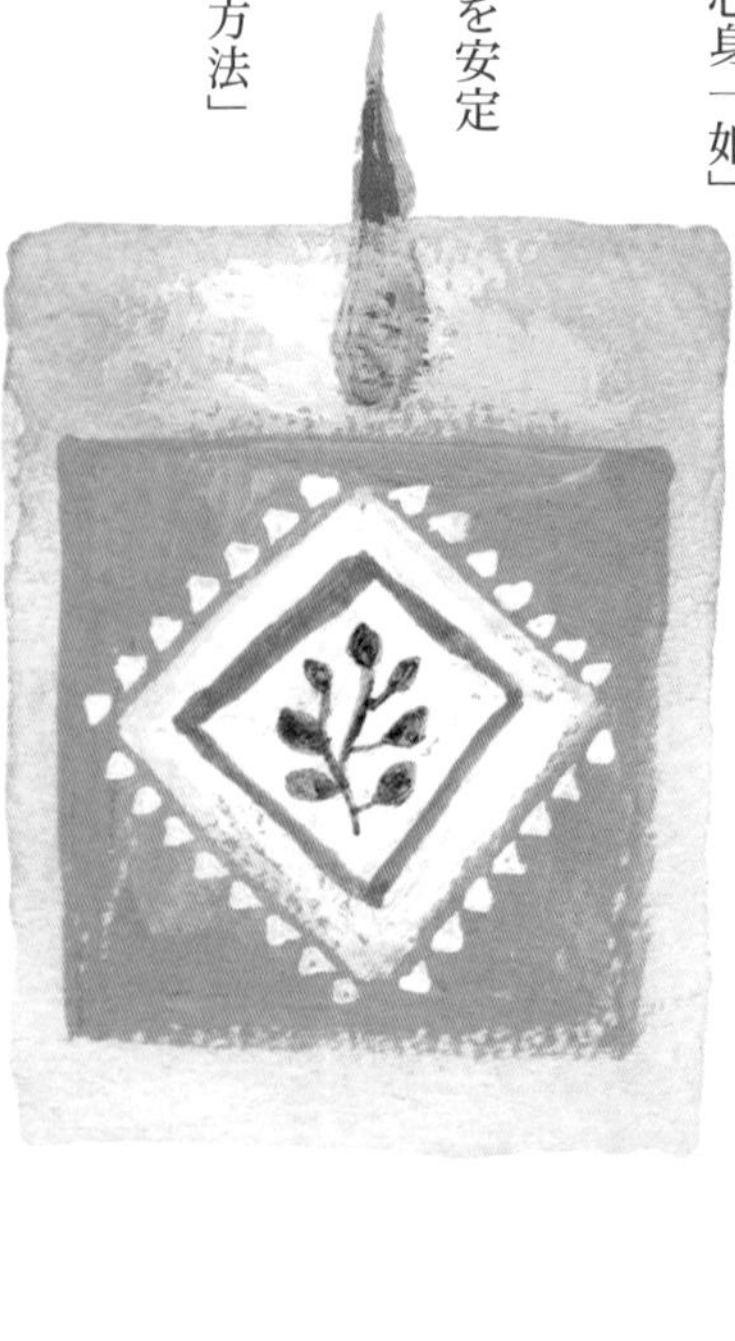

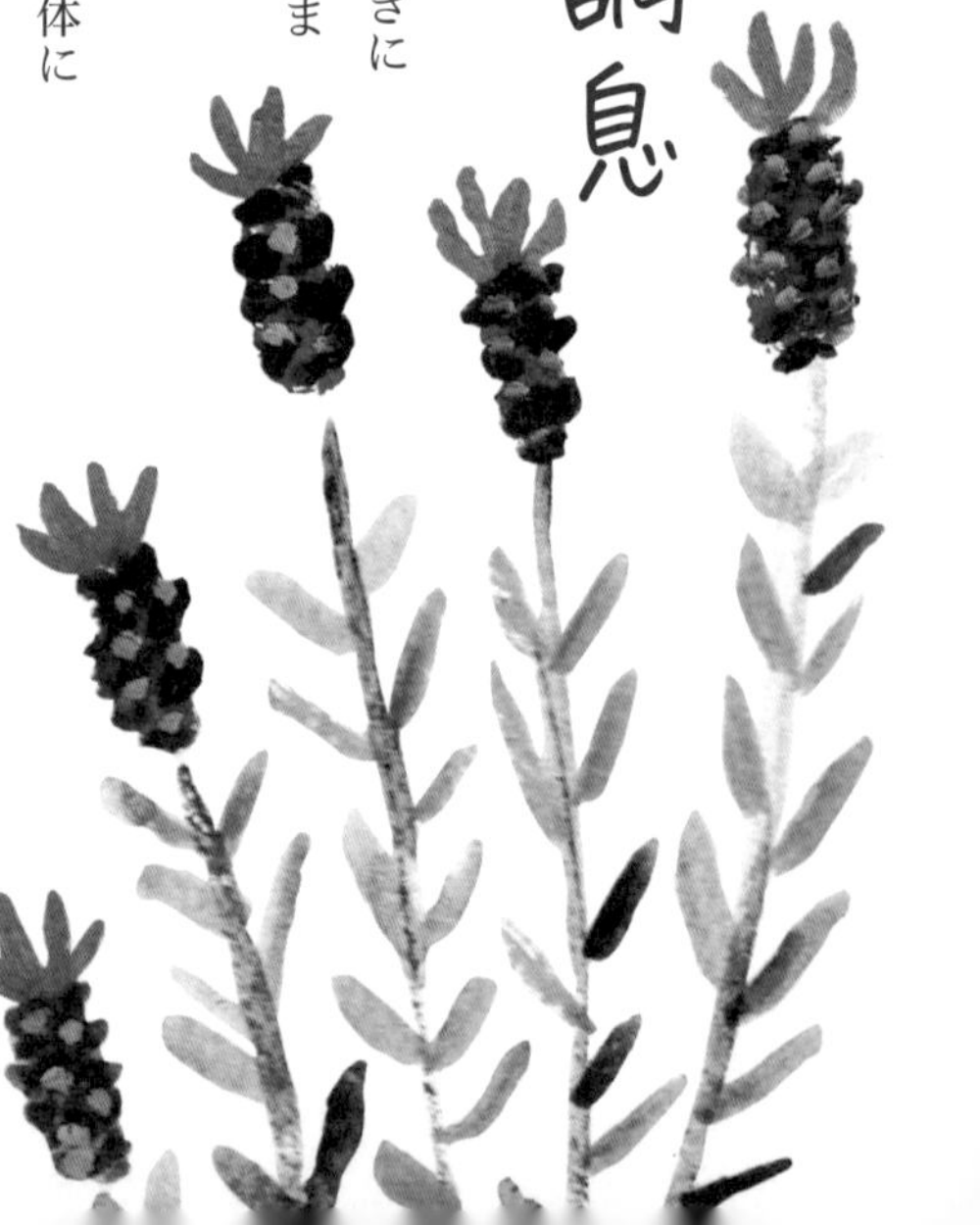

郵便はがき

170-8790

料金受取人払郵便

豊島局承認

4482

差出有効期間
2025年10月
31日まで

●上記期限まで
切手不要です。

333

東京都豊島区高田3-10-11

自由国民社

愛読者カード　係行

住所	〒□□□-□□□□　都道府県　市郡(区)
	アパート・マンション等、名称・部屋番号もお書きください。
氏名	フリガナ
電話	市外局番　市内局番（　）番号
年齢	歳
E-mail	

どちらでお求めいただけましたか？

書店名（　　　　　　　　　　　　　）

インターネット　1. アマゾン　2. 楽天　3. bookfan

4. 自由国民社ホームページから

5. その他（　　　　　　　　　　　）

『心も体もととのう 漢方の暮らし365日』を
ご購読いただき、誠にありがとうございました。
下記のアンケートにお答えいただければ幸いです。

●本書を、どのようにしてお知りになりましたか。
□新聞広告で（紙名：　　　　　　　　新聞）
□書店で実物を見て（書店名：　　　　　　　　）
□インターネットで（サイト名：　　　　　　　　）
□人にすすめられて　□その他（　　　　　　　　）

●本書のご感想をお聞かせください。
※お客様のコメントを新聞広告等でご紹介してもよろしいですか？
（お名前は掲載いたしません）　□はい　□いいえ

ご協力いただき、誠にありがとうございました。
お客様の個人情報ならびにご意見・ご感想を、
許可なく編集・営業資料以外に使用することはございません。

6月14日

呼吸で頭を空にする

呼吸法は何百、何千という種類があるといわれています。私は、呼吸法は「考える」ということを忘れる一番簡単な方法だと思います。

私のように理屈っぽい性質の人間には、頭を空にするということは一番苦手な問題でした。

素直な方は、睡眠療法や気功法、呼吸法を実践するとすぐ効果が上がるのです。

呼吸法は発想ややり方は違っても、息をととのえることによって、**頭を空にする**方法だといえます。

道場や教室に通って実際に体験できる環境にあればよいのですが、仕事が忙しかったり、子育てに忙しかったりする方には無理ですよね。

実際にはそのように忙しい方こそ呼吸法は必要になるのですが…。

そのような方に簡単で、おうちでできる呼吸法をご紹介します。

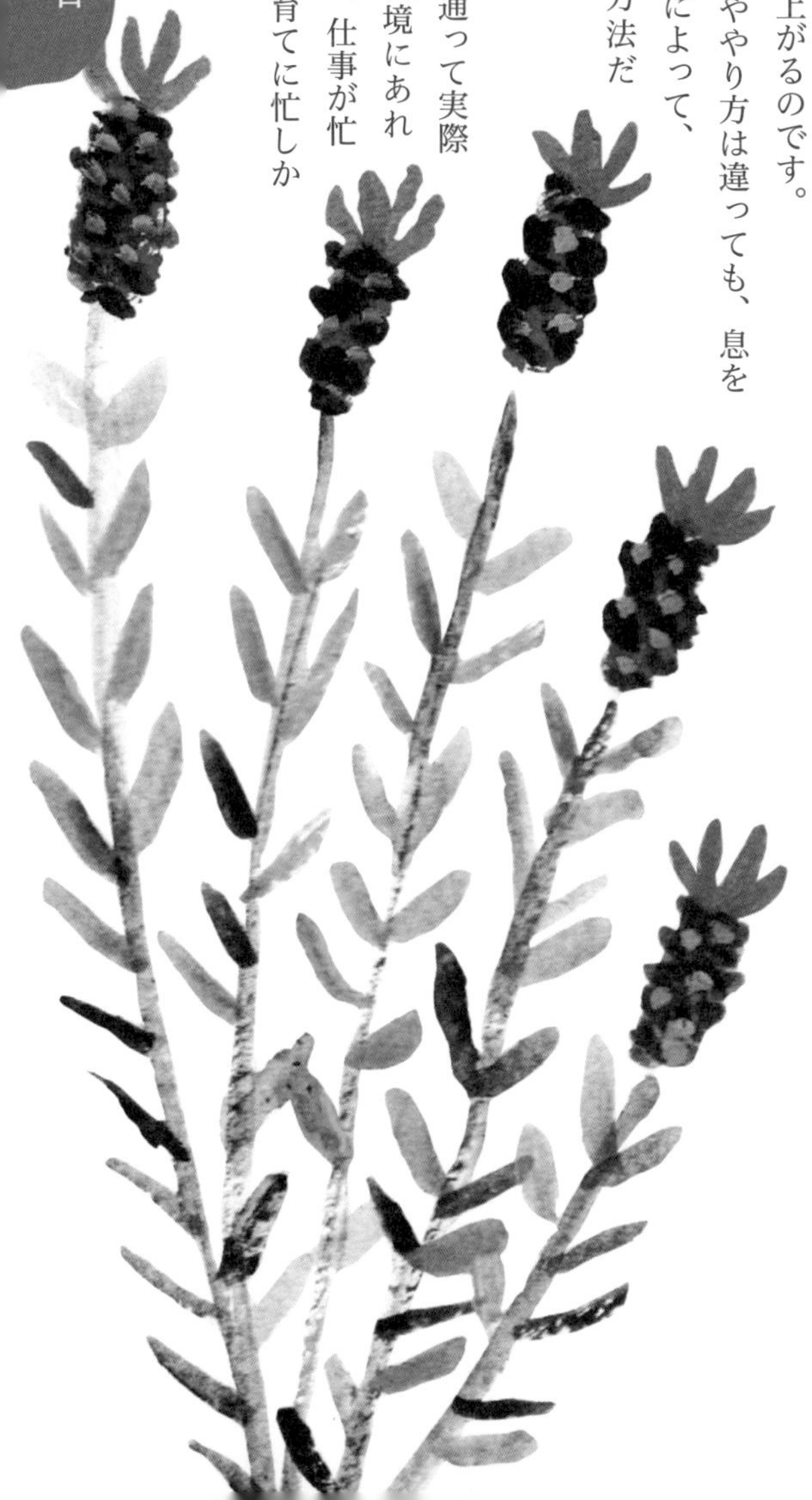

6月15日

呼吸と丹田《たんでん》

気功や他の武術などでは**「丹田」**という場所を体の中心に考えています。

丹田は解剖学的に特定された場所ではありません。体の中心にある軸となっている場所で、武術家やアスリートなどは丹田を中心にして体を動かすと力みが消えて、自然体のパフォーマンスができると考えられています。いろいろな説がありますが、武術や呼吸法では一般的に臍下丹田といって、臍の下5㎝くらいの所を丹田といっています。

専門家の先生には叱られるかもしれませんが、私は丹田は五臓六腑の「脾」、もっと大胆に言えば**小腸**であると考えています。

小腸の長さは3mくらいあり、蛇腹のようになっていて、伸ばせば6～7mにもなり、面積はテニスコート一面分もあるといわれています。

そこに栄養を吸収するための毛細血管がびっしり張り巡らされているわけです。

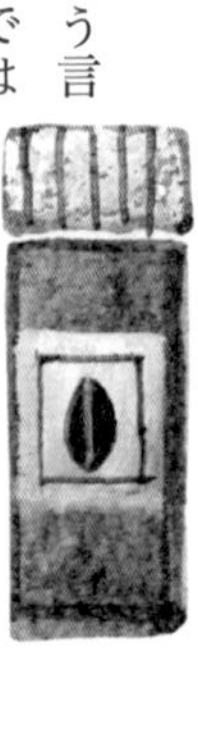

ちなみに「丹田」という言葉の由来ですが、中国では「不老不死の薬」を「丹」というそうです、そういえば仁丹とか○○丹という薬がありますね。不老不死の薬の田んぼという意味から、丹田はすべてのエネルギーを生み出す「気」を作る場所、つまり私は消化吸収の場所である小腸だと解釈しています。

呼吸は、胸や腹の筋肉や横隔膜が動くことで行われています。

つまり呼吸をすることによって、小腸に張り巡らされた毛細血管に酸素が行きわたるわけです。

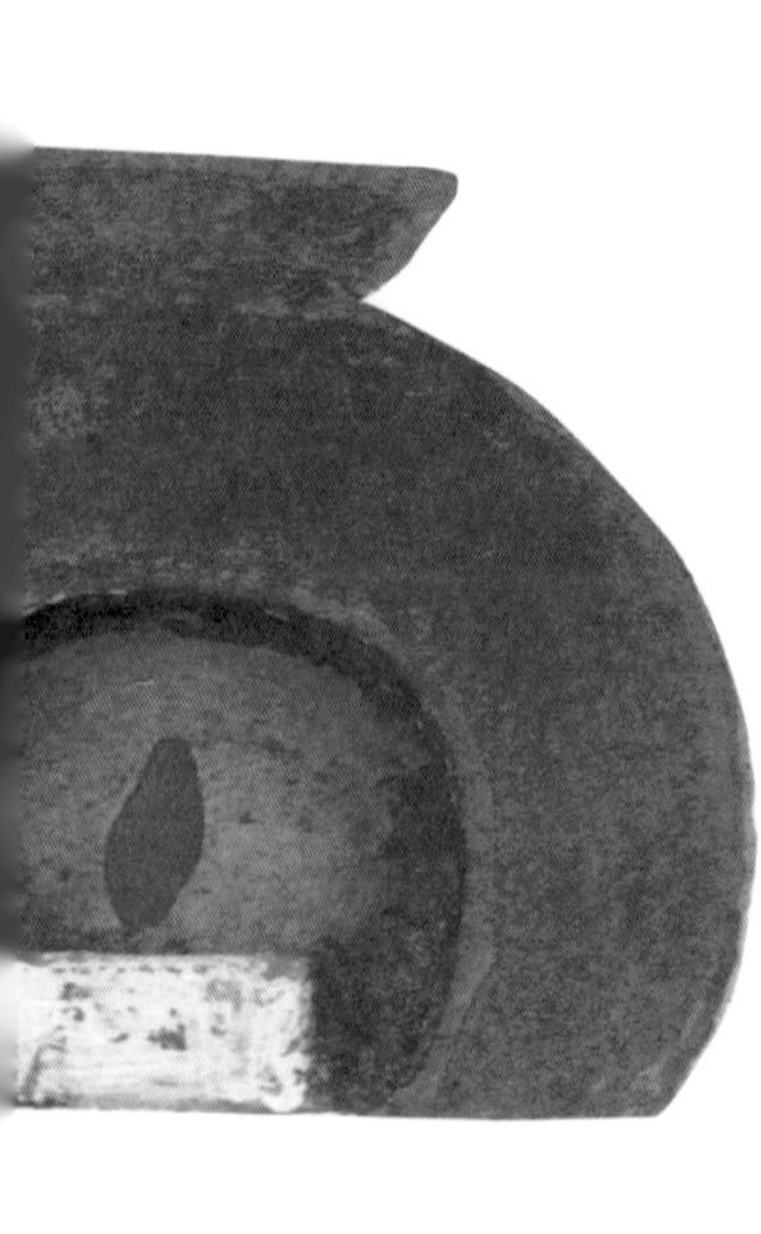

6月16日

イメージ逆腹式呼吸法

呼吸は胸の筋肉、腹の筋肉など呼吸に必要な筋肉と横隔膜が動くことで行われます。

呼吸は自律神経の受け持ちで勝手に動かすことはできませんが、横隔膜は自分で動かせます。

横隔膜の下に腹腔があり、その中に小腸や肝臓、すい臓、腎臓などが入っています。

私のおすすめする「**イメージ逆腹式呼吸法**」は、この横隔膜を大きく動かすことで、丹田にたくさん酸素を送り、気のエネルギーを高める方法です。

胃腸の弱い人、元気がない人、集中力が低下した人、マイナス思考や不安感のある人におすすめです。いつでも、どこでも、何回でも行えます。

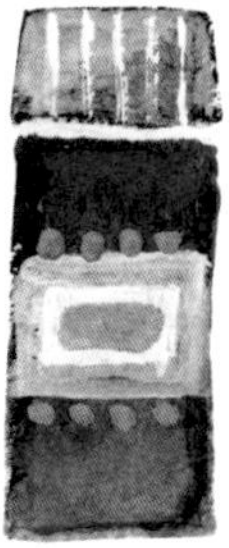

座ったままでも、立っていても、寝たままでもOKです。

①まずお腹をぺちゃんこにしたり、膨らませたりして小腸をマッサージするような感じで呼吸します。

②次に、丹田に集めた気を「イメージ」で広げていきます。あれこれ考えずに、自然に体がリラックスする方法です。

イライラや鬱々に悩む方におすすめします。

イメージ逆腹式呼吸法①

①まず体の中の空気をゆっくり外へ吐き出します（スタートです）

②肋骨を上に引き上げて、おへそを背中に引っ込めるような感じで鼻から息を吸います。お腹はペッちゃんこになります（5秒くらい）

③次に吸い込んだ息を腹腔の中にゆっくりと吐き出します。吸い込んだ暖かな息を2回くらいに分けてお腹の中に吹き込む感じで吐き出します。お腹はホワーっと膨らみます（一回5秒くらい吐き出すので合計10秒です）。息でお腹がジワーと暖かくなります

④②③を繰り返します

4回くらい繰り返すと、丹田のあたりがホワーッと暖かくなります。一回15秒くらい、4回の合計の呼吸は1分間です。お腹の中が暖かくなれば大成功です。

吸うときは鼻から、吐き出すときは口から呼吸してください。あくまでイメージで、実際は息は肺の中を出入りしているだけです。

いかがでしょうか。簡単だと思います。何回か練習すれば、丹田が暖かくなるのを意識できます。

丹田に暖かい気がたまったら、次にその暖かい気を体の中に広げていきます。

イメージ逆腹式呼吸法②

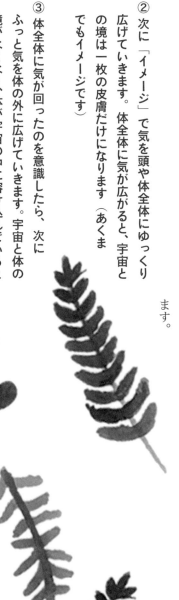

理論とか順番とか考えず、ただ呼吸だけに集中するのがコツです。慣れてくると、呼吸を意識するだけで手の先がピリピリして気が出てくるのを感じます。

①目を閉じて、まず「イメージ」で手足に気を広げていきます。手と足に気を集中させると、手足の先がピリピリと温かくなります

②次に「イメージ」で気を頭や体全体にゆっくり広げていきます。体全体に気が広がると、宇宙との境は一枚の皮膚だけになります（あくまでもイメージです）

③体全体に気が回ったのを意識したら、次にふっと気を体の外に広げていきます。宇宙と体の境がなくなり、体が宇宙の中に溶け込んでいると「イメージ」してください。体は何の制限もなく宇宙に漂っています

④また体に意識を戻し、丹田に収めて終了です

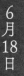

イメージが大事です

6月19日

「**夜船閑話**《やせんかんな》」という、江戸時代の禅僧・白隠慧鶴《はくいんえかく》が著した当時のベストセラー健康書があります。

白隠禅師は、呼吸と座禅を組み合わせた健康法で自分自身の重いノイローゼと結核を治し、その経験を生かして神経病や結核に悩む大勢の重病人を治療しました。

簡単に要約すると、何とも言えない良い匂いのする**軟酥**《なんそ》というものを頭の上にのせて、それを「イメージ」で体の下方に流して「脳」に集まった悩みや煩悩、体の痛みなどを収めてしまう方法が書かれています。

また「**サイモントン療法**」という、がんの代替療法があります。

自分のがん細胞を、「イメージ」で小さくしてしまう方法です。

「**イメージ逆腹式呼吸法**」は、「イメージ」で呼吸に集中しているうちに頭が空っぽになり、脳内が幸せホルモンでいっぱいになり、リラックスする方法です。

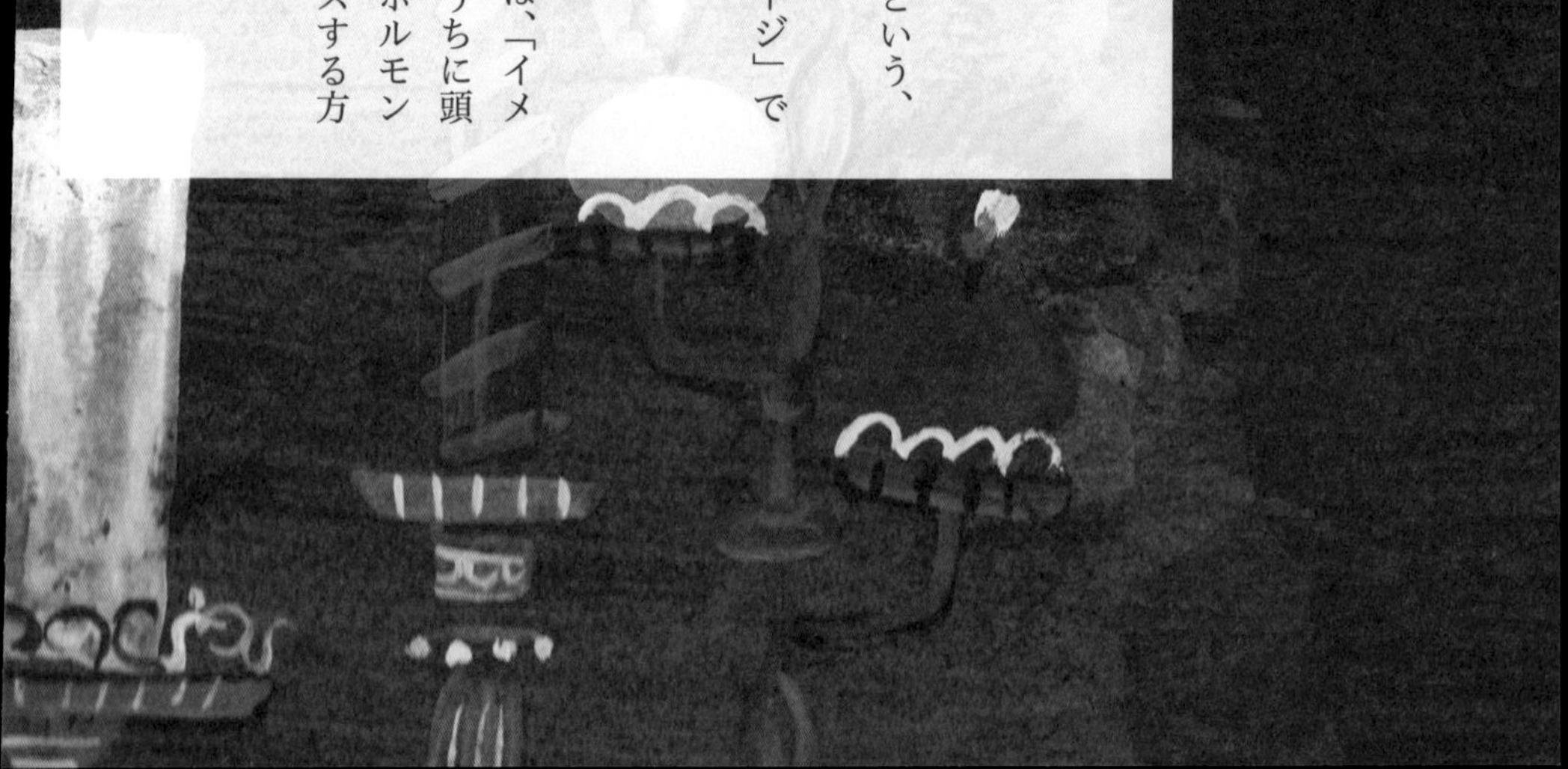

幻想しましょう

6月20日

公園や庭で、**日光を浴びながら、イメージ逆腹式呼吸法を行ってみてください**。日の光の中で行うと一番効果的です。

目を閉じて、始めは丹田（小腸のあたり）に集めた暖かい気に意識を集中させて、次にその気をどんどん膨らませていって、体中を気で満たしたら、宇宙の中に広げてみてください。

自分が宇宙の中に溶け込んで漂っているのを感じます。

幻想（イメージ）は誰でも簡単にでき、一番簡単なリラックス方法です。

日常生活の中でも「イメージ」すれば、楽しい気分になれることがいっぱいあります。

例えば、我が家の狭いお風呂でも、目をつぶって、山奥の旅館の露天風呂に入っていると想像すれば、幸せな気分になれます。

お風呂上がりにおいしい山の幸が待っていると想像すれば、最高です。

呼吸法をするときは目をつぶって幻想すると、効果は抜群です。

一面に広がるお花畑の中で、静かな禅寺の庭で、森の中で木漏れ日を浴びながら…**イメージすれば、どこにでも飛んで行けます。**

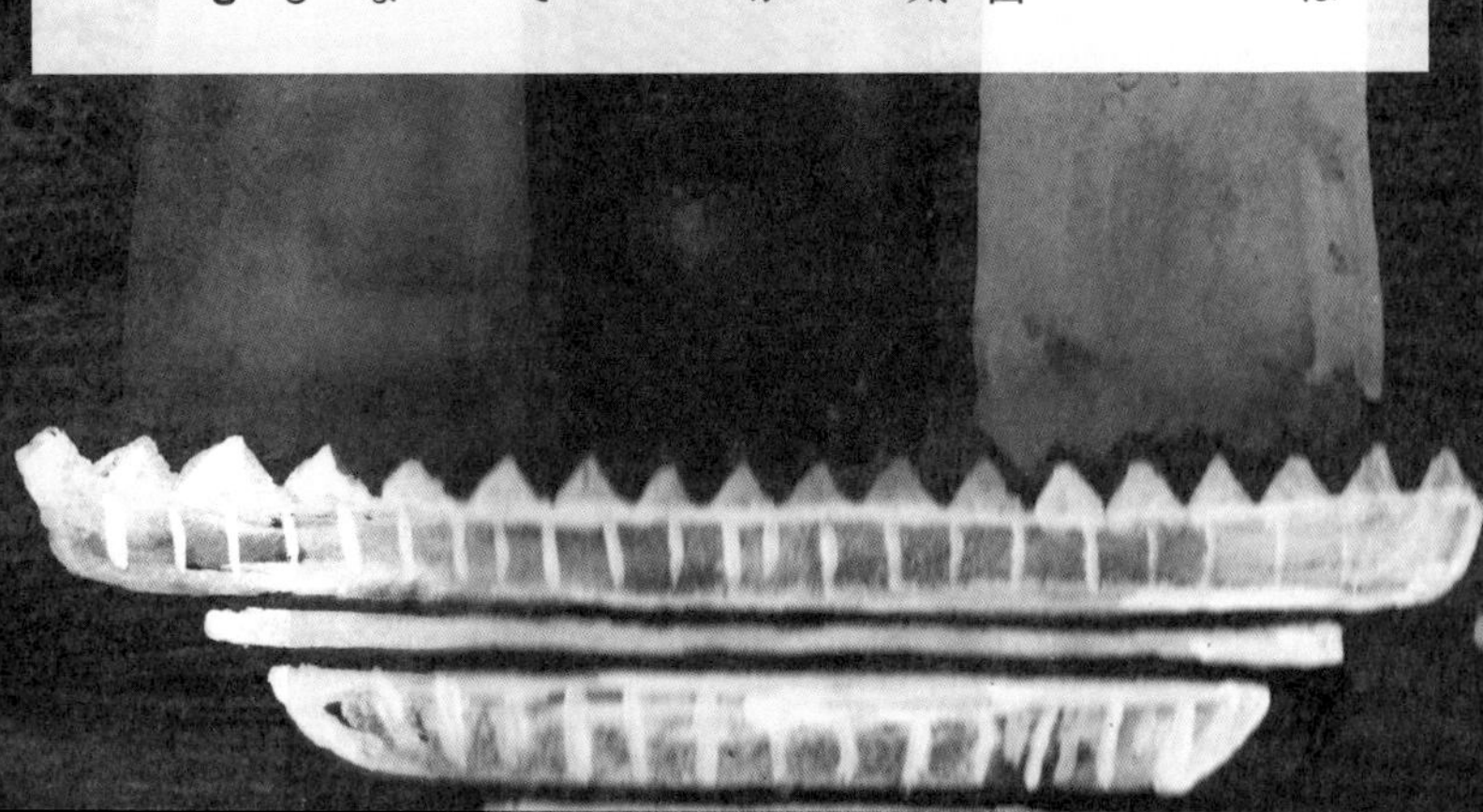

夏至

6月21日〜22日頃

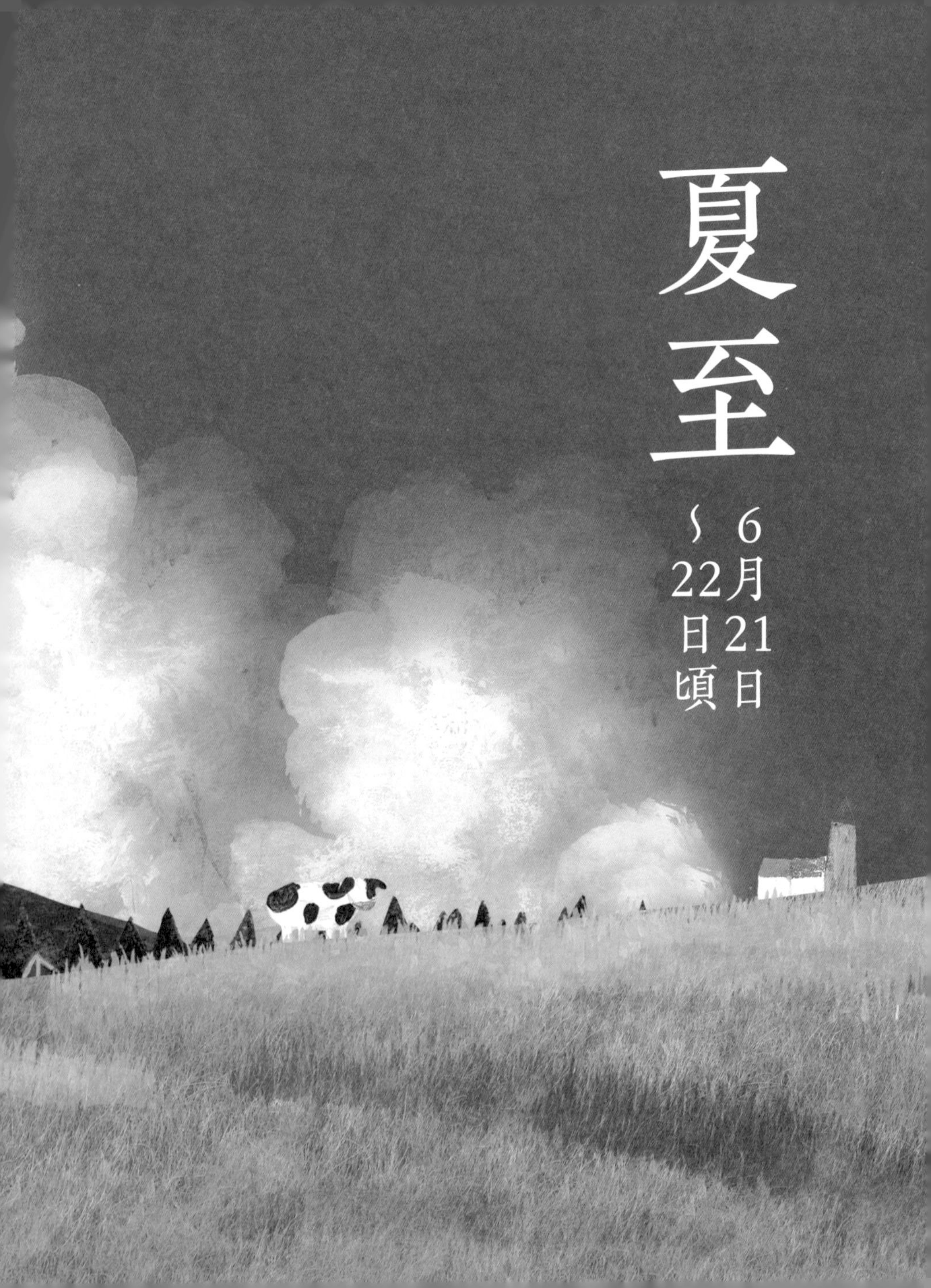

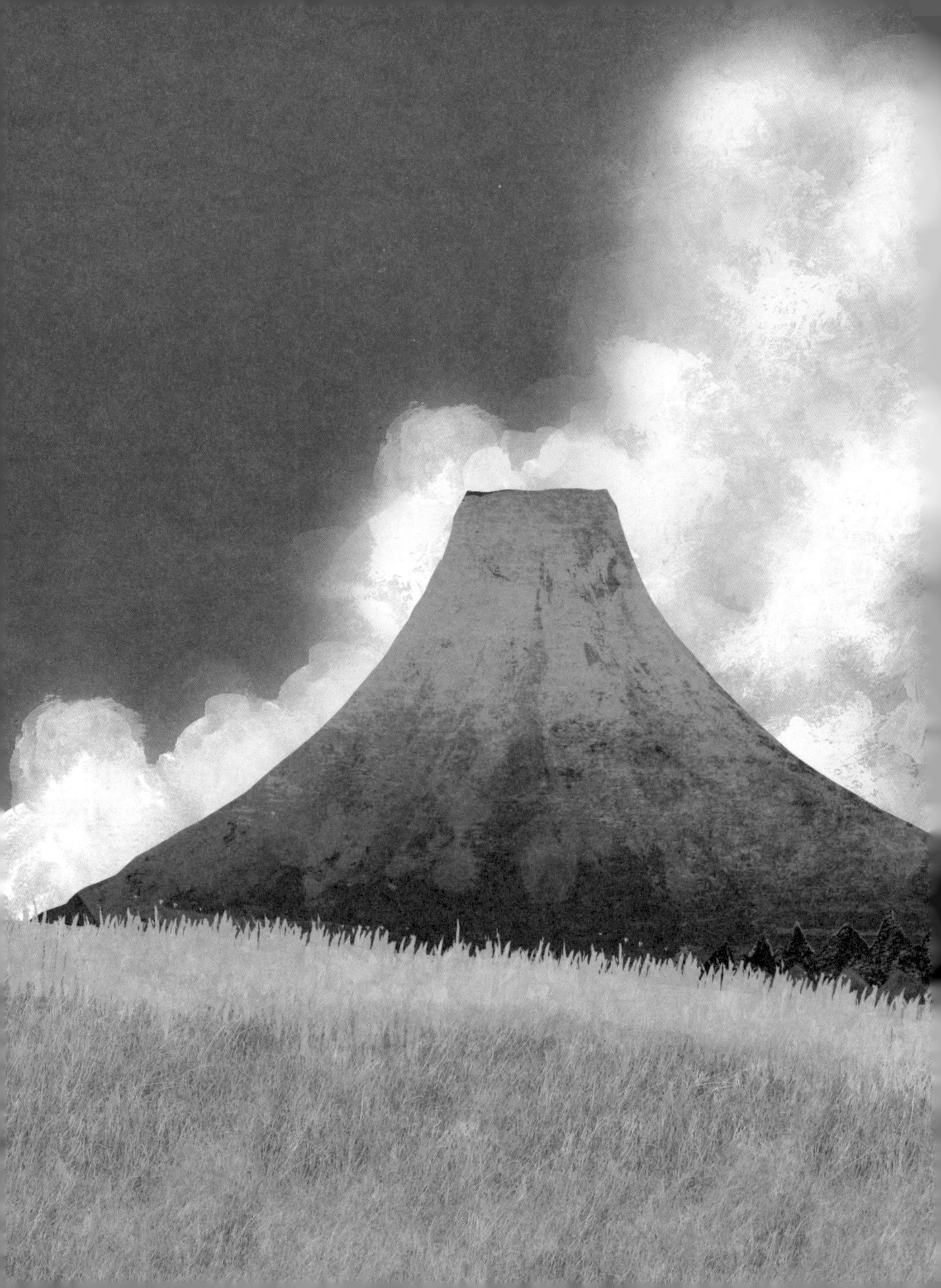

6月21日

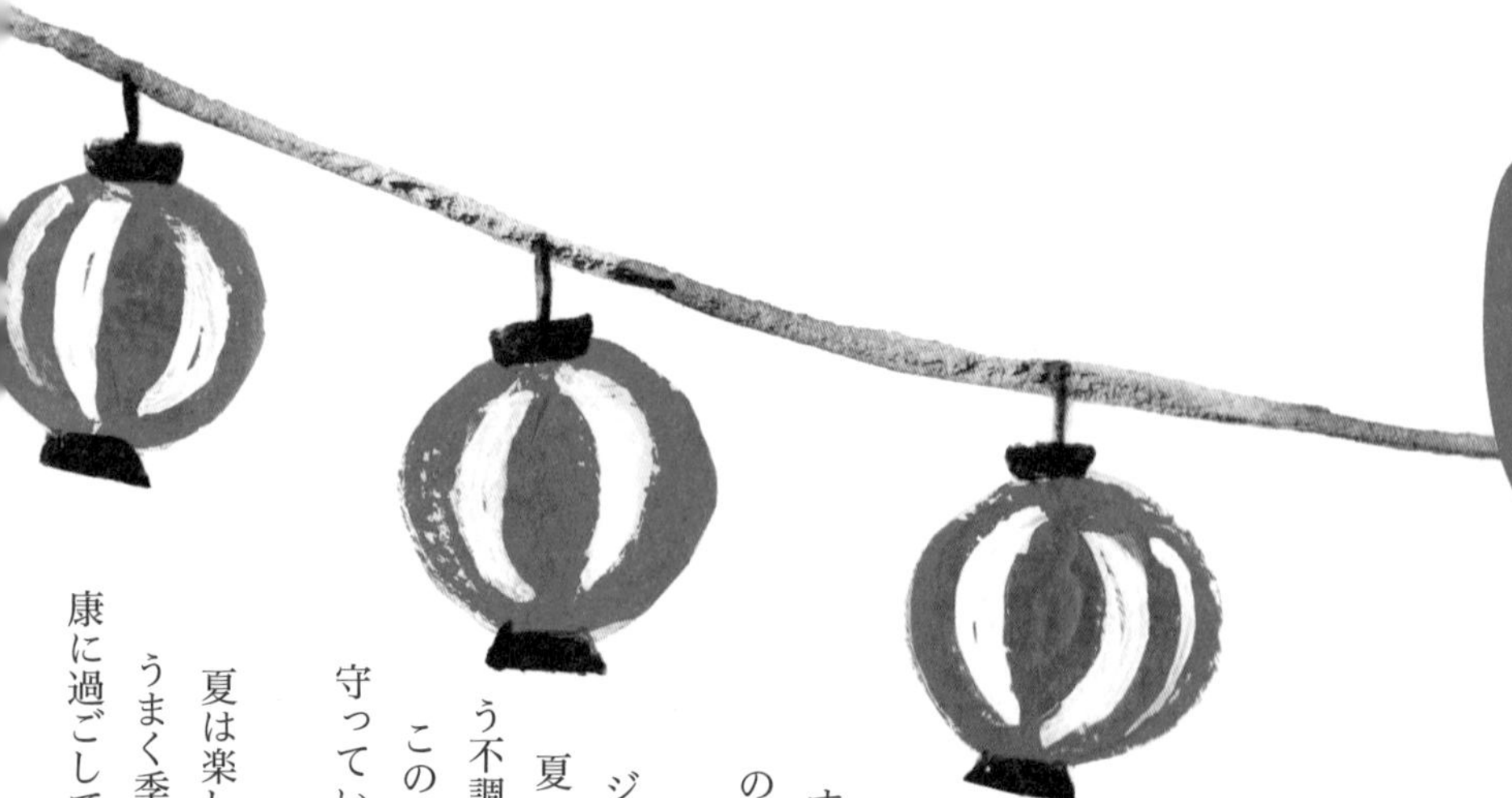

夏至の日には

夏至は、昼間が一番長くなる日です。

一日の時計でいえば昼の12時の時刻に当たるのが夏至です。

冬至以降は気がだんだん陽に傾いてきて、春分を過ぎ、夏至になると陽気が最も盛んになります。

冬にじっと養分を蓄えていた木々は、春に枝を伸ばしはじめ、夏になってさらに茂って栄える季節です。陰の季節にじっと蓄えていたエネルギーを、この季節に一気に発散させる陽の季節なのです。しかしまだ梅雨が明けていないことが多く、太陽の光が待ち遠しい頃でもあります。

ジメジメした梅雨が明けると真夏の季節です。

夏の暑さは熱中症や汗のかきすぎによって気虚という不調が起こりやすくなります。

この季節の対策は「脾」の働きと「心」の働きを守っていくことになります。

夏は楽しいイベントも多くあります。

うまく季節の湿気と暑さを乗り越えて、健康に過ごしていきたいものです。

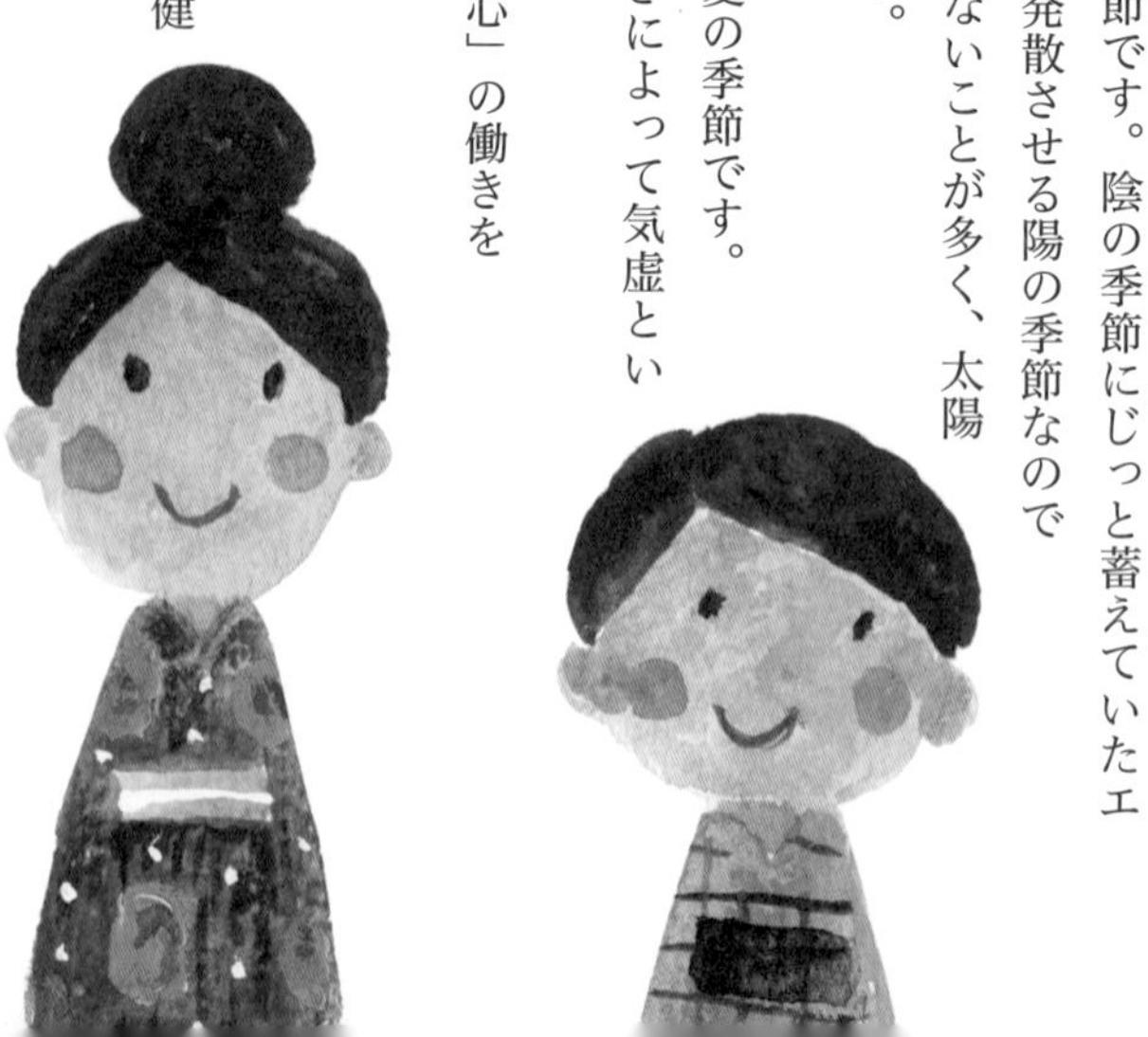

6月22日

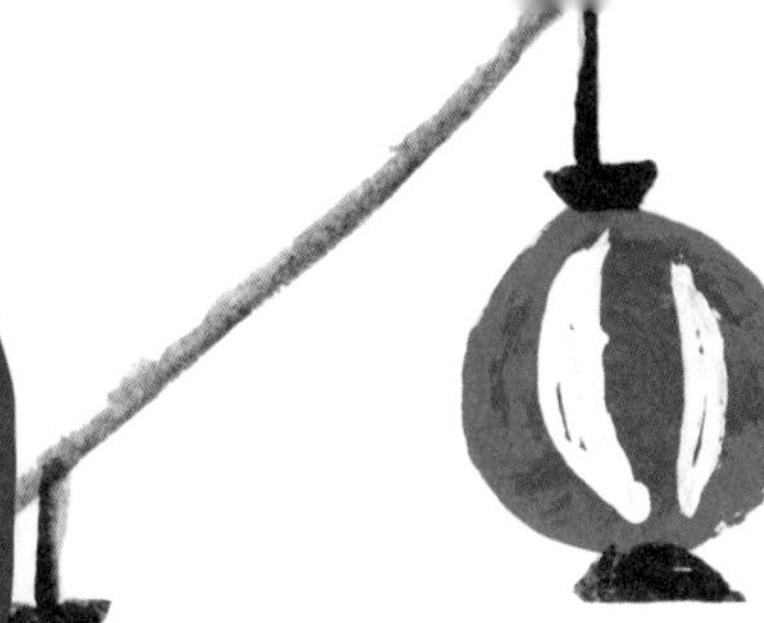
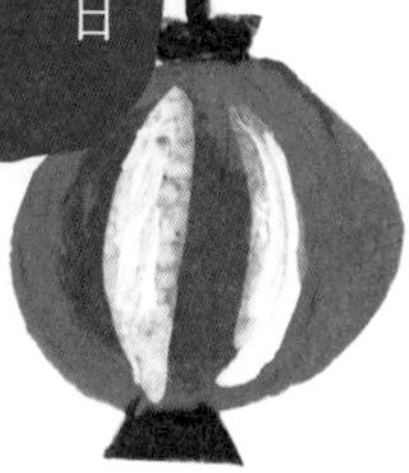
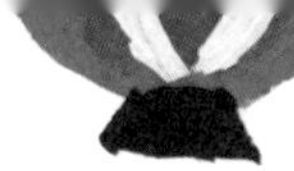
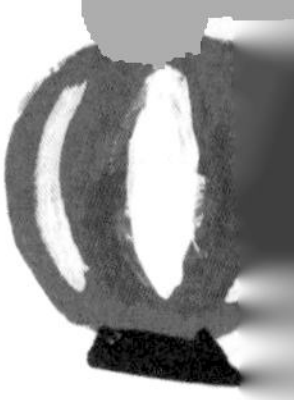

暑さと湿気

この季節の活動を妨げるものは暑さと湿気です。日本は四方を海に囲まれ、夏は高温多湿の毎日が続きます。

同じ温度でも、湿度が高い日本はハワイなどと比べると不快指数が高いそうです。

梅雨の頃には、胃腸の働きが悪くなり、そのために頭痛やむくみ、体のおもだるさなどの不調が起こりやすくなります。

また梅雨が明けると、本格的な暑さと湿気は食欲を低下させ、夏バテにつながり、ウイルスと戦う免疫力を低下させます。

特に最近は熱中症で亡くなる方も増えてきました。冬場のインフルエンザ、最近では新型コロナなどと並んで熱中症は現代の健康被害の一つになっています。

夏のシーズンは湿気と暑さの戦いになり、この季節の養生は胃腸と心《しん》の手当てが中心になります。

食事と生活の工夫で上手に夏を乗り越え、秋冬になると寒さと乾燥で強くなるウイルスの攻撃に備えていきましょう。

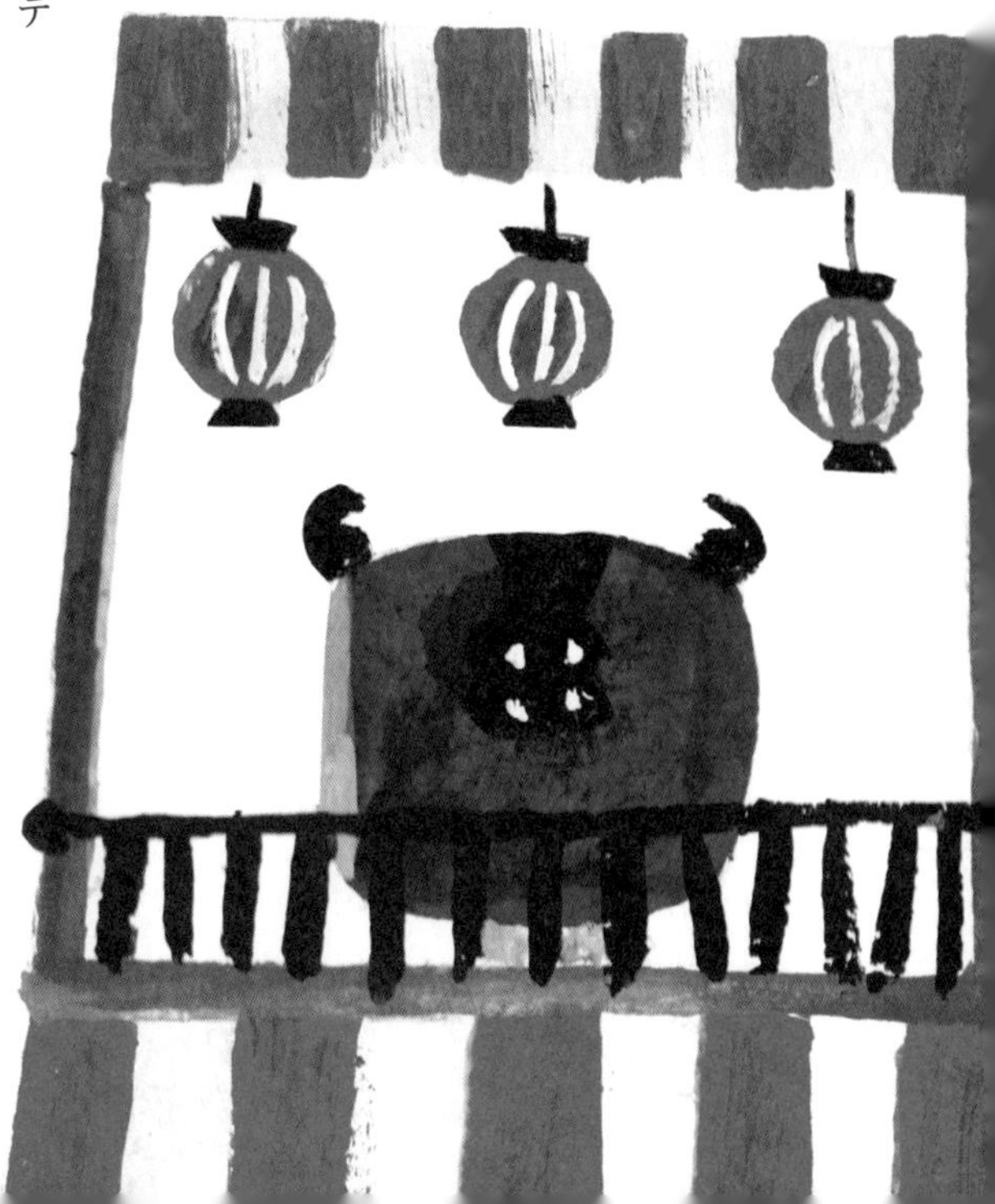

暑さと気力

夏は陽気が最も盛んになる季節です。外の気温がもっとも高くなり、体も陽気が旺盛になり、活動的になります。

夏の暑さは「**心**《しん》」の働きを悪くして**気力**を減退させたり、精神的な不安や不眠の原因になります（精神的な不調が起こる原因は別の日に説明します）。

気力がなくなる原因は、心の酷使で汗をかきすぎることです。

マラソンで走った後を想像してみてください。心臓がバクバクして、息があがって、呼吸が早くなり、汗をかいて、疲れて、声が小さくなります。極端に言えば、あの状態が気のエネルギーが不足した**気虚**《ききょ》の症状です。発汗は熱を冷ます手段ですが、多すぎると、汗と一緒に気を消耗しやすいのです。

マラソンは一時的に気が不足しますが、栄養のある食事と充分な休養をとればきちんと回復できるようになっています。しかし、回復できない状態が続いたときに、気虚という体質が生まれます。

夏の暑さで消耗した気を補充しないと、病原菌やウイルスと戦う元気がなくなり、免疫力の低下が起こるのです。

上手に汗をかいて「心」の働きを守り、気虚や熱中症にかからないようにしましょう。

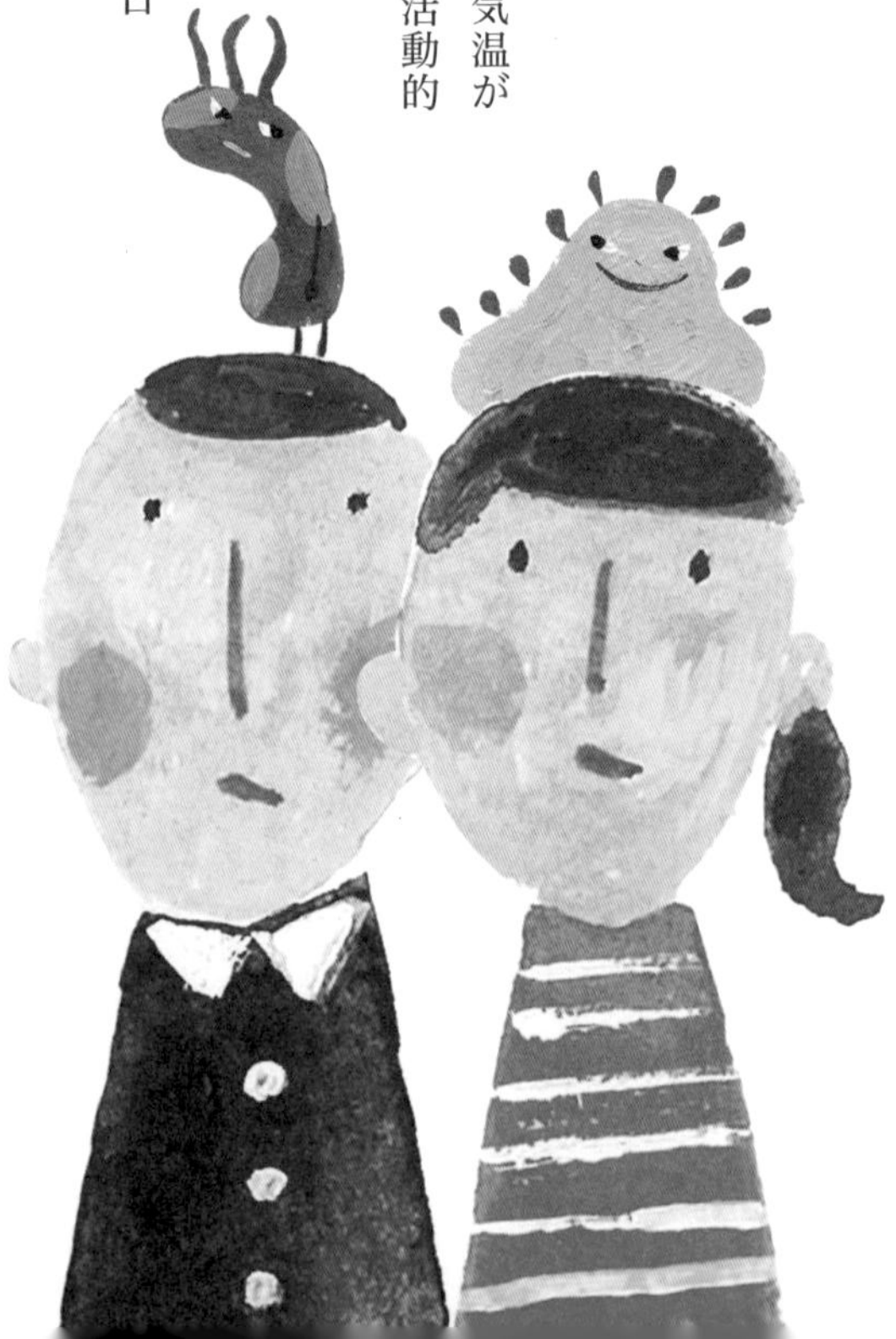

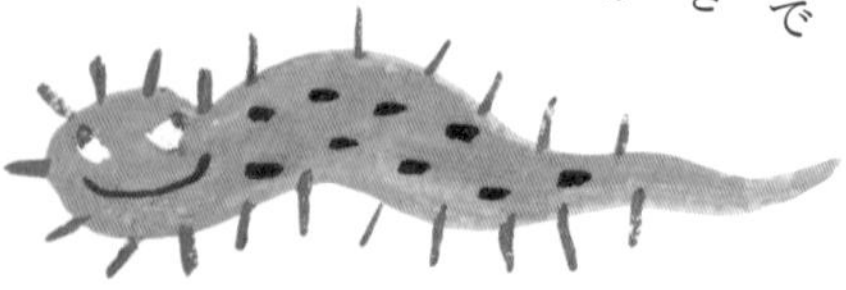

6月24日

やっかいな湿気

夏の初めの頃に悩まされるのは梅雨の季節の**湿気**です。中国では長夏といって夏の終わりから秋にかけての季節とされていますが、日本では梅雨の季節に相当します。

高温多湿のこの時期は、湿気による体の不調が出やすくなります。

一番**湿邪**《しつじゃ》に影響されやすいのは**胃腸**の働きです。湿邪は胃腸の働きを悪くして、栄養の補給や水はけに影響し、免疫力低下の最も大きな要因になります。水の巡りが悪くなると、水はけが悪くなって、体に余分な水がたまります。一般に水毒とか水滞という体質が起こり、むくみ、頭痛、めまい、食欲不振などが起こります。

人間の体は子供で70%、成人では60～65%、老人になると50～55%といわれ、約半分以上が水なのです。

水の不調は重大な問題です。

湿邪の特徴は**重濁性**、**粘滞性**があることです。つまり、重くて、濁り、粘って、停滞するのです。

そのために、下半身に水がたまる、体が重だるい、汚い目やにやおりもの、ジュクジュクした湿疹が出る、などの不調が起こります。

そしてなおかつ、一度とりつかれるとなかなか治らないのです。

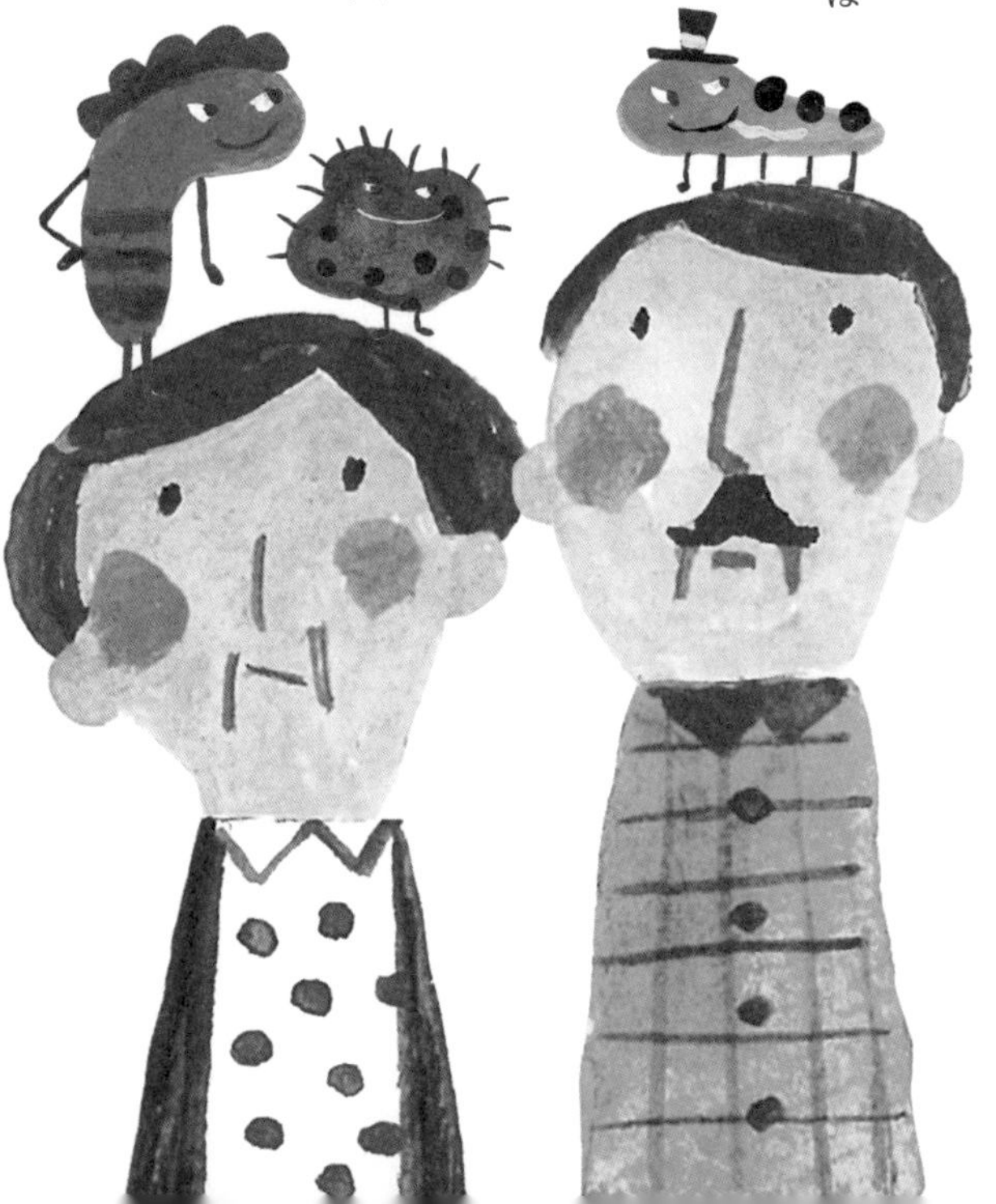

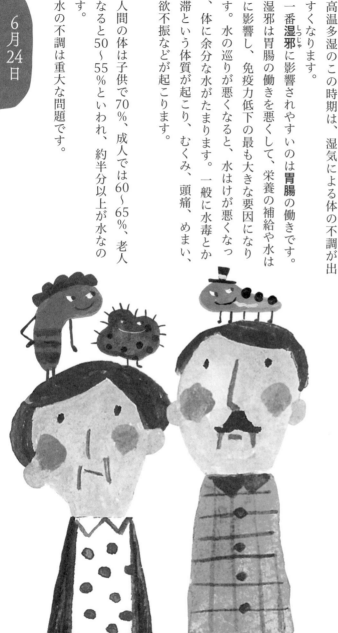

胃腸の機能を改善しましょう

夏の暑さと湿気は食欲を低下させて、胃腸の働きを低下させます。いつも胃腸が丈夫な人も、この時期に冷たいドリンクを飲みすぎたり、お茶漬けやそうめんばかり食べてひと夏を過ごしていると、秋にいろいろな不調が出るので注意してください。

特に気を付けたいのは湿邪の害です。四方を海に囲まれた日本では、私は多くの方が多かれ少なかれ湿邪の悩みを抱えていると感じています。

湿は一度とりつくと、長く居座っていろいろな不調を起こすという特徴があります。

そのために、むくみ、だるさ、痛みなどの原因になったり、寒さや暑さなど他の季節に起こる不調の原因になることが多いのです。

この季節の対策は、まず**胃腸**の機能を改善することです。

食べたものをしっかり消化吸収して、体に運び、余分なものをしっかり排泄することです。

免疫力をアップさせることは消化器の機能を改善することといっても過言ではありません。

暑さによる気力の低下、湿邪による胃腸の弱りを防いで熱中症や水毒の体質を防ぐことがこの季節の課題になります。

この季節に必要な生活方法、ちょい足し漢方を利用した食生活の方法を紹介していきます。

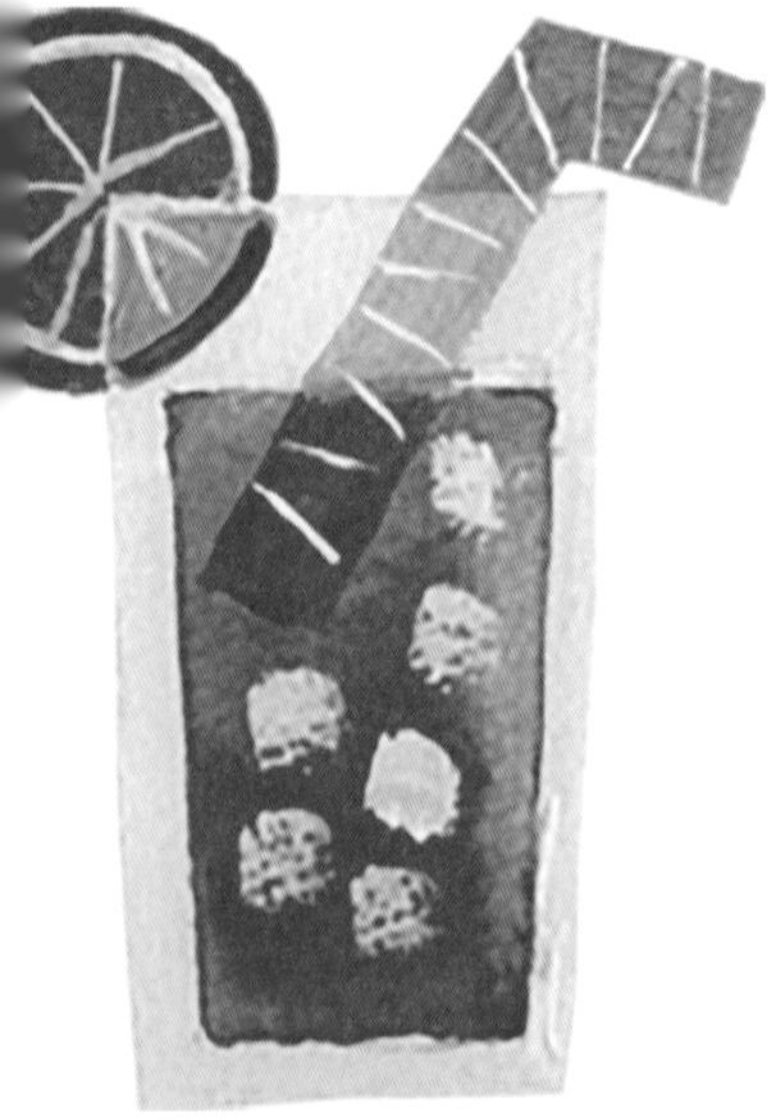

脾は母なる大地

腎や肝が腎臓や肝臓ではなかったように、**脾**も脾臓のことではありません。

胃、小腸、大腸は「腑」という分類に入っているのでここでは「脾」の定義を、消化器を総称する消化器系、または胃腸の働きと表現させていただきます。

五臓六腑チームの中での「**脾**」**の役割は、気や血や水を作り出し、全身に運び出す**働きです。

すべての作物を作り出す大地のように食べ物を消化吸収して栄養分を臓器や組織に運ぶ仕事です。

あなたの体は、すべて大地の恵みで育った動植物から作られています。

そして、死んだ後はまた「土」に還って、カルシウム、酸素、窒素、水素、硫黄、マグネシウム、カリウム…などの元素に分解され、また新しい命に受け継がれます。

漢方では「脾」は「**土**」に例えられ、「気血水精」を作り出す製造元と考えられています。

「母なる大地」というように、「脾」は体に必要なすべてのものを作り出している、大地のような臓器であるというのです。

水はけの良い、肥料たっぷりな大地が、免疫力には必要です。

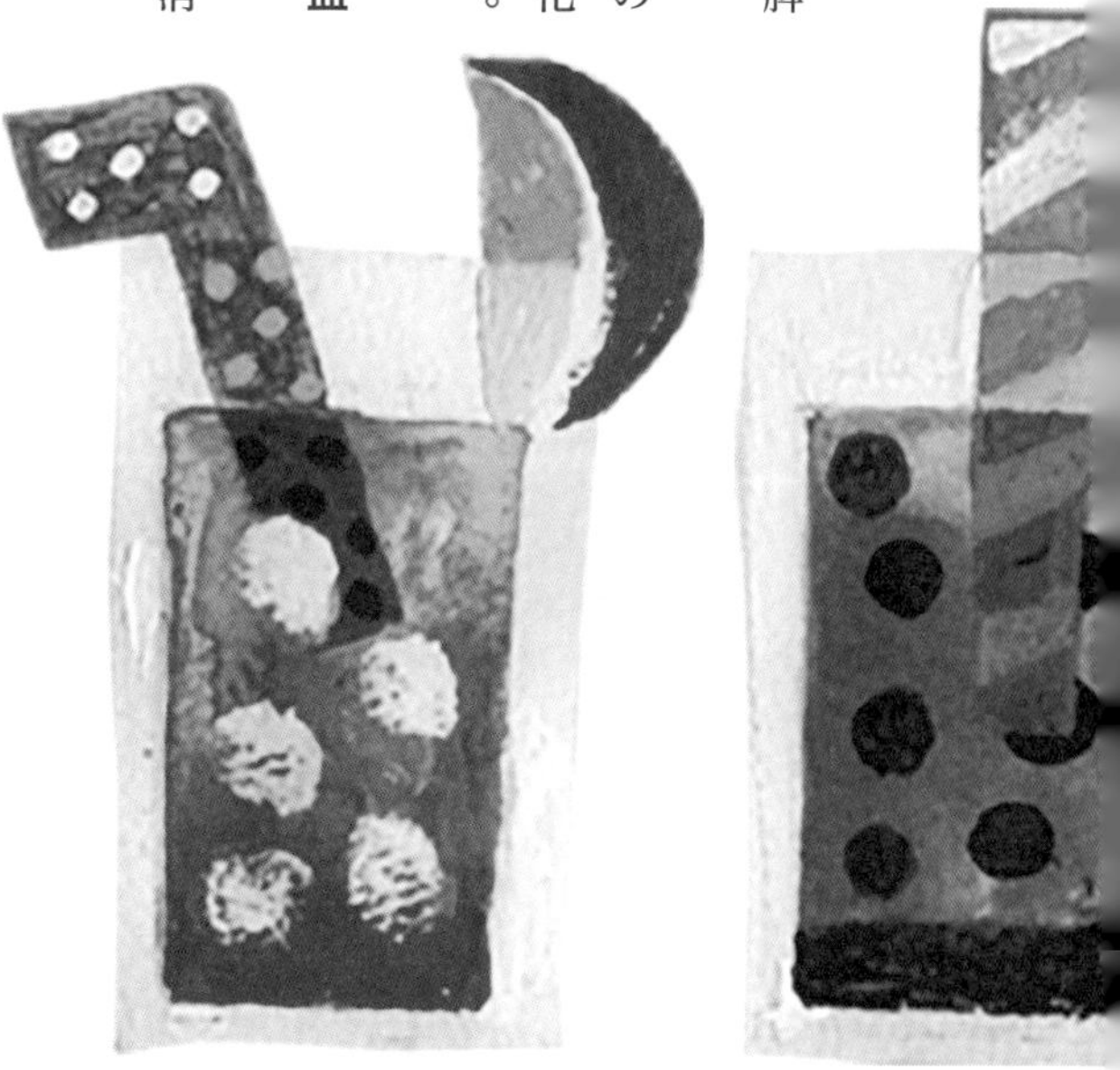

冷たい飲み物はほどほどに

蒸し暑いこの季節は、冷たいドリンクやかき氷がおいしい季節です。

特に最近はこの季節に限らず、一年中何かしらのドリンクはブームになっています。

しかし冷たいものは、消化器系の胃腸の働きを停滞させて、胃腸からの水はけを悪くする原因になります。

作物は、水を多く与えすぎると水はけが悪くなり育ちません。

例えば胃腸の水が多すぎると、胃がポチャポチャしたり、下痢や軟便、食欲不振が起こります。

といって、土が乾燥すれば作物は枯れてしまいます。秋の乾燥した季節には、食欲は回復しますが、それはそれで体も乾燥し、潤いが不足したり、肌あれや便秘、喉の乾燥などの不調が起こりやすくなります。

夏の季節の冷たいドリンクのとりすぎは胃腸の働きを悪くするので、五臓六腑を元気にする気血水の生産不足が起こりやすいのです。

ざっくり言えば、土の環境が悪くなって、良い作物が収穫されなくなってしまうのです。

冷たいものはほどほどにして、上手に水はけを良くし、温度と湿度を管理して胃腸の機能を高めることが、免疫力をアップするポイントになるというわけです。

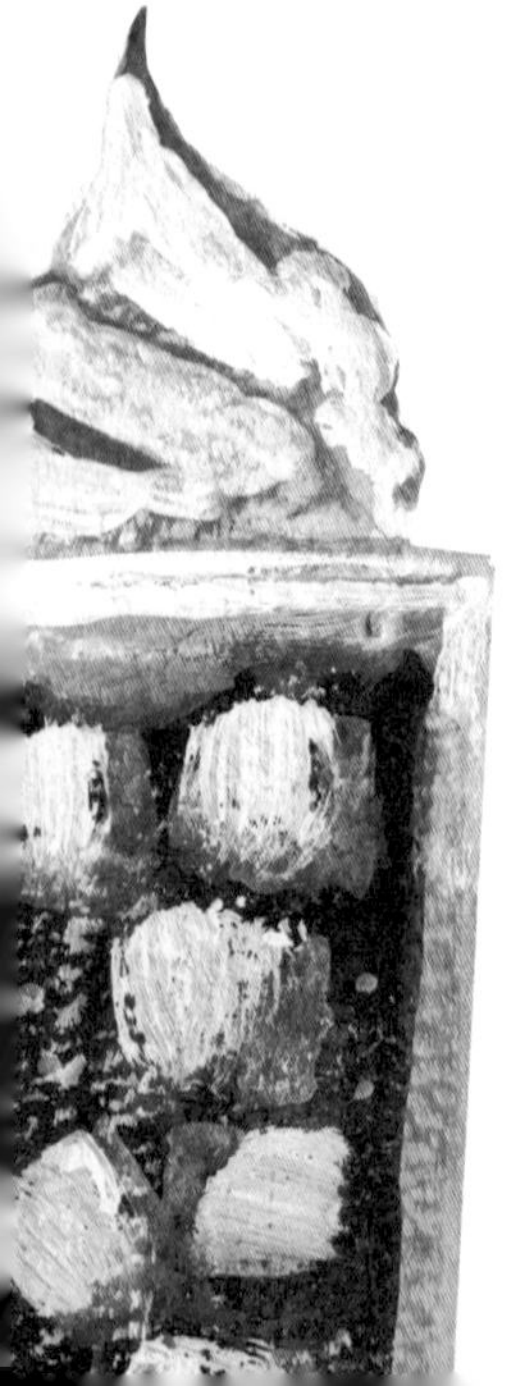

胃腸はちゃんと働いていますか

テレビの番組で「○○という食品が体に良い」というのを見ると、すぐその食品がスーパーの棚から消えてしまうとか。皆さんがいかに健康や美容に関心を持っていらっしゃるかがわかります。

でも、ちょっと待ってください。

その食品があなたの体に合うかどうかも問題ですが、せっかく体に良いという食品でも、それを消化吸収するための**胃腸**がしっかり働いていなければ、何にもなりませんよね。

胃腸は機能が低下していても、また逆に働きすぎていても、いろいろな問題が生じてきます（働きすぎの問題というのは、また別の日にお話しする胃熱という症状です）。

胃腸の働きは免疫はもちろん、生活習慣病、ダイエット、アンチエイジング、その他様々な場面でいろいろな不調につながるので要注意です。

私はご相談を受けるとき、一番初めに胃腸の具合をお訊ねします。胃腸が丈夫かとか、食欲旺盛とかの判断ではありません。車で言えばガソリンやエンジンオイルをチャンと補充したり、点検しているかどうかです。

いくら栄養をとっても消化吸収されなければ、ただ排泄されてしまうだけだからです。

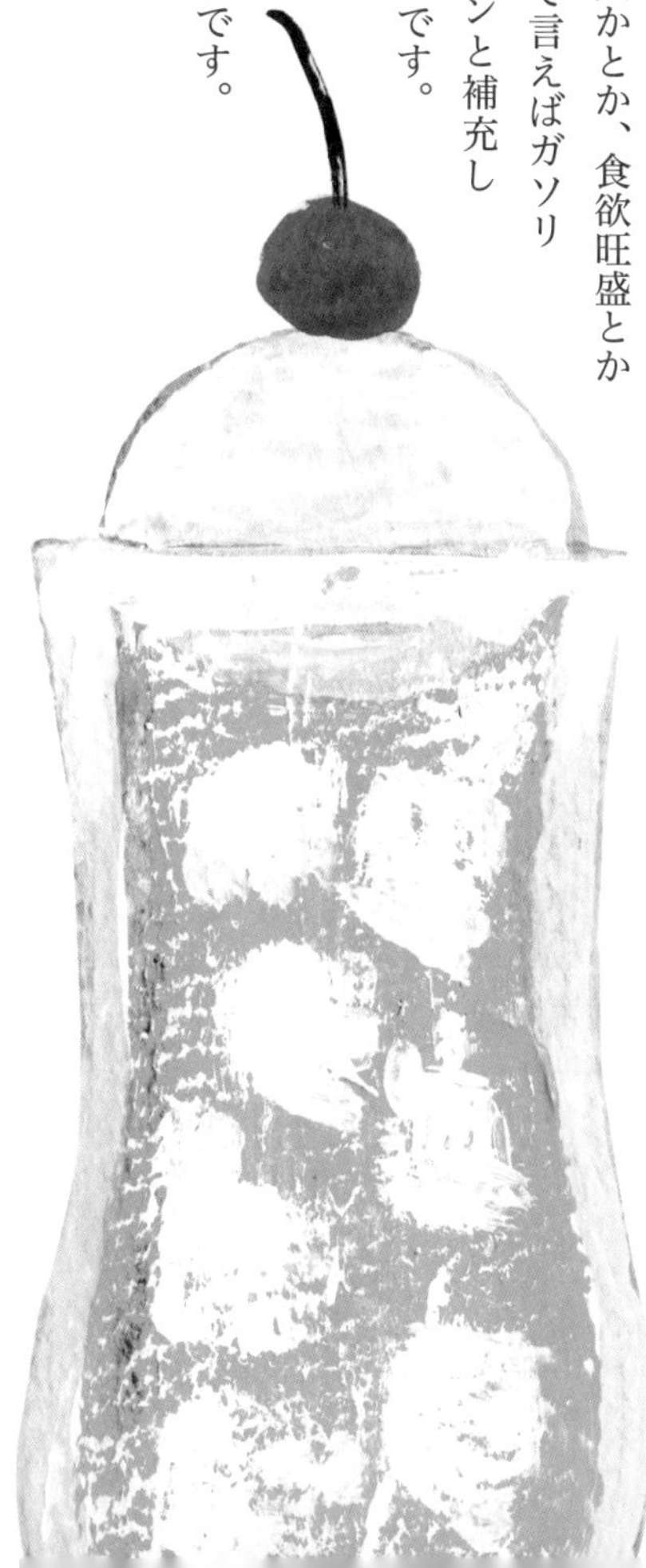

腸の免疫機能

胃腸が免疫力の最前線で働いているということは、人間の祖先のことからもわかります。

何億年か前の人類の祖先は**「腸」だけ**だったといいます。

つまり私たちは昔は、口から肛門の一本の消化管だけだったのです。チクワを想像してみてください。

その後必要に応じて、消化のためのすい臓や肝臓、排せつのための腎臓、呼吸のための肺などの臓器、その他の目や鼻、耳などの器官が進化していったといわれています。

したがって、腸は当然、免疫機能も持っています。

口から肛門までは外からの一本の管になっているので、外からウイルスや細菌は容易に入り込んできます。

腸は食べ物の中で悪い物、良い物を選り分ける機能も持っているのです。

細菌やウイルスは、腸でやっつけていたのです。

この「腸管免疫」に関しては、多くの先生により事実だと証明されています。

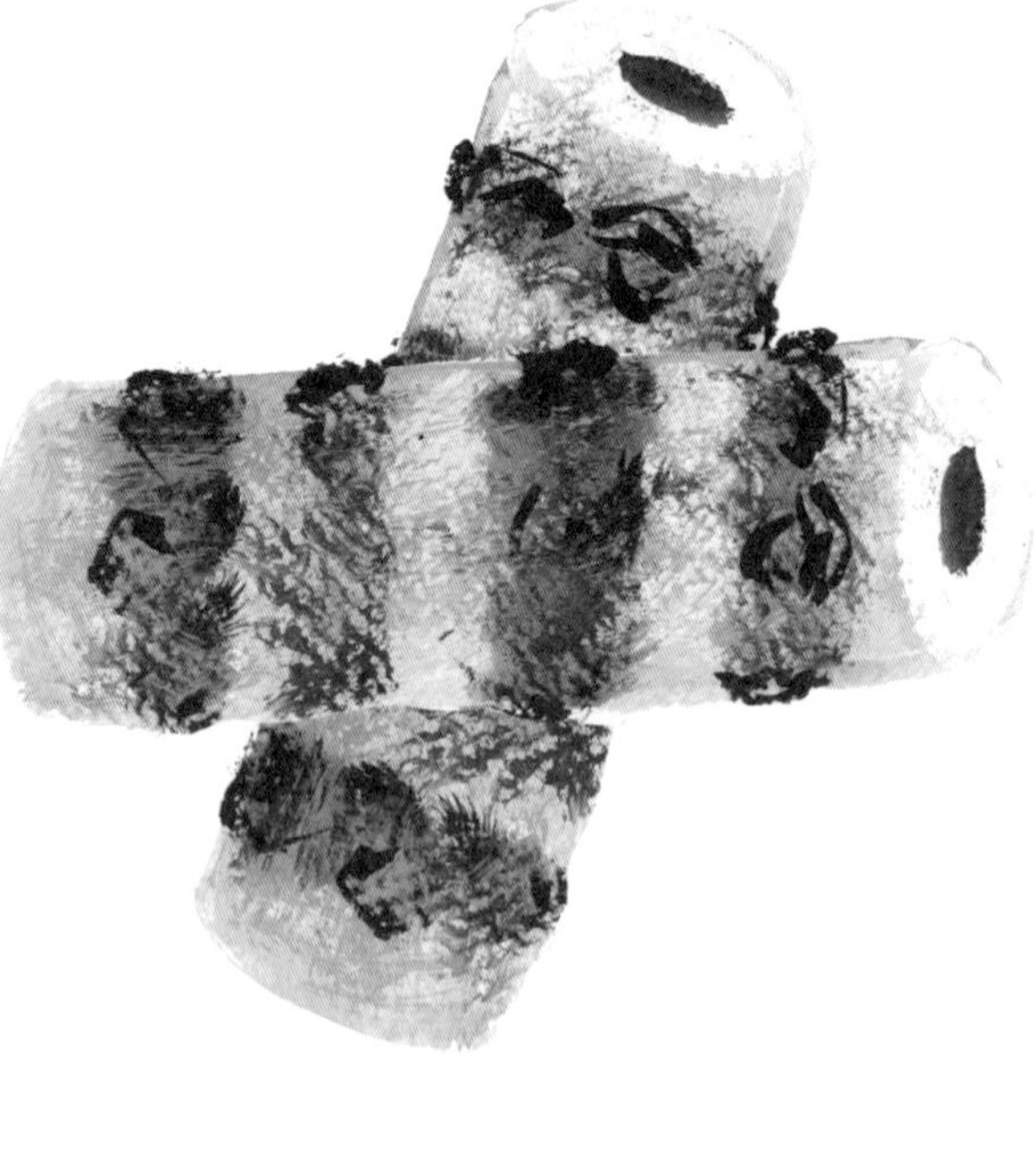

腸は考える臓器

地球上に最初に生物が生まれたのは約40億年前。

チクワだった人間も、5億年くらい前になると二本足で歩くようになり、最後に神経系や免疫系が頭部に集まって「脳」が形成されたのです。

腸だけだった人間でも、腸が脳の役割を果たしていたということが証明されています。

その証拠に、人間の腸にはものすごく多くの神経細胞が集まっています。

人体におけるセロトニンの量は全体で10㎎ですが、そのうち約90%は腸に存在して、脳に運ばれるというのです。

つまり、チクワだった頃の私たちは、「腸で考えていた」のです。

ストレスや不安感など精神的な問題は、腸の受け持ちだったのです。

「**腸は第二の脳**」といわれるゆえんです。

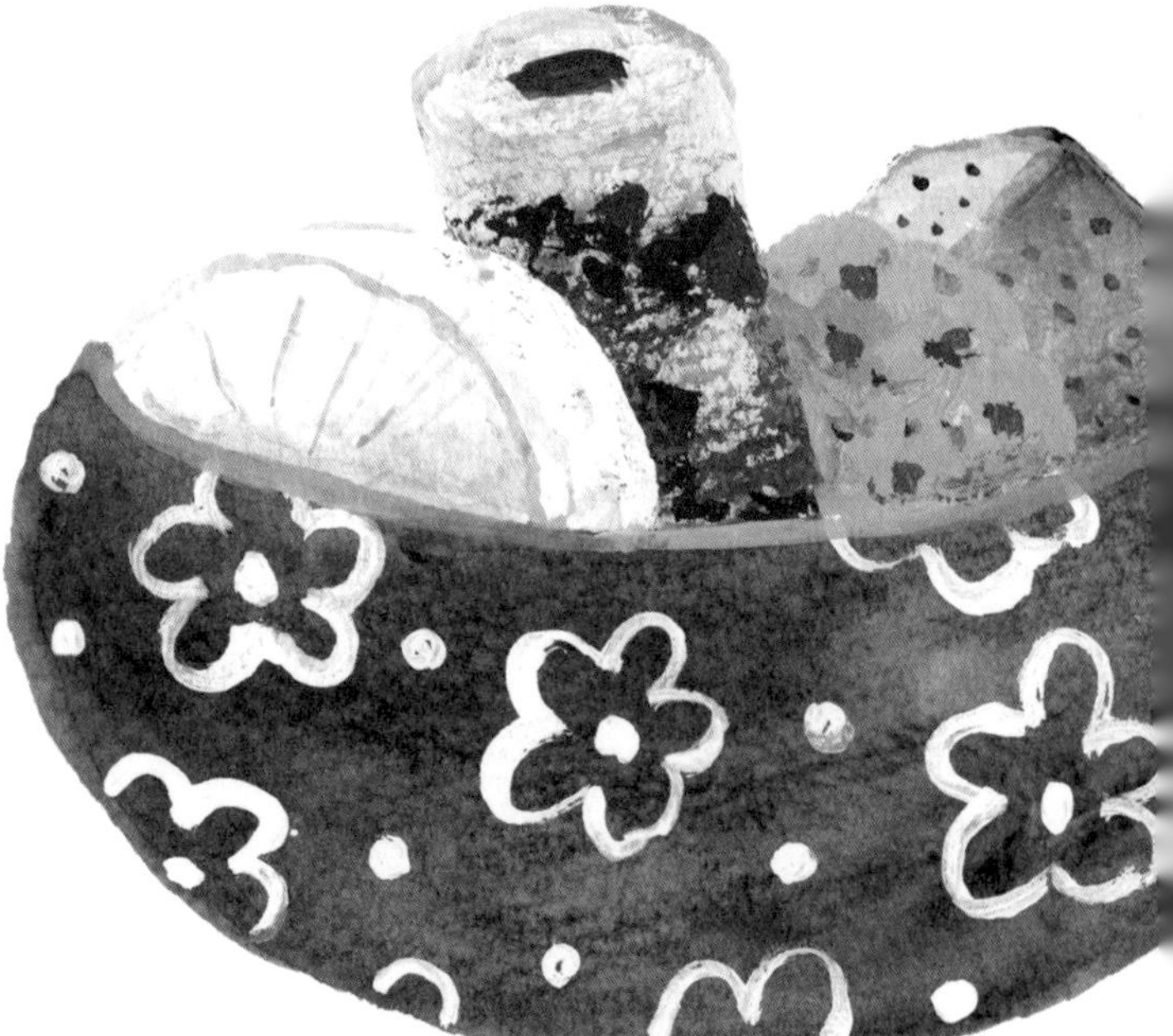

腸が免疫力と考える力を持っているという説は多くの先生が提唱しています。

胃腸関係が丈夫な人は、きっと「太っ腹な人」「腹が据わった人」になれるでしょう。

7月1日

半《はん》夏《げ》生《しょう》という日

半夏《はんげ》は**カラスビシャク**の球茎で、いろいろな漢方薬の材料に使われています。特有なえぐみがあります。

体を温めて、胃腸の働きを良くし、痰をとったり、咳を鎮めたり、胸のつかえを取ったりします。「ヘソクリ」という名前もあります。カラスビシャクは畑でよく見かける雑草ですが、薬用になるので、農家の奥さんが草取りのときに集めておいて薬屋さんに売って内緒で貯めたのでしょう。

カラスビシャクは夏の半ばに花が咲くので半夏というそうです。雑節では夏至から11日目(7月1〜2日頃)を**半夏生**《はんげしょう》といいます。素敵な響きですね。

一面に咲く白い「花」に見えるのは、実は葉っぱです。花は地味な猫のしっぽのような部分で、一見穂に見えます。葉っぱを花と間違えてミツバチが集まるのです。ミツバチに受粉をしてもらうために葉っぱが変装しているわけです。植物も次世代を後継するために工夫しているのですね。

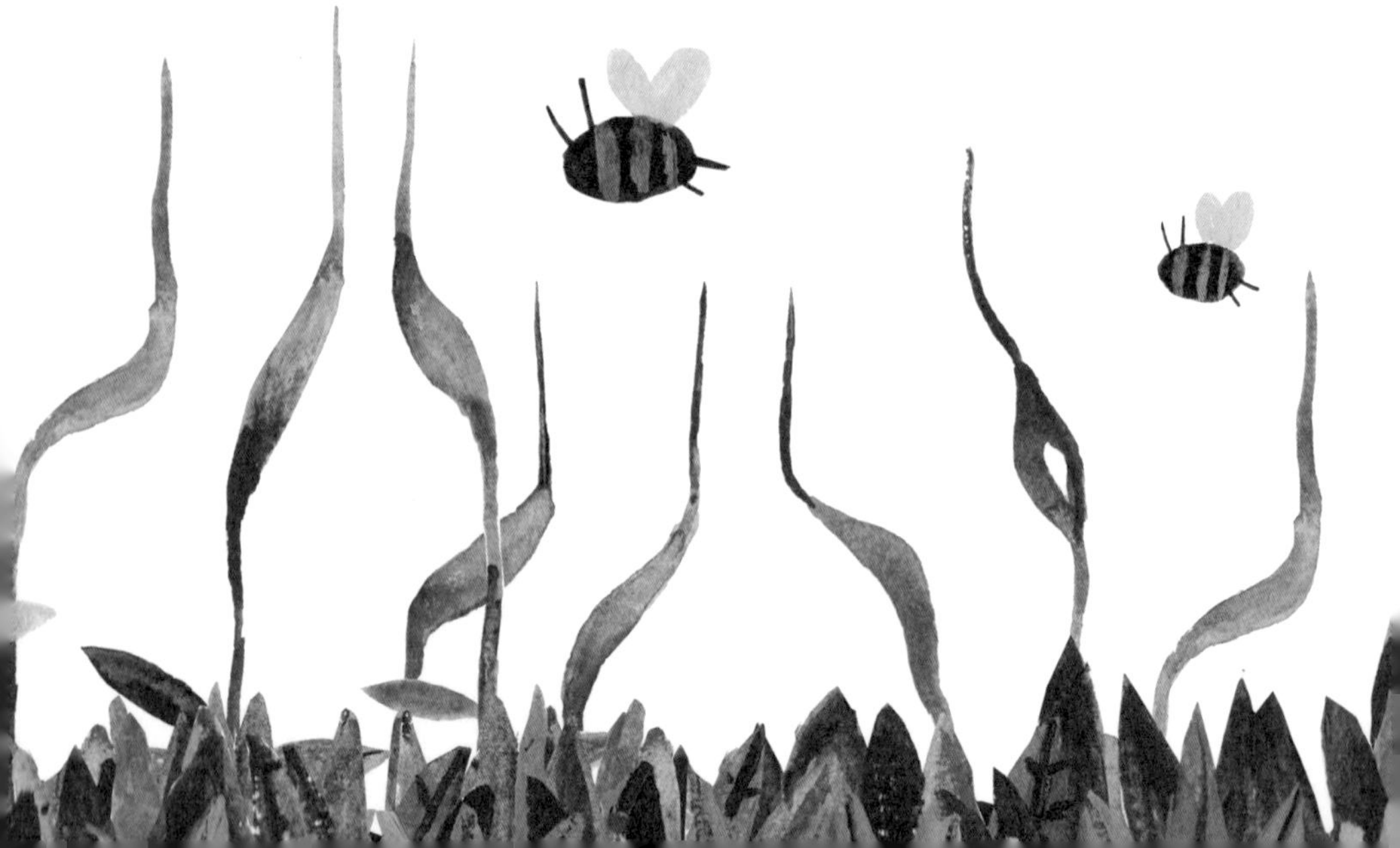

胃腸薬は薬の王様

補中益気湯《ほちゅうえっきとう》という薬は「**脾**」つまり消化器系の働きを元気にしていろいろな不調を治す薬です。

「脾」の内臓を支える働きが低下すると、脱肛や胃下垂が起こります。

また「脾」の水はけを良くする働きが低下すると、めまいや頭痛、下痢や軟便が起こります。

さらに「脾」の血が漏れないようにする働きが衰えると、生理がダラダラ続き止まりにくくなります。

漢方では、このように胃腸の働きが悪くなると、様々な不調の原因になると考えられるのです。

「補中益気湯」は、したがっていろいろな疾患に使われます。

出血を止める働きや水はけを良くする働きは、効能書きには書かれていません。

生理がダラダラ続いてお悩みの患者さんや、めまいや頭痛の患者さんに、補中益気湯という胃腸の薬がなぜ効くのかを説明すると時間がかかります。

補中益気湯は別名を「**医王湯**」といいます。

薬の王様というわけです。

健康にとって胃腸が一番大事と考えられていた証拠ですね。

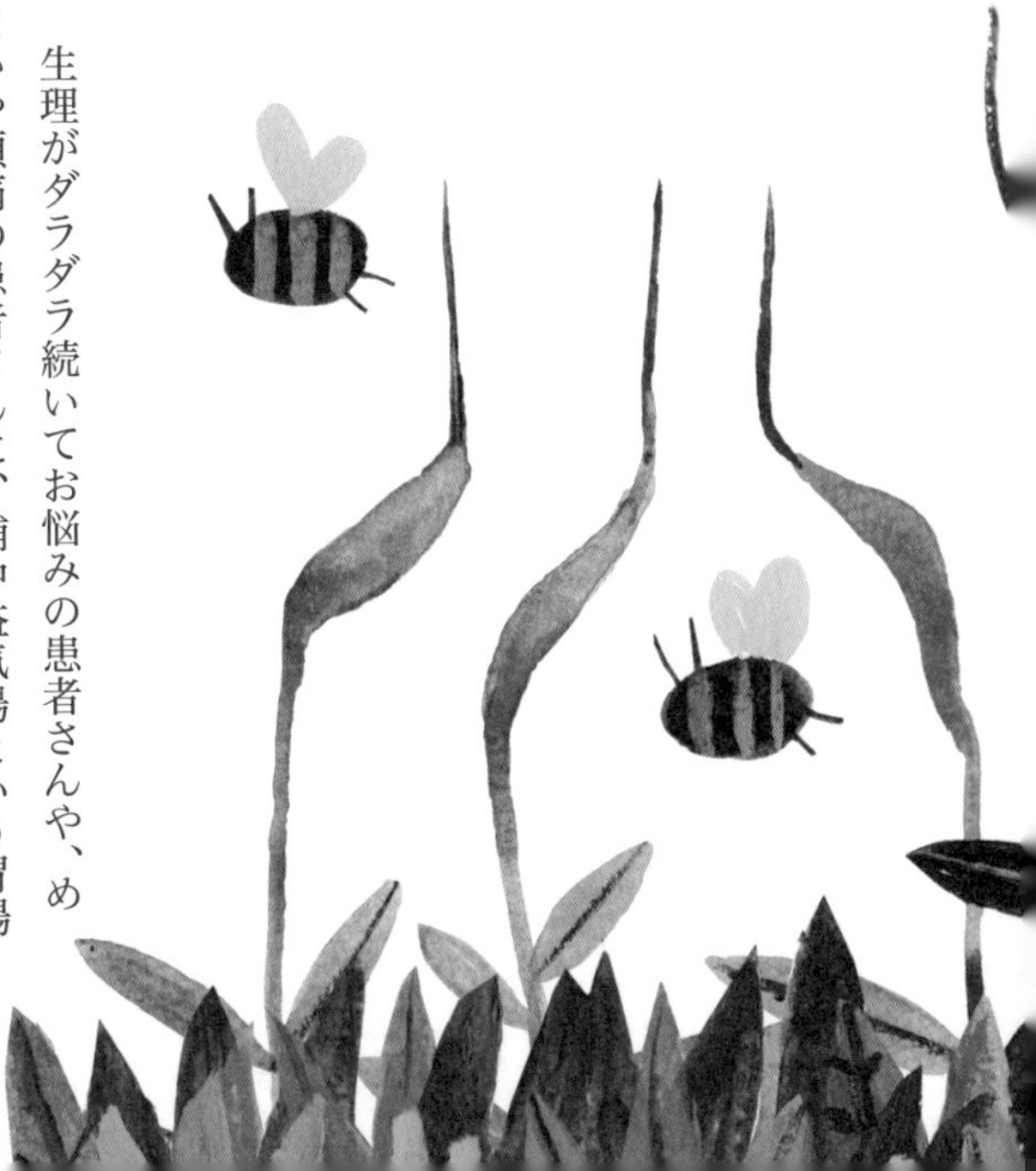

食後すぐトイレに行く人は長生き?

食後すぐトイレに行く人には、やせ型で胃下垂のある方が多いです。

同年齢の人と比べると食が細い、脂っこいものですぐ下痢をする、食べ終わるまで時間がかかる、薄味のものしか食べたくないなどの症状がある人です。

そのように胃腸に自信のない方は、あまり無理をしないので、長生きをする方が多いように感じています。

逆に胃腸に自信のある方は納涼会や家族旅行で暴飲暴食を繰り返し、秋の初め頃に夏バテする人が多いのです。そのまま手当てを怠ると、秋に疲れや、集中力の低下、無気力などの症状が出てくる場合もあるので注意してください。

夏の終わり頃になると、今まで元気だった人が、一日中寝ていたい、家族サービスもできないくらい疲れる、おしゃれして出かけるのが億劫になる…などといった不調でご相談に来られることも多いです。

その場合には、まず胃腸の具合をチェックさせていただきます。

次のような症状は胃腸の働きが落ちている証拠です。

「以前美味しかったものが、最近美味しくない」
「この頃食欲が落ちた」
「薄い味しか食べたくない」
「脂っこい物が食べられなくなった」
「以前好きだったものを食べると胸やけがするようになった」

思い当たることは、ありませんか?

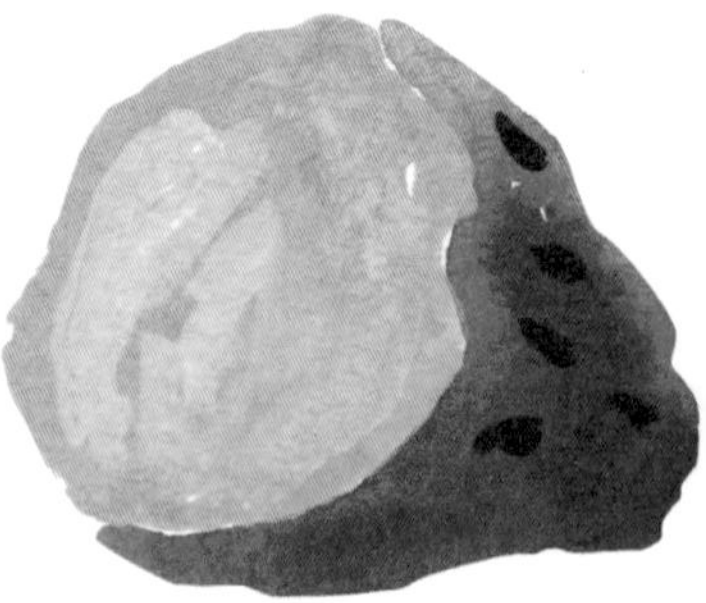

7月4日

胃腸が弱い人は甘いものを

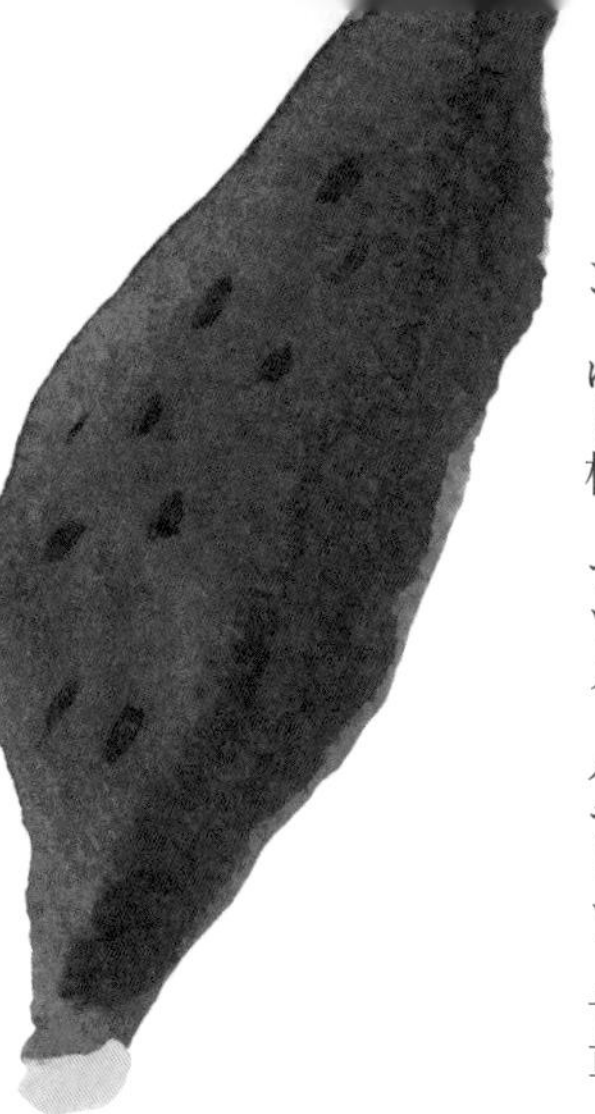

五臓六腑にはそれぞれ、健康に役立つ色と味があります（1月26日参照）。甘いものは脾（消化器系）に働きます。甘味には滋養強壮作用があり、血や気を補い、体力を増進して疲れをとる働きがあります。また組織に潤いを与えたり、痛みを和らげる働きもあります。運動した後や疲れたときに無性に甘いものが欲しくなりませんか？

甘味の食べ物は、米、小麦、トウモロコシ、大豆、ジャガイモ、サツマイモ、カボチャ、栗、ニンジン、ゆり根、ナツメ、ハチミツ、甘草、朝鮮人参などです。これらの食べ物は胃腸の働きを良くして元気を出す性質があります。

ただし食べすぎは、太りすぎや糖尿病などの心配もあるので注意してください。

甘味の食べ物の中で、ゆり根、ナツメ、甘草、朝鮮人参は漢方薬の材料、つまりちょい足し漢方としておすすめです。

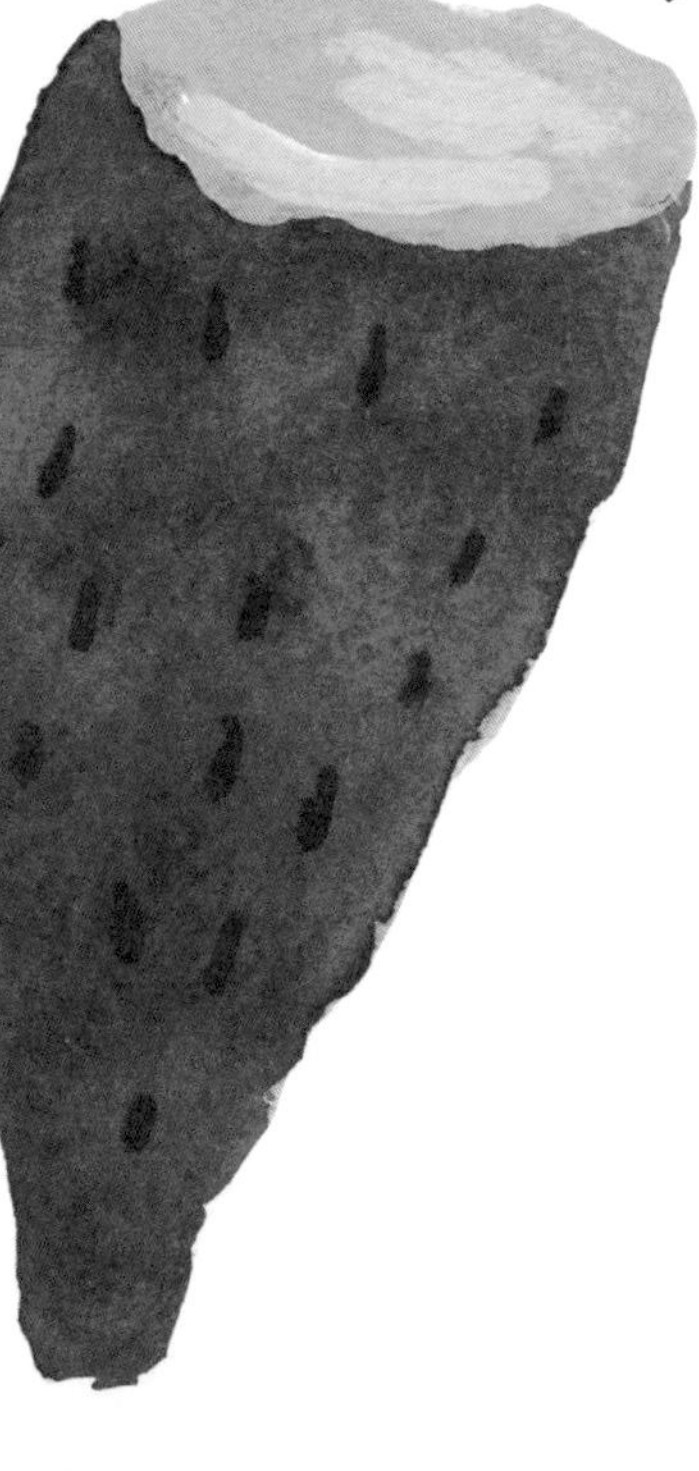

7月5日

ダイエットしてもやせない理由

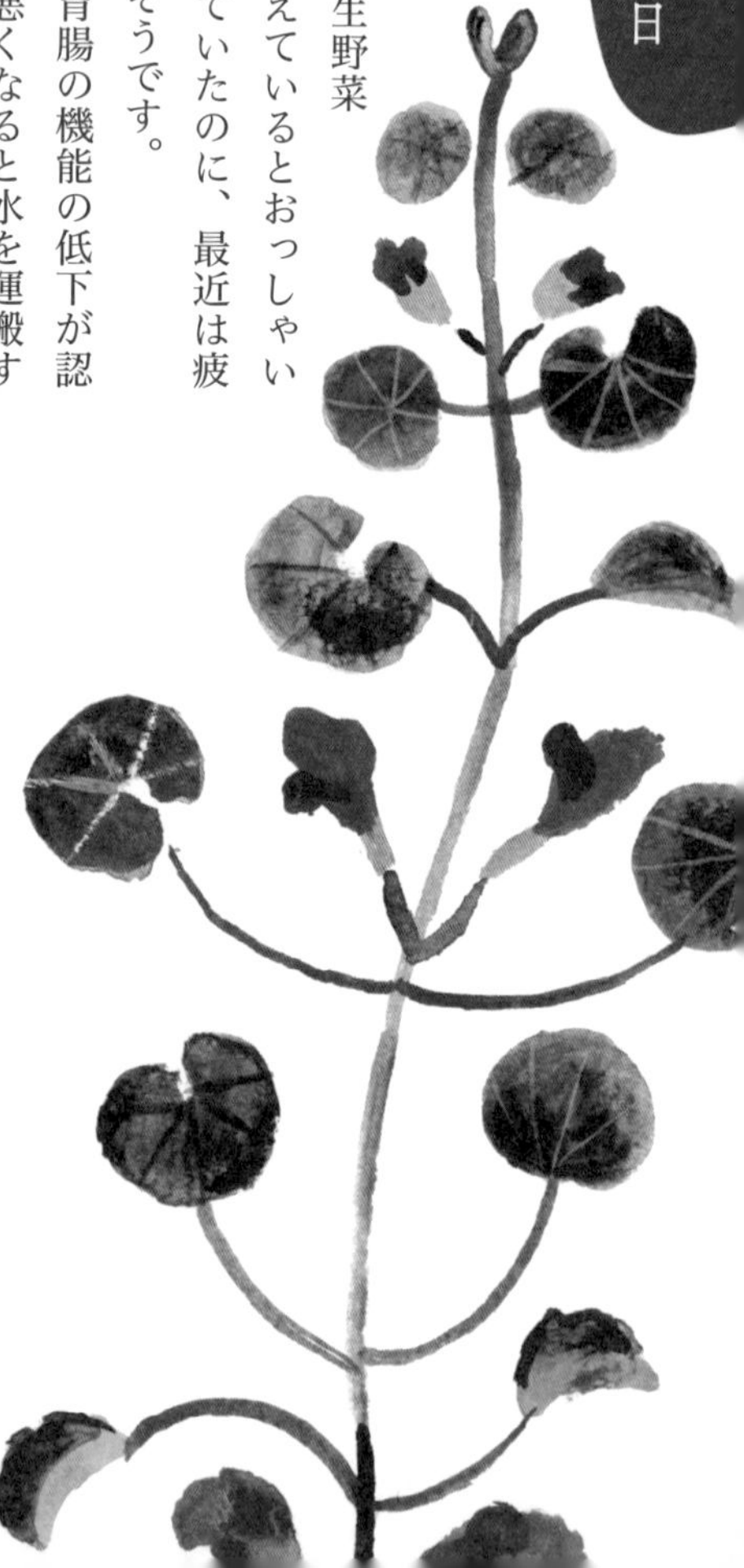

「食べないのにやせない」というご相談を受けました。

食生活を伺うと、三食とも生野菜を中心にご飯類や肉などを控えているとおっしゃいます。スポーツクラブに通っていたのに、最近は疲れてしまって辞めてしまったそうです。

いろいろ伺うと、明らかに胃腸の機能の低下が認められました。胃腸の働きが悪くなると水を運搬する作用が衰えてむくみが生じ水太りになります。

舌が濡れてボテッとして周りにヒラヒラひだがついていたら、まず水毒を疑ってみてください。

「もっとしっかり食べてみてください」とアドバイスすると躊躇する方が多いのですが、実際にタンパク質たっぷりの食事に変えると、体重は変わらなくても、筋肉がついて引き締まってスマートになるのです。筋肉が増えると基礎代謝が上がるので、寝ている間にもカロリーが使われ、やせやすくなります。

食事制限でやせられない女性は、まず胃腸の働きを良くして気血を作り、新陳代謝を良くすることが先決です。

肉類を含むタンパク質をとり、野菜は生野菜を避けて温野菜を調理して食べること、通勤には一駅前で下りて会社まで歩くことをおすすめしました。

その結果今まで悩んでいた便秘が解消し、またスポーツクラブにも通えるようになり、一年後くらいには顔色も体調も良くなって気持ちが前向きになり、婚活にも参加しているそうです。

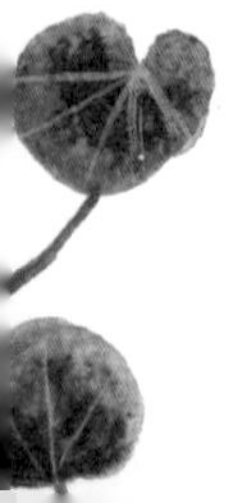

たるみの原因

下半身だけ太かったり、横から見ると、下腹が出ている方がいます。

　下半身太りや足首がむくむ原因は、胃腸の働きが悪く、血や水を臓器や組織に運ぶ力が不足していることです。その結果、下半身に水がたまりやすくなるのです。

　朝夕で1kg以上体重が上下する方は、胃腸の働きが悪くなり水はけが悪くなっている場合があります。

　内臓や組織は気のエネルギーで、本来正しい位置に支えられています。ところが、気を作りだす胃腸の働きが低下するとそのエネルギーが弱まり、胃腸が下がってポッコリお腹になったり、目の下や頬がたるんだり、ヒップや乳房が下がってきます。

　年をとれば誰でも気が不足してくるので、目の下がたるんできますが、まだ若いのに頬がたるんだり乳房がたるんできた方は、胃腸の機能を良くして、気虚を改善することが必要です。

　全身の血流を良くするためにも、半身浴や足湯で下半身をしっかり温め、スクワットなどで足腰の筋肉をつけると効果的です。

　夏にとれるもの、南国でとれるもの、例えばキュウリ、ナス、ニガウリ、冬瓜などは水はけを良くする食べ物ですが、体を冷やす効果もあるので、調理で工夫してください。おすすめはトウモロコシ、小豆、黒豆などの豆類です。

　ちょい足し漢方は黒豆、小豆、金銭草、オオバコ、ハトムギなどをおすすめします。

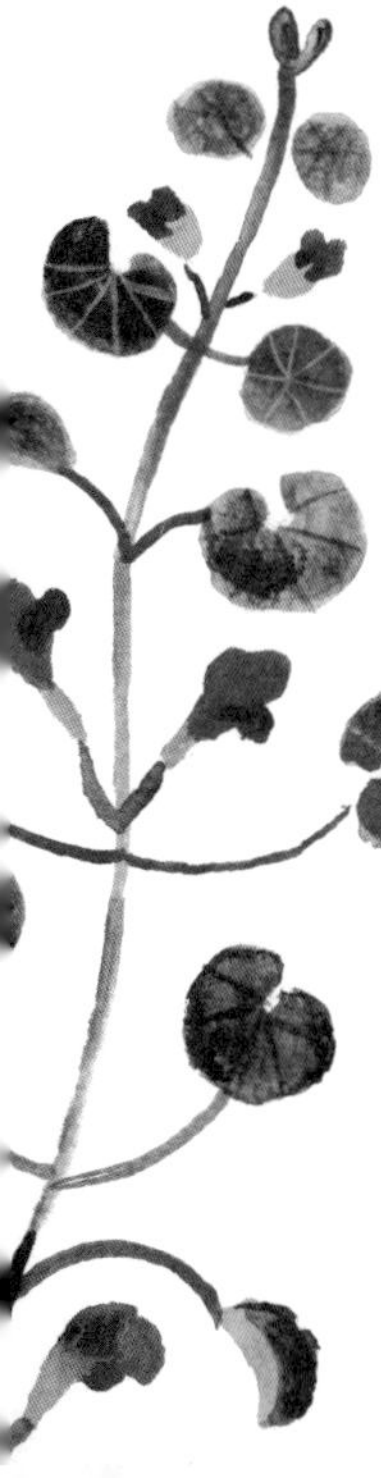

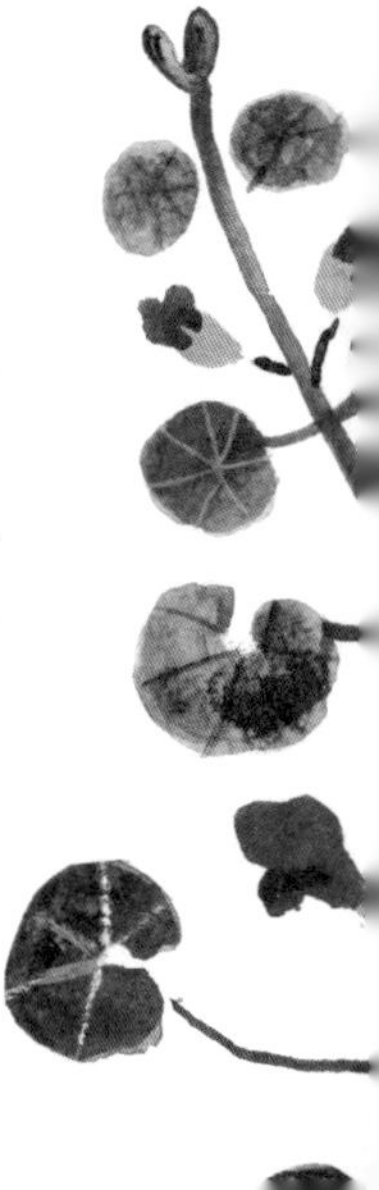

胃腸と脳梗塞、認知症の関係

7月7日

胃腸の丈夫な人でも食べすぎ飲みすぎた後や、脂っこい食事が続いたり、冷たいドリンクをとりすぎた後で疲れて体が重だるく、眠たくなったりすることはありませんか？　冷食、生もの、脂っこいものは胃腸の働きを悪くして、実にいろいろな疾患が出てくると考えられているのです。

胃腸の働きが悪くなると、気、血、水の製造が悪くなって「**気虚**」の原因になり、疲れや集中力の低下などが起こります。気のエネルギーが低下すると、気血水の運搬が悪くなり、回りまわって、気の渋滞による「**気滞**」や血の渋滞による「**瘀血**《おけつ》」、水の渋滞による「**水毒**」などが起こります。

暑くて食欲が衰え、そうめんやお茶漬けで済ませていませんか？　納涼会で冷えたビールを飲みすぎたり、激辛ラーメン店巡りなどをしていませんか？　その生活は、巡り巡っていろいろな不調のもとになるかもしれません。

元気がなくなって集中力がなくなる、イライラして不眠が続く、体が重だるい、慢性の頭痛、腰痛、膝に水がたまって痛む、口臭や体臭がきつくなるなどの症状が出ることがあるので要注意です。

特に注意しなくてはいけないのは、気虚、気滞、瘀血、冷えが生活習慣病の原因になり、脳梗塞や認知症が起こりやすくなることです。

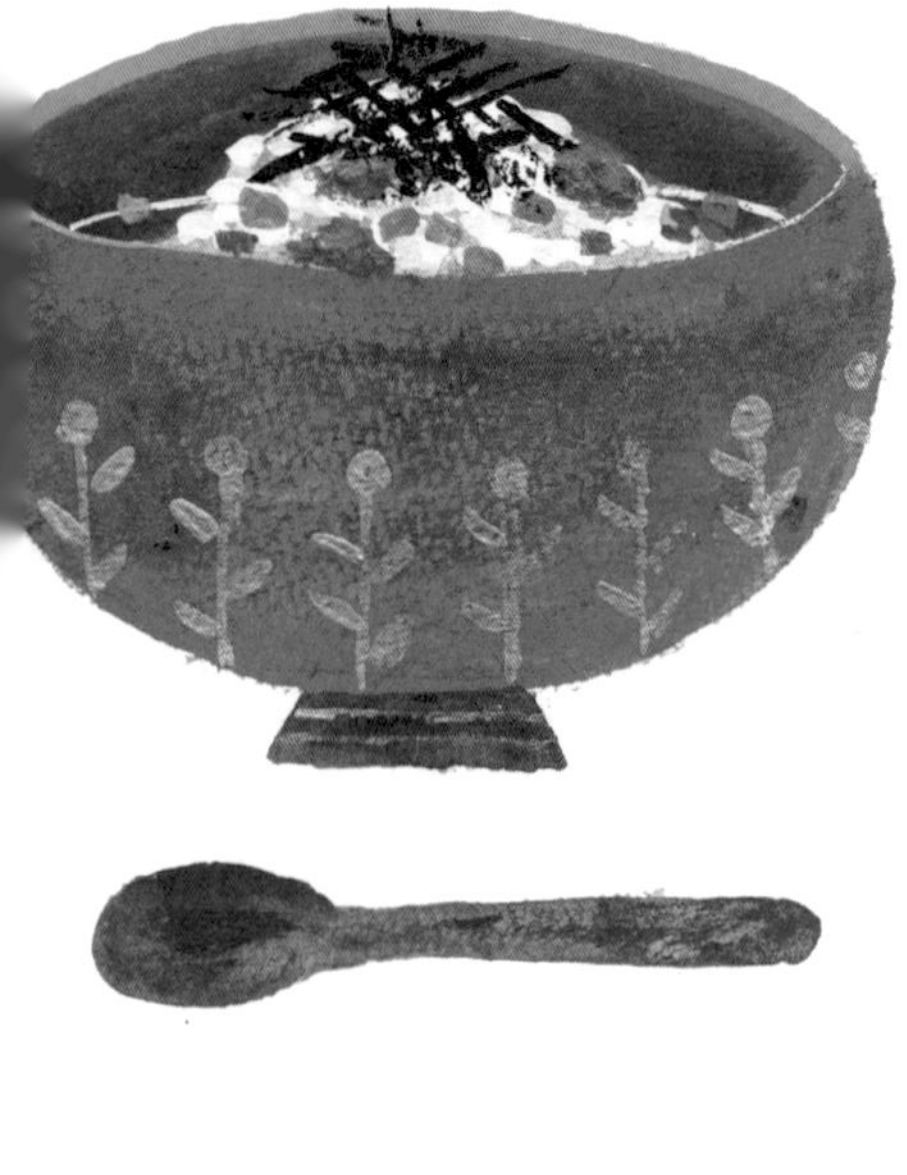

雨の日の不調

7月8日

雨の日や曇りの日、湿気の多い日、寒い日などに調子が悪くなる人がいます。

それは体に余分な水分がたまっている証拠です。

体に余分な水がたまって調子が悪くなる人を一般的に**水毒**体質と呼んでいます。

例えば雨降りの日になると、むくみがひどくなる、体が重だるくなる、頭痛がする、めまいがする、などの不調が出てきます。

ジョギングをしたり、運動をするときにいつもより体が重く感じることとありませんか？

起床時に悪化しやすい、雨の日など湿気の多いときに悪化しやすい、体が重だるい。

頭が布に包まれたように痛い、一日中眠い、めまいやむくみがある、気分が悪かったり、嘔吐しやすい、ため息をついてもスッキリしない。

このような症状が出たら、水毒を疑ってください。

最近はよく「毎日十分な量の水を飲もう」といわれますが、体の水はけが悪い水毒の方が水をとりすぎると、かえって良くないですよ。

食べ物には、体に水分を与えて潤いを保持するものと、反対に余分な水を排出してむくみなどを取り除くものなどがあります。

それぞれの体質に合う食べ物、食べてはいけない食べ物を紹介していきます。

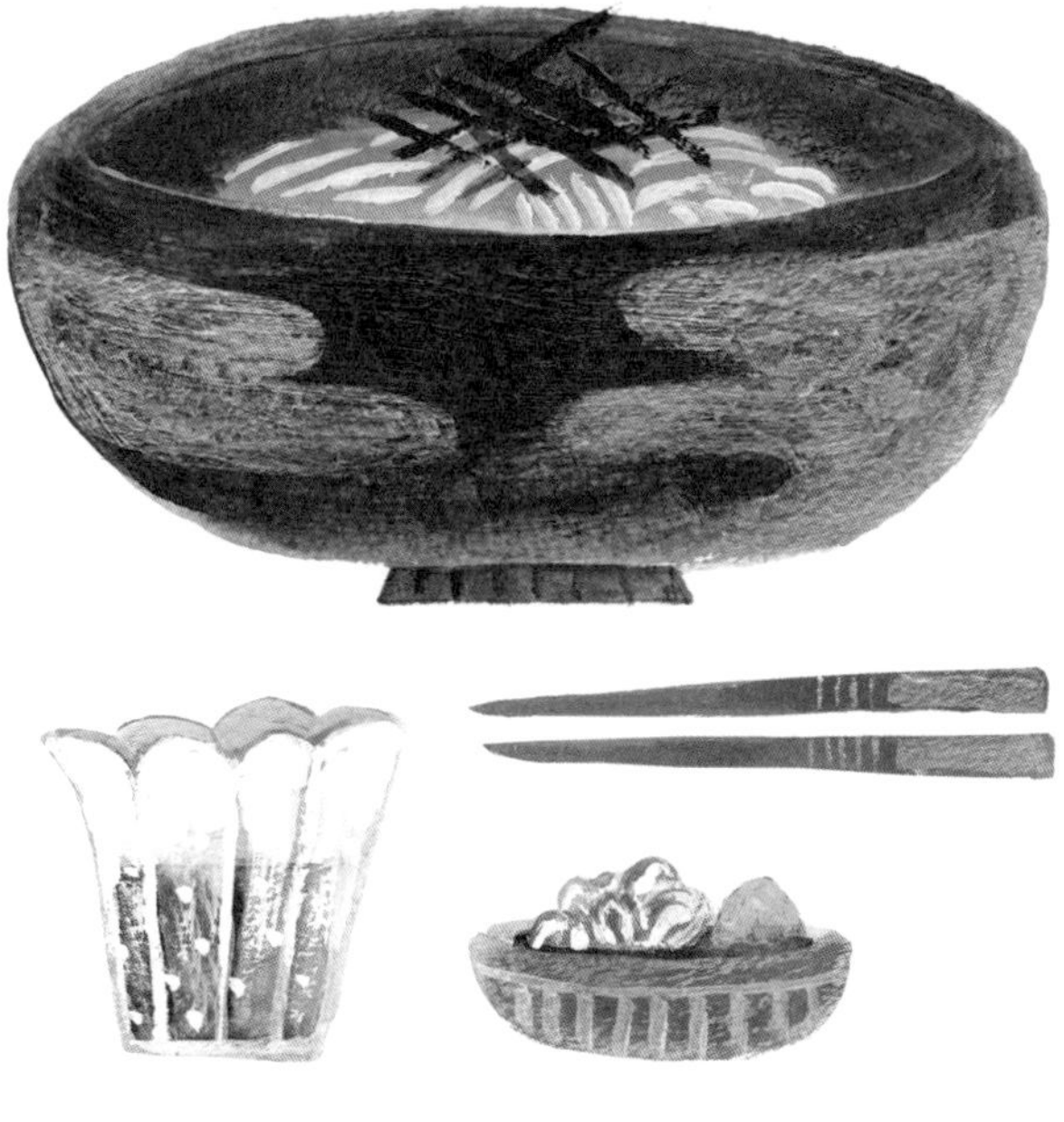

7月9日

水毒が女性に多い理由

女性に多い水毒が原因の不調は「むくみ」や「めまい」、「頭痛」のご相談です。

夕方になると足がむくんだり、夕方には朝より1kg体重が増えたりする方がいらっしゃいます。

いろいろ伺うと次のような症状をおっしゃる方が多いのです。いつもより指輪がきつい、靴下の跡がつく、顔に枕の跡がつく、正座で足がしびれる、一日中眠くて体が重だるい、夕方になると足がむくむ、クーラーをつけると調子が悪くなる、雨や曇りの日に頭が重くなる、など。

濡れた服を着ていると体が重くなるように、体が重だるくなるのが特徴です。

女性に水毒の体質が多い理由の一つとして、男性より筋肉量が少ないので血や水を運ぶ筋肉の力が弱いということがあります。また運動不足で汗を出す機会が減ったり、近頃は生野菜のサラダを信仰する人が多く、生ものや冷たい飲食を好む傾向があるので、より「水毒」が生じやすくなっています。

むくみやすい体質の方は、いつもいろいろな不調が出やすいので、快適な生活を送りたければ対策が必要です。

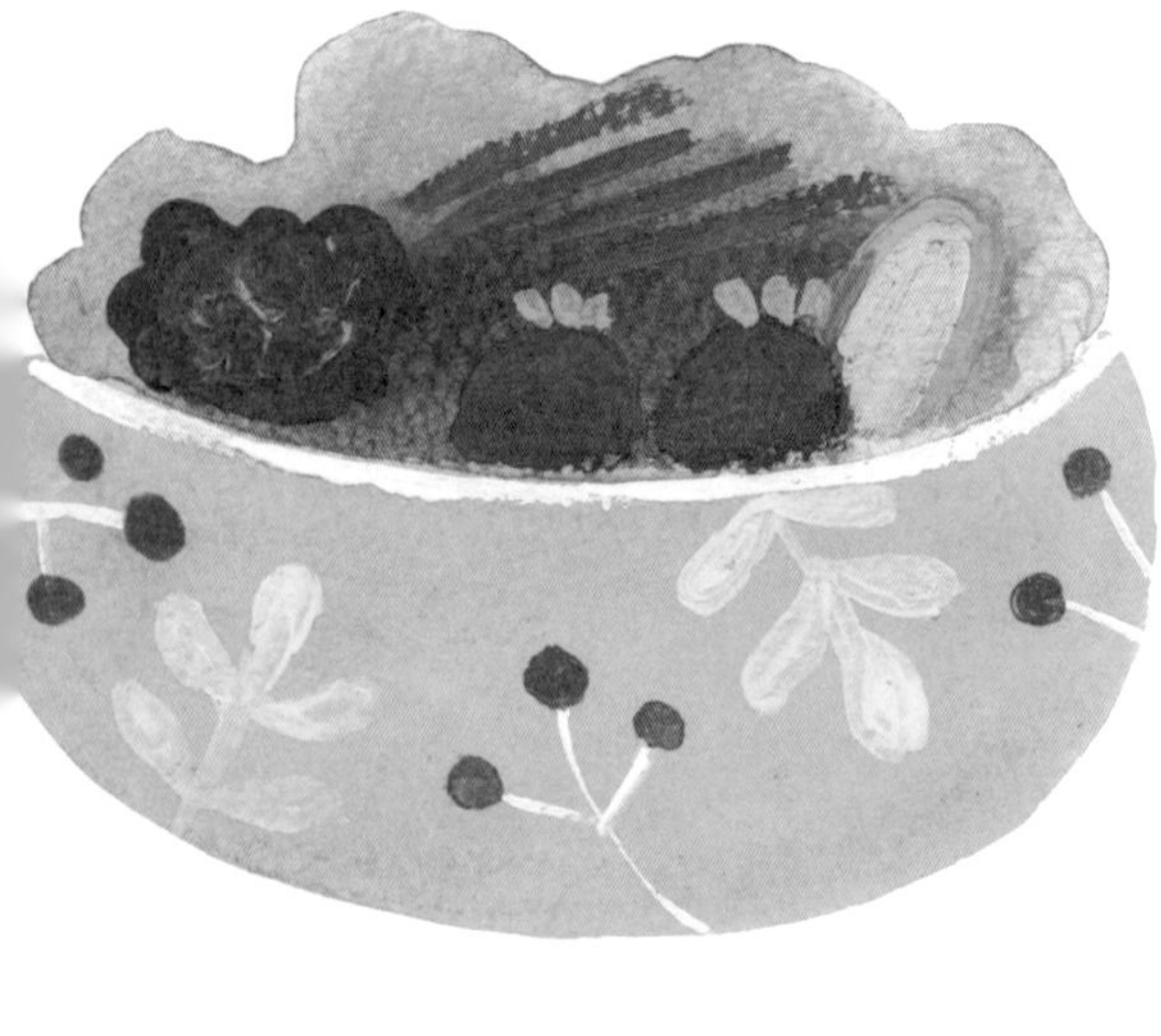

水毒は治りにくい

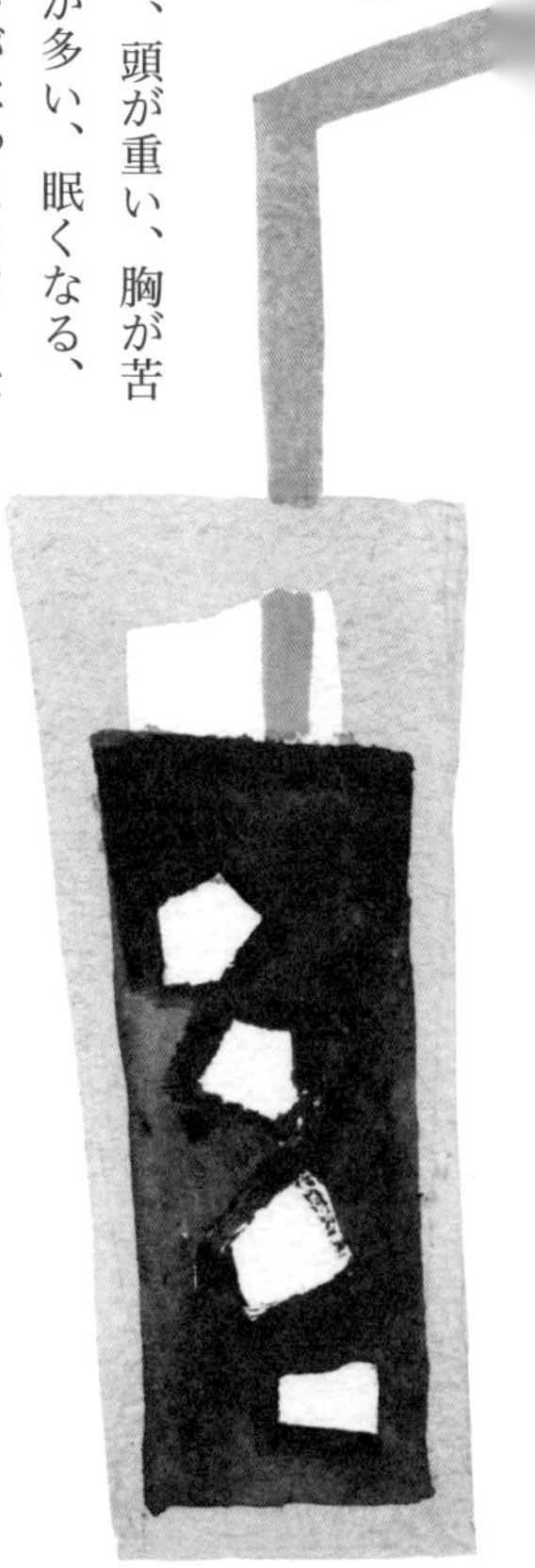

水毒の症状は、一般的に次のような不調が起こります。

むくむ、めまい、頭痛が長引く、頭が重い、胸が苦しい、気分が悪い、吐き気、痰が多い、眠くなる、体が重だるい、食欲不振、舌の苔がべったり白くなる、下痢や軟便、尿量が減少する、尿量が増える、腰痛、関節痛、手足の冷え、など。

舌は厚ぼったく、口からはみ出すために下の周りにヒラヒラとひだがついたりします。

お酒を飲みすぎたり、塩分のとりすぎなどによる一過性のむくみもありますが、水毒による慢性的なむくみで悩んでいる方も多いです。

水毒は**湿邪**です。湿邪の特徴は、重くて粘り気があり、体の中に停滞しやすい、治療が長引くことです。水はけが悪くなると、気血の流れにも影響して、体のだるさや鈍い痛み、むくみ、めまい、冷えなどといった不調が現れ、しかもそれらの症状は治りにくく、ずるずると続くこともあるため注意が必要です。

一度とりつかれると、なかなか完治が難しくなるのです。

私は水毒の体質もあるので、飲み会が続くと頭痛が起こったり、クーラーの効いた部屋に入ると眠くなったり、曇りの日に散歩の足がいつもより重く感じたり、小さな不調をいくつも感じています。

7月11日

水毒の二つの原因

水毒が起こる原因の一つは、外からの**湿気**です。例えば、日本の梅雨時のように湿度が高い季節、また湿気の多い所で働いたとか、雨に打たれたとかの原因で起こる停滞を「**外湿**」といいます。

水毒のもう一つの原因は、胃腸の働きの低下によって起こるものです。

生ものや冷たいものの過食、脂っこい食事、飲酒過多などで胃腸の働きが悪化し、水はけが悪くなった状態です。これを「**内湿**」といいます。

外湿は自分でコントロールすることができませんが、内湿は改善可能です。

普段、胃腸の働きに自信がある方でも、飲みすぎ、食べすぎ、刺身などの生ものや冷たいもののとりすぎなどで一時的に水毒の症状が出るのを経験されているでしょう。

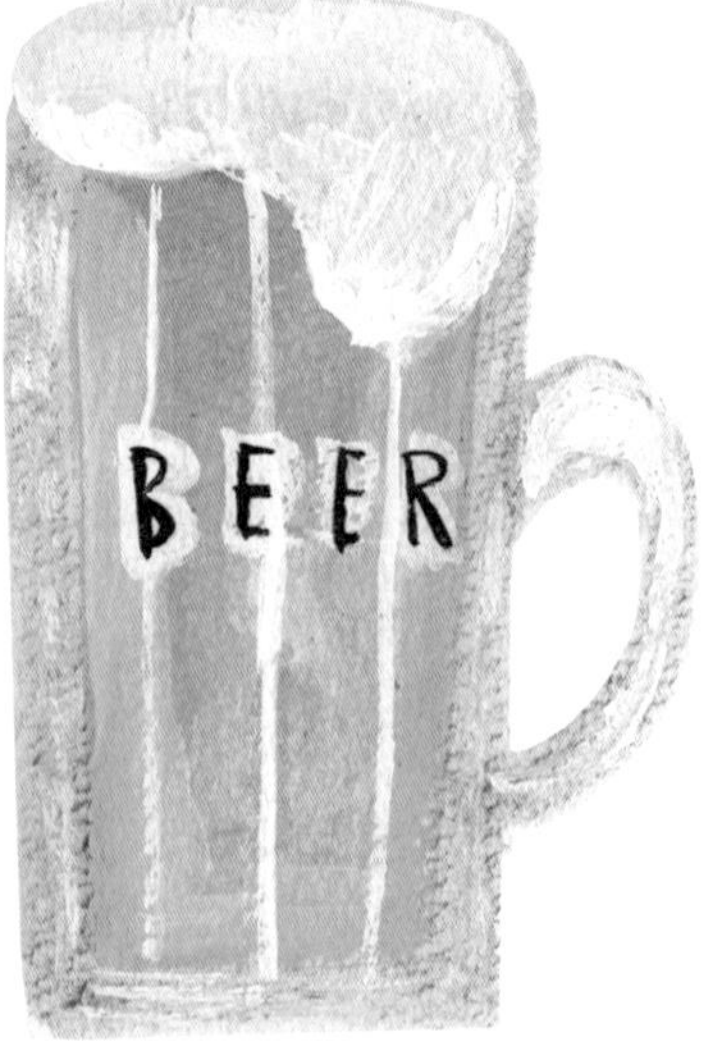

日本の夏は湿気が多く、また日本人は胃腸の弱い体質といわれ、水毒の症状がある人は多いのです。

さらに、内湿のある方は、外からの湿も呼び込みやすいのです。

この時期の過ごし方は、後々いろいろな不調につながるので注意してください。

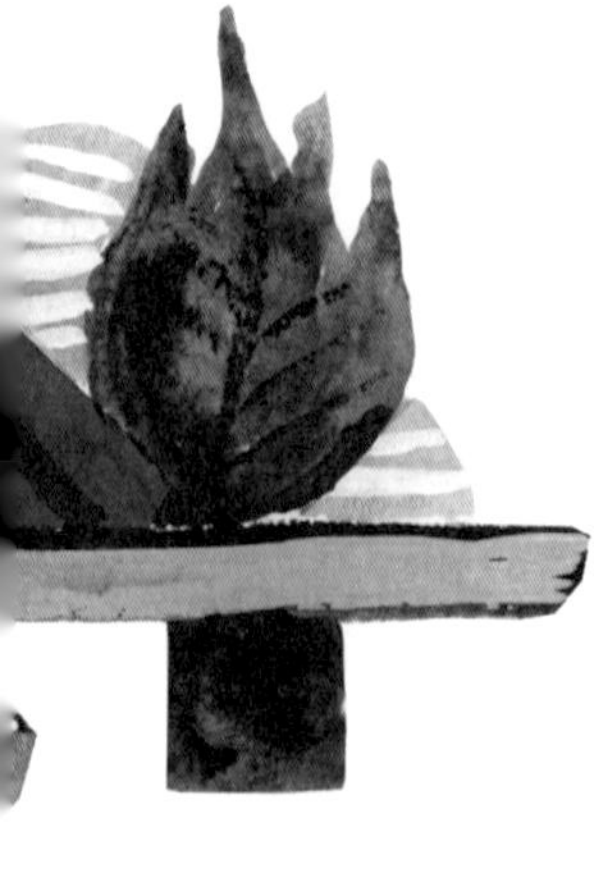

漢方のむくみ対策

私たち人間の体は子どもで約70％、成人では約60～65％、老人では50～55％が水で出来ているといわれています。

飲んだ水は必要に応じて各臓器や細胞に運ばれ、代謝されて尿、汗、便で排泄されます。

ここで血液中の塩分（塩化ナトリウム）やアルブミンなどのバランスが崩れると、浸透圧の関係で細胞の方に水がたまってしまい、むくみが出てしまうのです。

西洋医学では利尿剤の内服や塩分を控えるなどの対策をとりますが、漢方では五臓六腑のチームで改善する方法をとります。活躍するのは「**脾**」「**肺**」「**腎**」です。

脾の役割は、水の生成と運搬です。

肺の役割は、運搬と排泄です。

腎の役割は、再吸収と排泄です。

暑さや湿度は胃腸を苦しめ、寒さは腎の働きを低下させ、乾燥は肺の働きを悪くします。

冬の寒さは夜間尿や尿漏れに、夏の暑さと湿度はむくみやめまいや痛みに、秋の乾燥は肌荒れや皮膚病の主な原因になります。

そして、暑く湿気が多い梅雨の時期のむくみは「**脾**」の働きを疑います。

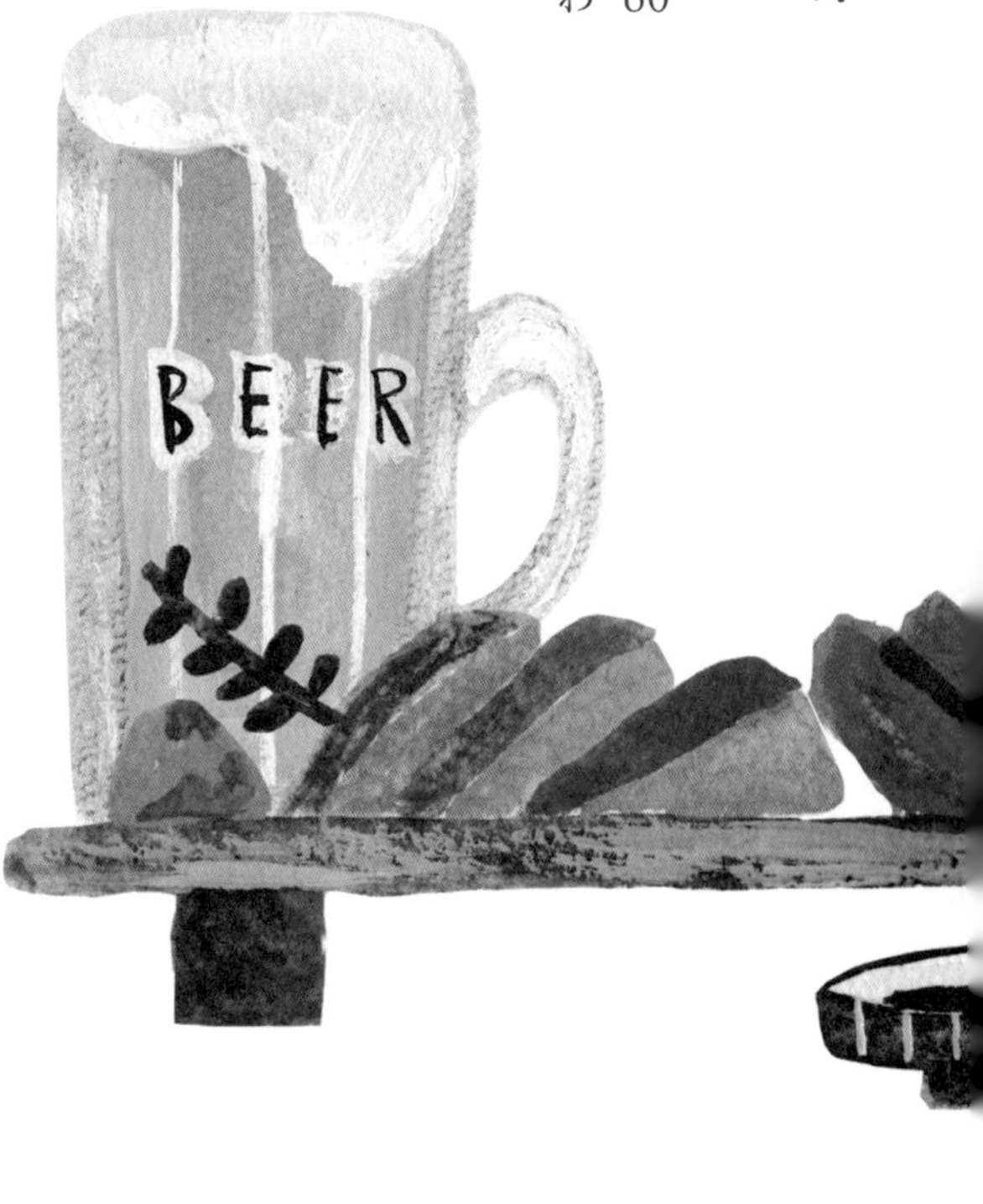

寒がり水毒と暑がり水毒

一見水太りでいかにも水毒のある人には二つのタイプがあります。冬に調子が悪くなる人と、夏に調子が悪くなる人です。

寒がりで冬の季節や寒い日に調子が悪くなる人は**寒湿**タイプといいます。多くの方はクーラーや冷たい食べ物で調子が悪くなり、むくみや膝の痛み、頭痛、めまいなどの不調を抱えています。

熱がりで汗っかき、冷たい飲み物やクーラーが好きな人は**湿熱**タイプの人です。ジュクジュクした皮膚病や、体臭、口臭などの不調に悩みます。

どちらのタイプの方も運動や食事などの生活習慣の偏向の結果起こっている症状、つまり自己責任になります。特に湿熱タイプの方は病院の血液検査で、糖尿病や高脂血症、高血圧を指摘されるようになるので、若いうちから食生活、運動などの生活習慣の改善が急務です。

寒湿タイプ、湿熱タイプどちらも原因となる生活習慣があるのです。原因となる生活習慣を見直すことが必須です。

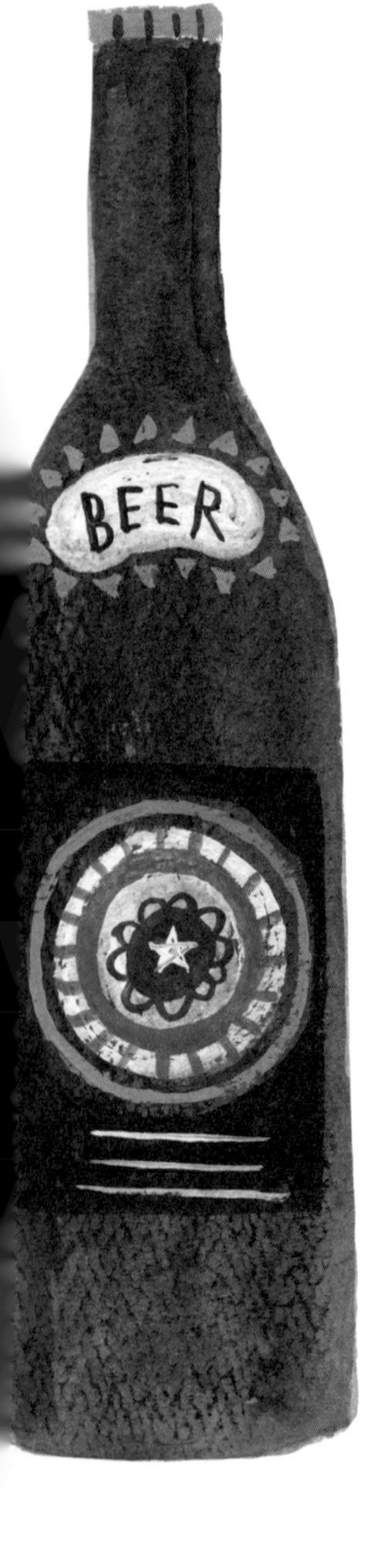

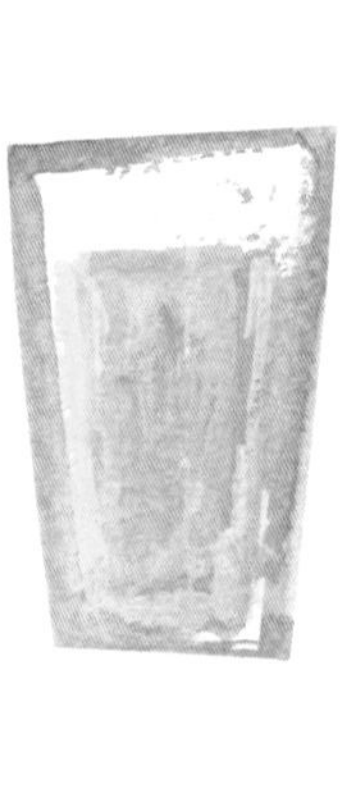

7月14日

ビールの飲みすぎに注意

夏になるとビールを飲む人も多いでしょう。仕事帰りの一杯は暑さを吹き飛ばし、何よりストレス解消になります。

この季節はキンキンに冷やしたビールのジョッキを持ったタレントが出演するテレビコマーシャルが盛んに流れます。でもちょっと待ってください。

その習慣は体を冷やします。そして、夏の湿気と結びついて、いずれ**寒湿**という体質を作ります。

甘いもの、冷たいもの、生ものの過食は、腰痛やひざ痛など、治りにくい不調の原因になることが多いのです。

せめておつまみには、温野菜や煮物、タンパク質源として枝豆、魚の煮物、鳥のから揚げなどを選んでください。

普段の食事の工夫と、後述のちょい足し漢方をおすすめします。

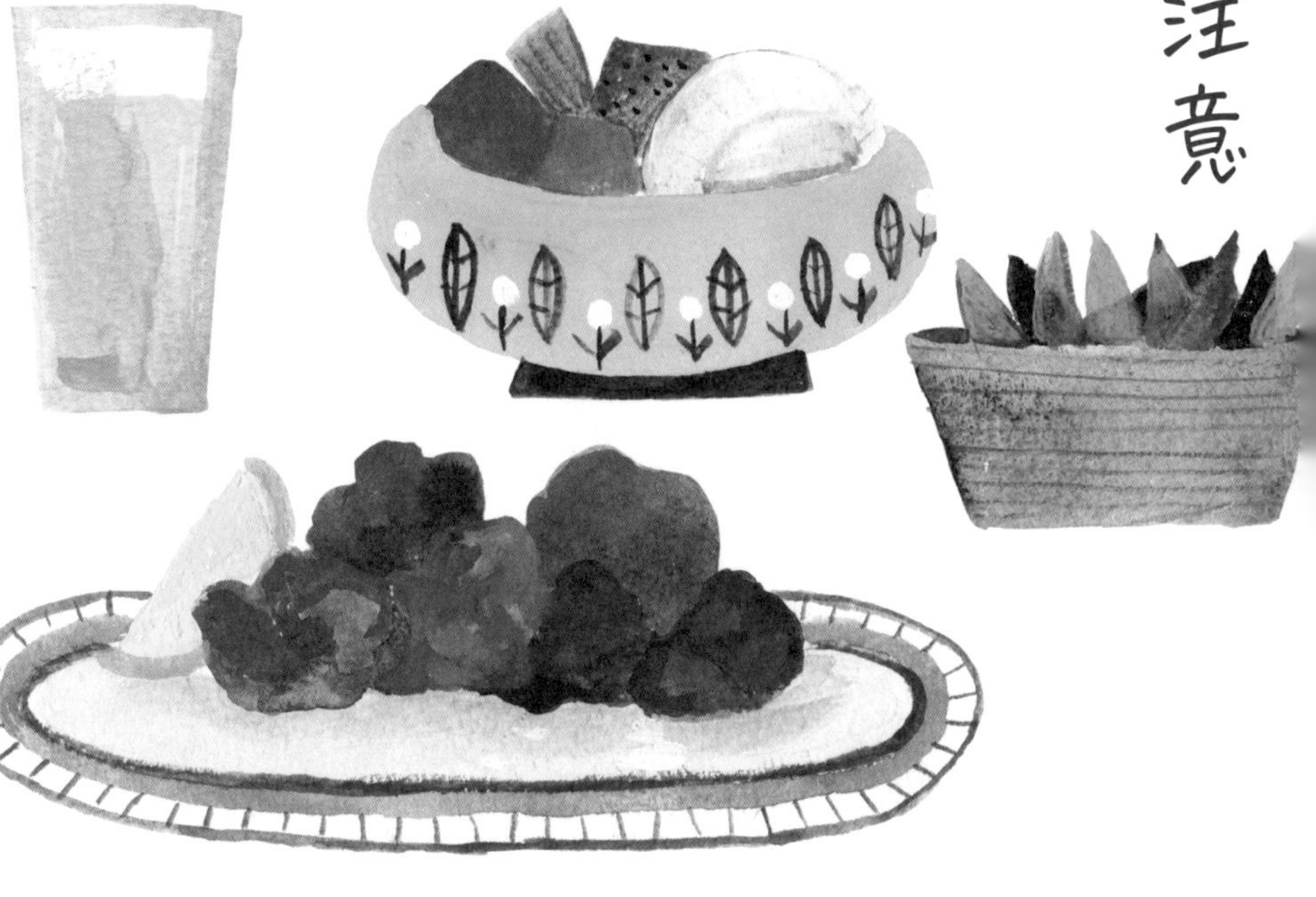

ビールは常温がおすすめ

7月15日

久しぶりに会った友人から相談を受けました。最近、膝に水がたまって痛み、時々水を抜いてもらっているというのです。

食生活を伺って原因がわかりました。

彼女は毎晩、ビールとお刺身、サラダなどのつまみで晩酌をするのが日課になっていたのです。キンキンに冷やしたビールを、わざわざ冷蔵庫で冷やしたコップでいただいているという念の入れようです。

生もの、冷食、アルコールの取り合わせは体を冷やす代表選手です。そういえば彼女は暑がりで冷たいものが好きでした。しかし、大抵の人は年と共に腎の働きが衰えて、冷え性になる傾向があるのです。

彼女には、ビールは冷やしすぎないように、たまにはワインか日本酒にするようにすすめました。とはいっても、大好きなものをやめるという選択はなかなかできないものです。そこで、つまみは温野菜の煮物、魚は煮魚、焼きとりなど、なるべく温かいものをとるように、またちょい足し漢方に黒豆、小豆、ハトムギの常食をすすめました。

半年くらい後に電話をしたら、膝の水を抜く回数が少なくなって、痛みも出なくなったとのこと。

中国では、ビールは常温でいただく人が多いそうです。

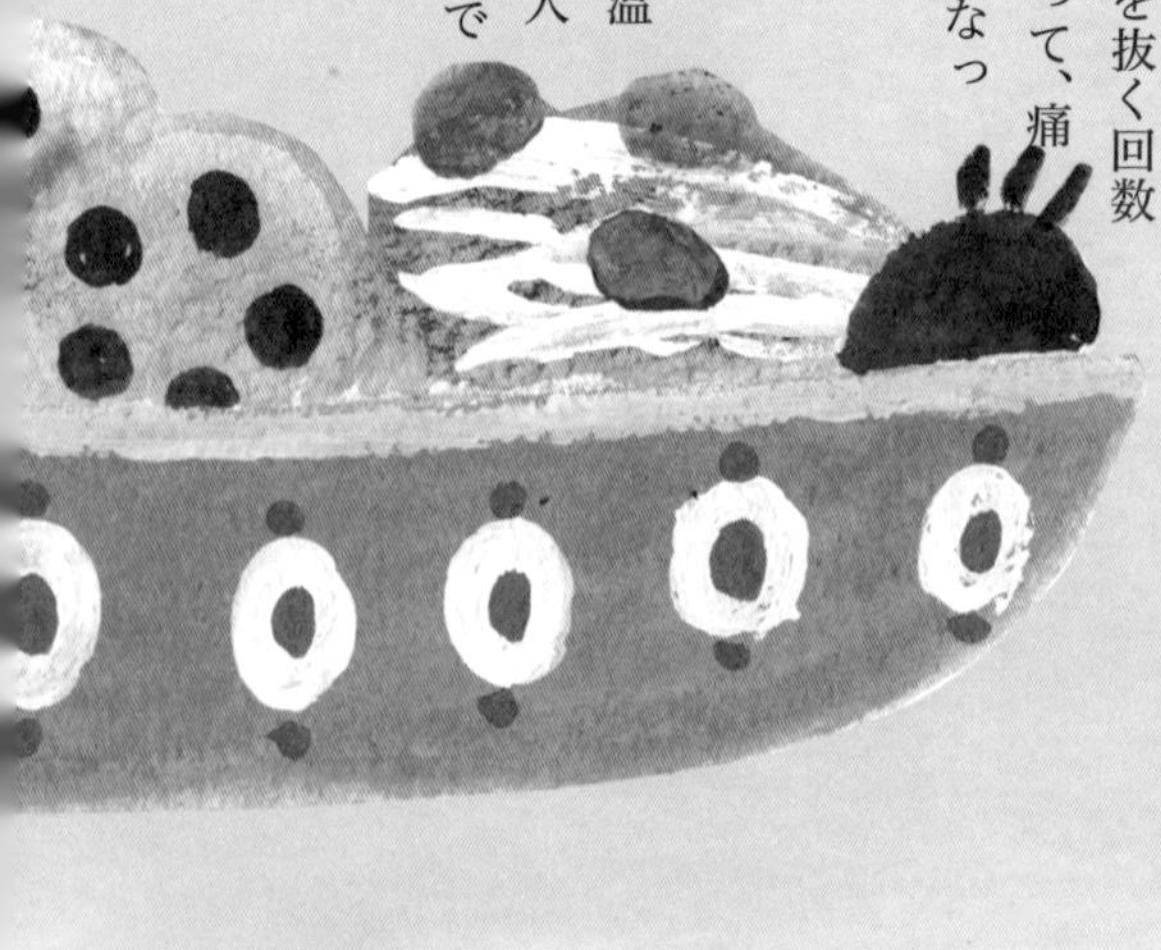

生野菜信仰は危ない

7月16日

近頃はサラダバーのあるファミレスやレストランが増えてきました。それぞれ、季節の野菜やカットしたフルーツ、デザートまで揃っていて、主食の料理以上に、あれやこれやお皿一杯選んでしまうものです。天気や季節によっては高くなる野菜でも、サラダバーならいつでも同じ値段なのでお得感があります。

しかし、最近の傾向で少し心配なことがあります。それは「生野菜信者」が多いことです。特にダイエットに関心のある方や、おしゃれな方に多いと感じています。

厚生労働省の調査では、特に若い女性のダイエットによるタンパク質の不足と、老人のフレイルを招くタンパク質の不足が指摘されています。

夏場はまだしも、秋や冬の季節には生野菜の過食は体を冷やし、主食のタンパク質の不足を招きます。そうした人はいずれ**寒湿**タイプになり、腰痛や膝痛、冷え性、下半身デブ、ポッコリお腹などに悩む可能性があるのです。特に婚活を考えている女性は、今すぐ対策が必要です。

主食のタンパク質をしっかりとり、サラダを選ぶなら、ゆでたモヤシやインゲン、カボチャ、温野菜のオニオンサラダなどを選んでください。

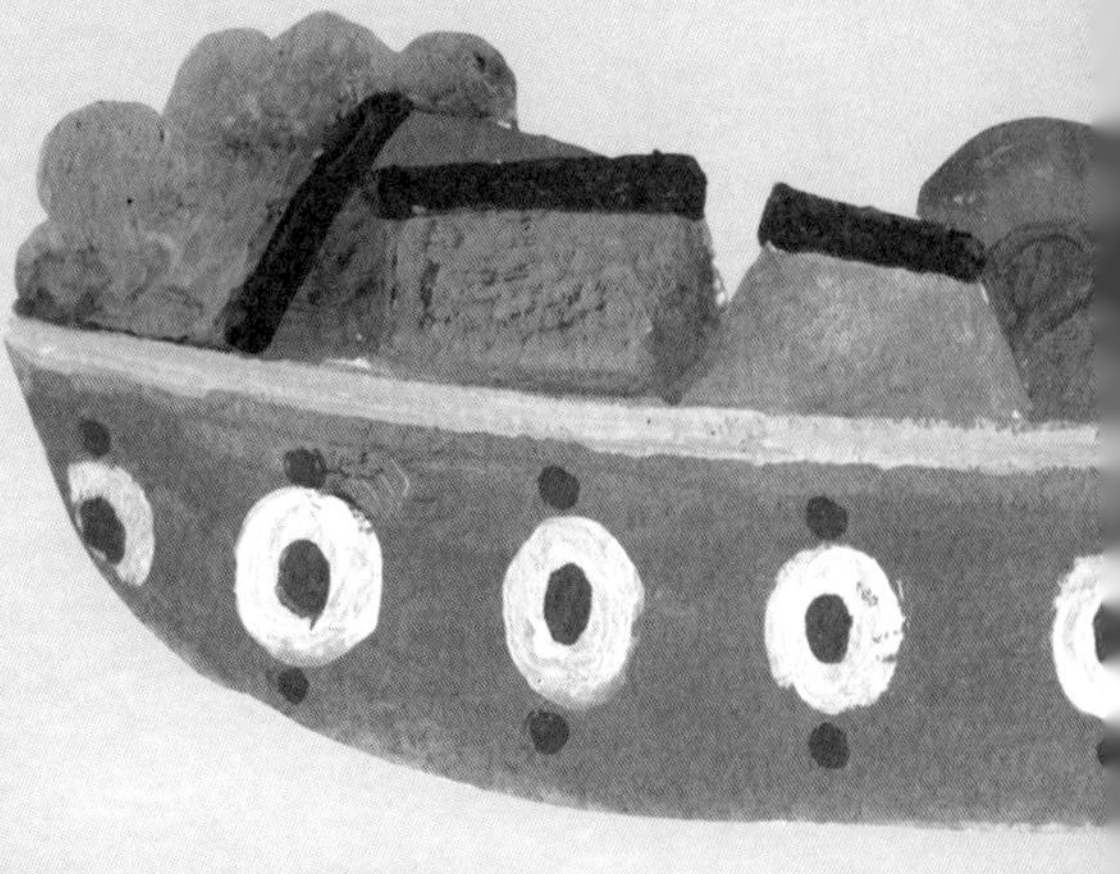

スウィーツやご飯を食べすぎたら

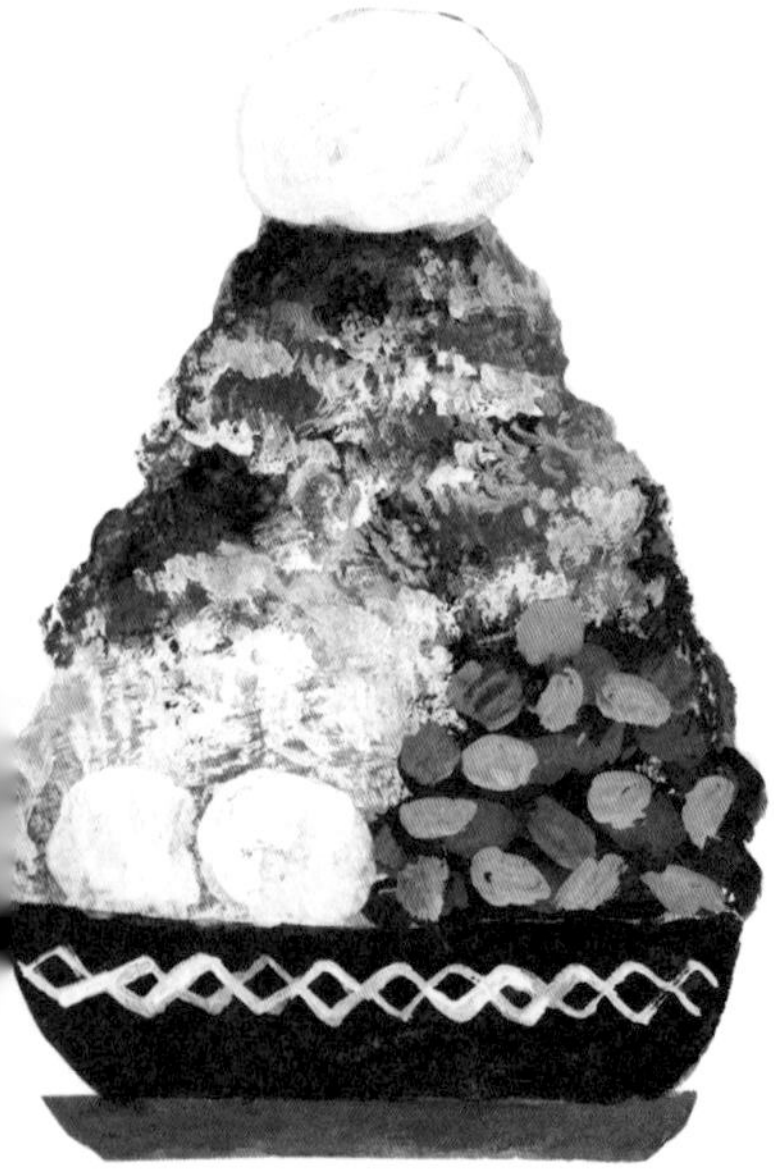

女性の多くはスウィーツが大好きですが、最近はスウィーツ男子などの言葉もよく聞かれますね。

また、ランチセットなどを注文するときにご飯お代わり自由というメモがあると、夕食の分までお代わりをするというご飯好きの方もいます。

それが好きなものだったり、せっかくお金を払ったからという意識があると、ついつい食べすぎてしまうのかもしれません。しかしそうした食生活は考えるまでもなく、カロリーオーバーになります。

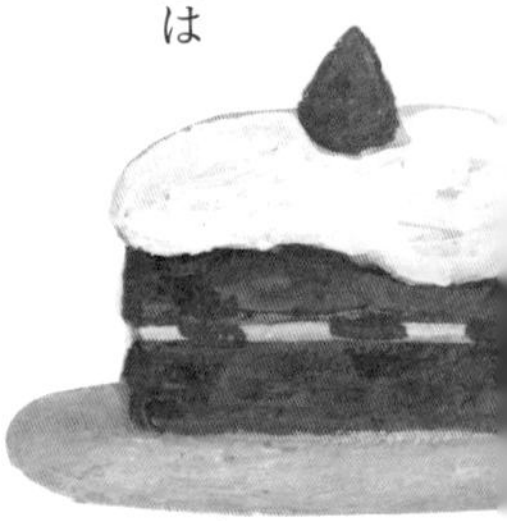

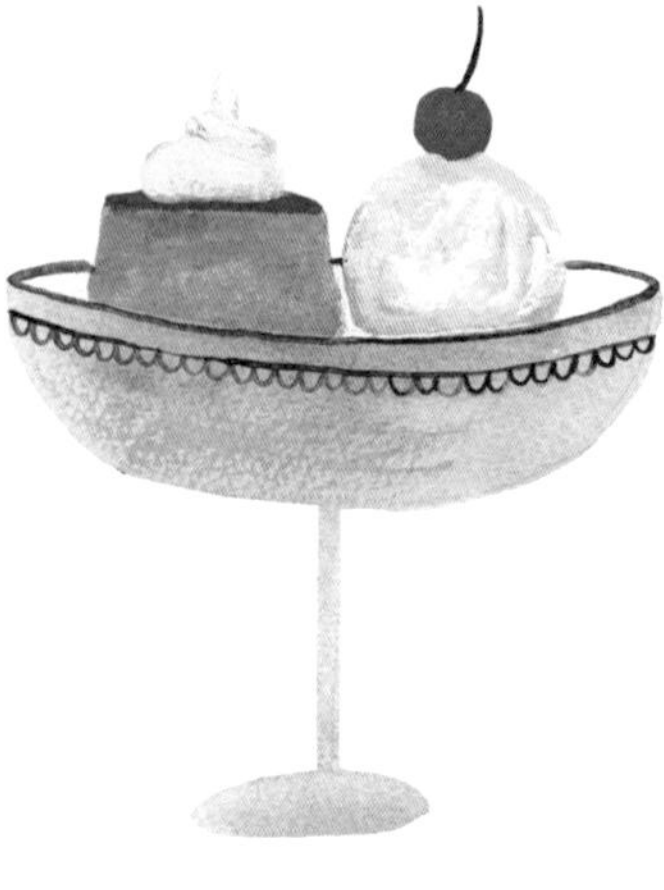

せめてもと考えて夕食を抜いたりすると、必要なタンパク質やビタミン、ミネラルが不足して、栄養のアンバランスが起き、締まりのない脂肪太りになります。

そうした日の夕食は肉類や魚、豆腐、卵などタンパク質をとり、加えて野菜サラダなど栄養のバランスを考えるようにしてください。

水はけを良くする食材

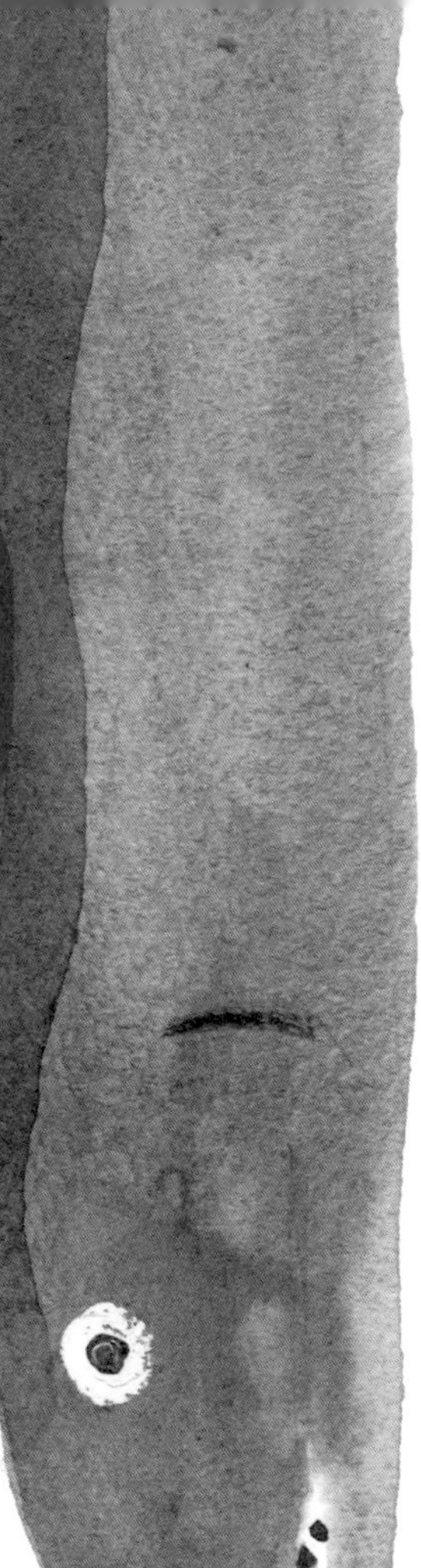

水毒の傾向がある方におすすめの食材には、体を冷やすものとそうでないものがあります。つまり寒湿タイプか湿熱タイプかで選ぶ食材が違います。

・夏にとれるものや南国でとれるもの。トウモロコシ、ナス（寒）、きゅうり（涼）、ニガウリ（寒）、スイカ、キウイフルーツ、冬瓜（涼）、トマト、バナナなど。

・キャベツ、ウド（涼）、タケノコ（寒）、金針菜、セロリ、モヤシ（涼）、大根（涼）など。

・黒豆、小豆、ハトムギ、緑豆（涼）、えんどう豆、そら豆、枝豆などの豆類。

・コイ、フナ、ハモ、アサリ、ハマグリ、ノリ、昆布、ワカメなどの海産物。

冷たいもの、生もの、甘いお菓子、脂っこいものは胃腸の働きを阻害して、水はけを悪くするので避けてください。

（寒）（涼）がついている食材については、身体を冷やすので暑がりの方におすすめです。一方、冷え性の方は温める食材や生薬を組み合わせたり、煮込んだり、温めるなどの調理をしてください。

7月19日

水毒のためのちょい足し漢方

日本人は胃腸が弱く、水毒の方が多いといわれています。

水毒を解消する食材には、漢方薬の材料に使われているものがたくさんあります。例えば、**小豆**、**トウモロコシの毛**、**オオバコ**、**カキドオシ**、**アケビの茎**、**冬瓜の皮**、**緑豆**、**黒豆**、**ハトムギ**、**ウド**、**スイカの皮**などです。このうち冬瓜、緑豆は、特に暑がりの方のむくみや皮膚病に適しています。

ご自分に合いそうな食材、毎日続けられそうな食材をいくつか選んで、ちょい足ししてみてください。

私はどちらかというと寒湿タイプなので、黒豆、小豆などを毎日の食卓に積極的に利用しています。

水毒体質の改善には時間がかかります。年単位での実行が必要です。

普段の生活に漢方の材料に使われている食材を積極的にちょい足ししてみてください。

料理が得意な方は、おすすめするちょい足し漢方の材料を使って、ご自分のレシピを楽しんでください。これらの食材を使って、オリエンタルブレンドティーを楽しんでいる方もいらっしゃいます。

ご自分に合うちょい足し漢方をいくつか組み合わせれば、さらに効果的です。

トウモロコシのひげは漢方薬

冬瓜や緑豆は熱をとる作用が大きいので、冷え性の方が長く続けるにはあまり向きません。

熱症状のない方には、**トウモロコシ**をおすすめします。

トウモロコシは水はけを良くする食材ですが、生薬には「ひげ」を使います。**南蛮毛**《なんばんもう》とも**玉米髭**《ぎょくべいじゅ》ともいいます。

薬効は利水消腫、退黄。むくみやおしっこが出ないとき、黄疸などに使います。

昔から民間ではトウモロコシの毛を乾燥して、お茶として利用してきました。水はけを良くして体にたまった余分な水を排泄してくれる作用があります。

また、胆汁の分泌を促進して消化を助けてくれたり、血圧を下げてくれる作用などもあります。

妊娠中のむくみや妊娠中毒症などにも使われています。

トウモロコシのひげのきれいな部分を料理に利用する方法もありますが、味もないので、長く続ける場合には生薬として買い求め、やかんなどで煎じて毎日いただくほうが早く効果が出ます。長く続けるにはこの方法が適しています。

一日に5g～10gを６００mlの水に入れて半量くらいまで煎じて服用してください。１００円ショップでも売られているお茶パックに入れて煎じれば楽ちんです。

南蛮毛は漢方薬局などでも手に入りますので、ご利用ください。

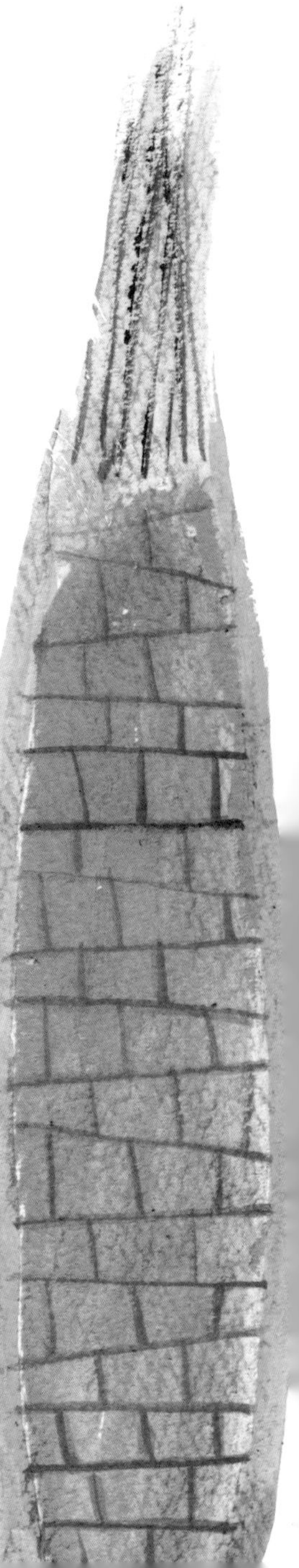

カキドオシを見かけたら

7月21日

カキドオシの名前の由来は、ツルを伸ばして垣根を通りぬけることから。葉の形がお金の様な形で茎に連なっているので、連銭草《れんせんそう》や金銭草とも呼ばれます。漢方では全草を使います。尿路の炎症を鎮めたり、他の薬剤と配合して尿路結石や胆石の治療に使ったり、黄疸の炎症をとります。また日本でも民間で小児の疳を治すのに用い、別名疳取草《かんとりそう》といいます。民間薬として虚弱体質児の強壮薬として古くから知られています。酒につけて薬用酒にしたり、青汁として新鮮な葉から絞った汁を服用する方法も。たむしや水虫には絞り汁を湿布したり塗ったりします。

そのほか糖尿病や腎臓炎にも使われ、1日量15グラムを煎じて3回に分けて服用します。

金銭草を一つまみ（15g）カップに入れて熱いお湯を注ぎ、オリエンタルハーブティーとして飲むと楽ちんです。少し苦味があるのでハチミツなどを加えたり、紫蘇《しそ》を少し足して飲むとさらに美味です。

毎日気長に続けたいので、生薬をおすすめします。
乾燥させた生薬が漢方薬局などで手に入ります。

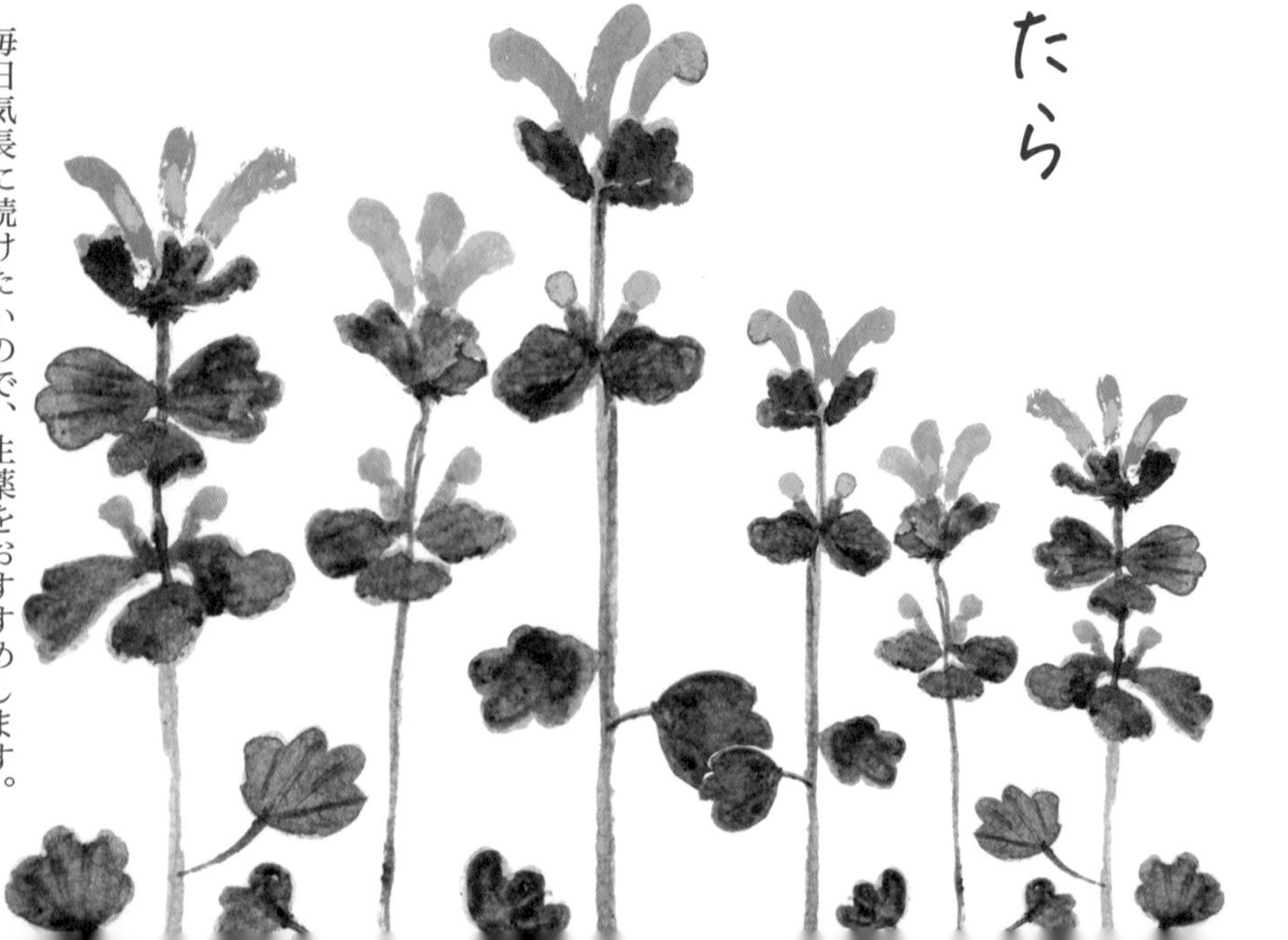

ハトムギがおすすめ

ハトムギは、小さな頃遊んだ数珠玉によく似た種子です。ハトムギの皮を除いたものは薏苡仁《ヨクイニン》という生薬になります。

薬効は清熱利湿、健脾、去湿除痺、清熱消腫。

胃腸の働きを良くして、むくみや炎症、痛み、腫瘍などを治療する漢方薬に配合されています。

主に胃腸、肺に作用して、湿熱を尿で排出し、関節痛の治療や、胃腸を丈夫にする働きがあります。

ハトムギは民間薬としても日常よく使われてきました。

イボを取り除いたり、美肌作用があるとされています。

薬効が緩和なので、大量に長期間とる必要があります。

私は若い頃、色白になるという目的でハトムギをご飯に炊き込んで食べていました。

色白にはなりませんでしたが、気がついたら首のまわりや腕のまわりに出来ていた小さなボチボチが、いつの間に消えていました。

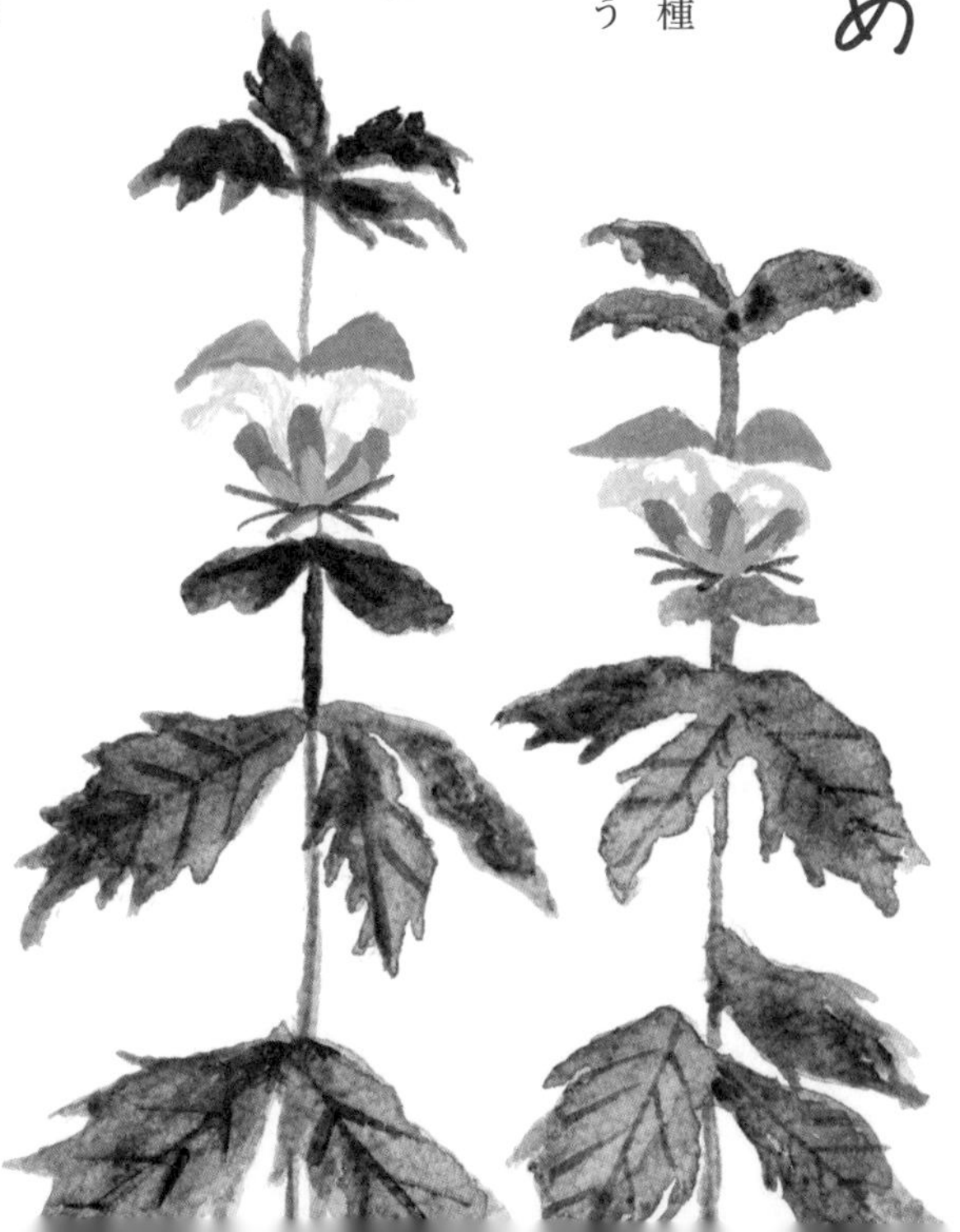

ハトムギのレシピ

ハトムギ粥　ヨクイニン60gを一晩水につけておき、お米50gとヨクイニンを柔らかくなるまで煮てお粥を作る。ヨクイニンをゆでるのが面倒なら粉にしておけばもっと簡単です。

ヨクイニンと緑豆のお粥　ヨクイニン60g、緑豆30gを一晩水につけておき、米50gを一緒に鍋に入れてお粥を作る（好みで砂糖を加える）。夏バテで胃腸の働きが悪くなってむくんだり、体が重だるくなったときにおすすめします。

　ヨクイニンを一晩水につけて翌日柔らかくなるまでゆでて、パックに小分け冷凍して、必要に応じて解凍しサラダやスープに利用するといろいろ利用できます。

ヨクイニンと小豆のお粥　私はヨクイニンも小豆もゆでて小分けにしてパックに入れ冷凍保存してあるので、小豆とヨクイニンのお粥をよく作ります。ごはん一杯にそれぞれ大匙2〜3杯くらい。

　夏に胃腸の働きが落ちて身体が重だるくなったり、お酒を飲みすぎて顔がむくんできたりしたときは、2〜3日で効果が出てきますが、水毒による膝の痛みや慢性の頭痛などには体質改善のために年単位での利用が必要です。

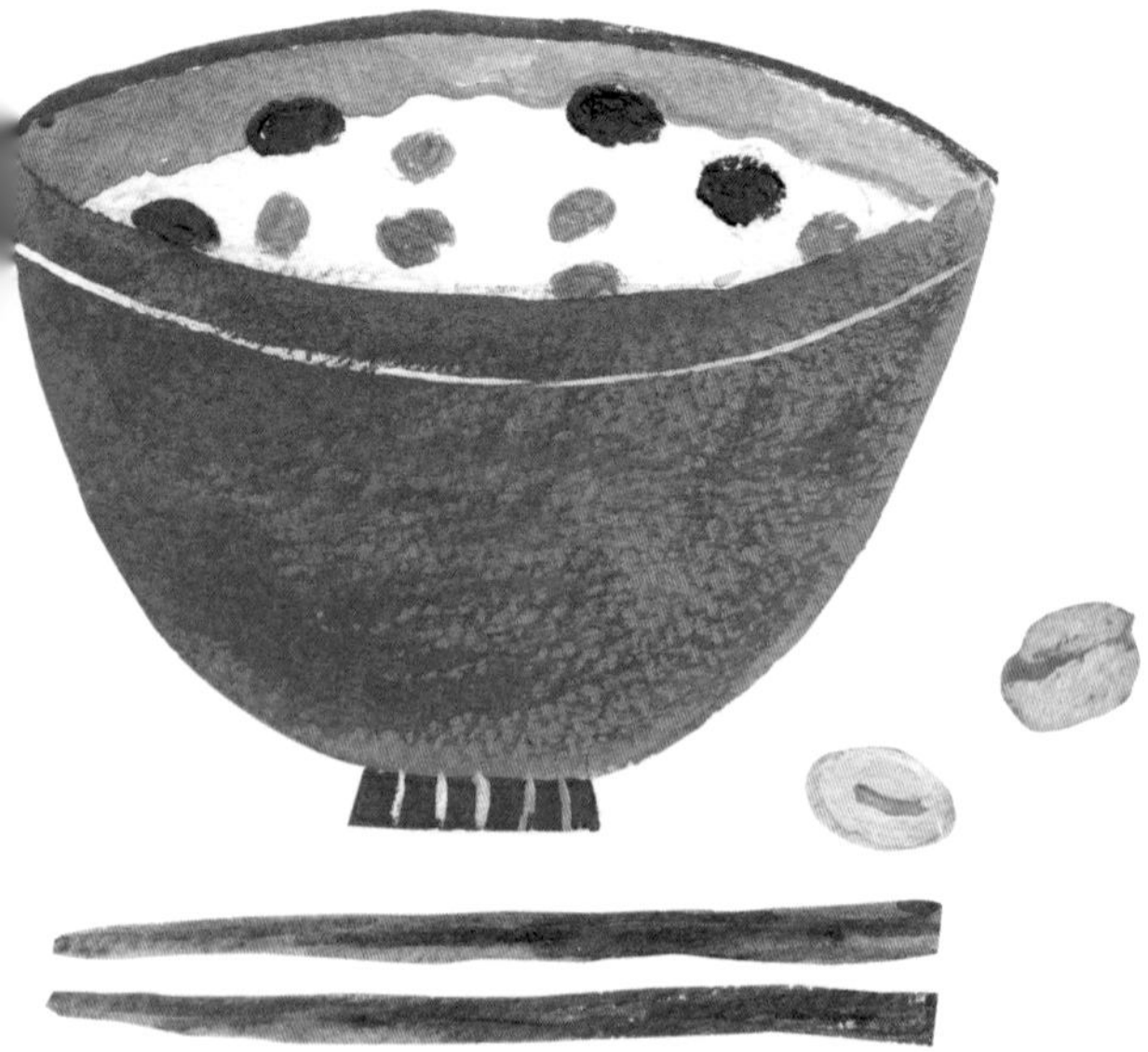

激辛ラーメンの食べすぎに注意

胃腸の働きが良すぎる人もそれはそれで問題があります。汗をビッショリかいて激辛ラーメンを食べている人、いませんか？　私は思わず注意したくなります。その食生活は胃に熱がこもって、やがて**胃熱**という症状になるからです。

喉が渇いていつも冷たい水をがぶがぶ飲む、顔が赤く、暑がりでいかにも元気そう、食欲旺盛で激辛を食べながら汗をビッショリかいている、口内炎がよくできる…などを**胃熱**といいます。胃の機能が亢進している人です。

激辛の傾向はだんだんエスカレートして、激辛自慢の方も増えてきました。

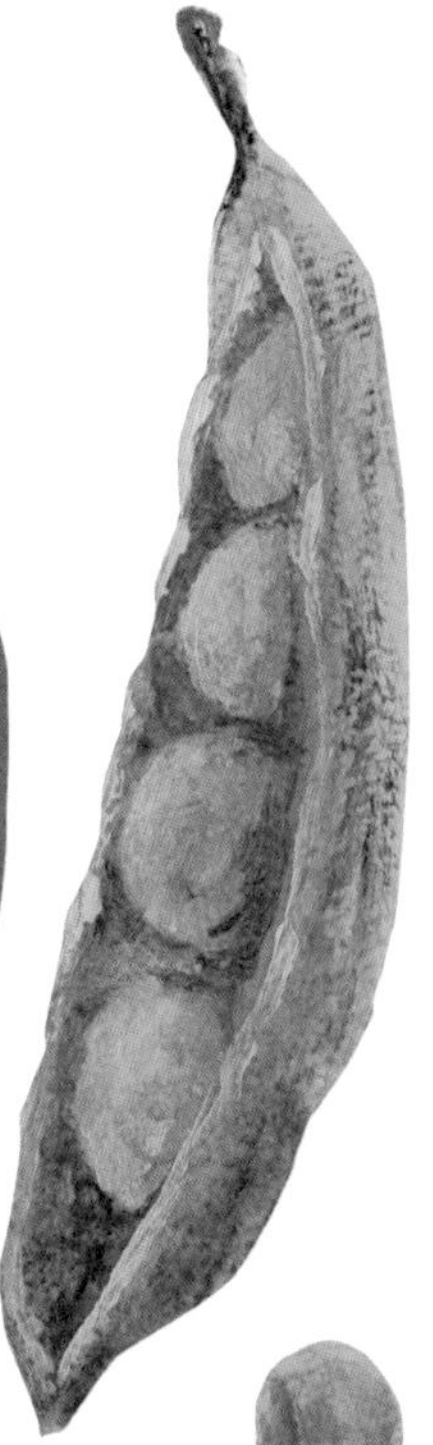

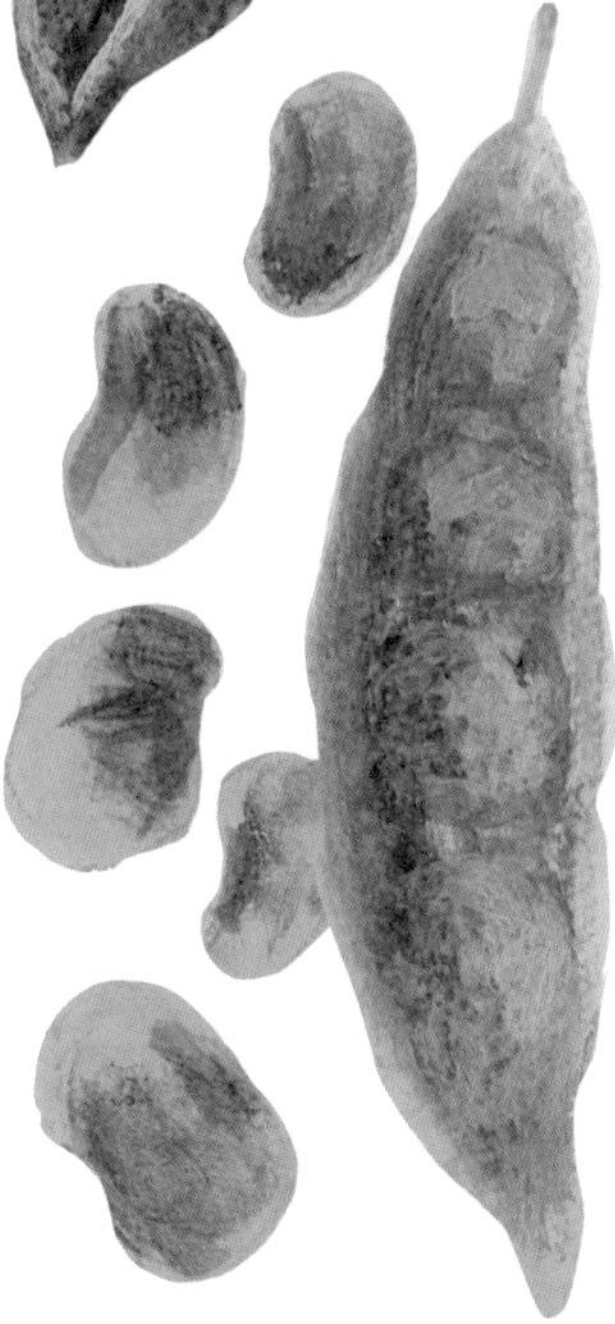

食欲旺盛タイプの方は、食事をバランスよく節制して召し上がっていれば、健康で長生きできる人が多いです。１００歳くらいで元気に仕事をしているような方は、若い人に負けないくらい、食欲がある方が多いですね。

一方、バランスが悪い方は、早く気が付いて節制すればよいのですが、そんな活動的な方が食べすぎ飲みすぎる傾向を続けていると、やがてもう一段階上の**湿熱**という症状に進みます。

焼肉の食べ放題が好きな人も注意

7月25日

激辛ラーメン、焼肉食べ放題などが好きな食欲が良すぎる人は、明るい性格で、友人も多く、お付き合いを断れない性格の方が多いように感じます。

あなたはお酒をよく飲みますか？

脂っこいものが好きですか？

冷たいものが好きですか？

気を付けてください。あなたはいずれ、次のような症状が出てきやすいです。

吹き出物、化膿した湿疹、赤ら顔、目やに、痰、耳だれ、口の中が粘る、苦しく感じる、胸やけ、吐き気、大便がネットリして臭う、大便が便器につく…。女性ではおりもの、陰部に強いかゆみがあり、尿が濃い、臭いのある帯下、陰部のびらんなどが起こります。

これは**湿熱**といいます。身体に余分な水と熱がたまっている状態です。

過度な飲酒、脂っこい食事、冷食は脾の運化を悪くし、この湿熱の状態を招きます。

水分がドロドロになり、血の動きを邪魔するので局部にいろいろな疾患が起こります。

湿は下半身にたまりやすいので、おりものが出たり、皮膚病の場合は足にジュクジュクした水泡ができやすくなります。

また、大便がネットリして臭くなりがちです。

一見、赤ら顔で暑がりなので、元気な人と勘違いされますが、身体が重だるく動きが悪い人が多いです。

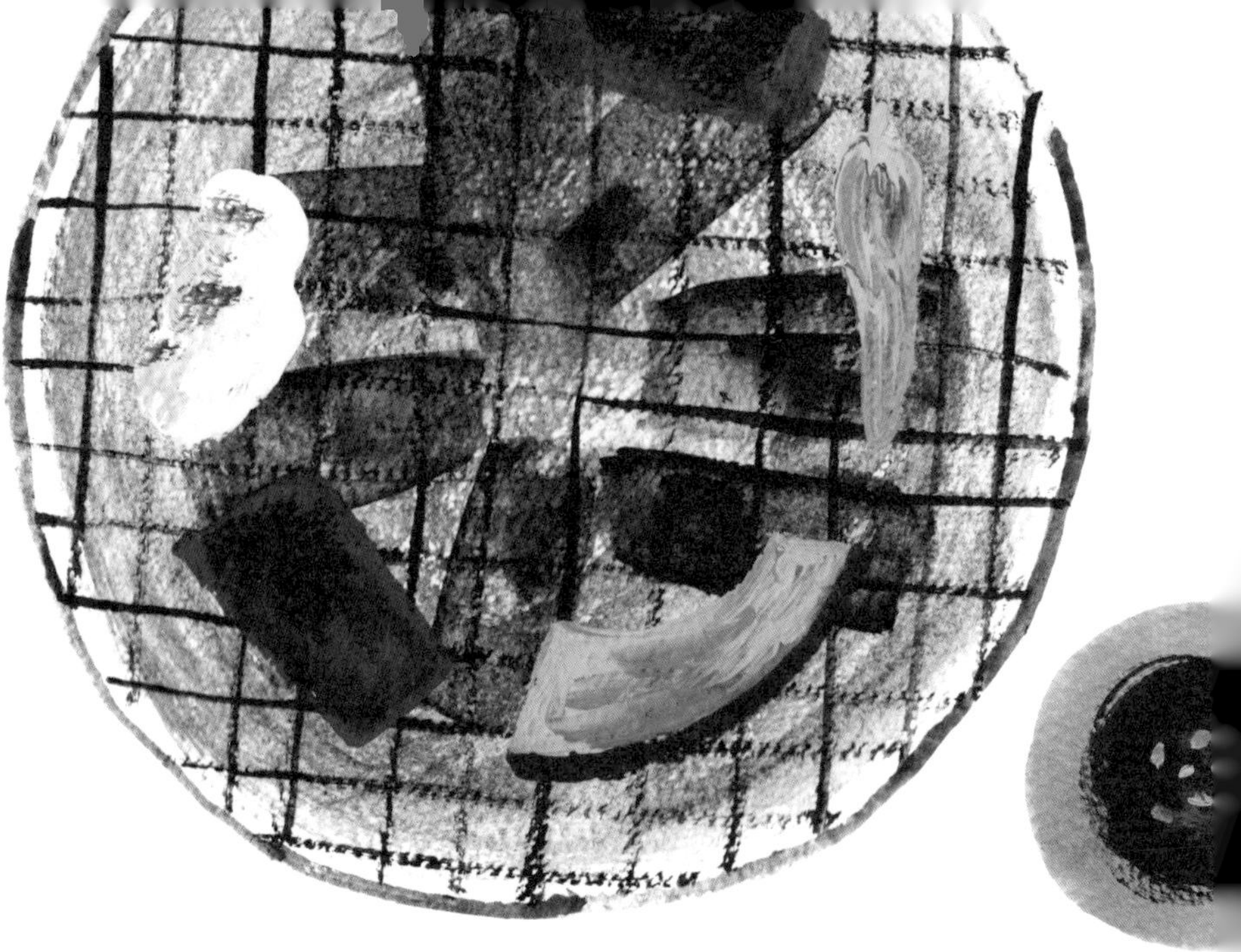

7月26日

湿熱は不妊の原因

薬局のご相談で多いのは妊娠のご相談、いわゆる妊活です。

最近は晩婚化が進み、男女とも40歳近くになってからの不妊のご相談を受けることが多くなりました。不妊治療のための予算を組むなど、政府も本腰を入れて妊活に取り組むようになってきています。

不妊の原因は血虚や腎虚などいろいろな原因がありますが、一つの原因が**湿熱**です。

湿は下半身にたまりやすいので、男性は、睾丸に熱をもって精子が作れなくなり、女性ではおりものが多くなり受精の妨げになります。

湿熱タイプの方は一見元気そうに見えますが、妊活に悩む方は多いのです。

特に男女ともに40歳くらいになると、湿熱の傾向が進むので、これが不妊の原因の一つになります。

7月27日

湿熱は生活習慣病の原因にも

湿熱は血をドロドロにして、動脈硬化の原因になり、それに付随して脳梗塞や心筋梗塞、高血圧などいわゆる生活習慣病の原因にもなりやすいです。

食生活の改善は急務です。唐辛子など香辛料の使いすぎ、ファストフードなどの脂っこい食事、野菜不足、糖分のとりすぎなどで最近は湿熱タイプの体質が増えているのが気になります。

湿熱タイプの方は脂っこいものや、甘いもの、香辛料などを避けて、野菜を多くとること、水はけを良くする食材を選んでください。

肉や魚はタンパク源として必要になりますが、脂分の少ない赤身の部分やひれ肉を選んでください。

胃腸の調子が悪くなり、舌の中央に黄色い苔が付いたり、便が臭くなったり、便器にべったりついたりしたら、一時的に湿熱の症状が出ているのかもしれません。

そんなときは、ヨクイニンのお粥や、緑豆や冬瓜のスープをしばらく続けると回復します。

もし慢性的に湿熱の体質になると、なかなか治りません。

湿邪は一度とりつくとなかなかどいてくれないという性質があるので、早めに改善することがとても重要なのです。

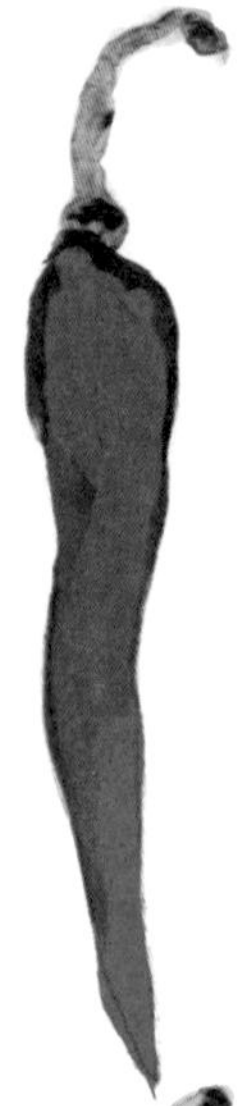

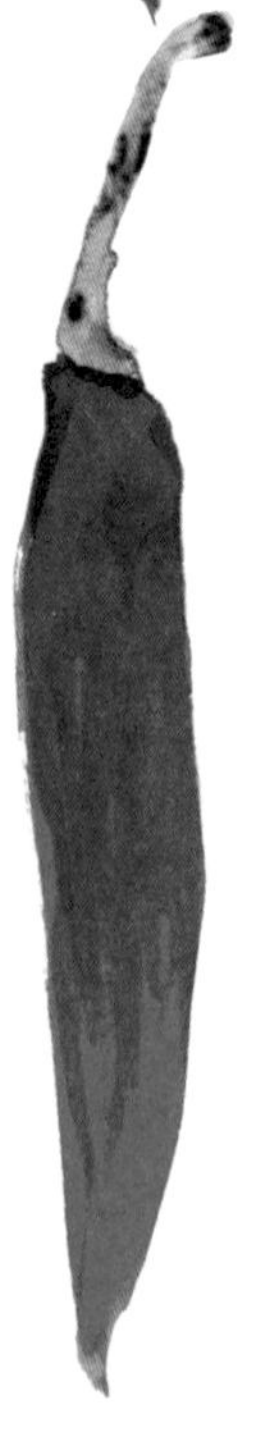

7月28日

「臭い」と言われないように

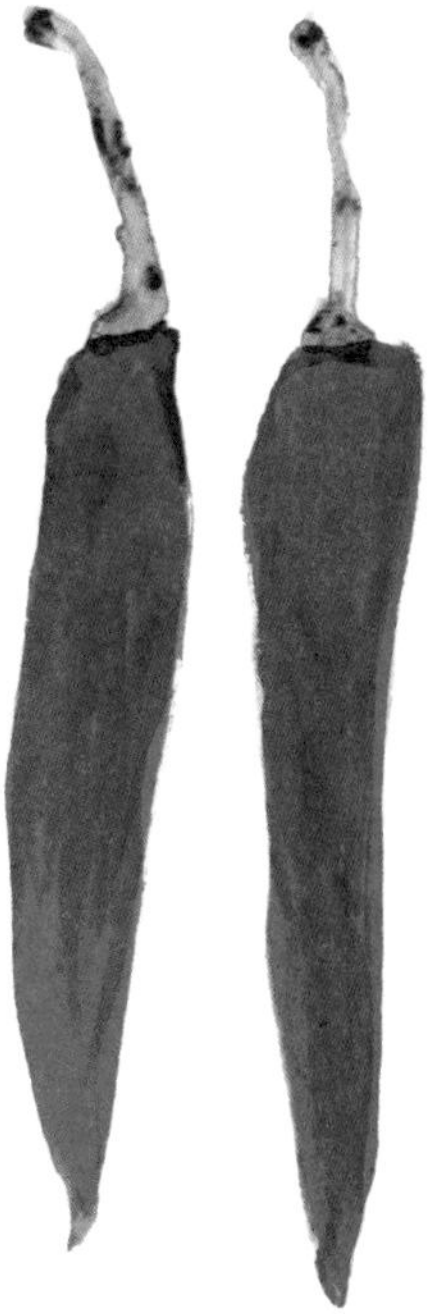

体臭のご相談はよく受けます。

50代の男性Aさんは、娘さんや職場の仲間から嫌われていると悩んでいました。体臭がするのではないかというご相談です。自分がそばに行くと今までいた人たちが一斉に離れていってしまうような気がするというのです。

特に娘さんから敬遠されているのがつらいということです。舌を拝見しましたが、奥さんや娘さんから口臭がするといわれて毎日苔をとっているとのことでした。湿熱の方は舌にビッシリ黄色い苔がついています。また湿熱の方は頭に脂が多くはげやすくなります。

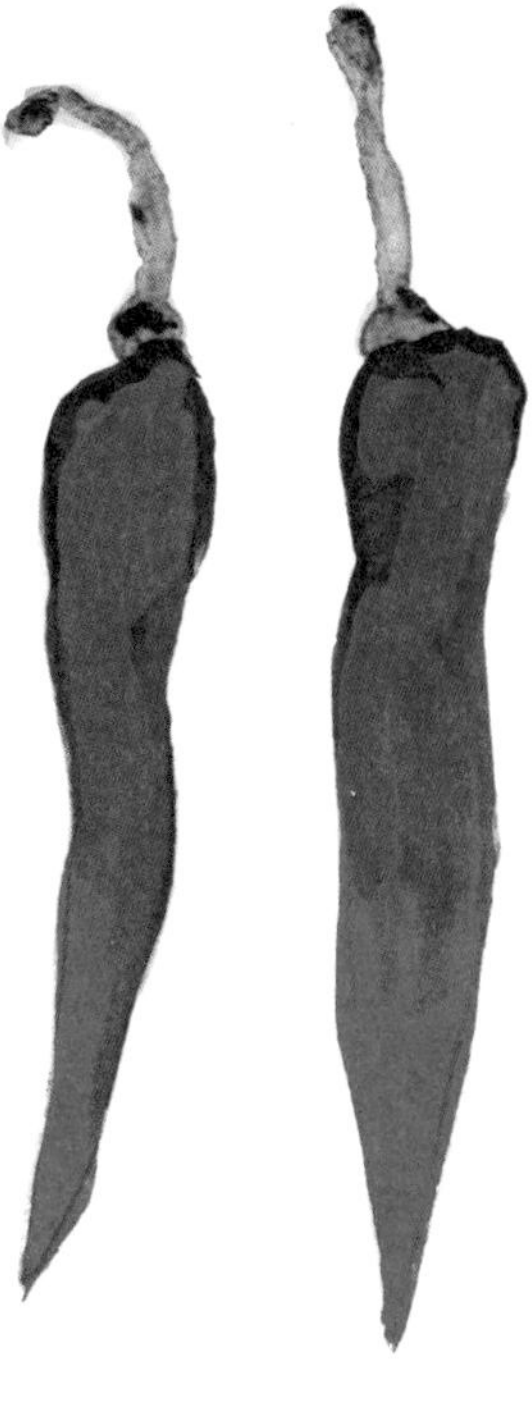

汗かき、小太り、舌に黄色い苔が付く、口臭や体臭が強い、便が臭くて便器につく、頭がはげやすいなどは湿熱の特徴です。

湿熱をとる漢方薬と、生活習慣病の説明をさせていただき、奥様にも来店していただいて、食事のご指導をさせていただきました。

その後あまり体臭が気にならなくなって、娘さんとの間も良くなったということです。

湿熱は一度とりついたらなかなか治らないので、その傾向がある方は今日から食生活を見直すことをおすすめします。

湿熱タイプの人におすすめの食材

南国でとれるもの、夏場に旬になる食べ物は体を冷やしてくれます。

ニガウリ、キュウリ、冬瓜、ナス、レンコン、トマト、セロリ、スイカ、バナナ、キウイフルーツなどです。

また、水毒の方におすすめした食べ物（7月18日参照）のうち、（涼）とか（寒）と書いてあったもの、例えば冬瓜、ナス、レンコンなどは、水はけと同時に特に身体を冷やす働きが強いのでおすすめの食材になります。

その他の食材として、タケノコ、ウド、大根、もやし、ソバ、カニ、昆布、豆腐なども、体の熱を冷ます働きがあります。

夏場は、冷やすタイプの食材をうまく利用して暑さ対策に役立ててください。

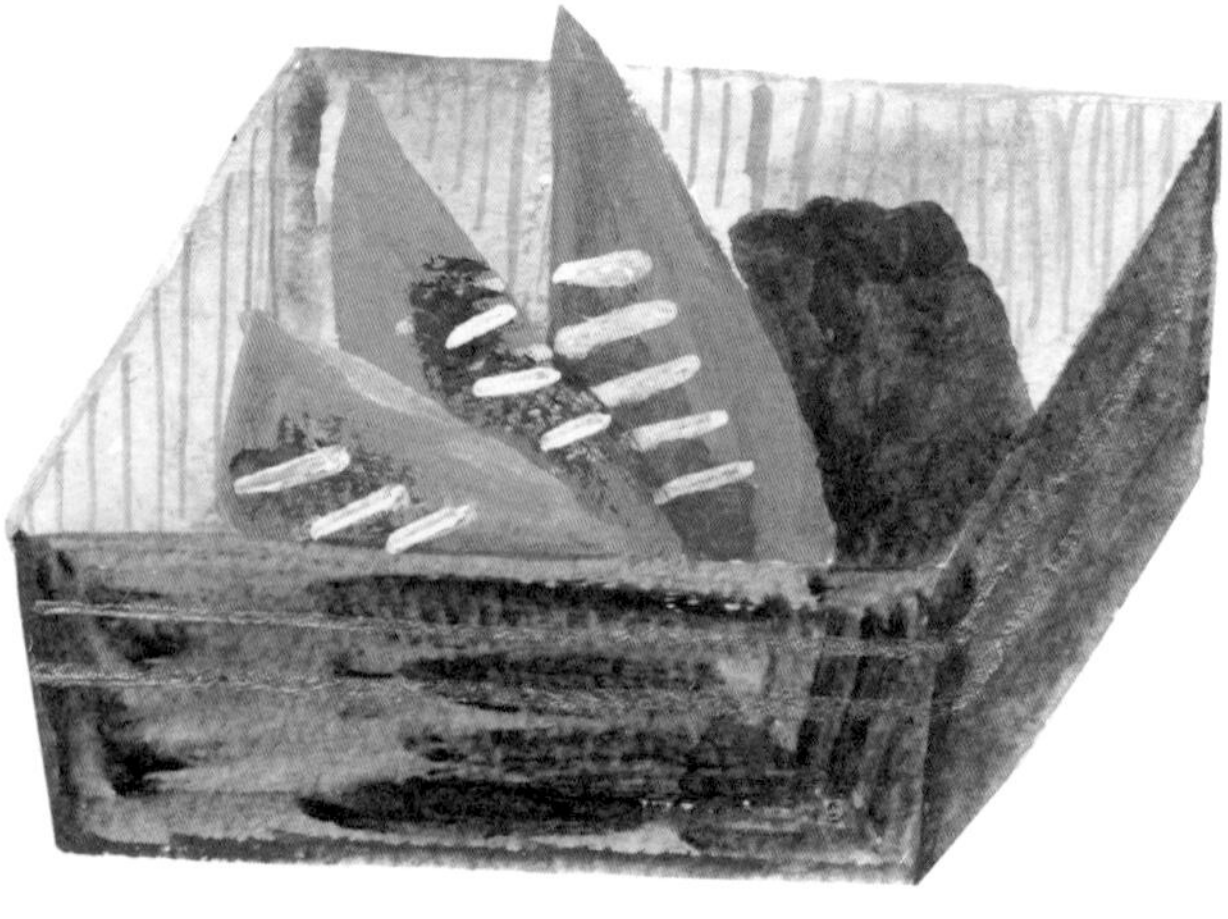

アトピー性皮膚炎で顔や首、関節が真っ赤になっている方、アルコールの飲みすぎで体臭がある方、美食好きで明らかに湿熱の症状がある方に、ちょい足し漢方として緑豆、冬瓜、オオバコ、レンコン、ウド、昆布などがあります。

自分でできる範囲でよいので、今日から実行してください。体質改善は時間がかかります。

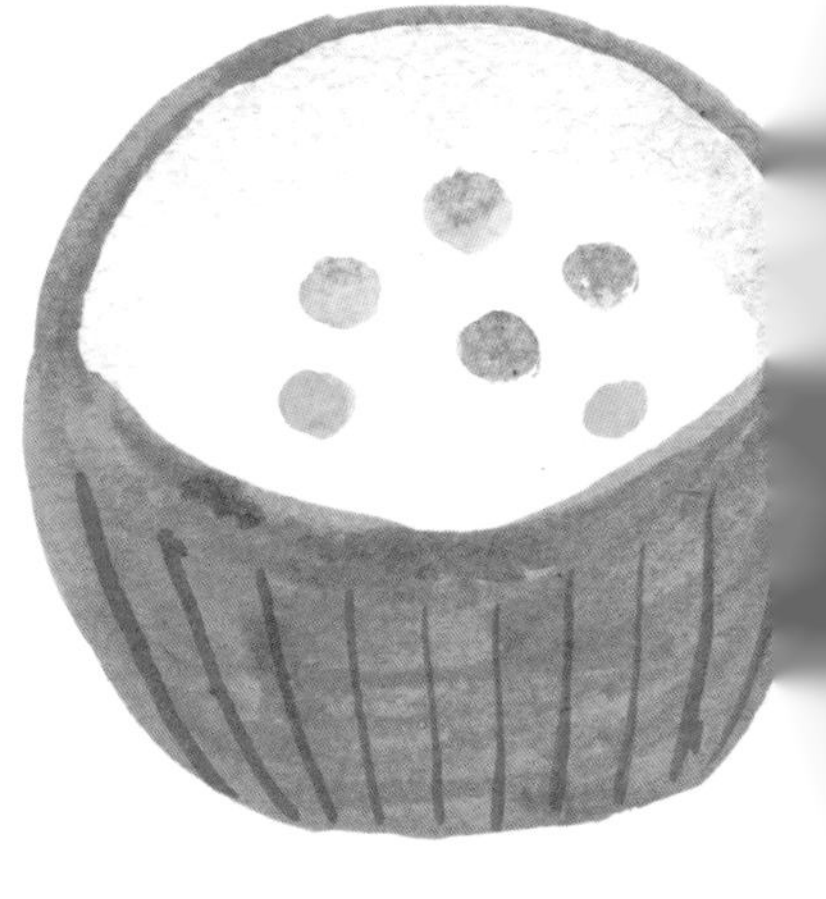

緑豆の効能

緑豆は**リョクズ**という生薬名で漢方薬に使われます。小豆より小さな緑色の豆で、緑豆もやしや緑豆春雨などがよく知られています。

清熱解毒や清熱去暑などの分類に入ります。薬効は消暑止瀉、清熱解毒。

暑い夏に喉の渇きをとめたり、アトピーなどで赤くなった、化膿性の皮膚病の治療に効果があります。

薬膳では、解熱・解毒・利尿の働きに優れた食材として知られています。体の熱やほてりを取ったり、利尿作用でとりすぎた水分を上手に出してくれます。

緑豆をゆでて、塩を軽く振って枝豆のようにすれば手軽です。

アトピーで肌が真っ赤になっている方や、赤い吹き出物が出ている暑がりの若い方におすすめなのは、毎日の緑豆ごはんです。

分量の割合はお好みで緑豆1に米3くらい。アバウトに混ぜて、普通に炊くだけです。

また緑豆とヨクイニンのお粥も手軽で効果的です。緑豆もやしや緑豆春雨も体を冷やしてくれますので、利用するとよいでしょう。

7月31日

夏にとれるのに冬瓜《トウガン》？

ウリ科の**冬瓜**《トウガン》は、一年中使える便利な食べ物でおすすめのちょい足し漢方です。

身体の中の余分な水を排出して、体を冷やす効果があります。この利尿作用や低カロリー、ミネラルの補給などの効果からダイエットや生活習慣病予防、夏バテなどによく使われます。漢方で使われているのは冬瓜の皮で、冬瓜皮《トウガンヒ》といいます。

薬効は清熱利水、消腫。体内にたまったむくみや尿量減少に他の利尿作用のある薬と配合して、一般には補助薬として使われます。

冬瓜の皮は丈夫で水分を失いにくいので、収穫してから常温で2、3か月は保存できる非常に珍しい野菜です。そのため、古くは夏にとれた栄養分満点の野菜を冬に食べられる、つまり〝冬までもつ瓜〟で、冬瓜と名付けられたそうです。

果肉の味が淡白なためスープ、煮物、漬け物として利用されることが多いです。味付けによって美味しさが変わるので料理人の腕次第というところです。

冬瓜粥

皮付きの冬瓜（100g）、米（50g）

冬瓜の皮をむいて2センチ角に切り、冬瓜、冬瓜の皮、米に水を加えて粥を作る。

（冬瓜の皮は一緒に煮ると効果が高くなるので、加えて煮て後で取り除きます）

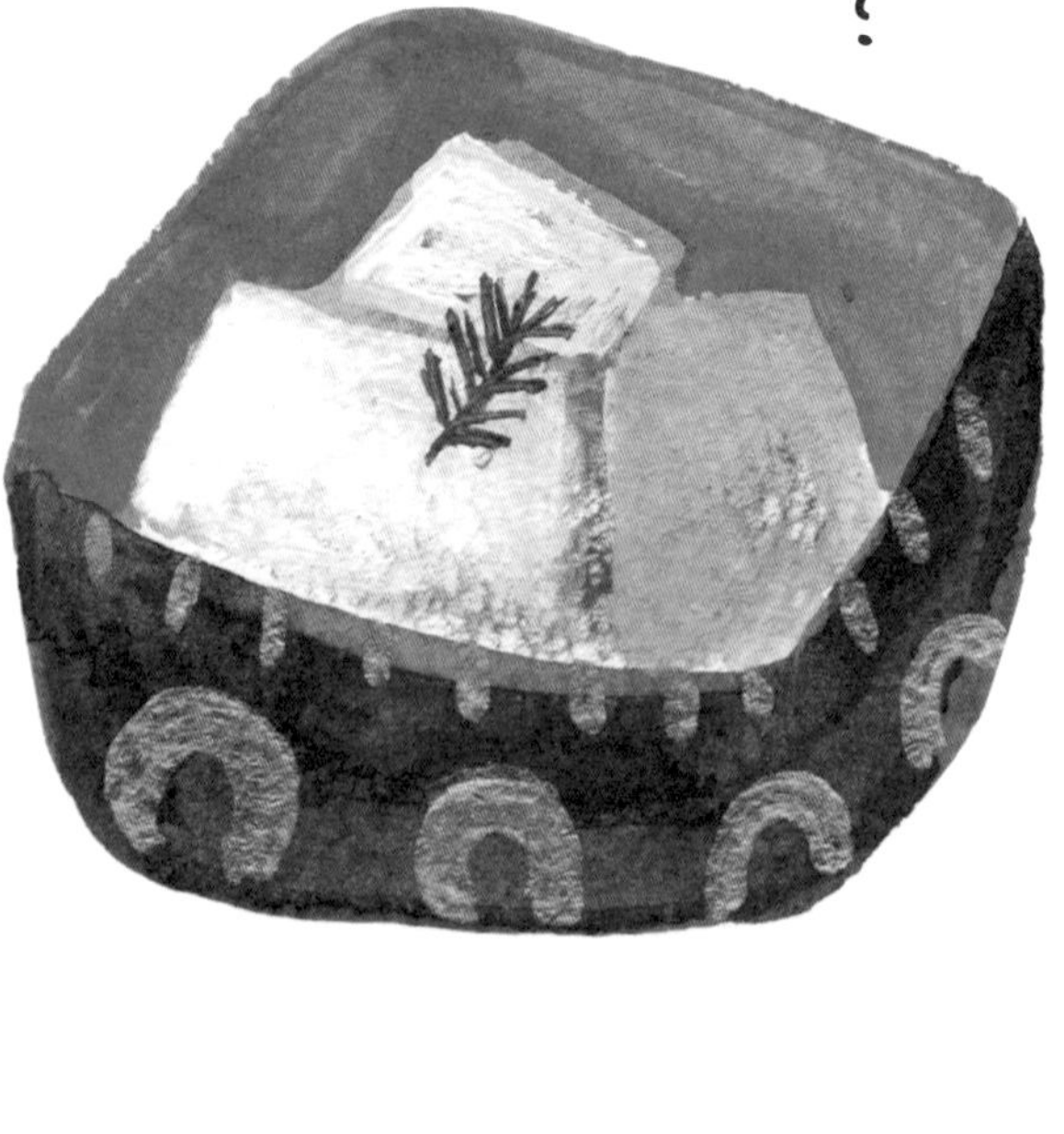

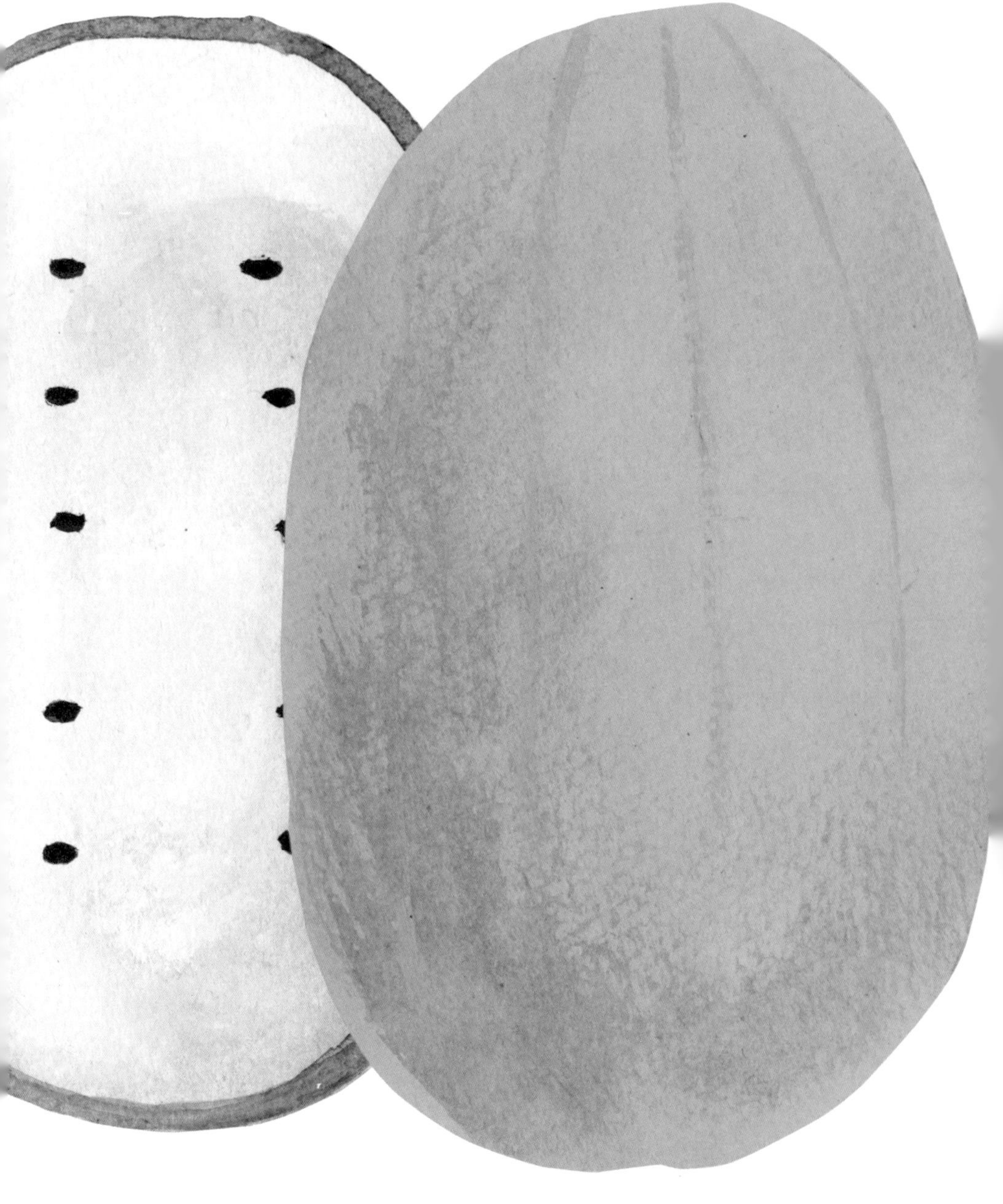

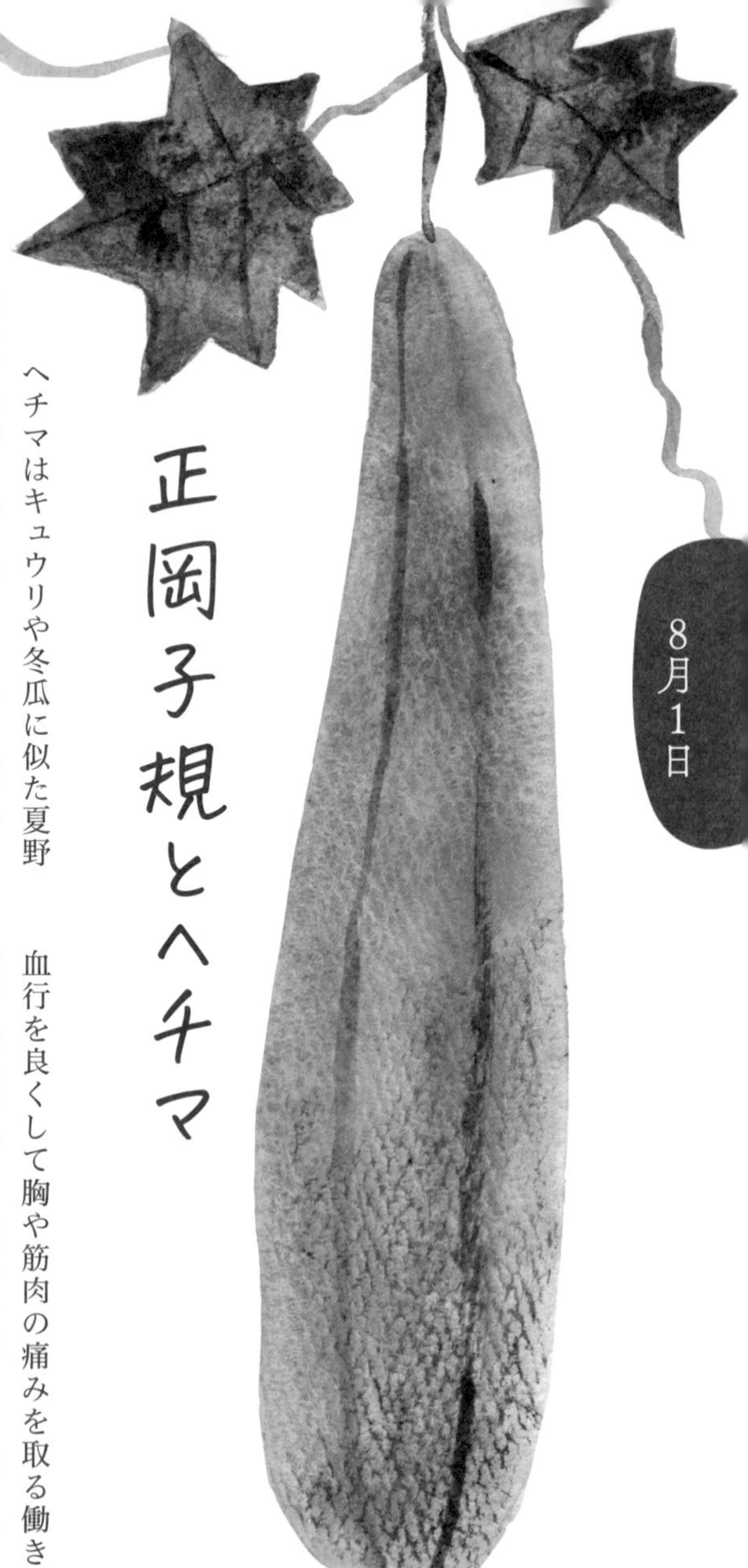

8月1日

正岡子規とヘチマ

ヘチマはキュウリや冬瓜に似た夏野菜で、湿熱タイプの方におすすめです。沖縄ではナーベラといってニガウリのように煮たり焼いたりしていただくそうです。

完熟した実からヘチマ水がたくさんとれます。化粧品や咳止めなどに使われてきました。

また黄色くなった果実から繊維部分を残して作ったタワシは、昔からお風呂で体を洗うスポンジとして使われていました。

ヘチマの繊維部分は絲瓜絡《しからく》という生薬になります。血行を良くして胸や筋肉の痛みを取る働きがあり、効力が穏やかなので、補助薬として使われるようです。外用薬として分類されている文献もあります。

明治時代の俳人・歌人である正岡子規も、痰を切る目的でヘチマ水を飲んでいたそうです。

子規は結核を患い、34歳の若さで亡くなりました。ヘチマを愛し、多くの歌や画を残したため、彼の命日は「糸瓜忌《へちまき》」と呼ばれています。辞世の句もヘチマを詠んだものでした。

土用の丑はウナギなど

8月2日

土用は立春、立夏、立秋、立冬の前の18日間をいいます。特に夏の土用はウナギを食べる日として知られています。

土用は「う」のつく身体に良いものを食べると健康でいられるという「食い養生」の風習があります。土用の丑の日は季節の変わり目にあるので、体調を崩しやすく、したがって身体に良いものを食べることには意義があると思います。

ウナギは昔から精力剤にもよく使われています。必須アミノ酸を含み、ビタミンAやビタミンBが多く含まれ、疲労回復、食欲増進の効果が期待されています。

またウナギ以外に「う」のつくものとしては、うどん、ウリ、梅干し、馬、牛の肉などが上げられます。

ウリは夏の季節の水毒を解消してくれますし、梅干しは食欲増進に、馬肉はウナギと同様に必須アミノ酸たっぷりのタンパク質として栄養がとれます。

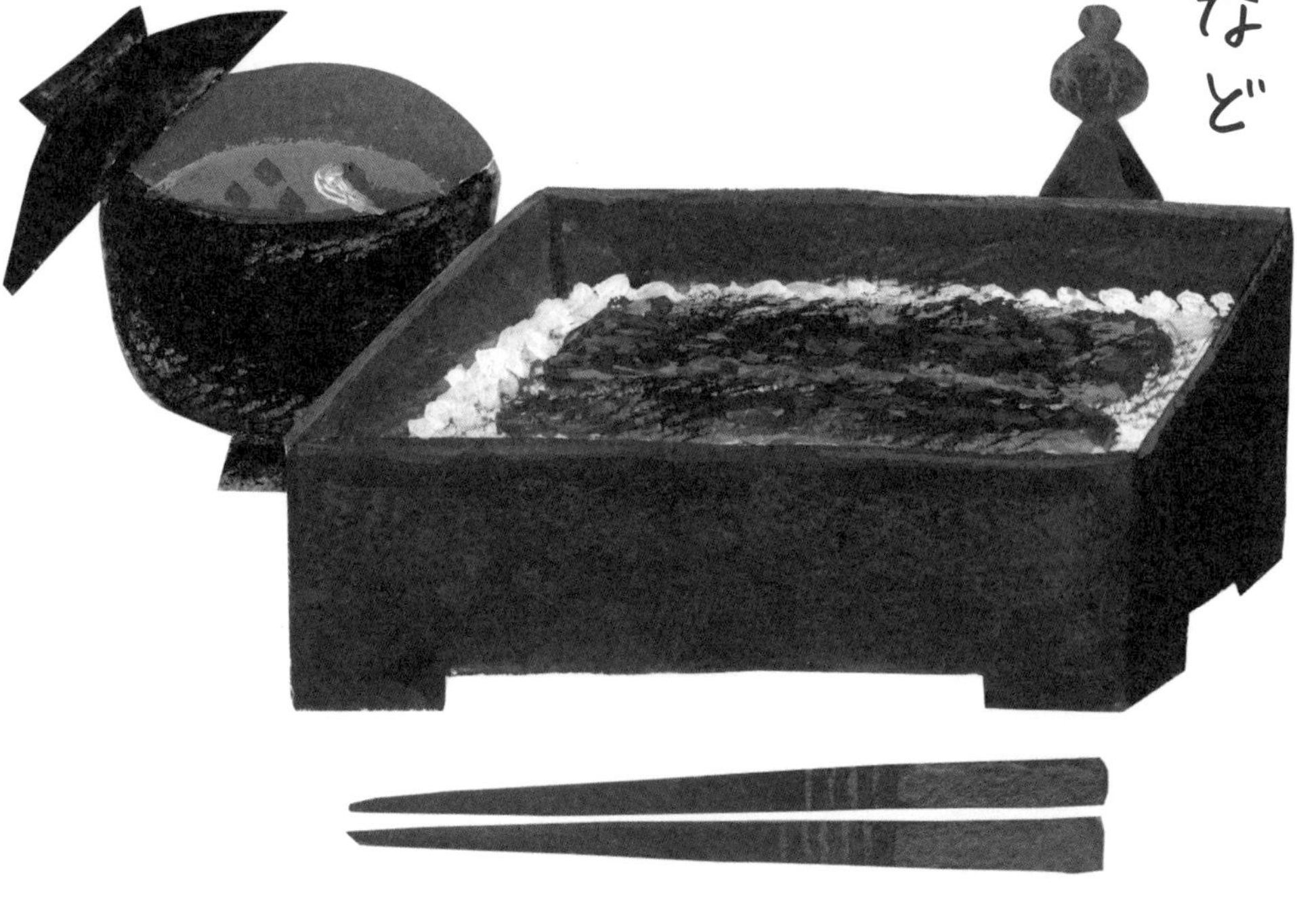

ドクダミの効能

8月3日

ドクダミは中医薬の名前では魚腥草《ぎょせいそう》、日本では十《じゅう》薬《やく》と呼ばれています。十種の薬の効能があるところからつけられたということです。

魚腥草の名前の由来は、中国語では「腥」が生臭いという意味であることからだそうです。確かにドクダミが群生していると、匂いに辟易しますよね。

薬効としては、肺に熱を持ったときの痰や、尿路感染、排尿痛、熱性の皮膚病などに使います。

お茶や化粧水にして使っている方もいらっしゃいますね。生のドクダミを砕いて汁にしておできや痔などに外用する方法もあります。天ぷらにしたり、独特な匂いを消すために、酢味噌や胡麻で和えたりするレシピもありました。一般的にはドクダミ茶として市販されています。

十薬として薬局などで扱っているものがあります。一日に20~30gを600mlの水で煎じて服用してください。湿熱タイプの方は毎日のお茶代わりに利用するとよいです。

ドクダミは微寒といってどちらかというと身体を冷やすので、ニキビが出来るような若い人には向いていますが、貧血や冷え性の方などの吹き出物には適していません。

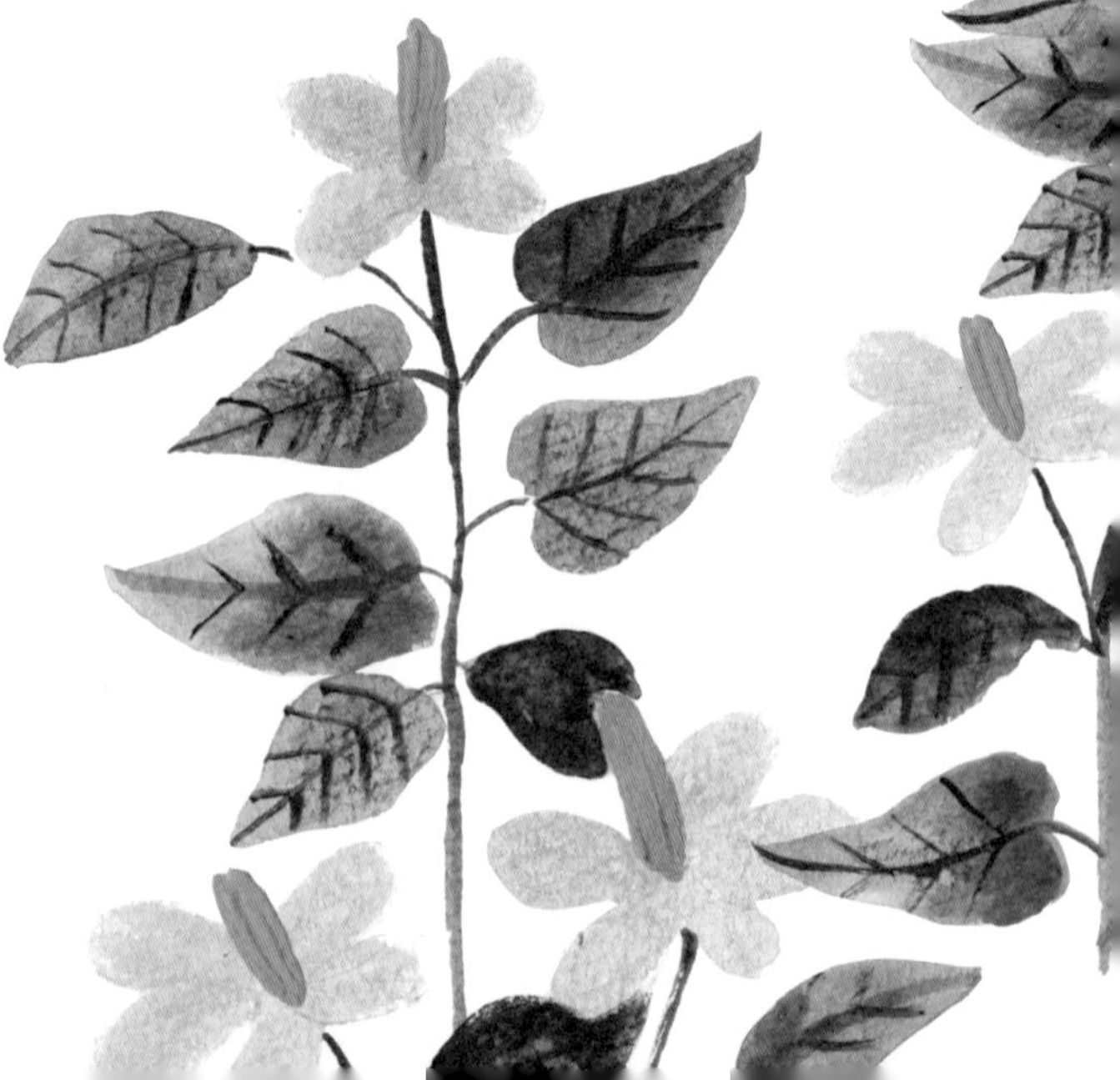

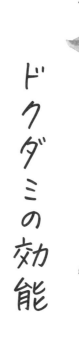

オオバコの種でむくみを解消

オオバコは車前草ともよばれ、道端でよく見かける草です。オオバコの種子を車前子《しゃぜんし》といい、漢方薬には主に車前子を使います。

薬効は、熱のある排尿困難や排尿痛、夏の下痢や尿量減少に使います。目の充血や痛みを取ったり、肺の熱を冷まして咳を鎮めたり痰を取ったりする効果もあります。

オオバコの若葉を摘んで、塩ゆでして灰汁を抜き、おひたしにしたり、バターで炒めたり、利用法はいろいろです。成長した葉は乾燥して、お茶にしてダイエットやむくみなどに使われています。

オオバコの名前の由来は、葉が広くて大きいところから、また車前草の由来は人や車の通る道端の後に好んで生えることからだそうです。

道ばたや空き地には常にオオバコを見かけます。踏みつけられても生き残る強い草なのです。

長くとり続けるなら、オオバコの種の生薬である車前子を利用するのがよいでしょう。ヤカンなどで煮だして毎日お茶代わりにいただくと効果的です。

一日に車前子5〜10gを300mlの水で半量まで煎じて服用します。

目の疲れ、便秘、むくみなどに効果があります。

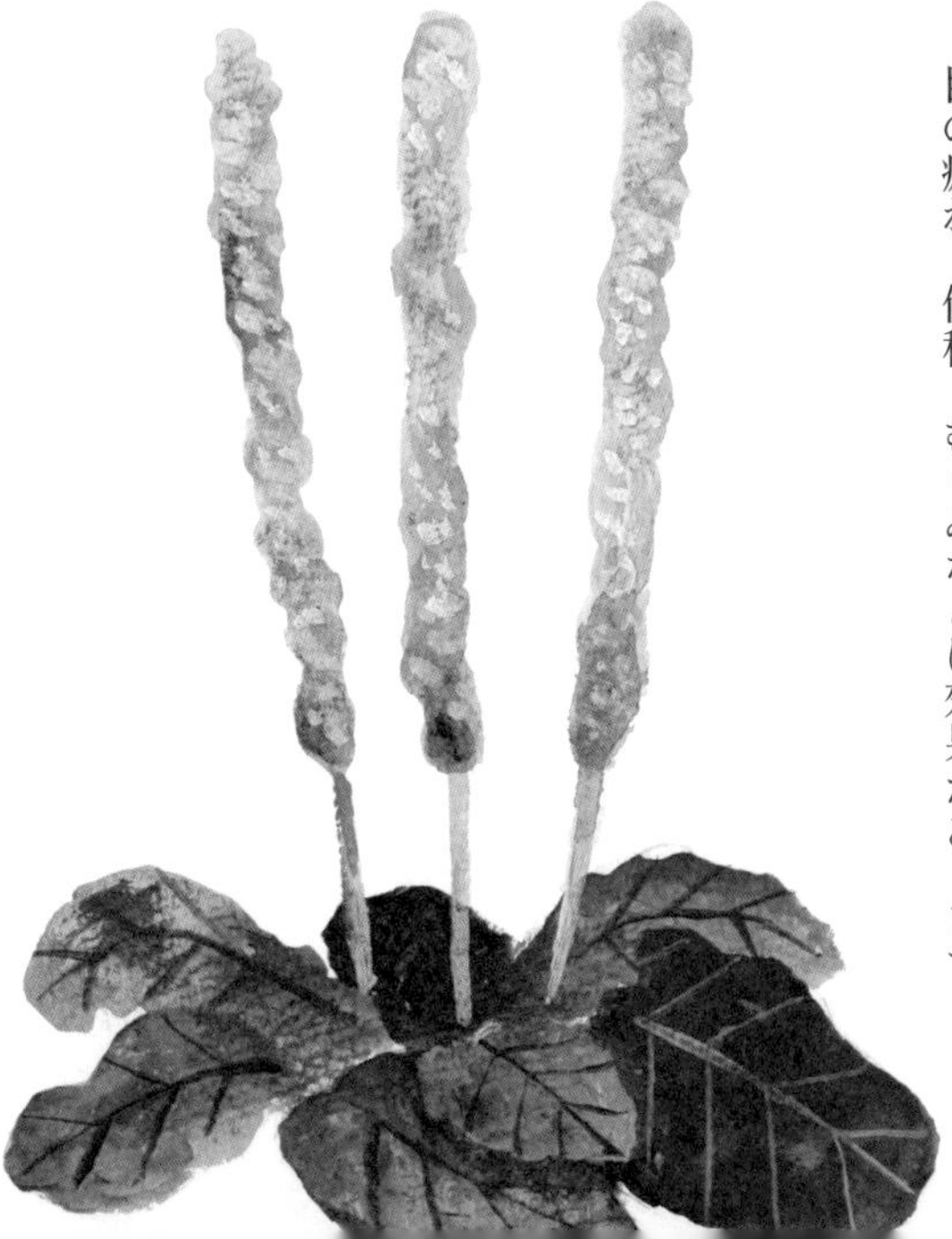

8月5日

アケビのつる茎

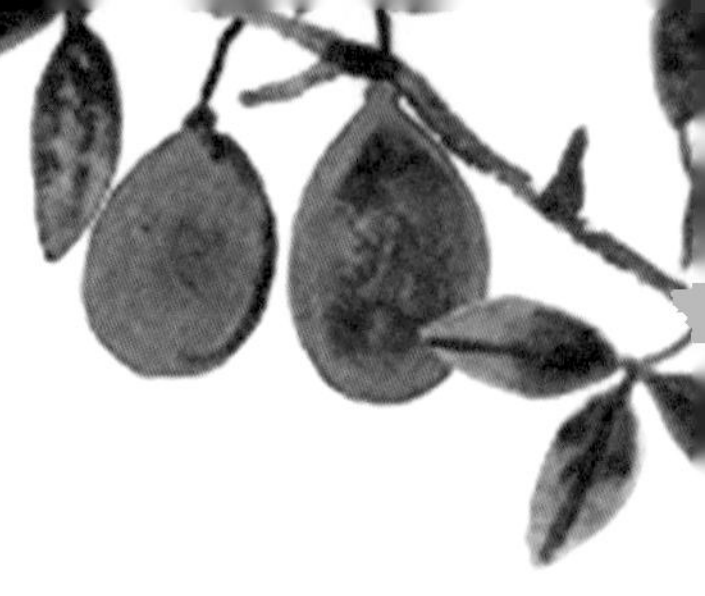

　野山やご近所の庭でもよく見かける**アケビ**は、漢方に利用されています。可愛い卵型のピンク色の実は、裂けて肉を表すので開肉（開美）という名前があるんだとか。厚い皮に包まれたゼリー状の甘い実を、私の姉は子供の頃食べていたそうです。私の友人はジャムにしているそうです。

　漢方薬に使われるのは実ではなく、蔓性の茎のほうで**木通**《もくつう》という生薬になります。湿熱をとったり、体にたまった水をおしっこで出したり、血行を良くする働きがあります。

　二日酔いや食べすぎでむくんだりしたときは柔らかな茎と若葉を、塩などで灰汁を抜いて、ごま和えにしたり、マヨネーズで和えたり、芥子醤油、酢醤油などでおいしくいただけます。天ぷらにしても良いと思います。

　むくみ体質の改善には、漢方薬局で生薬の木通を手に入れて、毎日煎じる方法が効果的です。

　民間療法では煎じてむくみに使ったり、煎じ汁で腫物を洗うと効果があるとされています。

　5～20gをカップ3杯くらいの水で半量になるくらいまで煎じて、一日3回くらいに分けて服用します。

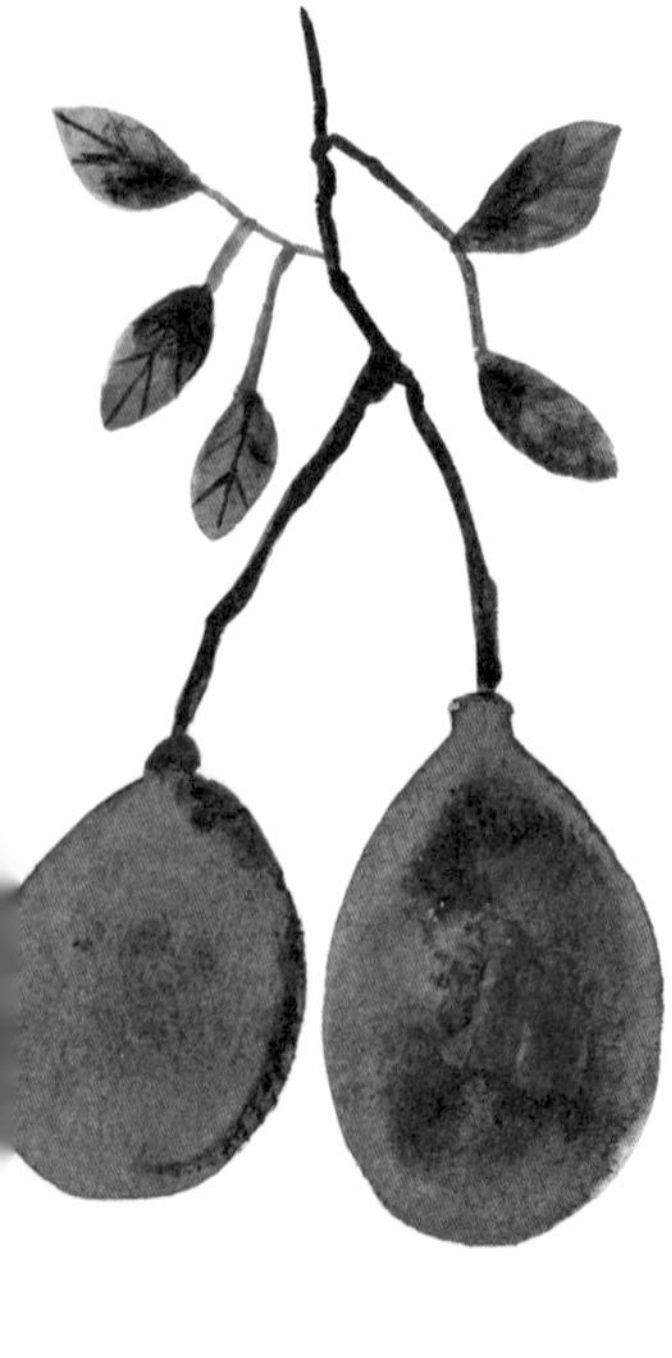

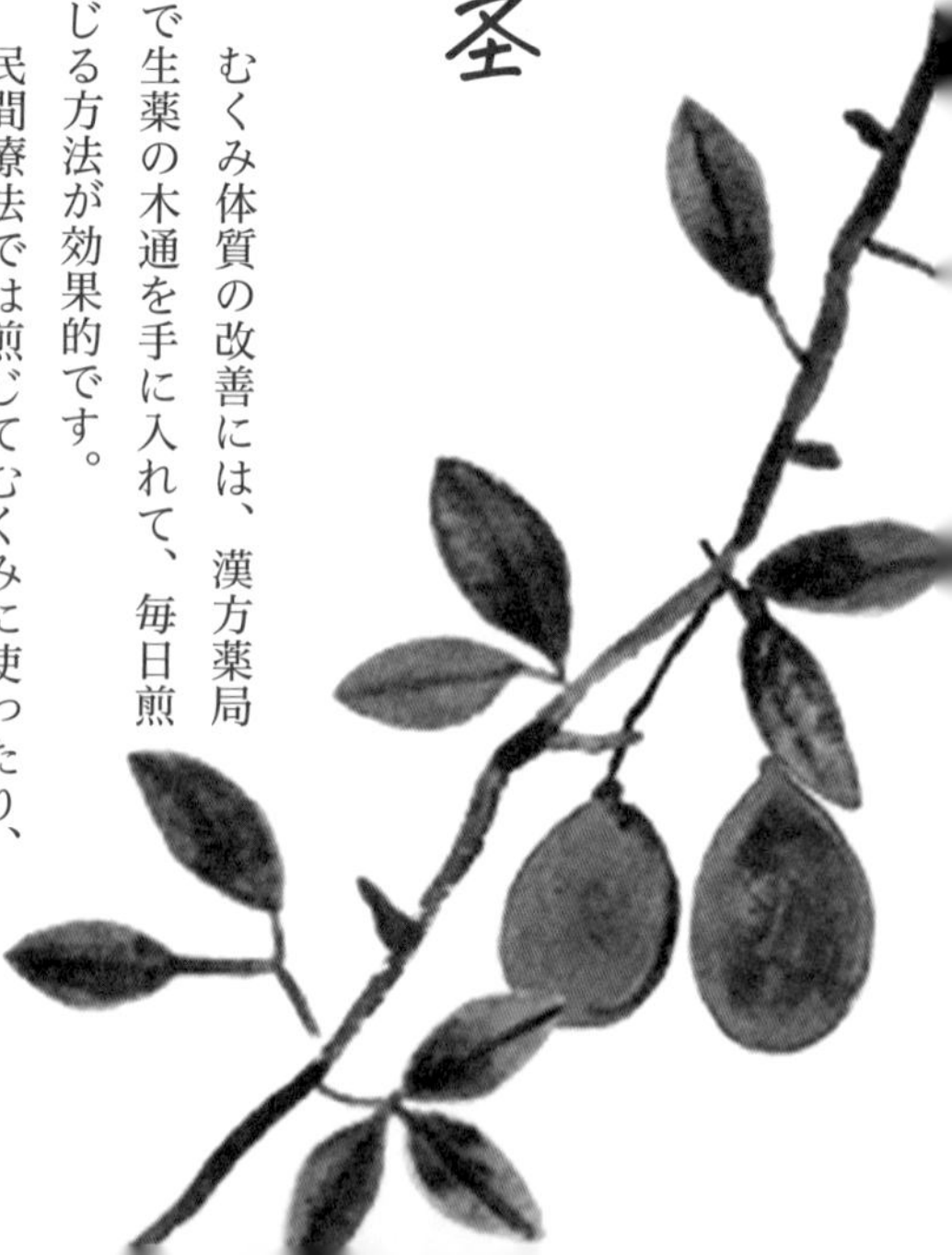

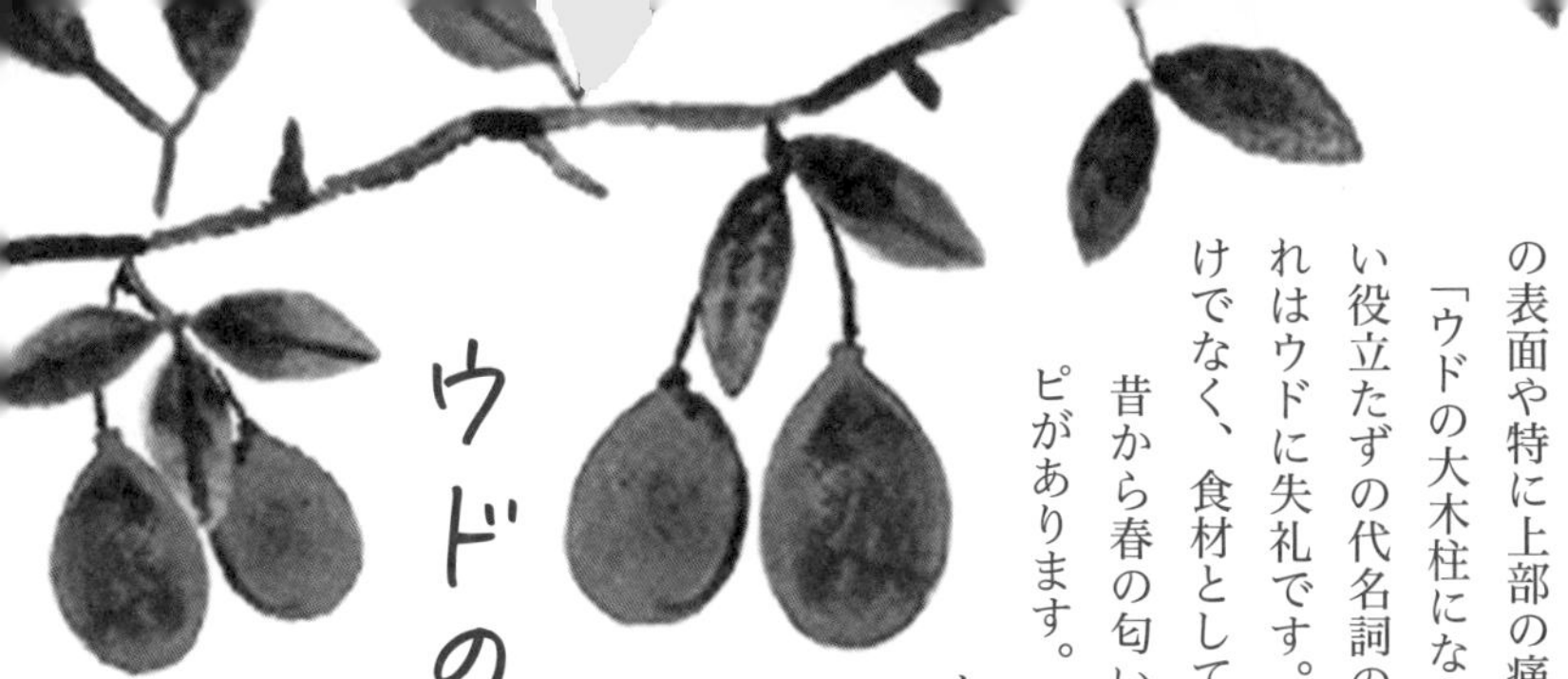

ウドの効能

8月6日

ウドの地下根（根茎）は**独活**《どっかつ》、一番下の根は**羌活**《きょうかつ》という生薬になります。どちらも水毒による痛みに使いますが、効果が微妙に違います。

独活は主に下半身に効果があり、羌活は全身や肌の表面や特に上部の痛みに用いられています。

「ウドの大木柱にならず」などと図体ばかりが大きい役立たずの代名詞のようにいわれていますが、それはウドに失礼です。漢方の材料として使われるだけでなく、食材として和食に欠かせません。

昔から春の匂いのする食材として多くのレシピがあります。ウドの若芽は天ぷらに、皮を少し厚めに剥いて薄く切って酢味噌に、剥いた皮はキンピラに。我が家でも春には必ず食卓に並ぶ定番です。

民間療法として、煎液を浴槽に入れると血行が良くなり温まるため、神経痛や冷え症に使われています。

また含まれる精油は精神を落ちつかせる効果も期待できます。

薬膳などにもその効果がうたわれています。

確かに柱にはなりませんが、いろいろ役立つ立派な生薬です。

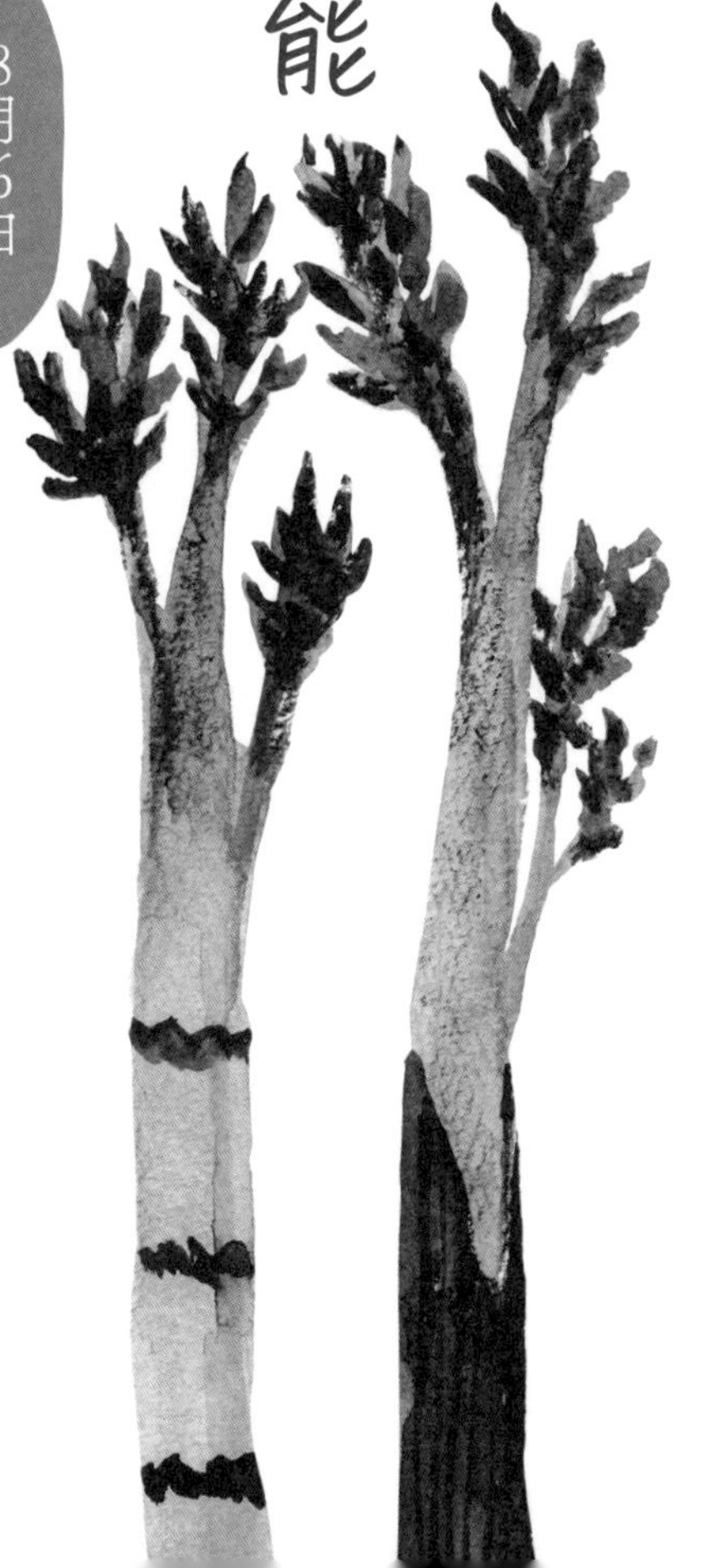

立秋

8月7日～8日頃

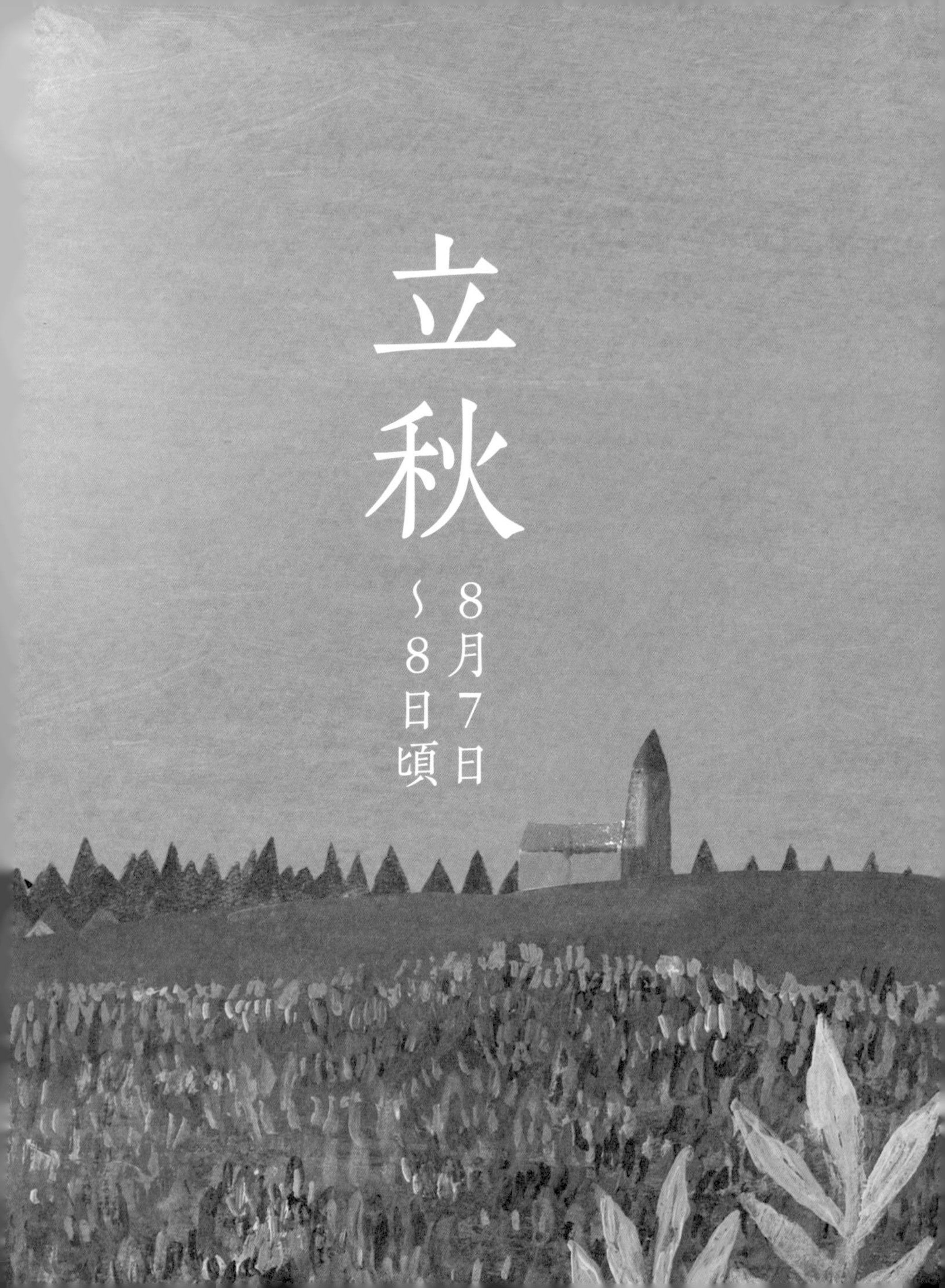

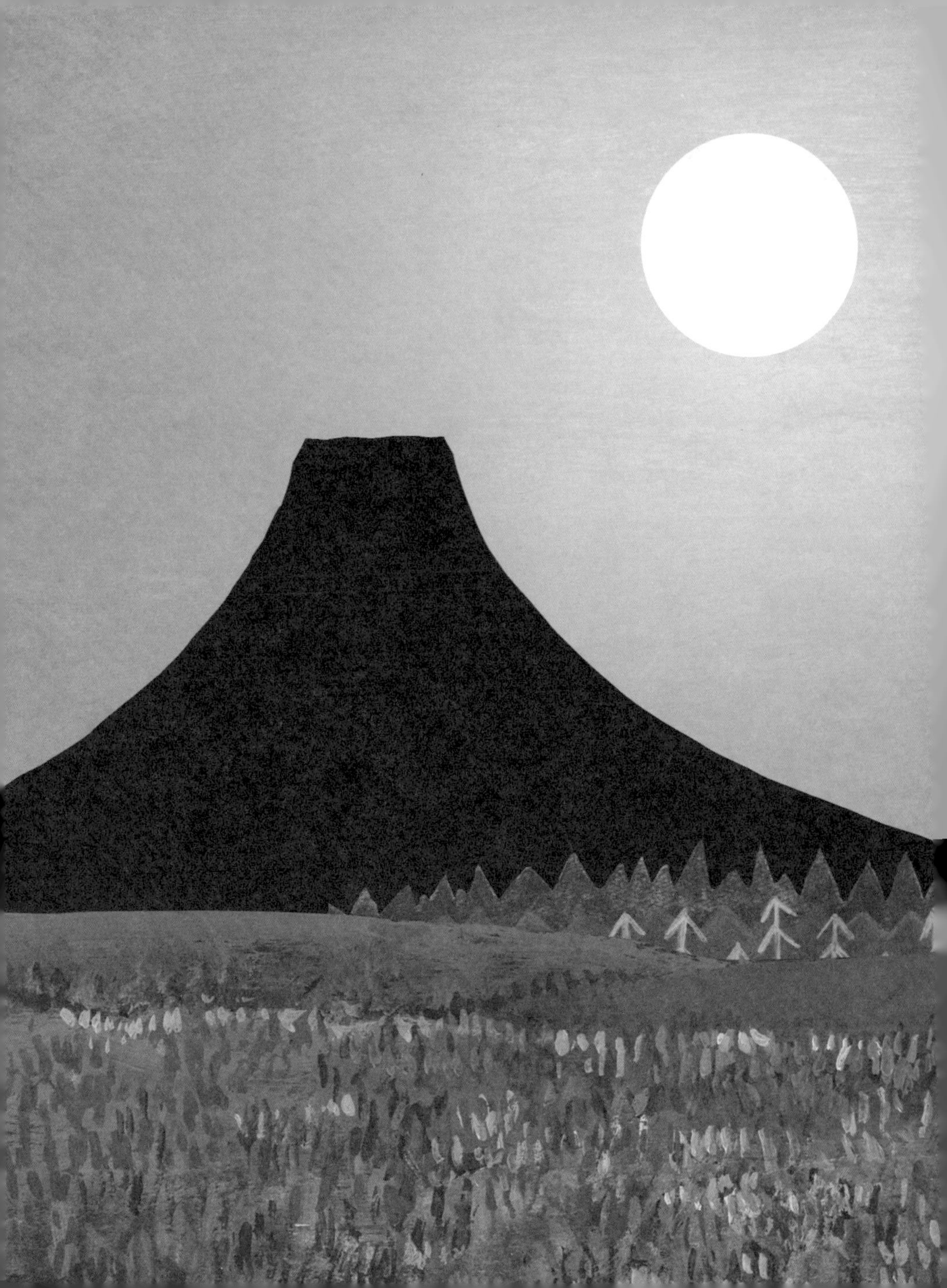

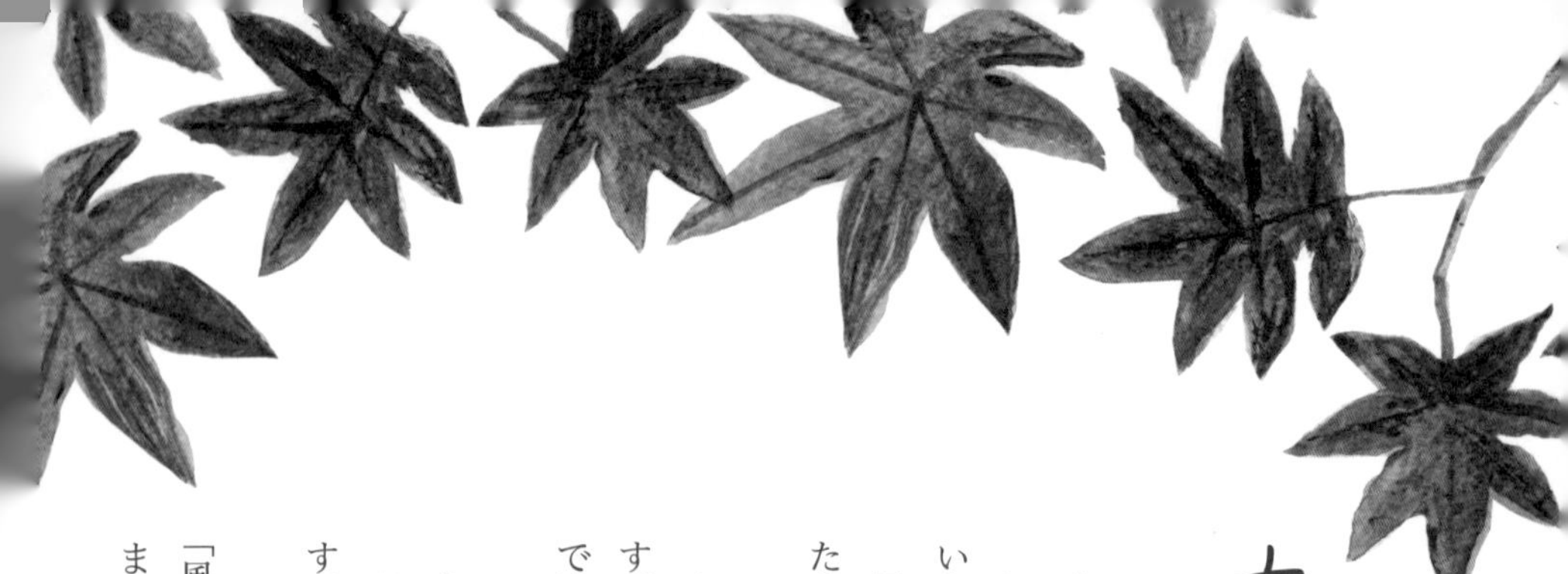

立秋の日には

8月7日

立秋とは、秋に入る日のことをいいます。

しかし8月も始めのこの頃はまだ夏の盛りという暑さが続いています。

暑中見舞いやお中元をうっかり忘れてしまった人は、これ以後は残暑お見舞いに変わります。

立秋の前日までの18日間を夏の土用といいます。毎年、この頃の海は土用波といって荒れるので注意が必要です。

秋が立つなんて素敵な表現ですね。

堀辰雄の「風立ちぬ」という小説を思い出します。

しかし、今どきはスタジオジブリの同名の作品「風立ちぬ」のほうがよく知られているかもしれません。

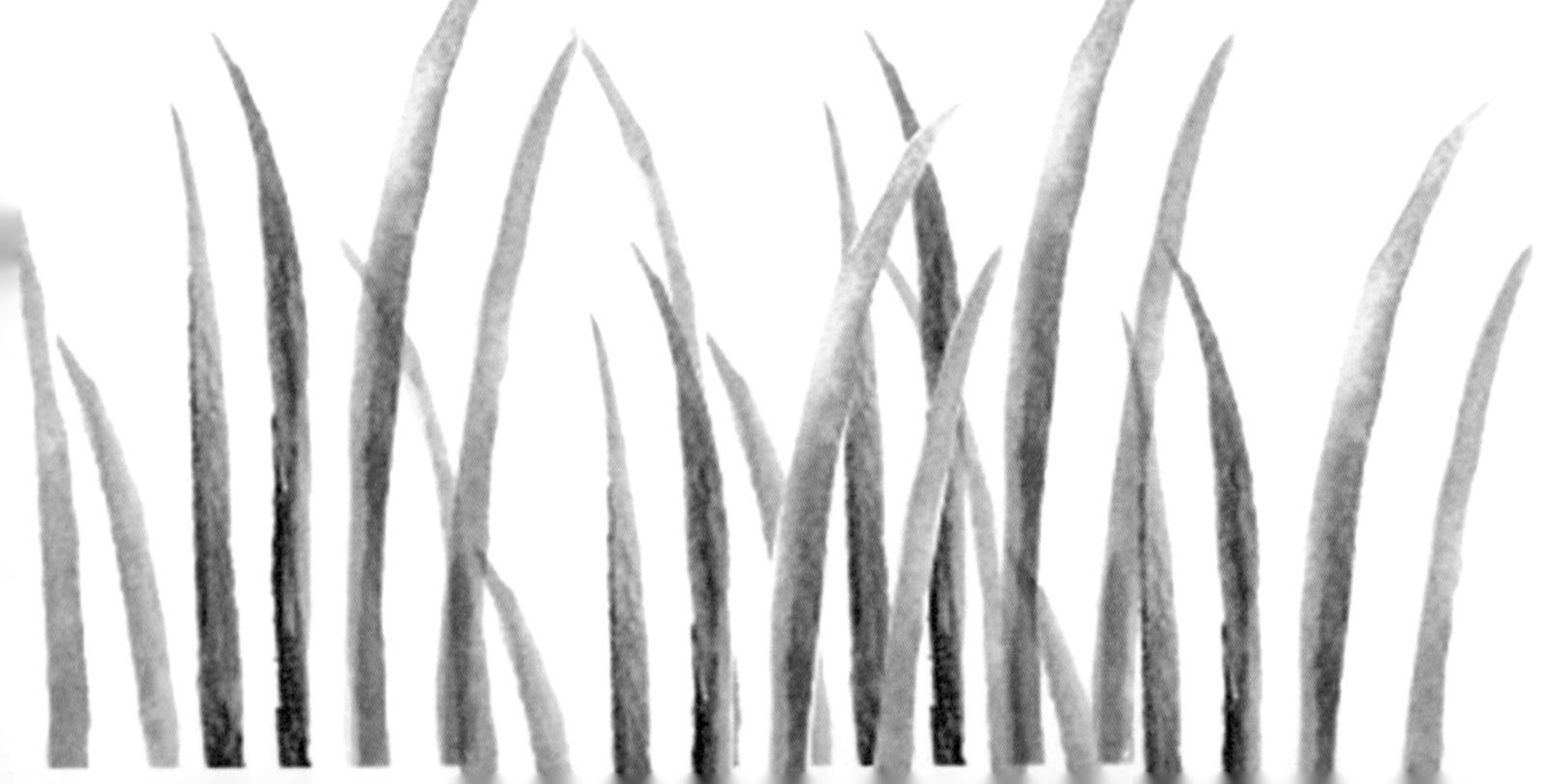

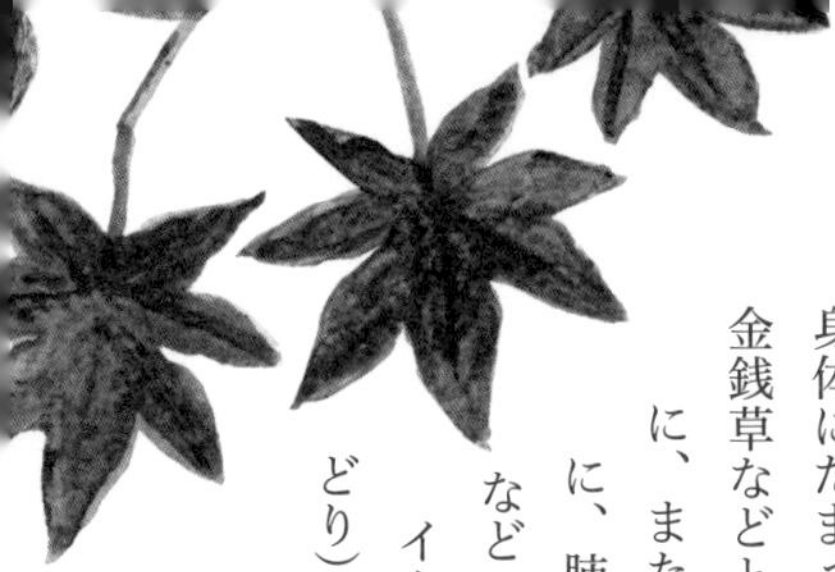

虎杖《いたどり》で腰痛改善

8月8日

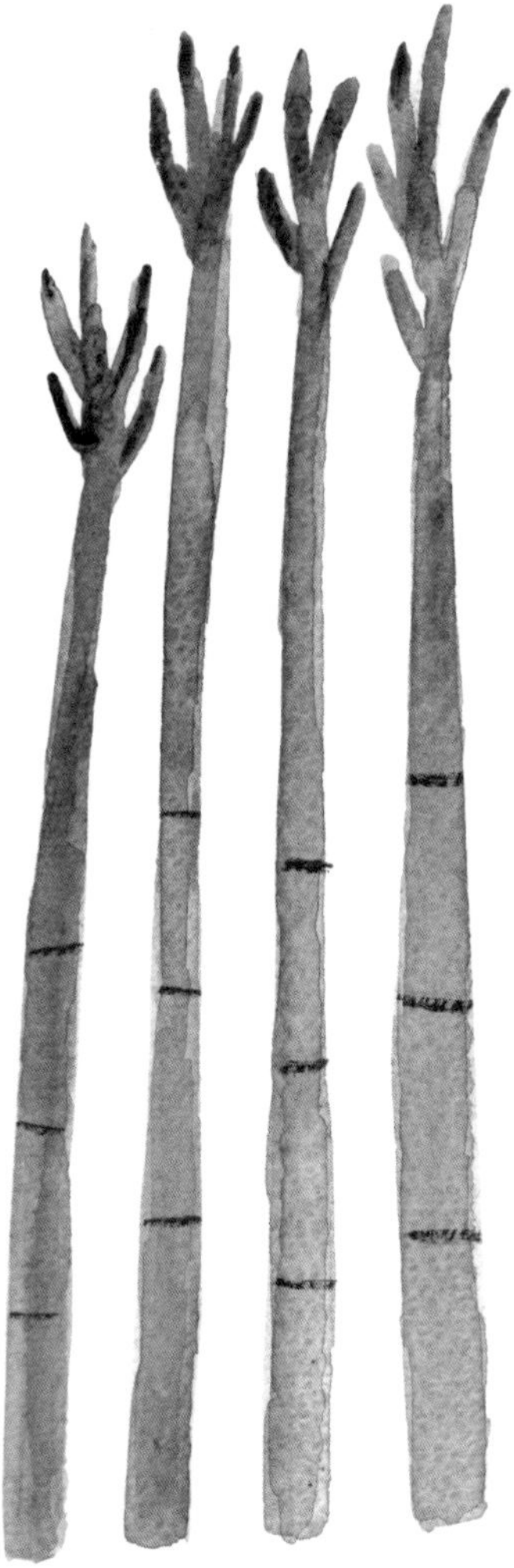

スカンポは虎杖《こじょう》という生薬です。別名はイタドリ、生薬には根（虎杖根《こじょうこん》）が使われます。

身体にたまった湿を取り、関節痛に使われます。

金銭草などと合わせて湿熱を取り、膀胱炎や黄疸に、また瘀血《おけつ》を取って無月経や腹痛、打撲痛に、肺の熱を抑えて痰を排出し咳を止めるなどの漢方薬に配合されています。

イタドリの名前の由来は「痛取り（いたどり）」の意味で、痛みを取るからなのです。

最近の健康食品にもイタドリを関節痛に使う商品が出ていますね。

知人に聞いたら、食べ物に不自由だった頃はスカンポに塩を振って食べたことがあるそうです。

イタドリを使ったレシピを見ると、炒め料理、酢物、白和え、お寿司などいろいろ利用できる食材であることがわかります。

8月9日

ニワトコで膝の痛みが軽減

ニワトコの茎枝は**接骨木**《セッコツボク》という生薬になります。湿邪が原因の関節痛や打撲に、また血の滞りと痛みを取ります。慢性腎炎のむくみに玉米髭（トウモロコシの毛）や車前草と用いることもあります。

接骨木の名は、昔の接骨医がニワトコの枝を黒焼きにして、小麦粉と食酢をパスタ状に練り、患部に塗って添え木を当て治療を施したことから付けられたそうです。折れた骨を接ぐので接骨木。わかりやすいですね。

また、古代エジプトでは糖尿病の症状である多尿の治療のために、ニワトコの実や新鮮なミルクを混ぜたものが飲まれていたという記録が残されているそうです。

エルダーフラワーは西洋ニワトコの花です。歴史的にいろいろな治療にも用いられていたハーブです。

現在もエルダーフラワーはハーブティーや、ジュース、サプリメントなどとして販売されています。発汗・利尿効果、カゼやアレルギー症状を緩和する効果、リラックス効果があるとされています。

「ニワトコのお茶」より「エルダーフラワーのハーブ」というと、ぐっとお洒落な感じになりませんか。

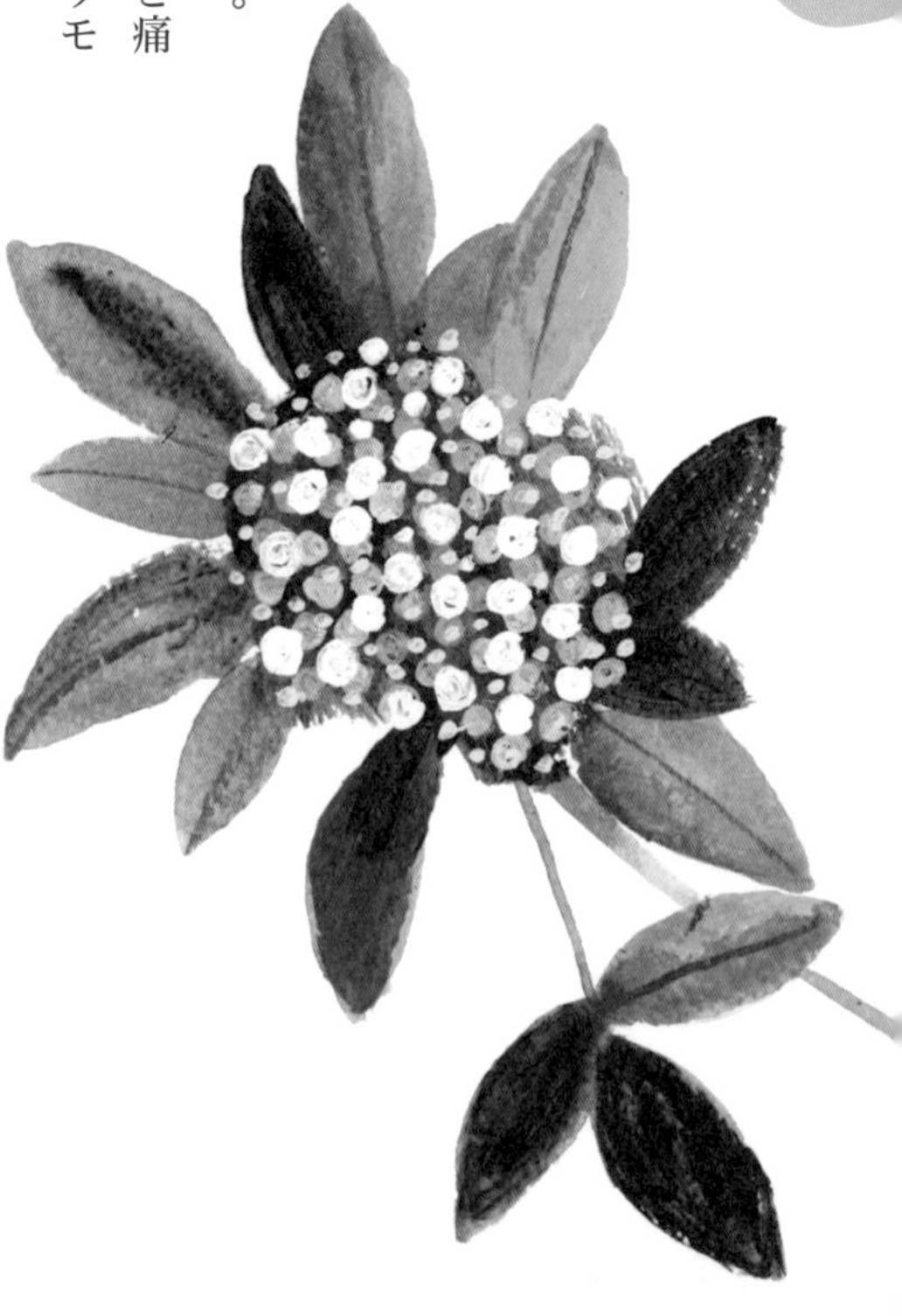

クチナシは熱を冷まし炎症を鎮める

8月10日

クチナシの実は、**山梔子**《サンシシ》という生薬になります。成熟果実を乾燥したもので、おせち料理の栗きんとんに着色料として使われています。

熱を冷まして、いろいろな炎症性の疾患に効果があります。

黄疸や肝炎の治療に使う漢方薬や、心の熱を取ってストレスによるイライラを取り除く漢方薬などに配合されています。更年期障害に伴う情緒不安などの愁訴を改善する「**加味逍遙散**《かみしょうようさん》」がよく使われます。

その他アトピー性皮膚炎や熱を持った皮膚炎などに使われる漢方薬にも配合されています。

民間では、打撲や捻挫などの湿布薬としても使用しています。

また咽喉の炎症や腫れには煎じ液でうがいすると効果的です。

「クチナシや鼻から下はすぐにあご」なんて川柳がありますが、花は歌にもうたわれている通り、白い可愛い花です。

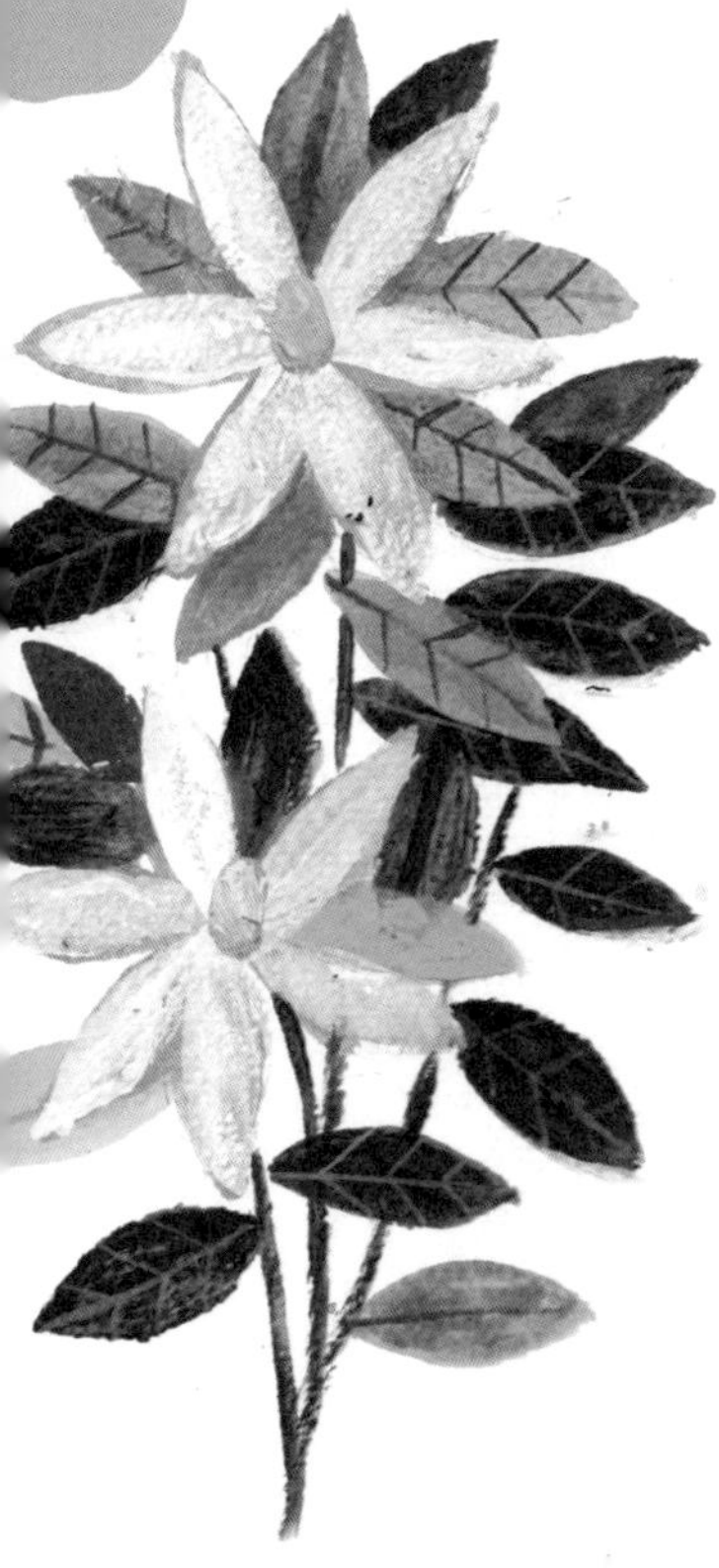

食生活を見直して免疫力をアップ

8月11日

最近は血液検査で高脂血症、糖尿病、痛風、肥満などいわゆる生活習慣病を指摘される人が増えています。

新型コロナウイルスで命を落とされた方は、糖尿病や高血圧の方が多かったといわれています。

日本ではウエスト周りが男性は85㎝、女性は90㎝以上で、血圧、血糖値、脂質の3つのうち2つ以上が基準値以上だと、メタボリックシンドロームというイエローカードが出されます。

メタボの人は、脳梗塞や心筋梗塞で突然死する危険が大きくなります。

辛いもの、脂っこいもの、生もの、冷たいもの、アルコールなどの過食を続けると、コレステロールや尿糖、尿酸などが高くなり、血液がドロドロになって脳や心臓の細い血管に詰まってしまうのが原因です。

しかし、実際には血圧や血糖値、脂質などの検査で異常を指摘されなかった方が脳梗塞を起こすこともあります。

どうしてでしょうか？

この点について、漢方では、血液がドロドロになる原因はメタボだけではないと考えています。

脳梗塞の原因は、**生活習慣**にあると考えているのです。

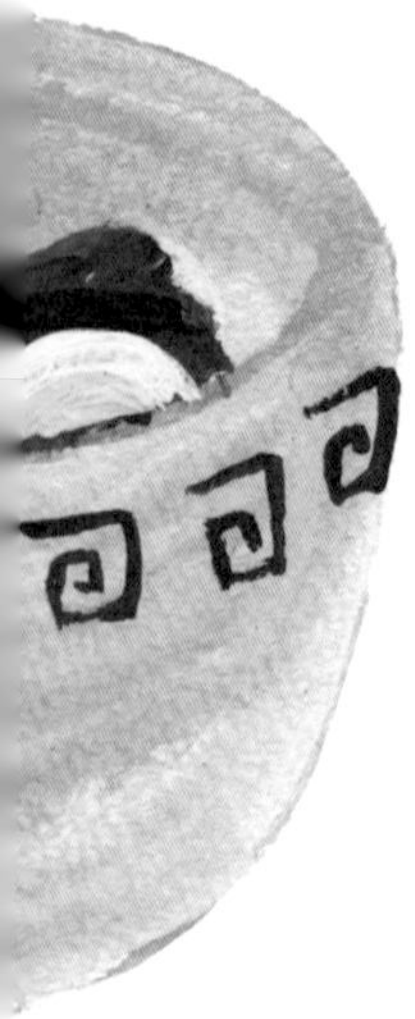

8月12日

漢方で考える「ドロドロ血」の原因

新型コロナウイルスで命を落とす方は、何かしら生活習慣病を持っている方が多いといわれています。

生活習慣病は新型コロナに対する危険だけでなく、脳梗塞や心筋梗塞など突然死する要因にもなっています。それは血をドロドロにして、血管を詰まらせてしまうのが原因です。

しかし血液を詰まらせるのは肥満や高血圧、糖尿などの生活習慣病だけでしょうか？

漢方では血管が詰まる原因はメタボだけではなく、ストレスや冷えなどの**生活習慣**にもあると考えています。

毛細血管は赤血球よりも細いところがあります。

健康で血流の良い人の血液の場合、赤血球は形を変えてその毛細血管をくねくね通り抜けることが出来るのです。

しかし、血の質が悪くなったり、血の勢いが悪くなって通り抜けができなくなると、その先の細胞に酸素や栄養分が運ばれなくなり、血液の渋滞、つまりドロドロ血が生じます。漢方ではドロドロ血の原因を、血流の悪化で起こる血の滞り「瘀血《おけつ》」と考えています。ドロドロ血は単にメタボだけではなく、血流の悪化で起こると考えているのです。

このように漢方では、何千年も昔から「ドロドロ血」の対策がいろいろ研究されてきています。

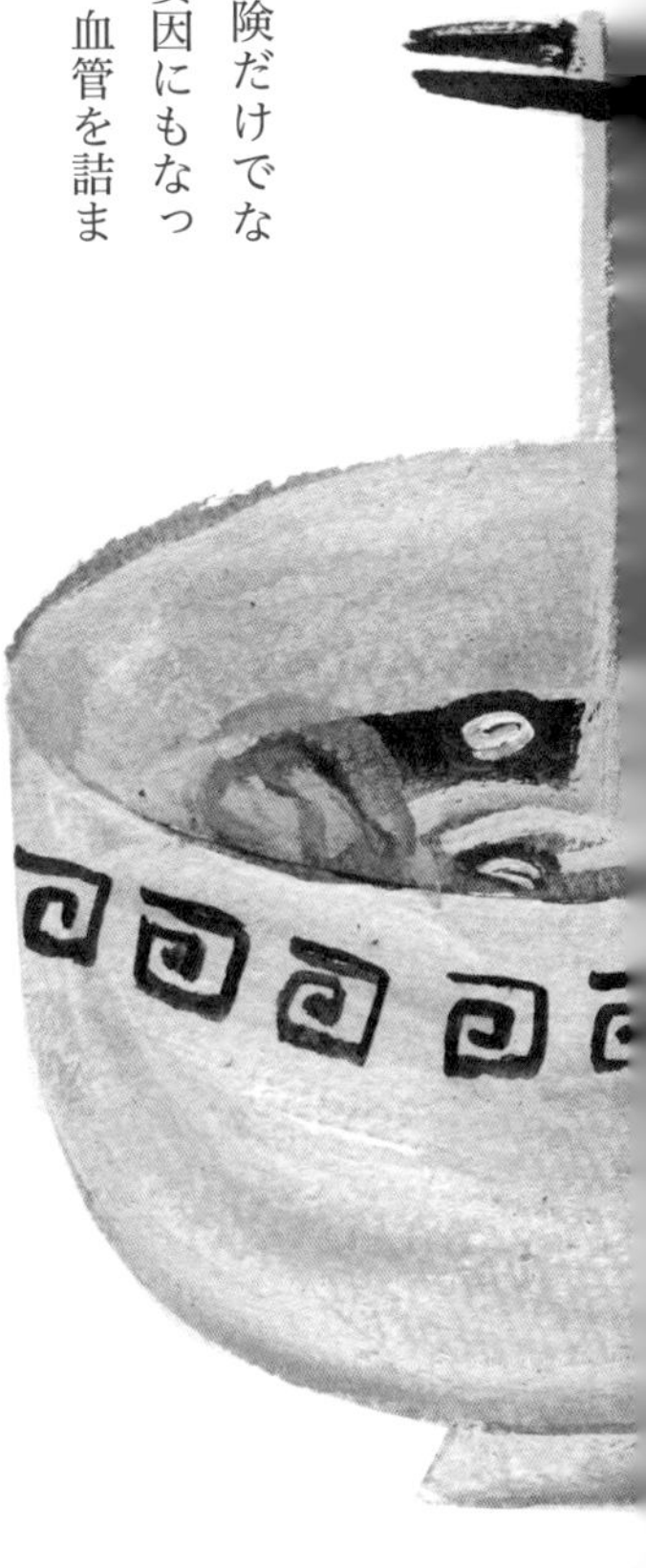

8月13日

ドロドロ血の原因は4つ

漢方では、ドロドロ血は次の4つの原因によって、血流が悪くなるためだと考えています。

・気虚瘀血《おけつ》

気は血を載せて体の隅々まで運ぶので、気の力が弱ると必然的に血が滞ってしまいます。元気がない方、疲れやすい方、病後や過労で気が不足している方は注意です。

・気滞瘀血

気が滞る気滞によっても、同じ理由で瘀血が起こります。職場や家庭でイライラすることが多い方、周りの環境に不満を持っている方などは注意です。

・寒凝血滞

寒さによって血管が収縮すると、当然血が滞ります。寒い所で仕事をする方や冷たいものばかりとっている方、慢性的に冷え性の方は注意です。

・血熱凝滞

辛い食べ物やアルコールをとりすぎると内臓や血に熱を持ちます。血が熱で濃くなると滞りやすいのです。特に湿熱の体質の方は注意です。

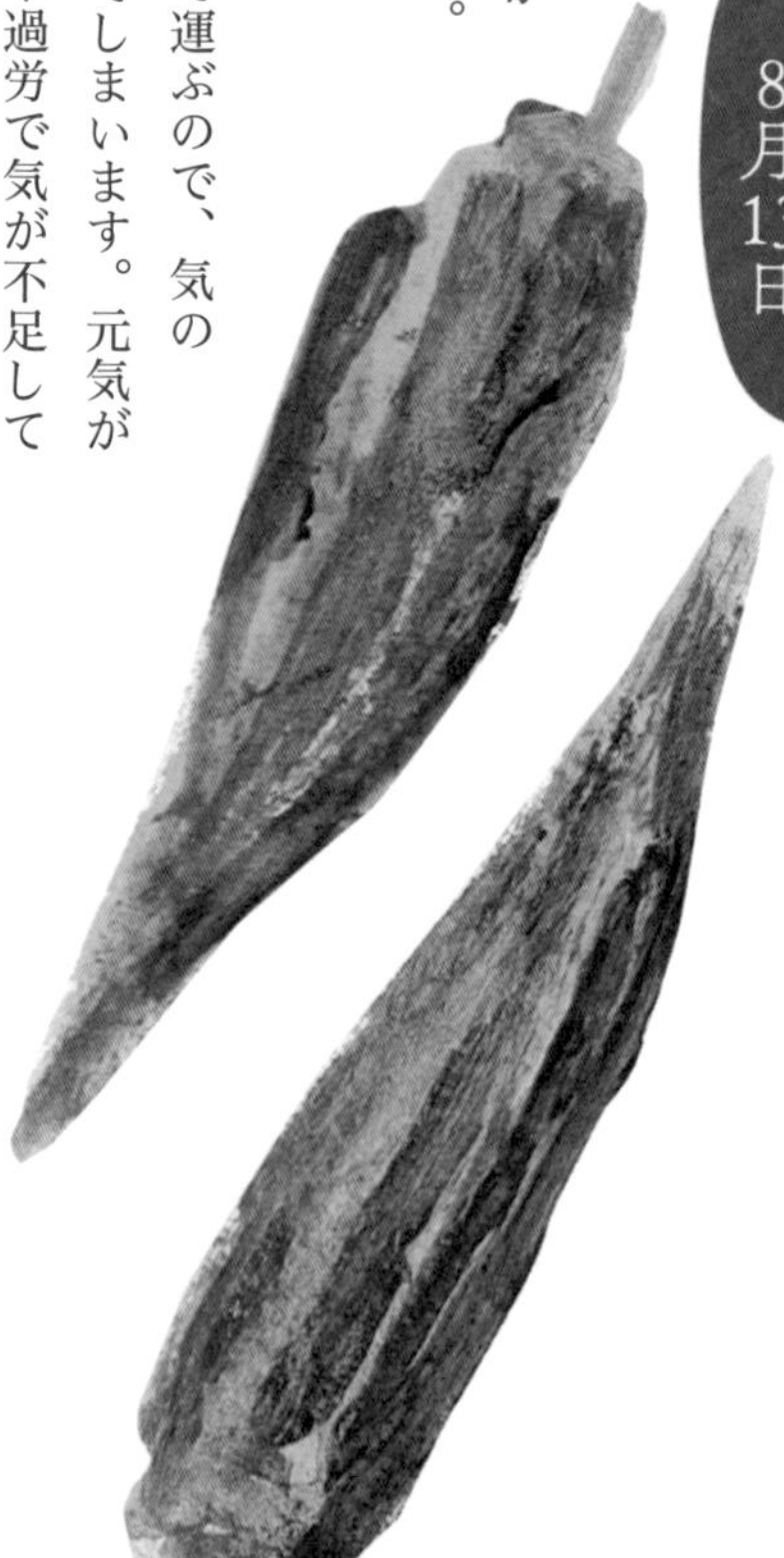

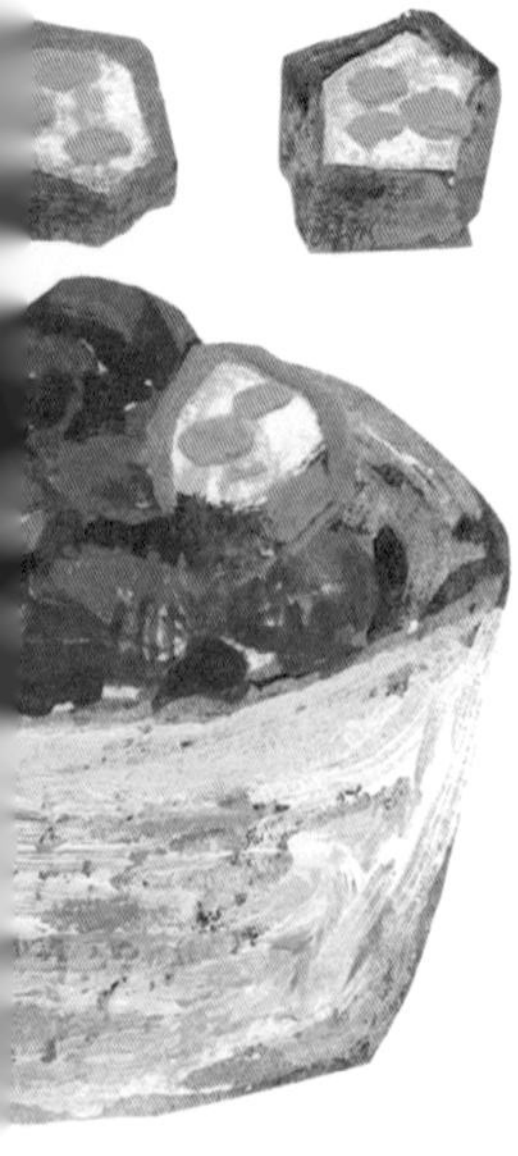

8月14日

元気がない人はドロドロ血に注意

心筋梗塞や脳梗塞の予防に、高血圧や高脂血症などのいわゆる生活習慣病の改善がすすめられます。しかし、店頭では困った質問を受けることがあります。

70代の男性で、軽い脳梗塞を起こし、高血圧と高脂血症を指摘され、肉類を避けて野菜中心の食事を心がけ、毎日ジョギングや散歩を心がけている方がいました。健康にはとても気を使い、食も細く、コレステロールを心配して肉類や卵、牛乳を避けているのに検査値が変わらず、漢方薬の相談に来られたわけです。見かけは痩せて見るからに弱弱しい感じです。

この場合は、前述した「気虚による瘀血《おけつ》」の改善のほうが必要ではないでしょうか？

血液を臓器や組織に運ぶ気の力が弱いと、血は滞りが起こります。

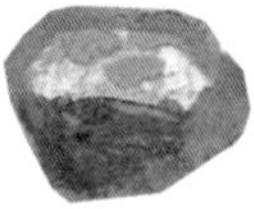

検査値で一喜一憂するよりは、まず胃腸を丈夫にして気血を補い、元気な胃腸を作ることが先決と考えました。

食べ物がしっかり消化されるようになれば、新陳代謝が高まり、余分な脂質が排出され、元気になれば末梢血管の循環も良くなるはずです。

ご相談の男性には、気虚を改善する漢方薬をおすすめして、食事は肉や魚、卵などのタンパク質をしっかりとるようにアドバイスをいたしました。

その後、病院の降圧剤を飲みながら、現在90代後半になり元気に過ごしていらっしゃいます。

病院の検査で一喜一憂している方が多くいらっしゃいますが、基準値が正常でも脳梗塞が起こることがあるのです。

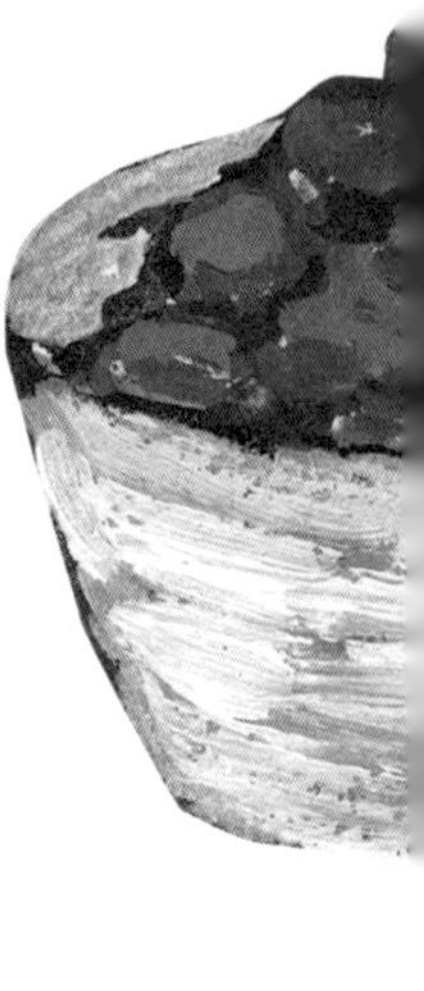

冷え性の方もドロドロ血に注意

寒い地方の方や、寒い所で働いている方に脳梗塞や心筋梗塞で倒れる方が多いです。

寒さは血管を収縮させて、血流を悪くします。血流が悪くなれば、その先の細い血管に血が停滞してドロドロ血を形成します。

冷え性の方も、血圧や脂質が高くなる傾向があります。

血液検査で高血圧や高脂血症を指摘されて、卵や脂っこいものを避けて、生野菜のサラダをせっせと召し上がっている冷え性の方は多いのです。

まず必須アミノ酸を含む肉類や魚を中心に、温野菜の食事に変えてみてください。

冷えは血圧だけでなく、免疫力を低下する原因の一つです（12月27日参照）。

「冷えは万病の元」といわれます。

お風呂や運動、マッサージなどで外からの冷えを改善しながら、温める食事で体の内部から冷えを改善することが必要です。

まず新陳代謝を高めて、冷えの改善を優先するほうが得策です。

生活習慣病の予防には、中医学の考え方をプラスするともっと治療効果が上がるのではないでしょうか。

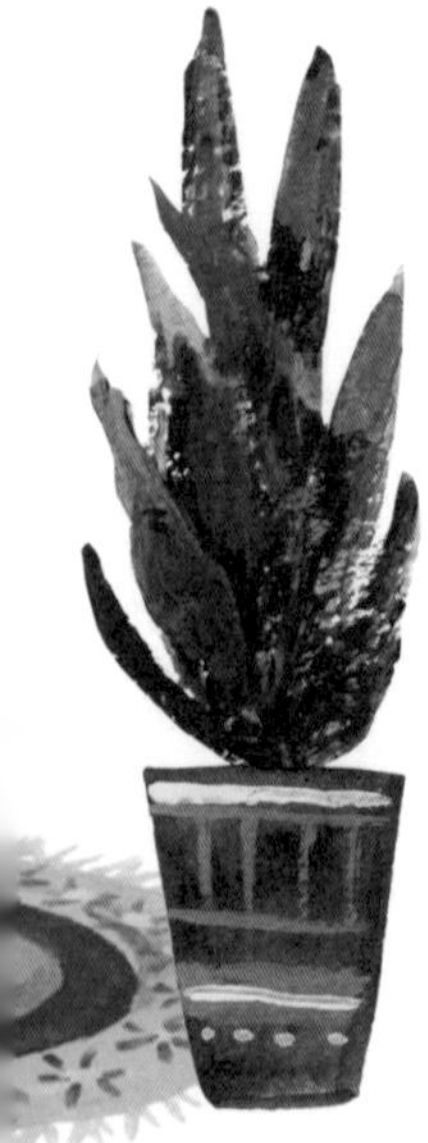

8月16日

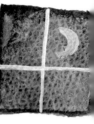

ストレスもドロドロ血の原因

最近は、残業などで働きすぎの若い方が増えています。

新型コロナウイルスの影響からも、ますます社会情勢が悪くなることは目に見えています。

アルバイトを掛け持ちしている若い男性やシングルマザーもいるそうです。

働きすぎ、睡眠不足などのストレスは自律神経を乱して血圧を上げ、脳梗塞や心筋梗塞の原因になります。

毛沢東の時代に中華人民共和国の設立に貢献した元老たちが脳梗塞などの血管障害で倒れたそうです。

「**気が巡れば血も巡り、気が滞れば血も滞る**」という言葉があります。

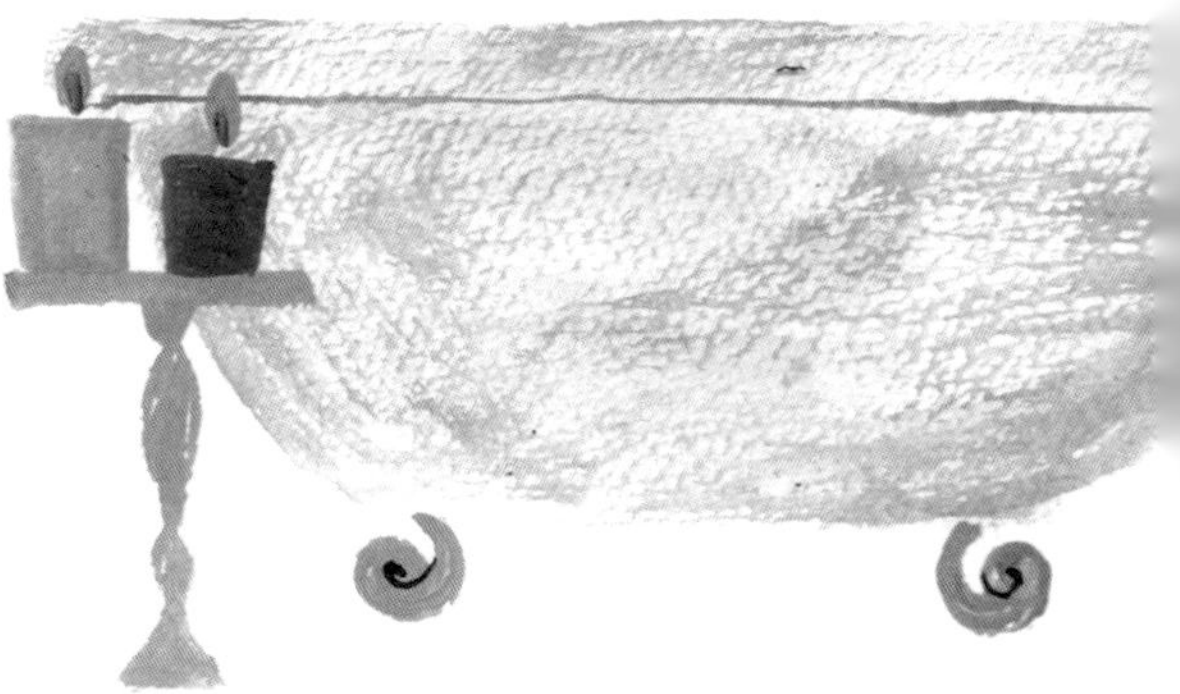

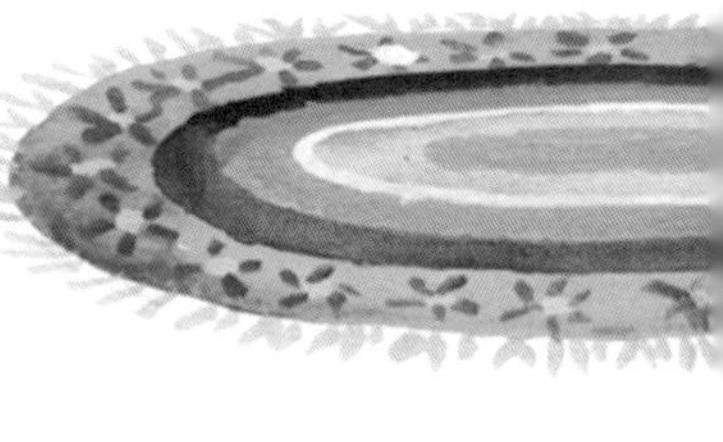

その理論に基づいて、中国は国家的な規模で「冠心Ⅱ号方」という狭心症の薬を開発しました。「瘀血《おけつ》」を治す薬を活血剤といいます。血流悪化を改善する薬が漢方薬にはたくさんあります。

ただし、注意しないといけない条件があります。連用すると気虚や血虚を起こしやすいこと。また、妊娠中は服用を避けなければなりません。

血の滞りのチェックポイント

8月17日

いわゆる漢方の説明に瘀血《おけつ》のチェックとして載っている症状ですが、実際には気の不足とか、冷え性やストレスなどが原因になるので一応の目安としてください。

- 頭痛や体の痛みがあるときは、場所が固定して、刺すような痛みがある。暑さや寒さで痛みが増減することがない、夜間に悪化しやすい
- 皮膚は乾燥してザラザラで黒ずみ、吹き出もの、シミ、サメ肌になる
- 血管が浮き出たり、皮下出血がある
- 静脈瘤や青あざが出やすい
- 口が乾くががブガブは飲みたくない
- 臭いおならが出る
- 生理痛はレバー状の塊が下りると楽になる
- 皮膚や舌、唇、歯肉が赤黒くなる
- 舌の裏の静脈が紫色に怒張している
- 下腹部が張って臍の周りが重苦しい
- 肩こり、筋肉痛、頭痛などが起こる
- 物忘れ、思考力の低下が起こる

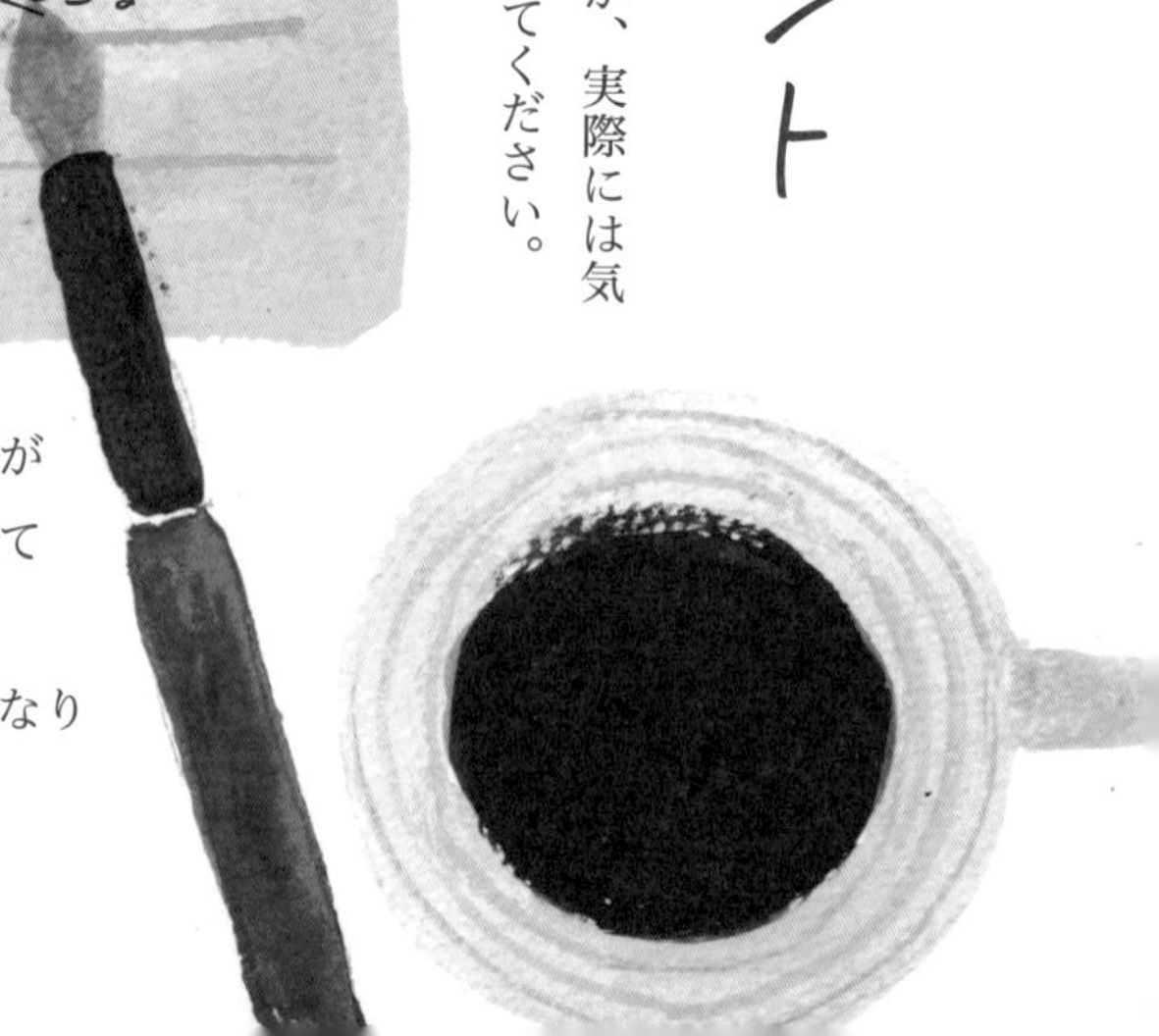

↑いくつか当てはまる人、特に静脈瘤ができやすい方、舌の裏の静脈が怒張している方は気をつけてください。

　また女性は月経や出産などで瘀血になりやすいので、要注意です。

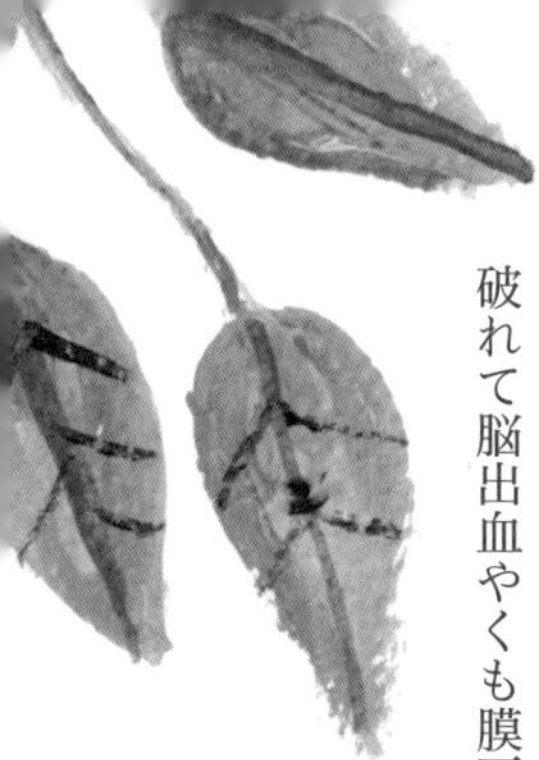

ドロドロは万病の元

8月18日

ドロドロは体のいろいろな場所に起こり、体の不調をもたらすので万病の元といわれます。

血管の長さは毛細血管まで含めると約10万㎞もあるといわれています。

ドロドロ血（瘀血《おけつ》）はいろいろな場所の血流を悪くして、体中にいろいろな不調が起こります。

例えば血管が細くなって血流が悪くなれば、血圧を上げて高血圧が起こります。

心臓に送る血液が細くなれば、心臓の働きに負担を与えて、心肥大や心不全の原因になります。

さらに進めば臓器や組織に血が途絶えて、心筋梗塞や脳梗塞、狭心症の原因になります。

血管に圧力がかかり続ければ、脆くなった血管が破れて脳出血やくも膜下出血の原因になります。

子宮に瘀血が起これば、月経痛、月経不順、不妊症、子宮内膜症、子宮筋腫などの婦人科疾患の原因になります。

食道や下半身の血流が悪くなれば、食道静脈瘤や下肢静脈瘤が起こります。

肛門の門脈の血流が悪くなれば、内痔核や外痔核が起こります。

その他肩こり、腰痛、膝痛、冷えのぼせ、肌荒れ、などのご相談で瘀血が原因になっていることも多いのです。

瘀血の改善や予防はとても大切なことなのです。

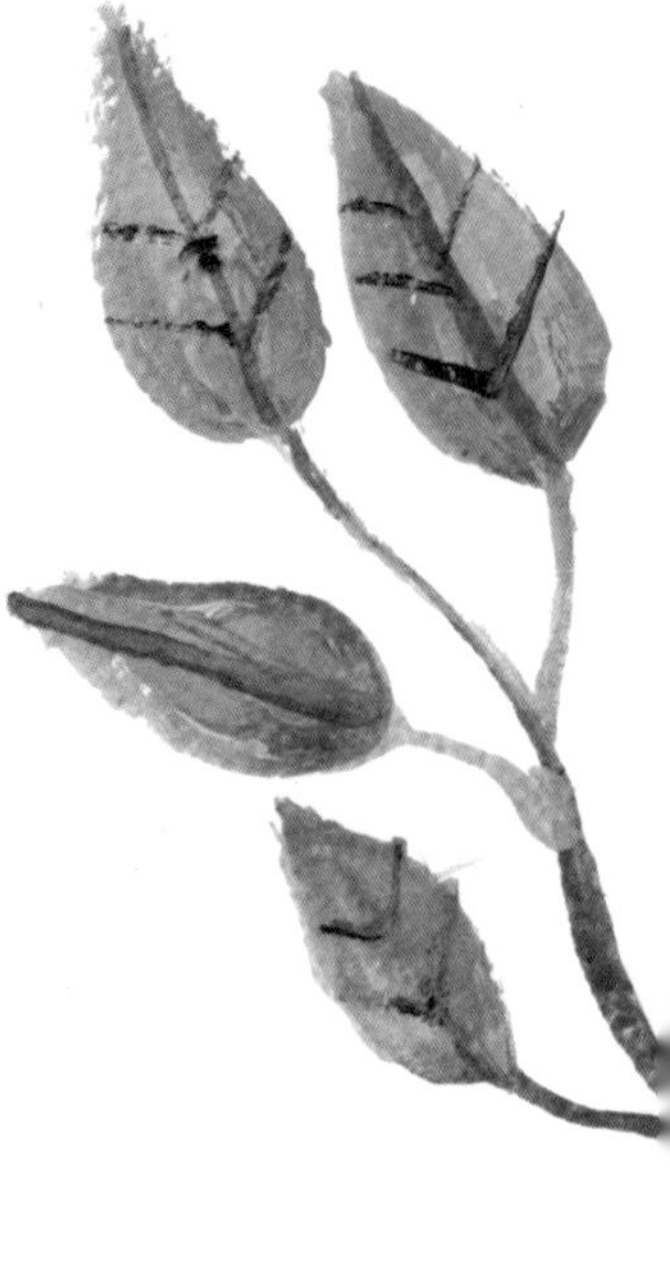

8月19日

ドロドロ血は認知症の原因に

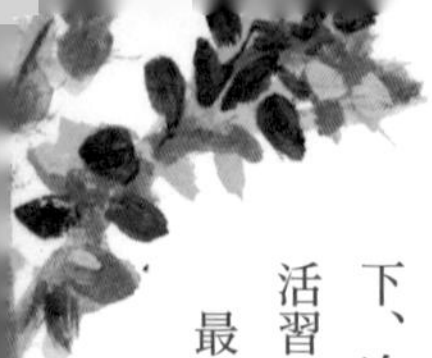

認知症の原因の一つは、脳への血行不良です。認知症の治療に血流の改善が一つの解決策と考えられています。血管は若い頃は実験などで使うゴムのチューブのように柔らかく、だんだん年をとってくるうちに水道のホースのようになり、やがてガス管のように硬くなるといわれています。誰でも多かれ少なかれ動脈硬化によって血流が悪くなるのです。

また毛細血管は赤血球より細いところがあり、若い頃の赤血球は体を変形させながら通り抜けることができるのです。誰でも年齢とともに、血液の質は悪くなります。

老化は避けることができませんが、食事を含める生活習慣で認知症は予防できると考えます。

つまり瘀血《おけつ》の4つの原因、気力の低下、冷え、ストレス、湿熱を防ぐ生活習慣です。

最近は若年性の認知症も多くなっています。若いうちから瘀血の原因をなくし、将来の認知症を予防することが必要です。

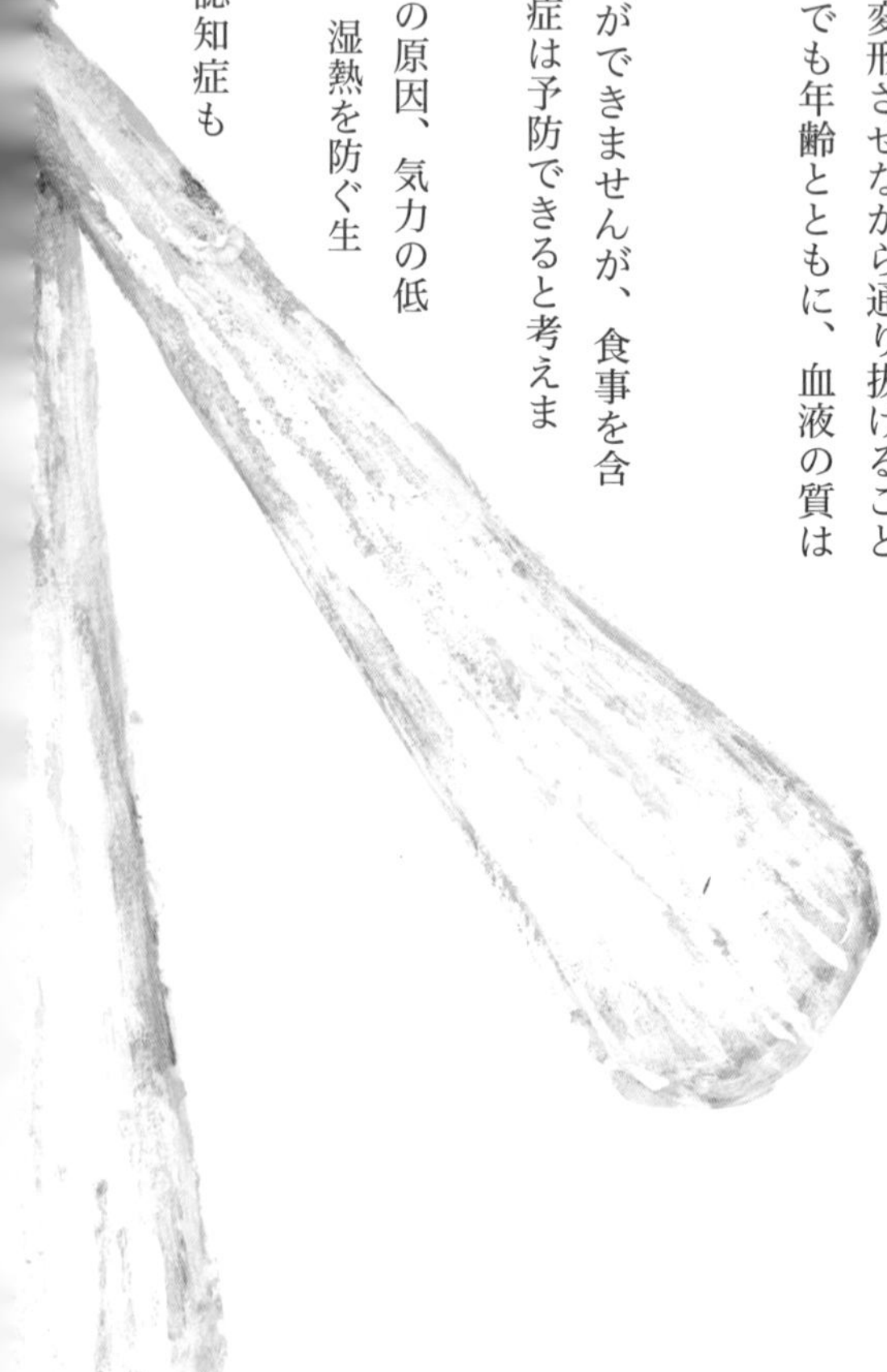

ドロドロ血を改善する食材

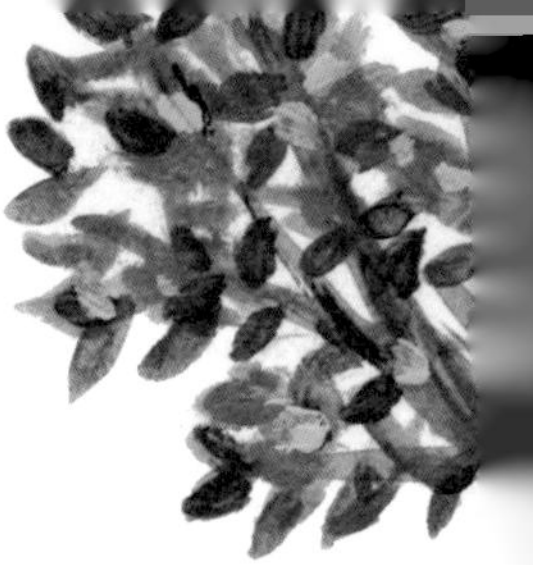

・ニラ（温）、ナス（涼）、小松菜、アブラナ、ラッキョウ、玉ねぎ（温）、ネギ（温）セロリ、パセリなどの野菜、特に香味野菜は血行を良くして瘀血《おけつ》を防ぎます。

・黒キクラゲ、黒豆、黒酢、黒砂糖、黒ゴマなど黒のつくものが血を増やし血の巡りを良くします。

・アジ、イワシ、サバ、サンマなど青背魚は、ＥＰＡやＤＨＡが含まれます。血液サラサラ成分です。

・ブルーベリー、プルーン、スモモ、桃などの果物。瘀血は気虚、ストレス、冷え、湿熱が原因の場合があるので、組み合わせが必要です。ちょい足し漢方には、ベニバナ、益母草、サンザシをおすすめします。

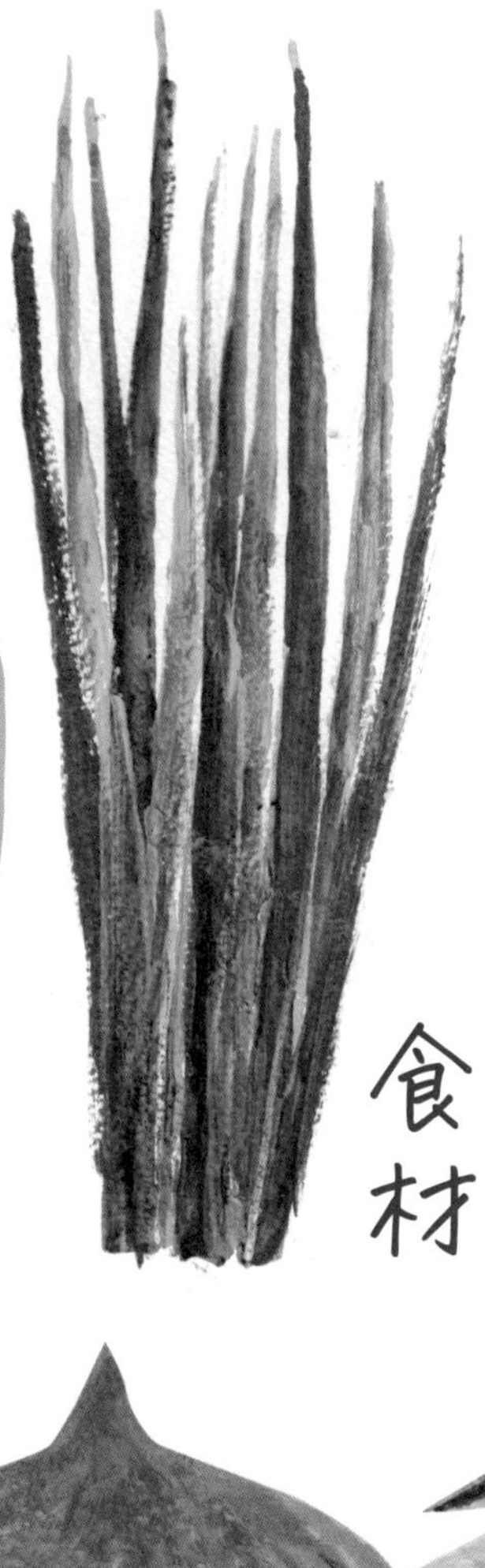

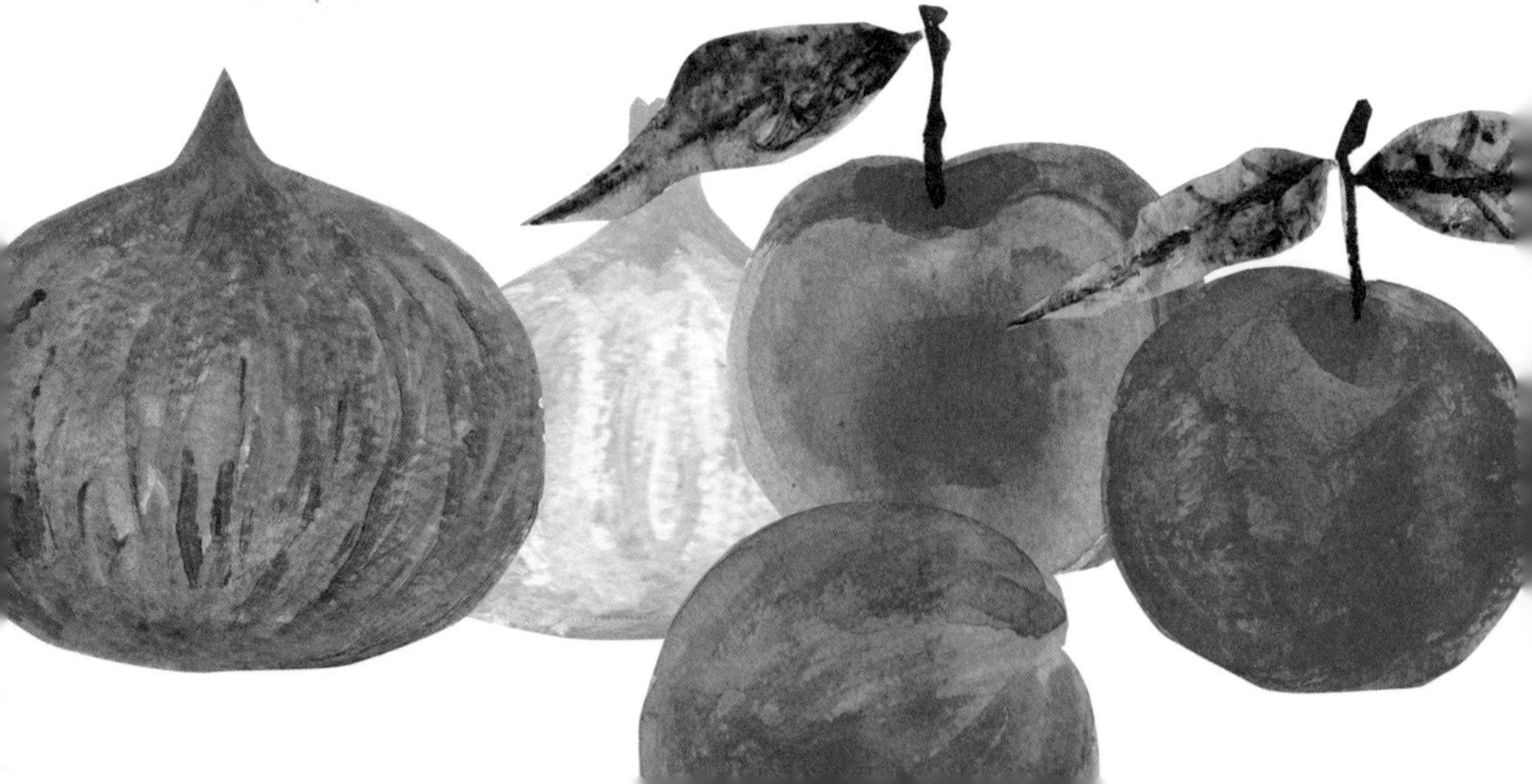

ベニバナはドロドロ血によい

8月21日

ベニバナは、**紅花**《こうか》という生薬です。山形県で多く栽培され、県花にもなっています。橙黄色のアザミに似たような花で、日がたつと赤色に変わってきます。

薬効は、血の流れが滞ったために起こる月経痛、無月経など、また打撲などで血が滞ったために起こる疼痛や内出血に使われています。多く使うと血の滞りを治し、少量使うと血を補うといわれています。

山形では、かつては大半が染料の原料として使われていましたが、今はいろいろな場面で使われています。

また養命酒や命の母などにも配合されています。

その他、紅花の種子から取った油はサフラワー油、またサフラワー茶は血の滞りをなくすハーブとして人気があります。

漢方薬局で乾燥した生薬を利用する方法が手軽で簡単です。水や酒に浸して絞ったものを利用するとよいです。薬膳では混ぜご飯、漬物、うどんなどの和食から、ドレッシング、ケーキといった洋食にまで利用されています。

女性に多い足の静脈瘤の改善や肩こり、生理痛などに利用してください。一日量は3～5gを煎じて飲んだり、料理に使ってください。ただし妊婦さんには使えないので気を付けてください。

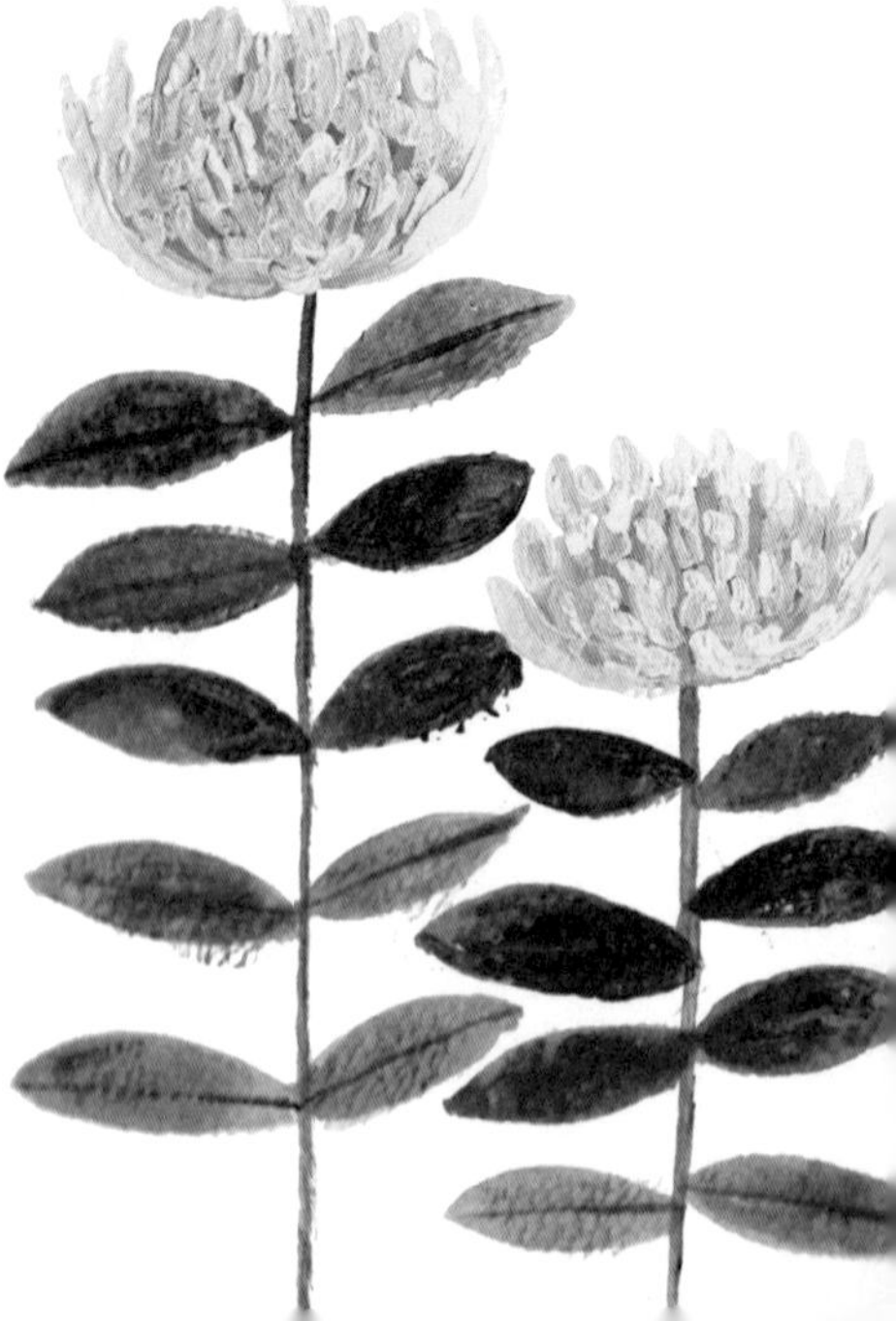

益母草《ヤクモソウ》は女性の味方

8月22日

メハジキは**益母草**《ヤクモソウ》という生薬です。日本では昔から愛されていた植物で、奈良時代の万葉集にも歌の題として詠われています。

薬効は、血の滞りをなくして月経痛、月経不順、無月経、産後の悪露などの治療に。また尿量減少のむくみや、乳腺炎の治療に使われています。

益母草は、産後の女性、不妊に悩む女性、月経に悩む女性などいろいろな婦人病に効果があります。そこで「母に利益をもたらす薬」という意味で益母草と名付けられました。欧米でも Mother wort（母の草）と呼ばれているそうです。

韓国のドラマにも益母草が出てきます。

イ・サンの側室ウォンビンが妊娠したと発表したのですがそれは嘘でした。その嘘を隠すために、正妻がくれた薬を飲んだら流産してしまったと嘘をつくのです。しかし、側室は流産したと言い張る前日まで益母草を飲んでいたことが調べられ、妊娠は嘘だったことがばれてしまいます。益母草は妊娠するのに効果がある薬草で、逆に妊娠中の服用禁忌なのです。

益母草は漢方薬局で乾燥した生薬を取り寄せて、煎じてお茶にして飲むのが手軽で続けやすいです。6～10gをカップ2杯くらいの水で煎じて服用するとよいです。

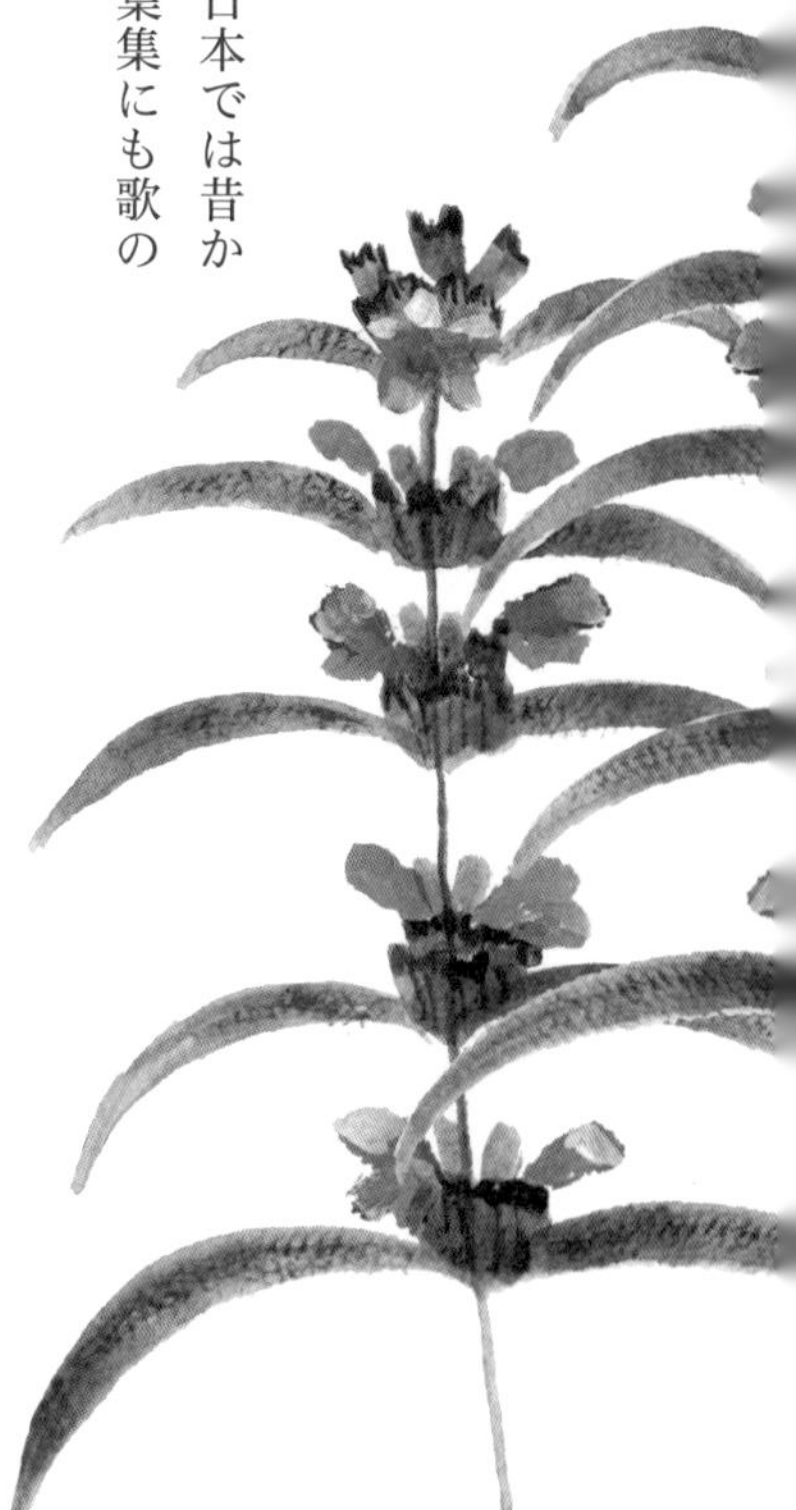

8月23日

山査子《サンザシ》をおやつに

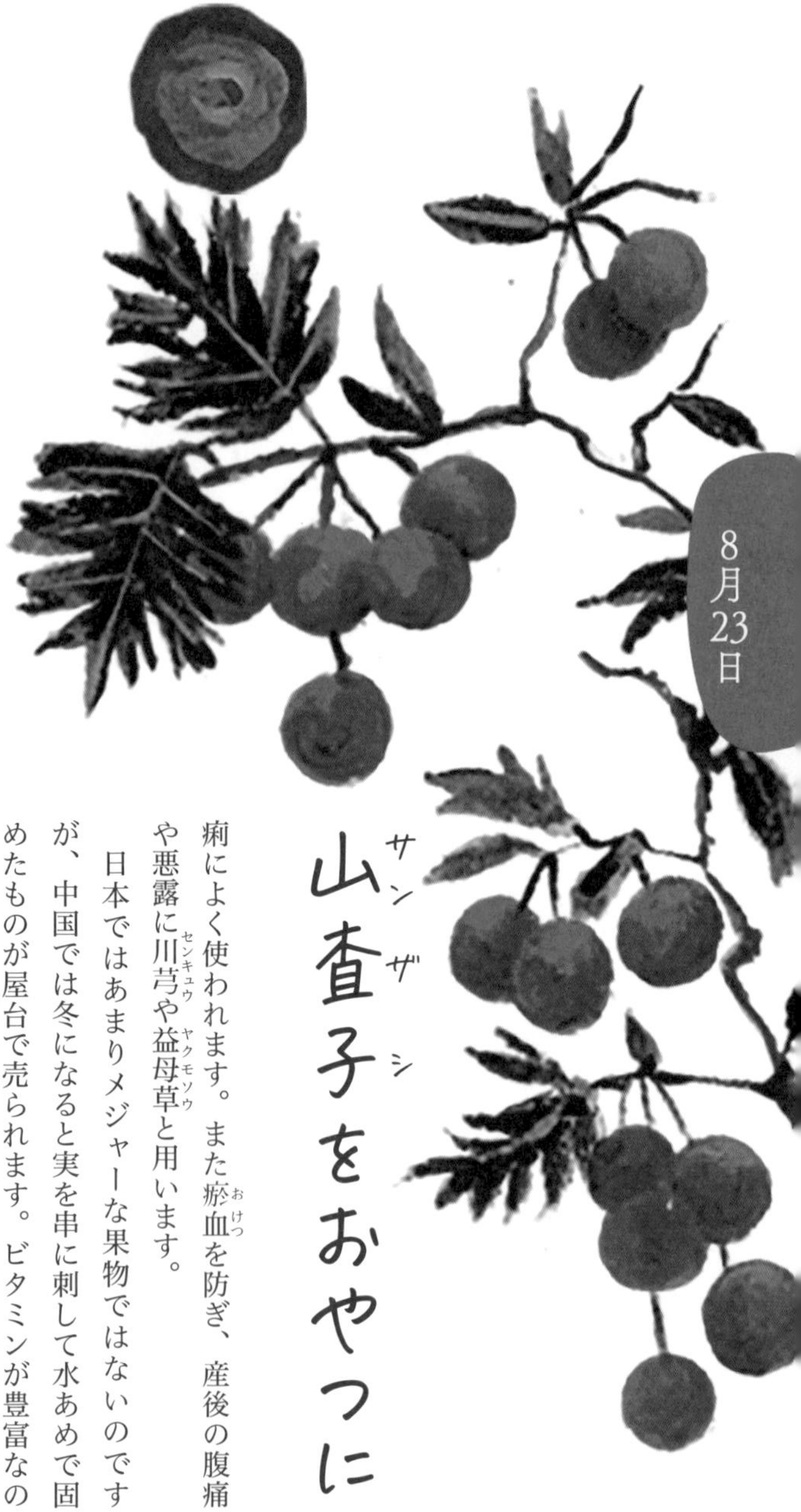

サンザシは中国原産のバラ科の落葉低木で、日本庭園によく植えられています。5～6月に白やピンクの花を咲かせ秋に赤い実が熟します。生薬にはサンザシの果実を乾燥したものが使われ、健胃、整腸、消化の目的で、一日量5～8gを2カップの水で煎じて服用します。肉や脂を食べすぎて腹痛や下痢が起こったときに消化を促進して治します。小児の下痢によく使われます。また瘀血《おけつ》を防ぎ、産後の腹痛や悪露に川芎《センキュウ》や益母草《ヤクモソウ》と用います。

日本ではあまりメジャーな果物ではないのですが、中国では冬になると実を串に刺して水あめで固めたものが屋台で売られます。ビタミンが豊富なのでカゼの予防になります。

近年では、日本でもサンザシのドライフルーツ、ジュースやお菓子、健康食品が多く売られています。その他肉料理にサンザシを入れると肉が柔らかくなる効果もあります。ドライフルーツはそのまま食べられるので、肉食のお供にハンドバックに入れておいて、食後に食べてみるのもいいですね。その他にもジュース、サンザシ酒などが人気なようです。

8月24日

「心《しん》」の働きは血や水を全身に巡らせること

心は「**しん**」と読みます。

「心気」の働きは、そのエネルギーで血液や水を全身に送り出して、体の隅々まで運ぶことです。

この働きは解剖学的な心臓と一緒ですね。

臓器や組織、皮膚など全身には約37兆個の細胞があります。血管は身体中の隅々の末梢まで張り巡らされ、全部繋ぐとなんと総延長10万㎞、地球をほぼ2周半周る距離になります。そのうち最も大きな割合を占めているのが毛細血管です。

心はその血管に血液や水を載せて走る動力、エンジンに相当します。

非常に長い距離なので、エンジンのパワーが落ちると、37兆個の細胞すべてに血液を滞りなく運ぶ働きに不調が起きます。

夏の暑さは心の血や水を運ぶエネルギーを低下させて、元気ややる気を消失させ、また瘀血《おけつ》の原因になります。

夏は熱中症と免疫力低下に注意

8月25日

夏は湿気と共に、陽気が盛んになり温度が最も高くなる季節です。

高温多湿の時期に注意しなくてはならないのは、熱中症と元気の消耗です。

暑い夏は体の熱を放出するために汗をかき、汗から水分が蒸発することによって身体を冷やそうと働きます。

しかし、暑さによる汗のかきすぎは水分や塩分も一緒に消耗して体の中のミネラルバランスを崩します。また湿度が高いと汗の蒸発を妨げるので、体に熱がこもったままになってしまいます、

身体が高温になったまま、ミネラルバランスが崩れると、自律神経が乱れ、めまいや痙攣、頭痛などが起こり、そのまま手当てが遅れると命の危険もあるのです。

熱中症の予防には温度と湿度を調節すること、こまめな水分補給が必要です。

漢方では熱中症と同時に、気の不足「**気虚**」という症状が起こることを心配しています。暑さによって、汗と一緒に気が消耗してしまうのです。

マラソンを想像してみてください。

汗が出て、疲れ果て、ハッハッと、息が短くなり、倒れそうになります。

あの状態が気虚です。

しかし休息をとって、スポーツドリンクを補給すれば、間もなく回復します。

急性の手当ての後、気の補充を忘れていると、慢性の気虚に進むので注意してください。

夏におすすめの食材

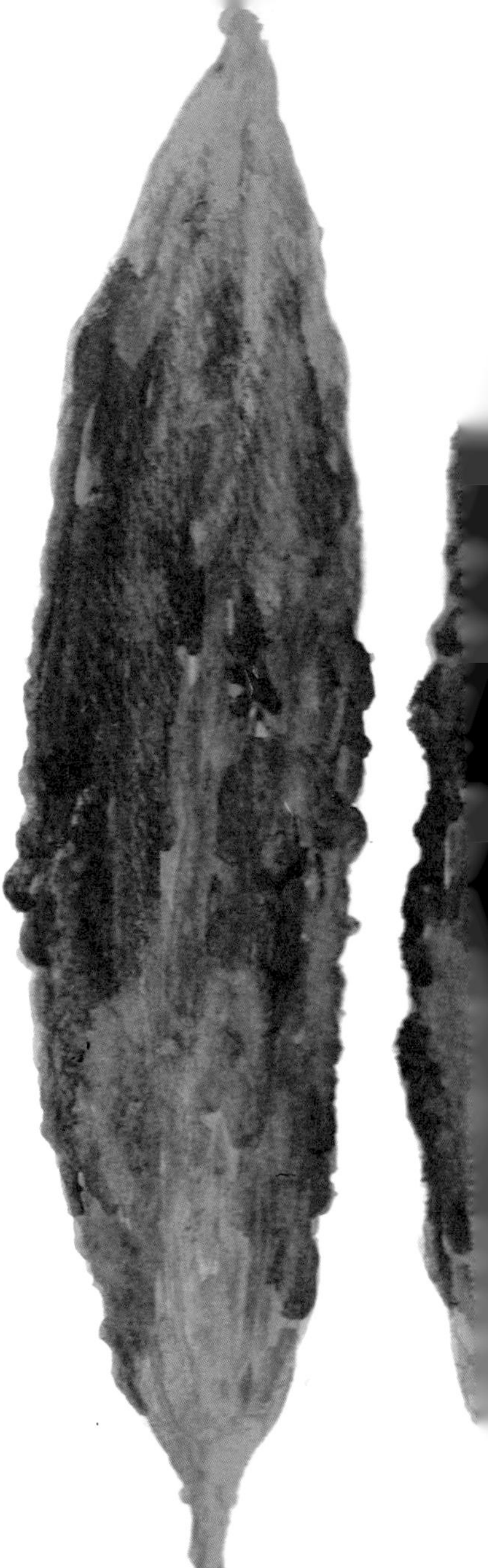

・**体の熱を冷ます食材**　ニガウリ、キュウリ、ヘチマ、冬瓜、レンコン、トマト、セロリ、スイカ、バナナ、キウイフルーツ、ハッカ、緑豆、豆腐、茶、菊花、大麦、小麦、ソバ、カニ、シジミ、昆布など

・**喉の渇きを止める食材**　トマト、キュウリ、レンコン、スイカ、メロン、桃、レモン、ミカン、葛など

・**口や喉を潤す食材**　ザクロ、杏《あんず》、ブドウ、ミカン、レモンなど

・**皮膚や身体に潤いを与える食材**　豆腐、黒豆、杏、クコの実、白キクラゲ、牛乳、レンコン、黒ゴマ、牡蠣、鶏肉、豚肉など

　それぞれの症状に合わせて利用することをおすすめします。

　ちょい足し漢方にはスイカ、杏、クコの実、白キクラゲ、黒ゴマ、牡蠣などをおすすめします。

スイカは皮も種も漢方薬

8月27日

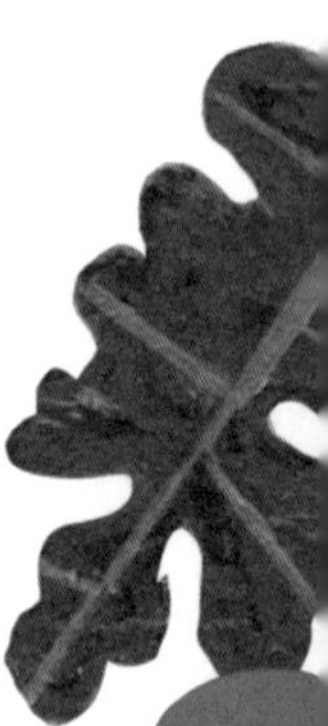

漢方では**スイカ**の皮を西瓜皮《セイカヒ》、種を西瓜仁《セイカニン》と呼びます。果肉は西瓜《セイカ》。夏におなじみのあのスイカです。

薬効は、解暑除憤、止喝利小便。

ざっくり言うと、暑さで口が乾き、イライラするのを改善したり、喉の渇きを止めておしっこの出を良くします。

急・慢性腎炎や、おしっこが出ないとき、むくみなどに用います。

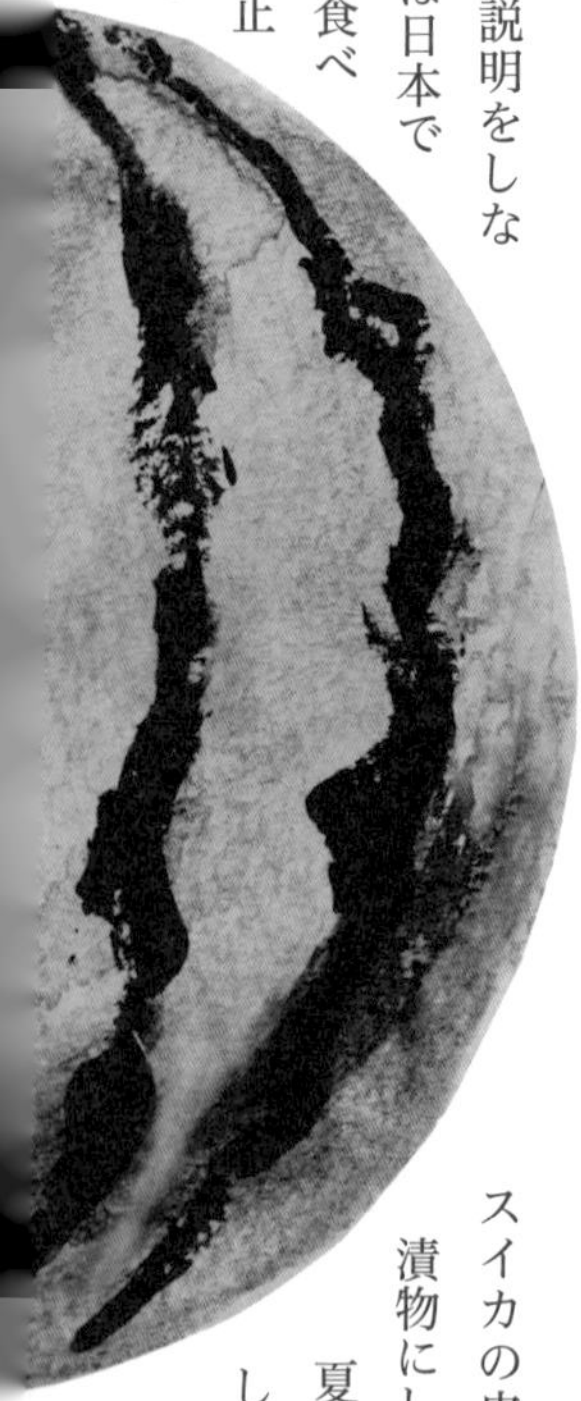

そんな難しい説明をしなくても、スイカは日本でも夏の暑い日に食べると喉の渇きを止めて、排尿する働きがあるのは誰でもご存じですよね。

体の熱を冷ましてくれるので、熱中症やその予防にもおすすめです。

しかし、スイカの実それ自体は胃腸を冷やしやすいので、胃腸の弱い方やお年寄り、冷え性の方は食べすぎに注意です。

スイカの皮はぬか味噌につけて漬物にしても美味ですね。

夏には丸ごと使って利用しましょう。

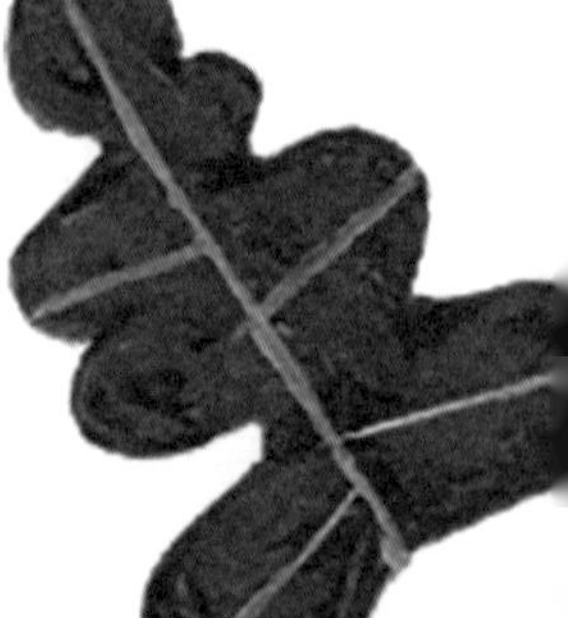

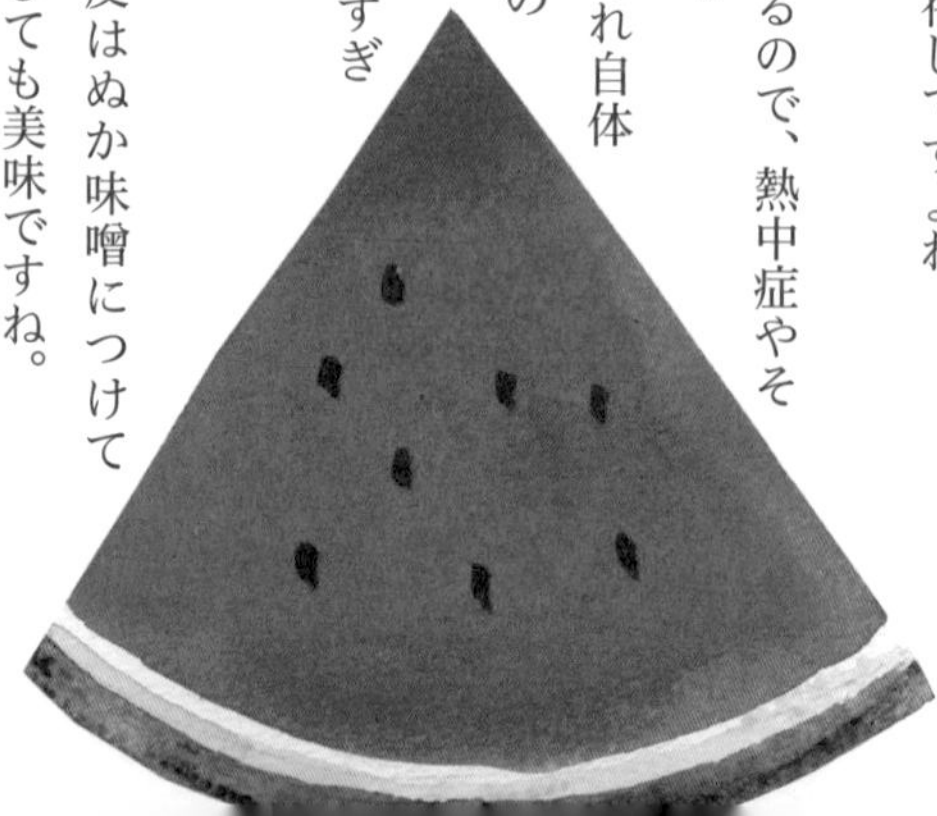

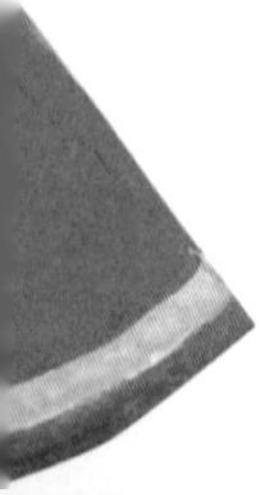

8月28日

スイカに塩は天然の補水液

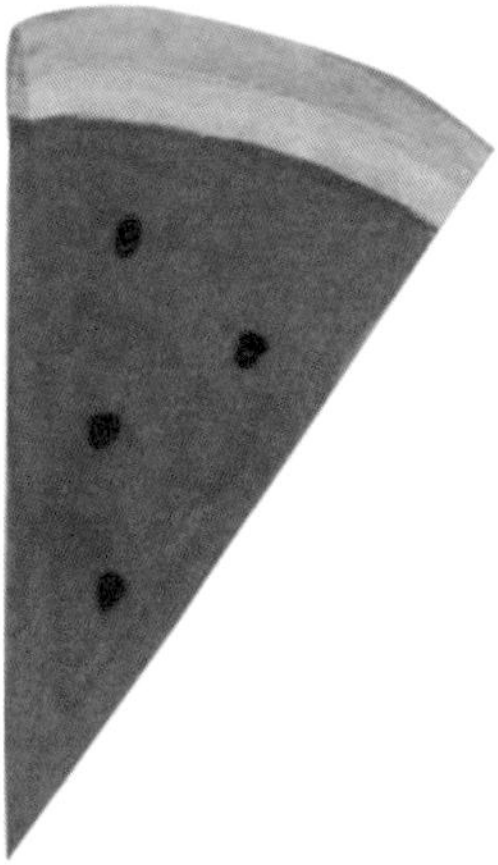

この季節は、熱中症の対策としていろいろな注意が必要になります。

特にお年寄りは暑さに鈍感になり、水分の補給を忘れると重大な事故に繋がるので、周りの人たちは気をつけなければいけません。

汗をかいて調子が悪くなったけれども買い置きの補水液がないときは、自分で作れるレシピがあります。

500mlのボトルに水を入れ、砂糖20g、塩を1・5g入れてガシャガシャ振ってまぜあわせるだけ。

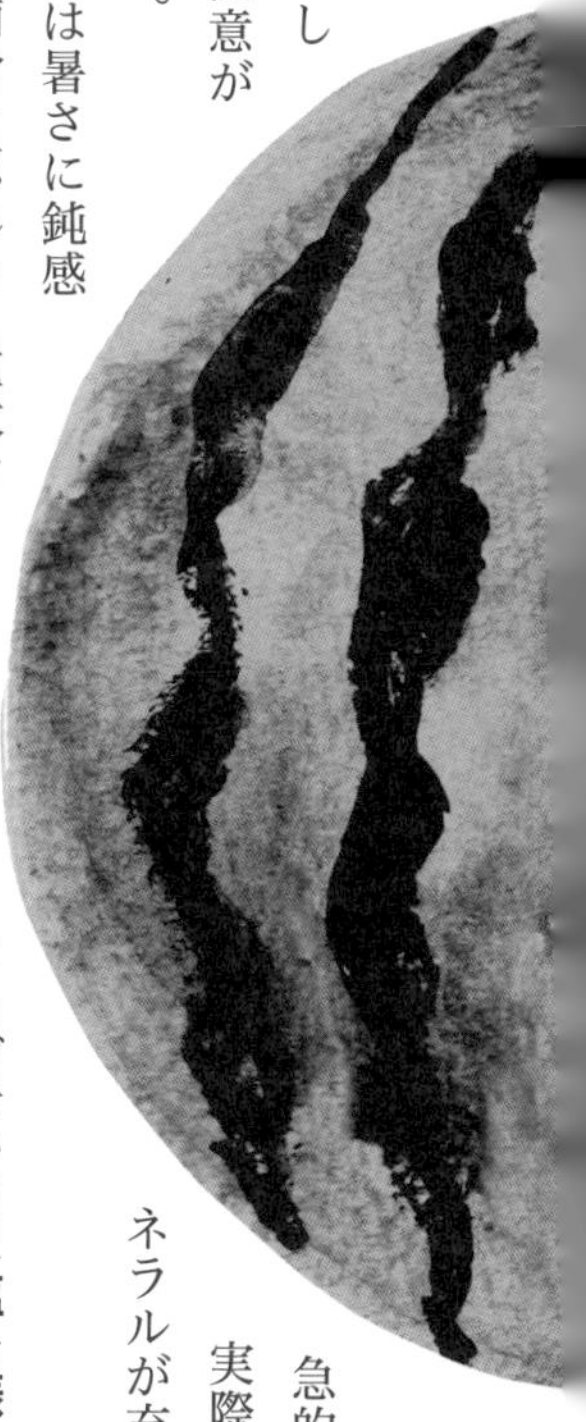

しかしこれはあくまで緊急的な対処法です。

実際には、脱水時に不足するミネラルが充分に補充されません。

そこで暑い日に**塩を振ったスイカ**を食べれば、ナトリウム、ブドウ糖などが揃った天然の補水液が取れるのではないでしょうか。

塩は精製塩ではなく天然の塩を使うことがミネラルの補充になります。

同じように、トマトに塩も効果的です。スイカやトマトは夏の常備野菜に適しています。

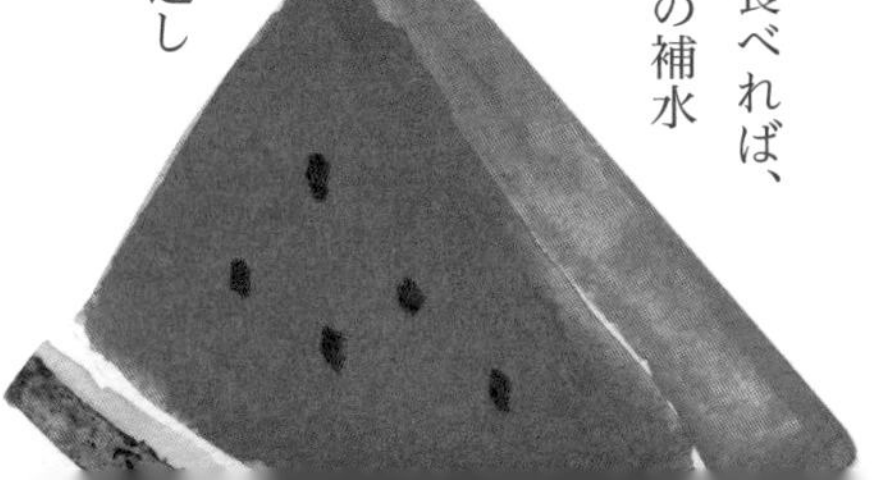

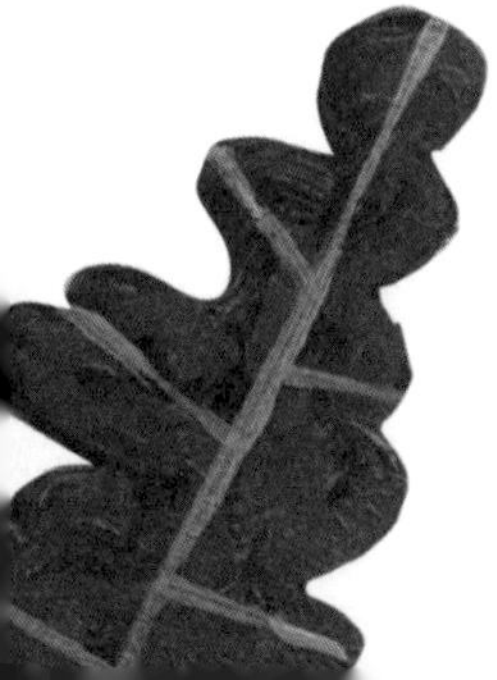

サマータイム

8月29日

夏は時計でいえば真昼の12時に当たります。陽のエネルギーが一番盛んになる季節です。

人間の生活のリズムで言えば、活動は陽、休息は陰になります。

つまり、季節の陰陽に外れることなく、陰の間にゆっくり休み、陽の間に活動すれば健康を維持できるという法則です。

『黄帝内経』(「はじめに」参照)には、四季の睡眠のとり方が書かれています。〝冬には早く寝て、朝はゆっくり起きるのが良い〟つまり冬至の頃は日の入りが早いので早く寝て、日の出は遅いのでゆっくり遅くまで寝た方が良いというのです。

そして〝夏には夜は遅く寝て朝は早く起き、体内の陽気を程よく発散させるのが良い〟と書かれています。

夏は日の出が早く、日の入りが遅くなるので、それに合わせて生活をすればよいということです。

つまり夏の間、例えば1時間早く出社し、退社も1時間早くして、その後はスポーツをしたり趣味を楽しんだりするのは、陰陽の法則に合っているのです。

サマータイムの導入は理に適ったものだと思います。

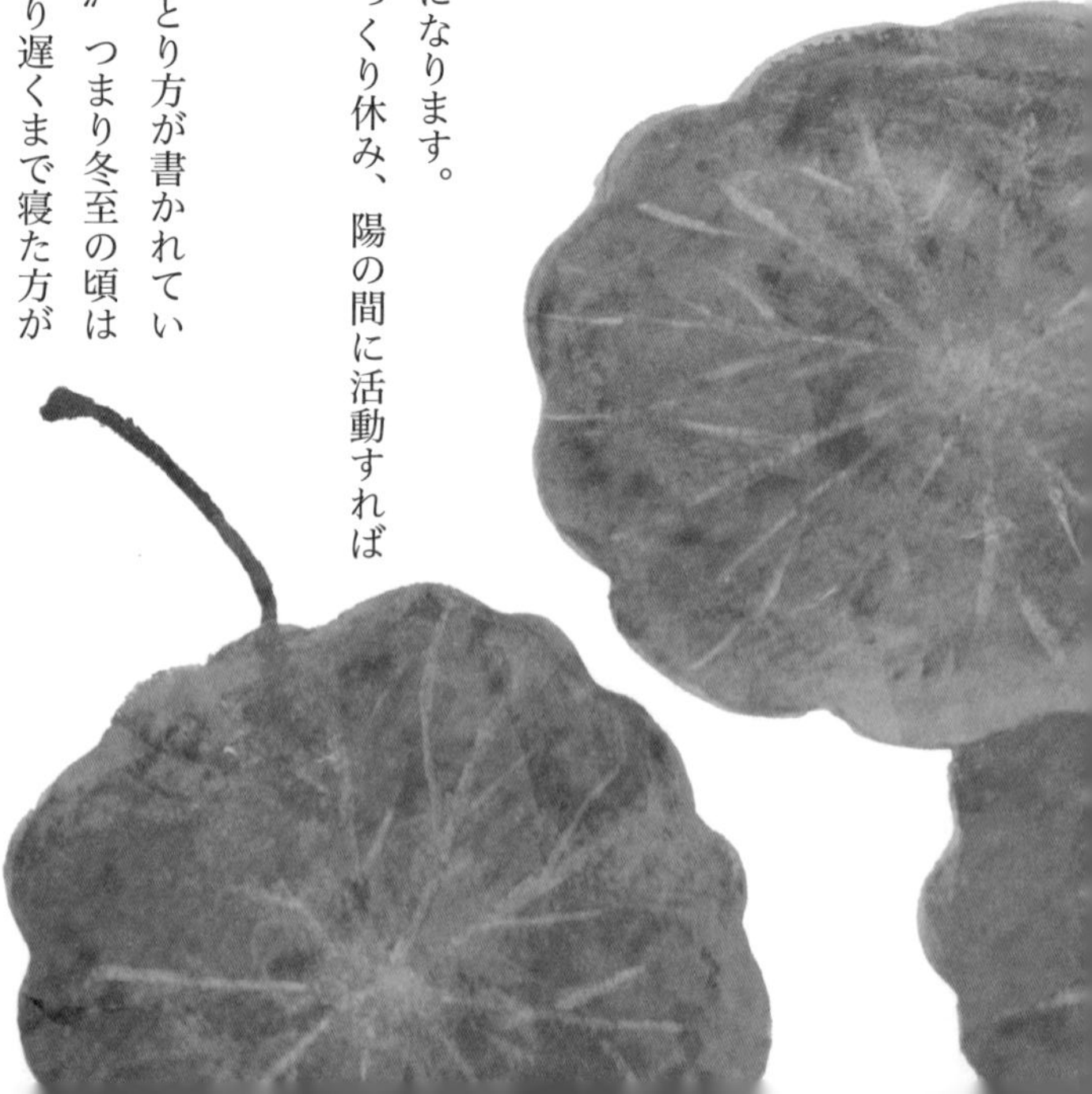

8月30日

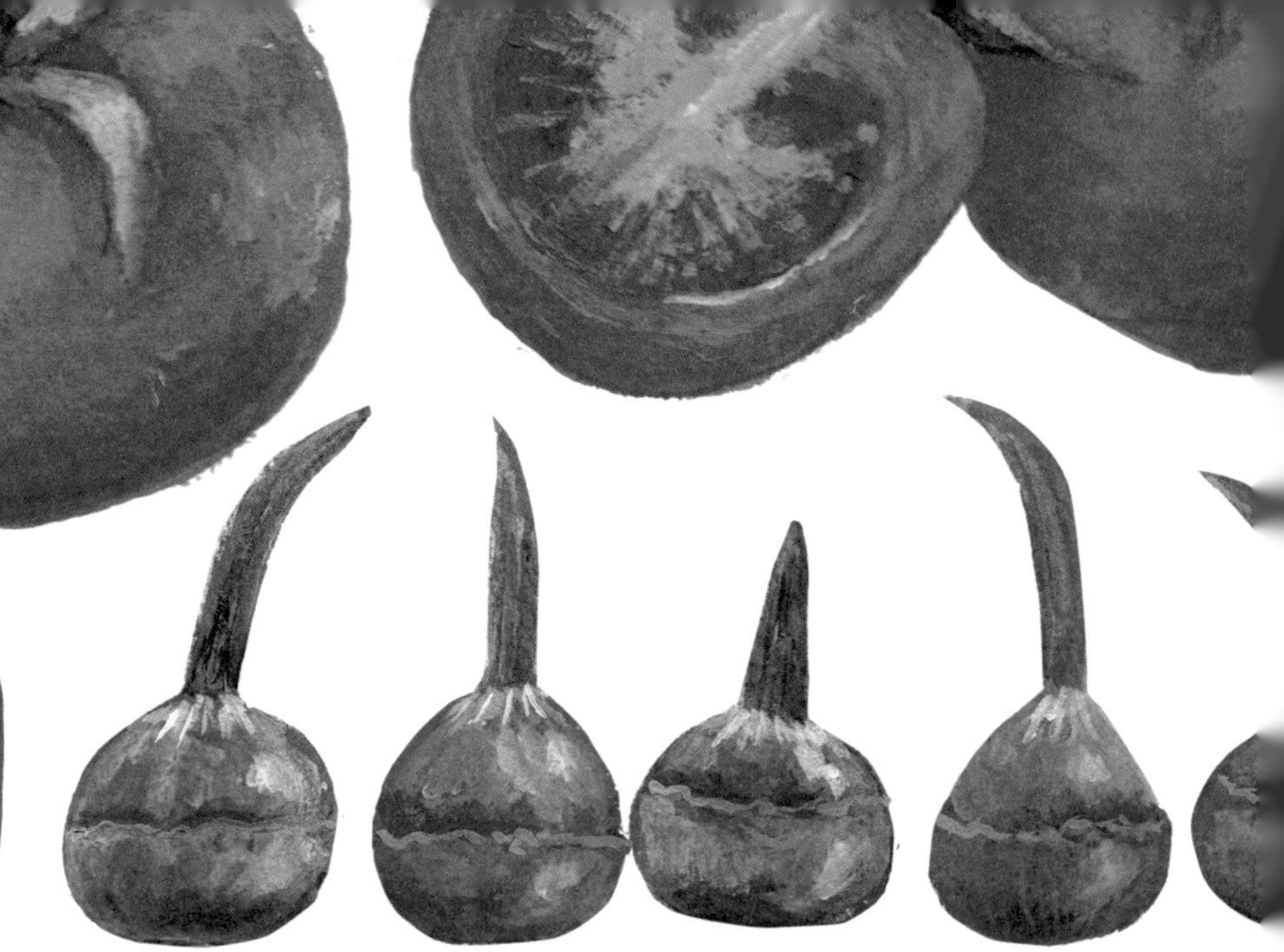

苦味と赤い食べ物

陰陽五行説ではそれぞれの臓器には季節と色と味があるとされています（1月26日参照）。

夏の色は赤、味は苦みです。苦の味は五臓の心に働きます。身体の上部にこもった熱を取り除いたり、のぼせやイライラを静めたり、余分な水分を排出したりする働きがあります。

苦味と赤い食べ物は、夏に多い熱の邪による熱病に使われます。鎮静作用があるので、興奮しやすい人や不安感がある方にも効果的です。

苦味の食べ物は――

ニガウリ、クワイ、ゴボウ、ハスの実、ギンナン、茶、ヨモギ、菊花など。

赤い食べ物は――

トマト、スイカ、クコの実など。

トマトとスイカ、ニガウリ、冷やした緑茶で熱を冷まして水分を補給すれば熱中症の予防ができますよ。

心《しん》のもう一つの働きは精神のコントロール

8月31日

肝の働きが感情をコントロールするというものに対して、**心**《しん》は**精神**をコントロールするという働きがあります。…心臓が精神的なものをコントロールする？　西洋医学にはない発想ですね。

私の友人は心配事で眠れないほど悩みが深くなると心臓がドキドキしたり、胸が痛くなるといっていました。心電図がない時代、緊張すると心臓がドキドキしたり、脈が速くなったり、心臓に異常が起こることから、経験的に「心」という臓器は精神が関係していると考えられたのではないでしょうか。

気弱な人や気が小さい人はビックリすると心臓がドキドキしますし、失恋で悲しみが深くなると心臓のあたりがキューンと痛くなったりします。

昔からクヨクヨしない人は「心臓が強い」とか「心臓に毛が生えている」とかいいますよね。

中医学では不安感、マイナス思考、気分の落ち込みなどは「**心気**」の巡りの不調によって「心」に栄養を送る血液が不足している状態、「**心血虚**」と考えられています。

西洋医学的には、精神的な不安や鬱は脳の働きと考えられています。悲しいとか嬉しいとかの思考活動は脳内伝達物質に左右されます。

しかし、西洋医学でも精神の不調から起こる疾患、例えば検査で異常がないのに自分で病気と思い込んでいるような場合を「心気症」と呼んでいます。

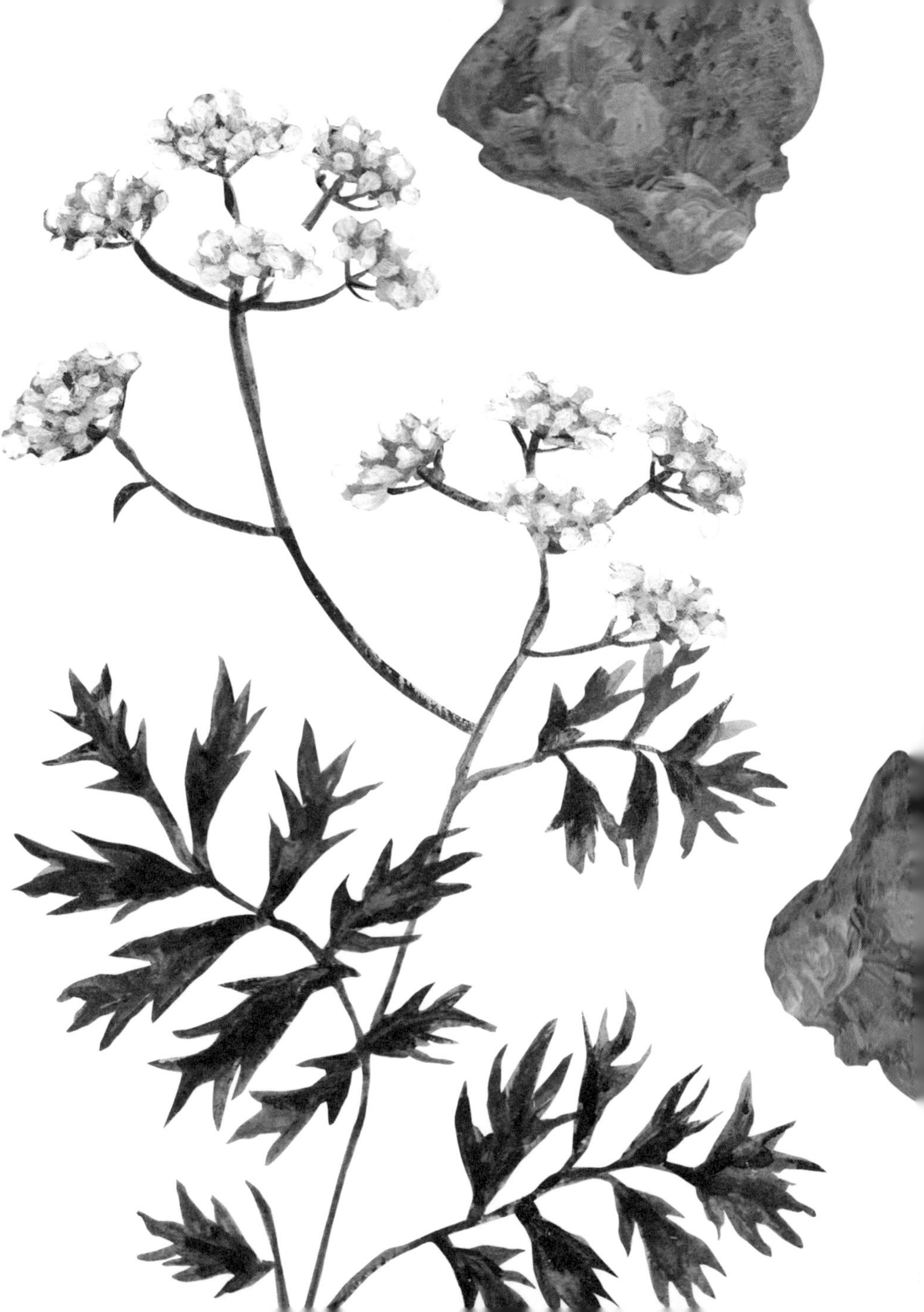

心《しん》の血虚《けっきょ》

店頭で一番多くご相談を受けることが多いのが不安感や動悸です。

世界情勢はますます怪しくなり、少子高齢化で将来の年金や介護など不安の材料は絶えません。そのような漠然とした不安以外にも、日常的に起こることで苦労をされている方がいらっしゃいます。

私は、なぜ「心血虚」になると不安感やマイナス思考になるのか、「**夜船閑話**《やせんかんな》」という本の中に答えを見つけました。江戸時代に白隠禅師という禅僧が著した、今でいう健康ベストセラー本です。彼が73歳の時、過去26歳の時にかかった自分自身の病気を治療したことを書いています。呼吸と座禅を組み合わせた健康法で、重いノイローゼと結核を治し、その経験を活かして神経病や結核に悩む大勢の重病人を治療しました。

そのポイントをざっくり言うと、不安感や、悩みが大きくなると「心」の血液が頭に昇ってしまって、本来の「心の血」が不足してしまうといいます。「**心の血虚**」です。

そういうときは心気を丹田に落ち着けて気を静めるのが先決で、心を平安にすれば、血液は心臓から体を巡り肺臓と腎臓でろ過され清浄にされて、心臓に再び帰ることができるようになります。その結果、頭に昇ってしまった不安感や悩みは落ち着きを取り戻すことができるというのです。

西洋医学でも不安や恐怖は脳の偏桃体がかかわっているとされています。

事実、不安症の患者さんは健常者に比べて右偏桃体の血流が上昇しているというデータもあります。

つまり頭に血が上ってしまっているのです。

脳の偏桃体は鍛えることができないので、不安をコントロールするには体調を整えることがベストである、と専門家も言っています。

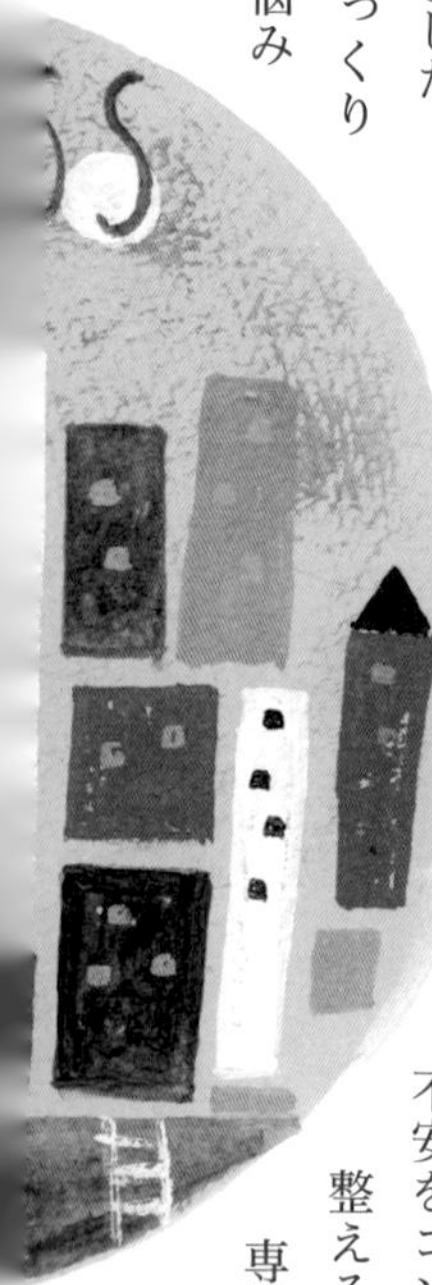

悩んでいる人に「頑張って」は禁句

9月2日

現代社会は不安になる材料があふれています。ストレスをなくすことはできません。そんなときに「頑張ってください」とか「こんな風に考えれば楽になりますよ」とか「ほかの人はこんな風に頑張っていますよ」などとアドバイスや励ましの言葉で慰める人がいます。しかしそのような非常時に頑張るのは無理なのです。頑張ろうという思いは「脳」を疲れさせるだけです。「脳」を休めて、まず頑張れる体を作ることが先決です。

今まで頑張れば結果が出ている人は、ますます頑張らなければいけないと頭だけで頑張ってしまうのです。「こうすれば良い」「こう考えれば良い」という頭だけが先回りして、体の方がそれについていけない状態なのです。少し休んで栄養と呼吸で体を休め、心の血の不足を改善することが大切です。

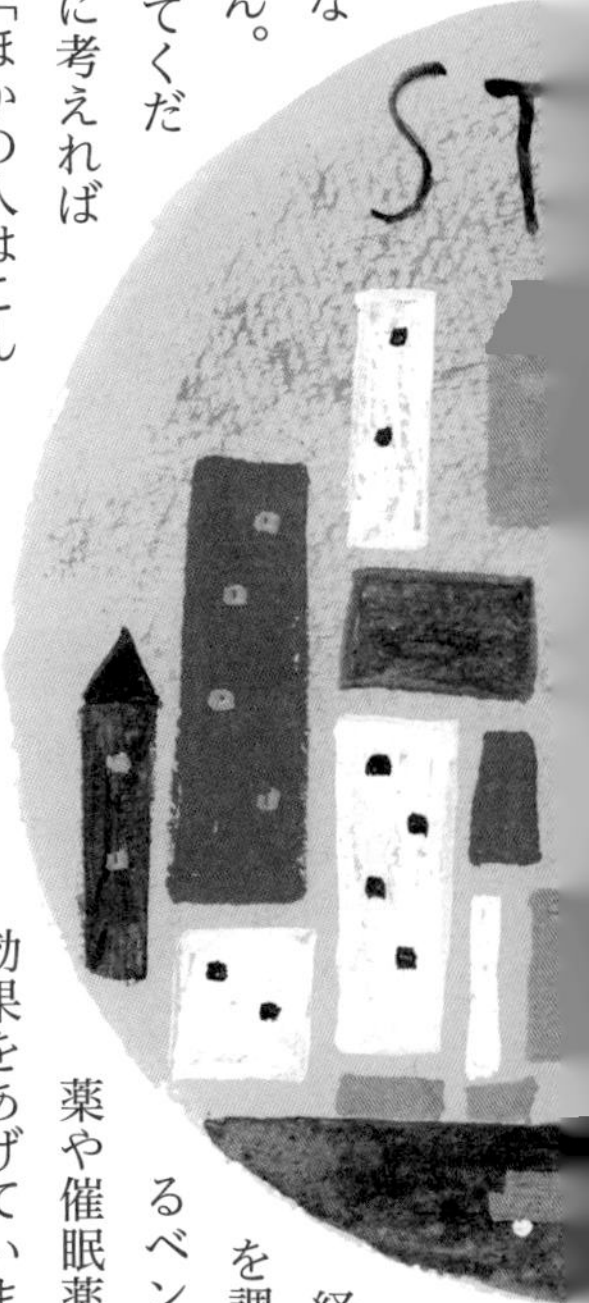

西洋医学の分野では、不安感や鬱の治療にはノルアドレナリン、ドーパミン、セロトニンなどの神経の伝達物質の取り込みを調整する薬や、脳を沈静するベンゾジアゼピン系の抗不安薬や催眠薬を適切に使用することで効果をあげています。新薬が次々に開発されていますが、専門の医師の指導できちんと服用することが不可欠です。

西洋医学のほかには自律神経訓練法、カウンセリング、ハーブやアロマを使った療法、森林浴、アニマルセラピーなどストレス解消法もいろいろ研究されています。

漢方薬にもいろいろな方剤があります。心を落ち着かせて動悸や不安を鎮める**養心安神《ようしんあんじん》剤**、心に充分な血液を送り心の働きを良くする**補血養心《ほけつようしん》剤**、心の陽気が衰えて不安や動悸が起こっている人には**温補《おんぽ》心陽《しんよう》剤**、血の廻りが悪くて動悸や心痛が起こっている人には血の滞りをとる**活血化瘀《かっけつかお》剤**などがあります。

パニックに陥ってしまったら

30代男性。大学時代はラグビーの選手で、現在もその時の仲間たちと休日が取れるときは試合をなさっている元気な方です。最近仕事の部署が変わり、定期的に休みがとれなくなっていました。新築の家やマンションの売り込みをする仕事です。

ある日、契約が決まって細かな打ち合わせをしているとき、ちょっとした不手際があり、慌ててしまったことがありました。

その時突然、胸が苦しくなり、相手の人にも伝わってしまったのではないかと心配するほど心臓がドキドキしてきたそうです。

その場はどうにかパニックになりながらも仕事を切り上げることができましたが、その後そのことが気になり、いつも不安感が付きまとうようになりました。そのことがきっかけで、狭い部屋で顧客に説明する仕事がいつも不安になります。

失敗しないように資料を揃えたり、前日の準備などで睡眠不足の日が続いています。

病院でベンゾジアゼピン系の抗不安薬を処方されて一応落ち着いていますが、できたら漢方薬で治療したいというご相談でした。

明らかに「心《しん》」の問題と判断して、心の血を補う漢方薬をおすすめして、血虚を補う食事と呼吸法を実行していただくことにしました。

もともとしっかりした方なので、血の生成には問題はなく、考えたり悩んだりして脳に集まっている心血を下に下すイメージで呼吸をしていただいた結果、間もなく落ち着くことができました。

この例は、ストレスが原因で「心」に血が運ばれていなかったのが原因と判断しました。

政治家に長生きが多い理由

政治家になるような人の多くは「心臓の強い人」「心臓に毛が生えている」人なのです。

長生きをしている人が多い職業は何か、調べたデータがあります。

それによると第1位は宗教家。第2位が実業家や政治家なのだそうです。

宗教家が長生きなのはうなずけますね。普段の生活や心掛けからも十分納得できる根拠があります。でも実業家や政治家って、毎日忙しくてストレスがいっぱいありそうじゃないですか？

病気はストレスからくるとよく言われています。なのに彼らはなぜ長生きできるのか？　疑問に思いませんか。

私は「心」の働き、つまり精神のコントロールが普通の人より優れているのではないかと考えています。

同じストレスでも、それをストレスと思わない強い精神力はどこから来ているのか。

それはおそらく、政治家は生存競争に打ち勝つ、強い「心」を持っているからだと思います。

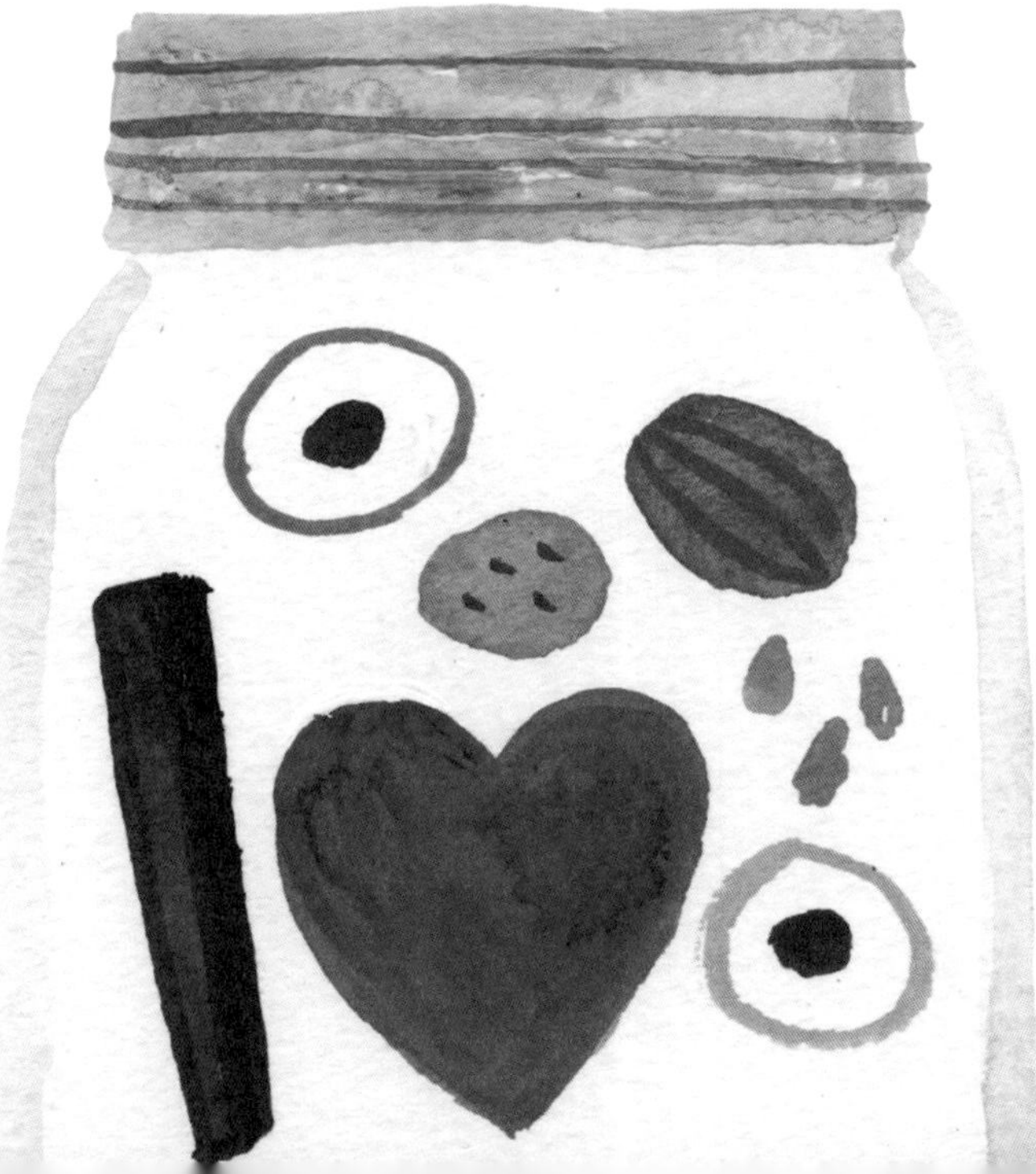

「心」の華は顔にある

9月5日

私たちはご相談を受けるとき、まず望診《ぼうしん》といって お顔の色や舌の色や形を拝見します。一番現れやすいのが「顔」です。

「心」の華は顔にあるといわれています。「心」の働きが良ければ、意識がはっきりして眼光が明るく、表情が豊かで、顔色が栄潤していると判断します。その状態を「得神《とくしん》」といいます。

またその逆の状態ぼんやりして精気が無く、死んだような眼をしている状態を「失神《しっしん》」とか「無神《むしん》」とかいいます。

少し前の話ですが、テレビで安倍晋三前首相の顔を見るといろいろ変化しているのを感じました。数年前、最初に首相を降板した時は、顔色が悪く目が虚ろだったように記憶しています。下痢が続いて体力が持たず、辞任した時は顔色も悪くヨレヨレの状態でテレビに映っていたのを覚えています。とても悲壮感が漂って、顔つきも暗く、目もうつろな感じで、明らかに「失神」「無神」という表情でした。

その後、民主党の総理が何代か続いて、安倍首相がカムバックし、長期政権が続きました。再登板した時の映像を見て私はびっくりしました。辞任した時とは顔つきや目つき、顔色が全く違っていたからです。しかも声も張りがあり、表情がとても明るくなっていると多くの方がおっしゃっていました。

彼の元気の原因は、画期的な薬が奏功したこと。またアンドルー・ワイル博士の呼吸法を取り入れたことにありそうです。「気虚」と「血虚」を改善した結果ではないでしょうか。

しかしその後は森友学園や桜を見る会など不祥事が続き、コロナ対応のまずさなどから支持率が下がり、顔つきが「失神」「無神」になっていきました。そしてついには首相の座を降りてしまいましたね。

竜《りゅう》眼《がん》は血を増やして不安感をなくす

竜眼は、血を増やす補血という分類の生薬です。ムクロジ科のリュウガンの熟した果実から皮と種をとって乾燥したものが生薬として使われています。胃腸の調子を良くして血を作り出して、疲れをとったり、食欲不振や、不安感をとる働きがあります。目がショボショボして疲れる、爪が脆くなっている、シミやしわ、乾燥肌、抜け毛で髪がパサパサなどの症状がある方におすすめします。

血虚に使われる生薬は胃にもたれるものが多いのですが、竜眼肉は胃に優しく、食欲不振などにも効果があるのです。

受験生や職場での集中力アップと目の疲れに、肌荒れや美容に、血虚や胃腸の働きの悪い方の不眠、不安感、食欲不振などに、おいしいお茶をおすすめします。

竜眼一つまみ＋乾燥したナツメ一つまみ＋クコの実一つまみに沸騰したお湯をついで2～3分待つだけ（レンジでチンでもOK）。飲んだ後は材料を全部食べてください。

乾燥した竜眼は漢方薬局で手に入ります。甘くて美味しいのでそのまま食べるほか、ワインで煮込んだり、ハチミツと合わせてデザートにしたり、お米で竜眼粥にしたり、いろいろ利用してください。私の店でも多くの方におすすめしている生薬の一つです。大河ドラマで有名な篤姫の大好物だったとか。

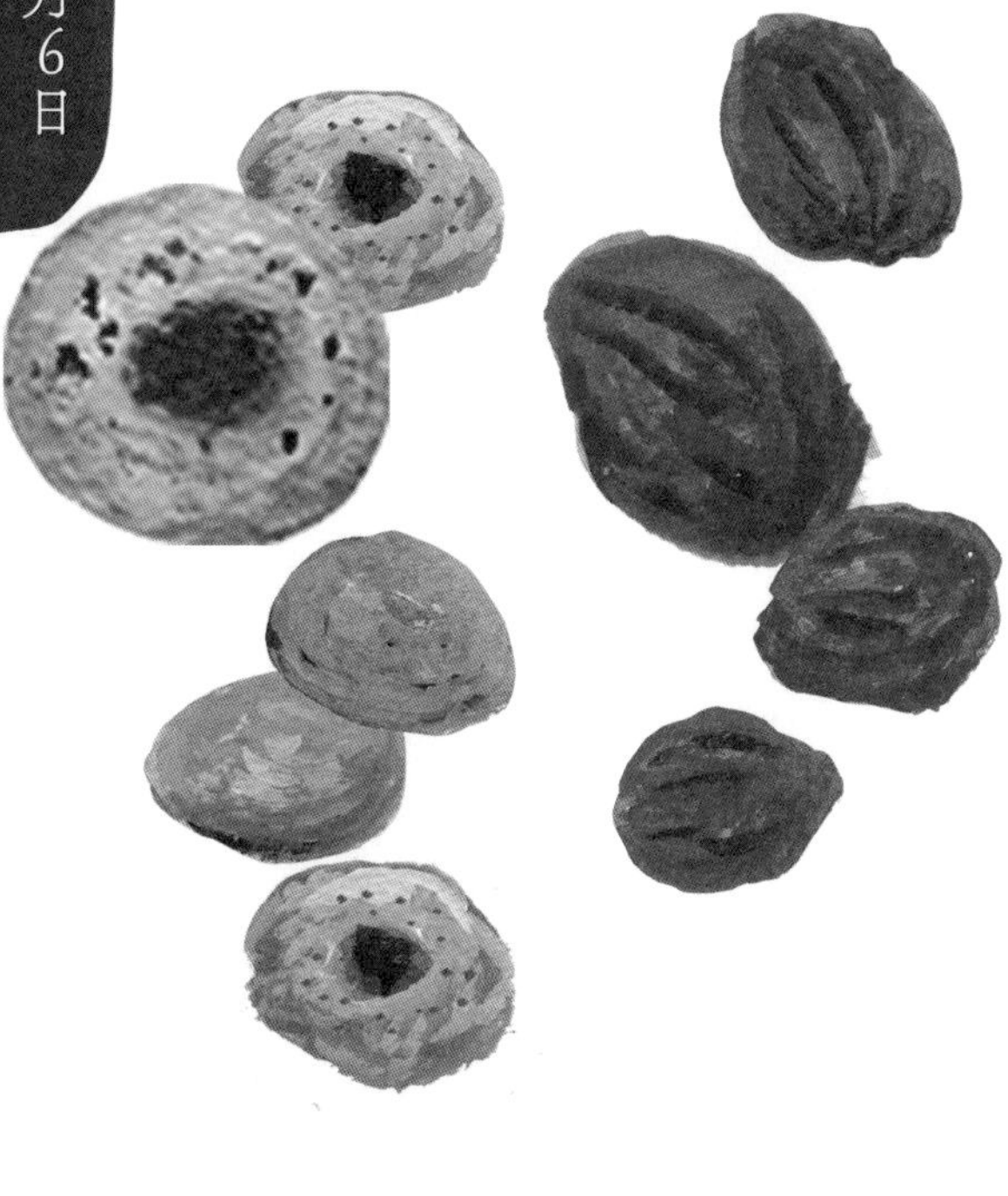

くよくよしやすい人はナツメを

9月7日

ナツメの実を干して蒸したものは**大棗**《たいそう》という生薬です。胃腸虚弱な人の食欲不振や疲れを取って元気にしたり、血が不足している人の精神不安や不眠や悲しみなどの症状に使います。

薬の効果が強すぎる薬に配合して性質を緩和にして胃腸障害などを助けるので多くの漢方薬に配合されています。

日本ではあまり食用には利用されていませんが、韓国や中国ではメジャーな食材として知られています。韓国料理のサムゲタン、中国のホテルの朝食にはナツメ粥が良く出されますね。インド伝統医学「アーユルヴェーダ」でも重用されてきたようです。

鉄分やカルシウムなどのミネラルが豊富なため、美容や健康によいほか、滋養強壮や精神安定作用、鎮痛、利尿効果などがあるとされています。

「ナツメ」の名の由来は、茶道具の「なつめ」に似ていることから命名されたという説や、初夏になってからやっと新芽が出始めることから夏芽となったという説もあります。

漢方薬局から乾燥したナツメを求めて、毎日3個くらいずつ食べると手軽なちょい足し漢方に効果的です。

中国では「一日にナツメを3つ食べると老化しない」という言葉があります。

私もこれ以上の老化を防ぐため、血虚の予防のために毎日実行しています。

貧血や血虚の傾向のある方、イライラより不安感がある傾向の方に特におすすめします。

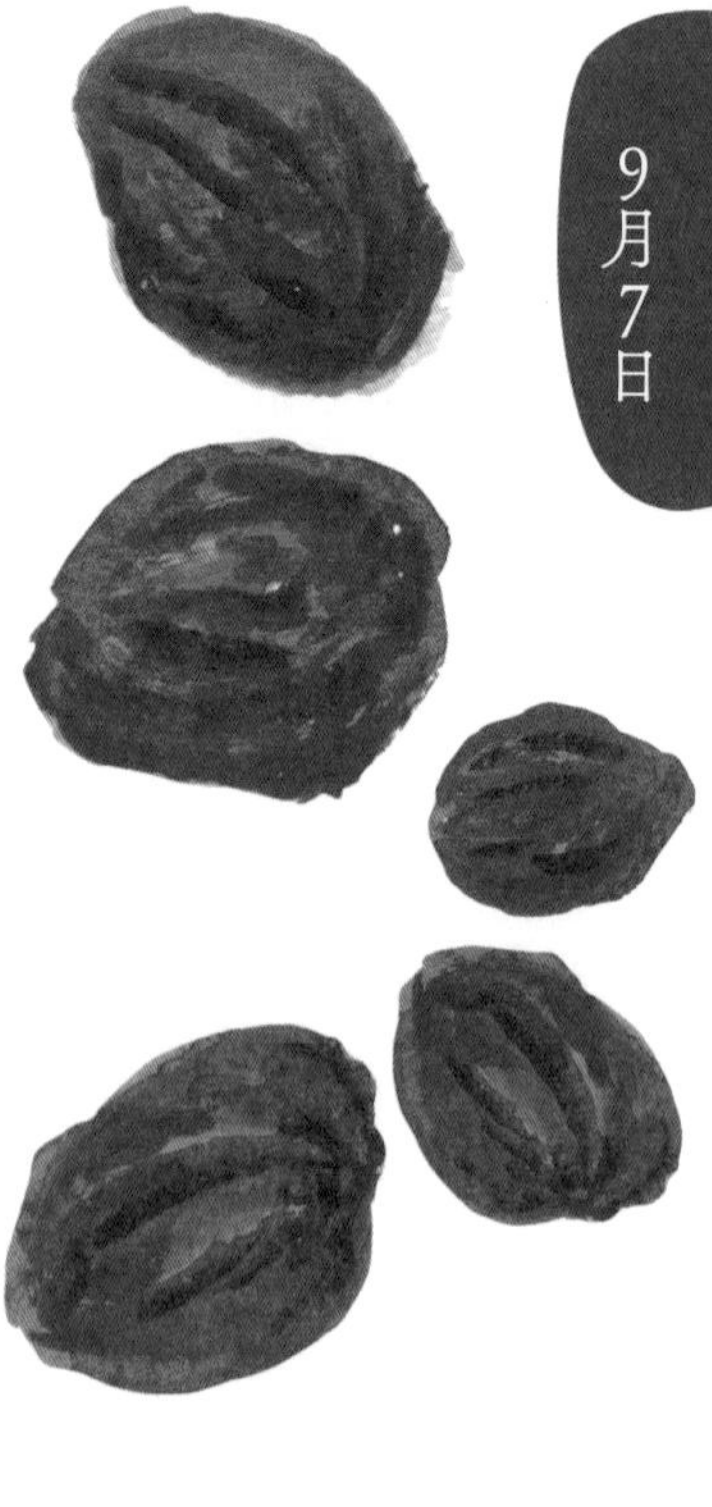

9月8日

牡《か》蠣《き》は海のミルク

牡蠣は世界中でよく食べられている二枚貝で、欧米でも牡蠣だけは生で食べられています。牡蠣の肉は、はるか昔から人類の栄養源として食べられてきました。

牡蠣肉には各種のミネラル、ビタミン類、それに必須アミノ酸がすべて含まれています。さらに、筋肉、脳、肝臓などの栄養源となるグリコーゲンが多量に含まれ、その豊富な栄養から「海のミルク」とも呼ばれています。タウリンや亜鉛の効果が精力剤として期待され、滋養強壮剤として人気のサプリメントになっています。

多くの貝塚から牡蠣の殻が発見されていることから、日本では縄文時代ごろから食用にされていたことがわかっています。

漢方薬の材料となるのは貝殻のほうです。牡蠣の殻は牡蛎《ぼれい》という名前の生薬として、漢方薬に多く利用されています。

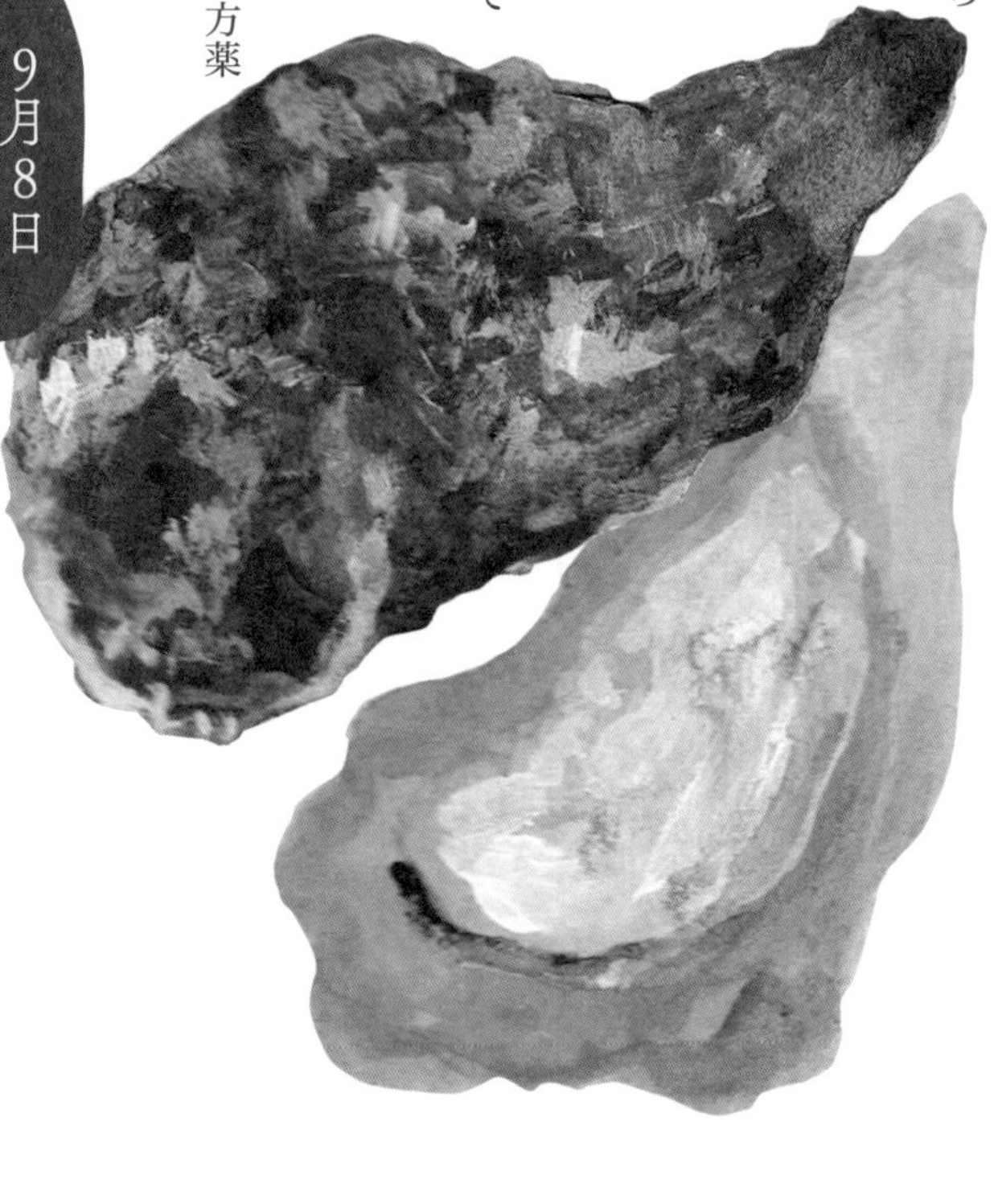

重鎮安神剤といって、気持ちを安らかにする効果があり、不安感や不眠などに多く使われています。「**柴胡加竜骨牡蛎湯**《さいこかりゅうこつぼれいとう》」という漢方薬がよく知られています。

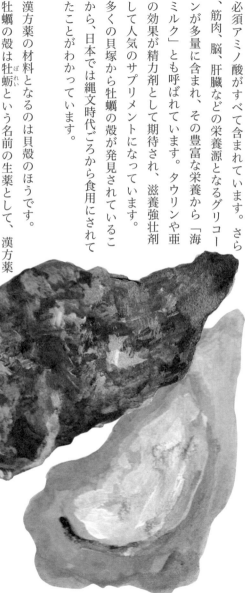

まだまだ暑い季節は半身浴がおすすめ

暑いときの入浴はシャワーだけという方が多いですが、夏は暑い戸外と冷房の効いた室内の気温差で自律神経が乱れてしまいがちです。夏の入浴は、体を温めて血行が良くなることで自律神経のバランスを整える効果が期待されます。

ただし注意しなければならない点がいくつかあります。まず熱いお風呂は厳禁です。というのは汗をかきすぎると、気が一緒に消耗してしまうからです。

老人や病後の人は湯疲れといって、長風呂や温まりすぎるとかえって調子が悪くなる場合があります。マラソンをした後の状態を想像してください。

また、風呂上がりに冷房などで急速に体を冷やすと自律神経も乱れます。

体に潤いがなく、ボーッとした熱のある陰虚体質の方の長風呂も厳禁です。

そこで暑い季節は、上半身を湯船につけない**半身浴**をおすすめします。特に水毒の方は下半身に水がたまるので、上半身に負担をかけずに水はけを改善する効果が期待できます。

温度は38度から40度くらいが良いとされていますが、人それぞれなので**いつもよりちょっとぬるめくらい**が良いでしょう。

入浴後は、水分の補給をお忘れなく。

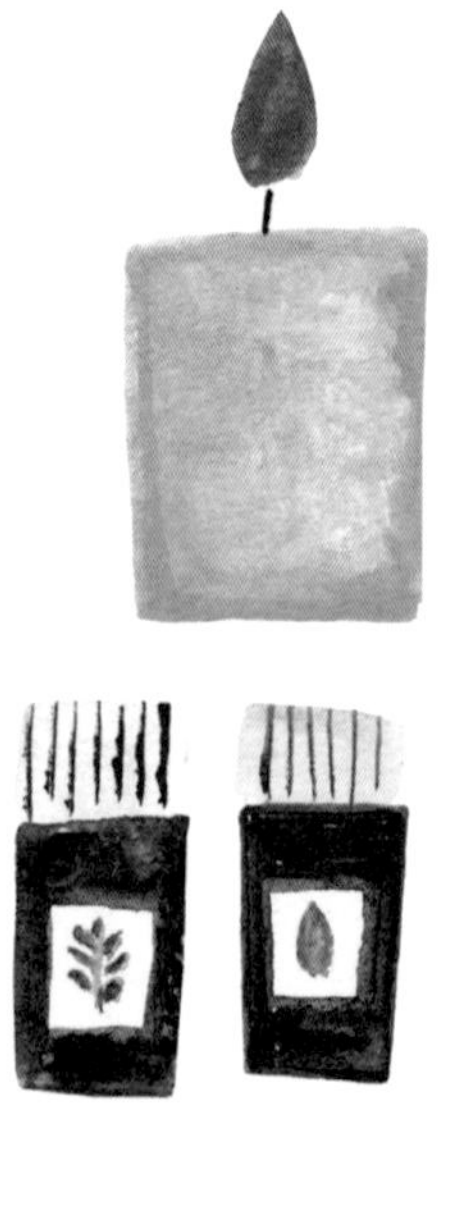

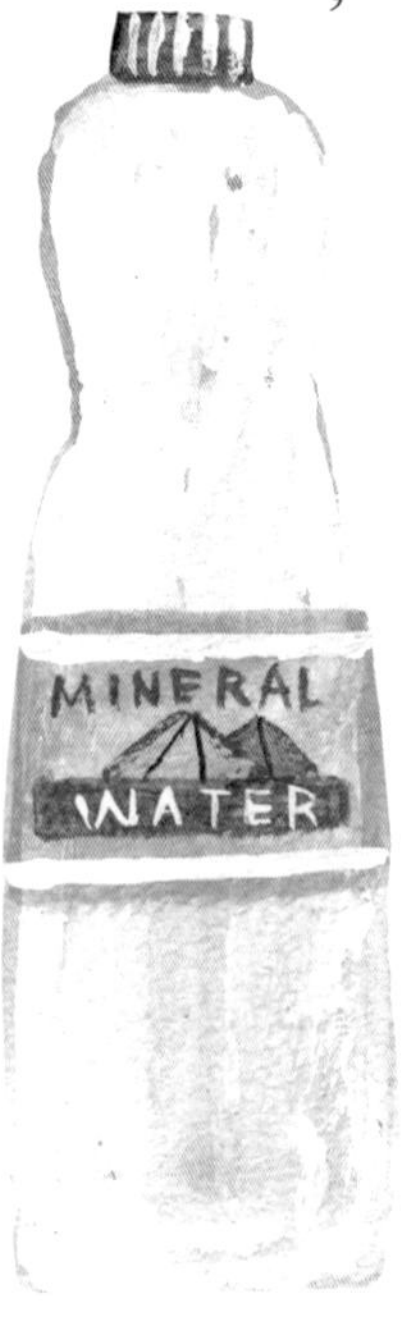

一日一粒の梅干しを

9月10日

夏に梅干しを食べると難を免れるといわれています。古くから梅は三毒を断つといわれ、食べ物の毒、血の巡りの異常、水の巡りの異常を取り除く効果があるとされていました。

梅干しの効果としては、①唾液の分泌を促進して口や喉の渇きを止める、②胃腸の働きを良くして下痢を止めたり、食欲を回復する働きがあります。

梅干しに含まれるクエン酸はごはんなどの炭水化物の代謝を促して、疲れの原因である乳酸を取り除き、疲労を回復する効果があります。

また梅干しには殺菌作用があります。昔から日の丸弁当といって、ごはんの上に梅干しを載せたり、おにぎりの中に入れてごはんが腐らないように利用していました。

梅干し1～2個をすりつぶして、熱い番茶を注いで混ぜて飲むという方法があります。胃もたれ、食欲不振、吐き気、二日酔いに効きます。祖母から教えてもらったレシピです。お試しください。

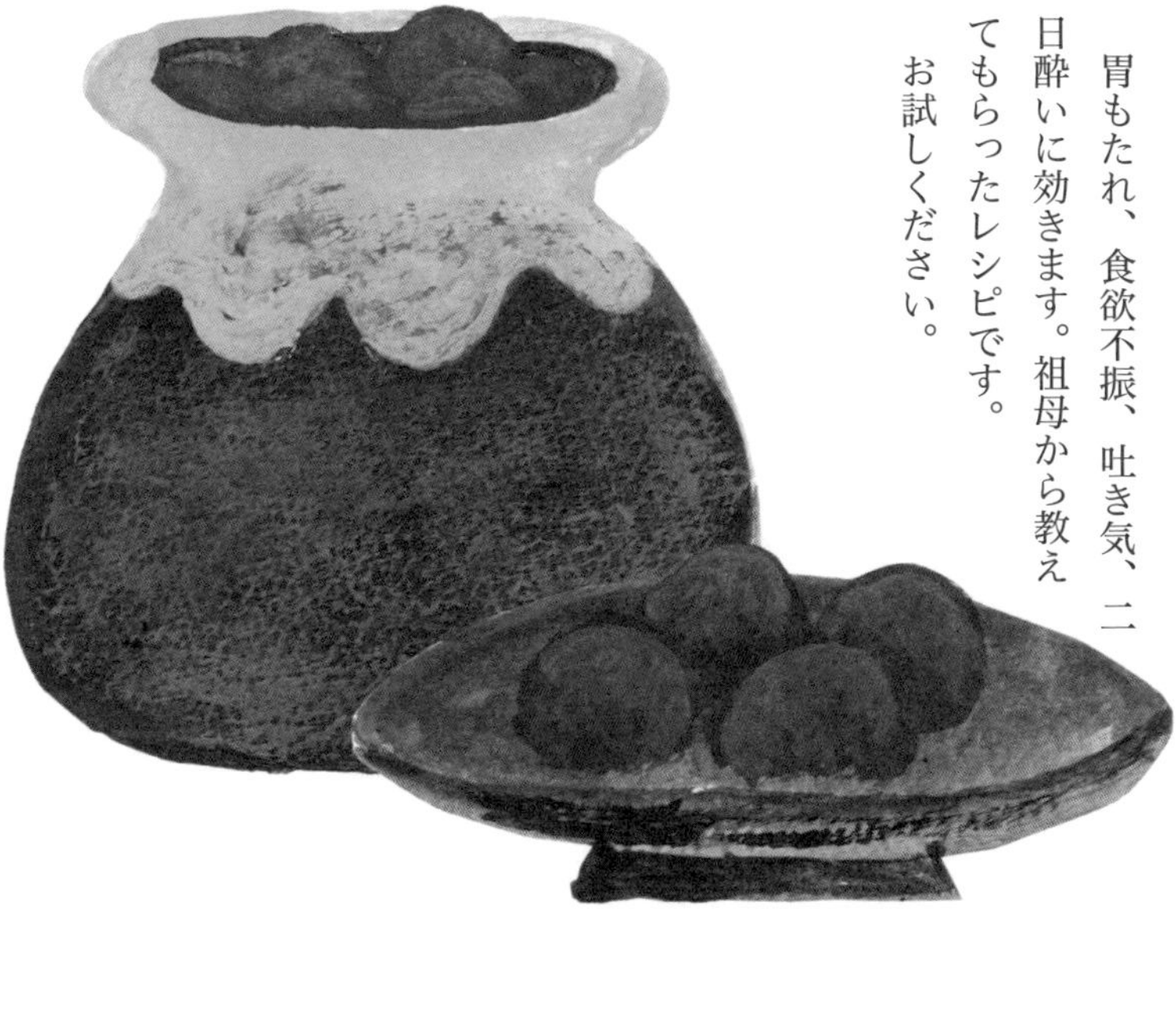

9月11日

便秘と体質の関係

一時的な便秘は下剤の入った便秘薬で解消しますが、慢性的な便秘に悩んでいる方は漢方の考え方を目安にすることをおすすめします。

漢方では体質的な偏向によって便秘が起こると考えられています。ご自分がどのような体質かを知ることは、いろいろな疾患の基本的な改善に役立つので、便秘はそのバロメーターになるはずです。

- **気の流れが悪くなって便が渋滞している場合（気滞）**
- **熱がりで便が乾燥して固くなり出にくい場合（熱症）**
- **元気がなくて便を押し出す力が不足している場合（気虚）**
- **腸に栄養が足りなくて腸の動きが悪い場合（血虚）**
- **腎の温める力が不足して腸が冷えて動きが悪い（陽虚）**
- **潤いを与える力が不足して便が乾いて出にくい場合（陰虚）**

気滞タイプは、お腹が張ってゴロゴロしても便が出なくて、出てもスッキリしない方です。旅行、出張、仕事、育児などでストレスや緊張が続いたりすると、腸の蠕動運動に支障が起こり、便が停滞して便秘になったり、便秘と下痢に交互になったり、ゲップやおならが多く出たり、お腹がポンポンに張ったりします→4月25日参照

熱症タイプの方は熱邪が腸や膀胱に影響して、大便が乾燥して出にくいカサカサ便になります。舌が赤く、黄色い苔がついて

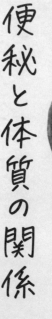

9月12日

便秘に効く食べ物

いることが多く、喉が渇いて、口臭が強い人、激辛ラーメンなどが好きな人が多いです→8月26日参照

気虚タイプの方は便意はあるのに、押し出す力が弱くて便秘になります。排便で疲れる方、疲れやすい、カゼをひきやすい方、老人に多いタイプです。また病後や術後にも起こりやすくなります。胃腸を引き上げる力が弱いので、脱肛や胃下垂の方に多くみられます。舌の色が薄く、疲れやすく、日中動かないのに汗をかく人もいます→11月11日参照

血虚タイプは腸を動かす栄養が不足しているので動きが悪くなり、コロコロ便になって出にくい方です。舌の色は薄いピンク色で、貧血のある人や出産や月経の後、出血を伴う術後、病後にも起こりやすくなります。目がかすんで疲れたり、爪が白っぽく縦じまが入ったり、顔色が悪い人が多いです→5月30日参照

陽虚タイプの方は、腸が冷えているので動きが悪く便は黒っぽくコロコロになります。冷たいものの過食や、老化や、冷え症などが原因になります。夜間の頻尿や手足の冷え、尿量の増加などを伴うことがあります。舌の色は薄く、白い苔が付く傾向があります→1月16日参照

陰虚タイプの方は、全身の陰液が不足するので、腸に潤いがなくなり、便が固くなります。口が乾き、午後になると火照ったり、微熱が出たりします。寝汗や舌が乾いて亀裂が出る人もいます→3月13日参照

ご自分に合いそうな食べ物を組み合わせて、レシピを考えてみてください。

夏は生姜《しょうが》を冬は大根を

9月13日

漢方の教えに「夏は生姜《しょうが》を、冬は大根を食べれば医者いらず」ということわざがあります。

これって変ですよね。生姜は体を温める代表の食べ物、大根は体を冷やす部類の食べ物と説明してきました。この例えを私は次のように解釈しています。

つまり、夏は冷房や冷たいものの過食で体や内臓を冷やす機会が多く、お腹をこわしたり食欲不振を起こすことが多いので、生姜の体を温める働きで胃腸の働きを改善しましょうという教え。

また逆に、冬は暖房や香辛料を使った料理で、体に熱がこもることが多いので、大根で適度に冷やして胃腸の働きを改善しましょうという教え。

夏には冷ややっことすりおろし生姜、お寿司にガリ、冬にはしゃぶしゃぶや水炊きに大根おろしなどはその教えにぴったりですね。

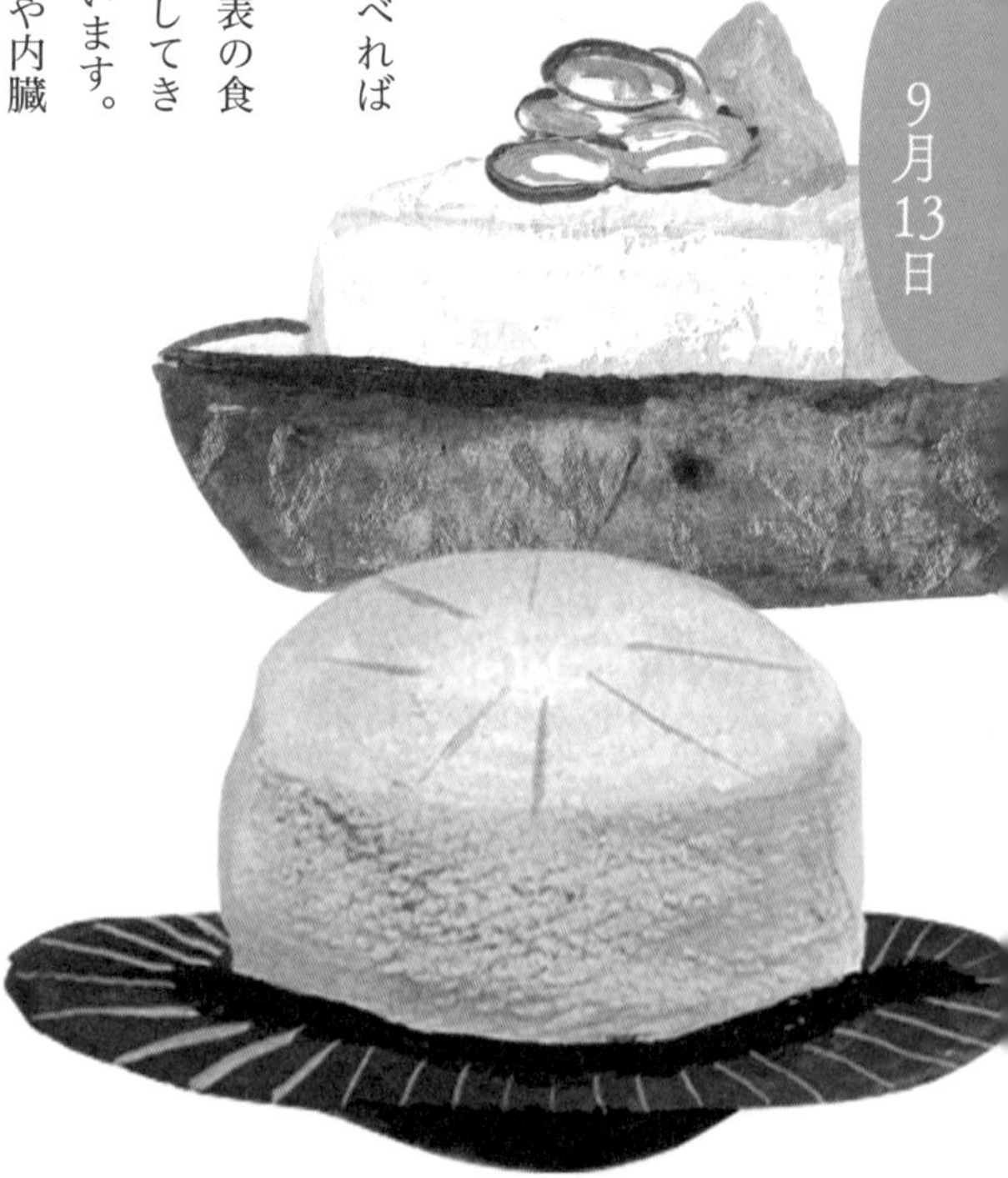

「柿が赤くなると医者が青くなる」、「ミカンが黄色く熟すと医者が青くなる」ということわざもあります。柿やミカンが熟す頃は過ごしやすくなるので、お医者さんは暇になるというわけです。

昔の人は、季節と健康の知恵をこのようなことわざにして伝えてきたのでしょう。

こんなときにおすすめのちょい足し漢方

疲れ、無気力の方に
山芋、ナツメ、クルミ、クコの実、竜眼、杜仲

不安感やマイナス思考の方に
ナツメ、クコの実、黒豆、竜眼、ゆり根、牡蠣

イライラするときに
紫蘇《しそ》、ミカンの皮、ウイキョウ、ハッカ、菊の花、ラッキョウ、丁子《ちょうじ》、八角、シナモン

ドロドロ血が気になる方に
紅花、薬母草、サンザシ、黒豆、ラッキョウ、シナモン

体が重だるい、むくみがある方に
スイカ、冬瓜、ハトムギ、トウモロコシの毛、車前子、小豆、黒豆、金銭草、スカンポ、緑豆、冬瓜、ドクダミ

ニキビやアトピーなどで肌が赤くなっている人や湿熱のある方に
冬瓜、緑豆、ドクダミ

潤いのある美肌のために
白キクラゲ、ゆり根、黒豆、ハトムギ、竜眼、ナツメ、クコの実、白ゴマ

黒髪を維持したい方に
クコの実、黒豆、くるみ、黒ゴマ、昆布

冷え性を改善したい方に
生姜《しょうが》、ウイキョウ、シナモン、コショウ、丁子、山椒、ヨモギ、紫蘇、サンザシ

頻尿や夜間尿に
ギンナン、クコの実、山芋

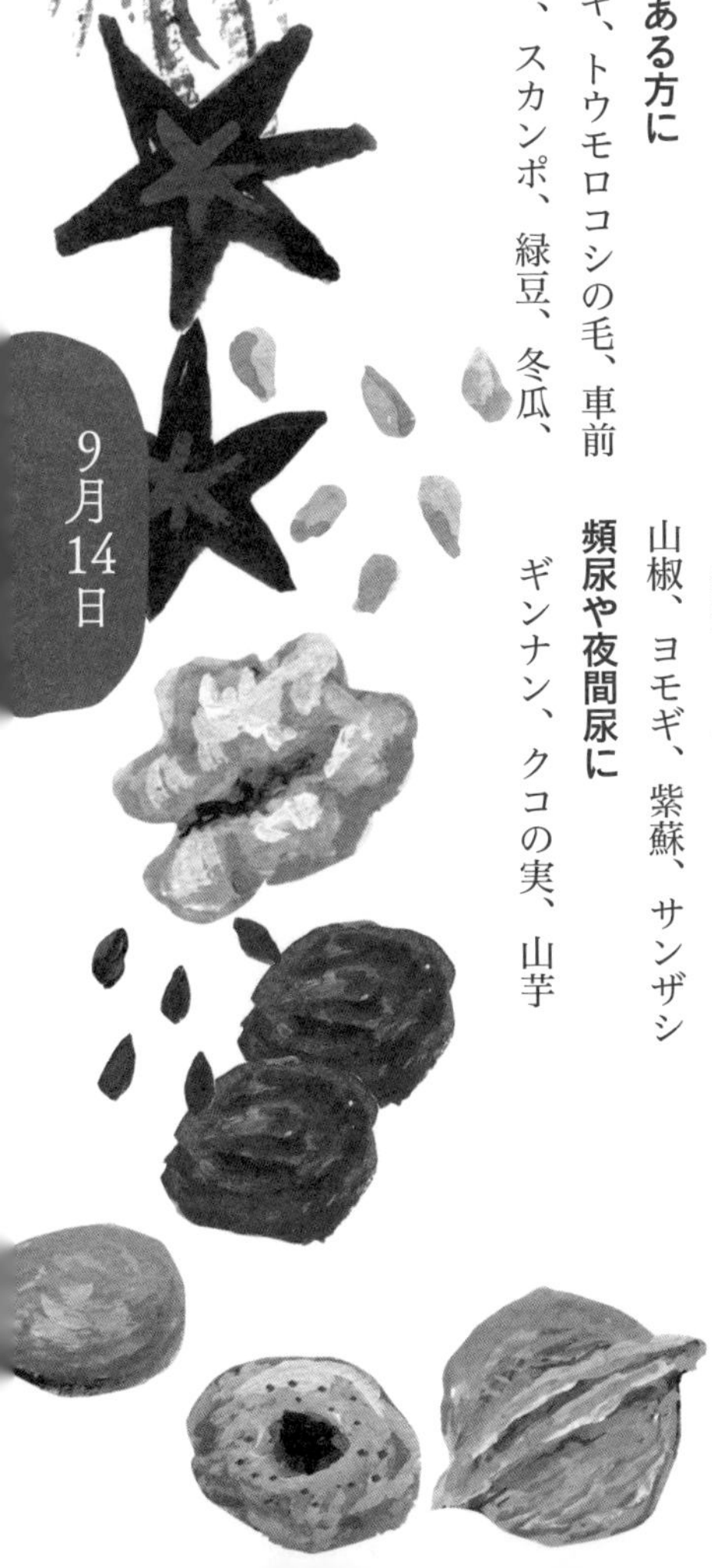

9月14日

鏡で舌をチェック

9月15日

毎朝、鏡に向かって女性はお化粧を、男性は髭剃りをしますよね。そのときに、**舌をチェックする習慣を身に付けてください。**

健康な人の舌は薄いピンク色でうっすらと白い苔があり、適度な潤いがあります。

・舌が体の割に小さく、薄くてペラペラして、色は白っぽく、苔が少ない人は虚弱体質、栄養不足、高齢者が多いです。肉や魚を中心に、消化の良い食べ物を選んで、血の不足を補う食事を心がけてください。ちょい足し漢方はナツメ、クコ、黒豆、竜眼、くるみ、黒ゴマ、山芋などをおすすめします。

・舌がボテッとして締まりがなく、色は白っぽく、苔は少ない人はエネルギーが不足している元気のない人です。同じく、ちょい足し漢方はナツメ、クコ、黒豆、竜眼、くるみ、黒ゴマ、山芋などをおすすめします。

・舌がボテッとして大きく、舌の周りにギザギザの歯型がついている人は水毒のある人です。ハトムギ、トウモロコシ、車前子、金銭草、小豆、黒豆などをおすすめします。

・舌がボテッとして大きく、舌の周りに歯型がついて、舌の表面に黄色い苔がべったりついている人は湿熱の人です。冬瓜、緑豆、ドクダミ、ハトムギ、トウモロコシ、車前子、金銭草などをおすすめします。

・舌に苔がなく乾燥して亀裂が入っている人はご高齢か陰虚の人です。白キクラゲ、ゆり根、黒豆、クコの実、白ゴマなどをおすすめします。

・舌が青紫で舌の裏に静脈がくっきり腫れて見える人は血の滞りがある瘀血《おけつ》タイプの方です。ベニバナ、益母草、サンザシ、黒豆、ラッキョウなどをおすすめします。

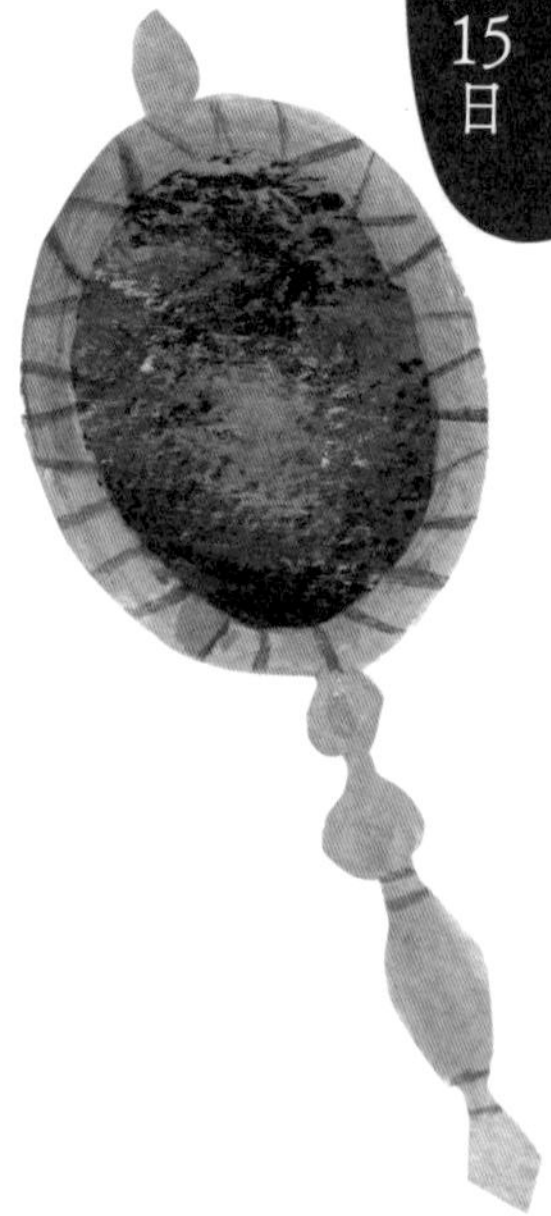

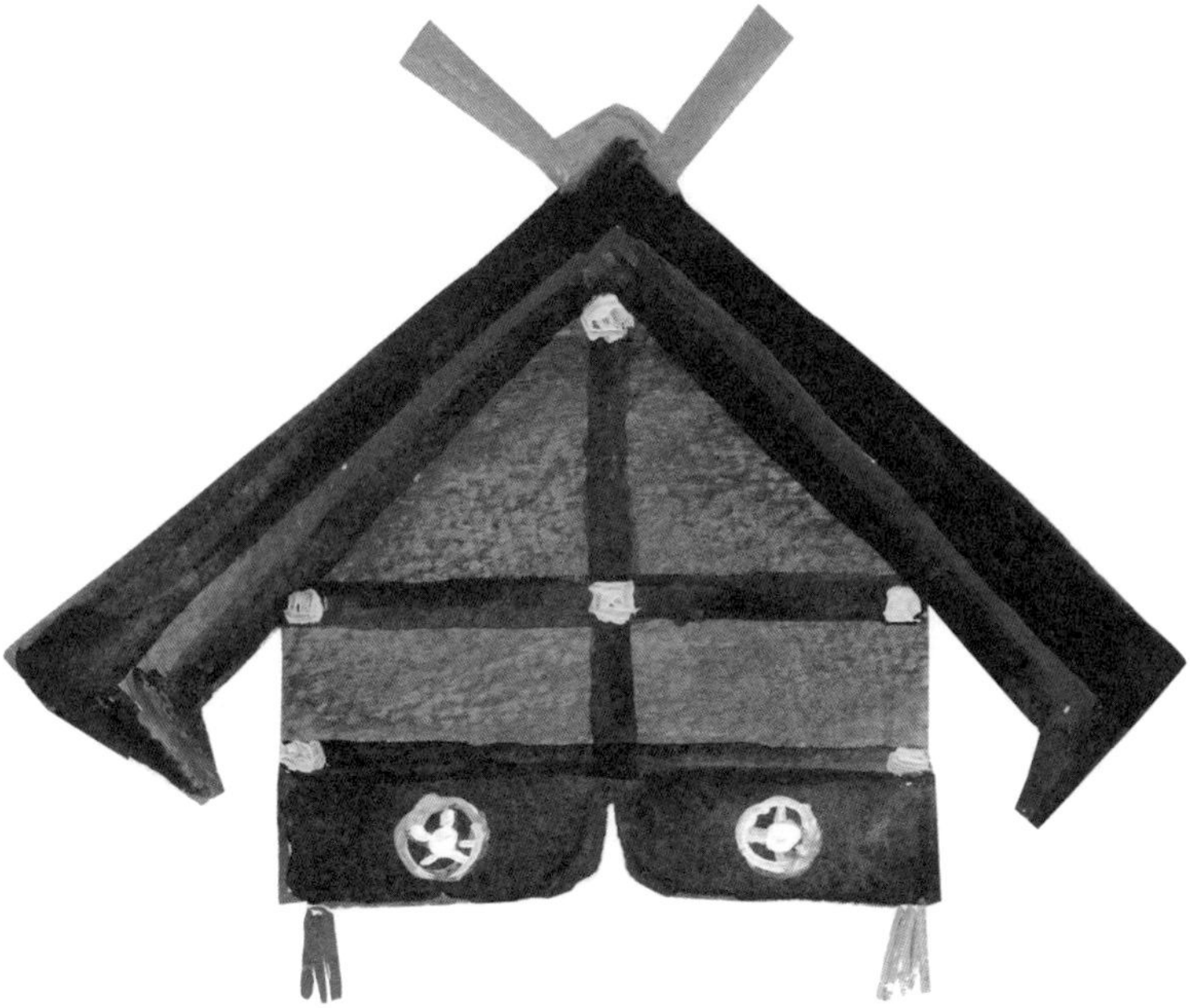

9月16日

土俵の屋根も五行

相撲場にも五行説が応用されていることをご存知ですか？

会場またはテレビで、土俵の上に吊り下げられている屋根を見てみてください。青、赤、白、黒の4つの房が下げられています。

東側は青、南側は赤、西側は白、北側は黒の房です。場内アナウンスで「黒房の一角」と説明があったら、それは北側ということです。

五行を色で表すと、**木は青、火は赤、土は黄、金は白、水は黒**です。これは、木（肝）、火（心）、金（肺）、水（腎）に当たります。

つまり黄以外の4色は、釣り天井の四隅にぶら下がっている房に見ることができます。

「それじゃ黄色はどこにあるの？」

土（黄）はつまり、土俵のことだと私は考えています（エビデンスはありませんが…）。

9月17日

赤ちゃんが誕生するまで〜ホルモンはデリケート

最近は晩婚化が進み、なかなか赤ちゃんを授からないご夫婦が増えています。

不妊治療を受けている方も並行して漢方のご相談をうけることが多くなっています。漢方では多方面から不妊の原因を探っていきます。

赤ちゃんが誕生するまでは次のような過程を通ります。

卵巣から卵子が排出される…次に卵管の中で精子と出会い受精が成立する…卵管の中で受精卵は細胞分裂をしながら子宮に移動する（その間、子宮は受精卵が着床しやすいように準備される）…受精卵が無事に子宮の中に着床し成長が始まる…10か月後に赤ちゃんが誕生します。

正常な生理のある方は下垂体から分泌されるホルモンによって毎月規則正しく生理がやってきます。卵胞ホルモンによって卵胞のなかの卵子の発育が促され生理と生理の中間くらいに、排卵が起こります。

次に妊娠を維持するための黄体ホルモンが働き基礎体温が高くなります。

妊娠が成立しない場合は、子宮の血液は生理となって排出されます。

その作業が毎月毎月、閉経するまで繰り返されるのです。

この卵子の成長と排卵を促すホルモンは、脳の視床下部の命令で働くのですが、とてもデリケートなのです。

ストレスなどの原因で卵子の発育や排卵に支障が起こったり、受精しても着床できなかったりすることもあるのです。

その他にも、妊娠が成立しない原因に、血虚や気虚、湿熱などの体質的な問題もあります。

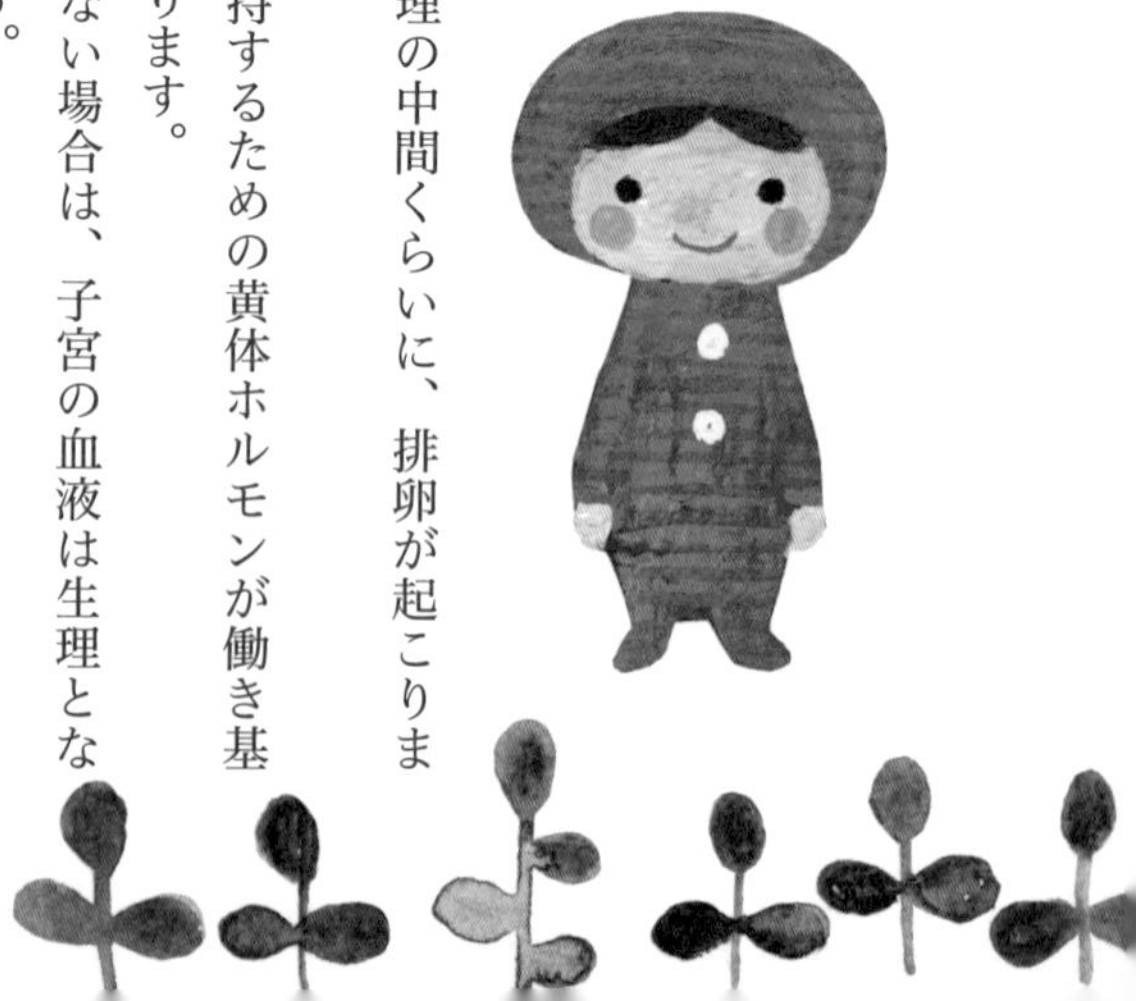

元気な卵子を育てる

9月18日

妊娠には、まず排卵が必要です。

女性の卵子は生まれた時から数が決まっています。スマホのバッテリーが減っていくように、誰でも年齢と共に卵子の数はだんだん減ってしまうのです。また年齢が上がるほど、卵子の元気も衰えていきます。

でも大丈夫。数は少なくなってしまっても、元気な卵子を育てることは可能です。

40歳以上で、元気な卵子を育てて無事に出産された方は多くいらっしゃいます。

私達はそのために精を補う食べ物や、腎虚や血虚、気滞などの体質を改善する漢方薬をご指導させていただいています。

排卵は月経周期が28日の人の場合はおよそ14日目くらいに起こりますが、卵子の寿命は約24時間とされています。

一方、精子の寿命は数時間から3日、最大で7日間といわれています。

妊娠が成立するためには、このあたりを計算すると性交は最大に見積もって、排卵の7日前～排卵後1日までがよいといえるでしょう。

私達は漢方薬を使用して次のような過程で妊娠を応援しています。

子宮の中の瘀血《おけつ》の除去、卵胞の成長を助ける、着床の準備、無事に着床したら、妊娠を維持する環境をつくるというように、段階的に妊娠を応援する方法です。妊活は漢方の得意分野の一つです。

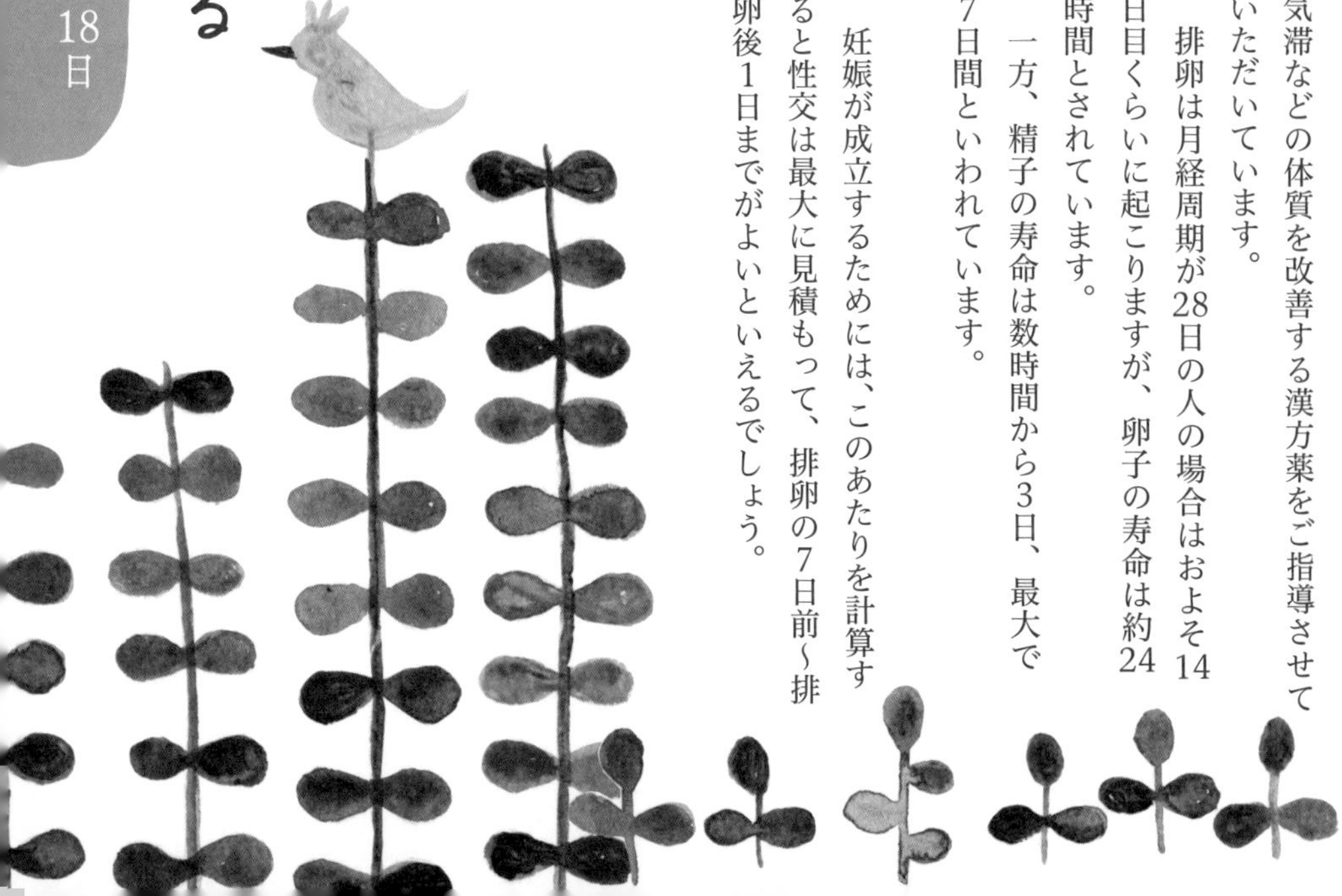

子宮は赤ちゃんのベッド

受精卵が着床するためには、フカフカな子宮環境が必要です。

そして着床した後は、寝心地の良いベッドの維持が必要です。

赤ちゃんは約10か月の間、子宮の中で生活するので、粗末な栄養の不足したベッドでは健康な赤ちゃんは育ちません。

子宮は「血の海」と呼ばれるように、血液を大量に必要とするのです。

元気な赤ちゃんは、母親の子宮の中で育てられるということなのです。

体を冷やす食べ物や栄養の不足した食べ物に偏っていませんか？

香辛料や脂っこい食べ物で湿熱の傾向はありませんか？

過労やストレスで気滞の傾向はありませんか？

血虚、冷え、湿熱、気滞などの原因でなかなか妊娠できない人がいらっしゃいます。

この基本的な注意を無視して妊活を急ぐと、なかなか妊娠できなかったり、妊娠しても流産をしてしまったり、かえって遠回りになるのです。

私は自分自身の不妊の経験から、多くの女性のご相談にあずからせていただいてきました。

その経験から申し上げますと、「男性の不妊」のケースも少なくありません。

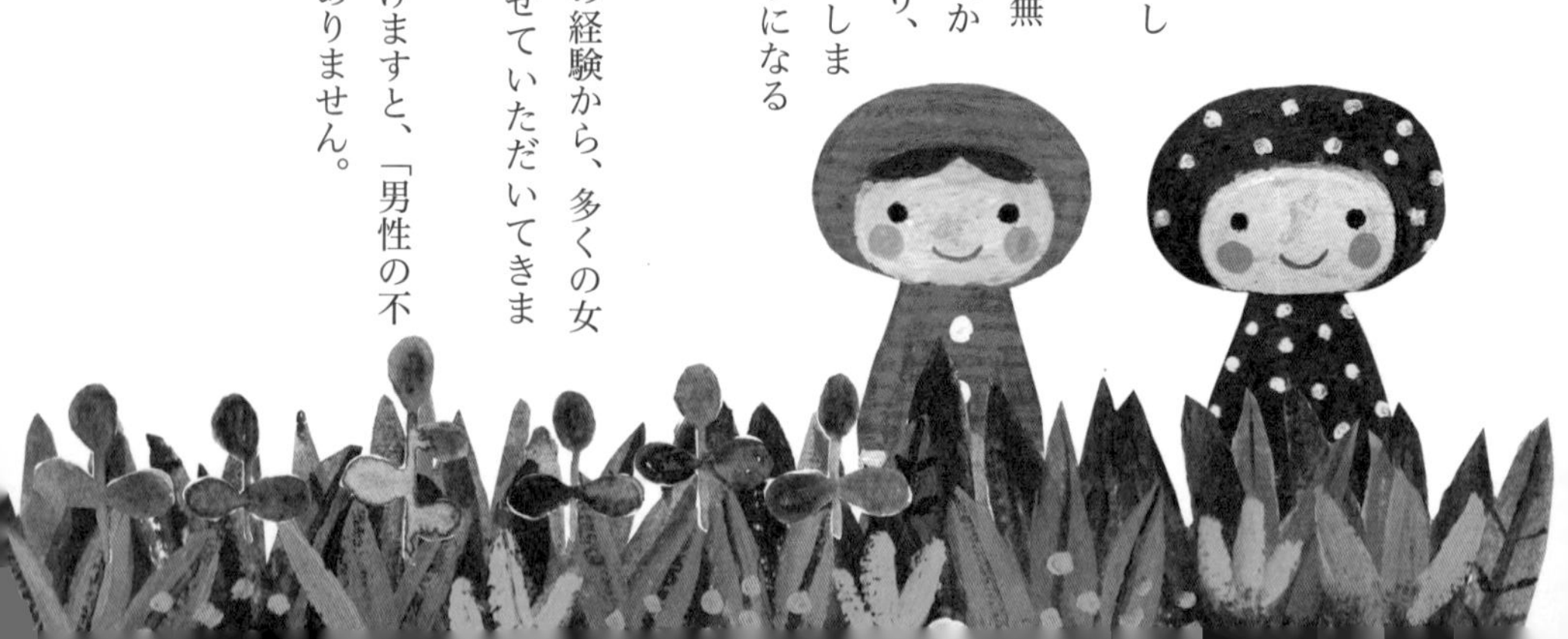

男性も妊活！

9月20日

男性の不妊の原因はストレスや湿熱という問題などいろいろありますが、精子の運動力が弱いとか、精子の数が少ないという問題があります。

卵子は生まれた時から数が決められているのに対して、精子は思春期以降、毎日新しく作られます。

しかし残念ながら加齢や生活によって機能は徐々に低下していくのです。

先天の精は、生まれつきで両親から腎に受け継ぎます。現代的に言えば、DNAの問題です。

生まれつき精の弱い人もいますが、栄養をはじめ、その後の生活の仕方で後天の精を補充することは可能なのです。

妊活には腎の働きを良くして、精子の数や運動能力を良くすることが大事です。

また女性と同じように、ストレスや気虚の体質は性交に支障をきたす場合があります。

精力剤やホルモン剤も助けになりますが、まず基本的な食生活の改善が根本的な改善になります。

また精子は熱に弱いです。

睾丸が体の外に出ているのはそのためです。

ストレス過剰、アルコールの飲みすぎなどは体に熱を持たせる原因になります。

湿熱の体質は妊活に支障をきたします。

サウナや熱い風呂に長く入ったり、ぴったりした下着をはいたりすることも、妊活中は控えたほうが無難です。

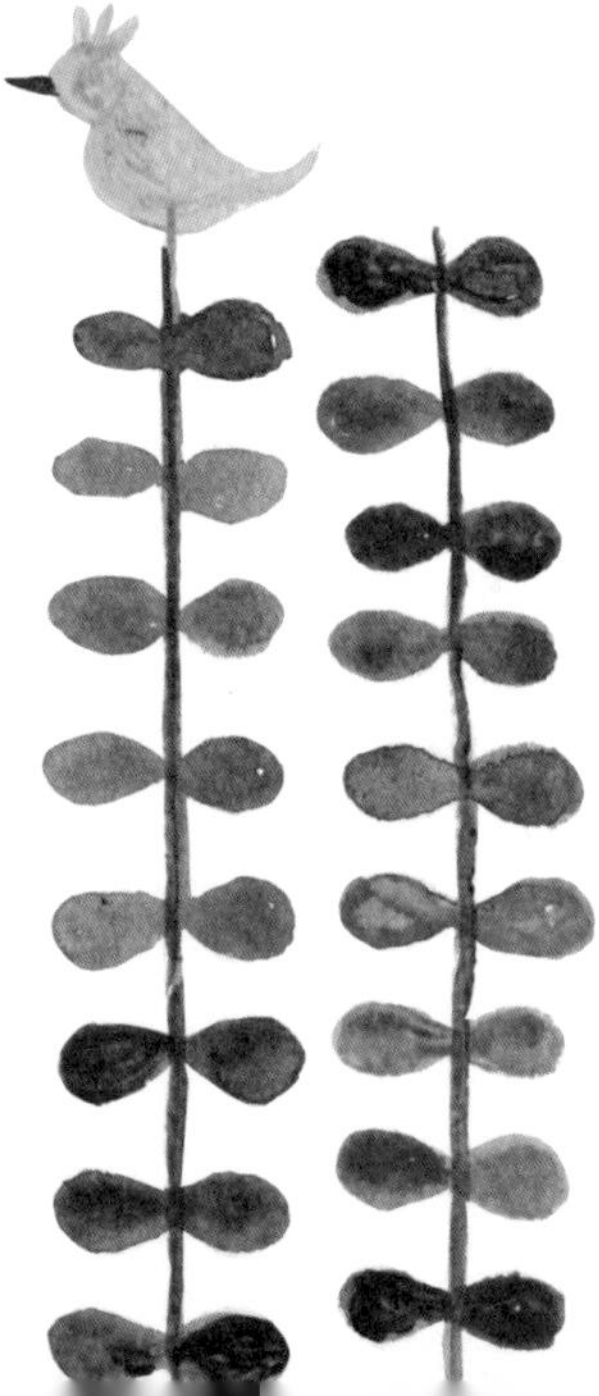

あなたが生まれた奇跡

9月21日

一度の射精で出される精子の数は数億個といわれています。

ところが、子宮の頸部まで到着する間に約99%が死滅してしまい、この頸部を通過できるのは約数千個〜数十万個といわれています。

射精された精子が卵細胞の中に入りこむまでには、さまざまな困難を乗り越えて卵管の中まで泳いでこなければならないので、弱い精子は淘汰されて、強い丈夫な精子しか生き残りの闘争に加われないのです。

そして卵管まで頑張って到達した精子はおよそ数十個〜数百個だといわれています。そのうちの一個の精子だけが無事に卵子と合体できるのです。

受精卵は、その後分裂して細胞数を倍々で増やしていきます。

ヒトの体はおよそ60兆個の細胞で構成されていますが、元をたどればこの受精卵が分裂と増殖を繰り返して生まれていくのです。手、足、脳、筋肉などがたった一つの受精卵から出来上がるのって不思議ですよね。

射精された数億個の精子のうち、たった「一つ」だけが選ばれるわけですから、あなたの誕生は奇跡的といっても過言ではありません。**あなたは、エリート中のエリートなのです。**

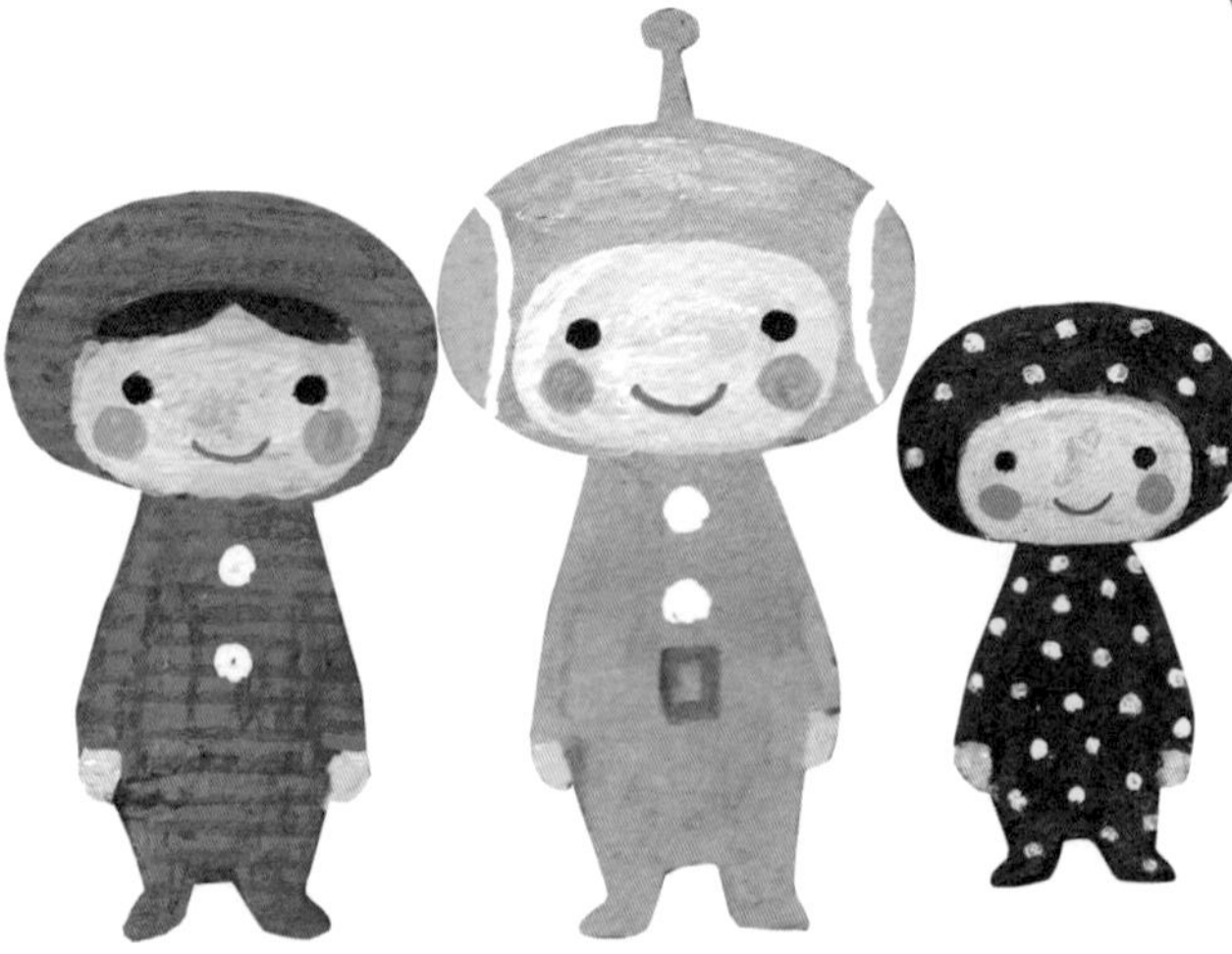

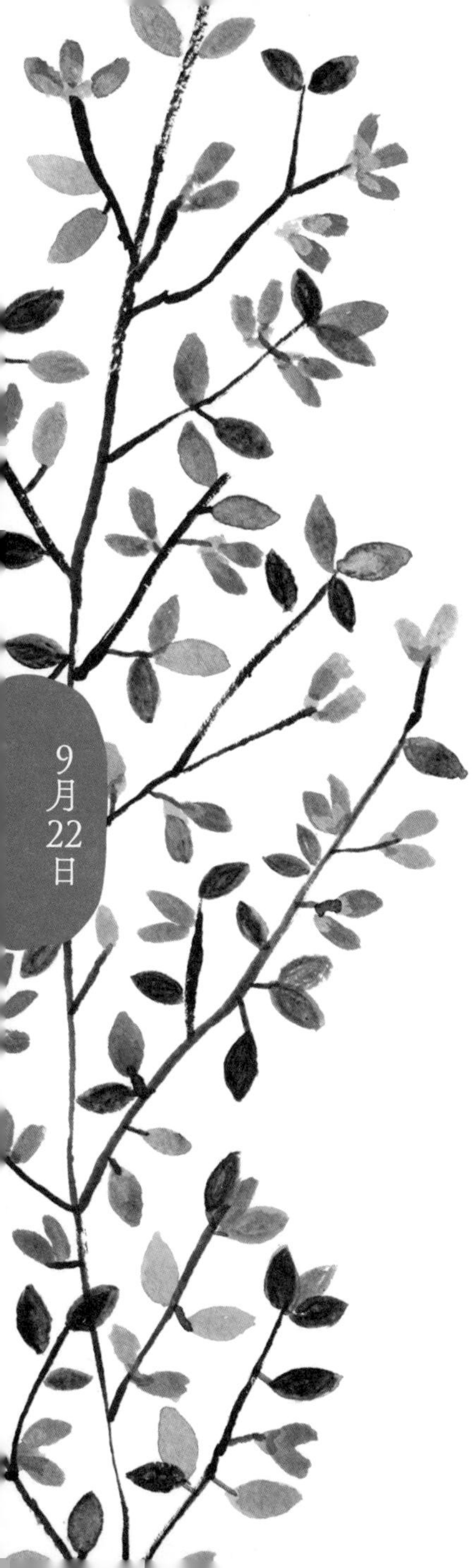

9月22日

秋分の日には

秋分は夜と昼が同じ長さになる日です。この日を挟んで前後3日間が秋のお彼岸になります。

お彼岸は国民の祝日で「祖先を敬い、亡くなった日をしのぶ」という趣旨になっているそうです。

この日はおはぎを仏壇に供えます。

おはぎの中身は**小豆**です。

小豆は飲みすぎ食べすぎの特効薬として、小豆粥でいただくとよいものです（1月5日参照）。

秋はおはぎ、春のお彼岸には牡丹餅《ぼたもち》。同じものなのに、どうして呼び方が違うのでしょうね。

その理由は季節に咲く花にあります。

春に咲くのは牡丹、秋は萩。

何かにつけて、いろいろないわれがあり、日本の四季を楽しんで生活してきた遊び心が感じられますね。

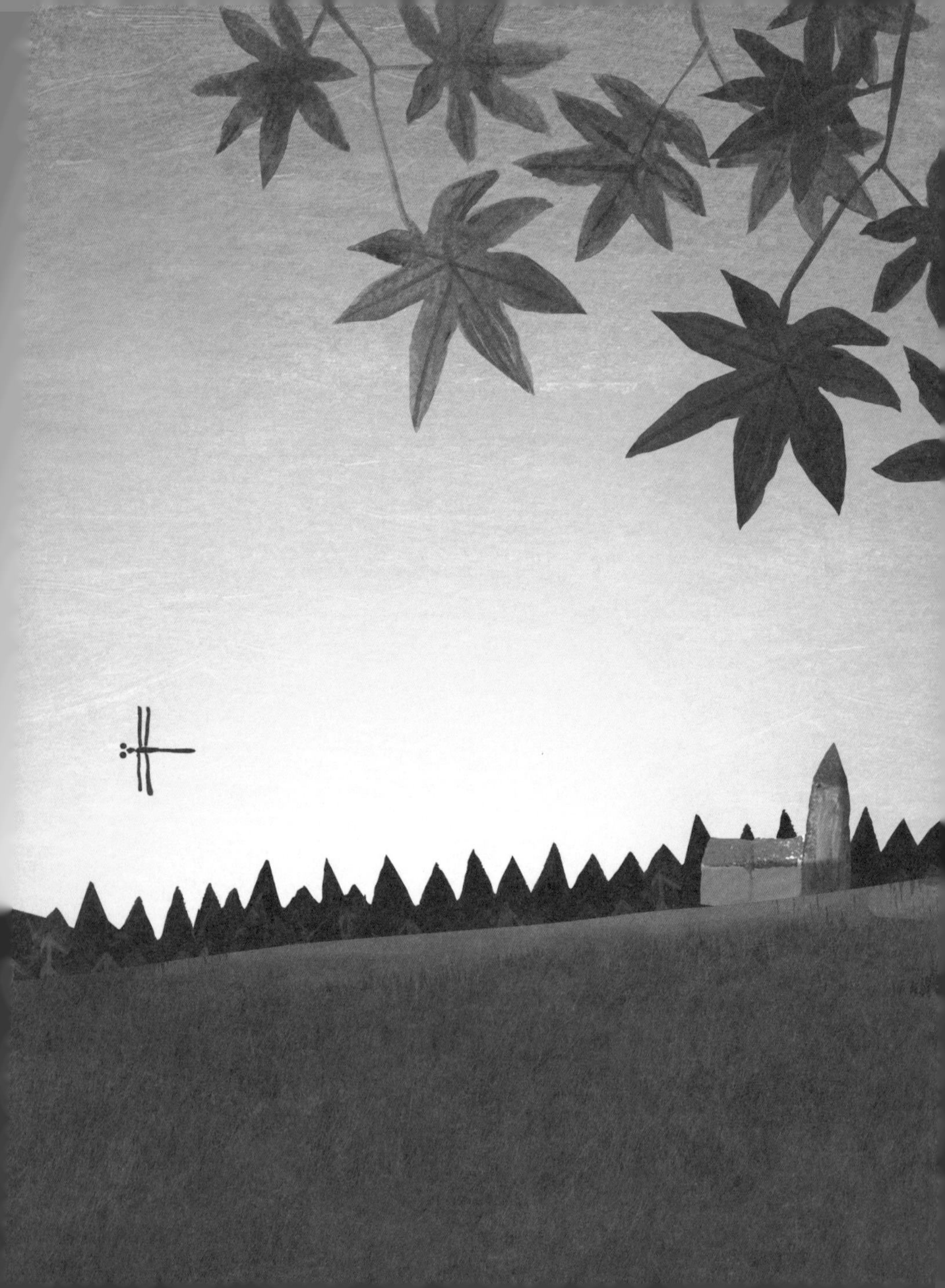

秋分

9月22日～23日頃

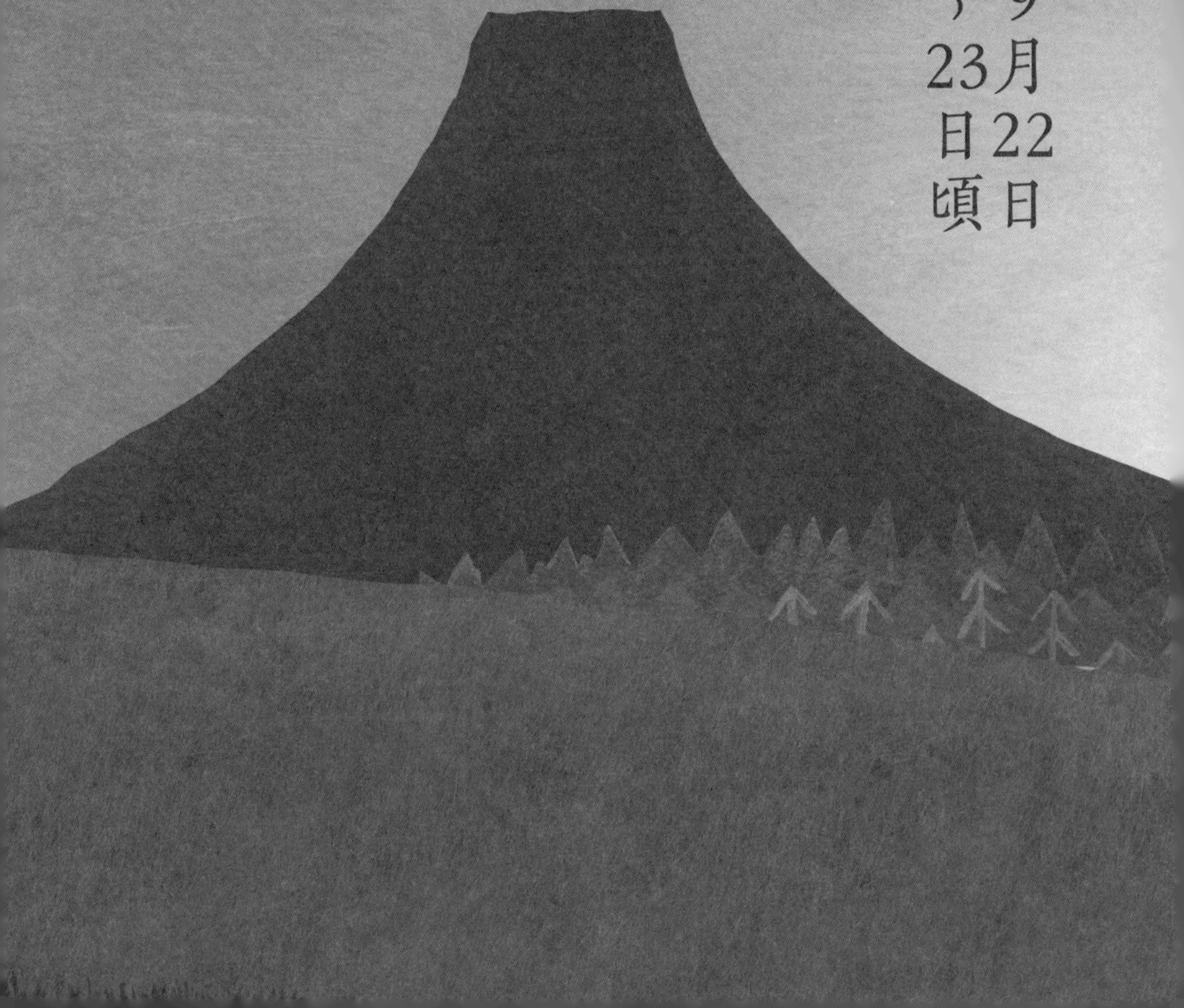

9月23日

秋の「乾燥」はこわい

秋は、運動会や文化祭などが開催され、スポーツの秋、読書の秋、芸術の秋などと楽しい行事が続きます。

また中秋の名月、物思う秋など何となくロマンチックな気分になる季節でもあります。

しかし、夏が過ぎて秋風が吹く頃になると、夏のジメジメした気候から一変して空気が乾燥してきます。

この季節を悩ます邪は、乾燥の邪、**燥邪**《そうじゃ》が体を痛めつけるのです。

（反対に夏の季節に湿邪に弱った胃腸は元気になり、「食欲の秋」を迎えます）

燥邪は、五臓六腑の肺の働きを低下させます。

肺の役割の一つはは胃腸と協力して「気」を作り出すこと、そしてもう一つの働きは肌や皮膚を潤したり、細菌やウイルスから体を防衛する働きです。

肺は湿を好み、乾燥を嫌うという性質があるのです。秋の乾燥は肺の働きを低下させて免疫力を低下させてしまいます。

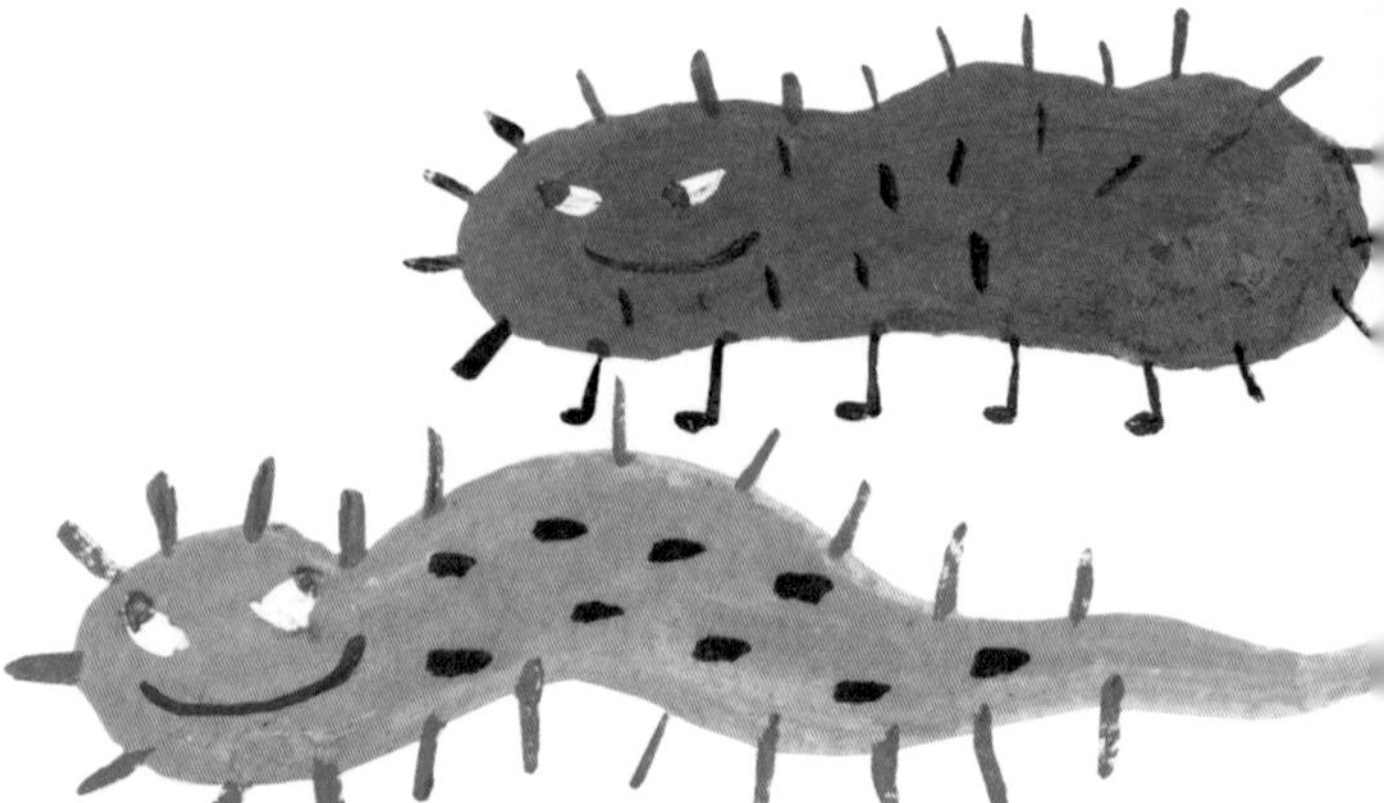

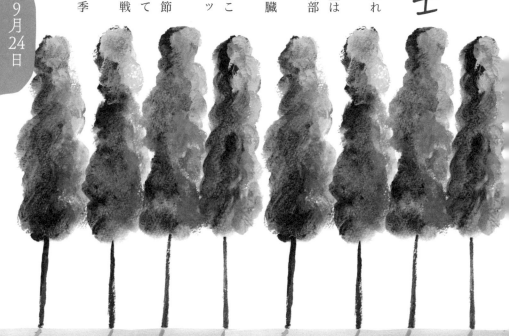

9月24日

肺は免疫の最前線で働く兵士

肺は五臓の中で一番上にあるので、**華蓋**《かがい》といわれています。

華蓋とは王様の専用車の上の部分のことで、蓋は傘という意味です。一番高いところにあって、外部の侵入から体全体の臓器を守っています。

しかし、また肺は嬌臓ともよばれデリケートな臓で寒さや乾燥などの影響を受けやすいのです。

例えば秋風が吹き始めると、急に咳が出始めることがあります。肺は季節の変化を一番初めにキャッチして反応する兵士なのです。

肺は湿気を喜び、乾燥を嫌うので、秋や冬の季節に弱いのです。夏の湿気の多い季節は元気に働いていた兵士は、秋の乾燥した季節になるとたちまち戦意が低下してしまうのです。

逆に、ウイルスは寒さと乾燥が大好きで、この季節に活躍してきます。

肺はいろいろな邪と戦っている

9月25日

風は百病の長といって、季節によっていろいろな邪を連れて肺に侵入してきます。

冬場など寒い季節には寒邪が肺から侵入してきます（**風寒**といいます）。くしゃみ、頭痛や寒気を伴い痰や鼻水の色が透明で切れやすいのが特徴です（「青いカゼ」などといいます）。体を温める方法で退散してもらいます。

梅雨の季節や夏の湿気は肺から胃腸に侵入してきます（**風湿**といいます）。下痢や発熱、吐き気、張ったような頭痛、鼻水が粘る、体が重だるい、口が乾いても飲みたがらないなどの症状が出ます（いわゆる夏カゼ）。体の余分な水を出す方法で退散してもらいます。

夏の季節や、暖房などの暑さを伴う風にあうと熱の邪が肺から侵入してきます（**風熱**《ふうねつ》といいます）。急に咳が出始めて、頭痛や体の熱感、喉の腫れや痛み、喉の渇きなどを伴うのが特徴です。痰や鼻水は黄色く、切れにくくなっています（「赤いカゼ」などといいます）。体の炎症を冷まして追い払います。

秋などに乾いた風にあうと乾燥の邪が侵入してきます（**風燥**といいます）。喉が乾燥して潤いを奪うので、乾いた咳や空咳が起こります。喉の痛みや、痰は出ないか、または少なくて粘り、血液が混じることもあり、口や唇、喉も渇きます（いわゆる喉カゼ）。肺を潤す方法で追い払います。

風をひきやすい、咳が続く、喘息などの治療に**玉屏風散**という漢方薬があります。賊が侵入しないように扉をしっかり閉める薬です。

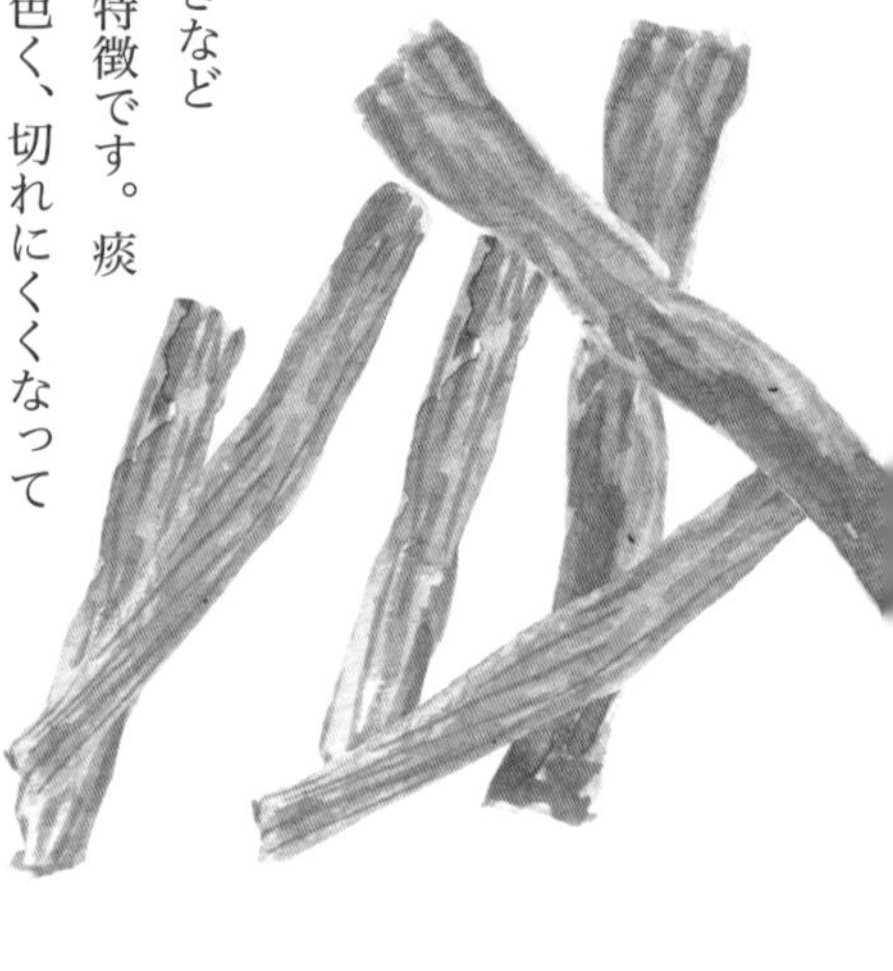

秋の養生は乾燥と気温変化への対応

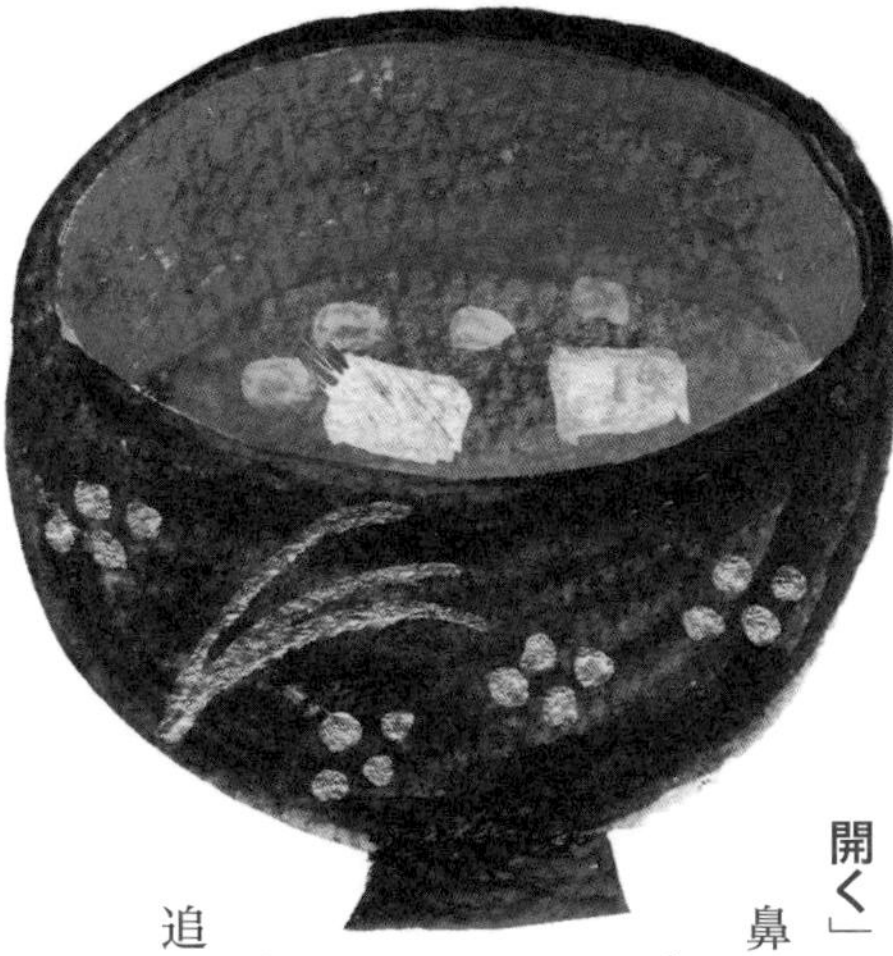

秋は乾燥と同時に日中は夏の暑さが残ったり、朝晩は冷えることもあり、気温が変化しやすい季節です。また秋口になって、まだ暑さと湿気が残っている初秋の時期と、秋も深まる晩秋の時期には寒さと乾燥の対処が必要になります。

肺の働きが悪い人は暑さ寒さの調節に支障が起こります。「**肺の華は鼻に開く**」といわれ、鼻は肺の入口になります。

肺の入口の鼻がくしゃみや鼻水でウイルスを追い出そうと働くのです。

肺の働きとは反対に、カゼの菌やウイルスは寒さと乾燥の時期に元気になり、攻撃力が強くなります。

肺が冷えると、入り口の防衛力が弱くなるので、肺を温めることが予防の一番のカギになります。

漢方薬ではカゼのひき始めに使われる葛根湯が有名です。この薬の中には生姜《しょうが》や桂皮など温めるものが配合されています。

鼻水が出たらまず温める食べ物や背中の「風門」（1月15日参照）を温めて、カゼのお客様に帰っていただきましょう。

生姜、ネギ、ニンニクなどを味噌汁やスープに入れたり、香辛料を利用するといいですね。

寒さでカゼをひきやすい人は、鼻や口をマスクでガードしたり、マフラーや背中を温める服装で予防してください。

肺はとっても働き者 こんなこともやっている

9月27日

肺は口や鼻から寒さや乾燥から防衛する働きのほかに、もう一つ、水分や栄養分を組織や皮膚に運んだり、余分な水分を排泄する働きがあります。**宣発**《せんぱつ》と**粛降**《しゅくこう》という二つの働きによって、胃腸から運ばれてきた栄養分や水分をシャワーのように臓器や組織に運んで、皮膚を潤したり、余分な水分を呼気や汗で排出したり、腎に送って尿で排出する仕事をしているのです。

この宣発と粛降の作用に支障が出ると、皮膚に栄養が行きわたらなくなってカサカサになったり、水の排出に支障が起きて、顔や瞼がむくんだりします。

冬は毛穴をキュッと閉じて寒さから守り、夏は暑さを逃がすために毛穴が開きます。

運動もしないのに日中汗をかいたり、疲れると寝汗をかいたりする方、肌がカサカサして皺が多い方は、肺の宣発粛降の作用に支障が起きているのです。

また肺の腑は大腸になり、肺は大腸に影響して、便秘や下痢などにも関係します。

ですから、咳止めの効果がある**杏**《あんず》は、腸を潤す働きもあり、便秘にも有効になります。

肺はこのように、**口**、**鼻**、**皮膚**、**大腸**の働きに影響しているのです。

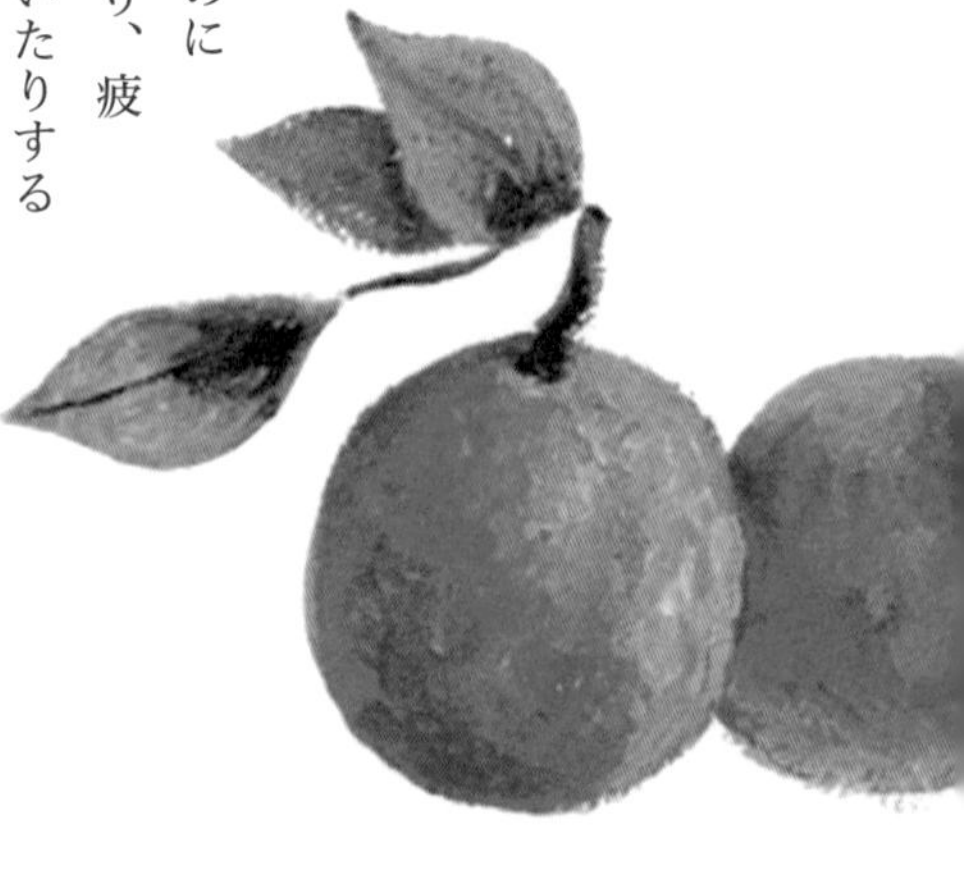

外出にはマスク、マフラーを忘れずに

9月28日

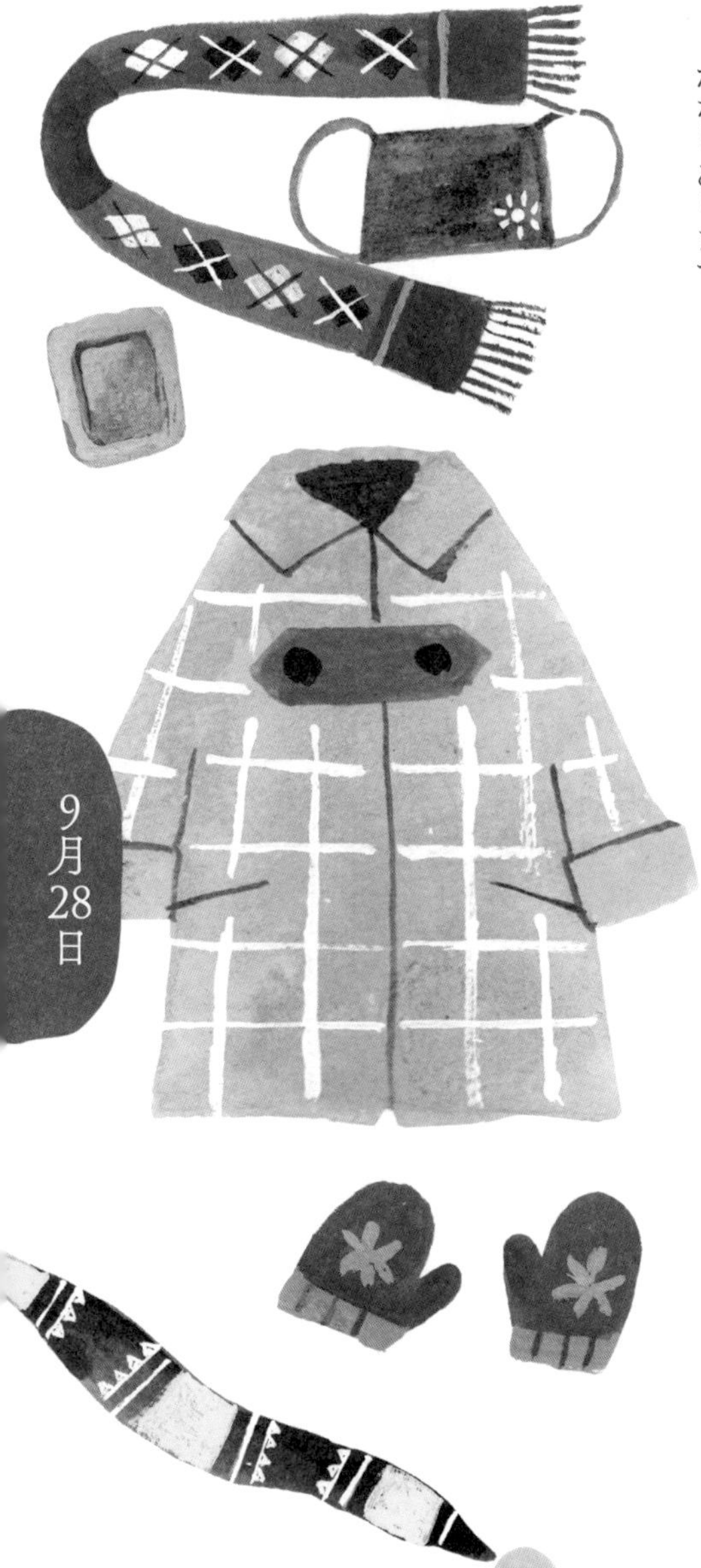

漢方ではウイルスの侵入は口、鼻、皮膚と考えています。「体は皮に合し、その華は毛にある」「肺は鼻に開く」とされています。

コロナウイルスの侵入口は口や目などの粘膜とされています。ウイルスは口、鼻、だけでなく皮膚からも入ってくるという漢方の考え方とも合致します。

初秋の頃はまだ天候が不安定で朝と夜の気温差もかなりあります。

まだ夏の暑さが残っていても、外出時はマスクのほかに薄手の上着やマフラーも用意してください。

カゼの侵入口は首の後ろの「**風門**」（1月15日参照）という場所です。

カゼをひきやすい人やご高齢の方は、少し早めですがカイロも用意したほうが賢明です。

新型コロナには「衛気」と「営気」

9月29日

体の基本物質とされる「気」には、**宗気**、**衛気**、**営気**、**元気**という4種類の気があります。

衛気は寒邪、燥邪、湿邪などの外界からの影響や、ウイルスや細菌から体を守っている防衛隊です。**営気**は体の隅々まで栄養分を運んで元気を維持してくれている衛生兵です。

衛気は体の表面を流れて体を防衛し、営気は体の内側を流れてお互いに協力して体を守っています。

寒邪や湿邪などの影響が強かったり、ウイルスの攻撃力が激しかったりして衛気が体を防衛できないと営気にダメージを与えます。

食欲がなくなったり、消化吸収の働きがわるくなったりします。

衛気の不振は営気に及び、栄養不足からますます病気が重くなってしまうわけです。

また逆に営気の働きが悪くなって、体の栄養が不足すれば、体を防衛する衛気が衰えます。

衛気と営気のどちらかの働きが悪くなった状態を「**衛営不和**」といいます。

衛気の働きが悪くなってカゼやインフルエンザにかかっても、栄養を十分とって営気の働きを強くすれば、菌やウイルスは退散してしまうわけです。

インフルエンザや新型コロナの予防には衛気と営気の働きを常に強くしておくのが原則になります。

つまり栄養をしっかりとって、肺の防衛力を強くしておくことです。

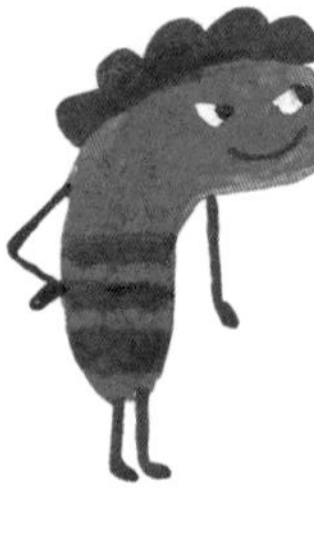
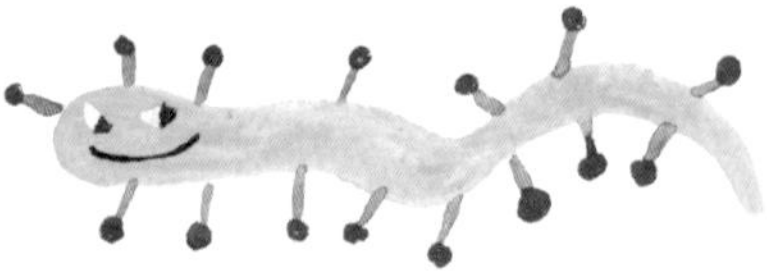
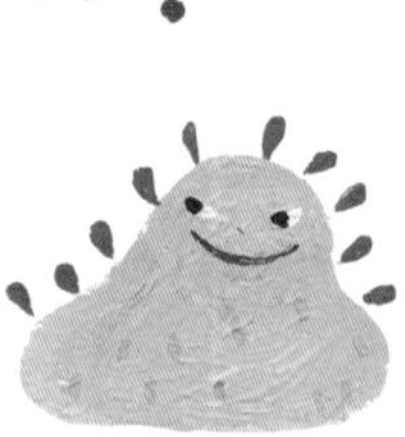
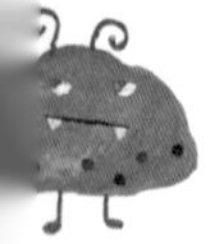

乾布摩擦がおすすめ

秋口になると急に肌荒れや肌につやがなくなるのを感じることはありませんか。

原因は肺の不調にあるのです。

肌荒れと肺が関係するって不思議ですよね。「**体は皮に合し、その華は毛にある**」。漢方では肺の不調は皮膚に表れると考えられているのです。

肺は胃腸で作られた栄養物や水を全身に運んで肌を滋養するという働きがあります。そしてもう一つは汗の排泄を調節する働きがあるのです。

乾燥する季節には、汗からの水分の不足や肌に必要な栄養分の不足が起こりやすいのです。

そのため、肺の機能が弱くなると、肌荒れやかゆみ等の肌トラブルも起こりやすくなります。

肺に熱がこもっていると、にきびや皮膚の赤み、腫れといった症状が現れることもあります。

皮膚の不調は、クリームなどの保湿剤や薬に頼るだけでなく、肺の機能を高めて体の中から改善することが大切です。

肺の不調はカゼやウイルスの防衛だけでなく、肌荒れや手荒れなどの不調、肺に関係する大腸にも影響して便秘などの原因になります。

乾布摩擦は、肌を丈夫にして衛気の働きを良くし、肺からのウイルスを防ぐ方法です。

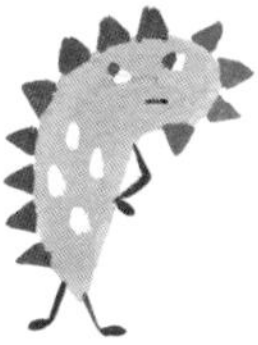
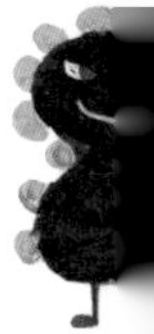

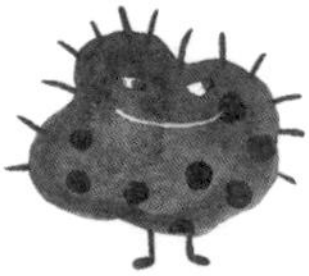
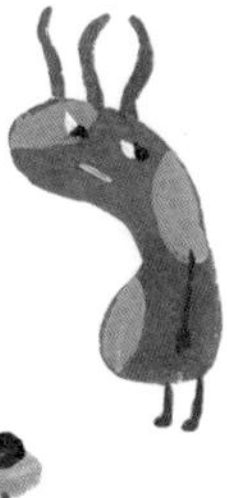
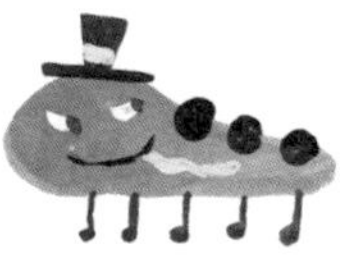
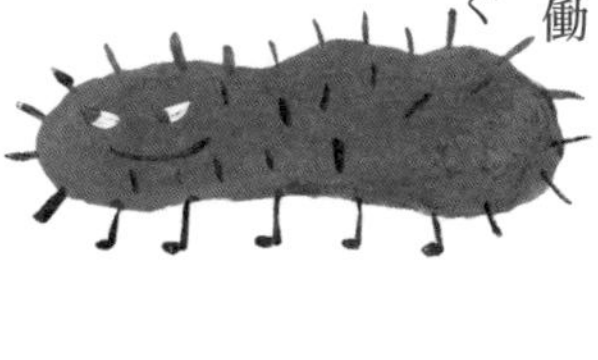
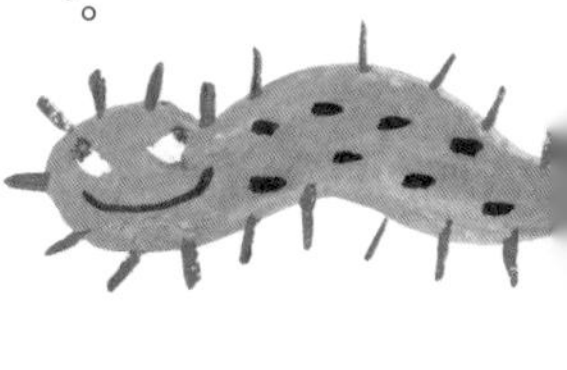

温度計と湿度計をお部屋に準備

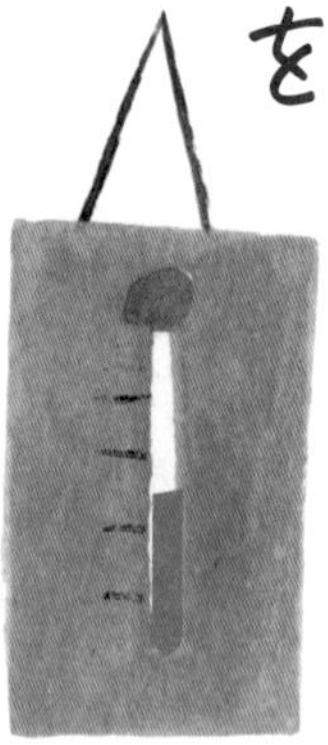

夏はジメジメした暑さと湿気で、カビや食中毒に悩まされました。

しかし、夏が過ぎると、秋には空気は一変して風は冷たくなり、乾燥して、ウイルスが活動を始めます。

ウイルスは温度が低く、湿度も低い状態が大好きなのです。

そのため温度も湿度も低い、晩秋や冬の季節、11月ごろから流行が始まるのです。

寒さと乾燥の季節には、目安として室内温度18℃~22℃、湿度50%~60%の状態が保てればウイルスの予防になるといわれています。

ちなみに夏場など温度が32℃の場合は、湿度が50%くらいでもウイルスの生存率は下がるといわれています。

インフルエンザやコロナウイルスの対策には、温度計や湿度計を常備して、暖房機や加湿器を使ったり、部屋にぬれタオルを置いたりして調節してください。

免疫の最前線で働く肺は、肌や粘膜を潤して、カゼやウイルスから体を守る働きがあります。

体の内部から潤すことも必要です。

体に潤いを与える食材が、秋にはたくさん出回ります。

乾燥は「外」からと「体の中」から

夏には多すぎる湿気のために、胃腸の働きが悪くなり、水はけが悪くなったり、血がドロドロになったりする不調に悩まされました。

寒湿と湿熱があるように、乾燥にも外からの乾燥と、体の中からの乾燥があります。

秋の季節に起こる外からの乾燥を**外燥**といいます。

一方、夏に汗をかきすぎたり、寝不足や、冷房による体の冷えなどが続くと、体のラジエーターの機能が悪くなって肌荒れやカゼひきが起こるようになります。この乾燥は**内燥**といいます。

秋の外燥は防ぎようがありませんが、内燥は自己責任です。でもご安心ください。

秋には、乾燥した体を潤す食べ物をとるようにすれば良いのです。

10月2日

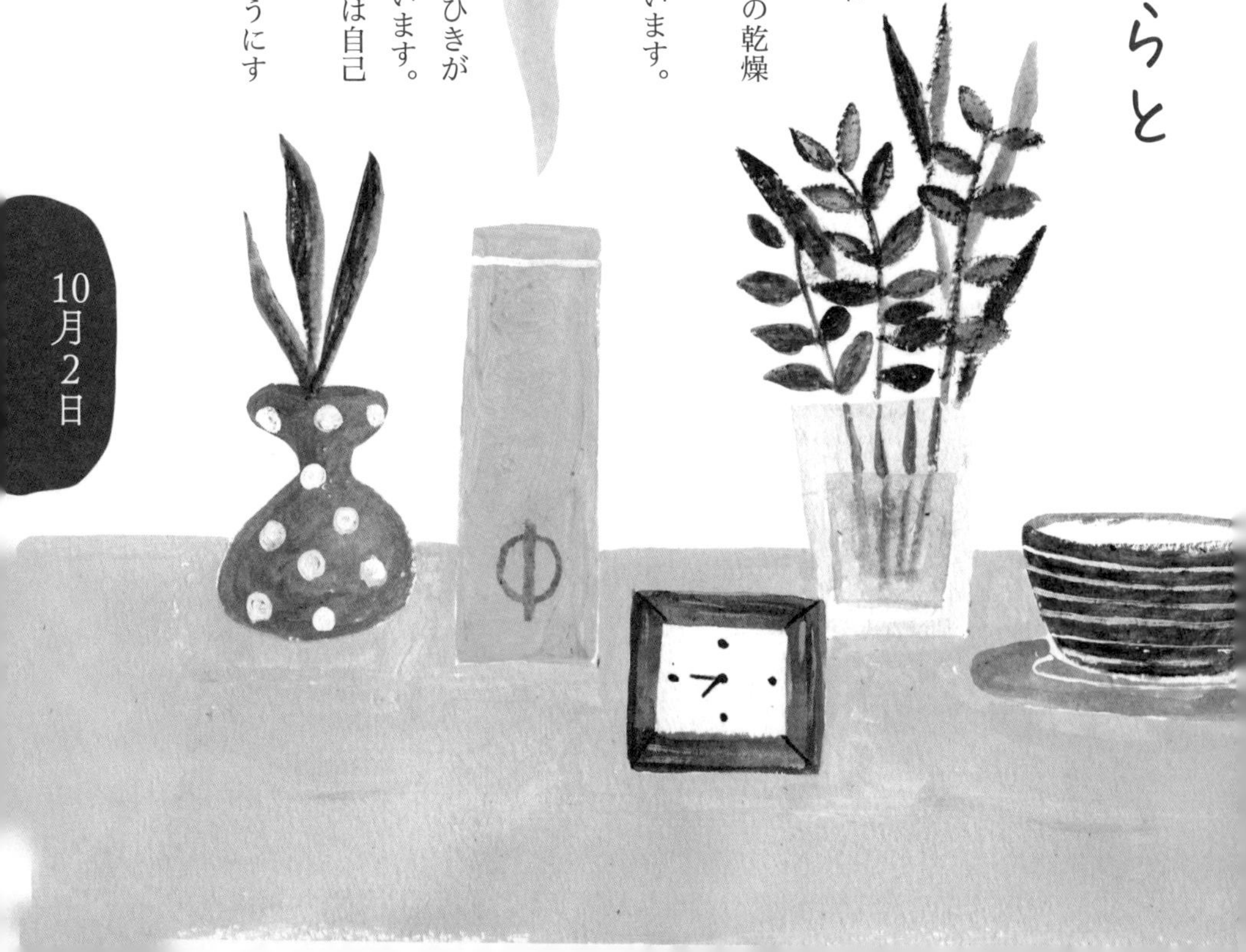

秋の乾燥を守り免疫力を上げる食材

10月3日

酸っぱくて甘いもの　ザクロ、杏《あんず》、ブドウ、ミカン、レモンなど
想像しただけで口の中が酸っぱくなりますね。

肺を潤すもの　杏、大根、山芋、白キクラゲ、ゆり根、ナシ、ギンナン、ハチミツ

白い食材　白キクラゲ、レンコン、大根、ゆり根、山芋など

血や精を潤して栄養分を補う食品　鶏肉、豚肉、ウズラの卵、スッポン、牛乳、黒豆、黒ゴマ、山芋、クコの実、などの血や精を補う食品

カゼなどから体を守るもの（とりすぎに注意）　生姜《しょうが》、ネギ、ニンニク、紫蘇《しそ》など香辛料

杏、山芋、ゆり根、白キクラゲ、ギンナン、レンコン、黒豆、クコの実、生姜、紫蘇などは漢方の材料にもなっています。
おすすめのちょい足し漢方です。組み合わせてレシピを作ってみてください。

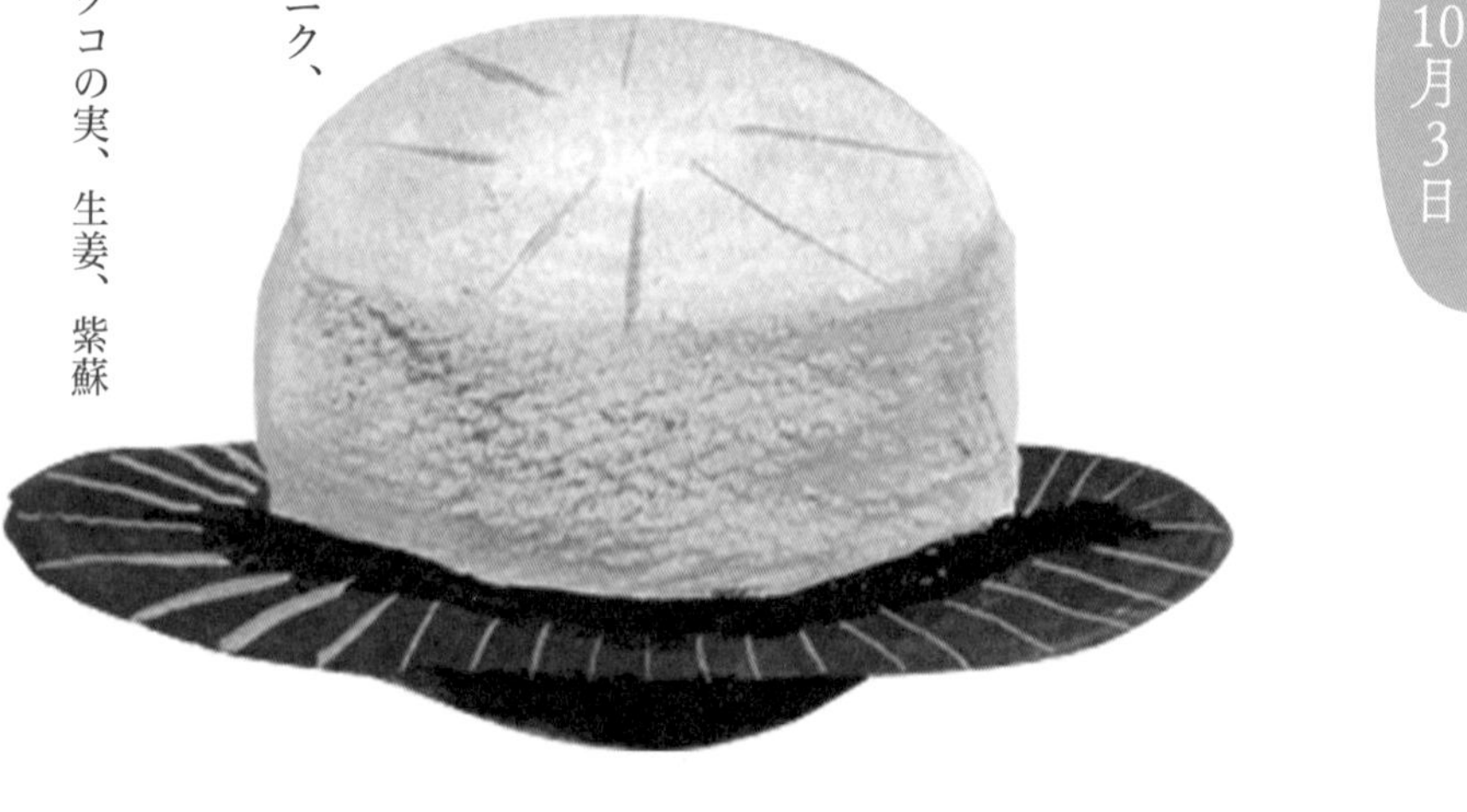

10月4日

ゆり根でしっとり肌に

ゆり根は百合《ビャクゴウ》という生薬になります。

ゆり根の鱗茎をむいた鱗片を使います。

肺に潤いが不足して痰が切れにくい咳や、乾いた咳や病後の動悸や不眠などに使う漢方薬に配合されています。


百合の働きは補陰といって体に潤いを与えたり、精神を慰めたりするものです。

ストレスを解消し、イライラや動悸を抑えて、精神的に安定させる働きもあるので病後で不安感があったり、不眠などの場合にも有効です。


薬膳にもゆり根はよく使われています。ほくほくとした食感とほんのりした甘みがとても美味です。

乾燥したゆり根は漢方薬局や中華街などで手に入ります。水でもどしていろいろな料理に使えます。

白キクラゲと組み合わせて肌荒れに、ナツメと組み合わせて不安感やマイナス思考になったときにお試しください。

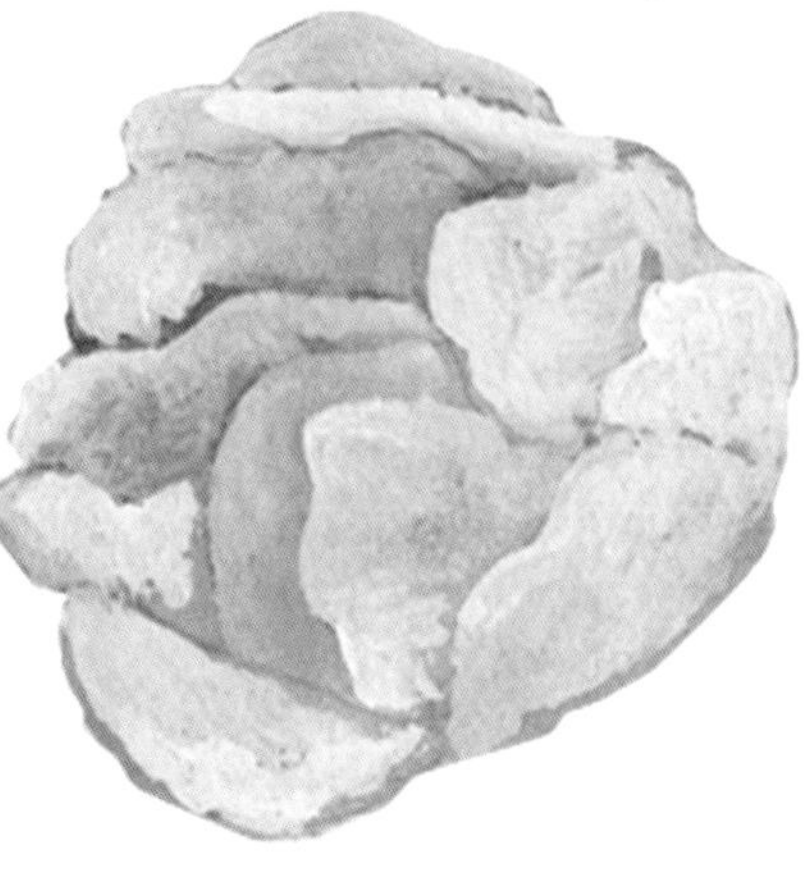

立てば芍薬《しゃくやく》、座れば牡丹《ぼたん》、歩く姿は百合《ゆり》の花。というのは美しい女性の誉め言葉です。

どれも漢方薬の材料に使われています。

牡丹と芍薬は女性の疾患に多く使われていますが、百合はどちらかというと老人の疾患に使われることが多いです。

牡丹は血の巡りを良くする活血剤。

芍薬は血の不足を補う補血剤に分類されています。

10月5日

秋のフルーツで肌荒れを防ぎましょう

秋のフルーツは乾燥から肺を守ってくれるものが多いので、おすすめです。

一番のおすすめは、**梨**です。

梨には次のような効果があります。

清熱降火生津　身体にこもった熱を下げ、血液を増やして喉の渇きを取る

潤肺化痰止咳　痰を取り除いて肺をきれいにし、咳を止める

祛燥養血生肌　乾燥を解消して血を補い、肌を活性化する

身体にこもったいやな熱を取り、喉を潤し、咳を止めたり、肌を潤してきれいにするなどの効果が期待できます。

梨と白キクラゲのデザートは、薬膳のレシピにもよく登場します。

その他杏《あんず》、柿、リンゴも喉を潤す果物です。この季節には手軽に毎日とりたいものです。

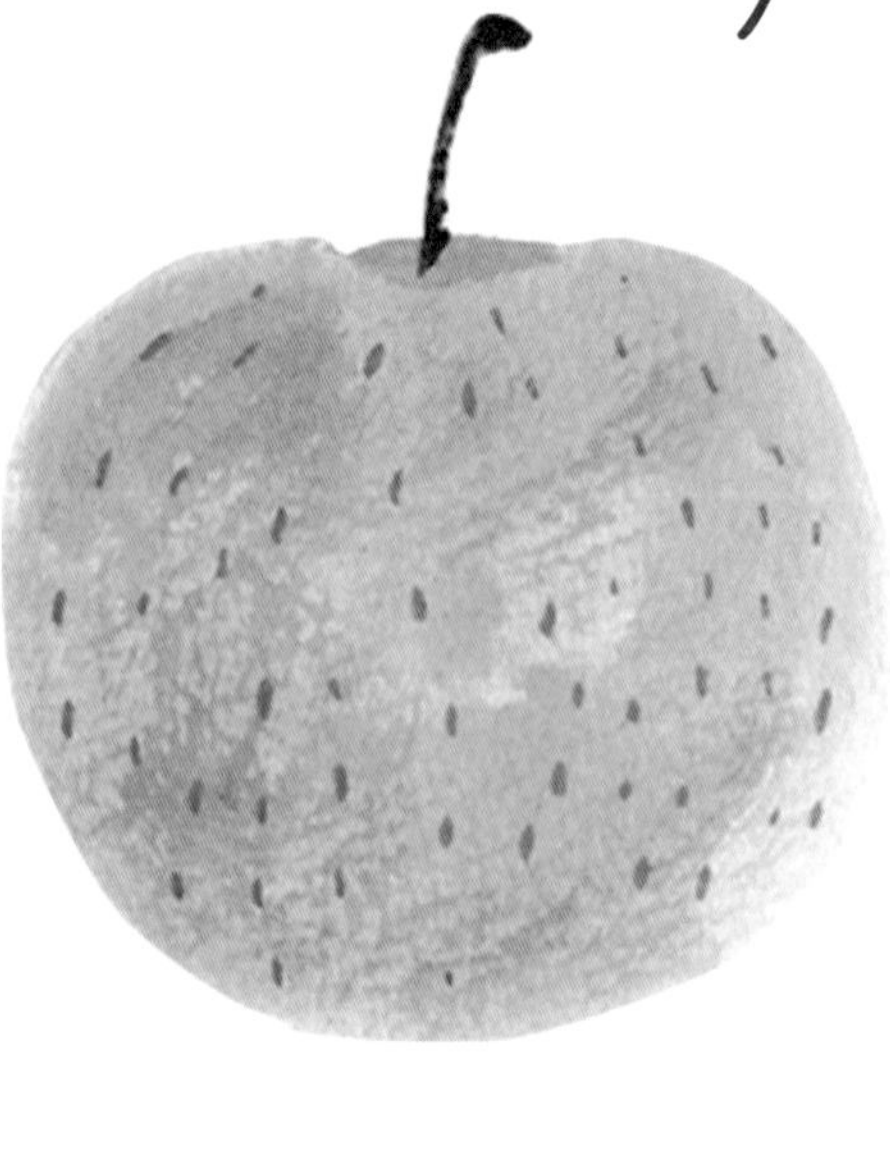

10月6日

母が作ってくれたリンゴジュース

子どもの頃、カゼをひくと、すぐ学校を休んで布団の中で安静にするように言われたものです。

当時は抗生物質もなく、病気で死んでしまうことも珍しくない時代でした。私と同学年の従妹は赤痢で一晩で命を落としてしまいました。近所の智子ちゃんは盲腸にかかり、一週間くらいで亡くなってしまいました。

その影響もあったのでしょうか。病気に関してはとても過保護で、カゼくらいの病気でも長い間学校を休むように言われました。カゼをひきたての頃は、いつもより優しくなった母の看病や、買ってもらった本を読んだり、うれしかったものです。

まだ少し熱があるときに母はよく**リンゴ**をすって、ガーゼで濾したジュースを作ってくれました。

リンゴの甘いジュースは回復期の喉にひんやりとおいしく、さわやかな味がしました。今考えると母の作ってくれたリンゴジュースは、熱を取り喉を潤すという昔からの知恵だったのですね。

しかし、カゼが治ってからも2、3日は布団の中にいるように言われ、退屈を持てあましたことを覚えています。

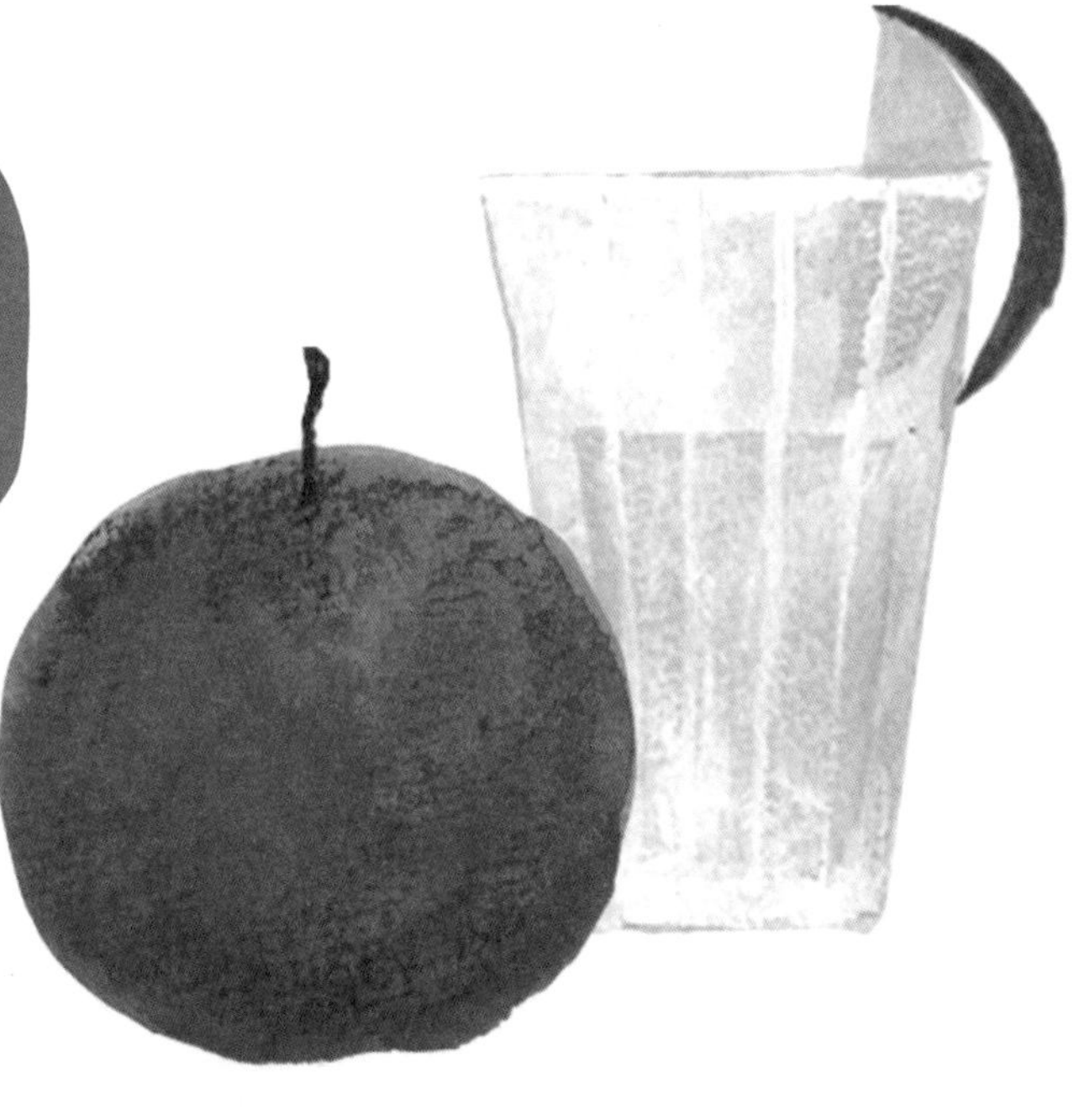

10月7日

喉の痛みに大根《ダイコン》あめ

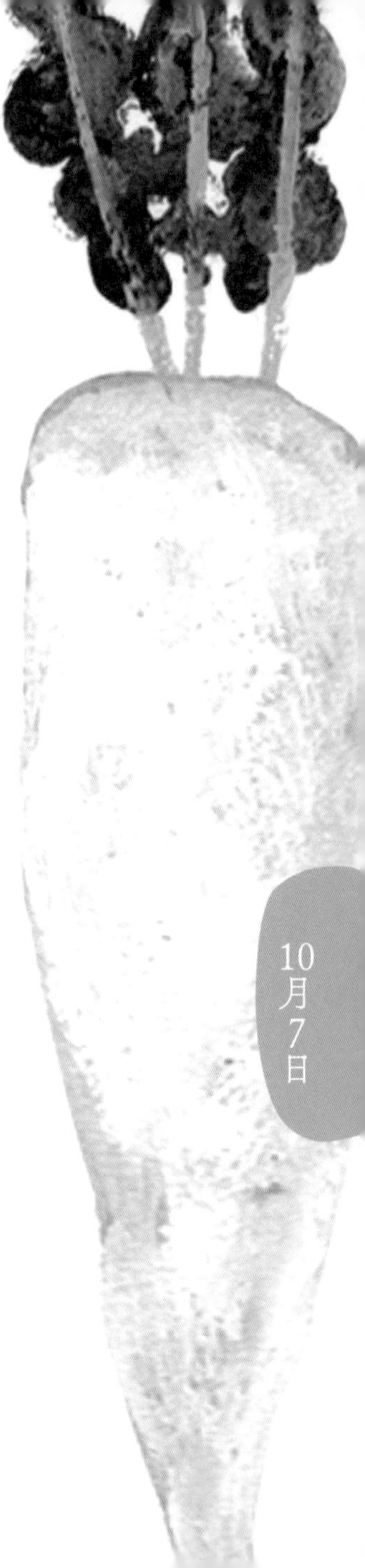

大根《ダイコン》は部位によって栄養価や食感も違います。しっぽは辛みがあるので大根おろしに、中央部は甘味があるので煮物に、ビタミンの多い葉っぱは炒め物にと、捨てるところがない優秀な食材です。消化を助けて水はけを良くしたり、気の巡りを良くしたり、喉の渇きを止める働きなどがあります。大根の実は**菜服子《らいふくし》**という消化を助ける漢方薬の生薬にもなっています。

大根を薄くスライスして、器に入れてハチミツをスプーン2~3杯かけて一晩くらい置くと汁が出てきます。その汁(ダイコンあめ)を飲むと、喉に潤いを与えて喉が楽になります。大根の喉の渇きを止める働きとハチミツの殺菌作用が期待されます。

なおハチミツは元気を出す生薬としても使われています(1歳未満の赤ちゃんには禁忌です)。

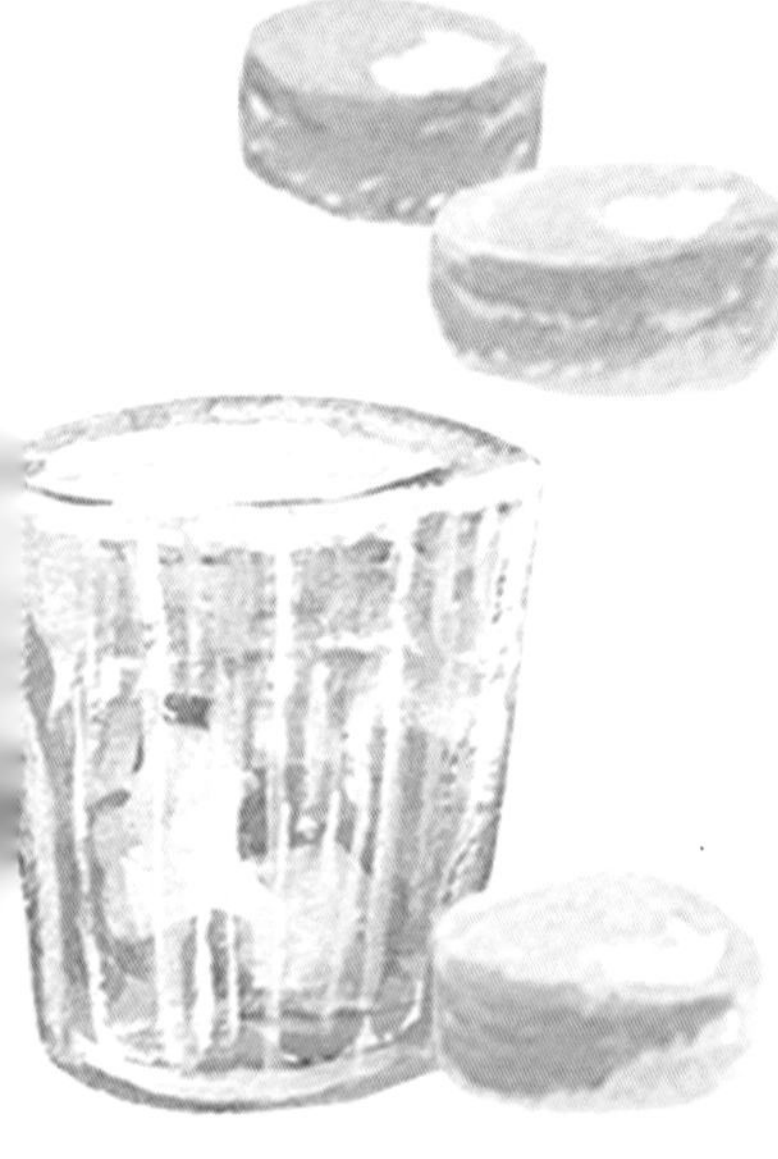

杏《あんず》の種は咳止めに

杏《あんず》も潤いを与えてくれるフルーツです。

杏の種の中の仁は杏仁《キョウニン》という生薬になります。

麻黄と一緒に用いられることが多く、咳の症状を緩和させたり、痰を切りやすくする作用があります。

その他、お年寄りや産後などの血虚による便秘に使います。


杏は英名でアプリコットとも呼ばれています。

西洋やアメリカではシロップ漬けやジャム、パイなどに利用されています。


杏仁を使った薬膳料理に杏仁豆腐があります。

本来は杏の種を粉末にして苦味を消すために甘くした料理なのです。

クコの実がチョコンと乗っていますね。


しかし日本では杏仁豆腐は薬膳というより嗜好品になっています。


本格的に杏仁を使っていないものが多いのです。

現在、スーパーなどで売られているものは、杏仁の香りがアーモンドと似ているので、アーモンドエッセンスをかけてあるものが多いようです。

杏は乾したものも美味しくて、私は大好きです。

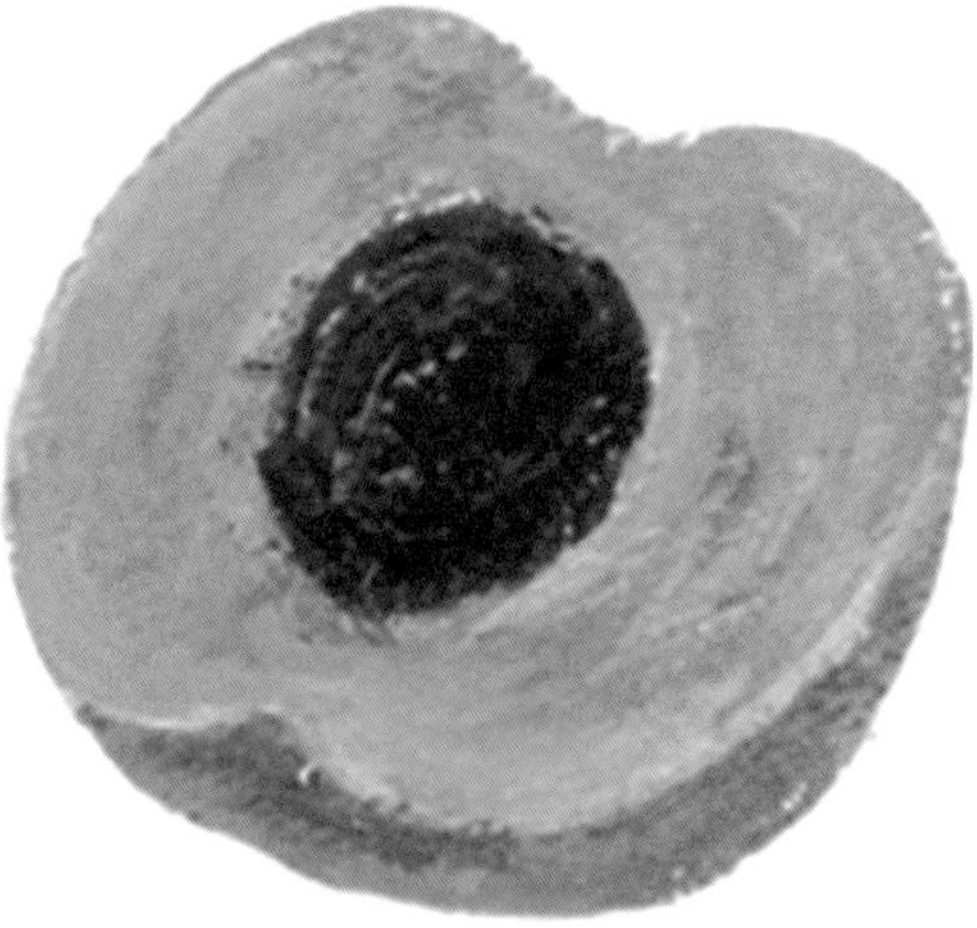

紫蘇《しそ》の実は親孝行

10月9日

紫蘇《しそ》の実は蘇子《そし》という生薬になります。

痰がたまって胸が苦しかったり咳が出るときや、腸を潤して便秘の改善に使われる漢方薬に配合されています。

紫蘇の葉は辛温解表という分類に入り、カゼの初期に体を温めて寒邪を追い払ったり、胃を温めて吐き気を抑えたりするのに優れています。

それに対して紫蘇の実は肺にたまった痰を取ったり、腸を潤して排便を楽にする作用に優れています。

葉と実のどちらも、ストレスを解消するような芳香があります。

「三子養親湯《さんしようしんとう》」という漢方薬があります。

痰が多く出て苦しい咳に使う漢方薬です。

紫蘇の実の蘇子、大根の種の菜服子《らいふくし》、カラシナの実の白芥子《はくがいし》。

つまり、紫蘇と大根とカラシナの3人の子供たちが親孝行するというわけです。

紫蘇の実は花が終わって実になったら収穫し、佃煮にしたり、塩漬けにしたりして保存できます。

おにぎりや、ふりかけ、お茶漬けなど大活躍です。

紫蘇の実は、とても親孝行の子供です。

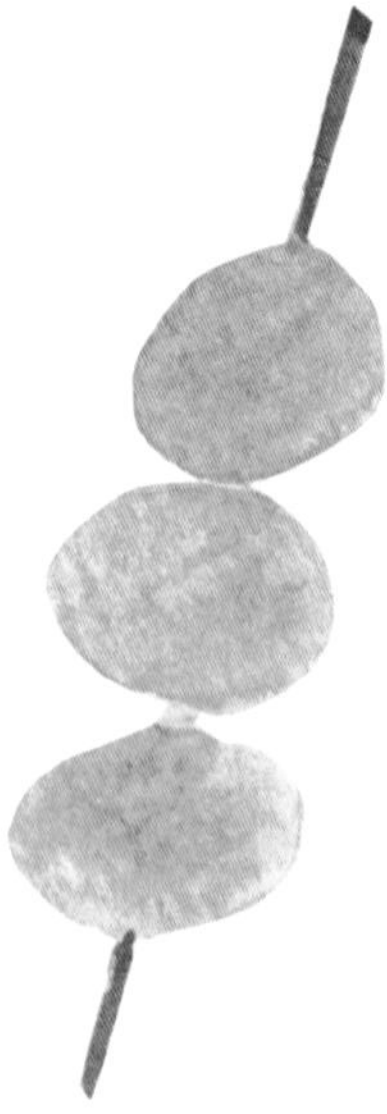

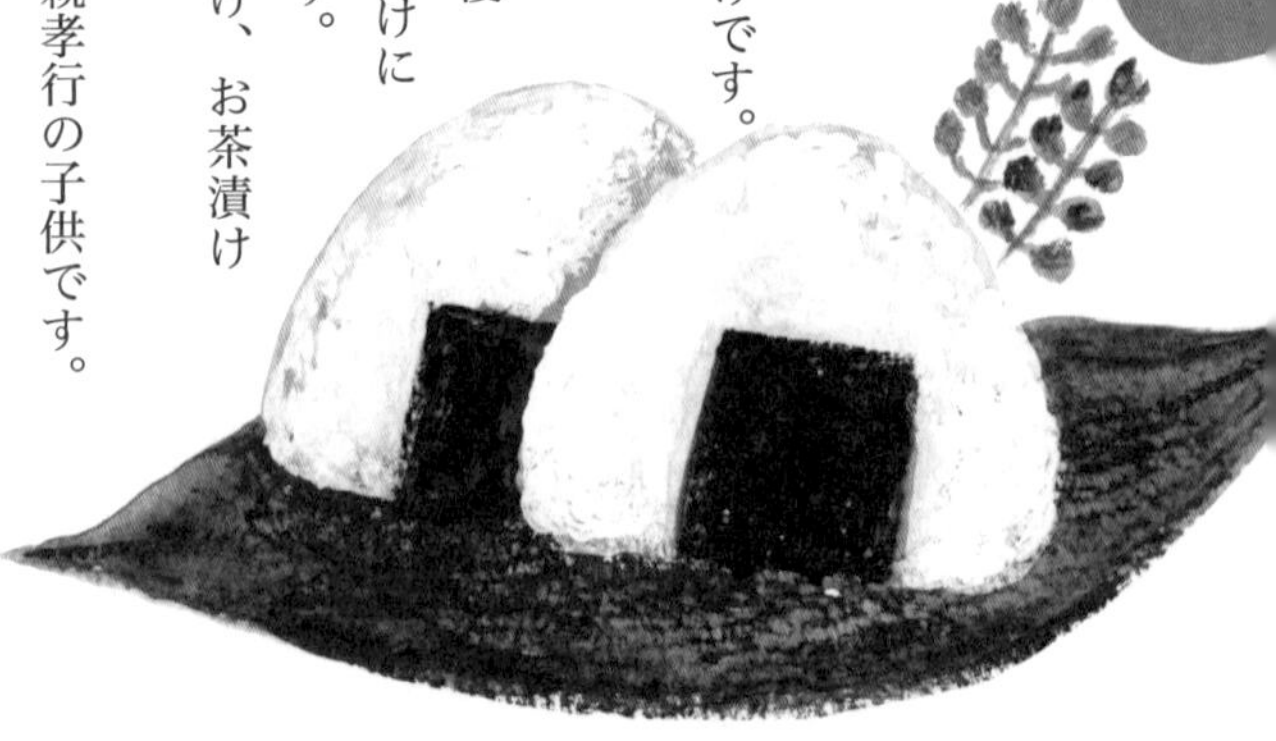

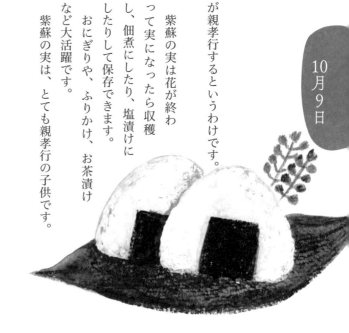

柿のヘタがしゃっくりの薬に

10月10日

柿を食べた後は、ヘタを捨てないでください。

柿のヘタが漢方薬の材料になるのです。**シテイ**といって、**降気薬**という分類に入る生薬です。

胃のあたりに気が滞っているのを解消して、しゃっくりを止める働きがあります。

しゃっくりの原因が寒さで起こっている場合は、丁子《ちょうじ》と生姜《しょうが》を加えた**柿帝湯**《していとう》を使います。

昔から一般的にしゃっくりの薬として、民間でも単独に使われていました。

柿のヘタ20個を200mlの水で半分の量になるくらいまで煎じて服用します。

この秋に柿を食べたときは捨てないで乾かしておきましょう。

しゃっくりが止まらなくて困ったときに使えますよ。

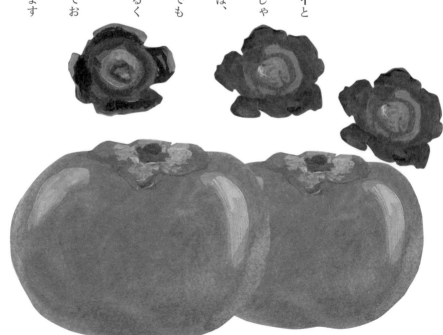

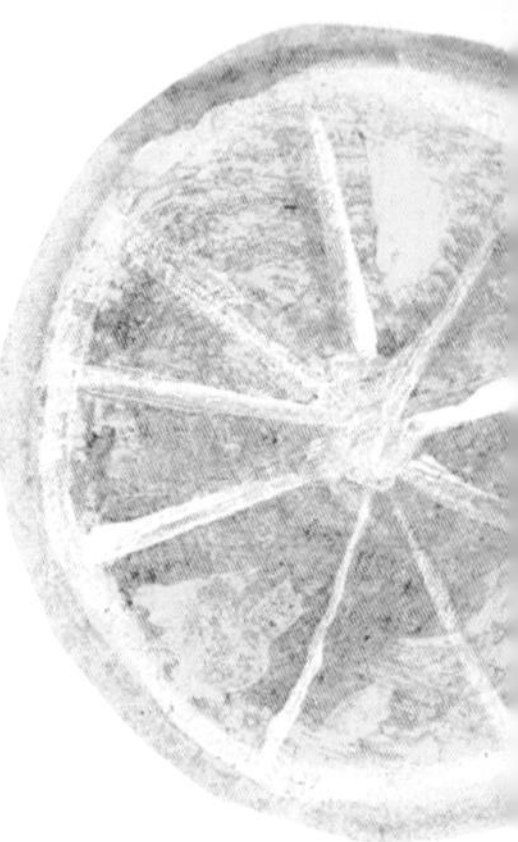

10月11日

秋は 辛いものはほどほどに 酸っぱいものをたくさん

食べ物にはそれぞれ季節ごとに、健康に良いといわれる五色と五味があります（1月26日参照）。秋の色は白、味は辛です。

辛味は五臓の**肺**に働きます。

辛い食べ物は体を温めて血行を良くし、発汗を促進したり、血や気を巡らせる働きがあります。

晩秋の寒さが加わる頃には、ネギ、生姜《しょうが》、ニンニク、コショウ、紫蘇《しそ》、唐辛子、八角など辛いもので温めてあげると肺の働きが良くなります。

また白い食材は肺を潤してくれます。白キクラゲ、レンコン、大根、ゆり根、山芋などです。

ただ、辛い物は食べすぎると「肺」が活発になりすぎて、相対的に「肝」の機能を損なう結果になりやすいです。

「肺」と「肝」は相克といってお互いにけん制しあう仲なのです。

そのため、「肝」を元気にする**酸味**をとるとよいといわれています。

この関係は「**少辛多酸**」といって、辛いものはほどほどにとって、梅干しや酢の物、酸っぱい果物を積極的にとりなさいという教えです。

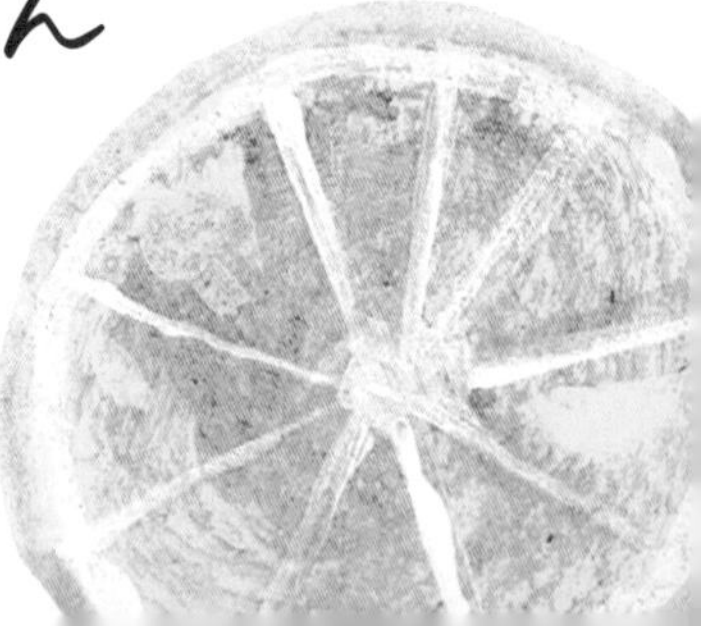

銀杏《ギンナン》は頻尿に

イチョウの種の**銀杏**は**白果**《はくか》という名前の生薬になります。肺の気を静めて咳を止めたり、女性の帯下を止めたりする働きもあるのですが、頻尿を止める作用もあります。

イチョウの葉は多くの国で医薬品として販売されています。成分のテルペノイドやフラボノイドが、脳の血液循環の不全、末梢血管循環不全の改善に効果があるといわれています。

しかしアメリカや日本では医薬品として扱われていません。日本ではその効果を期待して、健康食品や健康茶として販売されています。

夢精に銀杏3粒を酒で煮て、4～5日食べると効果があるとされています。

民間薬として、子供のおねしょや大人の頻尿に炒って食べると良いとされています。

青酸配糖体が微量に含まれるために、大量に服用してはなりません。大人は10粒くらい、子供は5粒くらいが無難です。

炒って塩をつけて食べても、茶わん蒸しに入れても、油揚げの中に野菜や卵を入れて煮る巾着煮などにも利用できます。

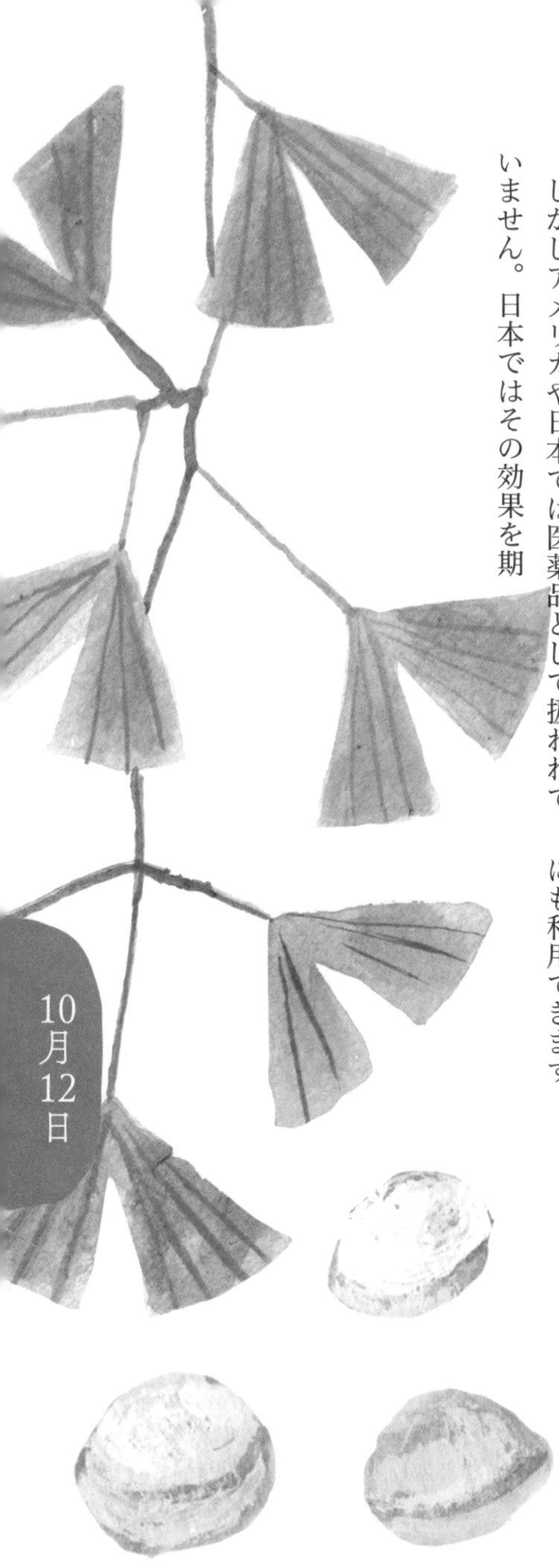

10月12日

肺のお母さんは脾

10月13日

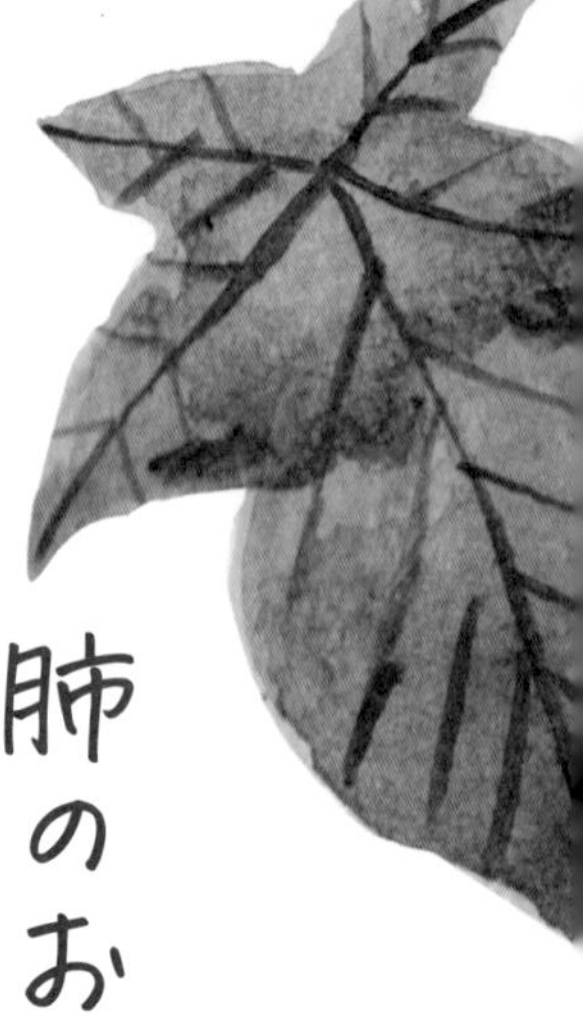

埃や細菌が入ってくると、気管支粘膜から痰が分泌されて異物を包み込み喉まで運んで出してくれます。つまり痰はモップの役割をしているのです。

しかしこの痰の量が多くなると胸が苦しくなったり、逆に痰が少なくなると痰がネバネバして切れなくなったり、いろいろな不快感が出てきます。

「**脾は生痰の源、肺は貯痰の器**」といわれています。つまり、水の生成と貯蔵の関係です。

胃腸は水の生成に、肺は水の貯蔵に関係しており、どちらの機能が失調しても痰に影響するわけです。

例えば夏の暑さで脾の機能が失調すると、水毒が起こり肺に痰がたまり胸が苦しくなります。逆に秋冬の乾燥で肺の貯痰の機能が失調すると、痰が少なくなって空咳や痰が切れず胸が苦しくなります。

痰が多くて苦しくなる喘息や咳の治療に、胃腸薬が使われることがあります。

疲れやすい、カゼをひきやすいなどの傾向があるなど、脾の不調がある場合の治療法です。

この方法を、**培《ばい》土《ど》生金《せいきん》**といいます。

五行の関係でいうと、金（肺）と土（脾）はお互いに助け合う相生の関係です。

つまり母親である土を補うことで、子供の金を守ってあげるということなのです。

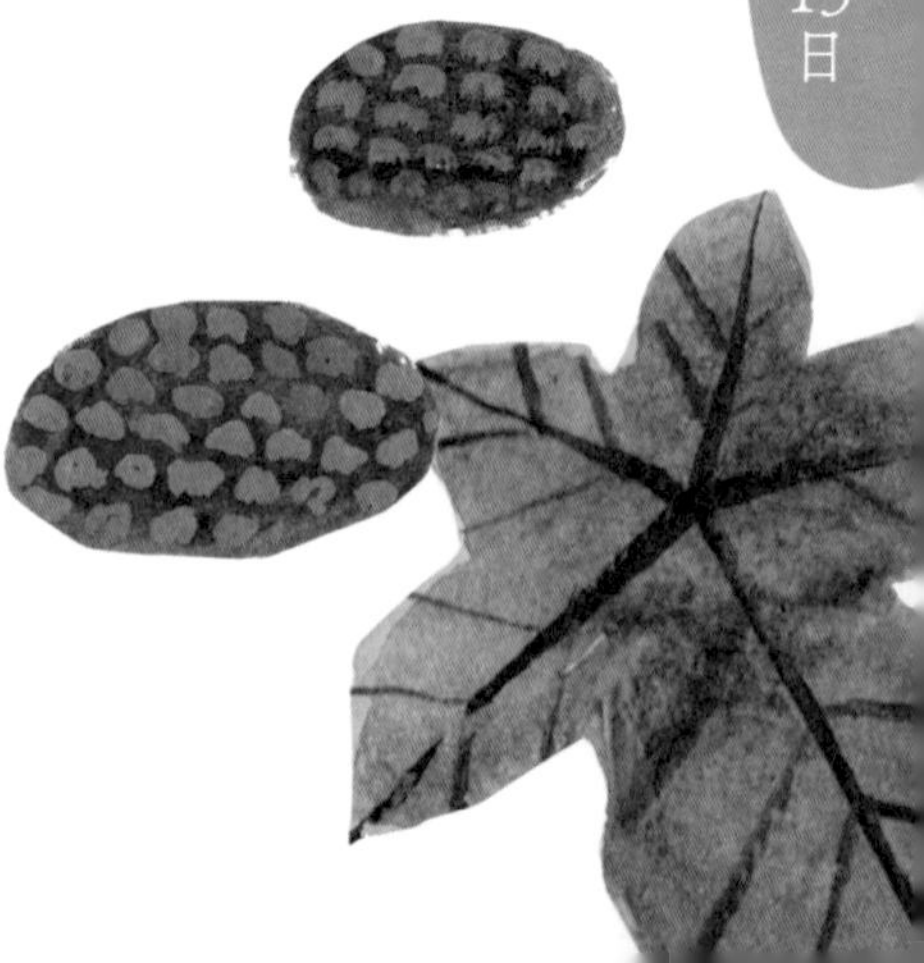

10月14日

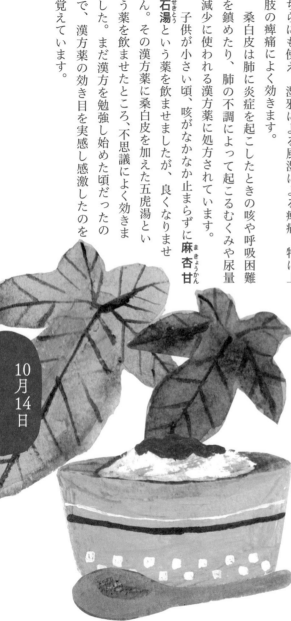

桑は皮も枝も根も実も漢方薬に

近所の道端にもたまに見かける桑は、皮も葉も実も枝も捨てるところがありません。すべてが漢方薬の材料になっているのです。

葉を採取して乾燥したものを**桑葉**《そうよう》、若い枝を刈り取り乾燥したものを**桑枝**《そうし》、果実を乾燥したものを**桑《そう》椹《じん》**、根を掘り出して皮を剥いだものを**桑白皮**《そうはくひ》といいます。桑の実は血虚の方のおすすめちょい足し漢方として紹介した**マルベリー**です（6月1日参照）。

桑枝は関節などにたまった湿を取ります。寒熱どちらにも使え、湿邪による風湿による痺痛、特に上肢の痺痛によく効きます。

桑白皮は肺に炎症を起こしたときの咳や呼吸困難を鎮めたり、肺の不調によって起こるむくみや尿量減少に使われる漢方薬に処方されています。

子供が小さい頃、咳がなかなか止まらずに**麻杏甘**《まきょうかん》**石湯**《せきとう》という薬を飲ませましたが、良くなりません。その漢方薬に桑白皮を加えた五虎湯という薬を飲ませたところ、不思議によく効きました。まだ漢方を勉強し始めた頃だったたので、漢方薬の効き目を実感し感激したのを覚えています。

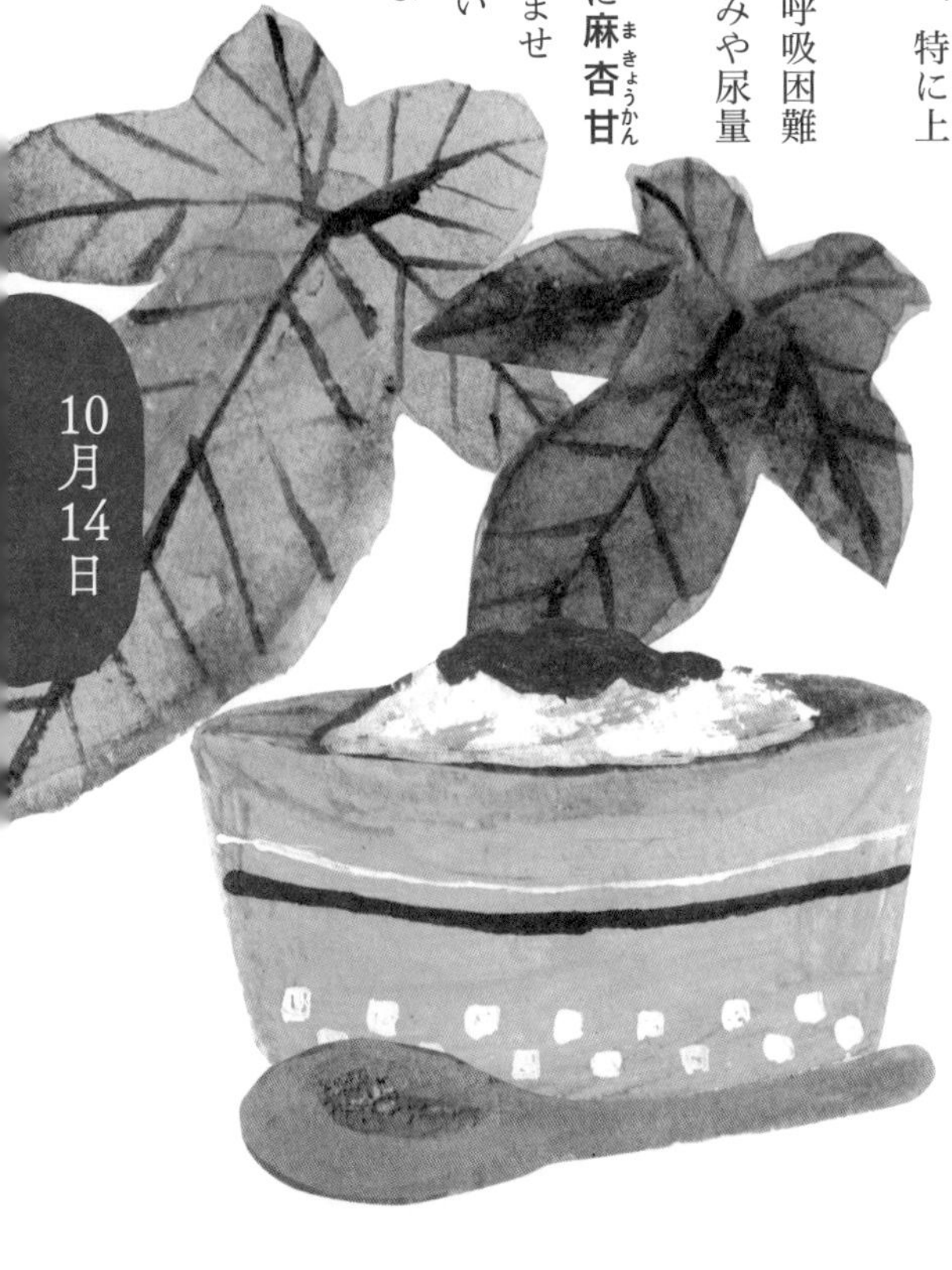

桑の葉にダイエット効果が？

桑の葉は桑葉《そうよう》という生薬です。

桑葉は熱のあるカゼの発熱や、眼の充血やかすみ目に使います。

昔から民間薬として細かく刻んでお茶として飲まれていました。

最近、桑葉にDNJという成分が含まれているという研究結果が発表されました。

DNJはブドウ糖と構造が似ているので、小腸でブドウ糖より先に糖分分解酵素（αグルコシターゼ）に結合してしまいます。

その結果、ブドウ糖や他の糖分は吸収されずにそのまま大腸に送られてしまうのです。

その作用を利用して、食後の血糖値上昇を抑制するために糖尿病で糖の制限をされている人に愛用されています。

なので、この効果を得るためには食前に飲まなければ効果がありません。

食後の血糖値を抑えたり、ダイエット効果を期待して多くの健康食品やお茶が売られています。

また、桑の葉に含まれるフラボノイド類や食物繊維が動脈硬化予防やコレステロール値や中性脂肪の吸収を抑える作用があると期待されています。

そんな効果と糖分カットの効果などから、便秘、高血圧、動脈硬化、糖尿病、咳止めなどの予防に健康茶として人気があるようです。

ご家庭に桑があったり、散歩で桑の葉が収穫できる方は、天ぷらにしたり、お茶にしたりいろいろレシピを考えて利用するといいでしょう。

蚕《カイコ》がコロナウイルスに効く？

いろいろな効能を持つ桑を食べて育っている蚕だけに、効果は充分期待できそうですよね。

桑は全部が生薬として役立っているだけではありません。

すごいことに、桑の葉を食べた蚕《カイコ》の糞まで**蚕砂**《さんしゃ》という生薬になるのです。

身体の湿を取り除くので、関節痛や半身不随などや、胃腸に湿がたまって起こる嘔吐、下痢などを治療する漢方薬に配合されています。

蚕砂というのは、カイコの糞が砂に似ているところから、名づけられたそうです。

蚕はその繭が絹の原料になり、糞は生薬として利用されているのです。

また最近の九州大学の研究チームが蚕を使って新型コロナウイルスワクチンの候補となるタンパク質を作ることに成功したというニュースがありました。

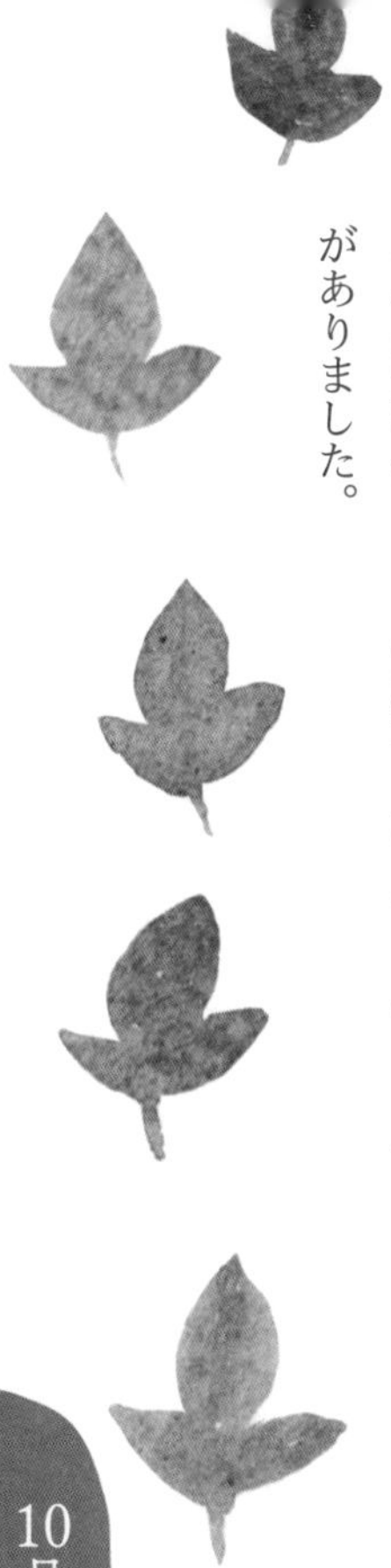

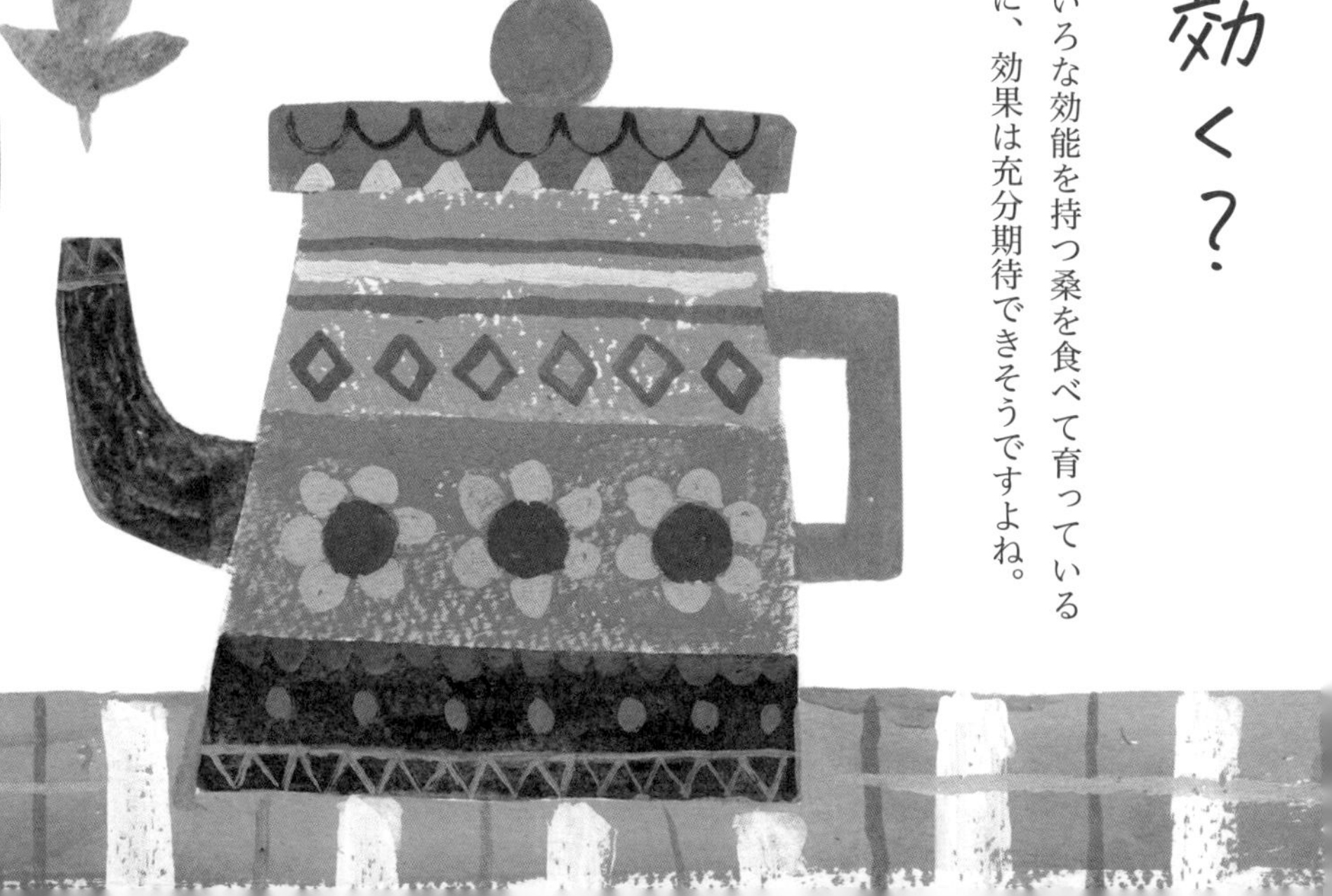

10月16日

初秋は薄着で

夏の終わり頃になると、街は一斉に秋のファッションに変わりますが、**秋凍**という言葉があります。秋になったからといって慌てて厚着をしないで、徐々に寒さに慣れていきましょうという意味です。初秋はまだ夏の暑さが残り、厚着をすると汗をかいて、汗と一緒に気を消耗してしまうということなのでしょう。

しかし、おしゃれな方は季節に先駆けてファッションを取り入れますよね。涼しい朝にセーターを着て出かけて、昼に暑くて困った経験はありませんか。暑くて汗をかいた後にカゼをひくという例は案外多いです。薄着に重ね着をして、温度調節が可能なように工夫しましょう。

初秋と晩秋は温度の変化があります。初秋は**温燥**といって、暑さと乾燥の対策が、晩秋は**涼燥**といって、寒さと乾燥の対策が必要になります。

秋の養生は夏に消耗した気の補充

秋は陽気が盛んだった夏を過ぎて、冬に向かって陰気を蓄える時期です。

夏に盛んだったエネルギーをクールダウンして、体の疲れを取り、寒い冬に向かって体のメンテナンスを始める時なのです。

しかし夏にエネルギーを使いすぎて、秋口に気の不足、気虚になってしまうご相談がとても多いです。

お盆休みで家族サービスを頑張った方や、炎天下で庭の草取りを頑張った方など、いつも元気で健康自慢だった方からよくご相談を受けます。

10月18日

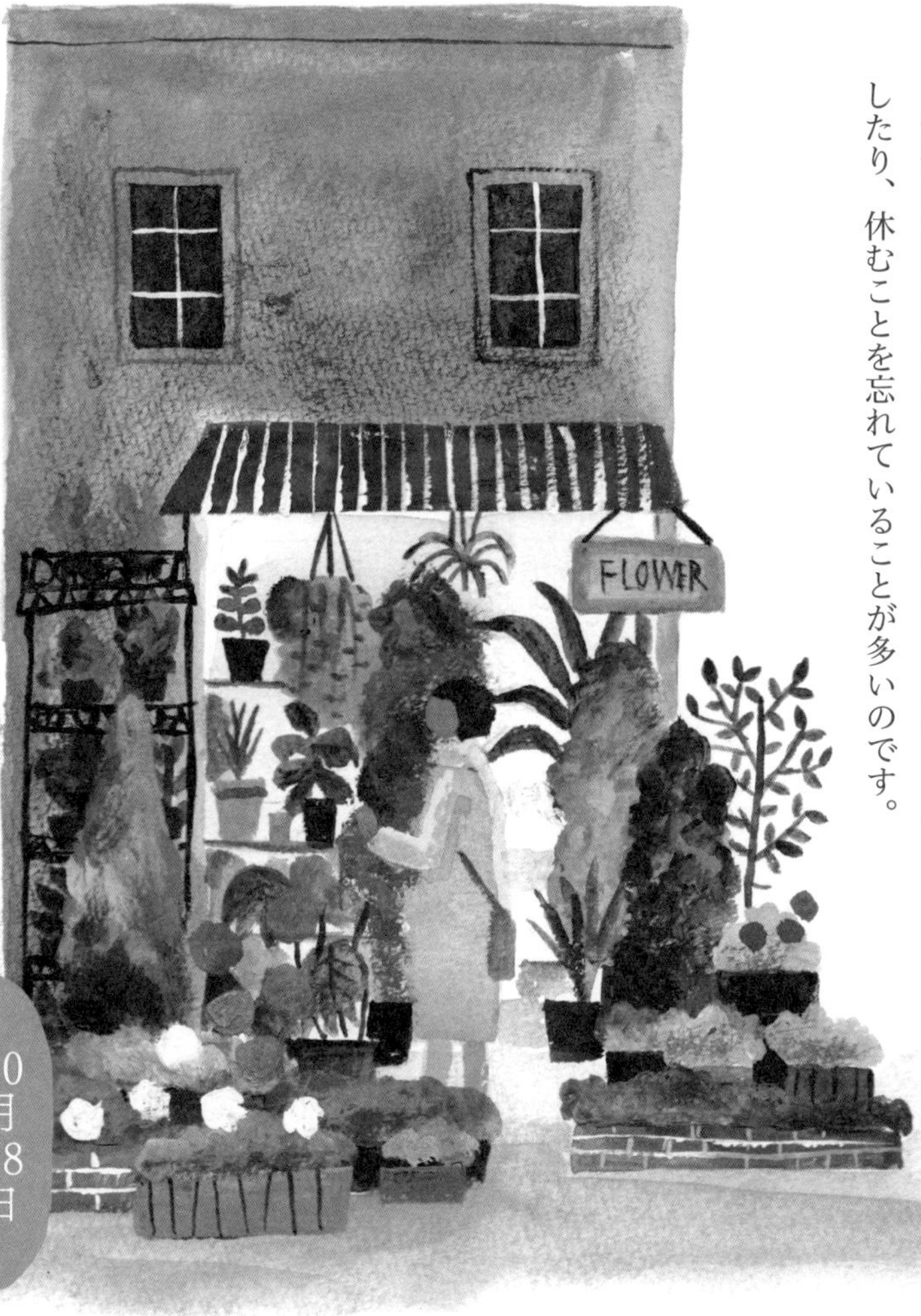

　無気力になったり、集中力がなくなったり、おしゃれして出かけるのが面倒、一日中ぼんやりしている、新しく何かやろうとする元気が出ない、細かい仕事や計算ができない、食欲がなくなった…。

　そんなご相談が多くなります。

原因は、夏に汗と一緒に消耗した気の不足を回復できていないことです。

気の不足の症状は、マラソンを走った後にハーハー息が短くなって、汗をかいて、疲れ切ってしまった状態のようなものです。

元気な方は時間を惜しんで働いたり、スポーツをしたり、休むことを忘れていることが多いのです。

そのうえ夏の食事は、そうめんやお茶漬けなど、炭水化物に偏ります。

一時的にドリンクを飲んだりして、手当を怠ることが多いのですが、そのツケは秋にやってきます。

疲れと尿漏れの関係

疲れやすい、無気力、持続力が低下する、集中力が低下する、手足が冷える、寒がる、しょっちゅうカゼをひく…そのような症状は夏の季節にマラソンをした後の症状と説明させていただいたように、**気虚**という気が不足した症状です。

そして気虚になると、同時に尿が薄くサラサラになる、尿が漏れる、下半身が太りやすい、胃下垂や脱肛がある、生理がダラダラ続く…といった症状に悩まされる方が多いのです。

尿漏れの原因は腎の弱りが原因のことが多いのですが、気の不足、気虚が原因のこともあるのです

そこで尿漏れなどのご相談を受けるときは気の不足、気虚という症状を疑います。

気は、体の中で次のような働きをしています。

・血や水を生成する
・全身に栄養を運ぶ
・体を温める
・体を防御して抵抗力を高める
・汗や血や尿など漏れを防ぐ
・内臓の位置を保つ

この汗や血や尿などが漏れるのを防ぐという働きに不調が起きると、尿漏れや生理がダラダラ続くなどの症状が出てくるのです。

気の働きはたくさんあるので、気虚という症状は実に多くの不調が出てきます。

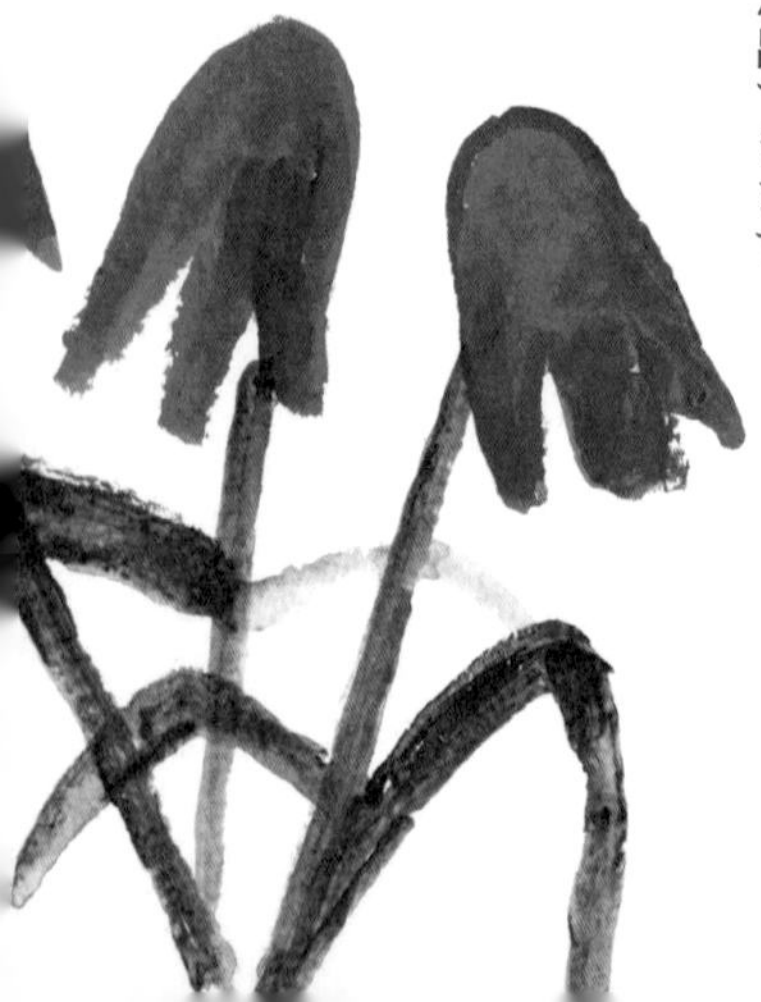

気の働きが低下すると

今申し上げた6つの気の働きに不調が起こると、具体的には次のような不調が出てきます。

- **血や水の生成が不足すると**　疲れやすい、無気力、しょっちゅうあくびが出る、息切れする、声が小さくなる、目に力がない、排便の力がない
- **全身に栄養が運ばれなくなると**　痩せてくる、疲れやすい、顔色が悪くなる、部分的な貧血が起こる、不安感やパニックが起こる
- **身体を温める働きが低下すると**　手足が冷える、寒がる、尿が薄くサラサラになる、顔色が青白くなる
- **身体を防御する作用が低下すると**　カゼをひきやすい、何もしないのに汗が出る
- **汗や血や尿などの漏れを防ぐ作用が低下すると**　不正出血や生理がダラダラ続く、尿が漏れる
- **内臓の位置を保つ作用が低下すると**　胃下垂や子宮、内臓が下がる、脱肛、下半身が太くなったり、ポッコリ腹だけが出る

びっくりするほど、こんなにいろいろな不調が起こります。こわいですね。

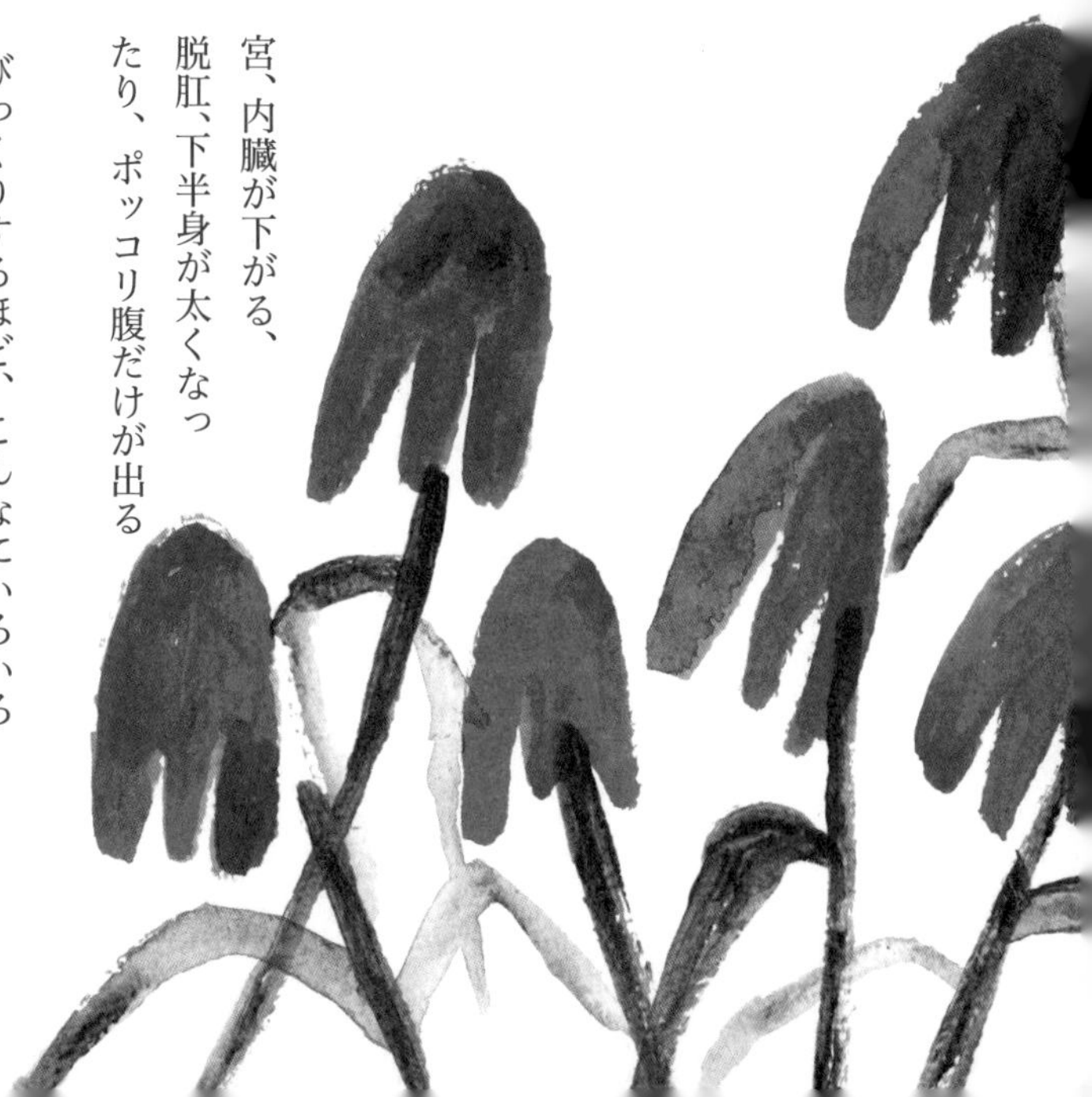

見かけによらない人

10月21日

まだ新米薬剤師の頃、背の高い40代の男性から不眠と疲れのご相談を受けました。

独身で5人くらい同部屋の寮生活をしていて、しかも時間が不規則なので、不眠が続き、疲れがとれない、風邪をひきやすくなかなか治らないというのが主訴です。

見かけは体格が良く、一見、健康そうなスポーツマン的な感じがしました。

栄養ドリンクとビタミン剤などをおすすめしましたが、なかなか改善しません。

先輩に相談すると、いくつかのチェックポイントを調べるよう指導されました。

色々伺っているうちに、気の不足した状態「**氣虚**」であると判断しました。

体格は良いのに、元気や覇気が感じられなかったのです。漢方では**形盛気虚**といいます。「見掛け倒し」という意味です。

体格の割には声が小さく、冬なのに額にうっすらと汗をかいていました。

「**肺気**」「**脾気**」の不足した方は元気を作れないので胃腸の機能も悪くなり、呼吸が浅く、声が小さくなる傾向があります。また気虚の特徴は、昼間運動もしないのに汗をかくことです。

気虚を改善する漢方薬をおすすめし、食事は外食ばかりだったので、魚や肉の定食のようなセットメニューを選ぶようにおすすめしました。

2か月後にはよく眠れるようになって、休みの日には趣味の写真を撮りに出かけるようになったと喜んでいただきました。

世間では「見た目が○割」ともいいますが、この経験から、見かけだけで判断してはいけないことを学びました。

「気」ってなに？

そもそも「気」って何なんでしょう？

私たちは、気持ちが良い、気がある、気を付けるなど…普段何気なく、「気」という言葉を使っています。

しかし、改まって「気」を説明してください、といわれても、一言で答えられない不思議なものでもあります。

「気」は、昔からいろいろな分野で論じられてきました。

東洋の哲学では、気とは宇宙のすべてのものを作り出し、形成する基本物質であると説明されています。

「気」から宇宙が生まれ、宇宙にあるすべてのものは「気」によって作り出されたという考えです。

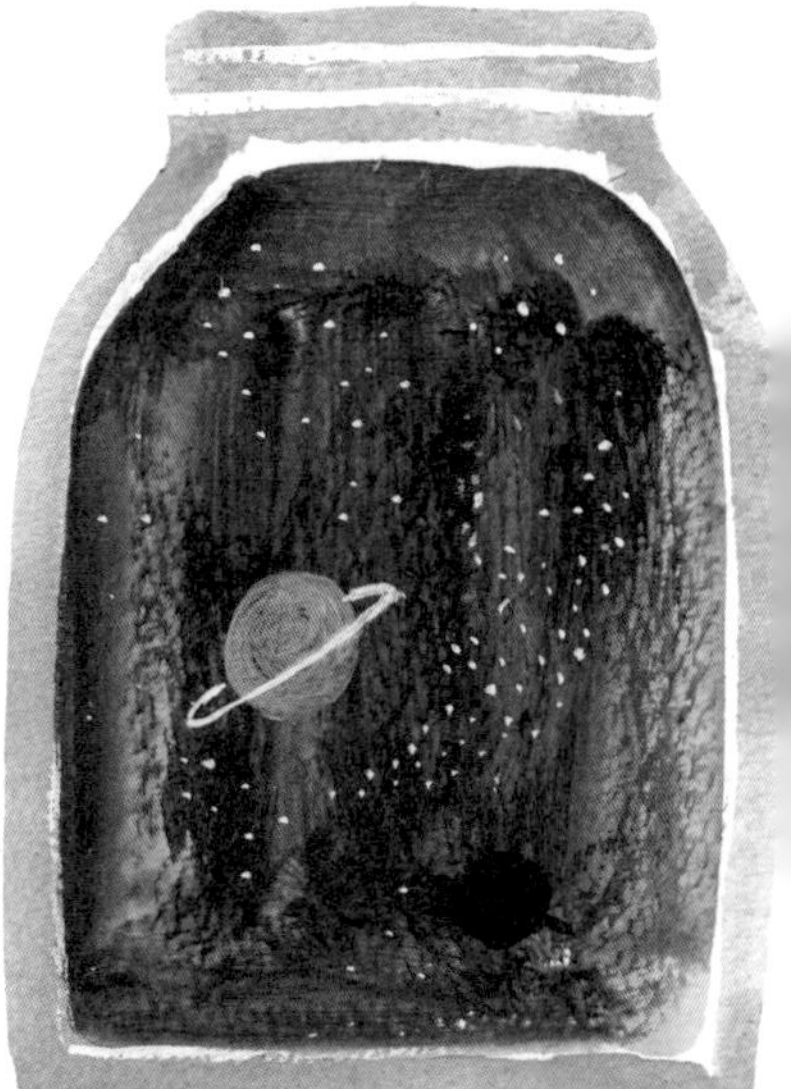

中医学、気功、武術、儒教などの学問、いろいろな分野で「気」についての説明があります。

しかし、どの解釈をみてもこれが「気」だという決定的な結論は得られていません。

「気」を数値化して測定したり、科学的に証明した学術論文がないため、「気」に関する概念は各分野でそれぞれ都合の良い解釈がなされ、意味が曖昧な存在なのです。

中には怪しげなものも含まれていて、病気の治療などに用いられ問題になっている事例もあります。

霜《そう》降《こう》の日には

10月23日

霜降は、二十四節気の18番目の日です（10月23～24日頃）。秋が深まって寒さもだんだん増してくるとされる頃です。ただ、二十四節気が作られたのは紀元前の中国の黄河流域だったので、今の日本の気候とは少し違いがあります。10月の終わりは日本ではまだ秋の真っ盛り、霜降というよりは紅葉が始まる季節ですね。

9月半ば頃から北海道で紅葉が始まり、紅葉前線は南へ下りてきて、本州では10月終わりから11月中旬までが美しい季節になります。

晩秋は秋時雨、暮れの秋、秋寂ぶ、枯野の色とかの季語が多く何となく物思いにふける頃でもありますが、ほくほくの焼き芋が恋しくなる頃でもありますね。

改めて日が短くなってきたのを実感する日々でもあります。日本で霜が降りるのは、まだまだ先になります。

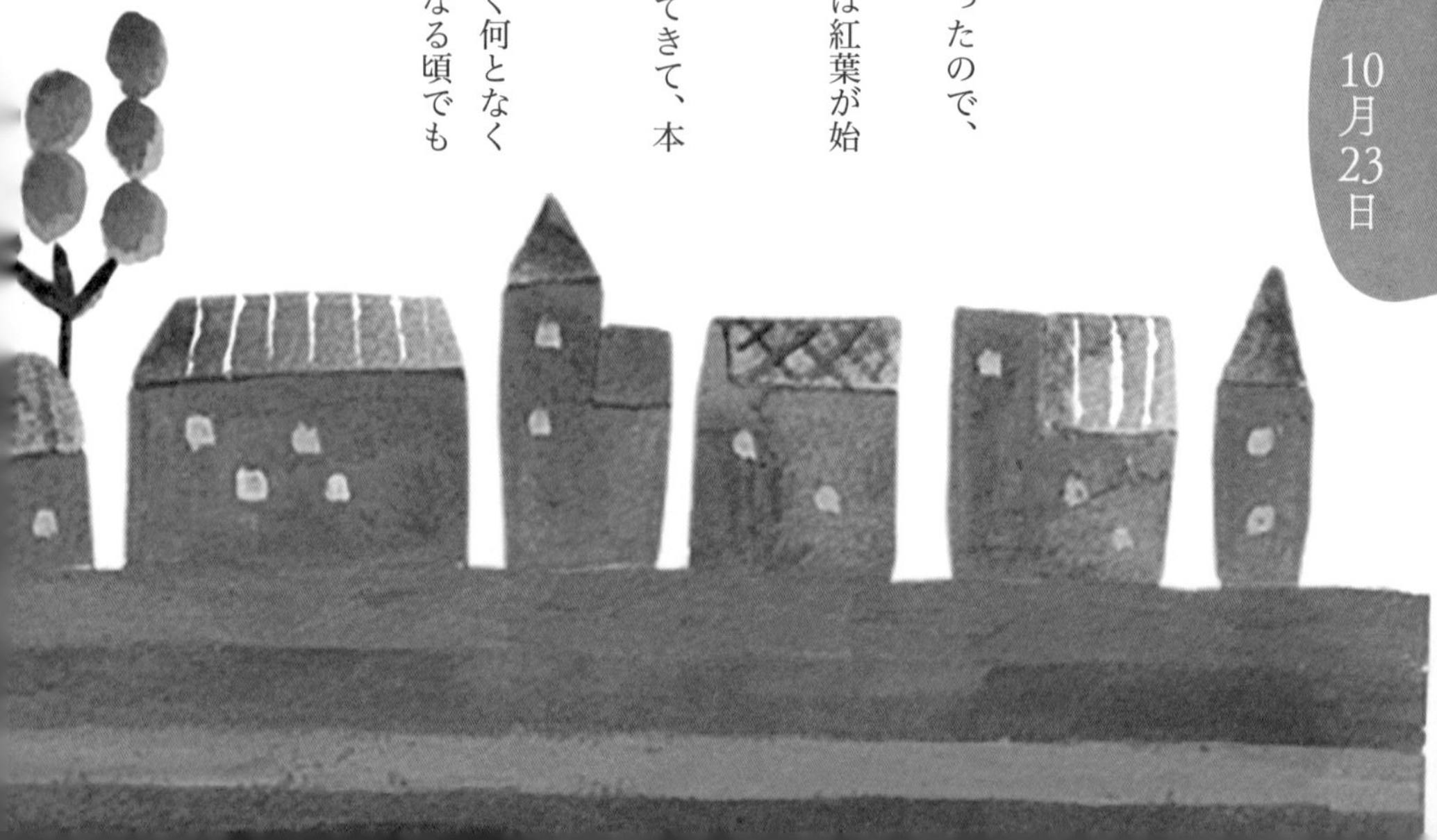

「気」は物質？

10月24日

中医学の基礎理論では、「気」は血や水と同じように身体の中にある基本物質で、血と水を五臓に運んでいるエネルギーであるといいます。

漢方では体に必要な基本物質を「気、血、水、精」と考えています。血は身体に栄養を運んでいる物質。つまり血液です。水は血液を除く、臓器や組織の中にあるリンパ液や水分で、身体の半分以上を占めています。精は成長や生殖などに関わっている内分泌系の物質と考えられています。

ここでちょっとわかりにくいのが「気」の存在です。気が物質だなんてイメージできないですよね。

皆さんと同じように私も疑問を持ち、いろいろ調べてみました。

西洋医学には気という概念がありません。解剖してもどこにも気なんてないじゃないですか？

「あの人は、気力がある」とか、「気の強い人だ」とか「気が弱い」とか、とにかく「気」という言葉はあたりまえに使っていますよね。でもその実態は見ることができない。血や水は実態として目に見えますが、気は身体のどこにあるのか全く手がかりがありません。

しかし、昔から気功法や導引術など気を高める方法が研究されてきました。気功師は気を自由に扱い、他人に気を出し入れすることができます。

私自身も、呼吸法の道場に通って「気」を実際に体験したことで、「気」の存在について納得しました。

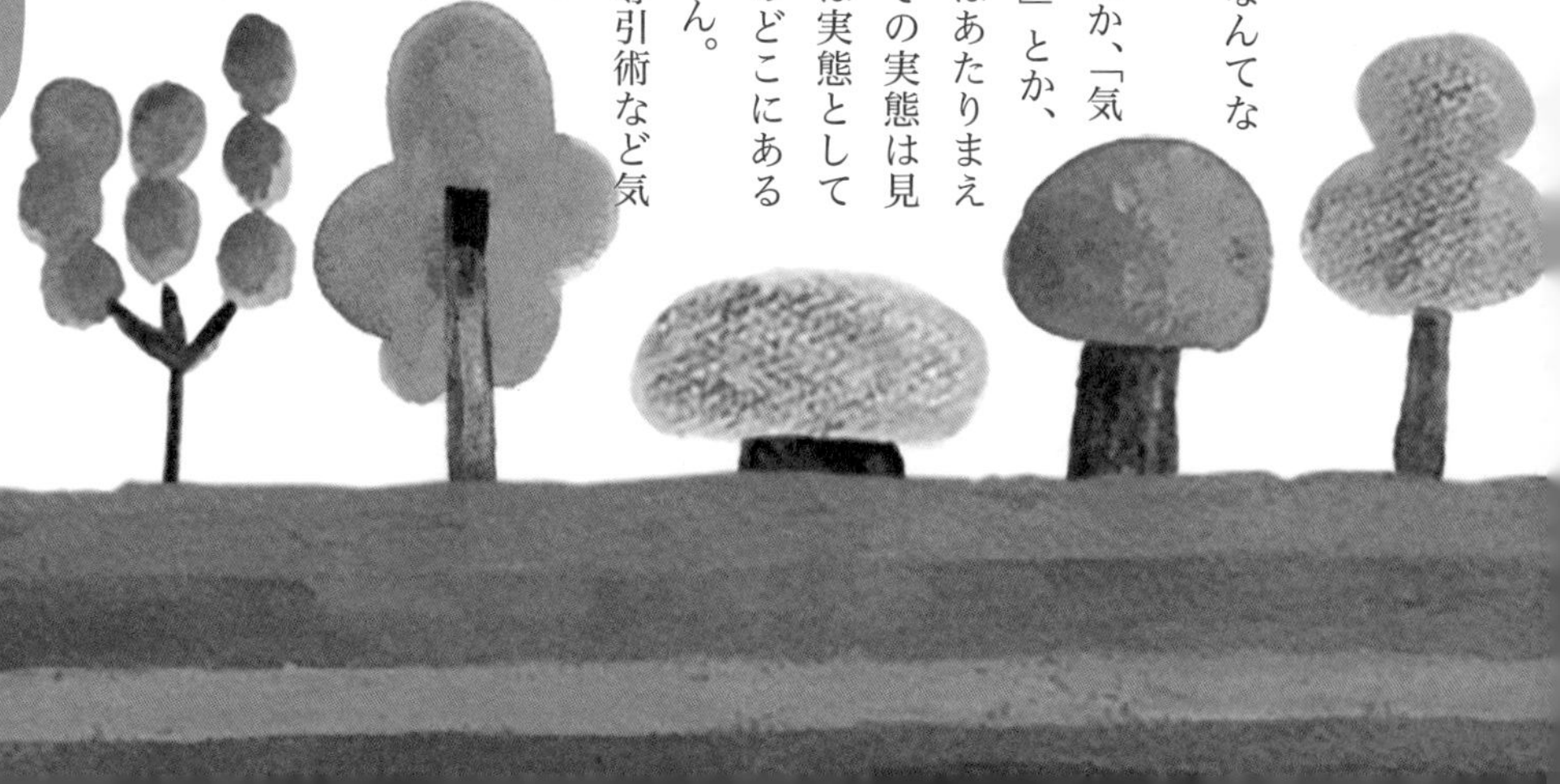

「気」はエネルギー？

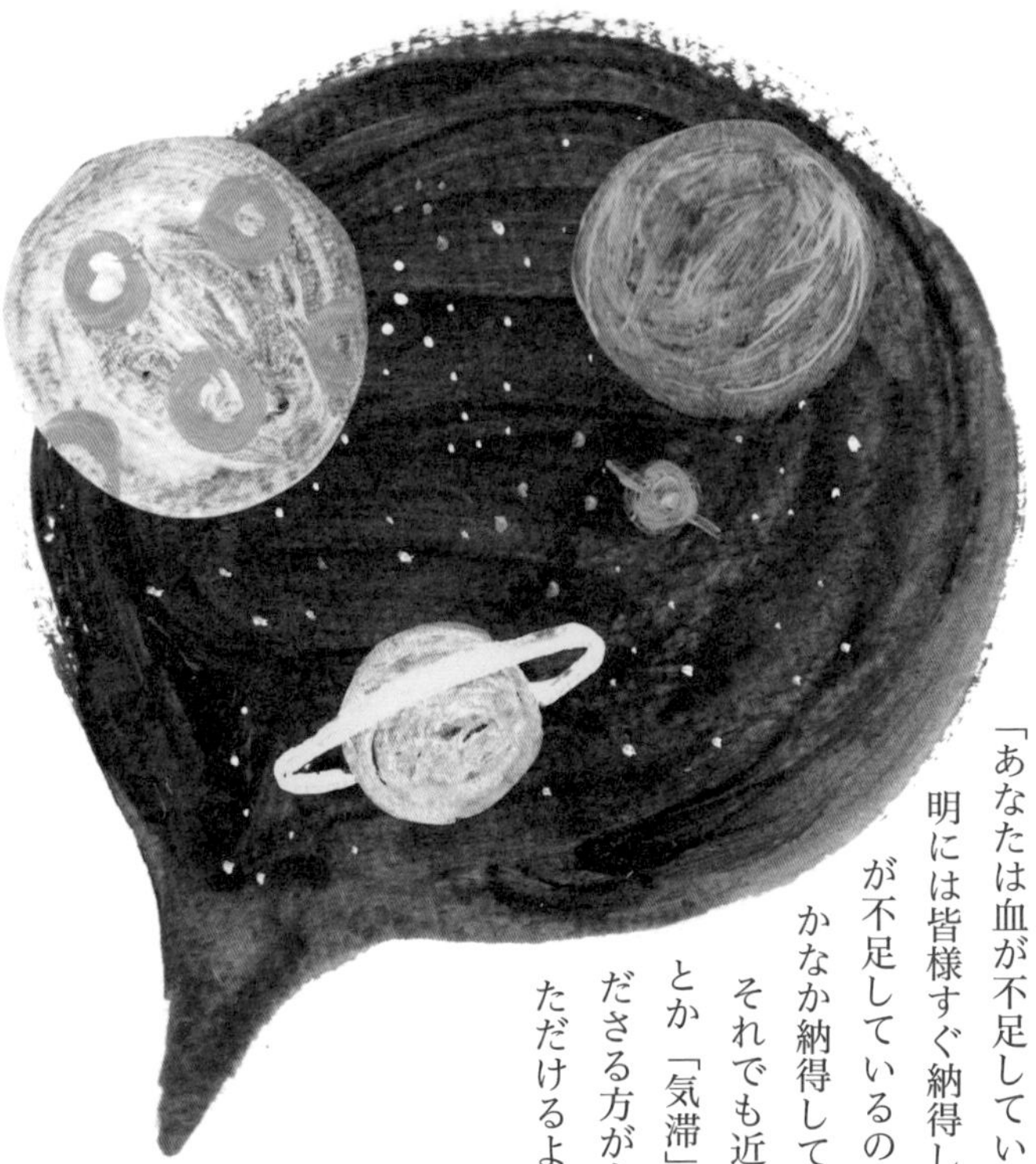

中医学では、血や水や精は「陰」の物質で自分では動けず、**「気」のエネルギー**で運んでもらう、と説明されます。「気」は血や水や精を体中に運ぶ役割があるというわけです。

「あなたは血が不足しているので、頭痛が起こっているのですよ」という説明には皆様すぐ納得していただけますが、「あなたは頭に血液を運ぶ気が不足しているので頭痛が起こっているのですよ」という説明はなかなか納得していただけません。

それでも近頃は漢方が広く知られるようになり、「気虚」とか「気滞」とか「気逆」という言葉を理解してくださる方が多くなり、比較的早く納得していただけるようになりました。

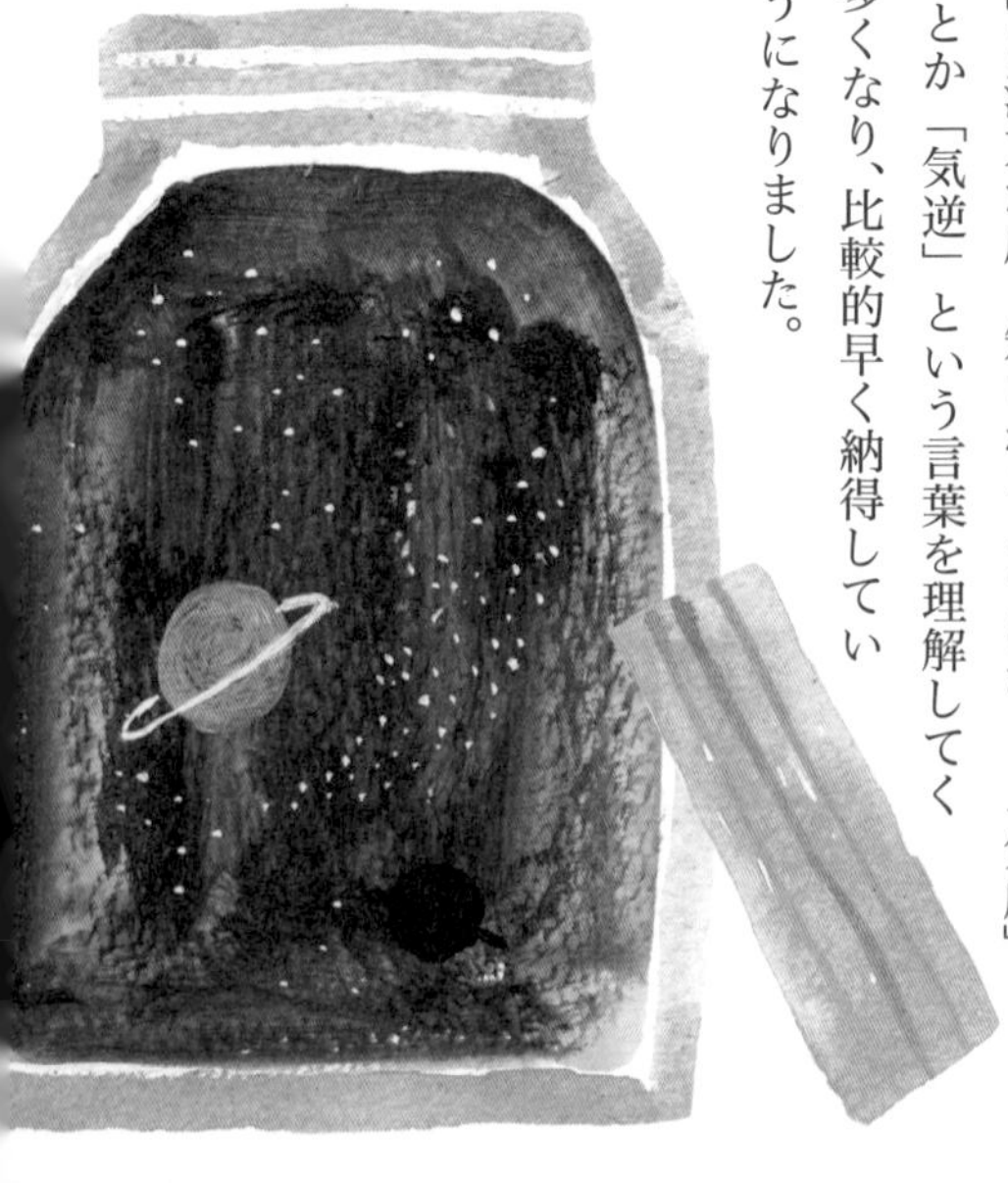

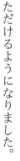

「気」は素粒子？

私は、「気」とは「**素粒子**」であると考えています。

素粒子とは、物質をバラバラにして最終的に行き着く一番小さな物質のことです。

この世界の机や鉛筆などの物質や動物や植物など、あらゆるものは分解するとすべて素粒子になるというのです。ノーベル賞で一躍有名になったニュートリノも素粒子の一つです。

素粒子は目に見えなくても、宇宙の中や人の体の中を通り抜けるエネルギーを持っています。

身体の中の水や血は元素から出来た目に見える物質。

「気」は目に見えない電子のような素粒子。

……と考えられないでしょうか。

もし気が素粒子と考えられるなら、宇宙のすべてのものは気から作られたという東洋医学の証明になります。

最近の発展している科学でも、未解決の物質はたくさんあるはずです。眼には見えない電気が発見されて、様々な便利なものが発明されたのはわずか数百年前のことです。

宇宙を語るためにはエネルギーとか素粒子という言葉が必要です。古代中国の人はその素粒子やエネルギーを「気」という概念でとらえていたと考えられないでしょうか。２０００年も前に考えられた概念が、最も進んだ現在の宇宙科学で証明されたエネルギーや素粒子だとしたら、昔の人の知恵に畏敬の念を覚えます。

中医学で考えるエネルギーは「気」と呼ばれ、経《けい》絡《らく》という電線のような連絡網を使って流れていますが、ヨガで考えるエネルギーは「プラーナ」と呼ばれ、チャクラという連絡所でエネルギーを交換しています。霊的なエネルギーを表現する「オーラ」という言葉もあります。

お元気ですか

10月27日

久しぶりに友人に会ったときにはまず「お元気ですか？」と声を掛けますね。

元気という言葉を辞書で引いてみると「体の調子が良く、健康であるということ」と書かれています。

つまり、「以前と同じように体調が良く、健康であることにお変わりありませんか？」という挨拶ですね。

漢方では「元気」は気の中の一つと考えられています。

気には、宗気《そうき》・営気《えいき》・衛気《えき》・元気《げんき》という種類があり、それぞれ働きが違います。

気や血を作り出すのは宗気、体に栄養を送るのは営気、体を防衛するのは衛気です。

そして**元気は、腎に蓄えられている気**です。

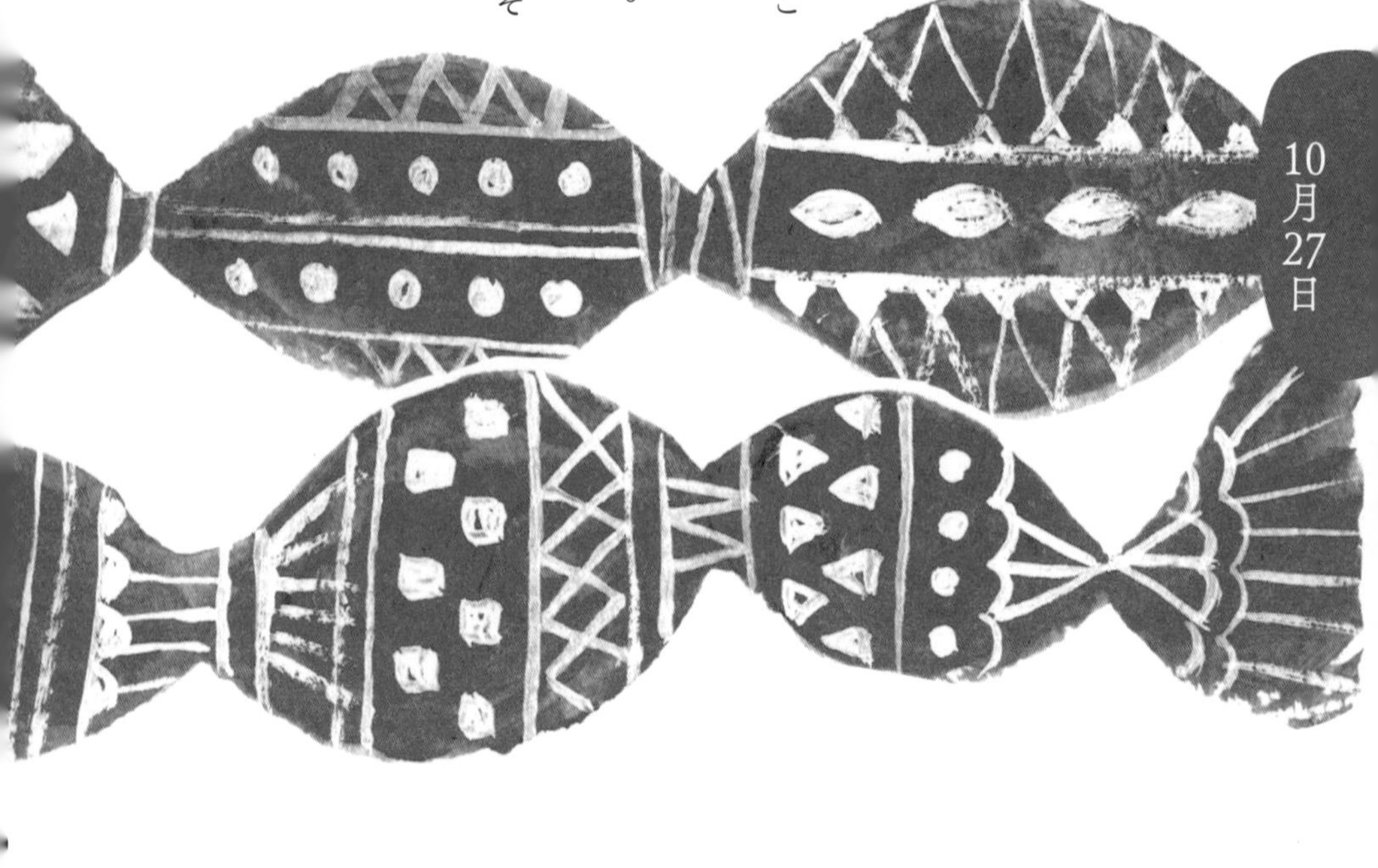

元気は親からのプレゼント

誰でも生まれつき、親から「元気」を受け継いでいます。生まれた時に大きな声で真っ赤になってお乳を欲しがる子と、泣き声が小さくなかなかお乳を飲んでくれない赤ちゃんがいます。

大きな元気をもらった人は、コンディションや性能の良い乗り物をプレゼントされているようなものです。しかし、そうでない元気しかもらえなかった人もいるわけです。

この関係は「精」と同じですね。

親から受け継いだ気を「**先天の気**」といいます。現代的に言えば、遺伝とかＤＮＡとかいう言葉になります。

「先天の精」と同様に、ご両親の体質やコンディション、「気」がいかに良い状態であるかが、とても大切です。

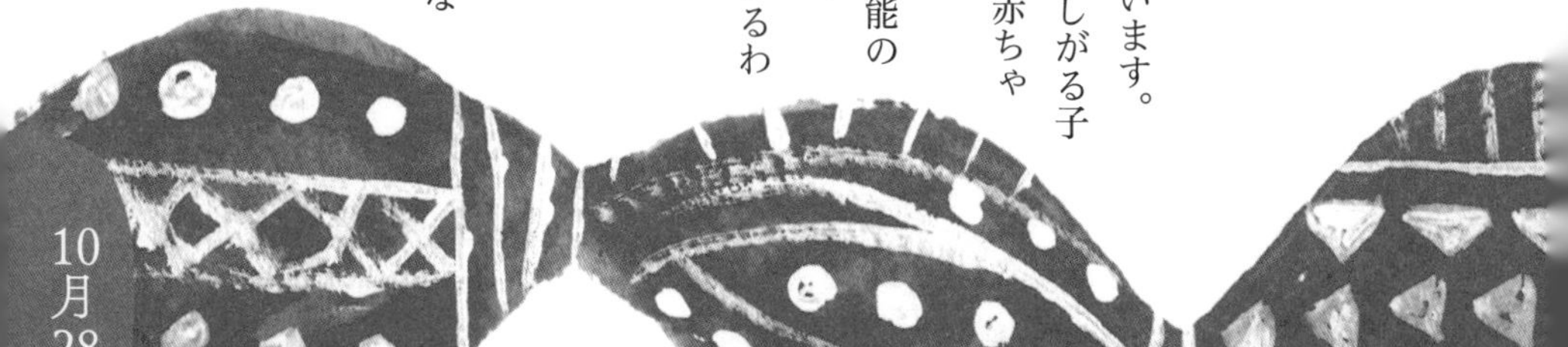

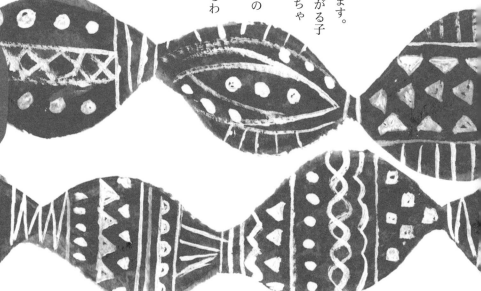

元気は補充できる

精と同じように、元気はスマホのバッテリーが減ってしまうようにだんだん少なくなってしまいます。

ただし、元気は胃腸からの食事と肺からの呼吸で、後から補充することができます。これを「**後天の気**」といいます。

脾、つまり胃腸は大地に例えられています。

母なる大地というように、動物も植物も私たちの体もすべて大地からの栄養で作られているのです

その栄養と肺の呼吸からの酸素とが結びついて、人体に必要な気、血、水が作られるのです。

胃腸が一番大事な臓器であることは夏の季節の項で説明させていただきました（6月28日参照）。

腎に蓄えられている「先天の気」は、栄養と呼吸で補充が可能なのです。

そこで胃腸は「後天の本」と呼ばれています。

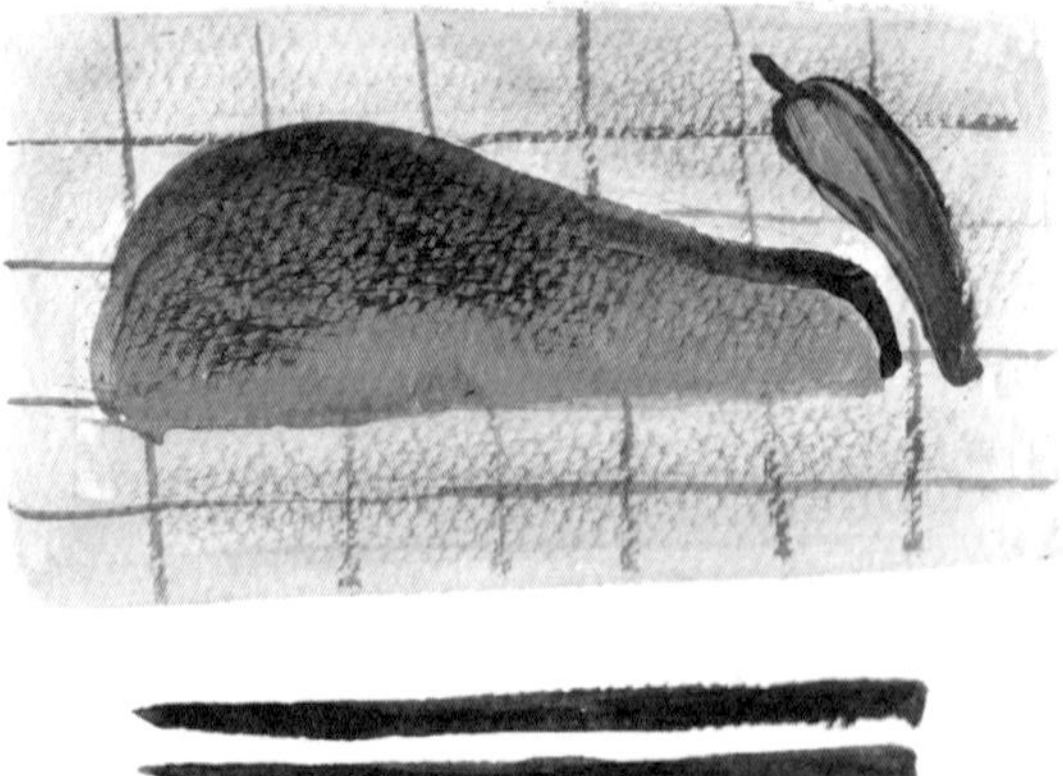

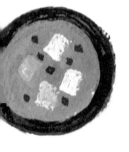

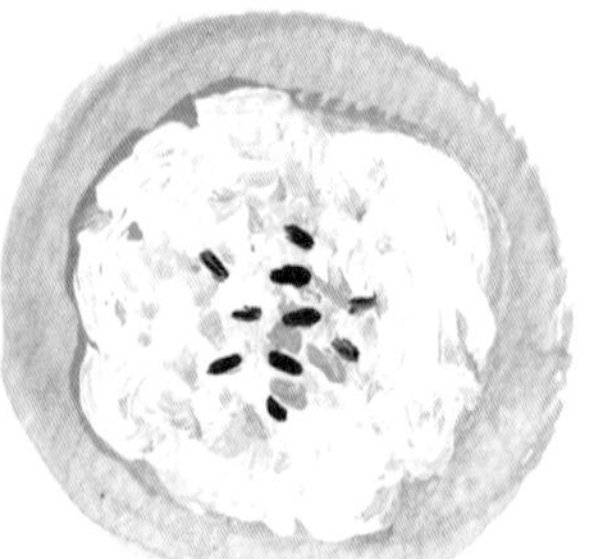

後天の気は自己責任です

小学校の時、身体が小さく、どちらかといえばおとなしく目立たなかった子に同窓会で会ったら、見違えるようにいきいきして、会社の経営者になっていた、なんてことはありませんか。

元気は食事と呼吸で補充することができるのです。せっかく親から立派な元気をもらっても、先天の気は補充しないとどんどん減ってしまうのです。

普段から食事を見直して元気を作り出すことが大事です。

芸能人のインタビューで「小さい時は気が弱く、病気がちでしたが、大きくなってからは元気になりました」というような話がよくあります。「**後天の気**」を作り出し、補充した結果ではないでしょうか。

先天の気をプレゼントされている人は「気」を補充しながら、生活すれば元気でいられます。

そうでなかった人もあきらめず後から補充して生活することが大事です。

今のあなたの元気は、自己責任といってもよいでしょう。

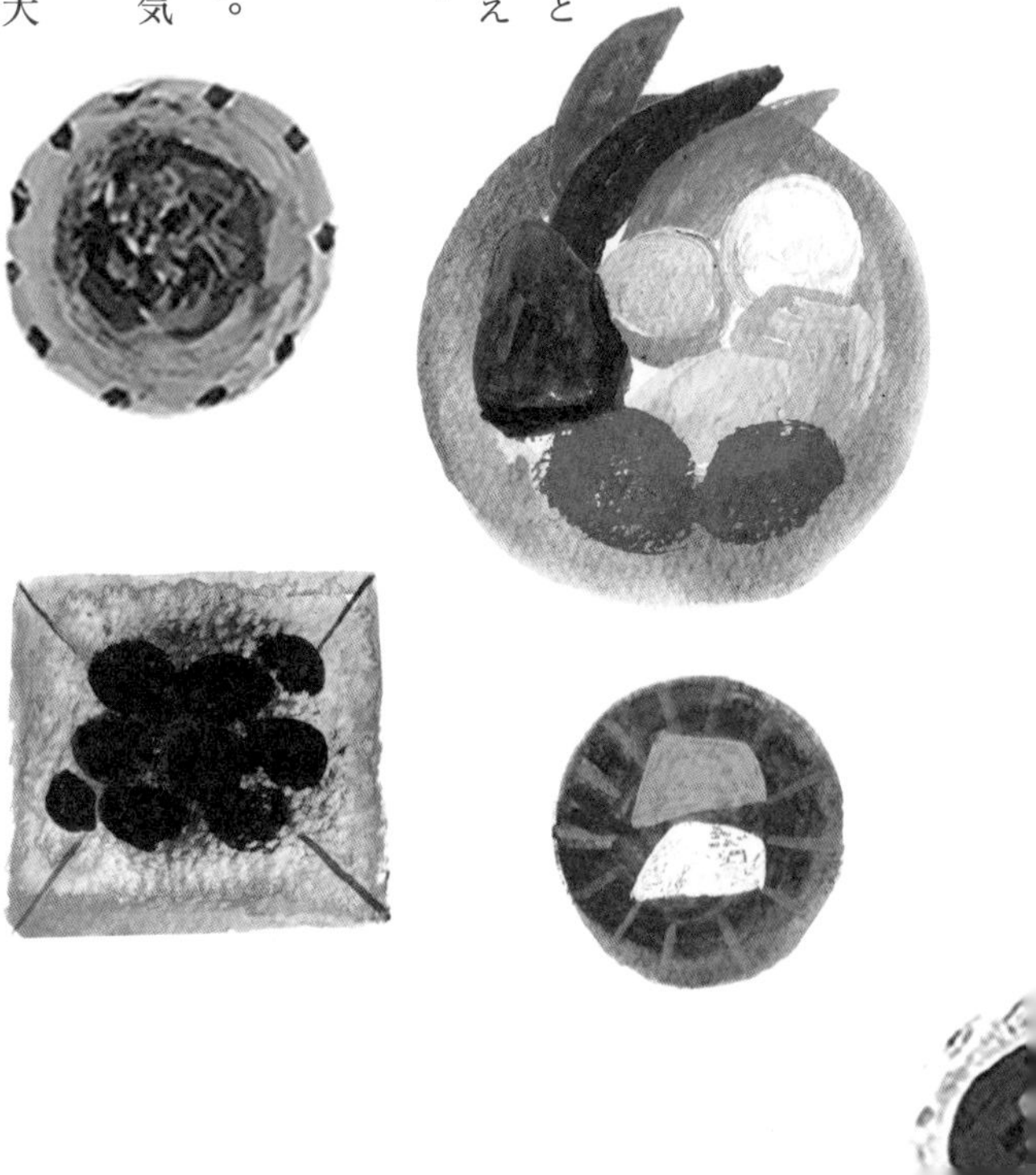

10月30日

「気」の大きさ

「気」は物質なので、大きさや力の強さなどもあるはずです。

例えば電気にも電圧（ボルト）、電流（アンペア）、電力（ワット）があります。

しかし目には見えませんよね。

目には見えないものであっても、大きさやパワー、流れなどがあるのです。

薬局でご相談を受けるとき、気の容量が大きい人、気のパワーが強い人、気の流れが悪い人…いろいろなタイプの方がいることに気が付きます。

とても元気だなと感じる人のそばにいたり、その人と話をしたりすると、こちらも元気になることがありませんか？

体の中だけでなく、気は外にも流れるのです。

気功師は自分の気を高めて、気の弱い人や気の流れの悪い部分に手をかざして気を送ることができます。

近頃は職場でのストレス解消法、プラス思考になるための考え方、性格別の対処法など、現在の自分を変えるためのメソッドやアドバイスが書かれた本や動画がたくさん出ています。

現在の社会情勢の中で「気を大きくしたい」「気を強くしたい」と願う人々が、いかに多いかということの証明です。

呼吸法や薬膳、太極拳、ヨガ、瞑想など、気を大きくする方法、気を高める方法、気の流れを良くする方法は、昔から研究されてきています。

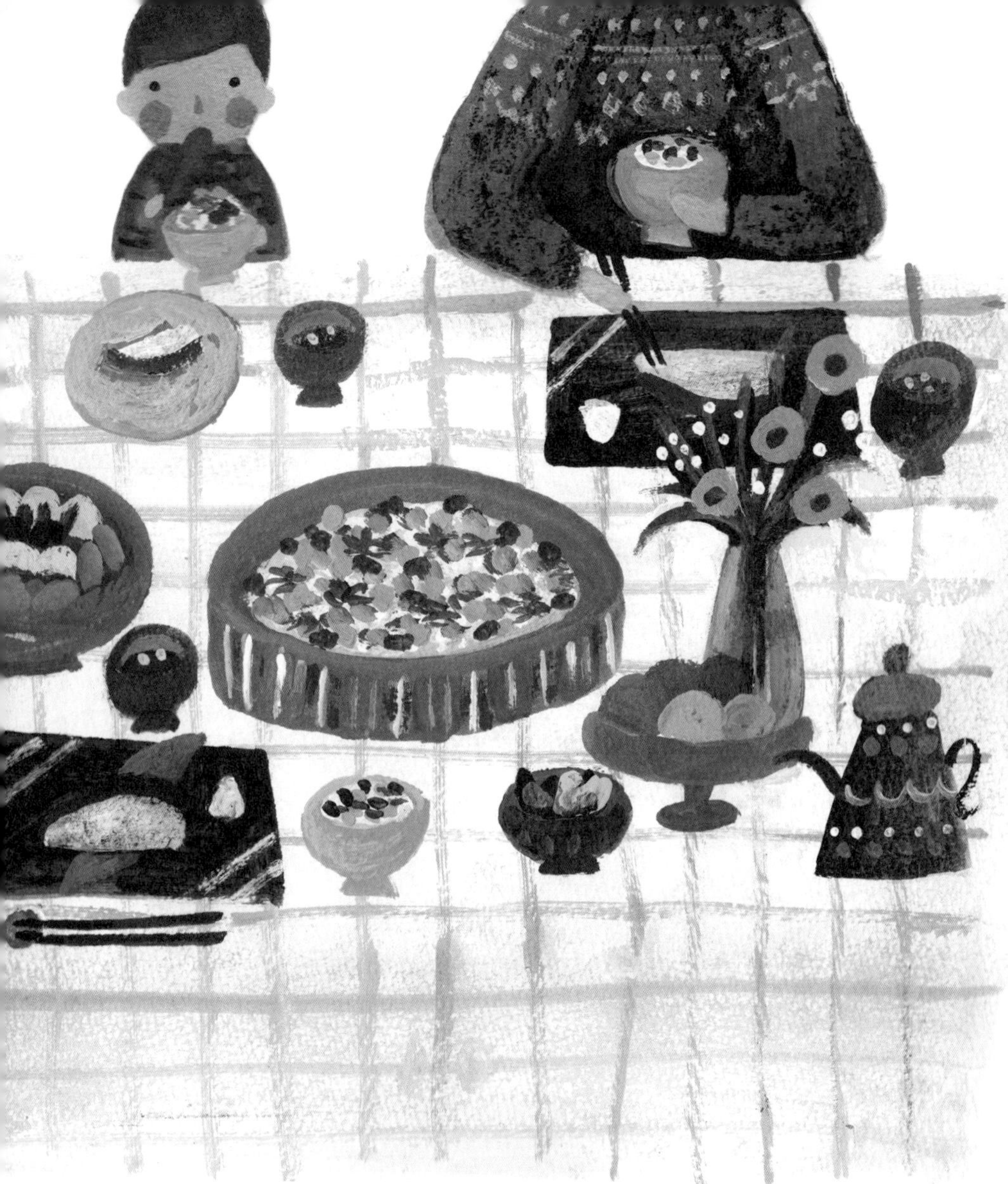

「気」の波長

高校生の修学旅行の時に8人から10人ずつにグループ分けして、行動することになりました。すぐにいくつかのグループが作られましたが、何人か残ってしまう人がいて、中には泣き出してしまう子もいました。

つまりどのグループにも入れない、波長の合わない人がいるのです。

カウンセリングの先生に教えていただいたことはチューニングという言葉です。

悩み事を相談されたときにはチューニングをして、その人の波長に合わせる必要があるのです。

沈んでいる人にはその人の気分まで落ち込んだ気分で相談を受けるそうです。

ラジオの周波数を合わせるように、波長の幅が広い人はどのような波長も拾うことができます。

「相談を受けるときは、その人の身になって」とよく言われます。部下から相談を受けて、答えることができる人は波長の幅が広い上司です。

一緒にいると気分が良い人、ずっと友達でいたい人、別れてもまた会いたくなってしまう人っていますよね。

職場や学校では波長の合う人ばかりだといいのですが。

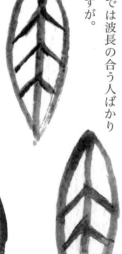

病気は正気と邪気の戦い

正気《せいき》は「正気《しょうき》」とは意味が違います。身体の中に備わっている抵抗力、自然治癒力などのことです。

邪気《じゃき》は、自然界の天候、例えば高温、低温、乾燥、湿気、病原菌などの衛生環境をいいます。

漢方では、病気は正気と邪気の争いと考えられています。「**邪正相争**」といいます。

正気が強ければ病気に勝ち、邪気のほうが強ければ病気が治りません。

寒邪はカゼを、湿邪はリウマチや神経痛を、暑邪は熱中症を、熱邪はアトピー性皮膚炎などを引き起こします。

それぞれ対症療法に加えて、正気を強くして戦うことが原因療法になります。

五臓六腑のワンチームの働きが正常に働いていれば、正気が邪気に負けることはありません。

コロナウイルスやインフルエンザウイルスにも、正気が強ければ負けません。

そんな五臓六腑に活力を与えているのが「気、血、水、精」という基本物質なのです。

11月2日

運気と元気

「気」という漢字を調べてみたことがあります。びっくりすることになんと気の熟語だけで200以上の言葉があります。

例えば元気、覇気、鋭気などエネルギー的な気や、陰気、嫌気など精神的な気、運気、殺気など雰囲気的な気…。

物事をうまく進めたいと思うときに必要な気は「運気」ですよね。

風水、占い、手相や人相など、皆さん自分の運気がどんな感じなのか、どういう時期にあるのかなど知りたくて利用しています。

若いお嬢さんがパワースポットを訪れるように、「気」の正体はわからなくても、気には流れや場所があることは誰でも感覚的にわかっているのです。

実は「運気」はもともと決まっているのではないか、と思っている人も多いですよね。

あの人は運の良い人だとか、一生運が悪かったとか、運に見放されたとか…何でも運のせいにして片づけることもあると思います。

しかし良い「運気」をもらった人でも、不摂生が続き、元気がなくなれば、やる気や根気が無くなり、失敗することがあります。

悪い「運気」をもらっても元気、勇気、やる気、根気で頑張ったら成功したというストーリーはたくさんあります。

ちょうどグッドタイミングで運が回ってきたときに元気ならチャンスがつかめます。

反対に生まれつき運気をもらっていても、やる気や元気がなければ、一生宝の持ち腐れになります。

「念ずれば花開く」。

元気や勇気、やる気、根気さえあれば、運気は回ってくるのです。

気は血と水を運ぶ車のエンジン

11月4日

気はエネルギーを持った物質です。

私は「気、血、水」の関係を車に例えてみました。気は「エンジン」、血は「ガソリン」水は「エンジンオイル」と考えるとわかりやすいと考えます。「気」は車にエンジンをかけて「血管という道路」を走って五臓六腑や器官、組織に「血」と「水」を届けていると考えてください。

車は気というエンジンがかからないと走れません。車は血というガソリンがないと走れません。水というエンジンオイルは、潤滑の役目だけでなく車を冷却したり、さびを防いだりしてトラブルのないように車を動かしています。

つまり気血水がそろって働かないと、車は走れないのです。

そして気血水がお互いに助け合わないと、車は順調に走れないのです。

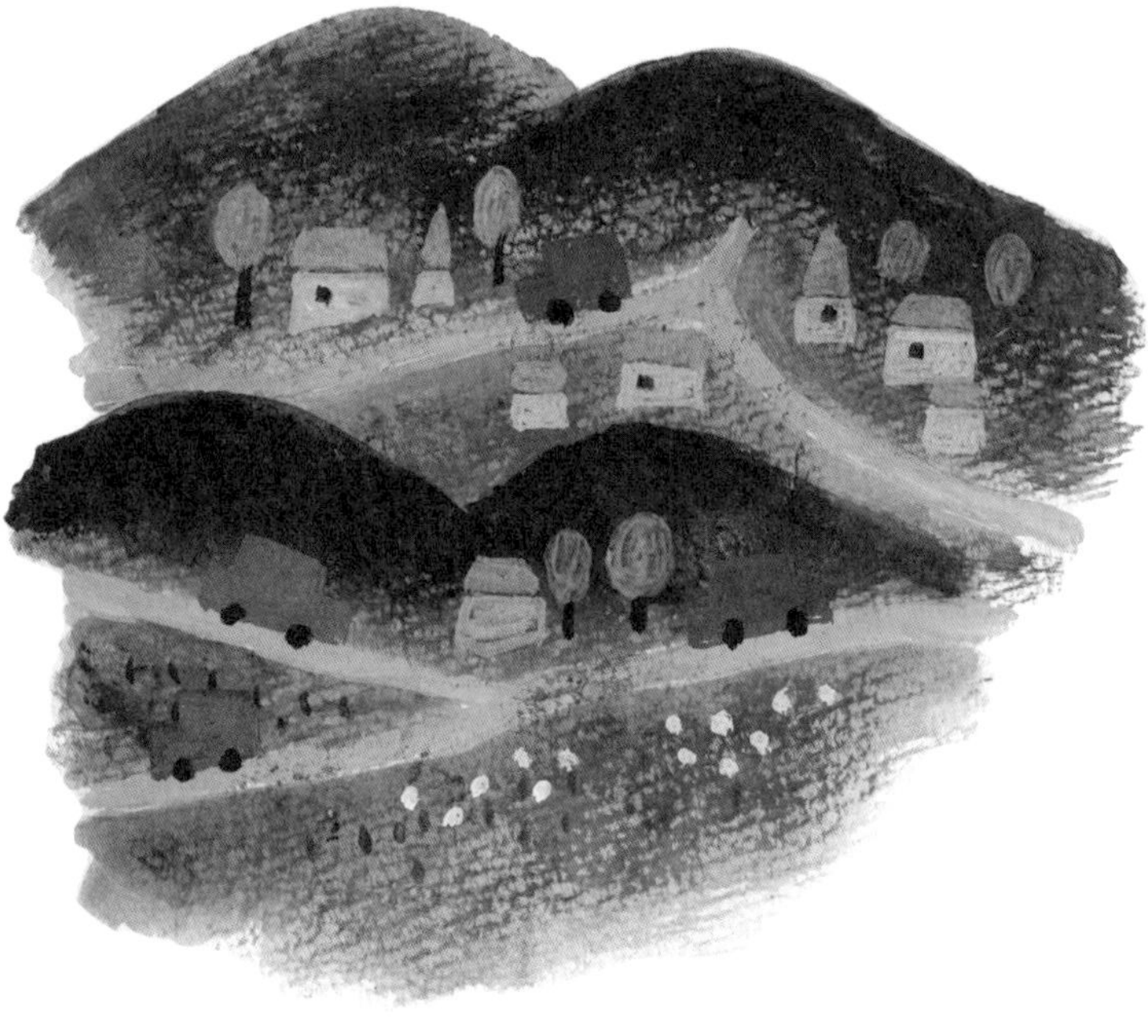

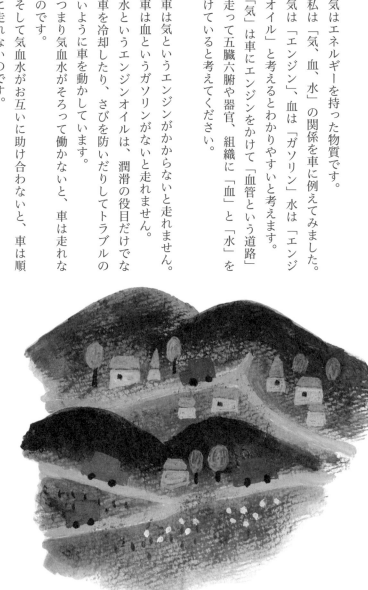

運転の仕方が体調を決める

車は手入れが悪くて、ガソリンやオイルの補充を忘れたり、無頓着に走り続けたりすれば、エンジンが故障しエンストしてしまいます。

エンジンの性能が落ちると「気虚」が、ガソリンが不足すると「血虚」が起こり、車が渋滞に巻き込まれると「気滞」「瘀血《おけつ》」「水毒」という体質が生まれてくると考えてください。

近頃は交感神経のバランスが崩れて、交感神経の働きが強すぎる人が増えています。ノルアドレナリンが働きすぎている人と、セロトニンが適度に働いている人とでは運転の仕方が違ってきます。

他人に負けないようにアクセルを目いっぱい踏んで走らせている人と、周りの景色を楽しんでのんびり走らせている人とでは、車の状態が変わってくるのは当然のことです。

このように運転の仕方で、気血の不足や渋滞が起こり、気虚や気滞などの体質が生まれるのです。

病は元気で治すのが原則

私が小さい頃、病気をすると母がバナナや、卵で作ったお粥などを食べさせてくれました。

バナナは当時とても高級な果物だったのです。

早く「元気」をつけて病気を治してやろうという親心だったのですね。

結核は昔は「不治の病」といって治す薬がありませんでした。

今ではがんも治る病気になっていますが、当時の結核はただ安静にして栄養をつけるしかなかったのです。

空気の良いサナトリウム病院で静養し、元気になった人だけが助かったのです。肺にきれいな酸素を吸い込んで、栄養をとるという方法がすべてでした。

つまり、呼吸と食べ物で「元気」を作り出したのです。

現在は抗生物質の開発が進み、結核をはじめ多くの病人が救われるようになりました。

しかし、忙しい生活の中で回復を急ぐ傾向があり、最近では抗生物質が使われすぎ、その結果として抗生物質が効かない耐性菌が問題になっています。

サーズ、マーズ、ノロウイルス、一番新しいのは新型コロナ、人間の敵は手を替え品を替えて襲ってきます。

栄養と呼吸で「後天の気」を補充して病原体をやっつけるという原則は、今の時代こそ、必要になるのではないでしょうか。

現在、ほとんどの病気が手術や薬剤の発展で多くの人が救われるようになりました。

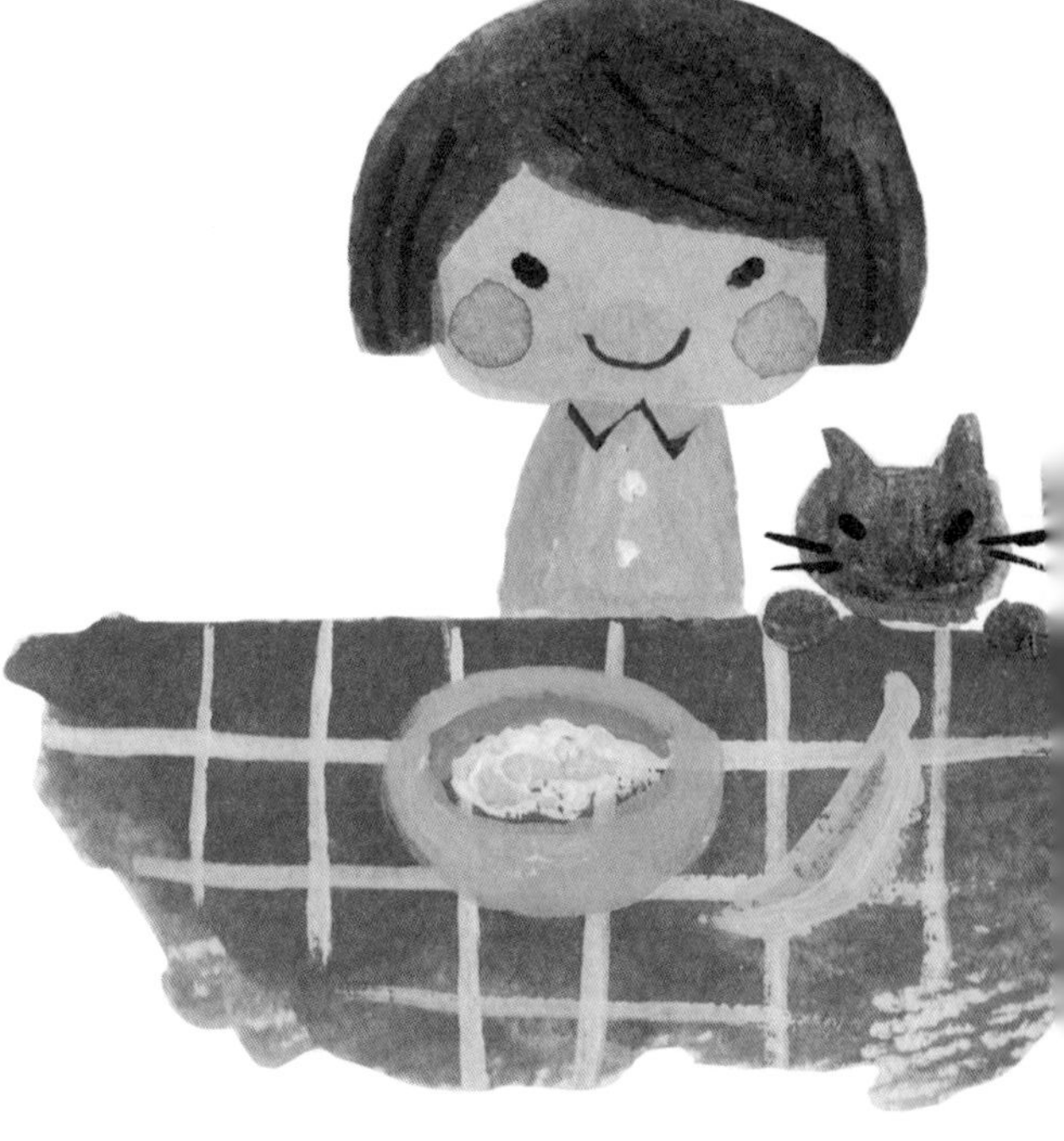

しかし、完治のための根本療法は、少なくなった気を補充して再発を防ぐことが必須になります。

「病は気から」の本当の意味をご存じですか？

「病気は気持ちの持ちようで治す」という意味ではありません。

「**病は元気で治す**」ということなのです。

立冬

11月7日～8日頃

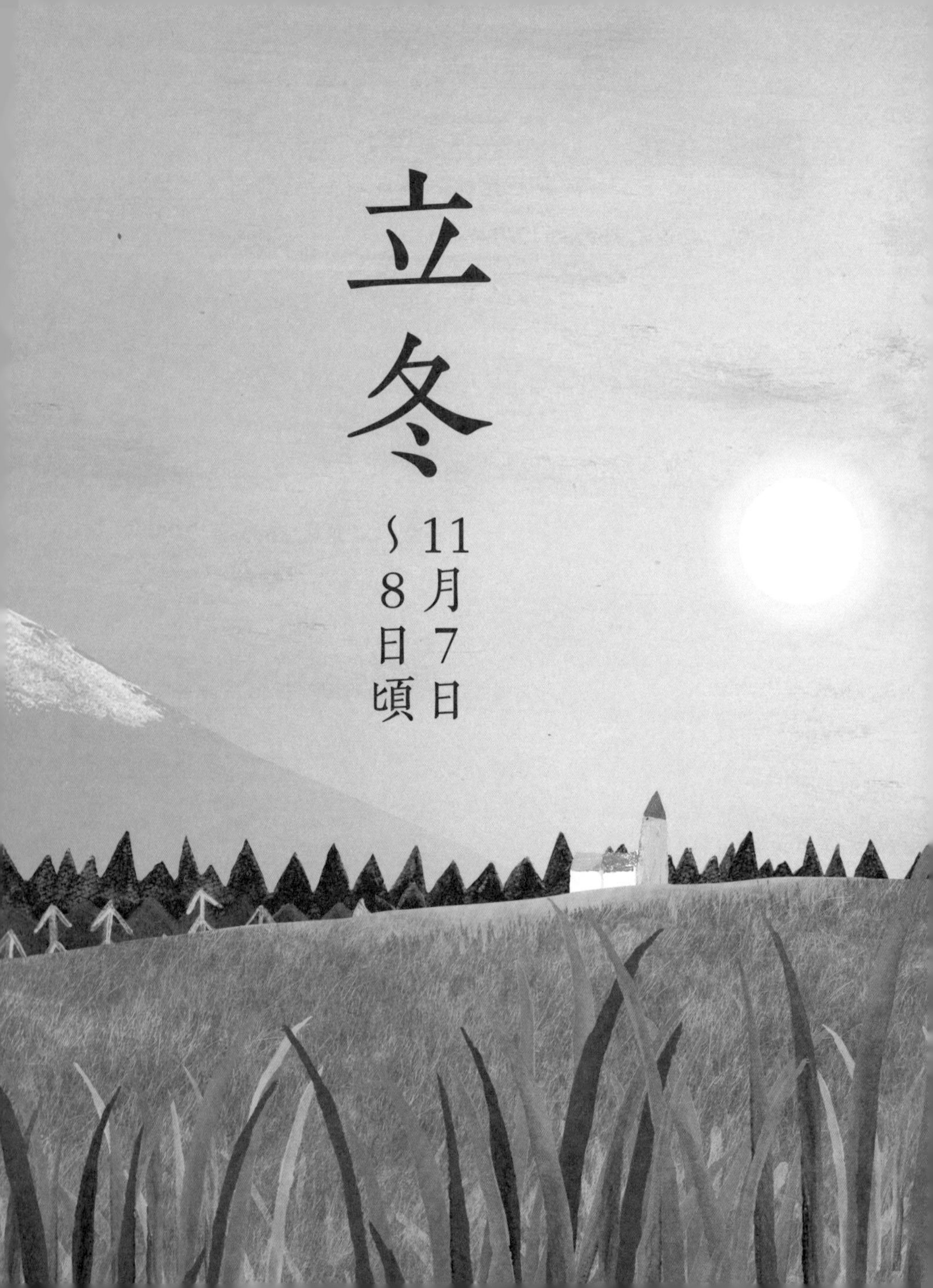

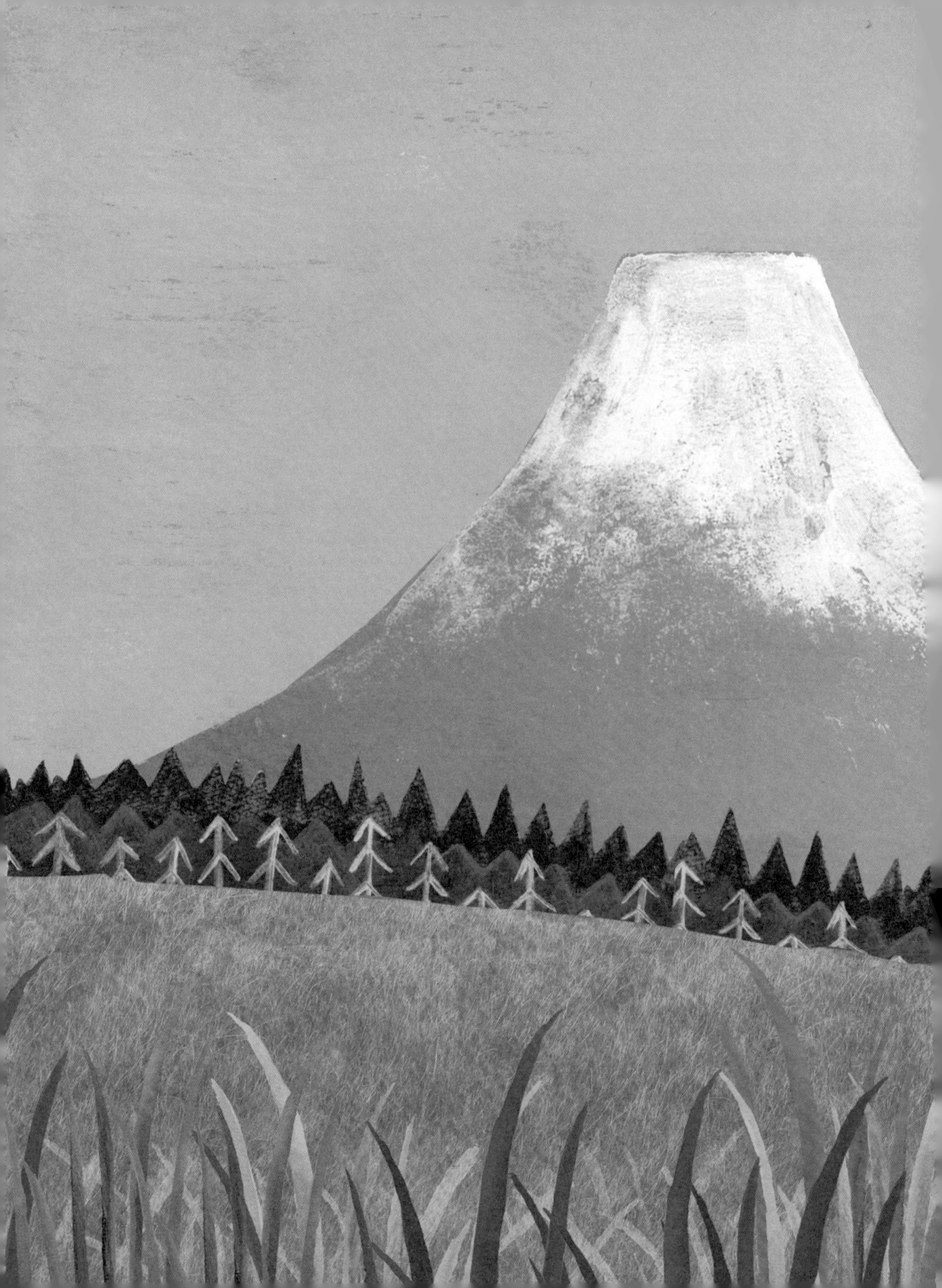

立冬の日には

11月7日

秋もいよいよ深まって、晩秋の色が濃くなってきました。

一年のサイクルを一日に例えると、冬は真夜中、春は朝方、夏は真昼、秋は夕方の時刻に相当します。立冬は夕方を過ぎてそろそろ眠る支度をする頃になります。

免疫力アップには夜中のゴールデンタイムに良い睡眠をとって体をメンテナンスすることが必要です。立冬は良い睡眠のための準備期間といえるでしょう。

一日の寒暖差が最も大きくなるといわれる季節です。

仕事や買い物など、外出するときは、朝の天気予報をチェックして洋服を準備しましょう。

私はこの季節はタンクトップを2枚重ねたり、袖なしのブルゾンを利用して背中とお腹を守るようにしています。

香辛料を使った体を温める食材や、火を通した料理、つまり鍋物やおでんがおいしい季節ですね。

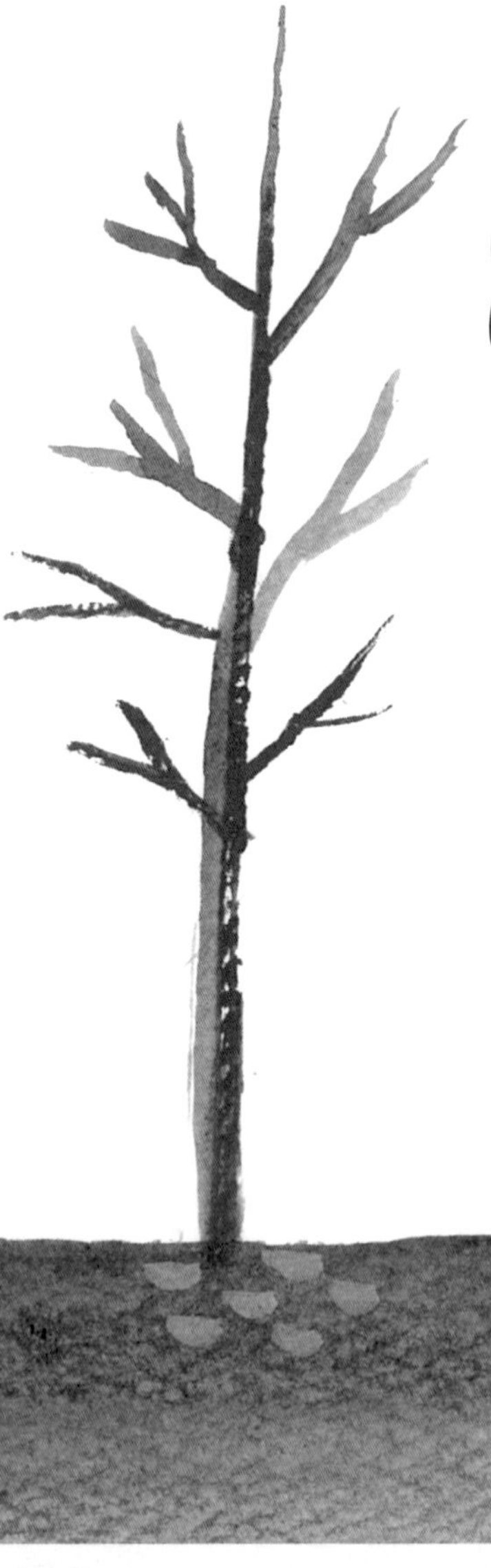

心《しん》身《しん》一《いち》如《にょ》

「心身一如」とは、身体と精神は一体であるという東洋医学の考えです。

身体の不調は心《こころ》に影響し、逆に心の不調は身体に反映するという考えです。

精神的に悩んでいるときに、気を楽にしたり、気を強くしたり、気の持ちようを変えるのは、とても難しいことです。

「**百病は気に生ず**」つまり、「すべての病は気より生ずる」という言葉があるように、「気」とは気持ちではなく、体を動かす物質的なエネルギーのことなのです。

このエネルギーである「気」は物質なので、自分の努力で大きくしたり、パワーを上げたり、改良が可能なのです。

心が病んでいるときは体も病み、逆に体が病んでいるときは心も病んでいることが多いのです。

気功、ヨガ、瞑想、座禅などは、心身一如を目指す方法です。

究極の目的は、心も身体も両方が元気になり、一体となって安定している状態を目指す方法です。

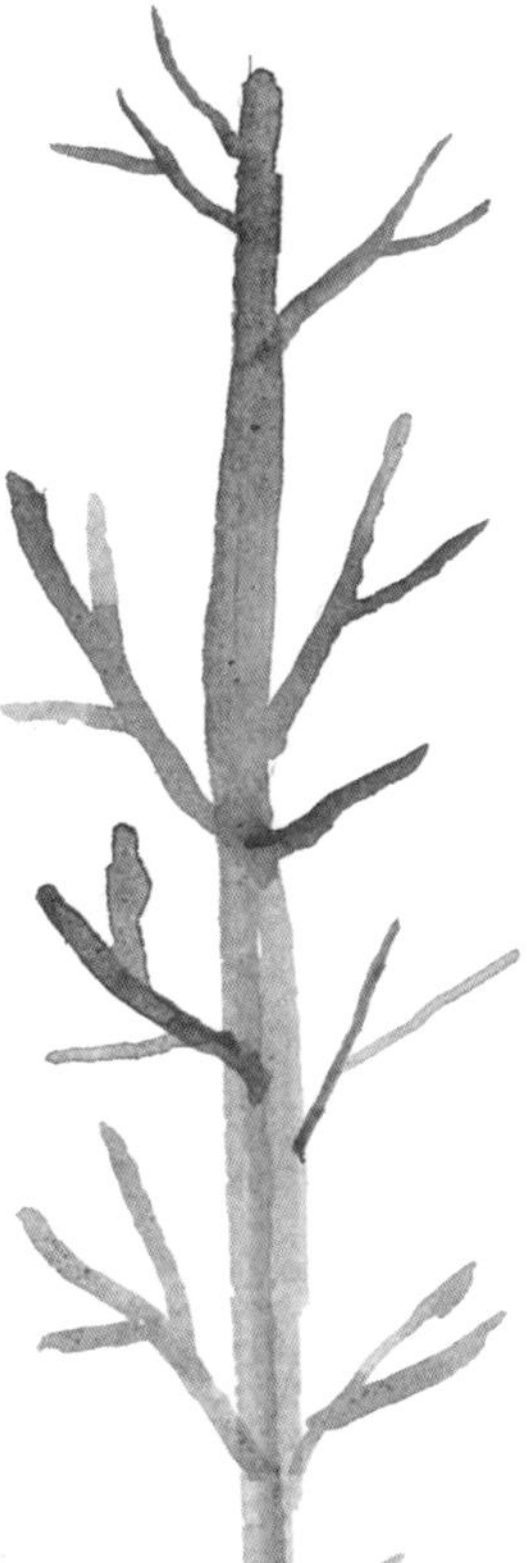

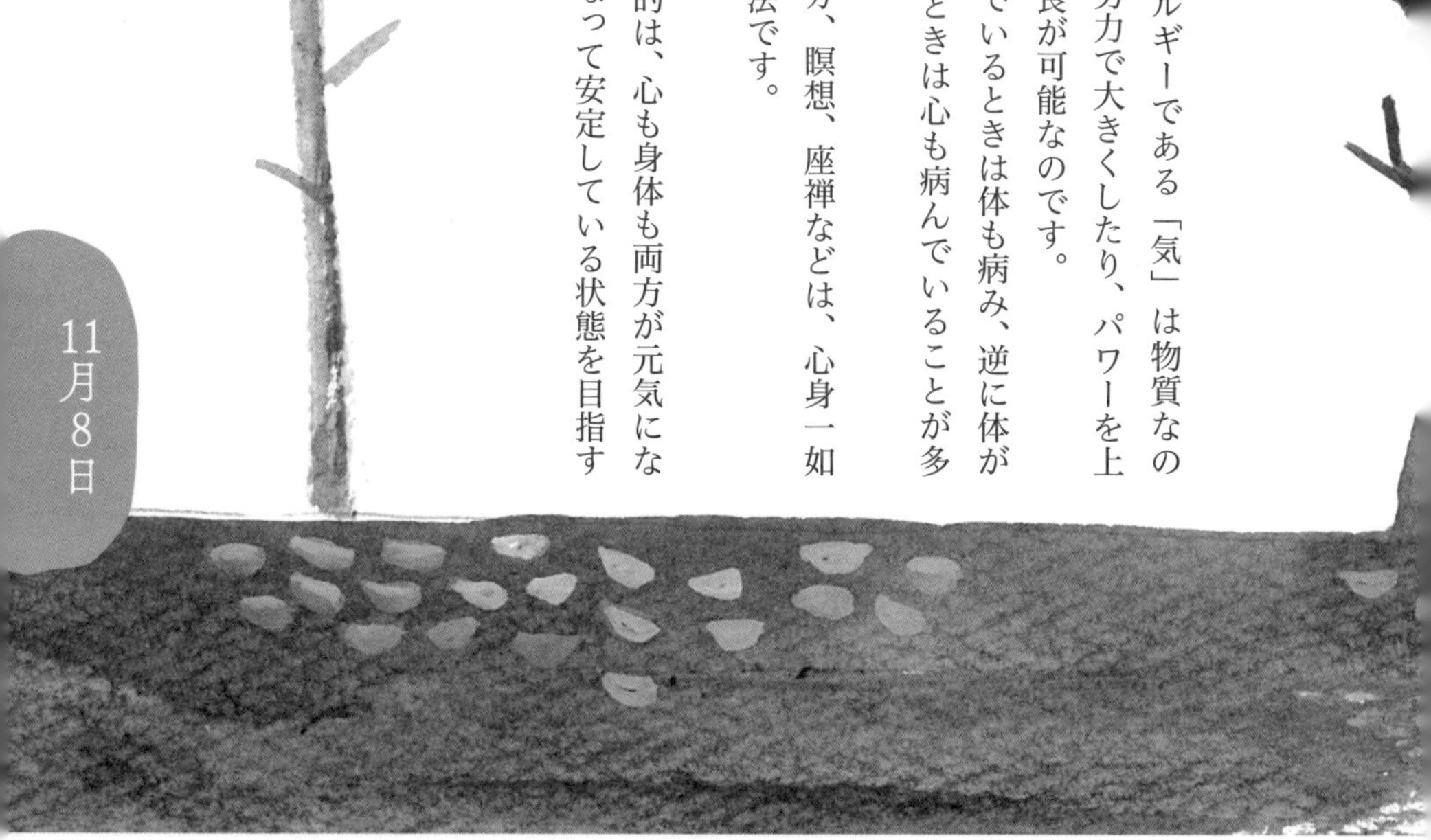

身体は五臓六腑の気で動いている

五臓六腑には、それぞれの気が存在しています。

肝の気は血を貯蔵する働きと、気を上下左右に巡らせる働きがあります（3月23・24日参照）。

肝気に不調が起こると、気滞や気鬱、臓器や組織の血液不足が起こります。

心の気の役割は、身体全体に滞りなく血液を流すことです（8月24日参照）。

心気の流れが悪くなると、気虚、不安感やパニックの原因になります。

脾の気は、気血水を作り出し、五臓六腑に気血水を停滞しないように巡らせる働きをしています（6月26日参照）。

この生成と流れに支障が出ると、生活習慣病やむくみなどの不調が出てきます。

腎の気は精を貯蔵して、成長や発育、生殖活動の維持を行い、生命活動の基本となります（1月12日参照）。

腎気の不調は、成長の遅れ、不妊、性欲減退、インポテンツ、老化、耳鳴り、足腰の弱り、骨の弱り、物忘れなど、いろいろな不調につながリます。

そして**肺の気**は、脾と協力して呼吸によって気を作り出し、血と水の巡りを助ける働きをしています。呼吸によってきれいな空気を吸い込み、体内を巡って汚れた気を排出します。

この流れに不調が起こると体の防衛力が悪くなります。カゼをひきやすくなり、咳や痰が出たり、皮膚病の原因になります。

不調は胃腸から

私はご相談を受けるときにまず胃腸の働きを確認させていただきます。**脾気の働き**（**消化器**）**が悪くなるといろいろな不調が出てきやすい**のです。

「気」の生成が不足すると「気虚」が生まれます。

「血」の生成が不足すると栄養不足が起こり、「血虚」が生まれます。

「血、水、精」の生産が不足すれば「陰虚」が生まれます。

気のエネルギーが弱くなると、末梢まで血や水を運ぶ力が弱くなり、血や水の停滞が起こり「気滞」、「水毒」や「瘀血《おけつ》」が生まれます。

気滞や瘀血、水毒が起こればその先に血液が運行されず、部分的な血虚が生まれます。

気虚、血虚、陰虚、気滞、瘀血、水毒は、トライアングルのように関連しているのです。

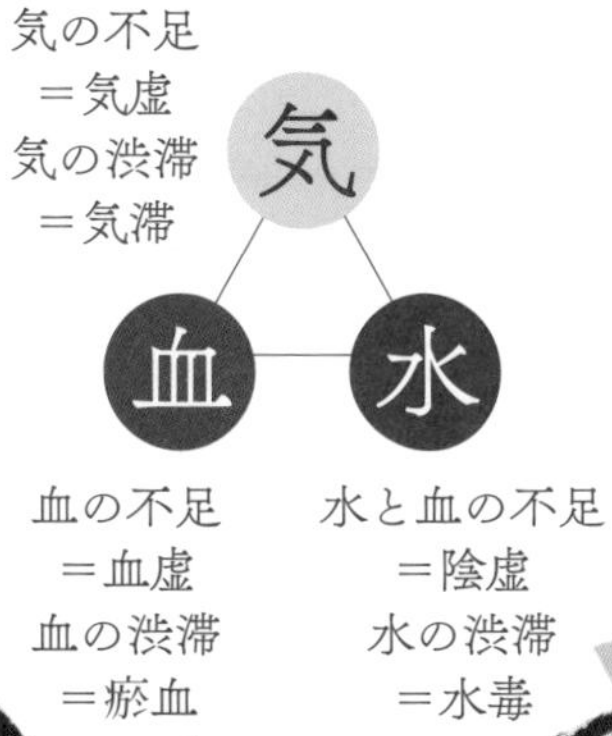

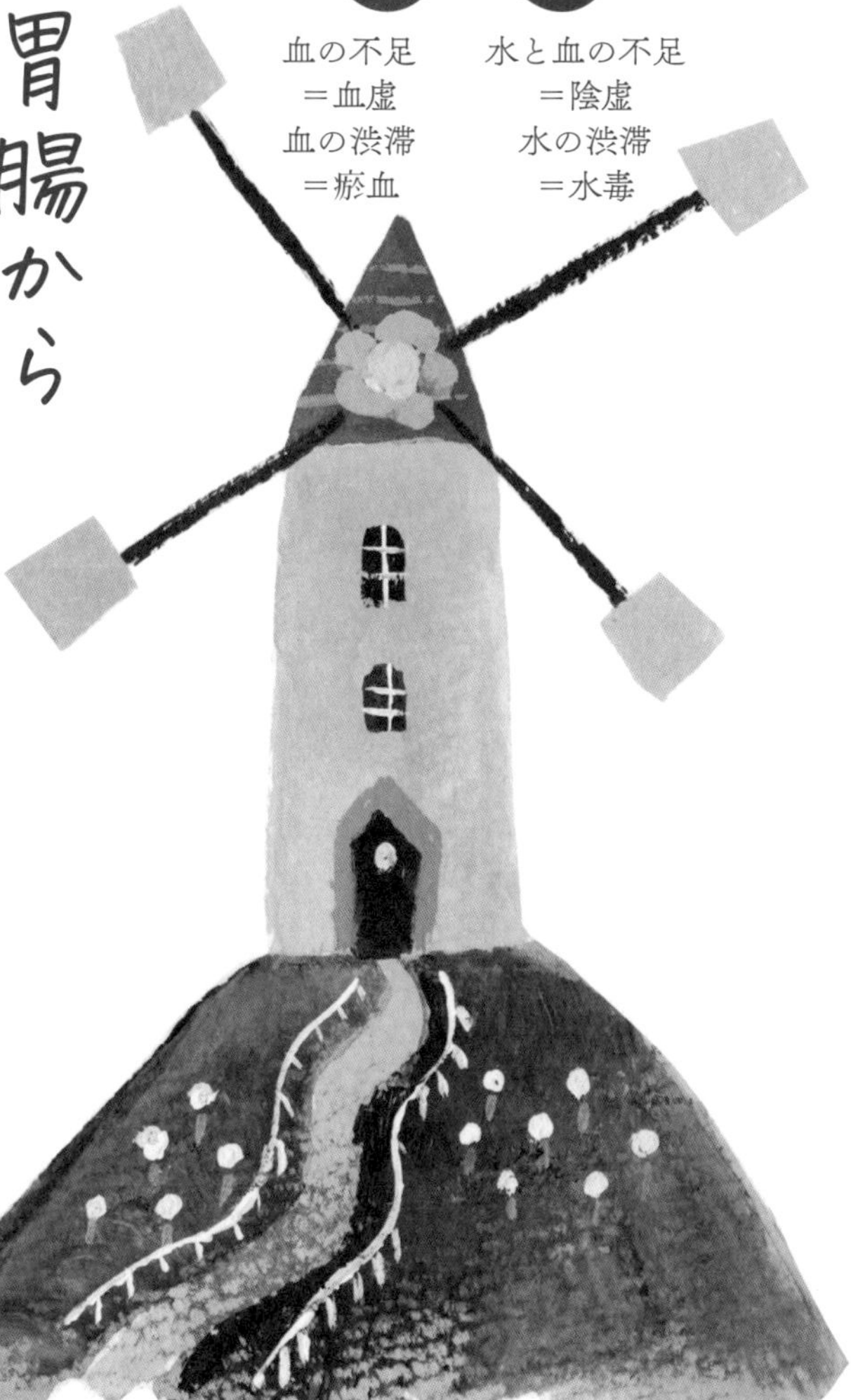

11月10日

11月11日

元気のない人、すぐカゼをひく人におすすめの食材

一番必要なのは、元気を出す源になる**胃腸**の働きを良くすることです。

豚肉、牛肉、鶏肉、羊肉、エビ、ウナギ、すっぽん、ふかひれ、カツオ、イワシ、牡蠣などは、胃腸の働きに必要な必須アミノ酸が豊富なタンパク源になります（羊の肉、エビは身体を温めて元気を出すので冷え性の方の気虚の改善に効果的です）。

玉ねぎ、ニンニク、ニンジン、レンコン、ヤマイモ、サツマイモ、ジャガイモ、カボチャなど土の中で育つ根菜類は、身体を温めて元気を出すのに役立ちます（気虚におすすめの食材は温める性質のものが多いのですが、ゴボウとレンコンは身体を冷やすので冷え性の方は温性の食材と組み合わせたり火を通して召し上がってください）。

黒豆、黒キクラゲ、海藻、黒砂糖、レーズン、ナツメ、竜眼、クコなど黒や赤いものは元気を出す食材です。

その他にはクルミ、栗、ブドウ、モモなど。

私は年相応に冷え性なので、玉ねぎ、ニンジン、ワカメを毎日味噌汁に利用しています。黒豆は一年中食卓に並べています。ニンニク、生姜《しょうが》、黒砂糖はほとんどの料理に利用しています。黒ゴマとクルミをすって毎日のご飯に振りかけています。若い頃より今のほうが気力が充実していると感じます。

ナツメ、クコ、竜眼、山芋、レンコン、クルミ、黒豆、黒ゴマなどをちょい足し漢方としておすすめします。

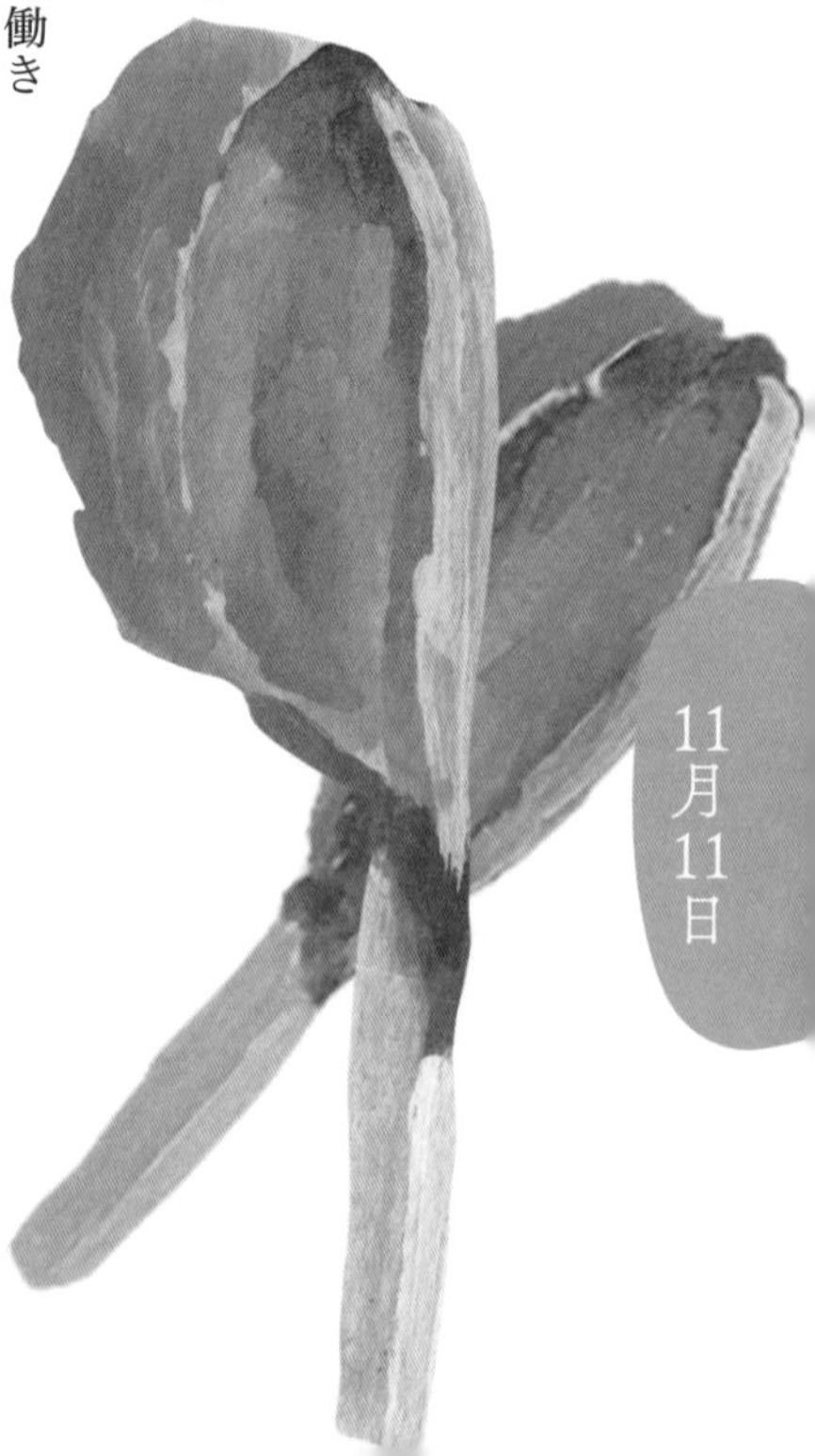

11月12日

朝鮮人参は生薬の王様

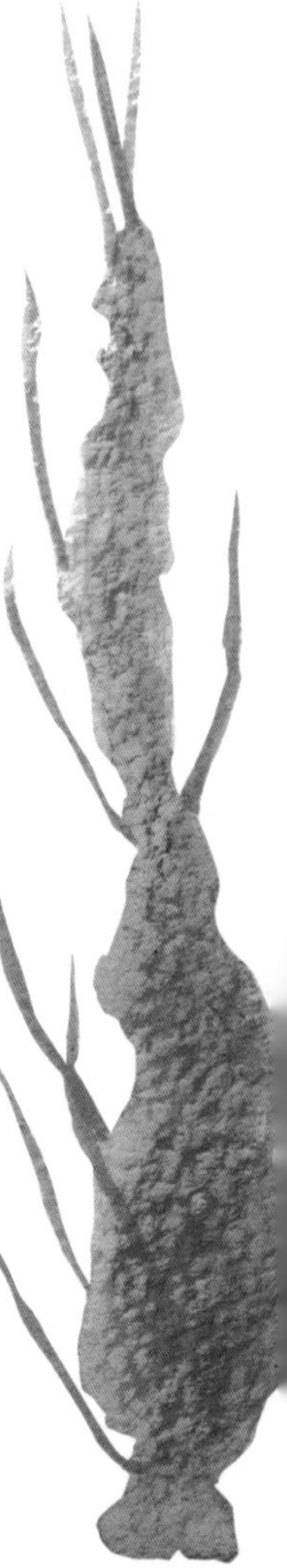

朝鮮人参は薬膳ではニンジンとよばれ、レシピにもよく登場しますが、野菜の人参とは全く違う品種です。「**大補元氣**」といって、大病で元気が衰弱してしまったときの主要な生薬です。

薬効は実に多くあります。胃腸と肺を元気にする働きで、食欲不振を改善したり、息切れや喘息を改善。体液を潤して渇きを止める作用。精神を安定させ不眠や動悸、健忘を改善する作用など多くの働きが期待され、いろいろな漢方薬に使われています。

古くから使われていましたが野生でとれるのは希少で、ごく少数の上流階級の人だけしか使っていませんでした。病気の親に飲ませるために娘が身売りするというストーリーの時代劇もあるほどです。

そこで江戸時代、第八代将軍徳川吉宗が貴重な人参の種（オタネニンジン）を諸藩に配り、人参栽培を奨励しました。

栽培される年数によって5年根とか6年根とよばれていますが、栽培された後の土は連作できないほど栄養分を吸い尽くされてしまいます。土の中の栄養分をたっぷり吸い込んでいるわけです。

薬膳には薄切りを3〜4枚紙パックに入れてスープや鍋物などに入れたり、先に煎じてその汁を利用する方法を使います。

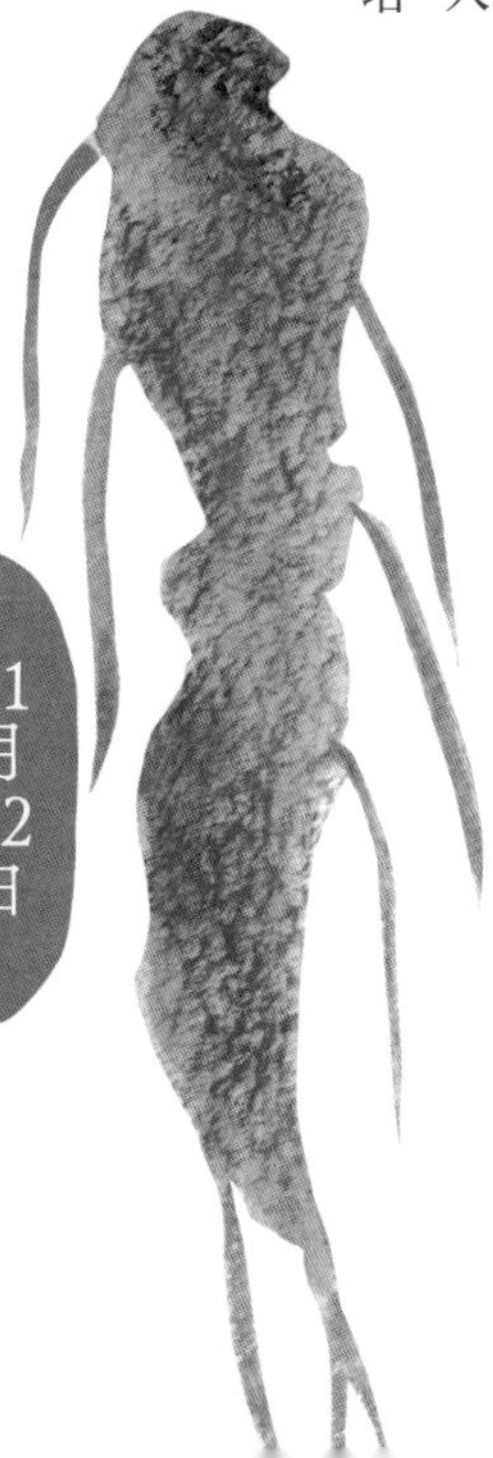

甘草《カンゾウ》は引っぱりだこ

甘草《カンゾウ》は、マメ科のカンゾウの根を乾燥したものです。気を補う生薬として分類され、胃腸虚弱で元気がない状態の改善、肺に潤いを与えて咳を止める、腹痛や痙攣を止める漢方薬に処方されています。

また他の薬剤の効果を和らげたり、調和させる目的に使われるため、実に多くの漢方薬に処方されています。

別名「**リコリス**」と呼ばれるハーブにもなります。

甘草の主成分はグリチルリチン酸二カリウムです。グリチルリチン酸二カリウムには解毒作用、抗アレルギー作用、消炎作用があることが証明されています。

甘草はこのグリチルリチンの製造原料としても使われ、これらの作用を利用して、慢性肝炎の治療薬、抗アレルギー薬、カゼ薬などの製造に使われています。

また外用薬ではトローチ、化粧品、点眼薬、サプリメントなどに幅広く使われています。

家の中を探してみたら、夫の愛用しているシャンプーにもフケや痒みを取る目的で使用されていました。

また、グリチルリチン酸は、ショ糖の50倍の甘さがあるといいます。

そのため、いろいろな食品の甘味料として多くの食品に入っています。

味噌、醤油、漬物、佃煮、冷菓などです。

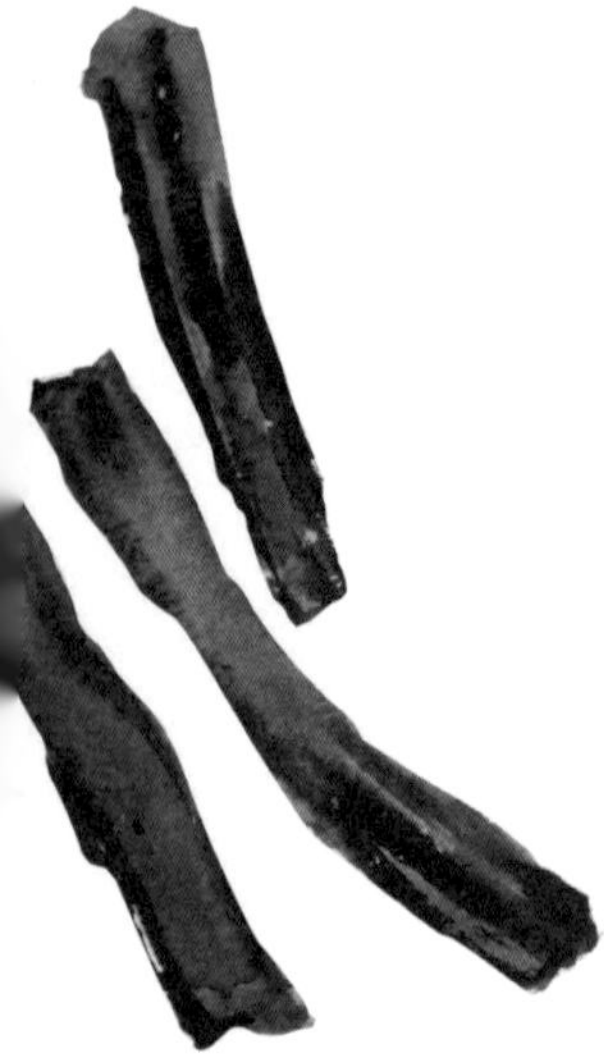

甘草の使用の注意点

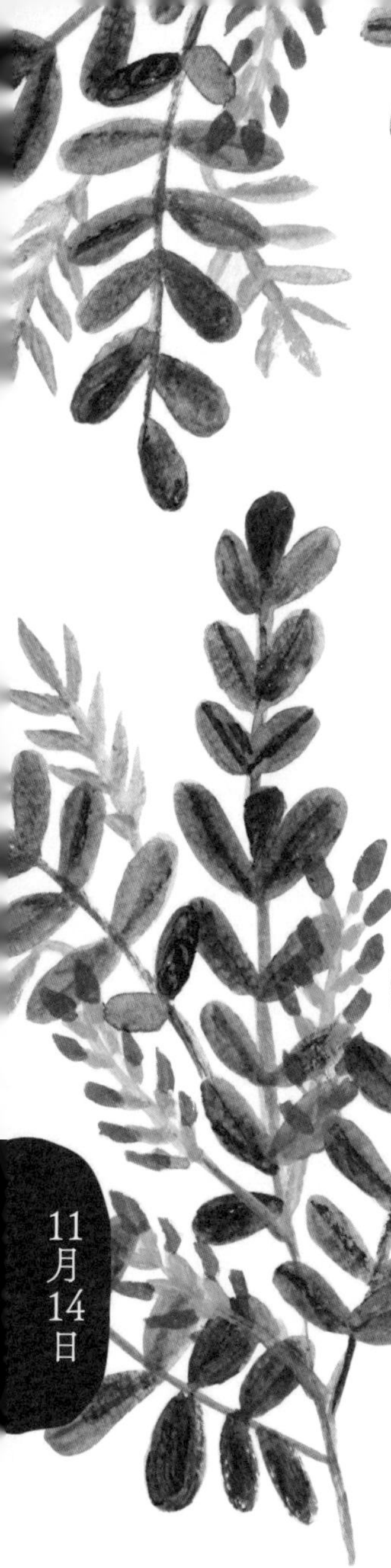

どんな薬にも言えることですが、甘草も大量に使うと副作用があります。偽アルドステロン症です。

アルドステロンは副腎から分泌されているステロイドホルモンです。血液中のカリウムとナトリウムのバランスをとる働きをしています。偽アルドステロン症とはこのホルモンがあたかも過剰分泌されているかのような症状のことをいいます。むくみ、血圧上昇、低カリウム血症、尿量減少などを起こします。

そこでグリチルリチン酸二カリウムは〇%以下というように配合量の上限が規制されています。過剰投与にならないように規制して副作用を防いでいるのです。

化粧品に関しては、グリチルリチン酸二カリウムは、血管を収縮する作用、つまりステロイドに似た作用で、炎症を鎮めたり、美白作用が期待されています。そこでステロイドの二の舞にならないように厳しく規制されています。

甘草はこのように医薬品はもとより化粧品、味噌や醤油などの食料品などにも多く使われているので、注意が必要です。

医薬品の注意事項をよく読んで、特に複数の薬を使うときには薬剤師に相談してください。

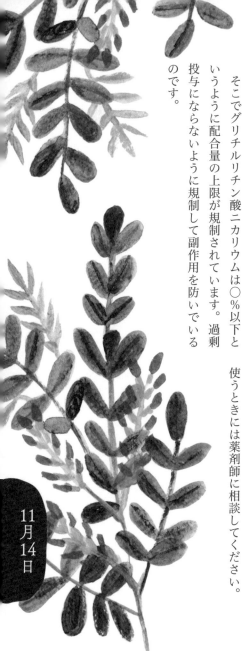

慢性の咳の種類①

急性の咳は市販の咳止めが効果的ですが、薬局では慢性的になって困って来られる方のご相談を受けることが多いです。

咳の様子や原因をいろいろ伺います。

①肺の潤いがなくなってしまったために起こる咳（陰虚）

老化や病後、過労、寝不足などで体力を消耗したときや汗をかきすぎた後などで肺の潤い（陰）を失ってしまうことが原因です。肺陰虚という症状で乾いた咳が特徴です、体力気力が衰えると同時に午後から頬が赤く火照ったりという症状も出てきます。麦門冬湯などが使われます。

ご家庭の養生としては、乾燥を防ぐ知恵と肺を潤す食材とちょい足し漢方を気長に続けてください（3月13日参照）。ちょい足し漢方の食材は杏《あんず》、山芋、白キクラゲ、ゆり根、銀杏《ギンナン》、レンコン、黒豆、クコの実、生姜《しょうが》、紫蘇《しそ》などです。

ご家庭で手に入るものを組み合わせてレシピを作り、病院の薬に加えて利用してみてください。

②病後や過労、慢性病などでエネルギーが不足して起こる咳（気虚）

肺気虚という症状で動くと咳が出る、息切れがする、カゼをひきやすい、などを伴います。

この場合はまず体力をつけることが先決です。脾の働きが弱いと元気（エネルギー）を作り出せません。補中益気湯などが使われます。

ご家庭の養生としては気を補う食材と十分な栄養と休養をとることが大事です（11月11日参照）。

気虚を改善する食材に、ちょい足し漢方として山芋、ニンニク、レンコン、黒豆、黒キクラゲ、ナツメ、竜眼、クコの実など組み合わせて、レシピを作り、毎日の食卓に根気よく続けてみてください。

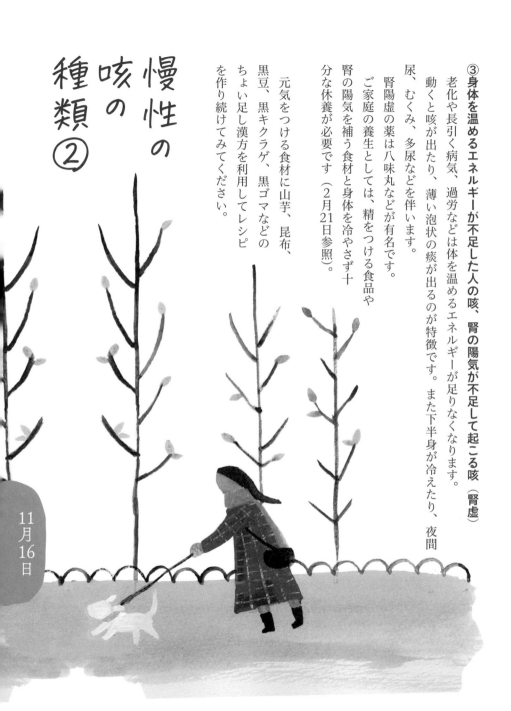

慢性の咳の種類②

③身体を温めるエネルギーが不足した人の咳、腎の陽気が不足して起こる咳（**腎虚**）

老化や長引く病気、過労などは体を温めるエネルギーが足りなくなります。動くと咳が出たり、薄い泡状の痰が出るのが特徴です。また下半身が冷えたり、夜間尿、むくみ、多尿などを伴います。

腎陽虚の薬は八味丸などが有名です。

ご家庭の養生としては、精をつける食品や腎の陽気を補う食材と身体を冷やさず十分な休養が必要です（2月21日参照）。

元気をつける食材に山芋、昆布、黒豆、黒キクラゲ、黒ゴマなどのちょい足し漢方を利用してレシピを作り続けてみてください。

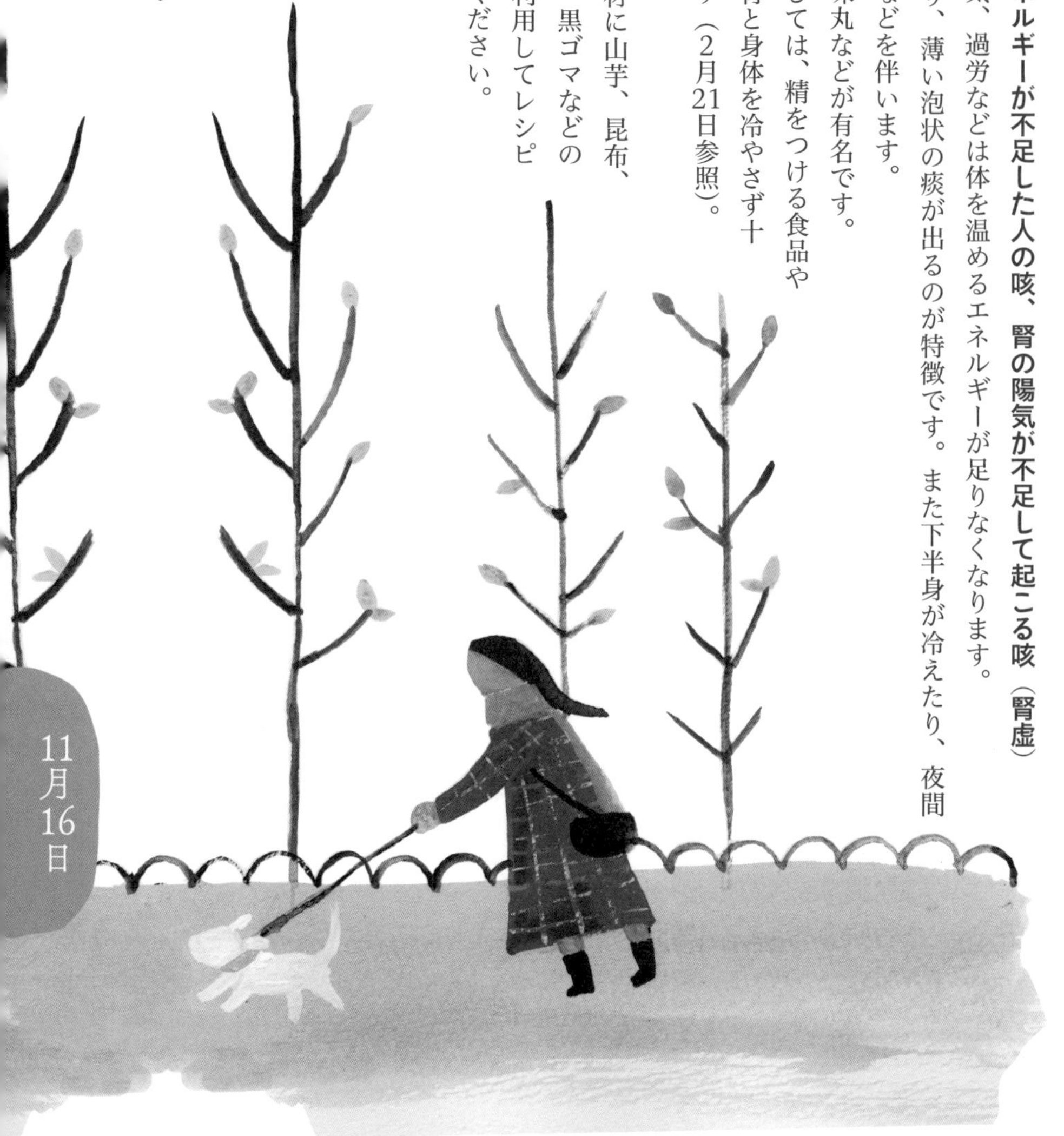

陰虚体質の方におすすめの食材

11月17日

身体を潤して栄養分を補う食品

牛乳、鶏肉、豚肉、ウズラの卵、スッポン、アワビ、牡蠣、貝類、イカ、カニ、エビなど腎の弱りを助ける必須アミノ酸が豊富なタンパク質

大根、レンコン、山芋、ナシ、白キクラゲ、ゆり根、白ゴマなど白い食材

身体のいやな熱をとる食品

セロリ、セリ、キュウリ、ゴボウ、緑豆、冬瓜、牡蠣、シジミ、カニ、昆布など

体のボーッとしていやな熱感をとりながら、体の中に潤いを持たせるものが中心になります。

この頃肌荒れする、便がカサカサして出にくい、足の裏が火照る、いやな熱感があるというような症状が続いたら、早めに手当てしてください。

ちょい足し漢方には山芋、レンコン、白キクラゲ、ゆり根、ハトムギ、緑豆などをおすすめします。

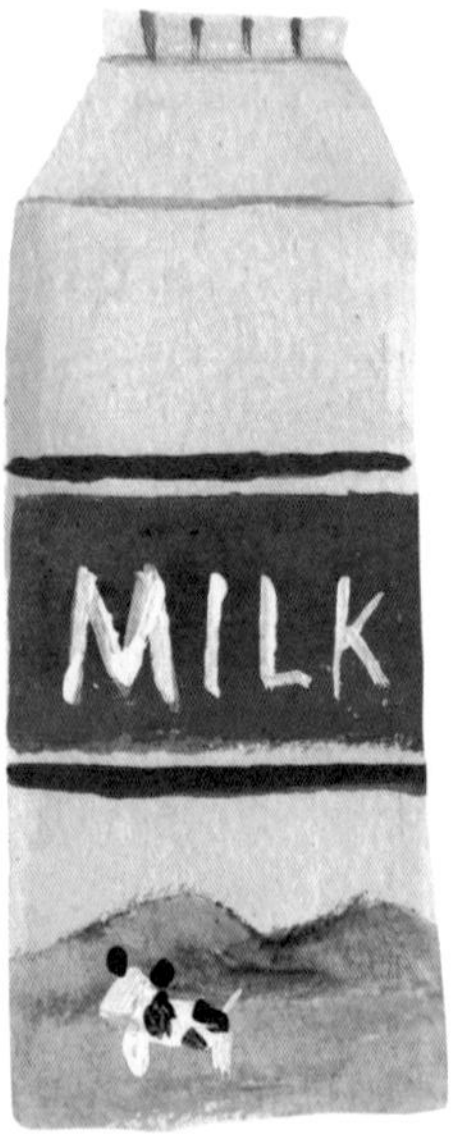

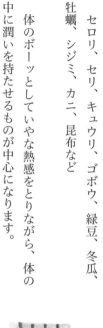

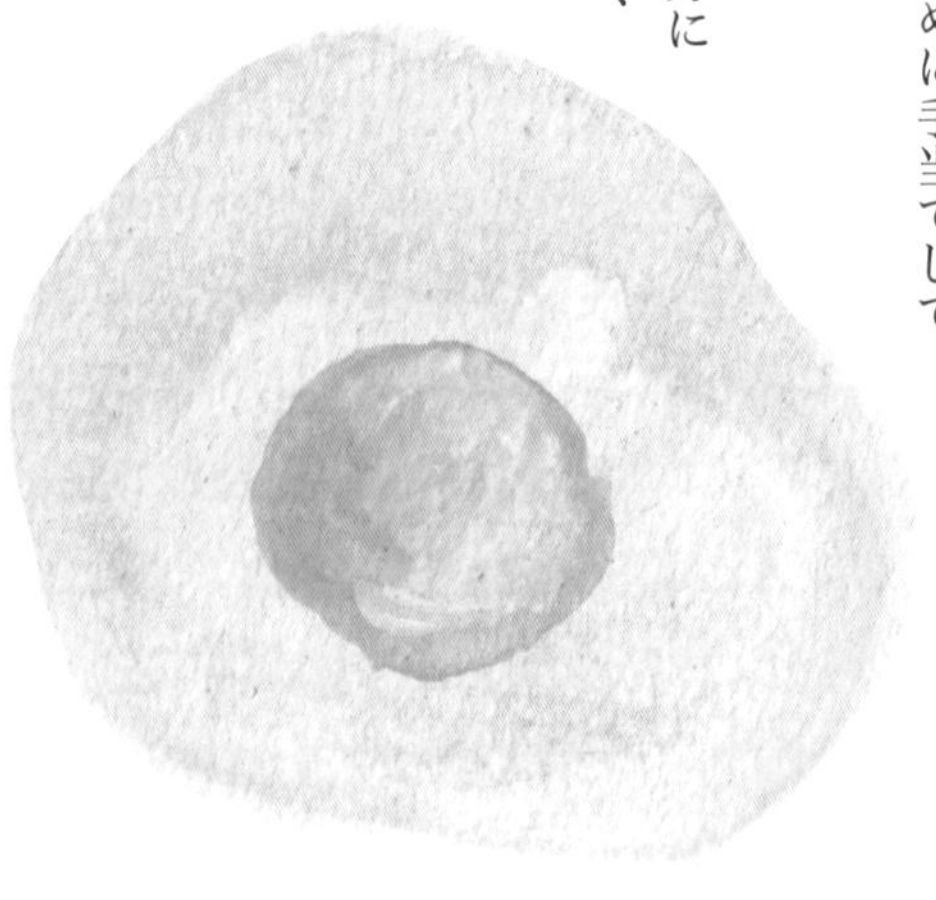

亀の甲羅はお年寄りに

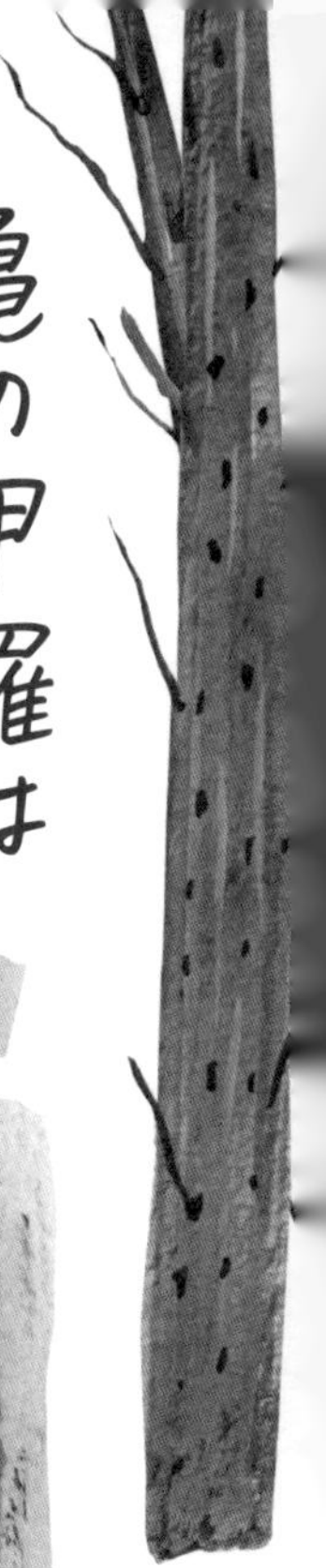

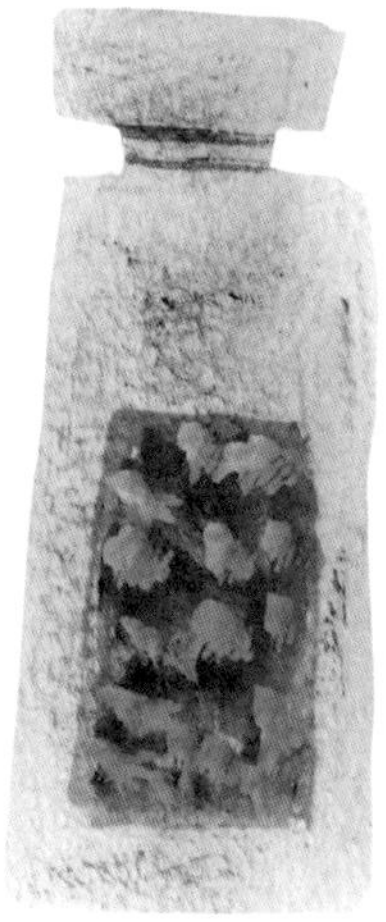

陰虚体質の特効薬は亀の甲羅です。

クサガメの甲羅は**亀板**《きばん》、スッポンの甲羅は**鼈甲**《べっこう》という生薬です。

例えば、春の気滞のところで紹介した怒りっぽくなった方（肝陽上亢）に使われたり、元気と勘違いして頑張っている方の陰虚火旺という症状に使われます。若い方でも働きすぎや寝不足などが続いて、ボーッと暑い、足の裏が火照る、喉が渇く、興奮しやすい、顔面が紅潮するなどが続くときは、陰虚という症状になりやすくなります。

鶴は千年、亀は万年といわれますが、中国では古くから亀の甲羅はアンチエイジングに使われていたようです。

スッポンは精力増強の代表選手ですが甲羅は薬になり、肉も甲羅も捨てるところはないというわけですね。

中国では動物由来の薬が昔から使われています。例えばヒルは水蛭《すいてつ》という生薬で瘀血《おけつ》に使われます。ヒルが皮膚に吸い付くとお腹がいっぱいになるまで血を吸われてしまいますが、まさに瘀血の薬ですね。

その他、ゴキブリはシャ虫、アブはボウ虫という生薬として同じように瘀血の薬に配合されています。同じようにサソリはゼンカツ、ムカデはゴショウ、という名前で中風などに使われています。

ちなみに江戸時代にガマの油という止血剤があったようですが、ヒキガエルもセンソという名前で外用薬として使われています。

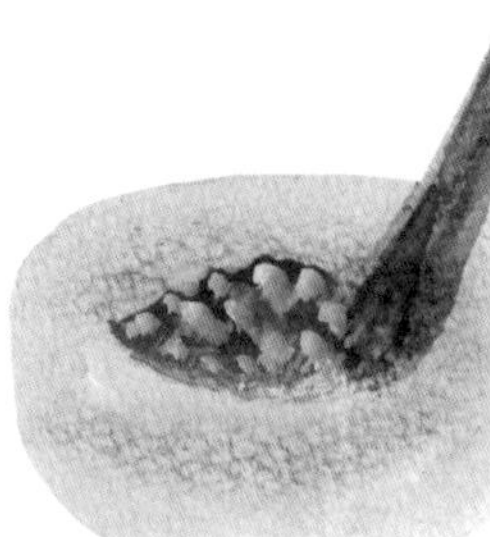

11月19日

秋は早寝早起きしましょう

秋分からは、だんだん昼の時間が短くなります。

『黄帝内経』（「はじめに」参照）では、秋の養生として「早寝」をすすめています。そろそろ冬のための準備をしなければならないからです。そして朝は鶏のように早起きをしなさいと書かれています。

夏には陽が最も盛んになり、体の陽気を発散させる季節でした。

ですから秋には、夏に使ったエネルギーをメンテナンスして冬に備えなければならないのです。

朝の日が昇る頃は陽を取り入れても、夜になったら早めに床に入って冬のために休息をしましょう、という意味なのでしょう。

しかし、秋の日はつるべ落としといい（つるべは井戸水をくみ上げる滑車みたいなもの）、今まで明るかった夕暮れが急に暗くなり始めます。

「秋深し、隣は何をする人ぞ」という言葉もあり、秋は読書や音楽鑑賞など夜の時間を楽しむ頃です。

早起きはともかく、夜長の秋に早寝はなかなか実行しにくいかもしれませんね。

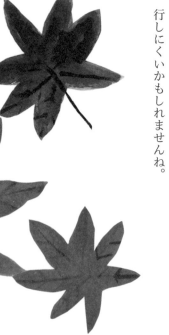

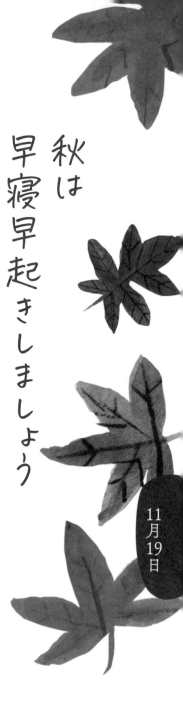

センチメンタルな秋

漢方では思、怒、喜、悲、恐、驚という感情を七情とよび、それぞれ五臓六腑に次のような変化をもたらすとされています。

思則気結　思慮が過ぎると、精神も疲労し、食欲不振などが起こり、脾気の働き（胃腸の働き）を悪くします。その結果、動悸、健忘、不眠、夢を多く見るなどや、食欲不振、腹部膨満感、軟便などが起こります。

怒則気上　激しい怒りは肝気を上昇させ、血も上昇するので、顔や目が赤くなったり、吐血が起こったりします。

喜則気緩　喜びは精神を興奮させ心気をのびのびさせますが、喜びすぎると精神を緩慢にして集中できなくなり、不眠や心臓がドキドキする原因になります。

恐則気下　極度の恐れは腎気の働きに影響して、便や尿を失禁したり、手足が無力になったり、遺精などが起こります。

驚則気乱　驚くと腎気が乱れて、考えがまとまらず、慌ててどうしたら良いかわからなくなったりします。

悲則気消　秋の季節は悲しみの感情が肺の働きを悪くして、呼吸の力が弱くなります。過度の悲しみや憂いは、意気消沈して疲れやすくなったり、息が浅く短くなったりします。

春は怒りの感情が、夏は思い悩むことが、冬は驚きや恐れの感情がそれぞれ五臓の働きに影響すると考えられているのです。

そして秋のセンチメンタルな気分は肺気を消耗させて、気虚の症状を起こしやすいです。

タンクトップをおすすめします

11月21日

私は一年中、タンクトップの下着を愛用しています。夏の暑い日も、冬の寒い日もタンクトップはとても便利です。

というのは、背中とお腹のどちらも守ってくれるからです。

五臓六腑は経絡という電線のような連絡網があって情報を取り合っています。

ところどころにツボという中継基地があります。

人の体の正中線には重要な中継基地が集まっているのです。

背中側には督脈《とくみゃく》が、お腹側には任脈《にんみゃく》という重要な経絡が走っています。

例えば督脈には、自律神経のツボが、任脈には生殖や生理に関係するツボがたくさんあるのです。

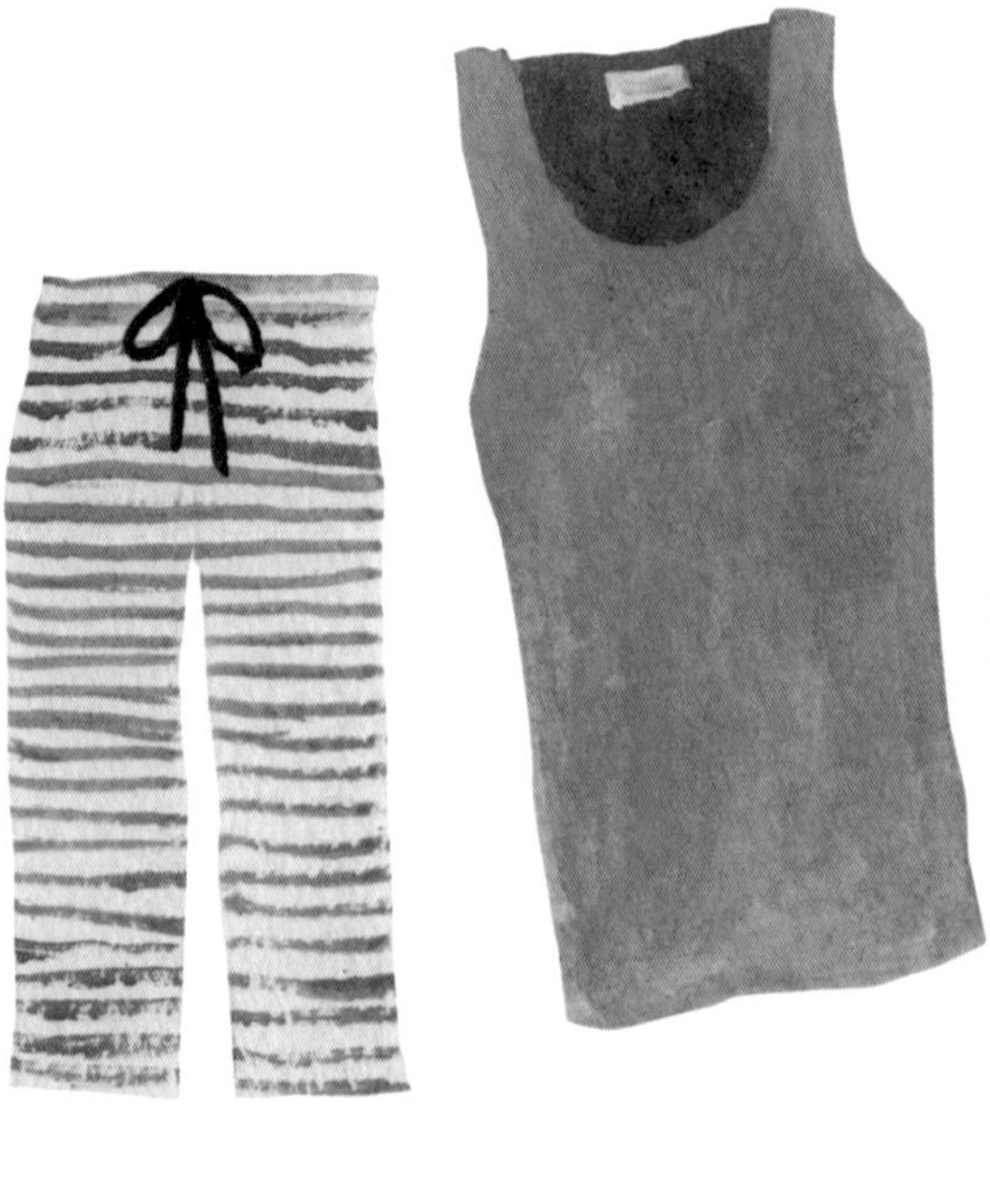

素肌にピタッと張り付くタンクトップは大事なツボを守ってくれます。

寒い冬には長袖のシャツより、タンクトップを2枚重ねたほうが暖かく、スマートに見えます。

夏や秋にはおしゃれなタンクトップにすれば、上着で暑さを調節できます。

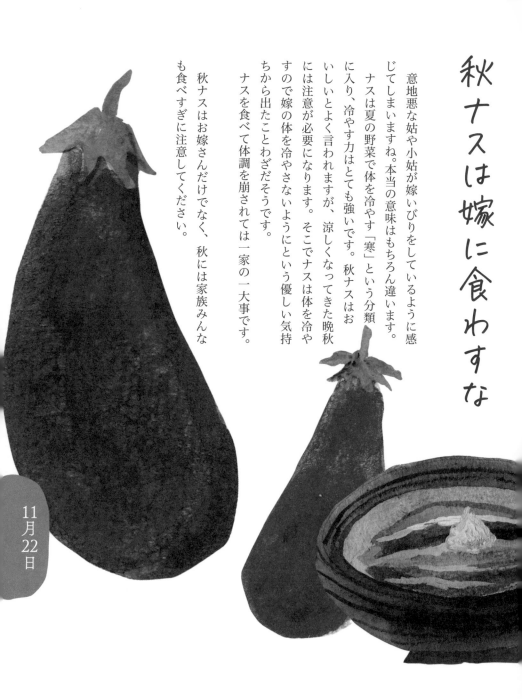

秋ナスは嫁に食わすな

11月22日

意地悪な姑や小姑が嫁いびりをしているように感じてしまいますね。本当の意味はもちろん違います。ナスは夏の野菜で体を冷やす「寒」という分類に入り、冷やす力はとても強いです。秋ナスはおいしいとよく言われますが、涼しくなってきた晩秋には注意が必要になります。そこでナスは体を冷やすので嫁の体を冷やさないようにという優しい気持ちから出たことわざだそうです。

ナスを食べて体調を崩されては一家の一大事です。

秋ナスはお嫁さんだけでなく、秋には家族みんなも食べすぎに注意してください。

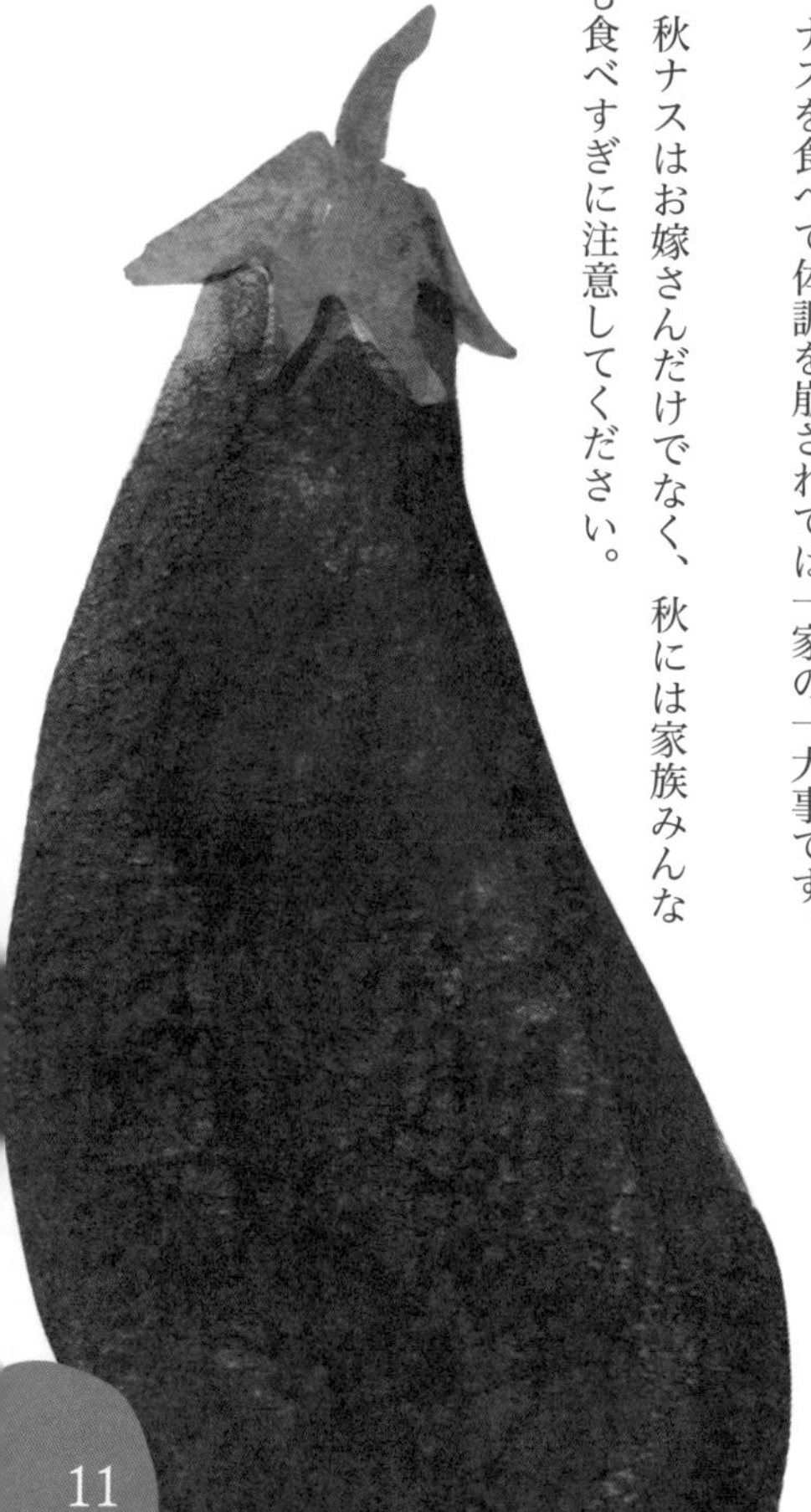

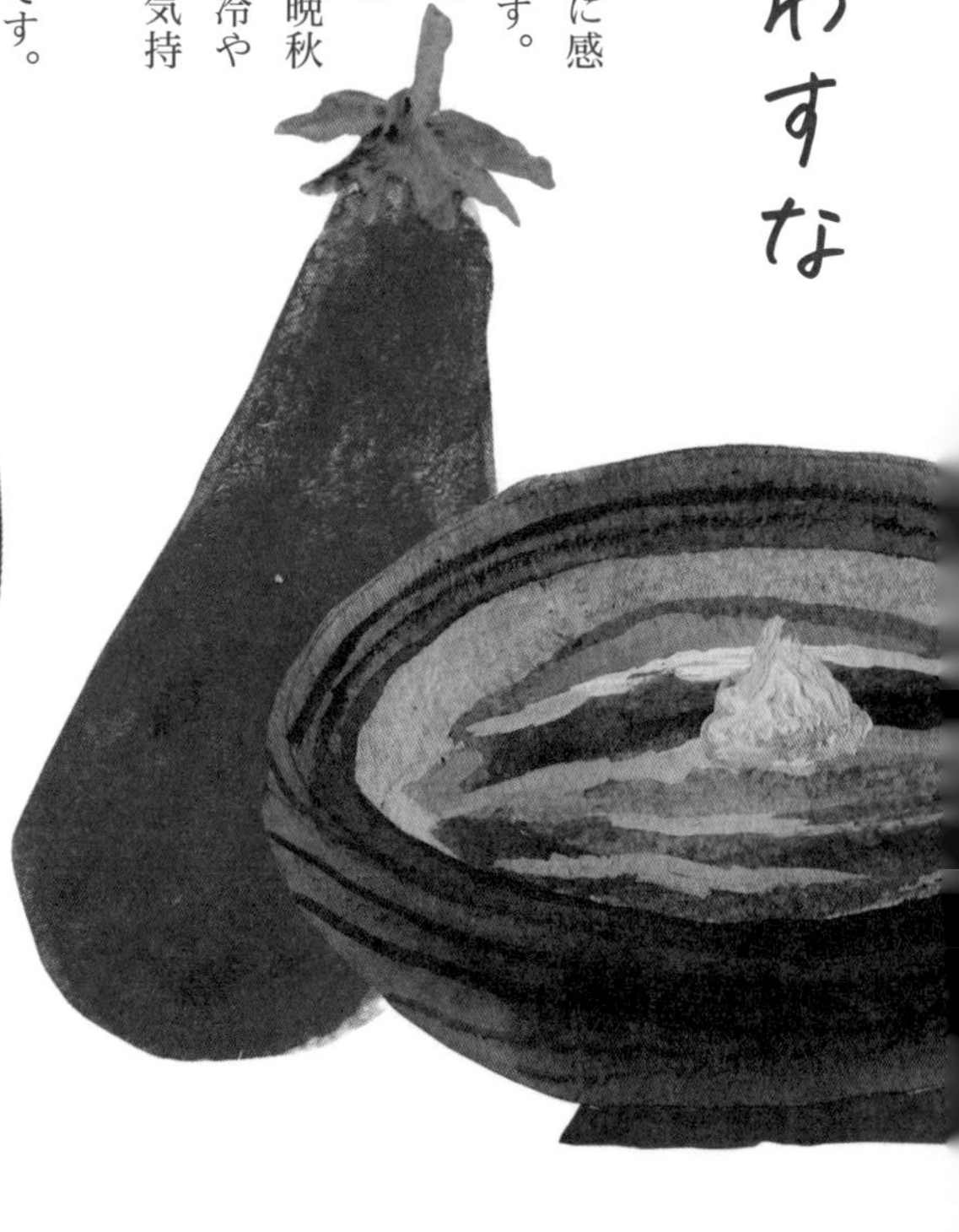

ミミズは解熱剤

ミミズも、漢方の材料です。**地竜**《じりゅう》という名前の生薬になります。

高熱で痙攣が起こったり、関節痛や運動不自由に、カゼのときの解熱剤などに使われています。

補陽還五湯《ほようかんごとう》という脳卒中の漢方薬にも処方されています。

まだ新米薬剤師だった頃、「漢方薬の解熱剤をください」という方が来店されたときに「地竜」をおすすめしました。

私が「中味はミミズなんですよ」と得意そうに説明したところ、気味悪がってお買い上げにならずに帰られました。

ミミズは、4億年以上前から生息しています。

体を傷付けてもすぐに再生する強い生命力を持ち、栄養素を豊富に含んでいるので食用にしている国もあるといいます。

またミミズの便は栄養があるので、土壌の改良に役立っています。

近年、殺虫剤の使用でミミズが生息できない土地が多くなりました。

娘が小学校の時の教科書に「どこに行ったのミミズちゃん」という詩が載っていました。

「ミミズがいる土地はいい土地なんだよ」

娘が得意そうに教えてくれたことを思い出します。

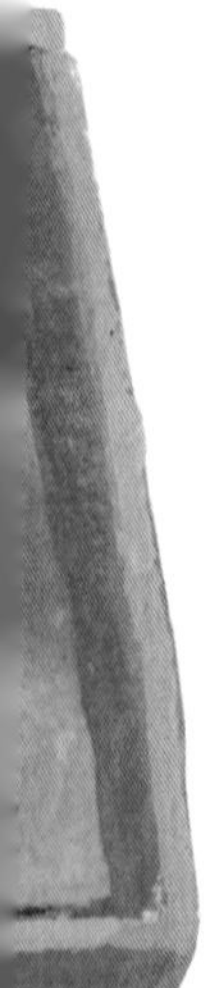

食生活の基本はタンパク質

毎日、朝、昼、晩の食事。

皆様はどのように過ごしていらっしゃいますか？

専業主婦の方は毎日の食事作りに、外で働く女性はお弁当や外食の際のメニューに頭を悩ませていらっしゃることと思います。

○○を食べた人はがんの発生率が○％少なかった、ボケ防止に効く○○○という成分は○○という食品に多く含まれている…。

○○を食べた人は○％の人が血圧が下がった、○％の人が血糖値が下がった、○％の人がダイエットに成功した…そんなテレビや雑誌が毎日のように巷に溢れています。

生きるために食べるという戦後の時代を過ぎ、好きな食材や好きな料理法を選べる本当に贅沢な悩みだと私はいつも感じています。

そして誰でもが望むことは「いくつになっても若々しくいたい」「運動や仕事ができる身体を維持していたい」ということではないでしょうか。

私は献立を立てるときには、まず**タンパク質**を中心に考えています。

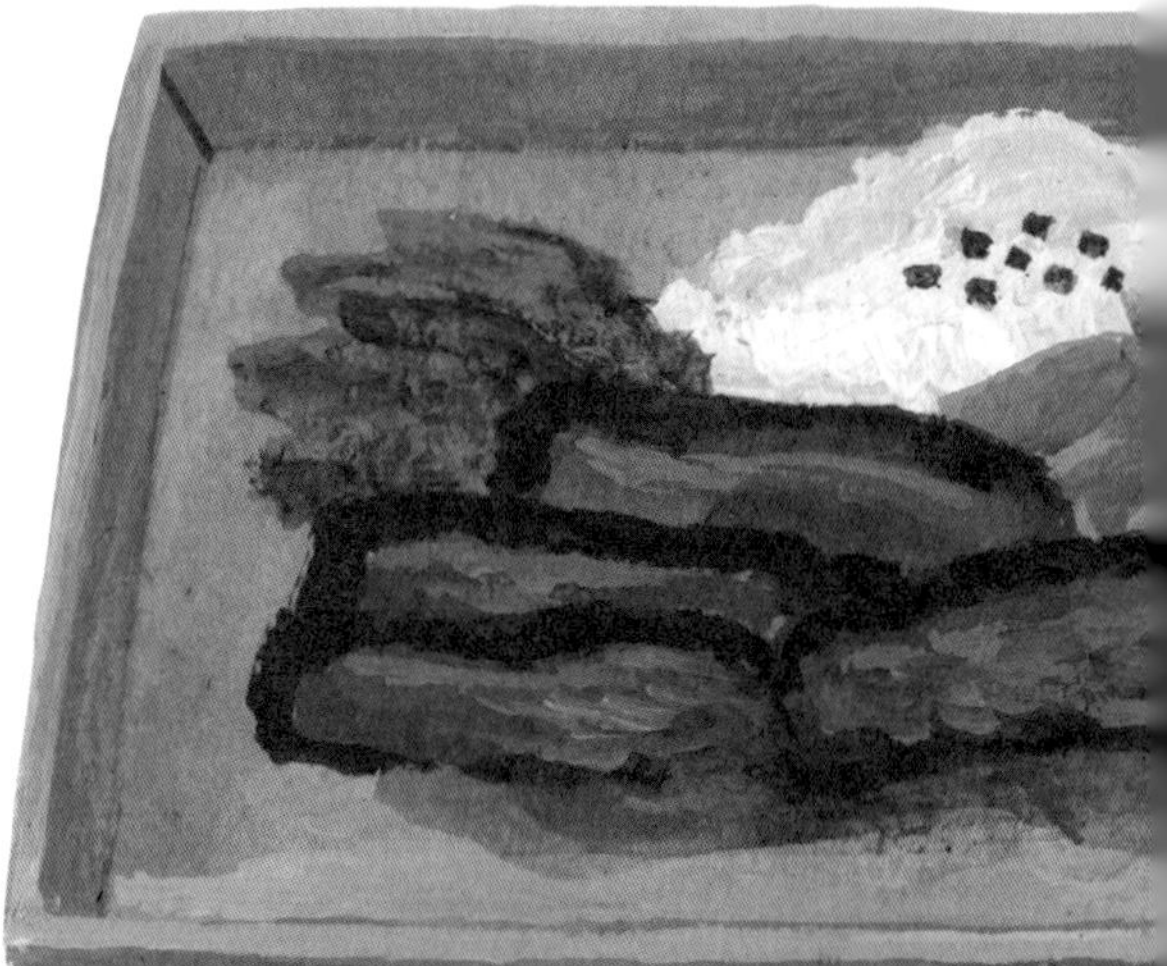

11月25日

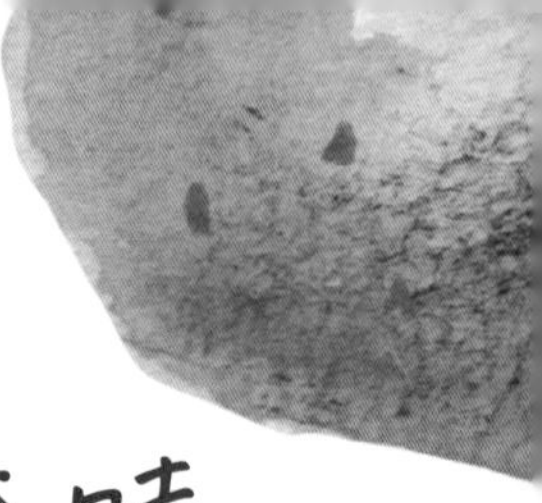

時代と共に変わる栄養学

私が小学校に入学した頃のタンパク質の摂取量は一日8・5gくらいでした。トンカツなどはお誕生日のお祝いの日や、父親の給料日くらいしか食べた覚えがありません。

私の子供の頃は、青い水っ洟を垂らしていた子がたくさんいました。抵抗力がないので今でいう副鼻腔炎を起こすとなかなか治らなかったのです。

また当時は脳出血や肺結核、肺炎で亡くなる人が多かったです。低栄養のために血管が早く老化して弾力性を失い、もろくなってちょっとした血圧上昇で血管が破れ、脳出血を起こしたり、また免疫が落ちて肺結核や肺炎にかかる人が多かったのです。

ところが東京オリンピックが行われた頃から食生活は飛躍的に変化し、「タンパク質が足りないよ」というキャッチコピーが宣伝されて、プロレスラーが2kgのステーキを毎晩食べるなんていう逸話がありました。

厚生労働省のデータではその頃のタンパク質の摂取量は71gとあります。

タンパク質の摂取が増えたことで、子供たちの背の高さや体格が大きくなったのは実感として納得できます。平均寿命に関しては江戸時代や明治時代と比べてもわかるように、圧倒的に長くなりました。

しかし最近はファストフードやジャンクフードが盛んになり、野菜や食物繊維の不足が指摘されています。簡単に必要量がとれる野菜の粉末やジュースのコマーシャルが毎日テレビで流されています。

「タンパク質が足りないよ」という時代から「食物繊維が足りないよ」に変わっています。

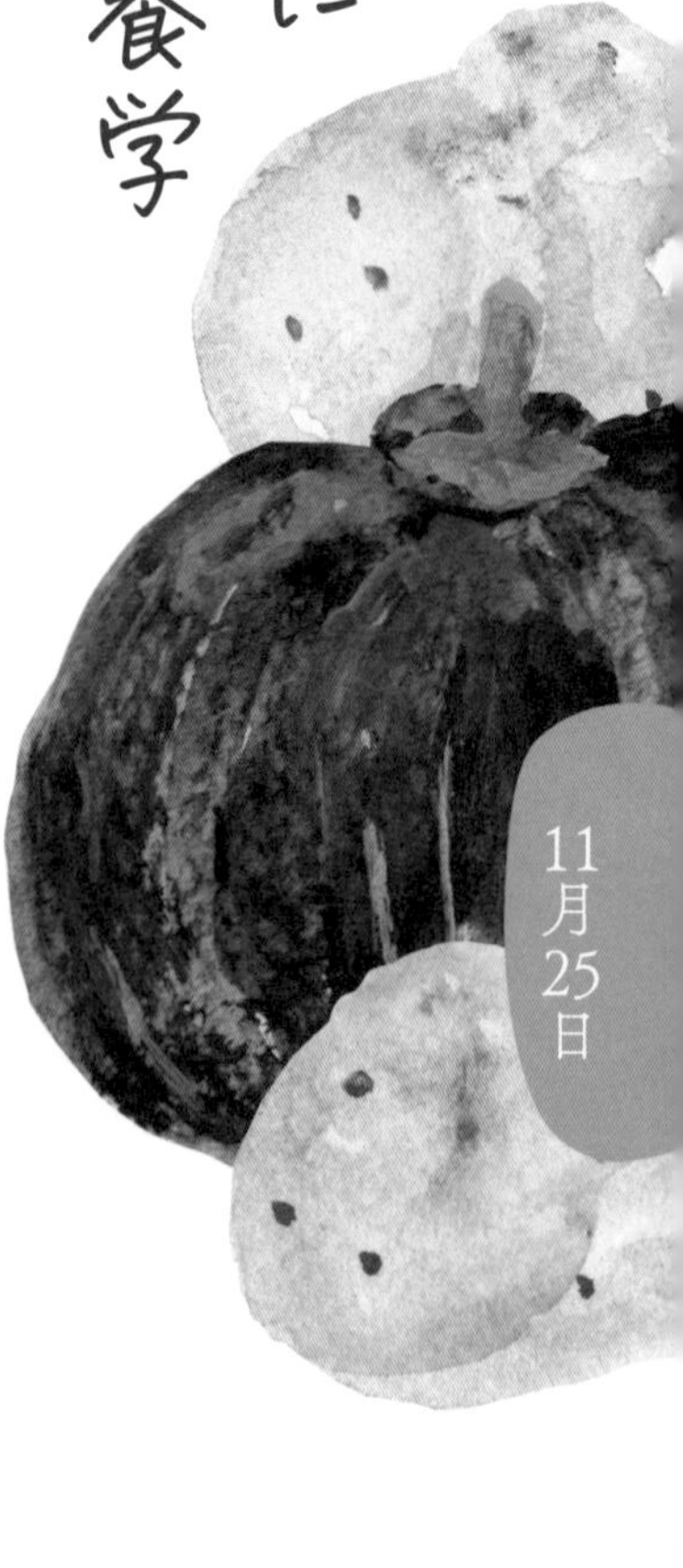

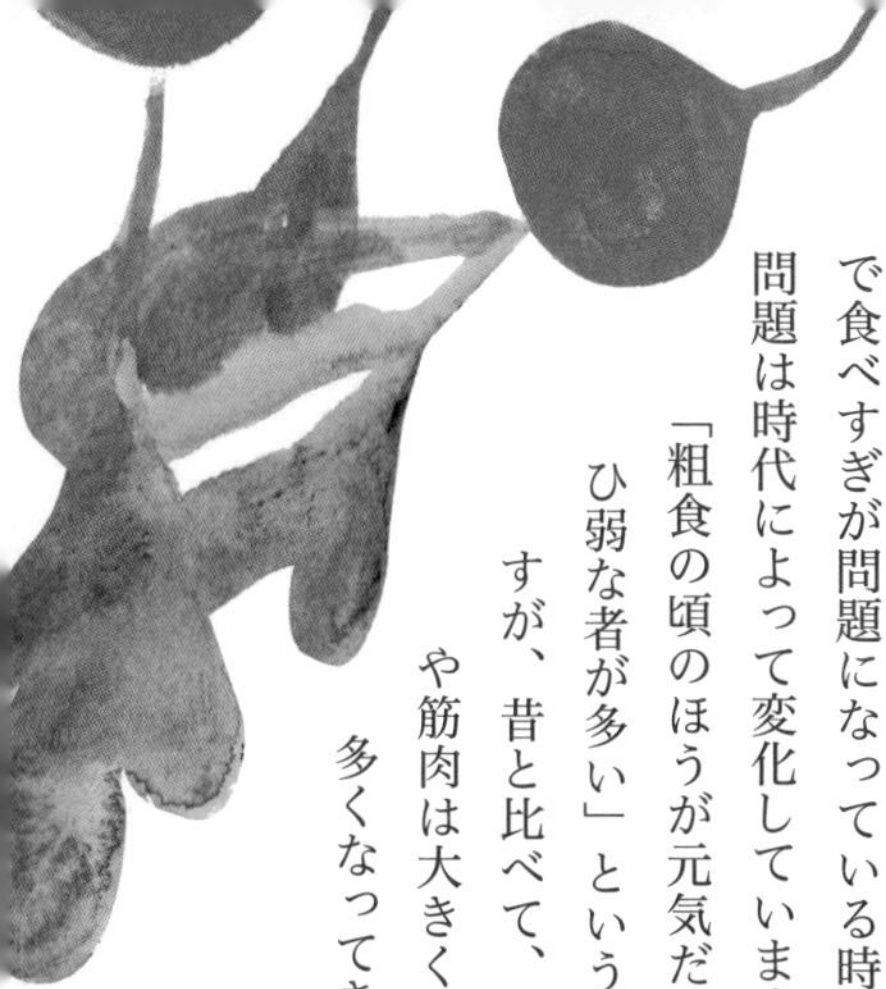

基本を忘れないで

　テレビでいろいろな食品が紹介されると、次の日のスーパーではその食品が売り切れるとか。しかしその翌日には別の新しい食品が紹介され、前の情報をすぐ忘れてしまったり。

　どんどん新しい情報が上書きされて、頭が飽和状態になっている方はいらっしゃいませんか。

　私が感じることは、新しい詳細な知識も必要ですが、**栄養の基本**を忘れてはいけないということです。

　飢餓が問題だった時代、そして最近のように飽食で食べすぎが問題になっている時代、栄養に対する問題は時代によって変化しています。

　「粗食の頃のほうが元気だった、今の若者はひ弱な者が多い」という昔気質の方もいますが、昔と比べて、男女とも背の高さや筋肉は大きくなり、長寿の方が多くなってきたのは事実です。

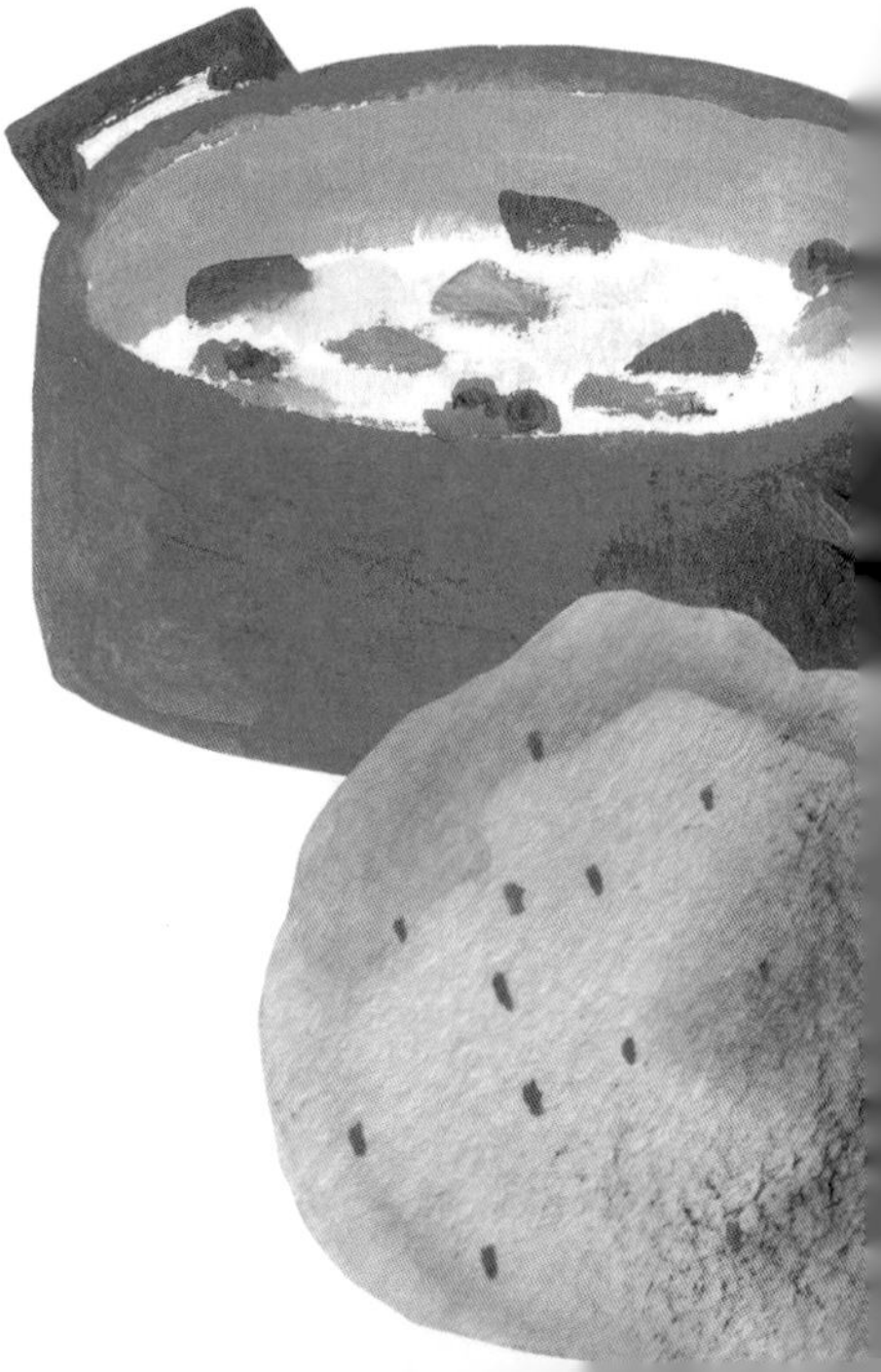

　電化製品も車も便利な機能がどんどんプラスされて、私のような古い人間は機能を使いこなせないまま故障してしまい、次の製品に買い替えることが多くなりました。昔は街の電気屋さんが修理できたものが、便利な機能が加わったためにより専門的な技術が必要になったのです。

　栄養学もいろいろな知識が加わるたびに、複雑な対処法が必要になり、本来の「基本的な栄養素の必要性」の認識が薄れていくのを感じています。

11月26日

抗糖化とタンパク質

11月27日

最近、テレビや雑誌で、**抗糖化**という問題が多く取り上げられています。

どういうことかというと、私たちはタンパク質、脂肪、糖を取り入れてエネルギーに変えるわけですが、甘いものやご飯など、いわゆる糖質（炭水化物）を多くとりすぎると、エネルギーとして消費されずに余ってしまうのです。

その余分な糖とタンパク質が結び付いて、ＡＧＥ（終末糖化産物）と呼ばれる物質に変化してしまう現象を糖化といいます。体の焦げと表現されています。

私は、タンパク質を敬遠する人が増えてしまうのではないかと心配しています。

当然のことですが、**タンパク質が悪いのではなく、糖分のとりすぎがいけない**のです。

そこでその対策として次のような注意を心がけてみてください。

・糖分のとりすぎを控える
・食事の順番を野菜→タンパク質→ご飯に変える
・揚げ物を控えて、ゆでたり、煮たりして焦げを防ぐ調理法にする

などの工夫をすればよいのです。

タンパク質は食事の主役です。

お芝居でいえば、野菜や食物繊維はタンパク質を引き立てるための脇役であって、主役はタンパク質なのです。

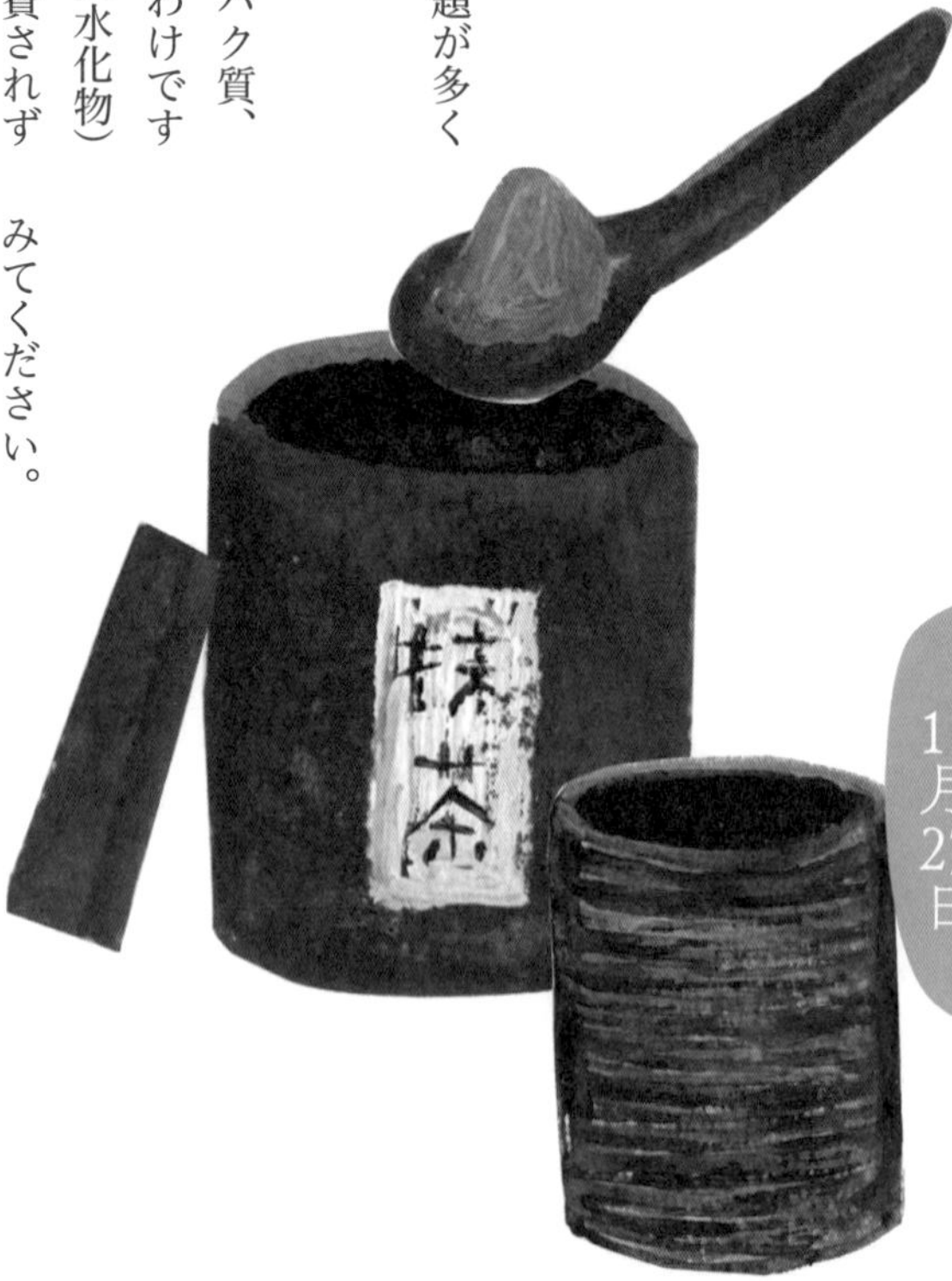

11月28日

抗酸化とちょい足し漢方

酸化とは、一言でいえば「身体が錆《さ》びてしまう」ことです。

私たちの身体は毎日食事の中のタンパク質、脂肪、炭水化物（糖分）からエネルギーを作り出しています。そのために酸素を利用するわけですが、エネルギーの生産のときに活性酸素が生まれます。活性酸素は細菌を除去したりする働きも持っていますが、増えすぎると細胞を傷つけることがわかってきました。例えばリンゴを切ってそのまま置くと、しばらくして茶色に変色してしまいますよね。この現象が酸化です。金属も長い間に錆びてしまうように、同様に私たちの身体も錆びてしまうわけです。

この体の錆は年齢とともに否応なく増えるわけですが、ストレス、紫外線、過度の運動や飲酒、たばこなどでさらに増えることがわかっています。

アンチエイジングだけでなく、がんや生活習慣病を予防するためにも体の錆の原因を除去する必要があるわけです。

抗酸化作用の高い食品とは、たとえて言えばさび止めの強い食品です。ビタミンA、ビタミンC、ビタミンE、カロテン、コエンザイムQ、ポリフェノール（アントシアニン、イソフラボン、カテキン、セサミン、クルクミン、アリシン）などの栄養素がたくさん含まれている食品です。

緑黄色野菜にはビタミン群、緑茶にはカテキン、赤ワインにはアントシアニン、大豆にはイソフラボン、ゴマにはセサミン、ニンニクにはアリシンなどが含まれています。ゴマ、ニンニク、黒豆、緑茶、生姜《しょうが》などの生薬も抗酸化作用があることが証明されています。これらをちょい足ししましょう。

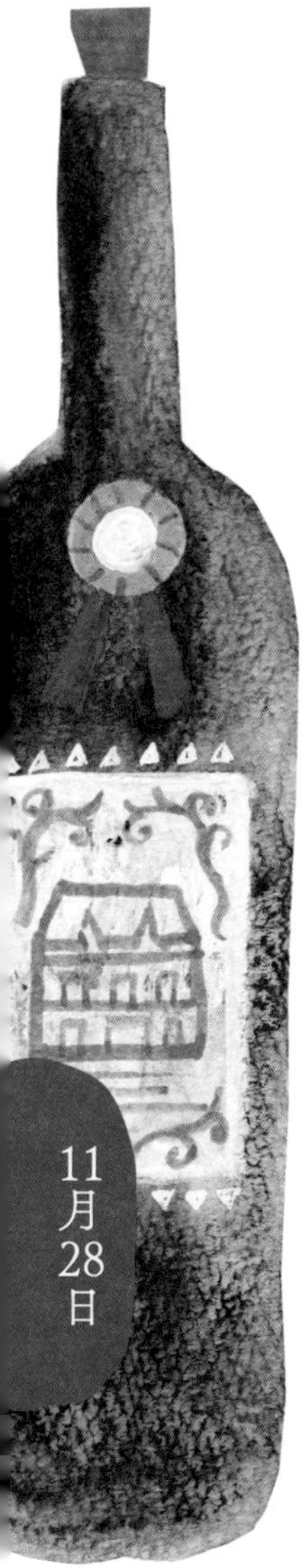

11月29日

タンパク質なしで人は成り立たない

人間の身体は約37兆個の細胞から成り立っているといわれていますが、頭からつま先まで、すべて臓器や組織はタンパク質で作られています。

　血液はもちろん、胃腸を含む内臓や筋肉、組織、爪や髪など、目に見える所はもちろんです。

　女性の子宮や卵胞や卵子、男性の精子などもタンパク質です。

　その他、胃から分泌される消化酵素、糖尿病に関係するインシュリンなどもタンパク質です。

　さらに喜怒哀楽に関係するノルアドレナリンやセロトニンなどの脳内伝達物質、女性ホルモン、男性ホルモン…すべてタンパク質で出来ています。

　そう考えると、タンパク質の不足はかなり深刻だとイメージできませんか？

　骨はどうでしょうか？

　骨の80％はカルシウムですが、残りの20％はコラーゲンというタンパク質なのです。

　鉄筋コンクリートに例えると、鉄筋はコラーゲン、カルシウムはコンクリートといわれています。

　鉄筋をお粗末にしてコンクリートばかり塗り込んでもだめなのです。

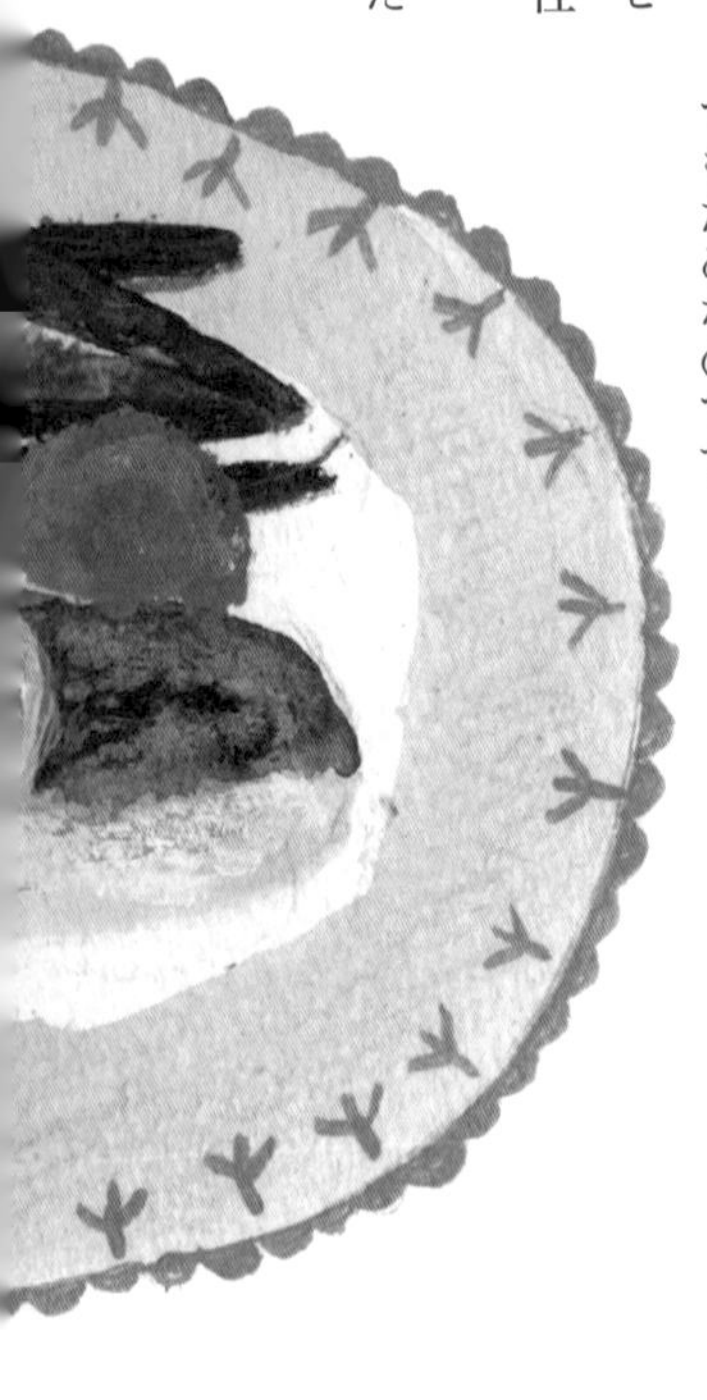

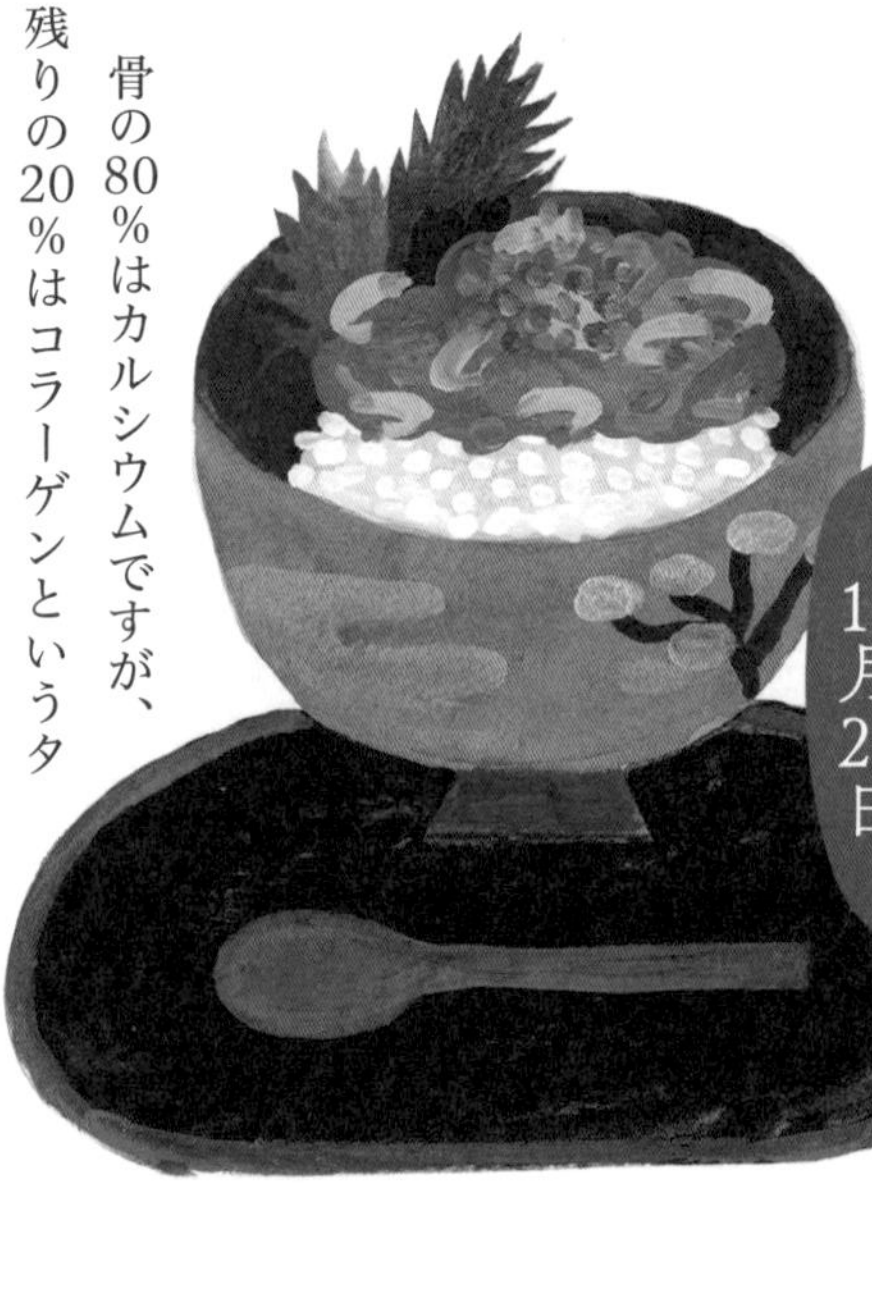

タンパク質を最優先でとるべき

身体中の臓器や血液などのタンパク質は新陳代謝によって常に入れ替わっています。

例えば、血液が入れ替わるには約4か月、胃腸の細胞は約5日、骨は約半年、筋肉は48日ほどかかるといわれています。

運動したり、労働したりするときには、製造工場である胃腸という建物にもタンパク質をたくさん補充することが必要です。

胃腸という建物がもともと脆弱だったり、稼働しすぎで弱っていた場合にはメンテナンスが急務です。

もともと胃腸の働きが悪い人や、ダイエットしている人、間違った食生活をしている人、夏バテや病後などで胃腸の働きが落ちた人はまずタンパク質の補給が必要なのです。

タンパク質をおろそかにして、ビタミン剤や栄養補助食品をたくさんとっても無意味になります。

酸化、糖化を防ぐ食べ物や、認知症予防のためにオメガ3を含む油に変えるなど、多くの方が工夫されています。

しかし、せっかくですが、**タンパク質が不足している状態では効果が出ない**のです。

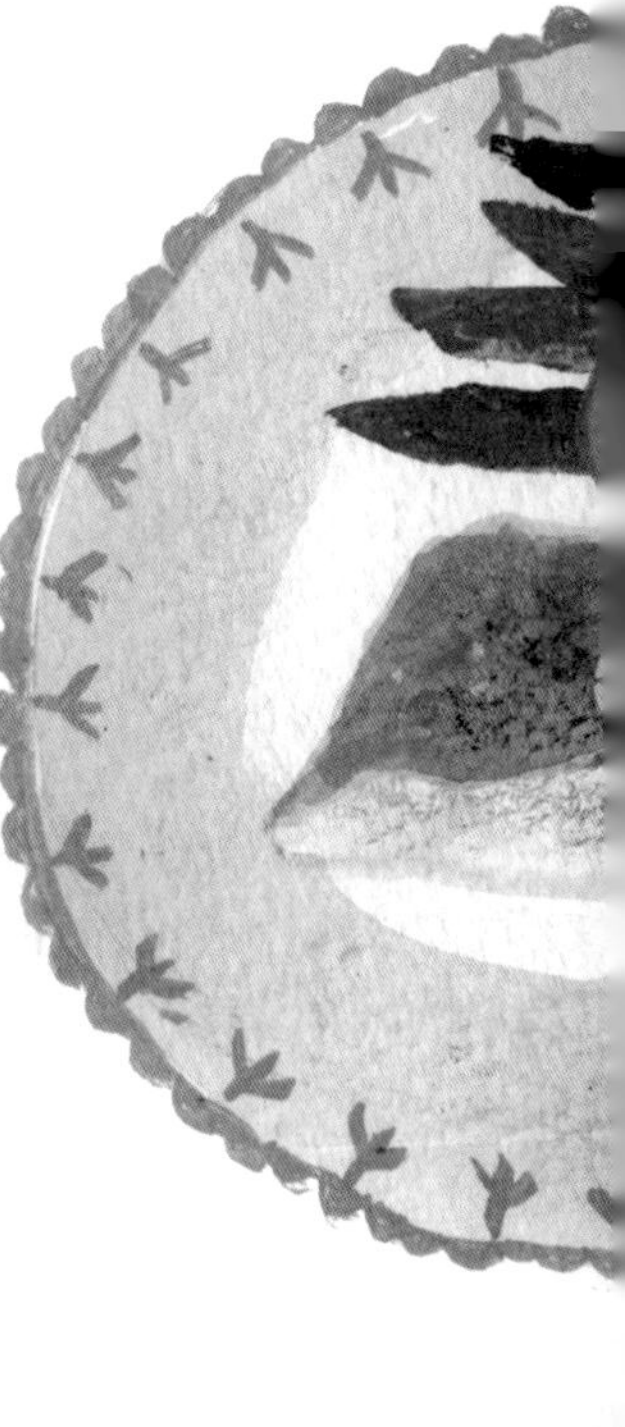

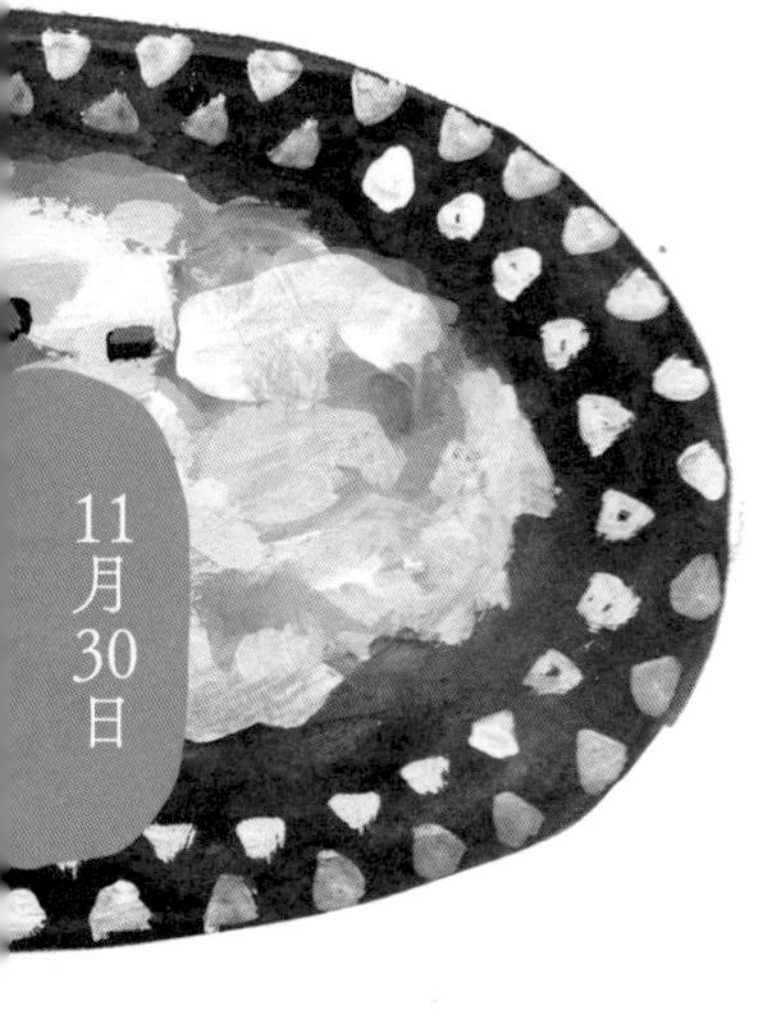

11月30日

12月1日

野菜はタンパク質の協力者

タンパク質の働きの一つとして、脂肪や炭水化物と同じように運動や活動のためのエネルギー代謝に使われます。タンパク質は三大栄養素の中でもエネルギーの効率が一番良いので、脂肪や糖質よりタンパク質が多い食事をとったほうが体が温まりエネルギーがたくさん出るのです。

そしてもう一つの働きは、胃~腸でアミノ酸に分解されて再び身体に必要な筋肉やその他の組織に再合成されることです。

筋肉を作るタンパク質をしっかりとって運動することで筋肉量は増やすことができます。

筋肉量の多い人の方が、体温が高く免疫力もアップするのです。

そして、そのエネルギーや再合成の代謝には野菜や海藻に多く含まれるミネラルやビタミン、酵素などが必要なのです。

特に、カルシウム、鉄、亜鉛などは、骨や生理作用の調節に必要なミネラルで最近ではマグネシウムの不足もとりあげられています。つまり**野菜や海藻などに含まれるビタミンやミネラル、酵素などの助けがないと、エネルギーの生産も、身体に必要なタンパク質の合成もできない**のです。

厚生労働省の指針では野菜は一日３５０g必要とされています。野菜のうち、緑黄色野菜は１２０gとることをすすめられています。

色の濃い野菜には、トマトにはリコピンが、ニンジンやカボチャにはβカロテンが、ほうれん草やブロッコリーにはルテインが、紫蘇《しそ》にはアントシアニンなど…抗酸化作用のある成分が含まれているのです。

しかしあくまでも野菜は〝脇役〟です。生野菜のサラダやスムージーだけしかとらず、主役のタンパク質をおろそかにするような食生活は本末転倒ですから、気をつけてください。

12月2日

肉食女子、肉食男子のすすめ

私はタンパク質を効率よく補充する方法として肉類をおすすめしています。

肉にはヘモグロビンの主要な材料である鉄に関して、吸収率の良いヘム鉄が含まれるので、良い血液を作り出すためには理想的なタンパク源といえます。

皆さんが肉を敬遠する理由は、とりすぎると、肉に付随してくる脂身が問題になるからです。

だったら脂身をカットする調理法や脂身の少ない肉の部分を使えばいいのです。

肉を食べると胃がもたれるというような胃腸の弱い方は、少量ずつにして回数を多くする、良く煮込んだスープにするなど、工夫すると良いでしょう。

もちろん肉類と同様に、魚のタンパク質もおすすめです。

魚にはドロドロ血を予防するＤＨＡやＥＰＡも含まれています。

漢方では肉や魚は「**血肉友情**」といって、元気を補う食品とされています。また「**以臓補臓**」といって、ある臓器の働きが悪くなったときは同じ部位の臓器を食べると良いとされています。

「肝」の働きの低下で血が足りなくなったときは豚や牛のレバーを食べれば、より効果的になるのです。

胃腸の弱い方に脂身の少ない肉として、私は鶏肉をおすすめしています。

鶏肉には身体を温めて胃腸の働きをよくする作用があるからです。

さらに、コレステロールも低めで値段も低め、必須アミノ酸も豊富で、スープにすればコラーゲンも期待できます。

タンパク質の必要量

厚生労働省の指針では、タンパク質の一日の必要量として**男性は50g、女性は40g**という数値が出されています。

＊可能であれば男性は60g、女性は50gが推奨されています。

＊65歳以上の人はフレイルの予防に少なくとも一日に体重1kg当たり1g以上のタンパク質をとることが望ましいとされています

＊肉と魚は手の平に乗るくらい（肉と魚は重量の約20%がタンパク質です）

長寿で現役で働いている方は肉類を多くとっていらっしゃる方が多いです。105歳まで現役で働いていた聖路加病院の日野原重明先生は、毎日タンパク質を60g以上召し上がっていたそうです。

食べ物の中のタンパク質量の目安

肉	100g	約20g
魚	一切れ	約20g
卵	一個	約6g
牛乳	200ml	約6g
納豆	一パック	約6g

※出典によって含有量は多少異なるので
この表はあくまで目安です

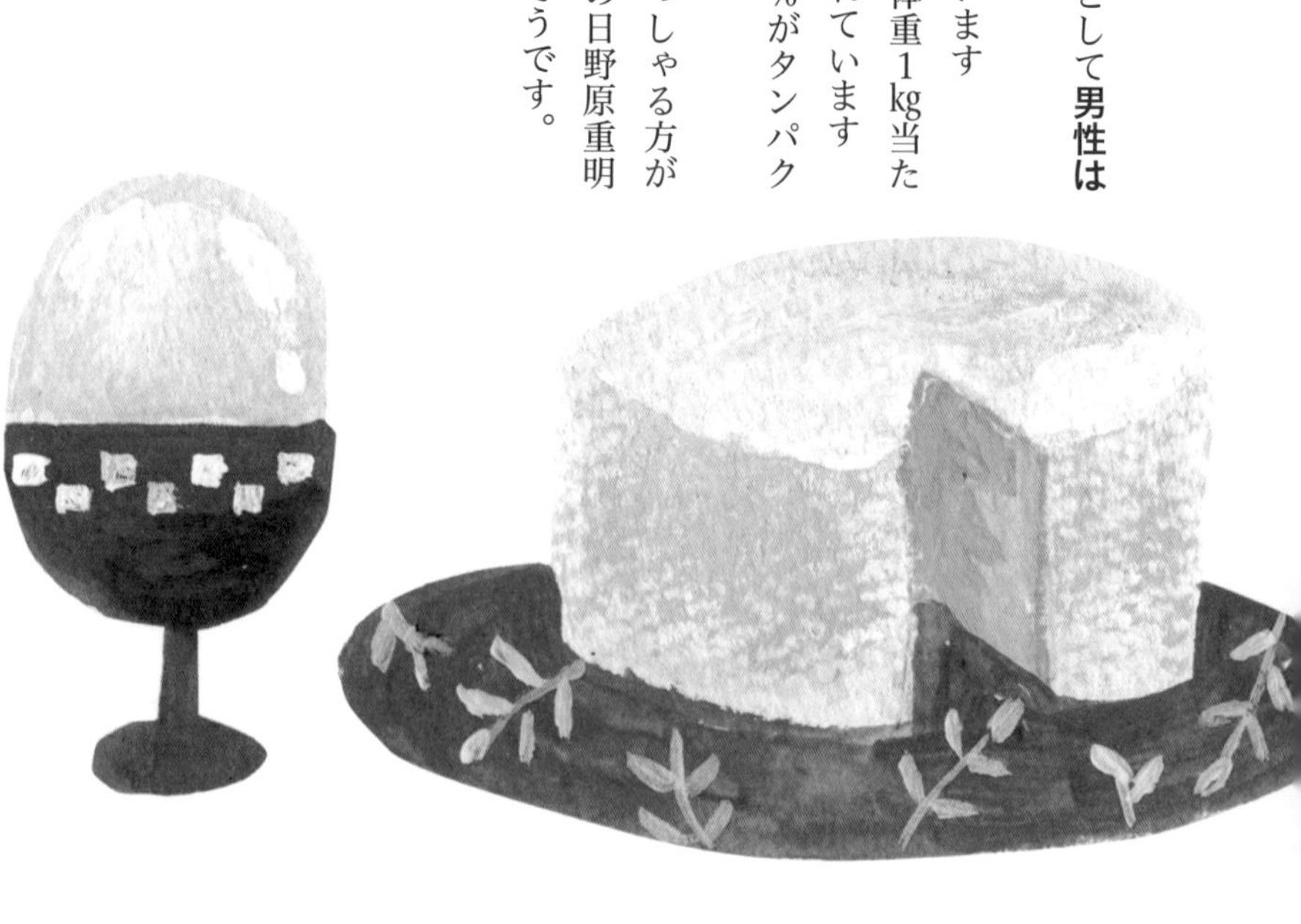

必須アミノ酸は必須です

ところでタンパク質は、ただたくさんとればいいというものではありません。

タンパク質はまずアミノ酸に分解され、再びタンパク質に組み立てられます。

分解されたアミノ酸のうち、利用されるのはたった20種類です。

たった20種類のアミノ酸というコマを遺伝子のDNAの配列でパズルのように組み立てて、10万種類を超えるタンパク質を作り、それぞれ胃腸や心臓などの臓器や器官、皮膚、女性ホルモン、コラーゲン、脳内伝達物質などになるのです。

肝臓はとてつもなく大きな化学工場といわれていますが、人間の身体ってすごいですよね。

ここで問題があります。

アミノ酸の中には、体の中では合成できない、食べ物からしか得られない9種類の「**必須アミノ酸**」があります。これらを食事からとらないと組み立てられないタンパク質があるのです。

必須アミノ酸は主に肉類や魚介類、卵、乳製品に多く含まれています。必須アミノ酸が欠けているタンパク質をいくら摂取しても、ある種のタンパク質は組み立てることができず、無駄になってしまうのです。

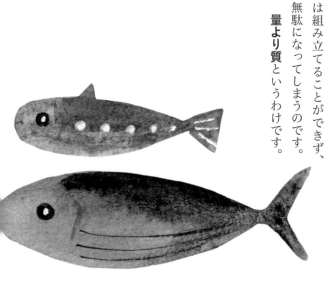

量より質というわけです。

必須アミノ酸は脳にも必須

脳内では、脳細胞と脳細胞の間を「脳内ホルモン」という神経伝達物質が、いろいろな情報や命令を仲介しています。ノルアドレナリンやドーパミン、セロトニン、メラトニンなど。これらの原料は、**必須アミノ酸から作られるタンパク質**です。

必須アミノ酸は、思考活動や精神活動などにも絶対必要な成分なのです。

通常の食事では脳内伝達物質が不足することはありません。しかし長期間の気や血の不足、突発的な事故などでタンパク質が足りなくなれば、正常な神経細胞の伝達に差支えが生じることは充分考えられることです。

漢方では、脳の老化は腎の働きが関係すると考えられています。つまり認知症は**精**の衰えと関係するのです。

昔から精を付ける食べ物として、スッポンやマムシ、ウナギ、卵などがすすめられていました。すべて必須アミノ酸が含まれる食品です。

ちなみに、お肌の味方コラーゲンも鶏の皮、手羽先、牛筋、スッポン、フカヒレ、魚の皮、ウナギ、エビなどに多く含まれますが、すべて必須アミノ酸がたくさん含まれる食品です。

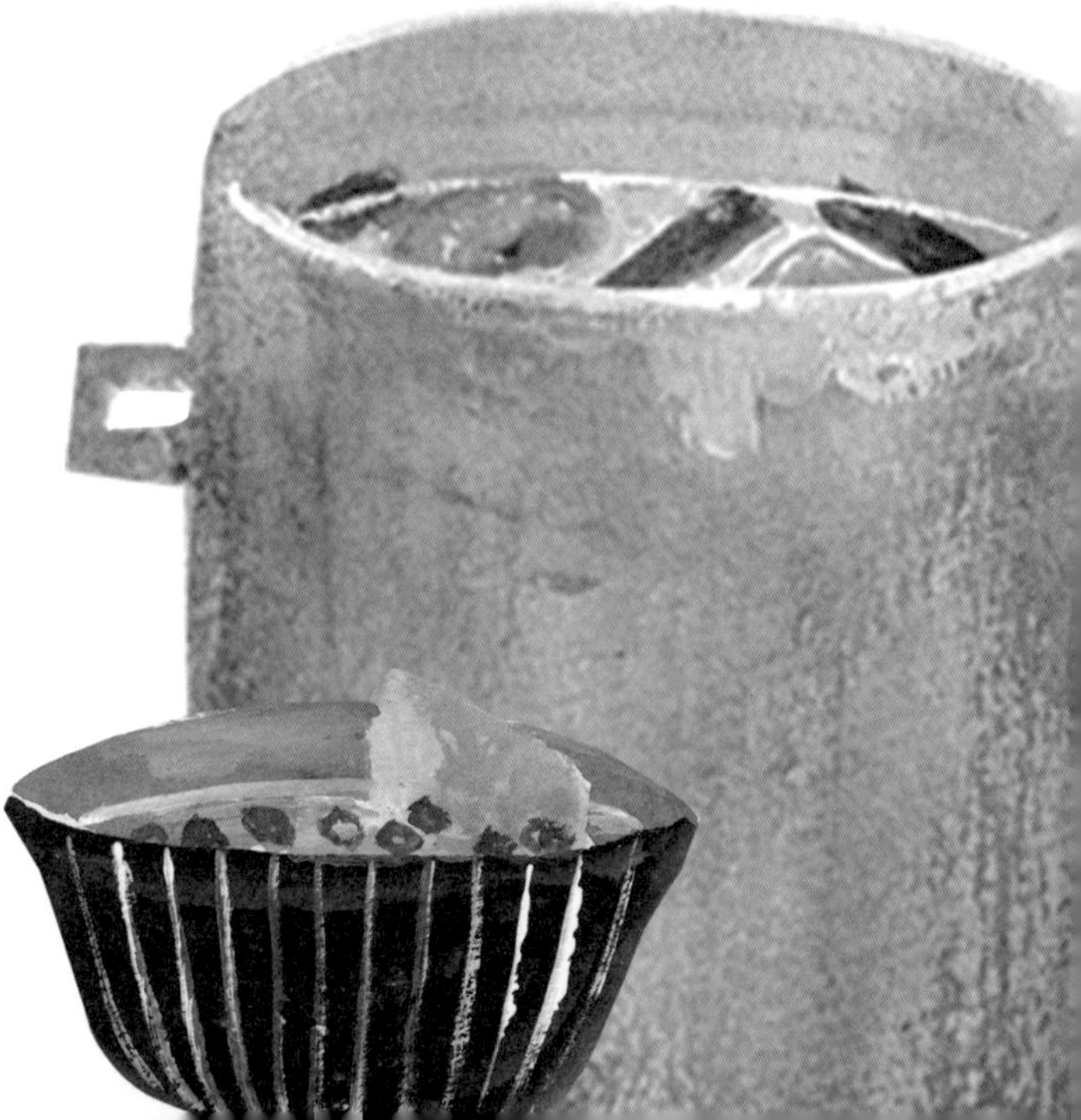

コロナに負けないお年寄りはタンパク質をとっている

最近、加齢によって心身が弱ってくる**フレイル**や運動不足によって筋肉が弱ってくる**サルコペニア**が問題になっています。特に最近はコロナの影響もあり、会食や旅行の制限もあり、一人暮らしの老人が栄養不足や運動不足で心や身体を病んでいるケースが多いといわれています。

フレイルやサルコペニアの原因の一つにタンパク質の不足があるといわれています。

現在、厚生労働省ではフレイルを予防するために、タンパク質の必要量を提示しています。

65歳以上の人に必要な、タンパク質の摂取基準の下限を、1日の摂取エネルギー量の13%から15%に引き上げたのです。

そして65歳以上では少なくとも一日に体重1kg当たり1gのタンパク質をとることが望ましいとしました。

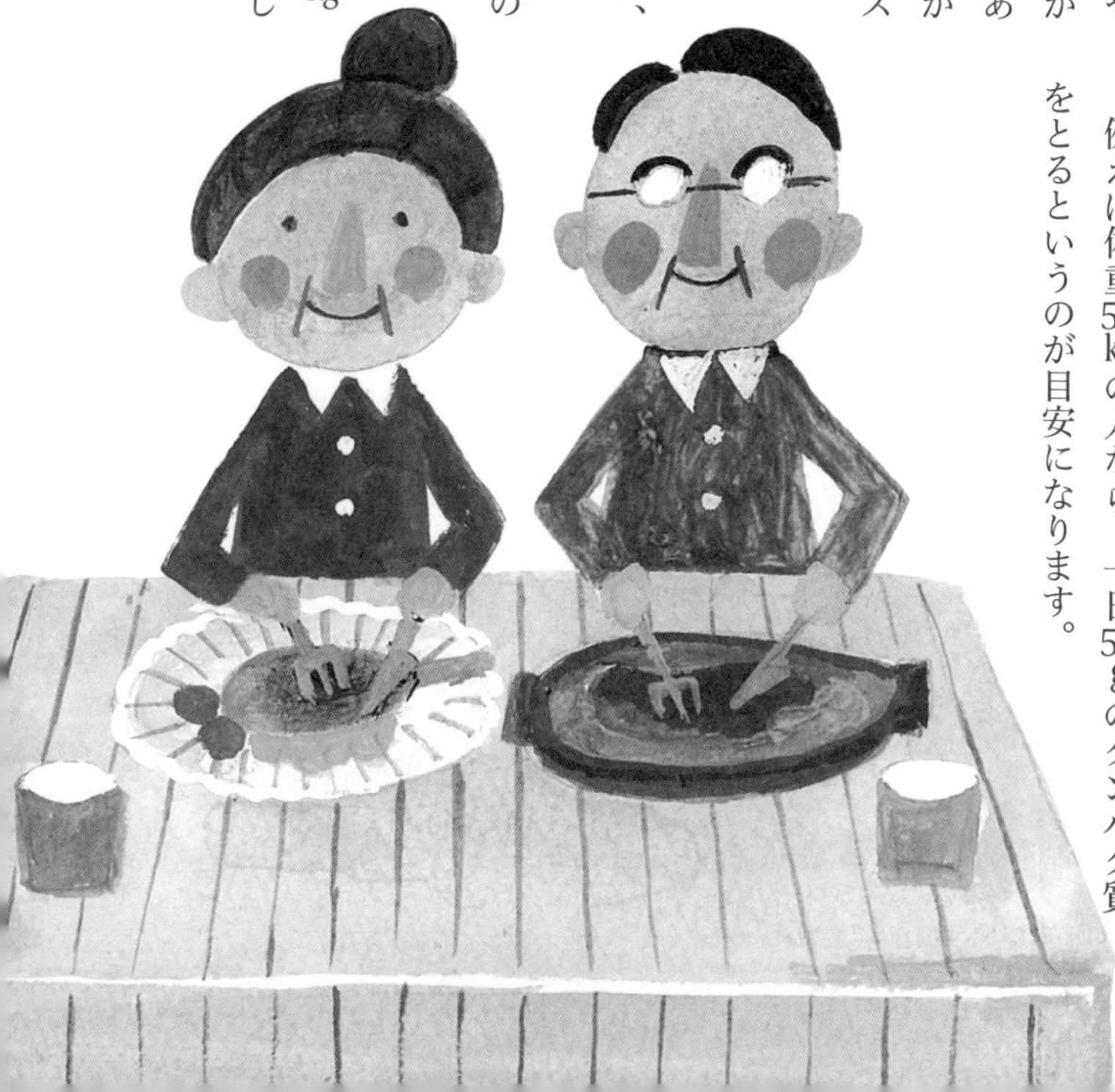

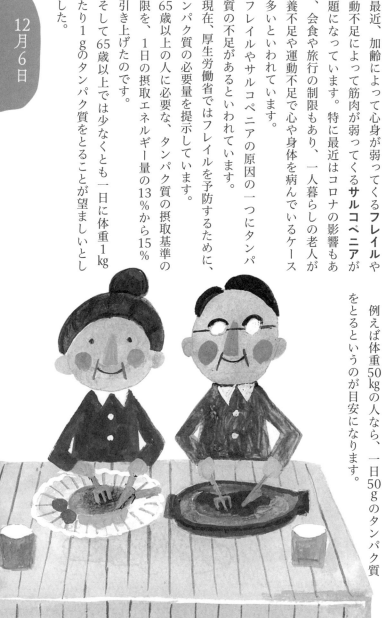

例えば体重50kgの人なら、一日50gのタンパク質をとるというのが目安になります。

12月6日

12月7日

漢方の基本「整体観念」

整体観念とは一言で言えば、「人間の身体は丸ごとで一つになって宇宙の中に存在している」という考えです。

人の身体は自然界からいろいろな影響を受けながら、五臓はそれぞれの役割分担をもって協調してバランスをとっています。

一つの臓器の働きが乱れると、他の臓器にも影響が及びます。

様々なストレスを受けながら、人体は五臓を中心に、六腑や皮膚などと経絡系統を通じて体全体がバランスをとりながら、存在しているのです。

具体的に言うと、私たちの臓器や組織は単体で働いているわけではなく、一つの臓器にトラブルがあると、他の臓器に影響したり、またそのトラブルを他の臓器が手助けをするというシステムが構築されているのです。

そこで、漢方の治療は表れている疾患だけでなく、体全体を観察するという方法になります。

この整体観念こそが、身体の臓器や器官、皮膚などをパーツごとで考え、悪い部分だけを治療する解剖学的な西洋医学との大きな違いです。

漢方か西洋医学か、どちらかに軍配を上げる必要はありません。

必要によって賢く治療法を選び、健康に役立てることができる時代です。

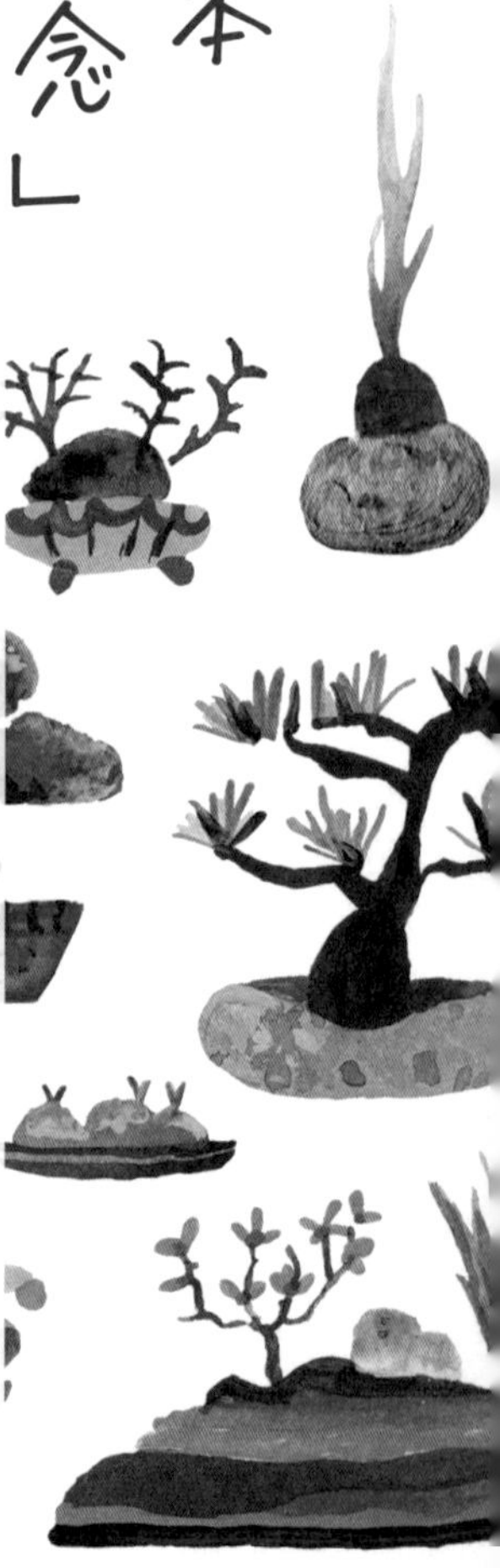

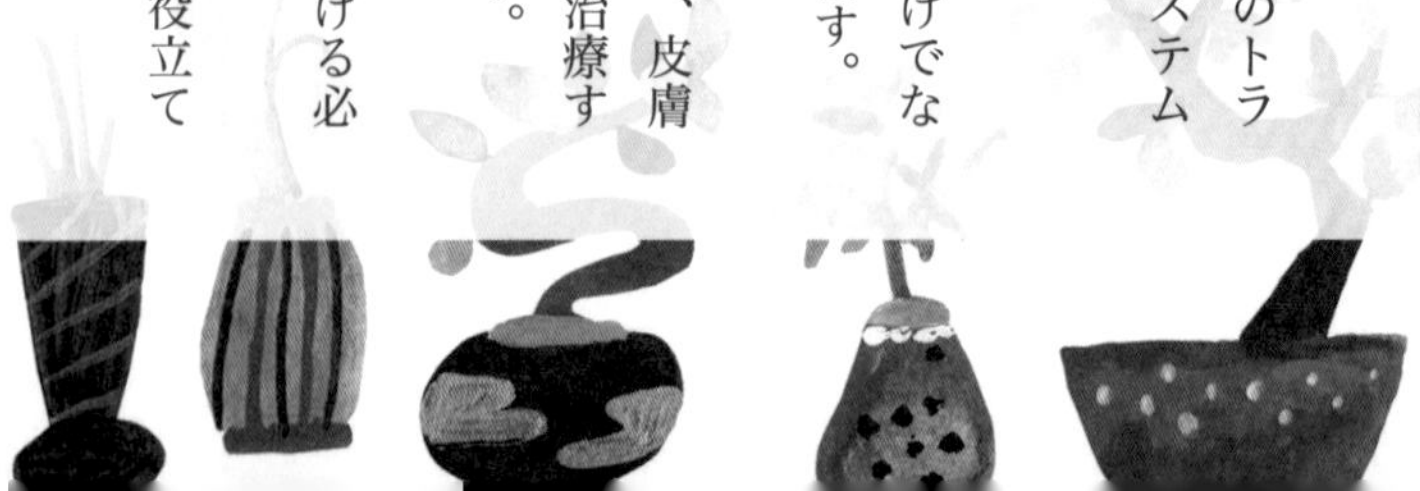

12月8日

人は大自然の中の一つの生命体

「天人合一《てんじんごういつ》」という概念があります。

人は自然の中の一部であり、大自然の中の摂理に従って変化しながら生きているという東洋哲学の考えです。

地球温暖化や生態系の変化などの問題が起きています。

最近では海に沈んでしまう島国が問題になったり、日本でも今まで経験したことのなかった、大雨による川の氾濫や土砂崩れなどが起こっています。

これらの現象はすべて、私たちが自然との協調を忘れて、便利で快適な生活を求めてきた結果です。

人間が大自然を克服しようというような無謀な考えを捨てて、大自然との協調を考える時期に来ています。

寒い冬、風の強い春、ジメジメした暑い夏、乾燥の秋、それぞれの気候の変化に合わせて、春は種を蒔き、夏は耕し、秋は収穫し、冬は貯蔵する。

人間の活動も、四季の変化に合わせて休息と活動を繰り返してきています。

大自然の変化を変えることはできません。

昔から、変化に合わせて、人体に起こる影響を予防したり、避けたりする生活の工夫をしながら生き延びてきたのです。

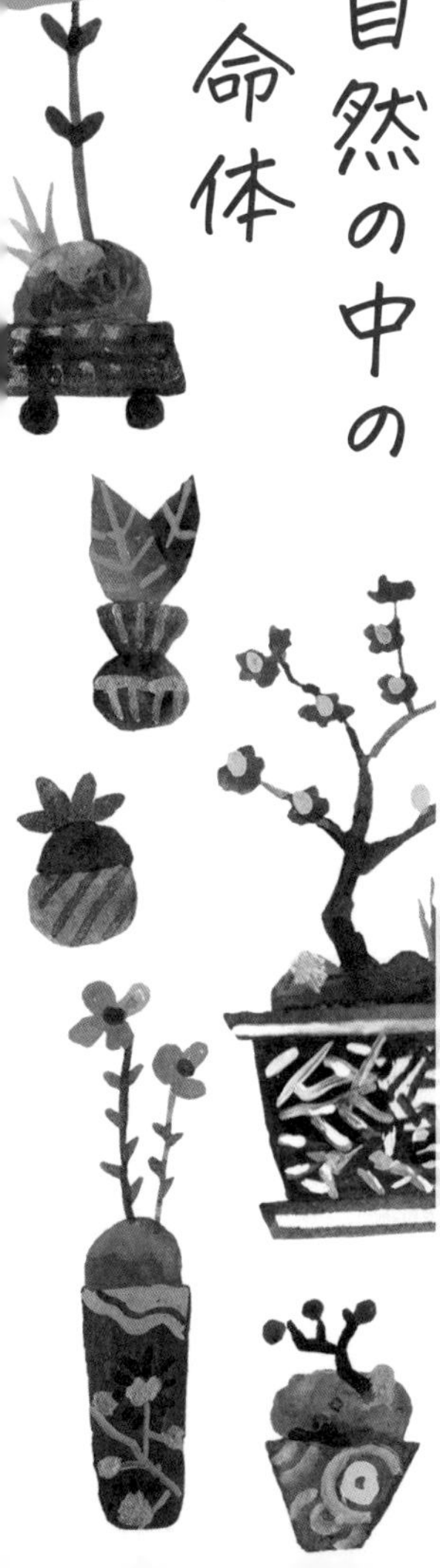

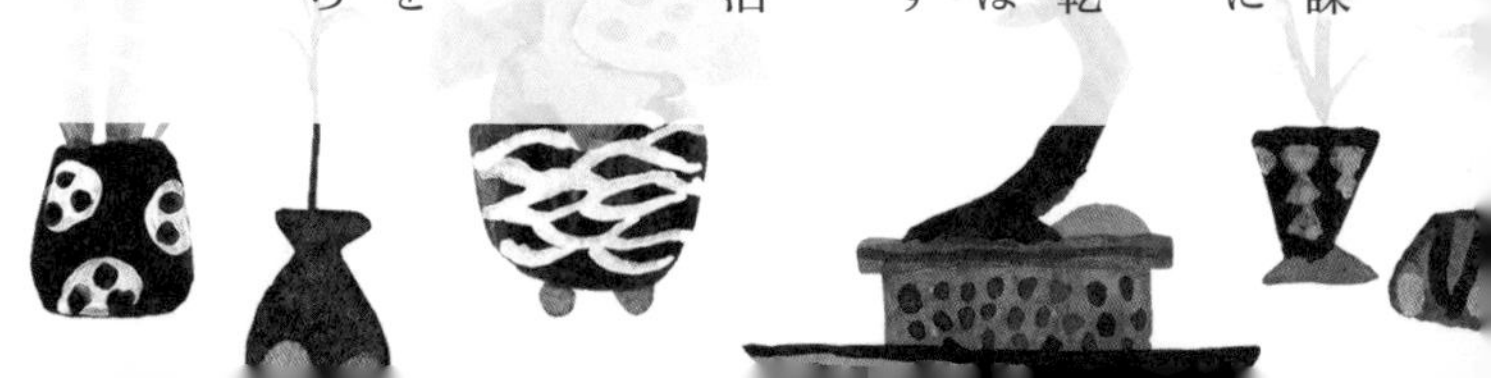

戦争と平和

12月9日

陰陽にはいくつかの法則があります。

そのうちの一つが**陰陽転化**という法則です。

人間の健康や性格、それに自然現象や政治経済にいたるまで、陰陽は存在します。自然現象では火山の休止と爆発、地球の寒冷化と温暖化、豪雨と日照り…。

陰と陽はどちらかが強くなってぎりぎりまで極まると、自然にもう片方がバランスをとるように動き、反対に転じます。

日本でも、今まで眠っていた火山の爆発が起こっています。地下のマグマが極限に達し、爆発する陰陽転化です。

政治の世界でも陰陽があります。

どんな政策でも反対と賛成があります。

保守と革新はまさに陰陽転化を繰り返しています。

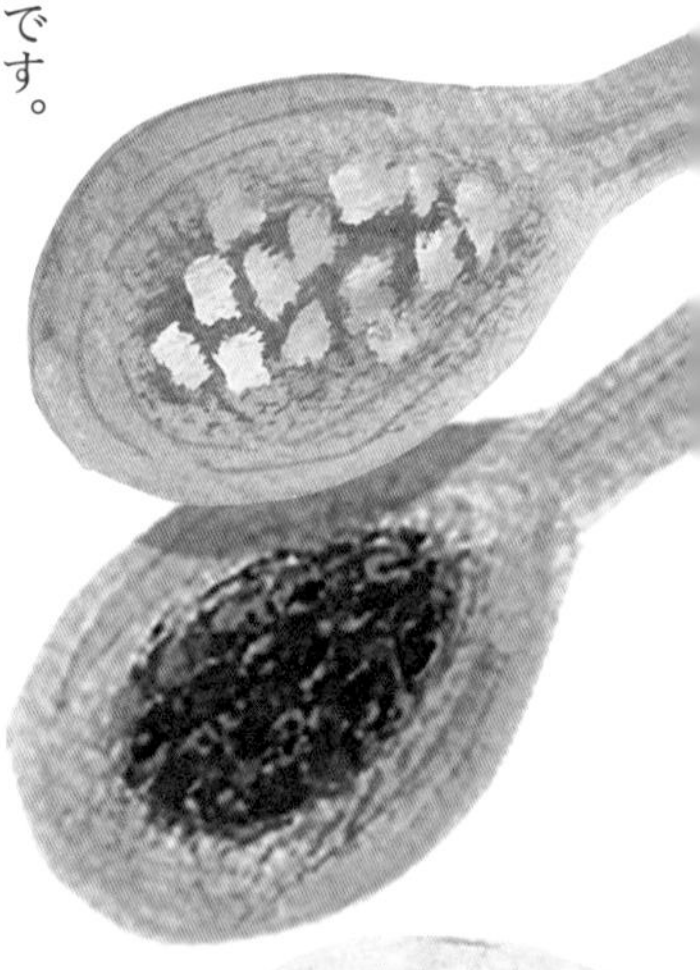

戦争と平和はどうでしょうか？

過去を見ればわかるように世界的にも、日本でも戦争を繰り返しています。

そして今、世界は非常に危うい状態にあります。

戦争に転化することがないように祈ります。

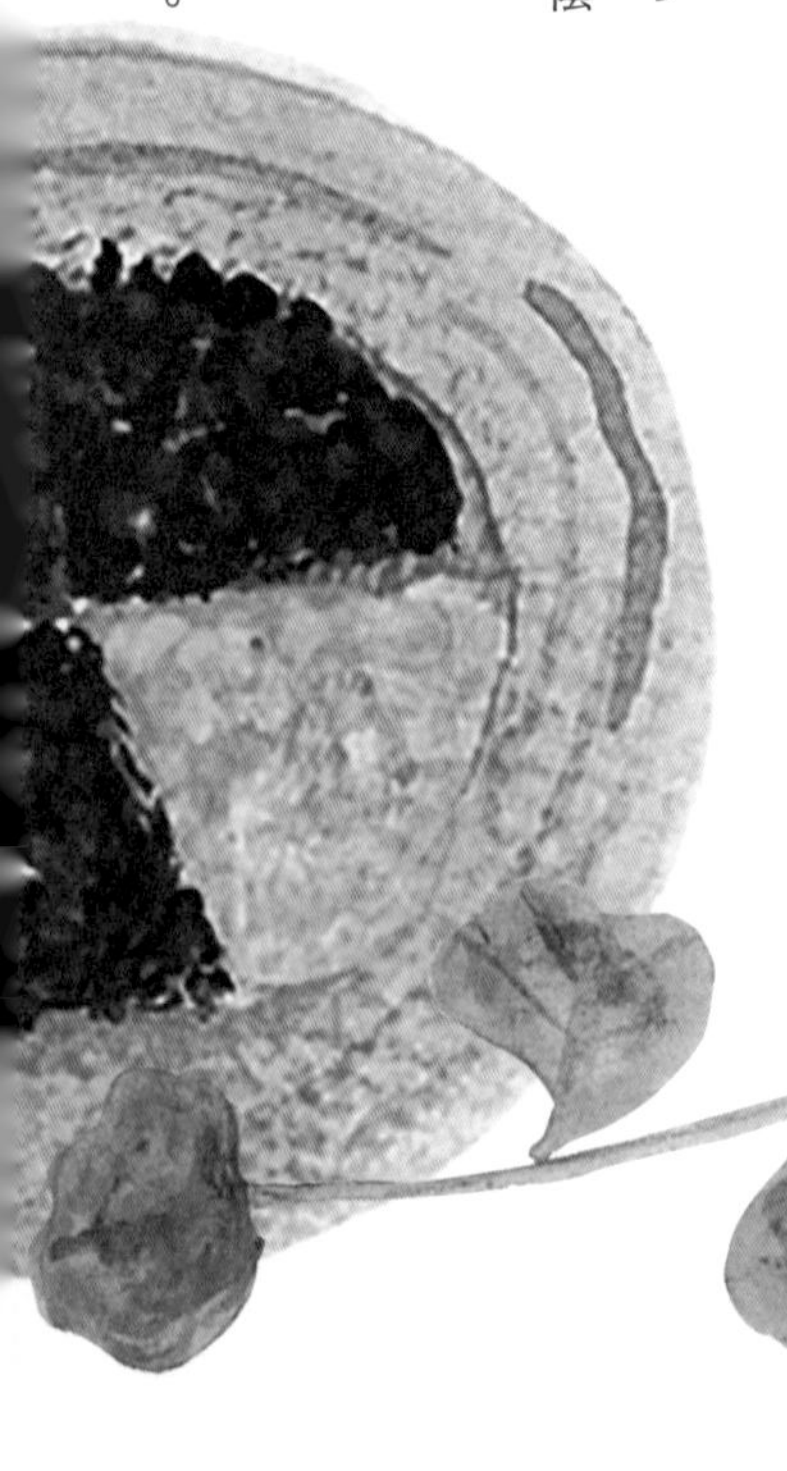

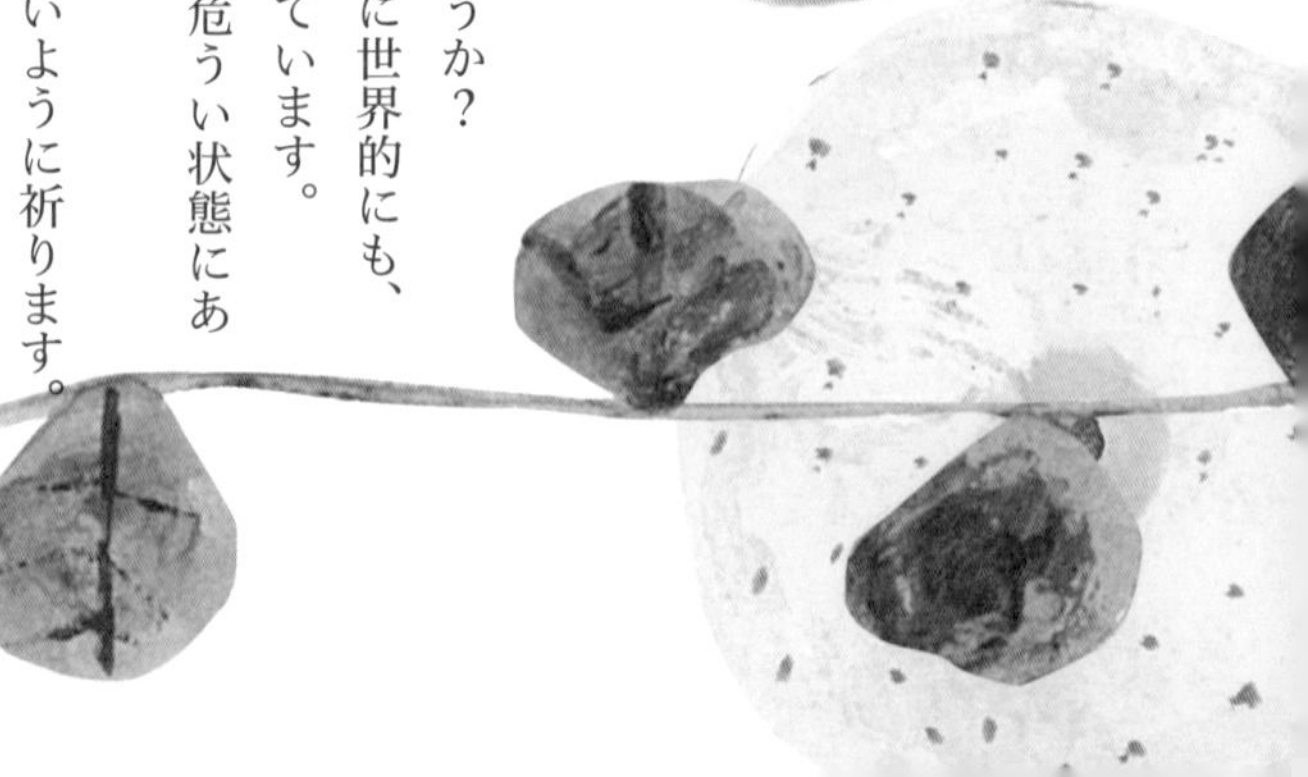

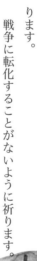

12月10日

漢方は未病の治療が得意です

漢方には「**未病先防**」というルールがあります。疾病が発生する前に、予防して発病しないようにすることです。

中医学と西洋医学の一番の違いは「整体観念」という考え方です（12月7日参照）。

もう一つの違いがこの「未病」という考え方です。

西洋医学では、検査しても異常がなければ「○○病」という診断名はつきません。

しかし病気と健康の間に「未病」という身体の状態があるのです。放っておいたらやがて病気になる可能性がある状態です。病気と健康の間のグレーゾーンです。

気虚、気滞、血虚、瘀血《おけつ》、水毒…などの体質が引き起こす疾患を、未病の段階で防ぐことが大事です。今の時代、生活習慣や食生活の乱れでこの未病の段階にいる人は多いと思います。

「○○病」という名前が付く前に、防ぎましょう。

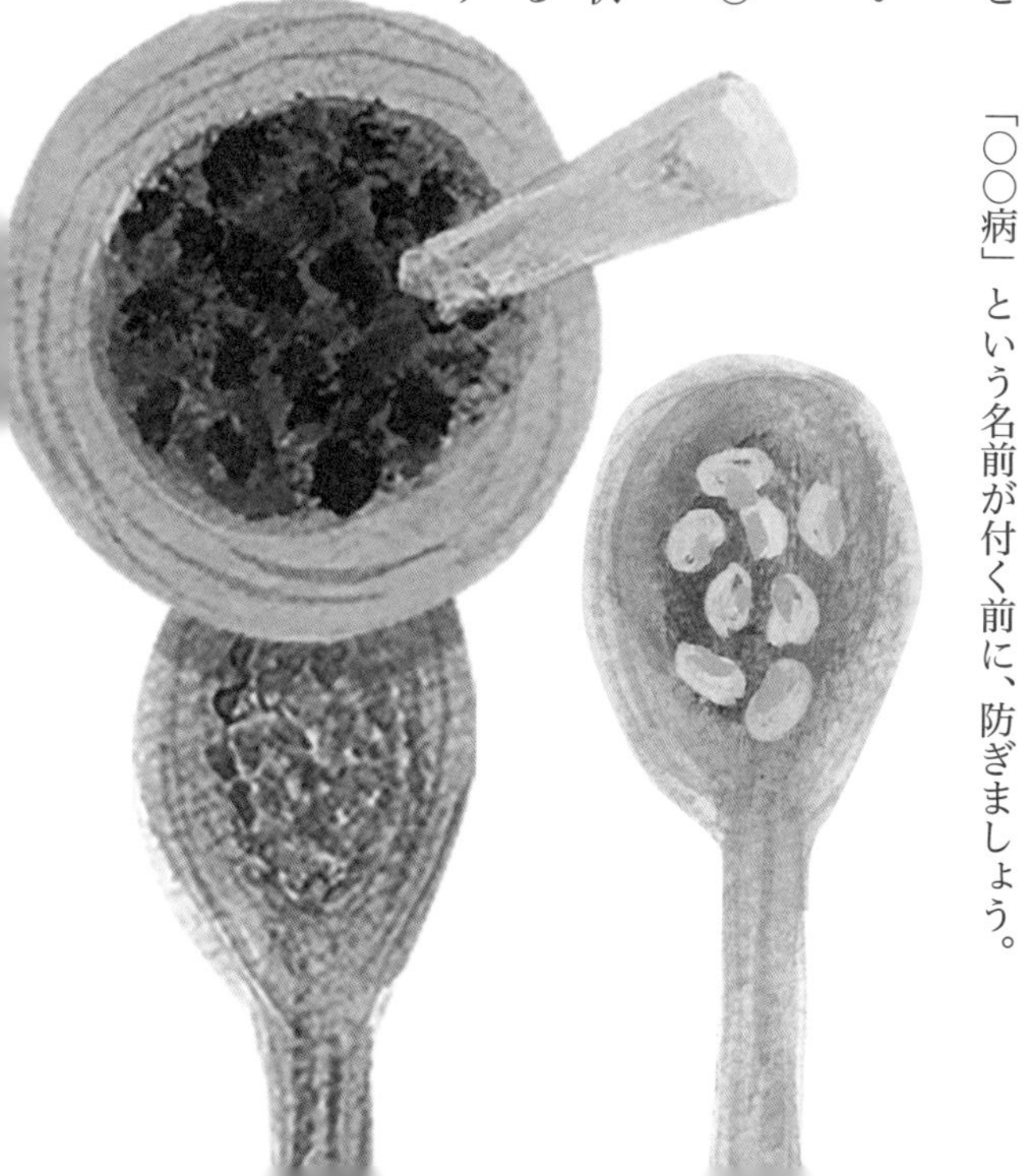

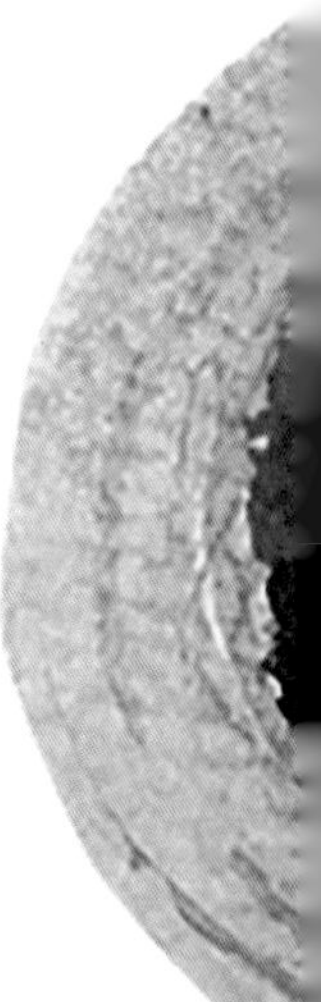

バランスのよい子育て

陽性タイプの方は活動的で、朝はスッキリ目覚め、声は大きく元気です。

逆に陰性タイプの方は、睡眠時間が長めで、朝はなかなか床から出られず、声は小さくノロノロしている傾向です。

しかし、どちらが良いというわけではないんですよ。**陰陽のバランス**が大切です。

ところで子供は、行動的で、外で飛び回り、少しもじっとしていませんね。

子どもは新陳代謝が盛んで陽気が多いのです。

つまり裏返せば、陰陽のバランスを考えると陰が足りないということ（**陰虚**）なのです。

六味丸という、主にお年寄りの腎陰の不足を補う薬があります。

しかしこの漢方薬は、もともとは腎精不足による子供の発育不良を治療する方剤です。

元気なお子さんでも、陽に比べて陰が不足していれば、陰を補う必要があるのです。陽は活動、陰は休息。つまり休息が足りないので、寝ている間に陰を補うメンテナンスが必要になります。

それでは日常生活では、どうしたら良いのでしょう。ズバリ、23時には就寝し、3時までのゴールデンタイムの熟睡です。

ゲームやテレビの見すぎでなかなか床につかないお子さんが増えているそうです。陰陽のバランスを整え、優秀なお子さんに育てるには、ゴールデンタイムに寝ることを目指しましょう。

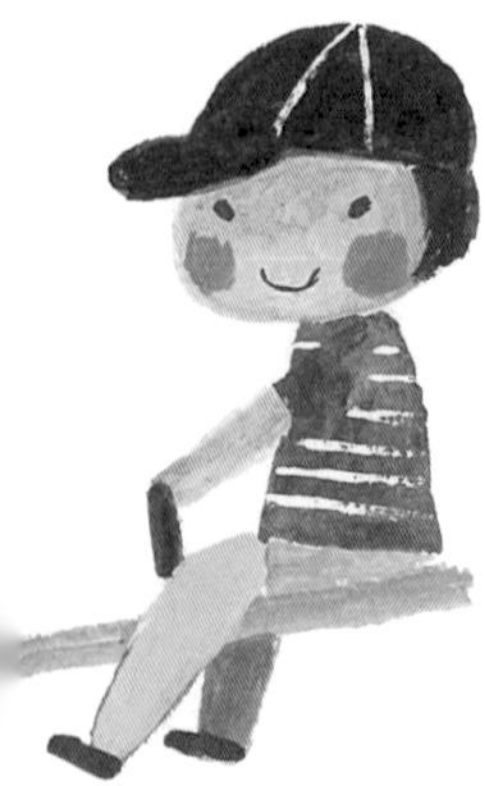

「未病先防」と「既病防変」

「未病先防」とは、疾病が発生する前に予防して発病しないように予防することです（12月10日参照）。

漢方ではこれに加えて、「**既病防変**」というルールもあります。

「既病防変」とは、万が一病気になってしまったら、それ以上発展させないようにすることです。

病気の初期では病気の部位が比較的浅く、抵抗力もまだ衰えていないので、治療が行いやすく、病気が悪化すると抵抗力も劣ってきます。

『黄帝内経』（「はじめに」参照）の「素問・陰陽応象大論」に、次のように書かれています（意訳）。

「治療が巧みな医者は邪気が皮毛にあるうちに治療を施し、診断技術がやや劣る医者は邪気が肌膚にあるようになってから、さらに劣る医者は邪気が筋脈にあるようになってから、さらに劣る医者は邪気が六腑にあるようになってから治療する。最も劣る医者は邪気が五臓に在るようになって治療する。そうなると病は非常に重篤であり治療の効果は単に半死半生にとどまる」

特別な難病を治療する先生も名医ですが、漢方では、病気の原因がまだ皮膚の浅いところにあるうちに治療する医者が名医だとされているのです。

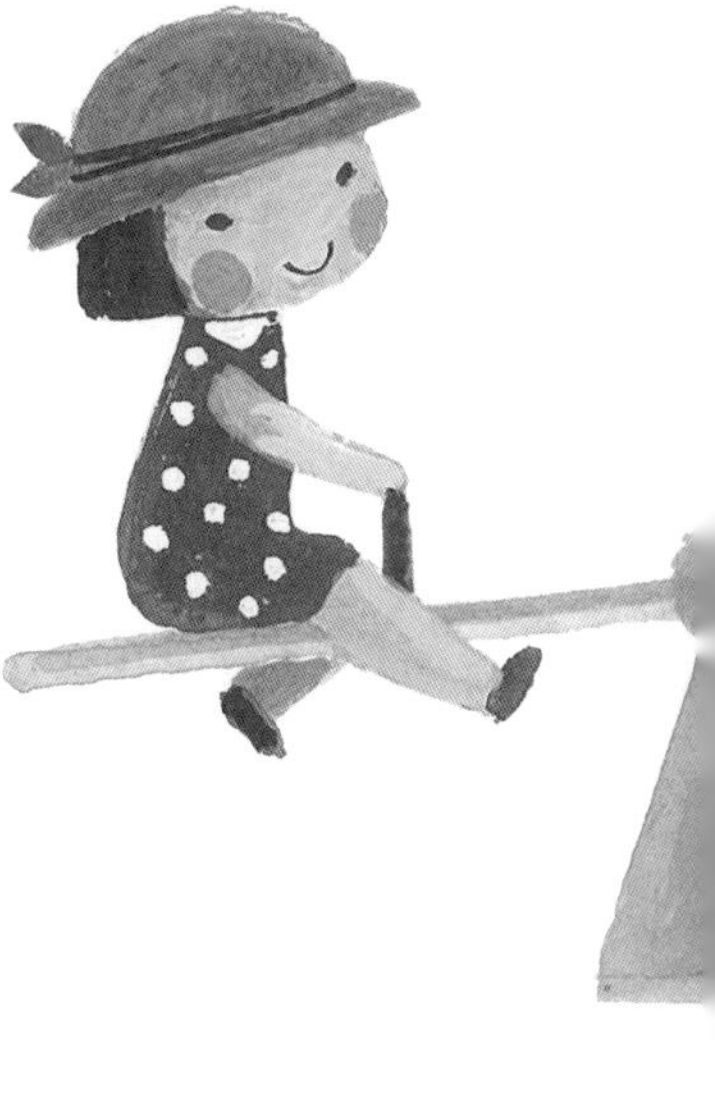

代《だい》替《たい》医療という治し方

西洋医学の発展は目を見張るものがあり、私たちの健康や寿命の延長に大きな貢献をしてくれています。

しかし、最近は治療を急ぎすぎて、人間が本来持っている自然治癒力や身体全体を診るという医療がおろそかになり、耐性菌の問題が出てきています。

また近年は新型コロナなどというとんでもなく恐ろしいウイルスも出現し、さらに加えて大雨や地震などの問題も加わり、心の病に悩んでいる方が増えています。

今の時代、そのような未病の患者さんや、心の不調に悩む患者さんを治療する方法が見直されています。

「**代替医療**」とか「**補完医療**」と呼ばれるものです。

具体的には、東洋医学（漢方薬、鍼灸、指圧、気功など）やアロマセラピー、ハーブ療法、パッチフラワー、ヨガ、呼吸法、カウンセリング、座禅、瞑想など世界で行われている西洋医学以外の治療法をいいます。

西洋医学だけではなく、その他のいろいろな医療の長所を取り入れて、補完しながら患者さんの苦痛を取り除こうという考えです。

日本でもこういった代替療法を研究するホリスティック医学協会が設立され、私も会員として日々勉強を続けています。

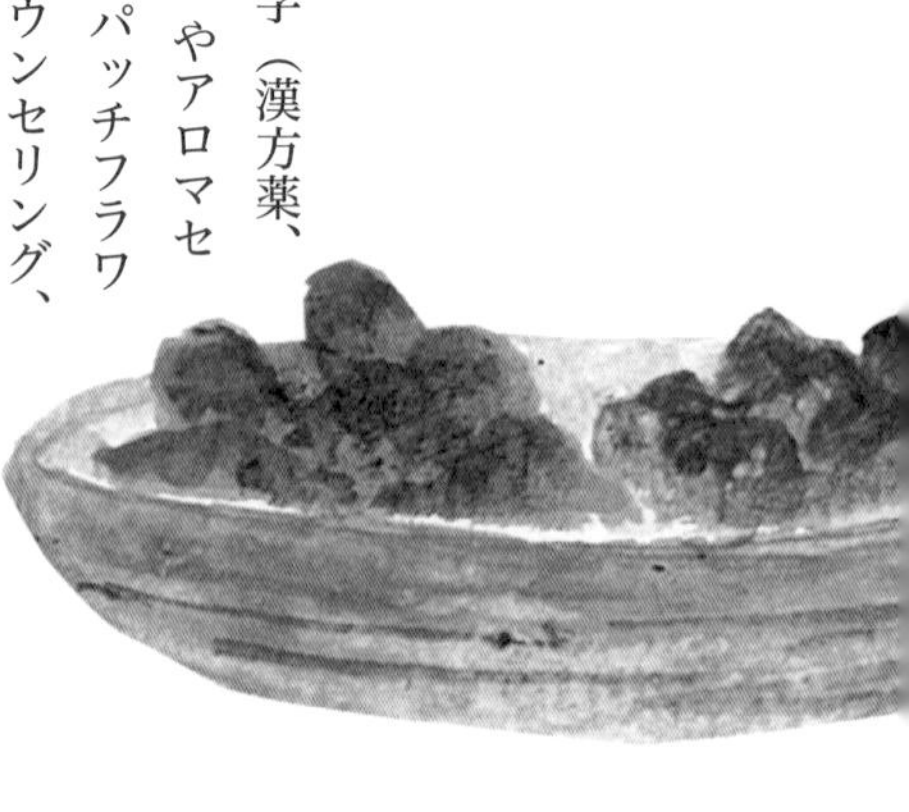

12月14日

免疫細胞は体中をパトロールしている

人間の体の中には常に病原菌やウイルスが侵入したり、がん細胞などの有害な細胞が発生しています。

それでも人間が生き延びていられるのは、身体に「**免疫**」という自己防衛システムが備わっているからです。

免疫とは言葉通り、疫から身体を免れる働きです。**免疫細胞**はウイルスを排除したり、がんなどが発生したり、大きくならないように身体をパトロールしている、体の中の防衛隊です。

今の時代、普通のカゼで命を落とす方はほとんどいませんよね。

しかし現在の医療現場では、薬の乱用が原因といわれる耐性菌や新型のウイルスなどが増えています。

また、新型コロナはとてつもなく攻撃力の強いウイルスです。ウイルスや細菌も進化して攻撃の形を変え、どんどん強力になってしまっているのです。

人間とウイルス・細菌のイタチごっこといわれています。

免疫細胞を強化して生き延びていくことが、これからの課題になるでしょう。

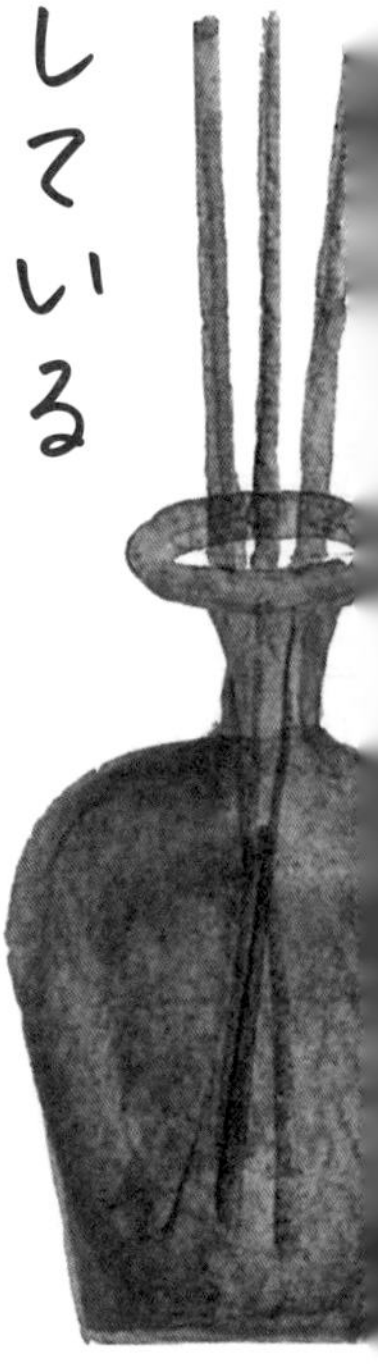

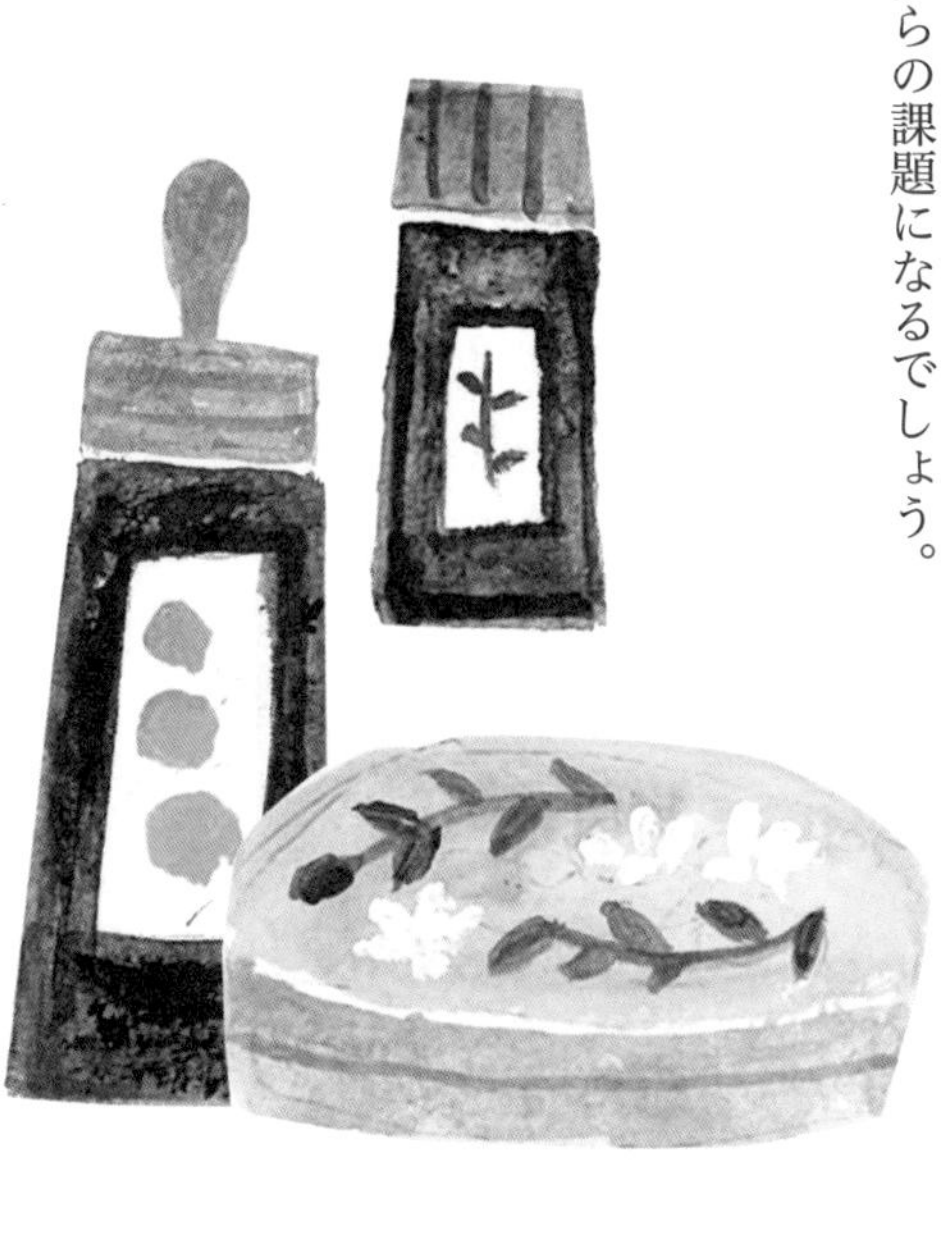

12月15日

自然免疫と獲得免疫

免疫には2種類あります。ウイルスや細菌が入ってきたとき、それがどんなものであろうがやっつけに行く**自然免疫**と、以前の敵の攻撃の特徴やパターンを覚えておいて、次に同じ敵が攻めてきたときに備える仕組み（**獲得免疫**）です。

例えばはしかや水ぼうそうなどに一度かかれば、敵の攻撃の仕方を覚えているので獲得免疫が働きます。この仕組みを応用したのが**ワクチン**です。例えばA型のインフルエンザが流行する前にワクチンを接種し、獲得免疫をあらかじめ身体に植え付ければその年はA型のインフルエンザにはかからないということになります。

しかし、ウイルスも黙っていません。最近は新型コロナのようなとんでもなく強い未知のウイルスが生まれてきています。

今後も、人間とウイルスや細菌の戦いは避けて通れない課題になるでしょう。

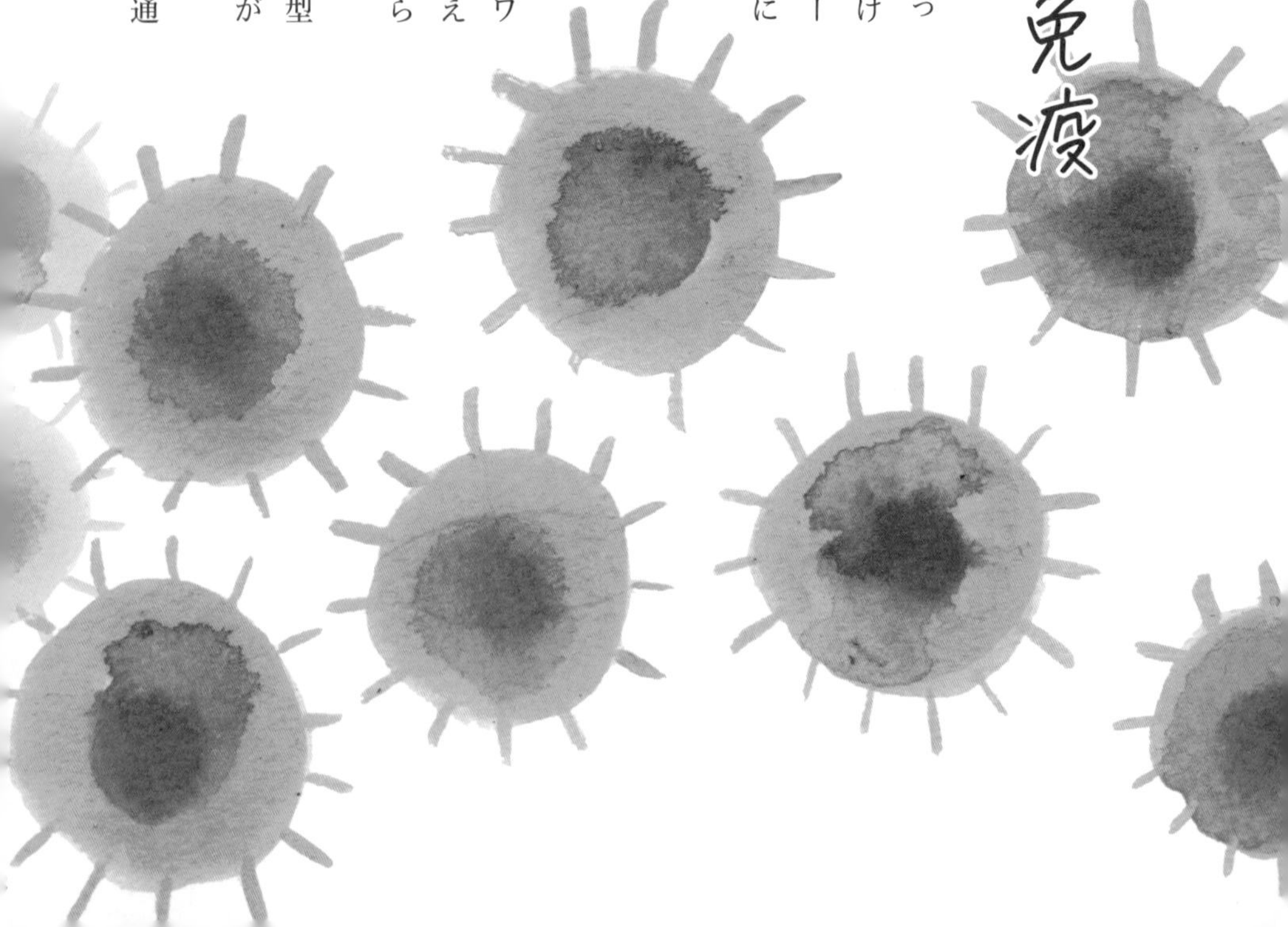

12月16日

新型コロナウイルスには自然免疫で戦おう

どのようなウイルスや細菌が攻めてきても、一番初めに最前線で働くのは**自然免疫**です。

新型コロナウイルスのような事前に情報がない侵入者に対しては、自然免疫を元気にしておく必要があります。

自然免疫は生まれた時から備わっているバリア（防護壁）で、皮膚や粘膜から病原体の侵入を防いでいます。このバリアが突破されても、白血球の一種である食細胞が病原体を食べてくれます。食細胞は全身に分布して、異物が入ると、数分から数時間で発動します。

この皮膚や粘膜のバリアによる自然免疫と食細胞は常に体中をパトロールして、病原体を撃退してくれているのです。

私達の身体は五臓六腑がワンチームで一丸となって、免疫細胞を作りだし、体全体に巡らせてコロナと戦っているのです。季節ごとの養生を心がけて、自然免疫の力を強くすることが大切です。

暑さ、寒さ、乾燥から五臓六腑を守る生活の工夫や食べ物、ちょい足し漢方を役立ててください。

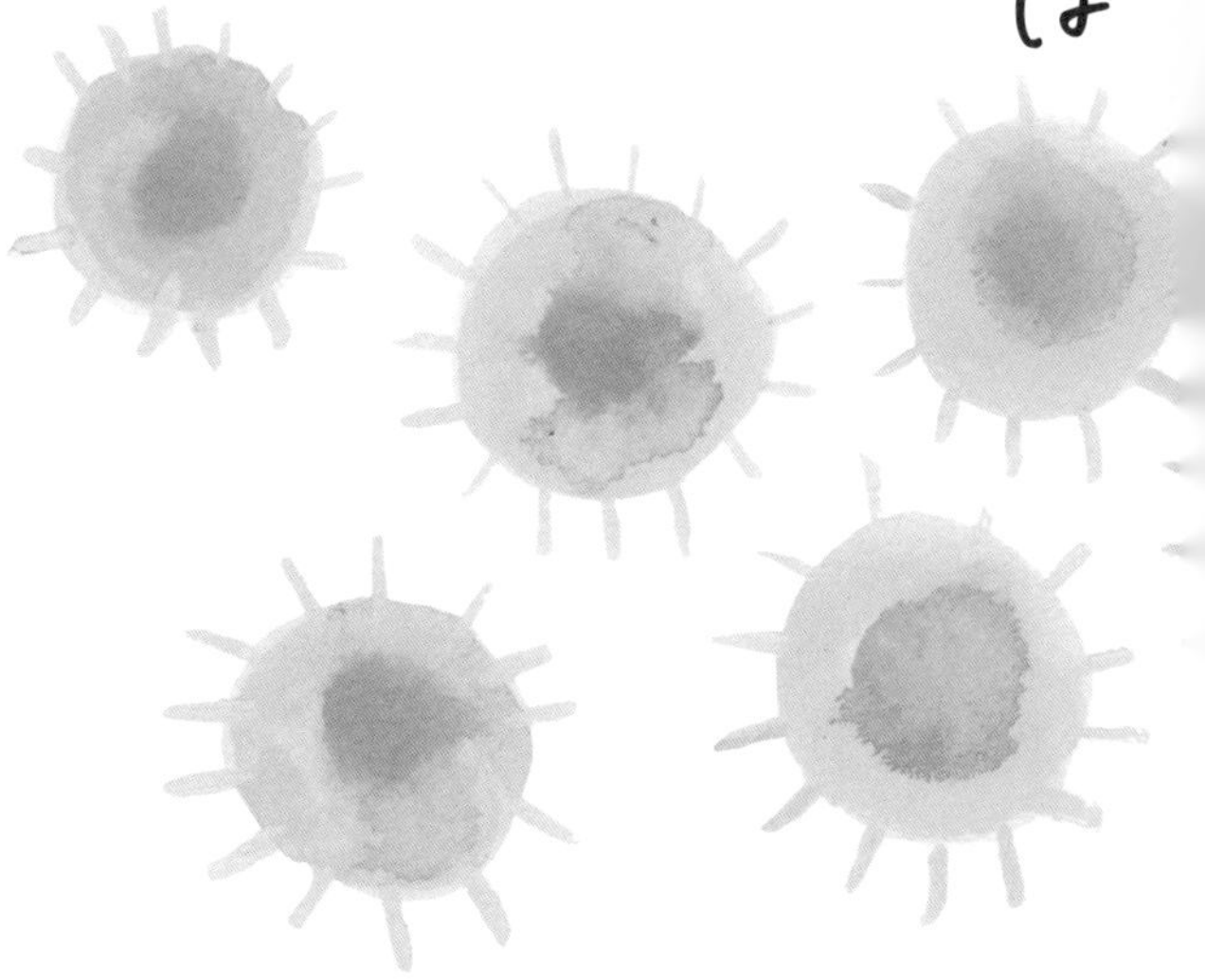

12月17日

獲得免疫の問題点

新型コロナの対策の一つに、一度コロナに感染させて獲得免疫を作らせるという方法を推奨している学者もいます。集団免疫といって、一定割合以上の人が感染すれば、それ以上感染が拡大しないという理論です。とんでもないことです。

その方法は自然免疫が働いて生き延びていける人の話で、老人や体の弱い人はその方法が確立する前に、命を落としてしまいます。

また、一度獲得した免疫がどのくらい有効かどうかも問題になります。獲得した免疫が破傷風やポリオのように一生続くという前提がなければ、集団免疫は効果がないのです。

新型コロナのワクチンが開発されていますが、例えばA型やB型のインフルエンザウイルスのワクチンは、せいぜい5か月程度しか有効でないのです。

今後もウイルスは手を替え品を替えて新しい形が襲ってくることを考えれば、ワクチンはいくら用意しても間に合わなくなってきます。

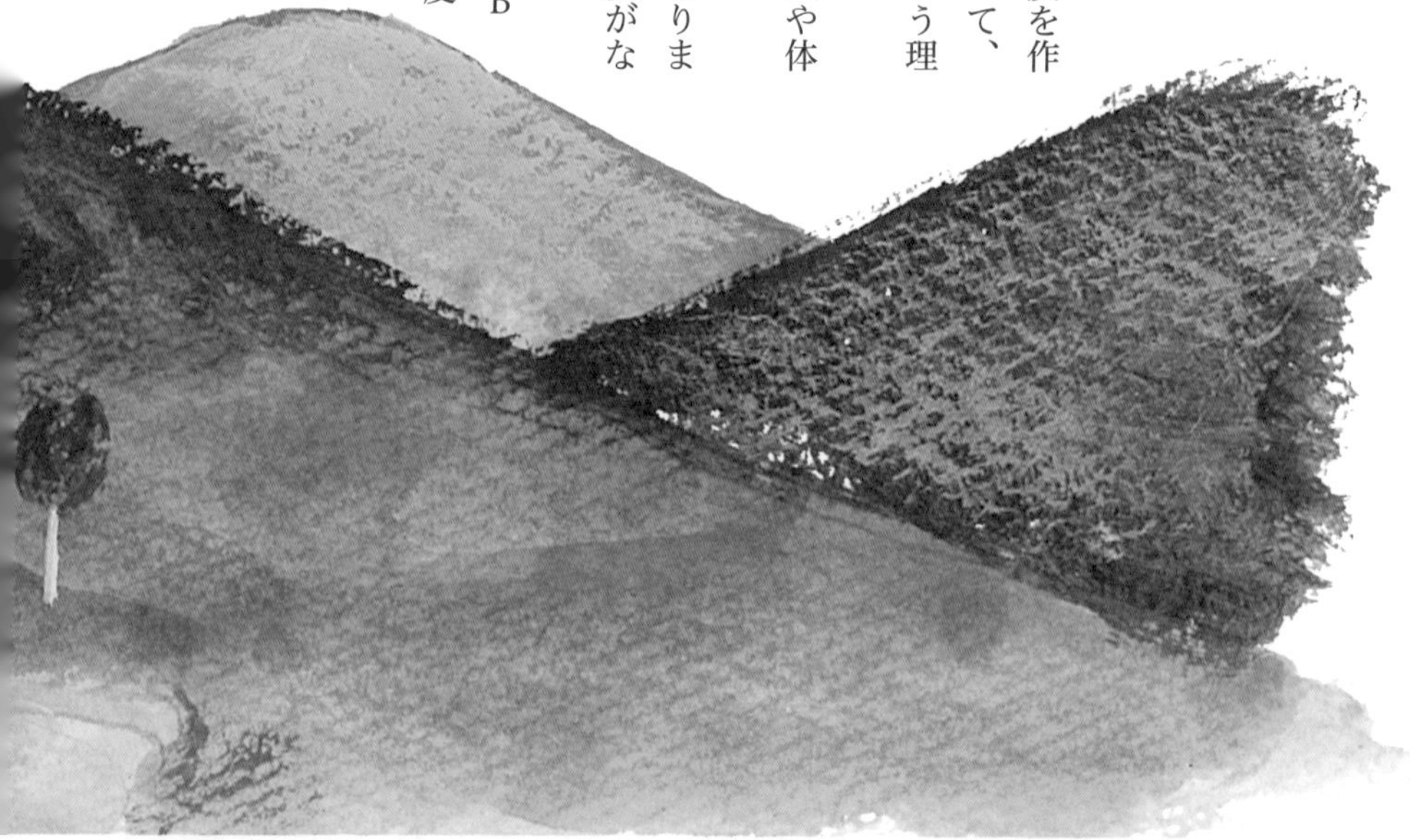

自然免疫を低下させる自然界との闘い

冬は主に冷えや加齢による影響、春はストレスや血の不足による影響、梅雨の季節はドロドロ血や水の巡りによる影響、夏は気のエネルギーの低下による影響、秋は防衛力の低下など…自然界には、人間の自然免疫を低下させる要因がたくさんあります。

自然界の変化を変えることはできません。人間は何千年という間、春夏秋冬に起こる災難を自然免疫で乗り越え、生き延びてきました。

漢方の基礎的な理論は、人間は自然の中の一つの有機体にすぎないという考えから出発しています。避けて通れない自然を克服するのではなく、それぞれの季節に順応して生きるという知恵、工夫です。それは２０００年以上の生活から生まれたものです。

漢方の観点から、それぞれの季節に起こりやすい不調と、免疫力の関係、生活の知恵を参考にしてください。

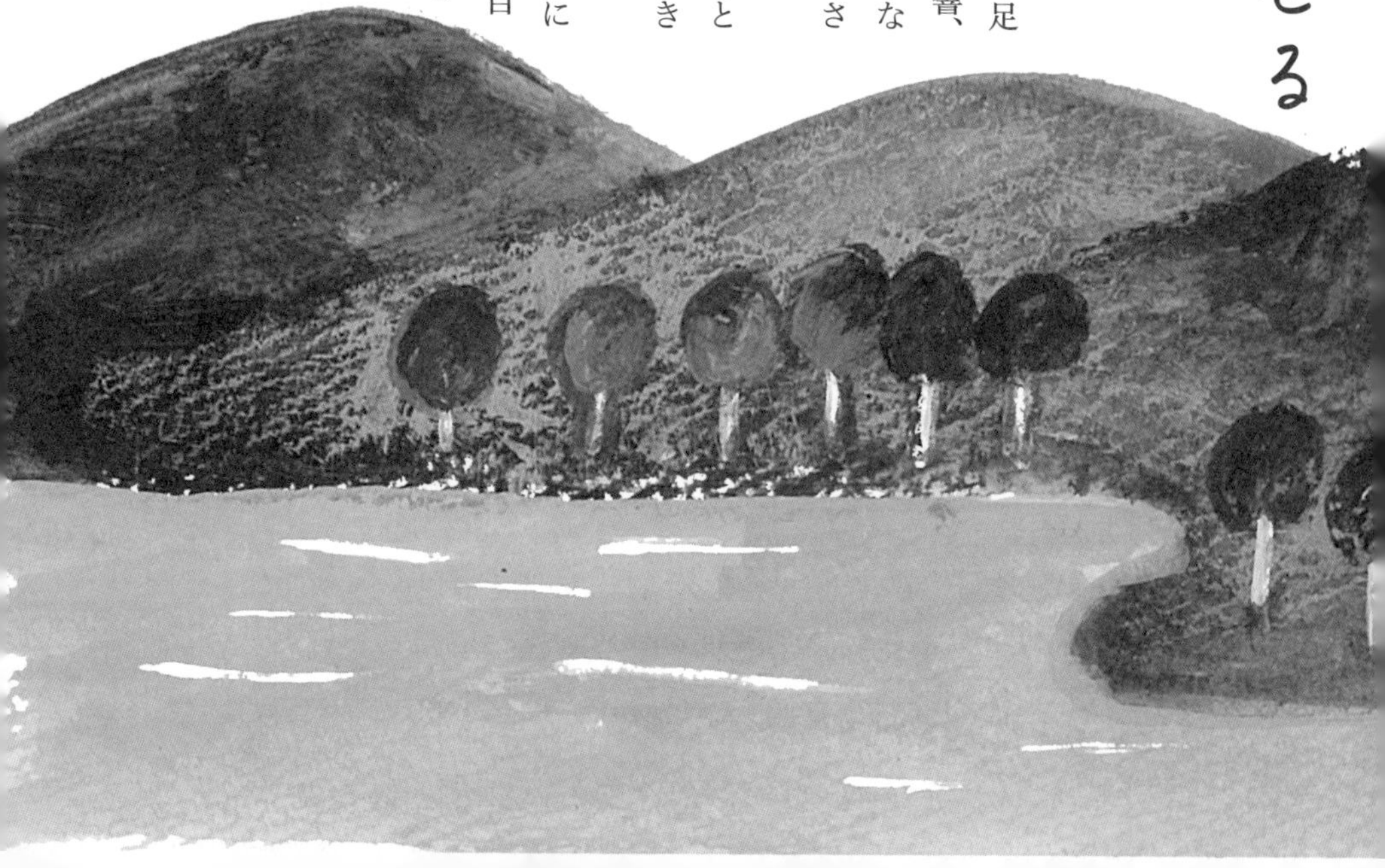

生活習慣を見直して自然免疫を高めましょう

免疫細胞は、血液とリンパ液に乗って常に、身体中を巡って敵を攻撃しながらパトロールしています。

免疫細胞の働きを低下させる生活習慣は、喫煙、過度な飲酒、寝不足、過労などです。

新型コロナで命を落とした人は、免疫力の衰えたお年寄りや糖尿病などの生活習慣病を抱えている人も多いといいます。

血や水を運ぶ気のエネルギーが低下した気虚の人、栄養不足で血虚になっている方、ストレスで気滞が起こっている方、気や血が渋滞して必要な栄養を臓器まで運ぶことができない水毒、瘀血《おけつ》の方などは免疫細胞の働きが悪くなります。

これを一つ食べれば免疫を強くする！という食品はありません。

春夏秋冬、それぞれの季節に起こりやすい体調の変化、それに伴う体質の変化を漢方の理論からお話ししてきました。

そしてそれぞれに対して役立つ生活の知恵、食材、ちょい足し漢方を紹介させていただきました。

食事を含めた毎日の生活習慣を見直して元気を維持することこそが、自然免疫を強くする大切な要件になるのです。

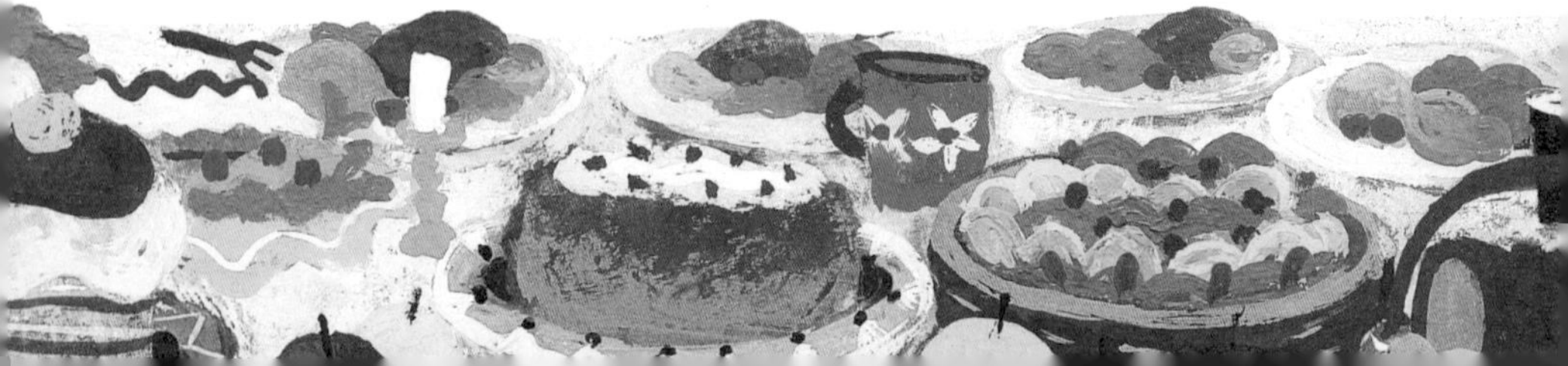

コロナの時代を生きるために

人間は自然界からいろいろな影響を受けながら何千年という年月を生き抜いてきました。

以前から生活環境の影響で、電磁波、紫外線、黄砂、光化学スモッグなどによる体への影響が心配されてきました。

そしてここ数年の間に、立て続けに大きな天災に直面しました。

東日本大震災による津波では多くの人命が奪われました。同時に起きた福島の原発による事故は天災ではなく人災といえるもので、いまだに放射線の問題は解決されていません。

また最近は地球温暖化が原因とされている大雨による川の氾濫、土砂崩れなどが相次いでいます。

そしてそれらに追い打ちをかけるように、新型コロナウイルスの流行が始まりました。

感染を抑えられず、国民の生活と経済も大きな影響を受け、感染による死者と同時に心の不調による自殺者も増えると懸念されています。

この時代をどうやって収束させるのか、また新しいウイルスが出現するのではないか、不安を抱えたまま、これからの生活が続いていきます。

現在は医学の発展によって、殺菌剤や抗ウイルス剤、ワクチンの開発などコロナなどのウイルスと戦う材料がたくさん増えています。

それに加えて、五臓六腑の働きを改善して免疫力をアップするという漢方の考えを医療の選択肢の一つにプラスすれば、より効果的な防衛になるのではないでしょうか。

漢方の観点からの生活の知恵、ちょい足し漢方が役に立てれば幸いです。

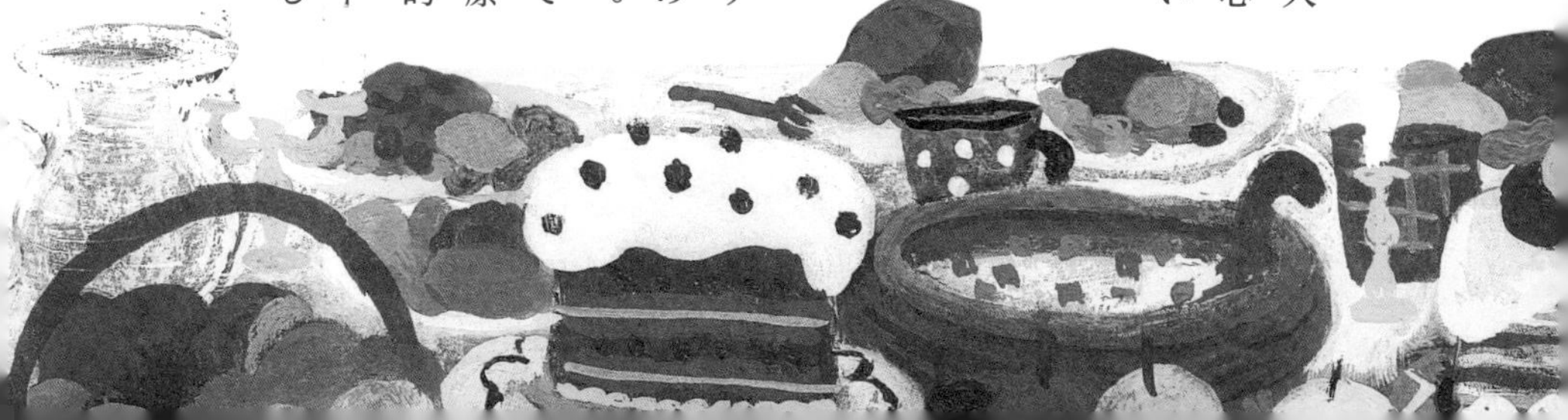

おわりに

免疫力アップの対策として、それぞれの分野の先生が、腸管免疫、体温をあげる、睡眠、運動、入浴、笑うなどのメソッドを紹介されています。

私は今回、漢方の分野から2000年以上も前に書かれた『黄帝内経』の教えを中心に、春夏秋冬に起こりやすい免疫力の低下の要因とその対策としての季節の過ごし方を解説させていただきました。

私は30歳で薬局を開設して以来、現在まで漢方の勉強を続けてきました。中医学は文化大革命の時代に、それまで中国の各地で行われていた薬物療法、食養生、鍼灸、按摩、などを中医学という一つの医学体系にまとめたものです。皆さまにもわかりやすいようにこの本では、中医学を「漢方」という表現で説明させていただきました。

私が漢方を勉強するきっかけになったのは、私自身の過去の苦い経験からです。20代になった頃を思い出すと、好き嫌いのあるわがままな食生活や、学生生活では感じられなかったいろいろなストレスなどが重なって、冷えや血虚などたくさんの不調を抱えていたのです。そのツケは結婚してから3回も続いた流産という形で現れました。その経験から、食事を含めた体調を管理して、おかげさまで二人の子供を授かることができました。

それ以来、不妊のご相談には身をもって対処させていただき、私の得意分野になっております。

また40代の頃は、子育てや仕事で精神的な余裕がなく、いつもストレスやモヤモヤした不安感を抱えていたこと、また頭痛やめまいなどに悩まされていたことを今になって思い出します。

現在は70代の後半になり、それ相応の老化現象や、血虚、水毒などを感じ、多方面に必要なメンテナンスが増えています。コロナが終息したら、行ってみたい外国、観劇や会食、続けている趣味…あれこれやってみたいことがたくさんあり、残りの人生を健康で楽しく過ごすために、メンテナンスのプランを考えるのも楽しい作業になっています。

アスリートが食生活や呼吸の改善で成績を上げるように、免疫力アップの体力は毎日の食事と呼吸で作られます。皆さまもご自分に合った、食材やちょい足し漢方を選んで「マイ薬膳」のレシピを作り、コロナに負けない免疫力アップに役立ててください。漢方の基礎理論をわかりやすく紹介するために、漢方の大家の先生には叱られるかもしれませんが、気血水の関係を車のエンジン、オイル、ガソリンに例えたり、五臓六腑の働きをラグビーのワンチームに例えたり、工夫いたしました。

ウィズコロナの時代が終息しても、また新しいウイルスや細菌が手ぐすね引いて待っています。この本が、免疫力アップのために、皆様のお役に立てれば幸いです。

現在は私の子供たちが薬局を引き継ぎ、皆様のご相談にあずかり、日々勉強を続けております。

最後に、企画を考えてくださった出版プロデューサーの樺木宏先生、また企画を採用し本に仕上げてくださった自由国民社の竹内尚志編集局長に心から感謝申し上げます。

薬剤師・国際中医師　川手 鮎子

著者プロフィール

川手 鮎子（かわて あゆこ）

「漢方薬局を45年経営、西洋医学の薬剤師の資格ももつ中医学のエキスパート」

・薬剤師

・国際中医師（世界中医薬学会連合会認定）

・生活習慣病指導士（日本ホリスティック医学協会認定）

昭和17年生まれ。東京理科大学薬学部卒業後、製薬会社開発部に勤務。昭和48年エーケー有馬薬局を開設し、その後45年間漢方相談等に従事。国際中医師の資格も取得し、ホリスティック医学協会に所属して呼吸法やアロマ、カウンセリングなど、多くの代替療法も学んだ経験をふまえ、和洋両面から心身の不調を解消する。地域への貢献も長く、主な受賞歴に、神奈川県保険功労賞受賞、川崎市保険功労賞受賞、学校薬剤師30年勤務表彰等がある。

著書「食事と呼吸で40代からの女性の不調は楽になる」彩図社

Special Thanks to

企画協力　樺木宏（株式会社プレスコンサルティング）

イラストレーション　r2（下川恵・片山明子）

心《こころ》も体《からだ》もととのう
漢方《かんぽう》の暮《く》らし365日《さんびゃくろくじゅうごにち》

二〇二一年（令和三年）九月二十八日　初版第一刷発行
二〇二四年（令和六年）十月十一日　初版第十四刷発行

著　者　川手鮎子
発行者　石井悟
発行所　株式会社自由国民社
東京都豊島区高田三—一〇—一一
〒一七一—〇〇三三
電話〇三—六二三三—〇七八一（代表）
造　本　JK
印刷所　大日本印刷株式会社
製本所　加藤製本株式会社